AF557446

Handeln wider besseres Wissen im Körperpflegeunterricht

Heidi Kuckeland

Handeln wider besseres Wissen im Körperpflegeunterricht

Pflegedidaktisches Professionswissen und Professionshandeln von Lehrenden in der Pflegeausbildung

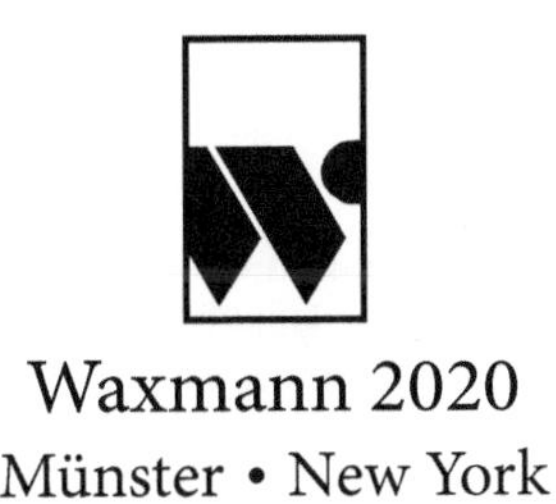

Waxmann 2020
Münster • New York

Die vorliegende Arbeit wurde 2020 an der Philosophischen Fakultät der Leibniz Universität Hannover als Dissertation angenommen.

Bibliografische Informationen der Deutschen Nationalbibliothek
Die Deutsche Nationalbibliothek verzeichnet diese Publikation in der Deutschen Nationalbibliografie; detaillierte bibliografische Daten sind im Internet über http://dnb.dnb.de abrufbar.

Internationale Hochschulschriften, Band 679
Die Reihe für Habilitationen und sehr gute und ausgezeichnete Dissertationen

ISSN 0932-4763
Print-ISBN 978-3-8309-4256-6
E-Book-ISBN 978-3-8309-9256-1

www.waxmann.com
info@waxmann.com

Umschlaggestaltung: Anne Breitenbach, Münster
Umschlagbild: © stockfour – shutterstock.com
Satz: Roger Stoddart, Münster
Druck: CPI Books GmbH, Leck

Gedruckt auf alterungsbeständigem Papier, säurefrei gemäß ISO 9706

Printed in Germany

Danksagung

An dieser Stelle möchte ich all den Menschen, die mich im Laufe der Promotionszeit auf besondere Weise unterstützt und zum Gelingen der Arbeit beigetragen haben, von Herzen danken.

Zunächst möchte ich allen Lehrenden in der Pflegeausbildung danken, die sich im Rahmen meiner Studie als Interviewpartnerinnen und Interviewpartner zur Verfügung gestellt haben. Sie ließen mich an ihrer Offenheit und ihrer Begeisterung für den Pflegeberuf sowie ihren kritisch-reflexiven Auseinandersetzungen mit ihrem Pflegeunterricht teilhaben.

Frau Prof. Dr. Julia Gillen, die mich als Erstgutachterin betreute, danke ich für das Vertrauen und den Freiraum, den sie mir in meinem Entwicklungsprozess zugestanden hat. Ihre Begeisterung und Wertschätzung meiner Arbeit sowie die wertvollen fachlichen und persönlichen Gespräche haben mich bestärkt und motiviert, meinen Weg weiterzugehen.

Ich danke meiner Zweitgutachterin, Frau Prof. Dr. Kordula Schneider, die mich seit Beginn des Pflegepädagogik-Studiums in meinem beruflichen und persönlichen Reifeprozess intensiv begleitet und geprägt hat. An ihrer Seite habe ich meine (pflege-)pädagogische Haltung entwickeln und eine Vision von pflegedidaktischer Lehrerprofessionalität ausbilden können. Mit ihrer hohen Fachexpertise, ihrer Leidenschaft und großem Engagement für die Pflegedidaktik sowie ihrer menschlich-nahbaren Art hat sie mich stets unterstützt und bereichert.

Frau Prof. Dr. Andrea Zielke-Nadkarni danke ich für die Bereitschaft, mit mir methodologische Fragen zu diskutieren und Erkenntnisprozesse zu reflektieren. Ihr gilt zudem ein herzlicher Dank für das Korrekturlesen in der letzten Phase meiner Arbeit.

Herrn Horst Rüller, Redaktionsleitung im Prodos Verlag, danke ich für die langjährige Zusammenarbeit, in der ich Weitblick und Akribie für die Entwicklung von didaktisch aufbereiteten Lernmaterialien entwickelt habe.

Ein großes Dankeschön richtet sich auch an alle wissenschaftlichen und studentischen Mitarbeiterinnen und Mitarbeiter aus der beruflichen Fachrichtung Gesundheitswissenschaft/Pflege im Institut für Berufliche Lehrerbildung der FH Münster, die mich im Prozess mit ihrem Engagement vielfältig unterstützt haben.

Ich danke von Herzen meiner Frau Claudia, die mich durch alle Höhen und Tiefen in diesem Entstehungsprozess begleitet hat. Sie hat mich immerzu ermutigt und unterstützt sowie mich an vielen Weggabelungen mit ihrer kritisch-konstruktiven Denkweise inspiriert.

Heidi Kuckeland im September 2020

Einführende Worte

Die vorliegende Dissertationsschrift von Dr. Heidi Kuckeland ist sowohl bildungspolitisch als auch professionstheoretisch und pflegedidaktisch hoch relevant. Sie leistet nicht nur einen wesentlichen Beitrag zur allgemeinen Lehrerprofessionalität, sondern vor allem für den Professionalisierungsprozess von Pflegelehrenden in den Gesundheits- und Pflegeschulen. In Bezug auf das allgemeine Professionswissen von Lehrenden verschränkt sie die verschiedenen Bereiche und Konzepte des Lehrerwissens nach Bromme, Neuweg und Shulman und nimmt eine Anbahnung des Spannungsgefüges von Wissen und Handeln vor.

Die drei zentralen Bestimmungsansätze von Lehrerprofessionalität, der strukturtheoretische Ansatz, der kompetenztheoretische Ansatz und der berufsbiografische Ansatz, fungieren als Grundlage für das weitere Verständnis von Lehrerprofessionalität in der Arbeit. Aktuell existieren bereits gut fundierte Forschungsergebnisse zur Lehrerprofessionalität im allgemeinbildenden Bereich, und hier insbesondere zu Fachwissen und fachdidaktischem Wissen. Forschungsergebnisse zur Lehrerprofessionalität im beruflichen Kontext, im Besonderen im Bereich der Gesundheits- und Pflegewissenschaften, stehen jedoch grundsätzlich noch aus. Viele pflegedidaktische Forschungsarbeiten widmen sich solitär den Bereichen der Gesundheits-und Krankenpflege bzw. der Gesundheits- und Kinderkrankenpflege. Dies hat Frau Dr. Kuckeland dazu veranlasst, auch die Lehrenden, die in der Altenpflegeausbildung tätig sind, in das Forschungsdesign zu integrieren. Hierdurch hat sie dem Paradigmenwechsel zur generalistisch ausgerichteten Pflegeausbildung Rechnung getragen.

Mit ihren Ergebnissen schließt Dr. Kuckeland eine wesentliche Lücke in der empirischen (Pflege-)Bildungsforschung, indem sie eine Diskrepanz zwischen pflegedidaktischem Professionswissen und pflegedidaktischem Professionshandeln aufdeckt und das *Phänomen des Handelns wider besseres Wissen* generiert. Diese Diskrepanz zwischen Wissen und Handeln wurde bereits von Aristoteles beschrieben und als „Akrasia" bezeichnet.

In ihrem qualitativen Forschungsdesign orientiert sich die Autorin an den erkenntnistheoretischen Positionen der Grounded-Theory-Methodologie aus der Perspektive des Pragmatismus, des symbolischen Interaktionismus und des Konstruktivismus und rekurriert ihren Forschungsansatz hauptsächlich auf die Straussian Grounded Theory und die reflexive Grounded Theory nach Breuer. Als inhaltlichen Gegenstand für ihre Interviews entscheidet sie sich für das Thema „Menschen bei der Körperpflege unterstützen". Es gibt in der Pflege kaum ein so viele Facetten des Berufsalltags berührendes wie auch gleichzeitig vernachlässigtes Thema. So können wesentliche Prinzipien pflegerischen Handelns, wie z. B. die Beziehungsgestaltung, die Orientierung am zu pflegenden Menschen, die Kommunikation wie auch die Leiblichkeit und die Berührung von Menschen daran verdeutlicht werden.

Im Rahmen ihrer Forschung expliziert Dr. Kuckeland neben der Kernkategorie *Pflegedidaktisches Handeln im Kontext des Körperpflegeunterrichts* das eigentliche Phänomen *Handeln wider besseres Wissen*, welches sich durch die Diskrepanz zwischen dem pflegedidaktischen Professionswissen und dem pflegedidaktischen Professionshandeln zeigt. Sehr eindrücklich schildert die Autorin ihren iterativ-reflexiven Forschungsprozess, der mit der pragmatisch-orientierten induktiven Vorgehensweise startete, sich aber im Laufe der Datenerhebungen und Datenauswertungen insofern veränderte, dass nicht mehr nur pflegedidaktisches Professionswissen konzeptuell entfaltet wurde, sondern auch pflegedidaktisches Professionshandeln eine zentrale Rolle im weiteren Forschungsverlauf einnahm. Dieser erste Erkenntnisgewinn ist auf die Haltung der Forscherin zurückzuführen, sich auf den stetigen Wechsel zwischen Datenerhebung und -auswertung einzulassen sowie forschungsmethodologisch das dynamische Wechselspiel zwischen induktiver, deduktiver und abduktiver Vorgehensweise zu bewältigen. Nur dadurch war es ihr möglich, der Logik der abduktiven Vorgehensweise folgend, die in diesem Buch beschriebenen und im Sinne eines abduktiven „Geistesblitzes" überraschenden Befunde – das Phänomen *Handeln wider besseres Wissen* – zu eruieren. Grundlage für diese Entwicklung ist die „gelebte" theoretische Sensibilität der Autorin und die kontinuierlich stattfindenden Schleifen der Reflexion während des gesamten Forschungsprozesses. Durch die Offenlegung des Vorwissens aus dem Literaturstudium sowie aus der eigenen beruflichen Sozialisation erreicht es die Autorin einerseits, die notwendige professionelle Distanz herzustellen und andererseits, die erforderliche Kreativität zu entfalten, die Forschende entwickeln müssen, um zur Generierung einer verdichteten und konzeptionell verankerten Theorie zu gelangen.

Ihre Theorie des *Handelns wider besseres Wissen* expliziert Dr. Kuckeland in Anlehnung an Davidson als pflegedidaktische Ausführungen und Unterlassungen, die Lehrende bei der Planung und/oder Umsetzung des Körperpflegeunterrichts vollziehen. *Handeln wider besseres Wissen* zeichnet sich durch eine bewusste Entscheidung für eine Handlung A auf der Basis aller verfügbaren Argumente aus, obwohl der bzw. die Lehrende eine Handlung B für richtiger, sinnvoller oder geeigneter hält. Dabei zeigt sich, dass das Ausführen und das Unterlassen auf unterschiedlichste Handlungsgründe zurückzuführen sind. *Handeln wider besseres Wissen* ist demnach nicht per se negativ konnotiert – vor allen Dingen dann, wenn Lehrende berechtigte Gründe für die Handlung A und ebenso berechtigte Gründe für die Handlung B haben. Die von der Autorin nachvollziehbar und eindrücklich beschriebenen vielfältigen Handlungsgründe, die vorliegen können, sind ganz entscheidend für weitere Interpretationen und vor allen Dingen für Konsequenzen, die sich für die Pflegelehrerbildung – aber auch für die allgemeine Lehreraus-, -fort- und -weiterbildung – ableiten lassen.

Die Arbeit gibt insgesamt vielfältige Antworten auf Fragen, welches pflegedidaktische Professionswissen Lehrende in der Pflegeausbildung besitzen und welche pflegedidaktischen Handlungen sich aus dem Wissen ableiten lassen sowie welche Handlungsgründe dem pflegedidaktischen Handeln zugrunde liegen.

Das vorliegende Buch leistet nicht zuletzt aufgrund einer beispielgebenden gelungenen Kommunikation in der Wissenschaft einen hoch einzuschätzenden Beitrag für Erkenntnisse des pflegedidaktischen Professionswissens und -handelns; von größerer Reichweite ist jedoch die fundierte und äußerst klar sowie nachvollziehbar hergeleitete Theorie des *Handelns wider besseres Wissen im Körperpflegeunterricht.*

Frau Dr. Kuckelands Dissertationsschrift verdient daher eine weite Verbreitung unter Kolleginnen und Kollegen der Pflegedidaktik, der Pflegewissenschaft und allen an empirischer Berufsbildungsforschung Interessierten.

Prof. Dr. Julia Gillen und Prof. Dr. Kordula Schneider

Inhalt

Abbildungsverzeichnis

Tabellenverzeichnis

1. Einführung

„Es ist nicht genug zu wissen, man muss es auch anwenden;
es ist nicht genug zu wollen, man muss es auch tun."
(Johann Wolfgang von Goethe)

Professionelles Wissen und Handeln von Lehrenden[1] ist ein wesentlicher Bestandteil empirischer Bildungsforschung. Auch die pflegedidaktische Forschung beschäftigt sich mit professionellem Handeln von Lehrenden in der Pflegeausbildung. Dennoch liegen bislang wenige Forschungsarbeiten zum pflegedidaktischen Professionswissen und zur Beziehung zwischen pflegedidaktischem Professionswissen und -handeln vor. Die vorliegende Studie beinhaltet Kategorisierungen pflegedidaktischen Professionswissens und -handelns und bildet über das Phänomen des Handelns wider besseres Wissen im Körperpflegeunterricht eine mögliche Relation zwischen Wissen und Handeln von Lehrenden in der Pflegeausbildung ab. Die Reflexionsfähigkeit der Lehrenden ist hierbei von hoher Relevanz, denn Handeln wider besseres Wissen basiert auf reflektierten Entscheidungen.

1.1 Problemaufriss

In einer Zeit, in der sich durch Globalisierung und Digitalisierung das gesellschaftliche, soziale, politische und wirtschaftliche Leben extrem gewandelt hat, sind die Anforderungen an und die damit verbundenen Herausforderungen für Lehrende enorm gestiegen. Zu sehr haben veränderte Sozial- und Familienstrukturen sowie gesellschaftspolitische und wirtschaftliche Veränderungen Einfluss auf den Bildungsbereich genommen und stehen weiter aus.

Auch das Gesundheitswesen steht vor epochalen Veränderungen (Görres, 2013, S. 19), die durch den demografischen Wandel mit einer steigenden Anzahl immer älter und morbider werdenden Menschen, den Wandel der Versorgungsstrukturen und Finanzierung von Versorgungsleistungen sowie einer zunehmenden Technologisierung bestimmt sind. Diese Veränderungen haben für die Pflegeberufe eine hohe Bedeutung, denn für sie ergibt sich die Notwendigkeit eines Wandlungs- und Veränderungsprozesses, der sich zwischen „Generalisierung und Spezialisierung, High- und Low-Level-Qualifikation, mono- und interdisziplinärer Orientierung, institutioneller Verankerung und unternehmerischer Selbstständigkeit, hoher

1 In dieser Arbeit wird überwiegend die genderneutrale Form „Lehrende", „Lernende", „Pflegende" und „zu pflegende Menschen" verwendet. Damit sind Frauen und Männer gleichermaßen eingeschlossen. Weibliche oder männliche Formulierungen wie z. B. Altenpfleger oder Gesundheits- und Kinderkrankenpflegerin beziehen sich auf das jeweilige Geschlecht. Andernfalls werden beide Schreibweisen angeführt.
Aufgrund der besseren Lesbarkeit schließt der häufig verwendete Begriff „Autoren" sowohl Frauen als auch Männer gleichermaßen ein. An Stellen, an denen ausschließlich Frauen benannt werden, wird der Begriff „Autorin" bzw. „Autorinnen" verwendet.

Eigenverantwortung und Delegation“ bewegt (Görres, 2013, S. 19). Bereits 1992 hat die Robert Bosch Stiftung diese Veränderungsprozesse als Krise in den Pflegeberufen beschrieben, die heute mehr denn je ihre Gültigkeit hat: „Die fachlichen und die menschlichen Anforderungen, die heute an die Pflegenden gestellt werden, haben sich gegenüber früher erheblich gewandelt.“ (Robert Bosch Stiftung, 1992, S. 5).

Die Arbeit von Lehrenden an Pflegeschulen wird von diesen Wandlungs- und Veränderungsprozessen deutlich mitbestimmt. Aufgrund des im Juli 2017 durch den Bundesrat zugestimmten neuen Pflegeberufegesetzes (PflBG), das als gesetzliche Grundlage ab dem 1. Januar 2020 für eine gemeinsame Ausbildung der Altenpflege, der Gesundheits- und Kinderkrankenpflege und der Gesundheits- und Krankenpflege fungiert, sind Lehrende in der Pflegeausbildung gefordert, Reform- und Anpassungsprozesse zu initiieren, weiterzuführen und ggf. zu überarbeiten. Wenngleich einige Pflegeschulen bereits Reformbemühungen vorgenommen haben, die sich in verschiedenen Modellprojekten zur integrierten, integrativen und generalistischen Pflegeausbildung wiederfinden (Folz, 2016; Görres, Stöver, Schmitt, Bomball & Schwanke, 2009; Stöver, 2010), so stehen doch für alle Lehrenden an Pflegeschulen, die zukünftig generalistisch ausbilden, vielfältige Veränderungsprozesse an. Diese Reformprozesse betreffen nicht nur übergeordnete curriculare Strukturen mit entsprechenden Schulentwicklungs- und Teamprozessen, sondern auch die Auswahl und Legitimation von generalistischen und spezifischen Unterrichtsinhalten. Die Frage, was den „Kern pflegerischen Handelns“ (Sahmel, 2014, S. 23), ausmacht und welches Pflege- und Pflegebildungsverständnis einer generalistischen Pflegeausbildung zugrunde gelegt werden soll, ist bislang nicht geklärt (Sahmel, 2014, S. 21). Lehrende sind daher gefordert, sich innerhalb ihrer Teams kritisch und konstruktiv über ein generalistisches Pflege- und Pflegebildungsverständnis auszutauschen, um theoriegeleitete Konzepte zur Eruierung von Inhalten anzuwenden. Hierbei geht es um die zentrale Frage, welche Inhalte für eine gemeinsame Pflegeausbildung relevant sind und welche Inhalte ggf. verändert und/oder verworfen werden müssten. Die neuen und erweiterten Inhalte sind dann im Unterricht so zu präsentieren, dass sie für Auszubildende zugänglich und nachvollziehbar werden. Lehrenden kommt demnach eine entscheidende Rolle bei der zukünftigen, generalistischen Ausbildung von Pflegefachfrauen und Pflegefachmännern zu, denn welche Inhalte wie im Unterricht aufbereitet und mit welcher Haltung vom Lehrenden dargeboten werden, hat bedeutenden und zukunftsweisenden Einfluss auf die Kompetenzentwicklung von zukünftigen Pflegenden.

Die veränderten Anforderungen, die an Lehrende gestellt werden, spiegeln sich vor allem im Pflegeberufegesetz (PflBG) von 2017, in der Ausbildungs- und Prüfungsverordnung für die Pflegeberufe (PflAPrV) von 2018 sowie im Rahmenlehrplan (Fachkommission, 2019), der erstmalig für die Pflegeberufe entwickelt wurde, wider. In diesen Ordnungsmitteln werden die vorbehaltenen Tätigkeiten der Pflege das erste Mal schriftlich fixiert. Pflegeprozessorientiertes Handeln wird durch die Definition vorbehaltener Tätigkeiten (§ 4 PflBG) als Alleinstellungsmerkmal für die Pflege definiert. Die Anforderungen an die zukünftige generalistische Pflegeausbildung werden über die in den *(pflege-)didaktischen und pflegewissenschaftlichen Konstruktionsprinzipien,* die der Entwicklung eines Curriculums durch die Schulen dienen, definiert.

Die im Rahmenlehrplan angeführten Konstruktionsprinzipien beinhalten die *Orientierung an fünf Kompetenzbereichen*[2], die *Pflegeprozessverantwortung und vorbehaltene Tätigkeiten,* die *Orientierung an Situationen* und die *Entwicklungslogik* (Fachkommission, 2019, S. 10–15).

Die Vorgaben in der PflAPrV und im Rahmenlehrplan fokussieren das pflegeprozessbezogene Handeln in einer neuen und sehr umfassenden Dimension. Dies spiegelt sich vor allem in Kompetenzbereich I wider. Auf den auf der Mikroebene angesiedelten Kompetenzbereich I. *Pflegeprozesse und Pflegediagnostik in akuten und dauerhaften Pflegesituationen verantwortlich planen, organisieren, gestalten, durchführen, steuern und evaluieren* entfallen 1000 Stunden von insgesamt 2100 Stunden der theoretischen Ausbildung. Dies erfordert eine veränderte inhaltliche Ausrichtung der bisherigen Pflegeausbildung, denn „gegenwärtig beruhen die Curricula vieler Ausbildungsstätten auf einem veralteten Pflege- und Aufgabenverständnis, tradierten, nicht auf wissenschaftlichen Erkenntnissen gestützten Inhaltskatalogen und einem fächerorientierten Aufbau“ (Darmann-Finck, 2017, S. 166).

Die bislang in den gesetzlichen Vorgaben (KrPflG, 2003; KrPflAPrV, 2004) vorgegebenen Wissensgrundlagen[3] werden im neuen Pflegeberufegesetz (PflBG, 2017) und in der dazugehörigen Ausbildungs- und Prüfungsverordnung für die Pflegeberufe (PflAPrV, 2018) nicht mehr separat aufgeführt, sondern in die fünf Kompetenzbereiche pflegerischen Handelns integriert.

Die Lehrenden stehen vor einer großen Herausforderung, die Ansprüche, die in der PflAPrV und im Rahmenlehrplan für eine an pflegerischen Kompetenzen orientierte generalistische Ausbildung vorgegeben werden, einzulösen. Brinker-Meyendriesch (2020, S. 12) konstatiert, dass „sich eine offensichtliche Differenz aufdrängt zwischen den Ansprüchen, die aus der Pflegeberufe-Ausbildungs- und Prüfungsverordnung zu lesen sind, und dem, was über die Pflegeberufsrealität gesagt wird. Logischerweise setzen sich diese Ansprüche in den Rahmenplänen fort.“ Diese wahrnehmbare Differenz ist aus verschiedenen Perspektiven, wie z. B. curriculumtheoretischer, bildungstheoretischer, berufspädagogischer, pflegetheoretischer

2 Die in der generalistischen Ausbildung zu fördernden Kompetenzen (PflAPrV) werden fünf Kompetenzbereichen zugeordnet, die sich auf verschiedene Ebenen (Makro-, Meso- und Mikroebene) beziehen. Der **Kompetenzbereich I** *Pflegeprozesse und Pflegediagnostik in akuten und dauerhaften Pflegesituationen verantwortlich planen, organisieren, gestalten, durchführen, steuern und evaluieren* sowie der **Kompetenzbereich II** *Kommunikation und Beratung personen- und situationsbezogen gestalten* sind der **Mikroebene** zugewiesen. Der **Kompetenzbereich III** *Intra- und interprofessionelles Handeln in unterschiedlichen systemischen Kontexten verantwortlich gestalten und mitgestalten* bewegt sich auf der **Mesoebene**. Der **Kompetenzbereiche IV** *Das eigene Handeln auf der Grundlage von Gesetzen, Verordnungen und ethischen Leitlinien reflektieren und begründen* und der **Kompetenzbereich V** *Das eigene Handeln auf der Grundlage von wissenschaftlichen Erkenntnissen und berufsethischen Werthaltungen und Einstellungen reflektieren und begründen* tangieren die **Makroebene** (Fachkommission, 2019, S. 18).

3 Im Gegensatz zu den Ausbildungen in der Gesundheits- und Krankenpflege und der Gesundheits- und Kinderkrankenpflege werden in der Altenpflege-Ausbildungs- und Prüfungsverordnung (AltPflAPrV) von 2002 keine Wissensgrundlagen aufgeführt.

oder berufspolitischer Sicht über empirische Forschung zu untersuchen (Brinker-Meyendriesch, 2020, S. 12).

Insofern können zwei Perspektiven unterschieden werden: Einerseits existiert eine Differenz zwischen den Ansprüchen an die generalistische Pflegeausbildung und der Realität in der Pflegepraxis (Brinker-Meyendriesch, 2020, S. 12), die von den Lehrenden im Pflegeunterricht konstruktiv bewältigt werden muss. Hierzu sind umfassende Kompetenzen von Lehrenden im Sinne von Professionswissen und Professionshandeln erforderlich. Andererseits besteht eine Differenz zwischen den Ansprüchen an eine kompetenzorientierte und pflegeprozessbezogene generalistische Pflegeausbildung und dem teilweise immer noch gelebten fachsystematischen und wenig wissenschaftlich fundierten Pflegeunterricht (Darmann-Finck, 2017, S. 166).

Einer generalistischen Ausrichtung der Pflegeausbildung muss eine fortwährende Diskussion um das generelle Pflegeverständnis vorausgehen. Hierzu liegen bereits Forschungsarbeiten zum Pflegeverständnis von Pflegenden vor (u.a. Cassier-Woidasky, 2007, Friesacher, 2008; Hülsken-Giesler, 2008; Weidner, 2011; Wittneben, 1994), die in dieser Arbeit an verschiedenen Stellen integriert sind. Das Pflegeverständnis von Lehrenden in der Pflegeausbildung ist auch mit Blick auf die generalistische Pflegeausbildung weiterführend zu untersuchen.

Aus den hergeleiteten Ansprüchen lässt sich die Frage ableiten, wie Lehrende diese Anforderungen bewältigen. Dies wird im Kontext von *Lehrerprofessionalität* diskutiert. Professionalität wird in der Pflege häufig unter Bezugnahme auf eine strukturtheoretische Argumentation in Anlehnung an Oevermann (1996) und Helsper (1996) u.a. über die reflexive Könnerschaft, das rekonstruktive Fallverstehen und den doppelten Habitus[4] (u.a. Hülsken-Giesler & Böhnke, 2007, S. 173; Seltrecht, 2015, S. 216) bestimmt. Pflegepädagogisches Handeln wird als Handeln in Widersprüchen und Antinomien[5] beschrieben (Seltrecht, 2015, S. 216).

In der allgemeinen Forschung zu Lehrerprofessionalität finden sich neben dem *strukturtheoretischen Ansatz* (Helsper, 1996; Oevermann) weitere Ansätze zur Bestimmung von Lehrerprofessionalität (Terhart, 2011): hierzu zählen der *kompetenztheoretische Ansatz* (Baumert & Kunter, 2006; Bromme, 1997; Shulman, 1986), der sich auf Befunde aus der Expertiseforschung stützt, und der *berufsbiografische Ansatz* (Terhart, 1994, 2011).

Im Anschluss an eine kompetenztheoretische Diskussion fordert Reiber Standards für die Pflegepädagogik und konstatiert:

---

4 Mit doppeltem Habitus ist einerseits das professionelle Handeln und andererseits die wissenschaftliche Reflexivität gemeint (Hülsken-Giesler & Böhnke, 2007, S. 173).

5 Antinomien versteht Seltrecht (2015, S. 210) in Anlehnung an Helsper (2002) als „sich widersprechende Anforderungen, die jeweils für sich selbst Gültigkeit besitzen." Widersprüche bilden nach Helsper (2002) den Handlungsrahmen, in dem sich die Antinomien ausgestalten. Während Antinomien nicht aufhebbar sind, können Widersprüche transformiert werden (Seltrecht, 2015, S. 210–211). Als dritter Begriff werden Paradoxien angeführt, die in der „konkreten Ausgestaltung der Antinomien im jeweiligen Einzelfall" zu finden sind (Seltrecht, 2015, S. 210).

> „Um einen Anschluss der Lehrerbildung in der Pflegepädagogik an die allgemeine Lehrerbildung zu erreichen, müssen zunächst die fachwissenschaftlichen Vorgaben, wie sie uns als Kerncurriculum der Berufs- und Wirtschaftspädagogik sowie als Kerncurriculum der Erziehungswissenschaft für die Lehrerbildung vorliegen, rezipiert und für die Pflegelehrerbildung adaptiert werden." (Reiber, 2007, S. 295)

Diese Forderung wird in weitreichender Dimension erstmalig 2019 mit dem Fachqualifikationsrahmen Pflegedidaktik (Walter & Dütthorn, 2019) eingelöst.

Insbesondere der kompetenztheoretische Ansatz, bei dem der Lehrende mit seinem Wissen und Handeln im Mittelpunkt steht (Krauss & Bruckmaier, 2014, 242) stellt für diese Arbeit einen bedeutenden theoretischen Rahmen dar, da Kategorien zum pflegedidaktischen Wissen und pflegedidaktischen Handeln hergeleitet werden sowie die Diskrepanz zwischen Professionswissen und -handeln als Phänomen des Handelns wider besseres Wissen generiert wird.

1.2 Forschungsinteresse und Forschungsfragen

Es existieren Forschungsergebnisse zur Lehrerprofessionalität, jedoch „fokussieren die Forschungsaktivitäten primär Kompetenzfacetten von Lehrern im allgemeinbildenden schulischen Bereich, und hier insbesondere Fachwissen und fachdidaktisches Wissen" (Zlatkin-Troitschanskaia, Beck, Sembill, Nickolaus & Mulder, 2010, S. 32). Forschungsergebnisse zur Professionalität von Lehrenden im beruflichen Kontext stehen noch aus (Zlatkin-Troitschanskaia et al., 2010, S. 32). Bauer & Grollmann (2006, S. 270) konstatieren, dass „bis heute weder ein hinreichend theoretisch begründetes und auf Basis empirischer Untersuchungen gestütztes Anforderungsprofil oder ‚Berufsbild' von Berufsschullehrenden noch umfassende (empirische) Bestandsaufnahmen zur Qualität und den Wirkungen der durch Berufsschullehrer initiierten Lernprozess vorliegen". Im Sinne des kompetenztheoretischen und des berufsbiografischen Ansatzes sind Berufspädagogen gefordert, den Professionalisierungsprozess einerseits in Bezug auf professionelles Lehrerwissen und -handeln zu untersuchen (kompetenztheoretischer Ansatz) und andererseits Professionalität als biografische Entwicklung zu rekonstruieren (berufsbiografischer Ansatz) (Bauer & Grollmann, 2006, S. 271).

Auch für den Bereich der Pflegebildungsforschung lassen sich vielfältige Forschungsdesiderata konstatieren (z. B. Darmann-Finck, 2010b, 2015, 2017; Reiber, 2011; Wesselborg, 2016).

> „Eine empirische Pflegebildungsforschung ist dagegen im deutschsprachigen Raum nur in Ansätzen vorhanden und sollte dringend ausgebaut werden, um die notwendigen Bildungsreformen auch wissenschaftlich untermauern und wissenschaftlich fundierte Best-Practice-Beispiele zur Verfügung stellen zu können." (Darmann-Finck, 2017, S. 166)

Im Bereich der Pflegedidaktik existieren vielfältige Publikationen und Systematisierungen von pflegedidaktischen Forschungsarbeiten, jedoch gibt es bislang keine Studie, die das pflegedidaktische Professionswissen von Lehrenden in den Pflegeberufen explizit in den Blick nimmt. Mit dem Pflegeberufegesetz und der darin intendierten Ausrichtung einer generalistischen Pflegeausbildung bekommt das pflegedidaktische Wissen von Lehrenden jedoch zunehmend Bedeutung, da zukünftig die Spezifika aus den bisherigen Berufsgruppen (Gesundheits- und Kinderkrankenpflege, Gesundheits- und Krankenpflege, Altenpflege) im Unterricht berücksichtigt werden müssen. Bensch (2016, S. 138) konstatiert, dass Pflegelehrende umfangreiches Fachwissen benötigen, denn die „Struktur, Entwicklung und Breite ihrer Fachdisziplin sowie deren innere Logik muss ihnen bekannt sein".

Darüber hinaus kann konstatiert werden, dass es kaum Forschungsarbeiten gibt, die den Zusammenhang zwischen pflegedidaktischem Professionswissen und pflegedidaktischem Professionshandeln aufzeigen. Es liegt demnach auch keine empirisch fundierte Theorie zum pflegedidaktischen Professionswissen und Professionshandeln von Lehrenden in der Pflegeausbildung sowie deren relationale Beziehung zueinander vor. Die vorliegenden Arbeiten zeigen lediglich richtungsweisende und bedeutende Elemente, die sich auf das pflegedidaktische Handeln von Lehrenden beziehen, jedoch existieren wenig Forschungsergebnisse, die explizit pflegedidaktisches Wissen von Lehrenden in der Pflegeausbildung untersucht haben und dieses näher explizieren. Eine Verschränkung von pflegedidaktischem Professionswissen und Professionshandeln wird noch unzureichend empirisch untersucht. Darüber hinaus fokussieren die bisherigen pflegedidaktischen Forschungsarbeiten überwiegend den Bereich der Gesundheits- und Krankenpflege und Gesundheits- und Kinderkrankenpflege; der Bereich der Altenpflege bleibt bisher zu wenig berücksichtigt. Erstaunlicherweise findet das Phänomen des *Handelns wider besseres Wissen*[6] in der pflegedidaktischen Forschung bislang keine Berücksichtigung.

Ein wesentlicher Arbeitsschwerpunkt der Pflegedidaktik befasst sich mit der Auswahl, der Legitimation und der methodischen Aufbereitung von Inhalten. Das hierzu erforderliche und bestehende pflegedidaktische Wissen und -handeln von Lehrenden in allen Berufsgruppen (zumal die Altenpflege in bisherigen pflegedidaktischen Studien wenig Berücksichtigung gefunden hat) ist von hohem Forschungsinteresse. In diesem Zusammenhang fordert Reiber (2011, S. 5) empirische Untersuchungen, die an den inhaltlichen Gegenständen des Pflegeunterrichts anknüpfen: „Neben den kaum vorhandenen Forschungen zum fachlichen Inhalt der

6 Im Kontext professionellen Lehrerhandelns findet sich eine zentrale Studie von Barth (2002) mit dem Titel „Handeln wider (besseres) Wissen? Denken und Handeln von Lehrkräften während des Gruppenunterrichts". Darin untersucht Barth im Rahmen des Forschungsprogrammes Subjektive Theorien den Zusammenhang zwischen Wissen und Handeln von Lehrenden in der Orientierungsstufe (Klasse 5 und 6) zum Gruppenunterricht (Barth, 2002, S. 193). Barth (2002) eruiert u. a. Nicht-Übereinstimmungen zwischen Wissen und Handeln und leitet Gründe für das abweichende Handeln ab. Die Erkenntnisse der Arbeit von Barth (2002) werden bei der Diskussion der vorliegenden Forschungsergebnisse hinzugezogen.

Pflegeausbildung sollten diese qualitativen und methodischen Defizite Gegenstand weiterer Untersuchungen werden.“ (Reiber, 2011, S. 5)

Übergeordnet verweist Darmann-Finck (2010b) auf eine bislang kaum vorhandene Pflegeunterrichtsforschung und hebt das Erfordernis von Wirksamkeitsstudien einerseits und interpretativen pflegebezogenen Unterrichtsforschungen andererseits hervor. „Aus bildungstheoretischer Sicht sollte die interpretative Unterrichtsforschung aber zunächst Vorrang haben, da es zurzeit noch an wesentlichen Erkenntnissen über die Struktur des Pflegeunterrichts und der sich darin ereignenden Lern- und Bildungsprozesse sowie der Bildungsgänge der Pflegeauszubildenden mangelt.“ (Darmann-Finck, 2010b, S. 604) Zielführend ist eine „fachdidaktisch motivierte Interpretation von Unterricht“ als eine erforderliche Forschungsstrategie für die Pflegedidaktik (Darmann-Finck, 2010b, S. 607). Auch Rosen (2011, S. 3) konstatiert eine bislang unzureichende Forschung zum handlungswirksamen Wissen von Lehrenden in der Pflege.

In Bezug auf die Erfassung von Lehrerprofessionalität in der Pflege weisen Hülsken-Giesler & Böhnke (2007, S. 167) darauf hin, dass aufgrund polyvalenter Studiengänge in der pflegebezogenen Lehrerbildung[7] Professionalisierungsprozesse erschwert sind.

Die vorliegende Arbeit zielt darauf, pflegedidaktisches Professionswissen und Professionshandeln von Lehrenden in der Pflegeausbildung mithilfe eines qualitativen Forschungsdesigns zu eruieren und zu systematisieren. Dabei werden Lehrende aus allen pflegerischen Bereichen (Gesundheits- und Kinderkrankenpflege, Gesundheits- und Krankenpflege und Altenpflege) einbezogen. Ein weiteres Ziel ist es, die relationale Beziehung zwischen dem pflegedidaktischen Professionswissen und dem pflegedidaktischen Professionshandeln zu untersuchen, die als Phänomen *Handeln wider besseres Wissen* ausdifferenziert wird. Die Arbeit gibt Antworten auf die Fragen, welches pflegedidaktische Professionswissen Lehrende in der Pflegeausbildung besitzen und welche pflegedidaktischen Handlungen sich aus dem Wissen ableiten lassen sowie welche Handlungsgründe dem pflegedidaktischen Handeln zugrunde liegen.

Folgende **Forschungsfragen** stehen deshalb im Interesse der empirischen Untersuchung:

1. Wie stellt sich pflegedidaktisches Professionswissen von Lehrenden in der Pflegeausbildung dar?
2. Inwieweit lässt sich pflegedidaktisches Professionswissen kategorisieren?

7 Für die Lehrerausbildung in der Pflege sind grundsätzlich zwei Ausrichtungen zu unterscheiden: erstens eine universitäre Lehrerausbildung auf Masterniveau und anschließendem Referendariat, die für das Lehramt an berufsbildenden Schulen für die berufliche Fachrichtung Gesundheit und/oder Pflege qualifiziert. Zweitens gibt es eine – meist an (Fach-) Hochschulen angebotene – Lehrerausbildung auf Bachelor- und Masterniveau, die für die Lehrtätigkeit in der Aus-, Fort- und Weiterbildung an Pflege- und Gesundheitsschulen befähigt. Aufgrund der „Sonderstellung der Pflegeausbildung“ (Bischoff-Wanner & Reiber, 2008, S. 101) weicht letztere Lehrerausbildung auf struktureller, institutioneller und gesetzgebender Ebene deutlich von der Lehramtsausbildung ab (Bischoff-Wanner & Reiber, 2008, S. 101). Mit der Akademisierung der Lehrerausbildung im Bereich Pflege und Gesundheit haben sich Arens (2016) und Arens & Brinker-Meyendriesch (2018) intensiv beschäftigt.

3. Wie stellt sich pflegedidaktisches Professionshandeln von Lehrenden in der Pflegeausbildung dar?
4. Inwieweit lässt sich pflegedidaktisches Professionshandeln kategorisieren?
5. Inwieweit lässt sich eine Beziehung zwischen pflegedidaktischem Professionswissen und pflegedidaktischem Professionshandeln ableiten?

Die aufgeführten Forschungsfragen liegen auf übergeordneter Ebene. Darunter lassen sich weitere Fragen konkretisieren. Pflegedidaktisches (aber auch fachdidaktisches) Wissen kann nicht ohne inhaltlichen Gegenstand betrachtet werden, da es immer um konkrete Inhalte geht. Im Rahmen der vorliegenden Studie wird das pflegedidaktische Wissen exemplarisch zum Thema „Bei der Körperpflege unterstützen" eruiert. Insofern ist es von konkretem Forschungsinteresse, über welches pflegedidaktische Professionswissen Lehrende zum Thema „Bei der Körperpflege unterstützen" verfügen, welche Haltung sie zu diesem Thema haben und inwieweit sich eine generalistische Perspektive im Professionswissen der Lehrenden unterscheidet. Darüber hinaus ist von Interesse, wie Lehrende einen Unterricht zum Thema „Bei der Körperpflege unterstützen" pflegedidaktisch gestalten.

Das Thema „Bei der Körperpflege unterstützen" wurde aus unterschiedlichen Gründen gewählt. Zum einen stellt die Handlung „Bei der Körperpflege unterstützen" eine Kernaufgabe (Kuckeland & Schneider, 2017, S. 20; Schneider, Kuckeland & Hatziliadis, 2019a, S. 27) von allen Pflegenden dar, unabhängig von der Altersstufe der zu pflegenden Menschen (Kinder, Erwachsene, ältere Menschen) und dem Versorgungsbereich (stationäre Akut- und Langzeitpflege sowie ambulante Akut- und Langzeitpflege), in dem Pflege stattfindet.

Zudem ist die pflegerische Handlung „Bei der Körperpflege unterstützen" eine zentrale berufliche Handlung, denn sie vereint die besonderen Prinzipien pflegerischen Handelns: Beziehungsgestaltung (Dütthorn, 2014), Orientierung am zu pflegenden Menschen (Cassier-Woidasky, 2007; Wittneben, 1994), Kommunikation (Darmann, 2000), Leiblichkeit (Ertl-Schmuck, 2000; Uzarewicz, 2003, Böhnke, 2010), Berühren (Helmbold, 2007) und den Zugang zum Anderen (Hülsken-Giesler, 2008) in Handlungssituationen voller Widersprüche (Darmann-Finck, 2010a; Greb, 2003). Zum anderen stellt das Thema „Körperpflege" ein bedeutendes, aber gleichzeitig vernachlässigtes Thema dar (Friesacher, 2015).

Insgesamt zielt die Forschungsarbeit darauf, pflegedidaktisches Wissen und Handeln zu definieren, Kategorisierungen hierzu abzuleiten sowie die Beziehung zwischen pflegedidaktischem Professionswissen und -handeln abzubilden. Als Ergebnis wird eine *Theorie zum Handeln wider besseres Wissen im Körperpflegeunterricht* generiert.

1.3 Methodisches Vorgehen und Aufbau der Arbeit

Aufgrund der begrenzten empirischen Forschungsvorhaben zum pflegedidaktischen Professionswissen und pflegedidaktischen Professionshandeln von Lehrenden in der Pflegeausbildung folgt die Studie einem qualitativen Forschungsdesign. Um pflegedidaktisches Professionswissen und Professionshandeln generieren und systematisieren zu können, muss der Forschungsgegenstand erst einmal qualitativ erschlossen werden. Hierzu wird auf die Grounded-Theory-Methodologie (GTM) zurückgegriffen, die sich im Rahmen der empirischen Sozialforschung als umfassende Forschungsstrategie etabliert hat (Mey & Mruck, 2011, S. 11) und sich demzufolge auf den gesamten Forschungsprozess und nicht lediglich auf einzelne Auswertungsprozeduren bezieht.

In Anlehnung an die pragmatistische und die sich auf den Symbolischen Interaktionismus rekurrierende Ausrichtung der Grounded-Theory-Methodologie nach Strauss (1991), Strauss & Corbin (1996) sowie den Weiterentwicklungen der GTM unter Bezugnahme einer konstruktivistischen (Charmaz, 2011; Clarke, 2012) sowie einer reflexiven Perspektive (Breuer, 2009; Breuer, Muckel & Dieirs, 2019) liegt der Studie die Annahme zugrunde, dass Forschende nicht losgelöst vom Forschungsprozess und den darin gewonnen Erkenntnissen zu betrachten sind und nicht als unbeteiligte neutrale Personen agieren. Vielmehr wird die Wirklichkeit als sozialer Prozess durch die Forschenden mitbestimmt, und die Erkenntnisse entstehen in der handelnden Auseinandersetzung mit der Wirklichkeit (Equit & Hohage, 2016, S. 17).

Die Reflexivität der Forschenden im Forschungsprozess erhält nach Breuer (2009), Charmaz (2014) und Clarke (2012) einen besonderen Stellenwert. Insofern werden theoretische Vorüberlegungen und Systematisierungen in den Forschungsprozess integriert und einem kontinuierlichen Reflexionsprozess unterzogen. Die gesamte Forschungsarbeit unterliegt einem stark prozesshaften Charakter, der durch umfassende Offenlegungen des Forschungsprozesses und der Forschungsergebnisse transparent gemacht wird.

Um das Prinzip der intersubjektiven Nachvollziehbarkeit einzulösen, wird nachfolgend der Aufbau der Arbeit vorgestellt. Diese Vorgehensweise kollidiert allerdings mit der starken Prozessorientierung, die schwierig abzubilden ist. Daher folgt der Aufbau der Arbeit einer „klassischen Vorgehensweise" von Qualifikationsarbeiten (theoretischer Rahmen, Forschungsdesign, Ergebnisse), und entspricht nicht dem realen Vorgehen im Forschungsprozess.

Die **vier Kapitel zum theoretischen Rahmen** (2, 3, 4 und 5) beginnen einleitend mit einem Überblick über den Zusammenhang der in den Kapiteln thematisierten Inhalte. Innerhalb der Kapitel werden zwei Strukturierungsprinzipien angewendet. Zuerst erfolgt eine Zusammenfassung der beschriebenen theoretischen Aspekte. Nachfolgend werden dann *Bezüge zur Forschungsarbeit* hergestellt und diese mit separaten Überschriften kenntlich gemacht.

In **Kapitel 2** wird der pflegedidaktische Forschungsstand zum pflegedidaktischen Professionswissen und Professionshandeln abgebildet. Einerseits werden bisherige *Systematisierungen der Pflegedidaktik* dargelegt (Kapitel 2.1), andererseits werden pflegedidaktische Arbeiten skizziert, die eine Bedeutung für die vorliegende Arbeit haben. Dazu wird auf die *Struktur der Handlungsfelder* von Ertl-Schmuck & Fichtmüller (2009) zurückgegriffen, sodass die berücksichtigten Publikationen anhand der *Makro-, Meso- und Mikroebene* strukturiert und erläutert werden (Kapitel 2.2, Kapitel 2.3 und Kapitel 2.4).

Kapitel 3 widmet sich dem Professionswissen von Lehrenden. Hierzu werden Forschungsergebnisse aus dem allgemeinbildenden Bereich hinzugezogen. Im ersten Teil wird Professionswissen in *Professionsstandards* und *Kompetenzmodellen* abgebildet (Kapitel 3.1). Einen Schwerpunkt des Professionswissens machen die *Bereiche des Lehrerwissens* (Fachwissen, fachdidaktisches Wissen und pädagogisches Wissen) aus, die umfassend erläutert werden (Kapitel 3.2). Um auf theoretischer Ebene die Beziehung zwischen Professionswissen und -handeln herzuleiten, werden die *Konzepte des Lehrerwissens* erörtert (Kapitel 3.4). Als immanenter Gegenstand des Professionswissens werden darüber hinaus *Wissensarten* thematisiert (Kapitel 3.3).

In **Kapitel 4** werden Ansätze zur Bestimmung von Lehrerprofessionalität abgebildet. Hierzu werden die drei zentralen Ansätze thematisiert: der *strukturtheoretische Ansatz*, der *kompetenztheoretische Ansatz* und der *berufsbiografische Ansatz* (Kapitel 4.1, Kapitel 4.2 und Kapitel 4.3). Im Anschluss daran werden mögliche verbindende Elemente der drei Ansätze herausgestellt (Kapitel 4.4).

Das **Kapitel 5** beschäftigt sich aus philosophischer Perspektive mit dem *Phänomen des Handelns wider besseres Wissen*. Zum besseren Verständnis des Phänomens wird zuerst der *Handlungsbegriff* aus philosophischer und pädagogischer Perspektive betrachtet (Kapitel 5.1). Daran anschließend werden *drei philosophische Perspektiven zum Handeln wider besseres Wisse*n in der historischen Entwicklung diskutiert (Handeln wider besseres Wissen bei Platon, Akrasia bei Aristoteles und Handeln wider besseres Urteil bei Davidson) (Kapitel 5.2). Komplettiert wird das Kapitel mit einer Systematisierung *akratischer Handlungen nach dem Zeitpunkt ihres Auftretens* (Kapitel 5.3), die auch bei der Ergebnisauswertung zum Tragen kommt.

Die **zwei Kapitel zum Forschungsdesign** (6, 7) thematisieren sowohl forschungsmethodologische Grundsätze der Grounded-Theory-Methodologie (GTM) als auch das konkrete Vorgehen im Forschungsprozess der vorliegenden Arbeit. Auch in Kapitel 6 werden *Bezüge zur Forschungsarbeit* herausgearbeitet, die in Kapitel 7 konkretisiert werden.

In **Kapitel 6** wird die Grounded-Theory-Methodologie (GTM) als umfassende Forschungsstrategie theoretisch beschrieben. Zu Beginn werden *epistemologische Grundfragen der GTM* erörtert (Kapitel 6.1). Diese dienen als Basis für die anschließend beschriebene *historische Entwicklung der GTM* und ihre unterschiedlichen Ausprägungen (Kapitel 6.2). Ein für diese Arbeit besonders hervorzuhebender Aspekt stellt die *Forschungslogik der Abduktion* dar, die neben der Induktion und der Deduktion bedeutend für die Generierung von Theorien im Rahmen der GTM ist. Der Forschungslogik ist ein eigenes Kapitel gewidmet (Kapitel 6.3). In Kapitel 6.4

werden die Kernelemente (*Essentials*) der GTM und in Kapitel 6.5 die *Gütekriterien* einer qualitativen Forschung im Stil der GTM diskutiert.

Das **Kapitel 7** fokussiert das konkrete Vorgehen des Forschungsprozesses der vorliegenden Arbeit. Die Entwicklungen, die sich im *iterativ-zyklischen Forschungsprozess* ergeben haben, werden beschrieben (Kapitel 7.1). Im Verständnis der reflexiven GTM wird in Kapitel 7.2 die *theoretische Sensitivität* unter besonderer Berücksichtigung des theoretischen Vorverständnisses der Forscherin reflektiert. In Kapitel 7.3 werden die zugrunde gelegten *forschungsethischen Überlegungen* erörtert und begründet. Das konkrete Vorgehen im Rahmen der *Datenerhebung* bei der Fallauswahl, der Interviewführung und der Dokumentenanalyse wird in Kapitel 7.4 abgebildet. Abschließend wird in Kapitel 7.5 das Forschungsvorgehen im Kontext der *Datenauswertung* offengelegt und reflektiert.

Aufgrund der umfangreichen und komplexen Forschungsergebnisse teilt sich die **Ergebnisauswertung in drei Kapitel** (8, 9 und 10). Das für die verdichtete *Theorie des Handelns wider besseres Wissen im Körperpflegeunterricht* als Grundlage fungierende *pflegedidaktische Professionswissen* und *Professionshandeln* werden in den Kapiteln 8 und 9 detailliert dargelegt. In Kapitel 10 wird dann das Phänomen des Handelns wider besseres Wissen umfassend erläutert. In den Kapiteln der Ergebnisauswertung werden *Bezüge zum theoretischen Rahmen* hergestellt und diese ebenfalls mit separaten Überschriften gekennzeichnet.

Im ersten Kapitel der Ergebnisdarstellung, **Kapitel 8**, wird das eruierte pflegedidaktische Professionswissen dargestellt und mit Interviewauszügen belegt. Zu Beginn werden alle *18 generierten Kategorien pflegedidaktischen Professionswissens* als Übersicht abgebildet (Kapitel 8.1). Das Kapitel 8 wird dann in die *drei Bereiche* des Wissens gegliedert. In Kapitel 8.2 wird das *pflegewissenschaftliche Wissen* der Lehrenden abgebildet. Den Hauptteil des Kapitels macht die Beschreibung des *pflegedidaktischen Wissens* aus (Kapitel 8.3). Das pädagogische Wissen als dritter Bereich nimmt einen geringeren Teil ein und wird in Kapitel 8.4 erörtert. Im Anschluss werden die eruierten Kategorien an die Erkenntnisse der Professionsforschung angeknüpft und mit den Bereichen des Lehrerwissens verbunden (Kapitel 8.5).

Das **Kapitel 9** beinhaltet die Ergebnisdarstellung zum pflegedidaktischen Professionshandeln. Als strukturgebend werden zuerst die *elf generierten Kategorien des pflegedidaktischen Handelns* abgebildet (Kapitel 9.1) Die elf Kategorien lassen sich vier übergeordneten Strukturen (kognitives Handeln: Planung des Unterrichts, reales Handeln: Durchführung des Unterrichts, reales Handeln: Bewertung des Unterrichts und reales Handeln: Lernortkooperation) zuordnen. In der logischen Handlungsabfolge von Unterrichten – beginnend mit der Planung und endend mit der Lernortkooperation – werden ausgewählte Handlungskategorien fundiert dargelegt (Kapitel 9.2 bis Kapitel 9.8). In Kapitel 9.9 erfolgt eine Zuordnung aller hergeleiteten Kategorien pflegedidaktischen Professionshandelns zum *Fachqualifikationsrahmen Pflegedidaktik*, um die Ergebnisse der Studie in einen pflegedidaktischen Begründungsrahmen einzubetten und die Ausrichtung der Arbeit abzubilden.

Das **Kapitel 10** umfasst die detaillierte Präsentation des *Phänomens* des *Handelns wider besseres Wissen im Körperpflegeunterricht*. In Kapitel 10.1 werden die *Kernkategorie Pflegedidaktisches Handeln im Kontext des Körperpflegeunterrichts* und das *Modell des pflegedidaktischen Wissens und Handelns im Körperpflegeunterricht* abgebildet und erläutert. In den folgenden Unterkapiteln werden aufgrund der Komplexität die einzelnen Aspekte des Modells sukzessive erörtert. In Kapitel 10.2 wird das pflegedidaktische Professionswissen als erste Bedingung für das *Phänomen des Handelns wider besseres Wissen* dargelegt. In Kapitel 10.3 erfolgt die Beschreibung der Urteilsbildung als zweite Bedingung für das Handeln wider besseres Wissen. Die dem Handeln zugrunde liegenden *Handlungsgründe* werden anschließend erörtert (Kapitel 10.4). Das Kapitel 10.5 beinhaltet die Beschreibung der *zwei Welten* als Kontext. In Kapitel 10.6 wird das *Phänomen Handeln wider besseres Wissen im Körperpflegeunterricht* als ein zentrales Ergebnis der Arbeit nähergehend erläutert. Die sich daran anschließenden Kapitel 10.7 und Kapitel 10.8 konkretisieren das Handeln wider besseres Wissen mit ihren Formen des Ausführens und Unterlassens. Diese werden in detaillierten Ausführungen erläutert und belegt. In Kapitel 10.9 werden die eruierten Handlungen wider besseres Wissen der Lehrenden unterschiedlichen Zeitpunkten ihres Auftretens zugeordnet. Hierbei wird somit ein Anschluss der Ergebnisse an theoretisch-philosophische Perspektiven aufgezeigt.

In **Kapitel 11** werden die zentralen Erkenntnisse zum Forschungsprozess und zu den Ergebnissen reflektiert (Kapitel 11.1 und Kapitel 11.2) und unter der Perspektive von Konsequenzen für die Lehrerbildung diskutiert (11.3). Die Arbeit schließt mit einem Ausblick auf weitere Forschungsdesiderata, die an diese Arbeit anknüpfen können (Kapitel 11.4).

2. Pflegedidaktische Perspektive auf Professionswissen und -handeln

Die vorliegende Arbeit fokussiert *pflegedidaktisches Professionswissen, pflegedidaktisches Professionshandeln* sowie das *Handeln wider besseres Wissen am Beispiel des Körperpflegeunterrichts* und kann an bestehende pflegedidaktische Arbeiten angeknüpft werden.

Nachfolgend werden zuerst in der Literatur vorgenommene Systematisierungen der Pflegedidaktik dargelegt (Kapitel 2.1) mit dem Ziel, einerseits einen Überblick über pflegedidaktische Forschungsarbeiten als aktuellen Bezugsrahmen zu geben. Andererseits wird eine Systematisierung der Pflegedidaktik anhand von *Handlungsfeldern und Reflexionsebenen auf Makro- Meso- und Mikroebene* von Ertl-Schmuck & Fichtmüller (2009) zur Beschreibung der für die vorliegende Studie relevanten pflegedidaktischen Arbeiten genutzt.

Auf der *Makroebene* werden für die Pflegedidaktik übergeordnete *Bildungsanforderungen* der KMK-Standards und des Fachqualifikationsrahmens Pflegedidaktik skizziert, die handlungsleitend für pflegedidaktisches Professionshandeln sind (Kapitel 2.2). Einen Schwerpunkt pflegedidaktischen Professionswissens und -handelns stellen auf der *Mesoebene* die *Auswahl und die Legitimation von Inhalten* dar. Hierzu werden pflegedidaktische Arbeiten angeführt, die die Auswahl und Legitimation von Inhalten thematisieren (Kapitel 2.3). Das konkrete pflegedidaktische Handeln, das auf pflegedidaktischem Professionswissen basiert, realisiert sich auf der *Mikroebene.* In Kapitel 2.4 werden pflegedidaktische Publikationen herangezogen, die auf der Mikroebene die *didaktische Gestaltung von Lernsituationen* fokussieren. Zudem lassen sich pflegedidaktische Arbeiten anführen, die das Wissen von Lehrenden über *Schwierigkeiten beim Lernen in der Praxis* beschreiben.

2.1 Entwicklungen zur Systematisierung der Pflegedidaktik

Im Kontext der jungen Disziplin Pflegedidaktik finden in Deutschland seit Beginn der 1990er Jahre Diskurse zu Anforderungen an pflegedidaktisches Handeln statt. Es liegen – als Resultat der letzten knapp 30 Jahre – Forschungsbefunde zu unterschiedlichen pflegedidaktischen Perspektiven sowie erste Strukturierungen der Disziplin Pflegedidaktik (Ertl-Schmuck & Fichtmüller, 2009; Ertl-Schmuck & Greb, 2013; Greb & Ertl-Schmuck, 2015) sowie Systematisierungen pflegedidaktischer Arbeiten (Dütthorn, Walter & Arens, 2013; Ertl-Schmuck & Fichtmüller, 2010; Greb & Ertl-Schmuck, 2015; Olbrich, 2009a; Walter et al., 2013) vor (Tabelle 2.1).

Den Anfang pflegedidaktischer Systematisierungen stellt der erste Band „Pflegedidaktik als Disziplin" von Ertl-Schmuck & Fichtmüller (2009) des mittlerweile vierbändigen Gesamtwerkes dar. Darin werden **pflegedidaktische Theorien und Modelle** erstmalig in „ordnender Absicht" angeführt (Ertl-Schmuck, 2009, S. 77) (Tabelle 2.1).

Tabelle 2.1: Systematisierung pflegedidaktischer Publikationen (eigene Erstellung)

Veröffentlichungen der Systematisierungen	Autorinnen und Jahrgang	Systematisierte pflegedidaktische Publikationen[8]	Schlüsselbegriffe der Publikationen
Pflegedidaktik als Disziplin (Monografie)	Ertl-Schmuck & Fichtmüller (2009)	Wittneben (1994)	Kritisch-konstruktivistische Pflegedidaktik
		Darmann (2000)	Kommunikation in der Pflege
		Ertl-Schmuck (2000)	Subjektorientierte Pflegedidaktik
		Greb (2003)	Strukturgitteransatz für die Pflegedidaktik
		Schwarz-Govaers (2005)	Handlungstheoretisches Modell der Pflegedidaktik
		Fichtmüller & Walter (2007)	Pflege gestalten lernen
Modelle der Pflegedidaktik *(Herausgeberband)*	Olbrich (2009)	Wittneben (1994, 2009)	Kritisch-konstruktivistische Pflegedidaktik
		Olbrich (1999, 2009b)	Kompetenztheoretisches Modell der Pflegedidaktik
		Oelke & Scheller (2009)	Szenisches Spiel in der Pflege
		Greb (2003, 2009)	Pflegedidaktische Kategorialanalyse
		Schwarz-Govaers (2005, 2009)	Fachdidaktikmodell Pflege
		Darmann-Finck (2009a)	Interaktionistische Pflegedidaktik
Theorien und Modelle der Pflegedidaktik (Herausgeberband)	Ertl-Schmuck & Fichtmüller (2010)	Ertl-Schmuck (2000, 2010)	Subjektorientierte Pflegedidaktik
		Greb (2003, 2010)	Pflegedidaktische Kategorialanalyse
		Schwarz-Govaers (2005, 2010)	Handlungstheoretisches Modell der Pflegedidaktik
		Fichtmüller & Walter (2007, 2010)	Pflege gestalten lernen
		Darmann-Finck (2010a, 2010c)	Interaktionistische Pflegedidaktik

8 Bei den systematisierten pflegedidaktischen Arbeiten handelt es sich vor allem um Qualifikationsarbeiten. Darüber hinaus werden Monografien und Aufsätze in Herausgeberbänden hinzugezogen. Die Arbeiten werden innerhalb der einzelnen Zeilen chronologisch nach ihrer Erstveröffentlichung angeführt.

Veröffentlichungen der Systematisierungen	Autorinnen und Jahrgang	Systematisierte pflegedidaktische Publikationen	Schlüsselbegriffe der Publikationen
Was bietet die Pflegedidaktik? (Teil 1 und 2) *(Aufsätze)*	Dütthorn, Walter & Arens (2013) Walter et al. (2013)	Wittneben (1994)	Kritisch-konstruktivistische Pflegedidaktik
		Benner (2017)	Stufen der Pflegekompetenz
		Olbrich (1999)	Kompetenztheoretisches Modell der Pflegedidaktik
		Oelke & Scheller (2009)	Szenisches Spiel in der Pflege
		Ertl-Schmuck (2000)	Subjektorientierte Pflegedidaktik
		Darmann (2000)	Kommunikation in der Pflege
		Greb (2003)	Pflegedidaktische Kategorialanalyse
		Roes (2004)	Wissenstransfer in der Pflege
		Keuchel (2005)	Bildungsarbeit in der Pflege
		Schwarz-Govaers (2005)	Handlungstheoretisches Modell der Pflegedidaktik
		Fichtmüller & Walter (2007)	Pflegen gestalten lernen
		Müller (2009)	Lernaufgaben für die praktische Pflegeausbildung
		Darmann-Finck (2010a)	Interaktionistische Pflegedidaktik
		Bohrer (2013)	Selbstständigwerden in der Pflegepraxis
		Walter (2013)	Phänomenologisches Situationsbearbeitungsmodell
Pflegedidaktische Forschungsfelder (Herausgeberband)	Ertl-Schmuck & Greb (2015)	Friese (2015)	Genderkompetenz in der Berufsbildung
		Köhlen (2015)	Familienbezogene Pflege
		Balzer (2009)	Milieuanalyse in der Pflegeausbildung
		Kühme (2009)	Identitätsentwicklung in der Pflegeausbildung
		Bohrer (2013)	Selbstständigwerden in der Pflegepraxis
		Barre (2013)	Evidence-based Nursing in der Pflegedidaktik
		Kersting (2013)	Coolout in der Pflege
		Dütthorn (2014)	Pflegespezifische Kompetenzen im europäischen Bildungsraum
		Hoops (2015)	Bildanalyse: Darstellung des Pflegerischen
		Hänel (2015)	Film-Bildung als pflegedidaktisches Forschungsfeld

Zu den drei Begriffen „Subjekt", „Bildung" und „Lernen" werden sechs pflegedidaktische Qualifikationsarbeiten zugeordnet und kurz beschrieben. Der *Subjektbegriff* steht bei Ertl-Schmuck (2000) im Rahmen ihrer *subjektorientierten Pflegedidaktik* im Fokus. Den *Bildungsbegriff* legen Wittneben (1994) in ihrer *kritisch-konstruktiven Lernfelddidaktik*, Darmann (2000) im Rahmen ihrer Forschungsarbeit zur *Kommunikation in der Pflege* und Greb (2003) in ihrem *Strukturgitteransatz* zugrunde. Der *Lernbegriff* findet in dem *handlungstheoretischen Modell der Pflegedidaktik* von Schwarz-Govaers (2005) und der Theorie *Pflege gestalten lernen* von Fichtmüller & Walter (2007) Anwendung.

In der weiteren Entwicklung zur Systematisierung der Pflegedidaktik finden sich die Herausgeberbände von Ertl-Schmuck & Fichtmüller (2010) sowie Olbrich (2009), in denen pflegedidaktische Theorien und Modelle umfassender abgebildet werden (Tabelle 2.1). In beiden Publikationen werden die *Interaktionistische Pflegedidaktik* von Darmann-Finck (2009a, 2010a) und der *Strukturgitteransatz* von Greb (2009, 2010) aufgegriffen. Ertl-Schmuck & Fichtmüller (2010) führen darüber hinaus noch die *subjektorientierte Pflegedidaktik* von Ertl-Schmuck (2010), das *subjekt- und handlungstheoretische Modell der Pflegedidaktik* von Schwarz-Govaers (2010) und die Theorie *Pflege gestalten lernen* von Fichtmüller & Walter (2010) an. Olbrich (2009a) hingegen integriert zusätzlich das *kompetenztheoretische Modell der Pflegedidaktik* von Olbrich (2009b), das *Fachdidaktikmodell Pflege* von Schwarz-Govaers (2009) und die *Leitlinien einer kritisch-konstruktiven Pflegelernfelddidaktik* von Wittneben (2009). Als Makromethode findet zudem das *Szenische Spiel in der Pflege* von Oelke & Scheller (2009) Berücksichtigung.

Eine erweiterte Systematisierung pflegedidaktischer Publikationen liefern Dütthorn, Walter & Arens (2013) und Walter et al. (2013) in zwei aufeinanderfolgenden Aufsätzen mit dem Titel „Was bietet die Pflegedidaktik?". Die Systematisierung erfolgt unter Einbezug der Makro-, der Meso- und der Mikroebene. Darüber hinaus werden auf der Ebene des Metaparadigmas immanente Begriffe der jeweiligen Publikationen herausgestellt (Dütthorn, Walter & Arens, 2013, 170–173; Walter et al., 2013, S. 303). Rekurrierend auf Ertl-Schmuck & Fichtmüller (2009) werden Kategorien zur Analyse der drei Handlungsfelder (Makro-, Meso- und Mikroebene) abgeleitet, anhand derer pflegedidaktische Publikationen systematisch analysiert werden. Insgesamt fließen 15 Arbeiten (überwiegend Qualifikationsarbeiten) in die Analyse ein (Dütthorn, Walter & Arens, 2013, S. 170; Walter et al., 2013, S. 303–314). Neben den bereits oben angeführten pflegedidaktischen Publikationen (Darmann-Finck, 2010a; Ertl-Schmuck, 2000; Fichtmüller & Walter, 2007; Greb, 2003; Oelke & Scheller, 2009; Olbrich, 1999; Schwarz-Govaers, 2005; Wittneben, 1994) werden die Arbeiten von Benner (2017), Bohrer (2013), Darmann (2000), Keuchel (2005), Müller (2009), Roes (2004) und Walter (2013) in die Analyse einbezogen (siehe Tabelle 2.1).

Als Letztes kann das Werk „Pflegedidaktische Forschungsfelder" von Ertl-Schmuck & Greb (2015) hinzugezogen werden. Darin ergänzen die Autorinnen die Systematisierung der Pflegedidaktik um weitere pflegedidaktische Publikationen von Autoren (u.a. Balzer, 2009; Barre, 2013; Dütthorn, 2014; Kersting, 2013; Kühme,

2009) (siehe Tabelle 2.1), die durch ihre Forschungsarbeiten die Disziplin Pflegedidaktik voranbringen (Greb, 2015, S. 299–302).

Neben der Systematisierung pflegedidaktischer Publikationen, wie dies in Tabelle 2.1 abgebildet ist, nehmen Ertl-Schmuck & Fichtmüller (2009) eine Strukturierung der Pflegedidaktik anhand von Handlungsfeldern auf drei Ebenen (Makro-, Meso- und Mikroebene) vor. Ertl-Schmuck & Fichtmüller (2009, S. 20) skizzieren **Handlungsfelder und Reflexionsebenen der Pflegedidaktik**, die jedoch als vorläufig zu betrachten sind, da der Gegenstand der Pflegedidaktik „noch nicht grundlegend bestimmt und ausdifferenziert" ist (Ertl-Schmuck & Fichtmüller, 2009, S. 20).

Die **Makroebene** tangiert gesellschaftliche und (berufs-)bildungspolitische Strukturen sowie Bereiche der Wissenschaftstheorie. Auf der **Mesoebene** sind die pflegeberufliche Bildung auf der Institutsebene (Aus-, Fort- und Weiterbildung von Pflegenden und Lehrenden) sowie die Handlungsfelder Schulentwicklung, Qualitätsmanagement, Curriculumentwicklung und Lernortkooperation verortet. Die **Mikroebene** fokussiert die konkrete Gestaltung von Lernsituationen (Vorbereitung, Durchführung, Evaluation), Lernerfolgsüberprüfungen, Lernbegleitung und Schulorganisation (Ertl-Schmuck & Fichtmüller, 2009, S. 20). Trotz der vorgegebenen Einteilung verweisen Ertl-Schmuck & Fichtmüller (2009, S. 19) darauf, dass es keine scharfen Trennlinien gibt, sondern, dass sich die Handlungsfelder aufeinander beziehen und ineinandergreifen. Mit der Bestimmung von Handlungsfeldern werden zentrale Gegenstände der Pflegedidaktik für die wissenschaftliche Reflexion zugänglich (Ertl-Schmuck & Fichtmüller, 2009, S. 19).

Um im Folgenden den **aktuellen Forschungsstand** zu pflegedidaktischen Qualifikationsarbeiten und Publikationen hinsichtlich ihrer Erkenntnisse zu pflegedidaktischem Professionswissen, Professionshandeln und Handeln wider besseres Wissen abzubilden, wird auf die **Struktur der Handlungsfelder** auf den drei Ebenen (**Makro-, Meso- und Mikroebene**) von Ertl-Schmuck & Fichtmüller (2009, S. 20) zurückgegriffen.

Da die vorliegende Arbeit das *Professionswissen*, das *Professionshandeln* und das *Handeln wider besseres Wissen von Lehrenden im Körperpflegeunterricht* fokussiert und somit die Meso- und die Mikroebene tangiert, werden nachfolgend die für diese Arbeit relevanten Aspekte ausgewählter pflegedidaktischer Arbeiten berücksichtigt. Es werden diejenigen Forschungsarbeiten hinzugezogen, die das *pflegedidaktische Professionswissen*, das *Professionshandeln* und/oder das *Handeln wider besseres Wissen von Lehrenden in der Pflegeausbildung* thematisieren bzw. einzelne Erkenntnisse dazu liefern.

Insgesamt lässt sich feststellen, dass im Hinblick auf das *pflegedidaktische Professionswissen* und *Professionshandeln von Lehrenden in der Pflegeausbildung* aktuell in der deutschsprachigen, pflegedidaktischen Forschung wenige systematisierte Ergebnisse vorliegen, da diese bislang nicht zentraler Forschungsgegenstand waren. Das *Handeln wider besseres Wissen von Lehrenden in der Pflegeausbildung* ist bislang nicht beschrieben, sodass im Folgenden auch keine pflegedidaktischen Studien hierzu einbezogen werden können.

International gibt es Studien, die nachfolgend integriert werden, die sich mit pflegedidaktischem Wissen von Lehrenden beschäftigen, wenngleich diese keine Beschreibung oder Systematisierung des pflegedidaktischen Professionswissens liefern. In den folgenden Kapiteln werden sowohl deutschsprachige pflegedidaktische Arbeiten als auch ausgewählte englischsprachige Studien angeführt und deren Bezug zum pflegedidaktischen Professionswissen und Professionshandeln von Lehrenden hergestellt.

2.2 Bildungsanforderungen (Makroebene)

Für die Pflegedidaktik werden auf der Makroebene Bildungsanforderungen formuliert, die sich im Abstraktionsniveau und in der Zielperspektive unterscheiden. Sowohl die Ausführungen der KMK (2019b) zu den Anforderungen an die Didaktik der beruflichen Fachrichtung Pflege als auch der Fachqualifikationsrahmen Pflegedidaktik (Walter & Dütthorn, 2019) fokussieren auf nationaler Ebene die Anforderungen an die *Lehrerbild*ung im Bereich Pflege.

Auf der **Makroebene** werden Bildungsanforderungen für die Lehrerbildung in Deutschland über verschiedene Standards der Kultusministerkonferenz beschrieben (KMK, 2004, 2019a, 2019b). Neben den **Standards der Lehrerbildung** (KMK, 2019a) werden in den *Ländergemeinsamen inhaltlichen Anforderungen für die Fachwissenschaften und die Fachdidaktiken in der Lehrerbildung* (KMK, 2019b) auch für die berufliche Fachrichtung Pflege konkrete Anforderungen an die Pflegedidaktik formuliert, wie der nachfolgende Auszug darstellt.

> „Die Besonderheiten der beruflichen Fachrichtung Pflege bestehen in der Komplexität pflegerischen Handelns auf unterschiedlichen Ebenen, in verschiedenen Settings mit unterschiedlichen Berufsgruppen sowie einer hohen Entwicklungsdynamik des Gesundheitswesens. Durch den Anstieg von Pflegebedürftigkeit und die Zunahme komplexer Krankheitsbilder werden insbesondere Aufgaben im Kontext der Gesundheitserhaltung und -förderung sowie rehabilitative und palliative Aufgaben das Pflegeprofil besonders schärfen. Vor allem im Hinblick auf nicht wiederholbare Einzelfälle mit individuellen Verlaufsformen sind neben evidence-basierten Kenntnissen, analytische, reflexive sowie phänomenologisch-hermeneutische Kompetenzen in der professionellen Betreuung und Begleitung erforderlich. Darunter fallen Menschen aller Altersgruppen mit Pflege- sowie Hilfebedarf und gesundheitlichen Beeinträchtigungen in unterschiedlichen pflegerischen lebensweltorientierten Versorgungssettings. Kenntnisse der Rahmenbedingungen des komplexen und institutionellen Systems, in denen berufliche Pflege verankert ist, sind hierbei von grundlegender Bedeutung.
>
> In dieser Perspektive sind die Studienabsolventen/-innen so auszubilden, dass sie fähig sind, in Kenntnis grundlegender pflege- und bezugswissenschaftlicher Wissensbestände sowie pflege-didaktischer Theorien, Modelle, Konzepte und Methoden die Spezifika pflegerischen Handelns zu analysieren, zu reflektieren und die sich daraus ergebenden Bildungsanforderungen didaktisch und begründet für

> Lern- und Lehrprozesse zu transformieren. Darüber hinaus besteht die Zielsetzung darin, das dialektische Verhältnis von Reflexion und Können sowohl im eigenen Handeln zu berücksichtigen als auch bei den Lernenden anzubahnen. Damit ist ein doppelter Handlungsbezug für die didaktische Transformation zu berücksichtigen: Die Praxis des Lehrens und Lernens in den jeweiligen dualen und vollzeitschulischen Bildungsgängen und die berufliche Praxis, in denen die Auszubildenden bzw. Schüler und Schülerinnen tätig sind. Hierbei ergeben sich zwar Überschneidungen mit dem Profil Gesundheit der beruflichen Fachrichtung Gesundheit und Körperpflege, jedoch sind diese auf den Gegenstand Pflege auszurichten, in der die Spezifik pflegerischen sowie pflegedidaktischen Handelns zum Ausdruck kommt. Wie bei allen beruflichen Fachrichtungen in der Lehrerbildung ergänzen bildungswissenschaftliche Studieninhalte die Didaktik der beruflichen Fachrichtung Pflege.“ (KMK, 2019b, S. 88)

Zur Gewährleistung eines annähernd einheitlichen Qualifikationsniveaus für die bislang stark heterogene Lehrerausbildung in der beruflichen Fachrichtung Pflege und Gesundheit (Arens, 2016; Bischoff-Wanner, 2008; Darmann-Finck & Ertl-Schmuck, 2008; Reiber, 2008; Sahmel, 2013) hat die Sektion Bildung und Sektion Hochschullehre Pflegewissenschaft der Deutschen Gesellschaft für Pflegewissenschaft e. V. einen **Fachqualifikationsrahmen Pflegedidaktik** erarbeitet, der als Standard für die Lehrerausbildung in der Pflege zur Konzeption und Evaluation von Studienprogrammen hinzugezogen werden kann. Ziel des Fachqualifikationsrahmens ist, „einen Beitrag zur Verbesserung der Qualität von Studienangeboten an allen Studienstandorten zu leisten und Mobilität zu ermöglichen“ (Walter & Dütthorn, 2019, S. 7).

Der FQR Pflegedidaktik orientiert sich an wesentlichen *Referenzpapieren der Lehrerbildung* wie dem EQR (Europäischer Qualifikationsrahmen) (Europäische Kommission, 2008), dem DQR (Deutscher Qualifikationsrahmen) (Arbeitskreis Deutscher Qualifikationsrahmen, 2011), dem HQR (Qualifikationsrahmen für deutsche Hochschulabschlüsse) (HRK & KMK, 2017), dem Fachqualifikationsrahmen Pflege (Hülsken-Giesler & Korporal, 2013), dem Basiscurriculum für das universitäre Studienfach Berufs- und Wirtschaftspädagogik (Sektion Berufs- und Wirtschaftspädagogik der Deutschen Gesellschaft für Erziehungswissenschaft, 2003), den Standards für die Lehrerbildung der KMK (2019a) und den ländergemeinsamen Anforderungen für die Fachwissenschaften und Fachdidaktiken in der Lehrerbildung (KMK, 2019b). Der Aufbau des Fachqualifikationsrahmens Pflegedidaktik und der Bezug zur vorliegenden Arbeit werden im Rahmen der Ergebnisdarstellung zum pflegedidaktischen Professionshandeln in Kapitel 9.9 weiterführend erläutert.

2.3 Auswahl und Legitimation von Inhalten (Mesoebene)

Die Auswahl und die Legitimation von Inhalten ist ein wesentlicher Bestandteil pflegedidaktischen Handelns (Darmann-Finck, 2010a, S. 169). Für die Auswahl der Inhalte ist das Pflegeverständnis der Lehrenden wesentlich, wie auch die Ergebnisse der vorliegenden Arbeit zeigen. Verschiedene Arbeiten (u. a. Darmann-Finck, 2010a; Fichtmüller & Walter, 2007) weisen darauf hin, dass in der Pflegeausbildung zum Teil immer noch ein stark medizinisch geprägtes Pflegeverständnis vorliegt. Dies hat für die Auswahl der Inhalte weitreichende Konsequenzen.

Im Zuge der Implementierung des neuen Pflegeberufegesetzes (PflBG, 2017), das seit 2020 auf eine generalistische Pflegeausbildung abzielt, nimmt die pflegedidaktisch legitimierte Auswahl von Inhalten eine noch stärkere Rolle ein, da Inhalte aus ehemals drei beruflichen Ausbildungen (Gesundheits- und Kinderkrankenpflege, Gesundheits- und Krankenpflege und Altenpflege) für eine dreijährige Pflegeausbildung neu konzipiert werden müssen. Die aus der veränderten, generalistischen Pflegeausbildung resultierenden Anforderungen betreffen bei der Auswahl der Inhalte vor allem das Prinzip des exemplarischen Lehrens und Lernens (Wagenschein, 1959) und stellen Lehrende gegenwärtig und zukünftig sowohl bei der curricularen Arbeit als auch bei der konkreten Ausgestaltung von Lernsituationen vor enorme Herausforderungen.

Im Hinblick auf die Auswahl und Legitimation von Inhalten legt Karin Wittneben (1994, 2003) in ihrer Dissertation und deren Überarbeitung im Jahr 2003 einen „bildungs- und pflegetheoretischen Rahmen für eine wissenschaftlich fundierte Pflegedidaktik" (Wittneben, 2003, S. IX) vor. Sie entwickelt (und überarbeitet 2003) eine *Typologie multidimensional patientenorientierter Pflege*, mit deren Hilfe der Pflegebegriff analysiert werden kann (Wittneben, 1994, S. 259). Ihre Arbeit stellt somit einen Referenzrahmen für die Auswahl und Reflexion von Inhalten dar, denn über die Diskussion des Pflegeverständnisses, die mithilfe der Typologie möglich ist, können Inhalte auf curricularer und unterrichtlicher Ebene geprüft und bewertet werden. Das Modell von Wittneben wird im Rahmen der Ergebnisauswertung in Kapitel 8.2.4 zur Auswertung hinzugezogen.

Mit der Auswahl und der Legitimation von Inhalten beschäftigen sich auch Ulrike Greb (2003) und Ingrid Darmann-Finck (2010a). Beiden gemein ist das Verständnis von pflegerischem Handeln als Handeln in Widersprüchen, das im Kontext des Pflegeunterrichtes bearbeitet werden muss. Sowohl die Pflegedidaktische Heuristik von Darmann-Finck (2010a) als auch das Strukturgitter von Greb (2003) können zur pflegedidaktischen Auswahl und Legitimation von Inhalten hinzugezogen werden.

Ulrike Greb (2003) beschäftigt sich in ihrer theoretischen Arbeit mit den *Widersprüchen pflegerischen Handelns* und entwickelt einen *Strukturgitteransatz*, mit dessen Hilfe immanente Widersprüche der Pflegepraxis aufzufinden sind (Greb, 2003, S. 71). Nach Greb kommt es in der Pflegedidaktik wesentlich darauf an, „... wie der konkrete Unterrichtsgegenstand ‚Pflege' und die ihn erklärenden wissenschaftlichen Theorien gedacht, bzw. kritisch reflektiert werden" (Greb, 2003, S. 42). Lehrende sind demnach gefordert, im Rahmen ihrer Unterrichtsvorbereitung den zu unterrichtenden inhaltlichen Gegenstand kritisch zu reflektieren. Die Widersprüche der Pflegepraxis und die dadurch resultierenden inneren und äußeren Zwänge der Pflegenden stellen für Greb (2003, S. 82) ein pflegepädagogisches[9] Problem von „höchster Brisanz" dar. Sie fordert demzufolge, dass die Widersprüche der Pflege zum Gegenstand von Unterricht gemacht werden (Greb, 2009, S. 26) und im Mittelpunkt pflegedidaktischer Studien stehen sollten (Greb, 2003, S. 117).

Auch Ingrid Darmann-Finck (2010a) fokussiert in ihrem *Modell der Interaktionistischen Pflegedidaktik* professionelles Pflegehandeln als widersprüchliche Einheit (Darmann-Finck, 2010a, S. 145). Mithilfe des Konzeptes der pflegedidaktischen Heuristik lassen sich berufliche Schlüsselprobleme (Darmann, 2000; 2005; Darmann-Finck, 2010a) eruieren, die zum inhaltlichen Gegenstand von Pflegeunterricht werden. Ihre qualitative Studie zur interpretativen Unterrichtsforschung von Lehrenden zielt darauf, Strukturen des Unterrichts tatsächlich zu rekonstruieren (Darmann-Finck, 2010a, S. 49). Mithilfe nicht standardisierter und nicht teilnehmender Beobachtungen von 50 Unterrichten (wovon letztlich 16 in die Auswertung eingeflossen sind) leitet sie drei Bildungskonzepte ab: die Regelorientierung, die Fallorientierung und die Meinungsorientierung (Darmann-Finck, 2010a, S. 55, 66) und kommt zu dem Ergebnis, dass der größte Teil des Unterrichts (und die darin thematisierten Inhalte) dem Konzept der Regelorientierung zuzuordnen ist (Darmann-Finck, 2010a, S. 66), die Fall- und die Meinungsorientierung werden zu wenig genutzt (Darmann-Finck, 2010a, S. 122, 142). Im Kontext der Regelorientierung zeigt sich zudem, dass Lehrende empirische Befunde und Begründungen bei ihren inhaltlichen Ausführungen nicht liefern und widersprüchliche Forschungsergebnisse vorenthalten (Darmann-Finck, 2010a, S. 73–74). In Bezug auf pflegedidaktisches Wissen liefert sie Erkenntnisse, dass Lehrende bei ihren Erläuterungen wenig wissenschaftlich fundierte und empirisch gestützte Literatur hinzuziehen. Zudem kritisiert sie, dass eingesetzte Fälle primär medizinorientiert sind, woraus sich die pflegedidaktische Anforderung ableiten lässt, pflegebezogene Fälle einzusetzen. Sie erfragt in ihrer Untersuchung jedoch nicht, welche Inhalte konkret zu den Themen ausgewählt wurden und erfasst auch nicht, wie das Wissen didaktisch aufbereitet wurde.

Die Erkenntnisse aus den Arbeiten von Darmann-Finck (u.a. 2010a) und Greb (2003) werden in der Ergebnisauswertung (vor allem in Kapitel 8.2.4 zum Wissen über die Herausforderungen in der Pflegepraxis und in Kapitel 9.2 zur Auswahl der Körperpflegeinhalte) zur Interpretation der vorliegenden Ergebnisse hinzugezogen.

Franziska Fichtmüller & Anja Walter (2007) führen im Rahmen ihrer umfassenden Studie zum „Pflegen lernen" u.a. Beobachtungen von Unterricht sowie

9 In der Pflege existieren verschiedene Begrifflichkeiten, die nicht immer konform verwendet werden. Pflegepädagogik wird bei Brinker-Meyendriesch (2016, S. 13) unter Berufspädagogik Pflege und Gesundheit gefasst. Pflegedidaktik als eine interdisziplinär angelegte Handlungswissenschaft konstituiert sich als Teilbereich der Pflegepädagogik (Bensch, 2016, S. 135).

Interviews mit Lehrenden in der Pflegeausbildung durch, aus denen Erkenntnisse zu Lehr-/Lernprozessen am Lernort Schule abgeleitet werden können. Wenngleich Fichtmüller & Walter (2007) nicht explizit und systematisch pflegedidaktisches Wissen von Lehrenden eruiert haben, geben ihre Ergebnisse erste Hinweise darauf. So nimmt das pathophysiologische Wissen bei den Lehrenden einen großen Raum ein (Fichtmüller & Walter, 2007, S. 311). Darüber hinaus finden sich deutliche Übereinstimmungen bei den Lehrenden, dass medizinisch-naturwissenschaftliches Wissen vordringlich sei, während Pflegekonzepte deutlich vernachlässigt werden (Fichtmüller & Walter, 2007, S. 313). In Bezug auf die Integration pflegewissenschaftlicher Erkenntnisse kommen Fichtmüller & Walter (2007, S. 686) zu dem Schluss, dass diese als Unterrichtsinhalte überwiegend „flach" aufgegriffen werden.

Im Kontext der Auswahl von Inhalten existieren zwei weitere Studien von Simon (2019) und Glissmann (2009), die sich mit der Planung des Pflegeunterrichts hinsichtlich des pflegewissenschaftlichen Anspruchs auseinandersetzen. Diese Studien thematisieren *einen* Teil des Professionswissens von Lehrenden in der Pflegeausbildung (siehe auch Kapitel 8.2.2 zum pflegewissenschaftlichen Wissen) und werden nachfolgend erläutert.

Gerlinde Glissmann (2009) stellt sich die Forschungsfrage, wie Lehrende, deren Unterrichte häufig stark von dem Konzept der „Regelorientierung" (Darmann, 2005, S. 657) dominiert sind, den bestehenden, gesetzlichen Anspruch der Integration wissenschaftlicher Erkenntnisse in die Pflegeausbildung deuten und handhaben (Glissmann, 2009, S. 71). In ihrer qualitativen Studie führt sie Interviews mit Lehrenden in Bezug auf die eigene Aneignung und die Durchführung des Themas „Pflegeberatung" im Unterricht. Als Ergebnis aus der Analyse der Unterrichte entwickelt Glissmann (2009, S. 74–77) vier Typen von Lehrenden, die sich in ihrer Ausprägung bezüglich der Berücksichtigung (pflege-)wissenschaftlicher Erkenntnisse zum Thema „Pflegeberatung" deutlich unterscheiden. Der Typ 1 ist an *„pflegeberuflichem Wissen orientiert"* und repräsentiert den *„traditionellen Lehrenden"*, der keine systematische Literaturrecherche zur Unterrichtsvorbereitung durchführt und keine pflegewissenschaftlichen Veröffentlichungen berücksichtigt (Glissmann, 2009, S. 74). Der Typ 2 stellt den *„traditionellen Pflegelehrenden mit breiter Wissensbasis ohne (pflege-)wissenschaftliche Fundierung"* dar, der zwar bezugswissenschaftliche, aber kaum pflegewissenschaftliche Literatur hinzuzieht. Der Typ 3 charakterisiert den Lehrenden mit *„vordergründig gewährleisteter pflegewissenschaftlicher Fundierung"*, der zwar pflegewissenschaftliche Erkenntnisse hinzuzieht, dies jedoch nicht in aller erforderlichen Breite und Tiefe tut (Glissmann, 2009, S. 76). Der vierte Typ ist ein *„um (pflege-)wissenschaftliche Fundierung bemühter, verunsicherter Pflegelehrender"*, der nach fundierten Inhalten recherchiert, jedoch unsicher ist, inwieweit er dem Anspruch der wissenschaftlichen Fundierung nachkommt. Glissmann (2009, S. 76–77) schlussfolgert, dass dieser Lehrenden-Typ nicht ausreichend über den wissenschaftlichen Erkenntnisstand zum Thema „Pflegeberatung" informiert ist.

Julia Simon (2019, S. 8) geht der Frage nach, welches Wissen Lehrende im Berufsfeld Pflege „für ihre inhaltsbezogene Unterrichtsplanung heranziehen und im Unterricht vermitteln". Dabei werden die Vorstellungen der Lehrenden hinsichtlich des gesetzlich geforderten Einbezugs pflegewissenschaftlicher Erkenntnisse eruiert. In ihrer Grounded-Theory-Studie, in der Lehrende in der Pflegeausbildung interviewt und in ihrem Unterricht beobachtet werden, offenbart Simon (2019) eklatante Mängel in der Nutzung pflegewissenschaftlicher Erkenntnisse bei der Unterrichtsplanung. Ihre abgeleitete Kernkategorie „*tendenzielle Vermeidung*" mit ihren Dimensionen „*Versuch des Einbezugs*" und „*Nichteinbezug*" (Simon, 2019, S. 236) verweist auf den Status, dass Lehrende bei der Vorbereitung ihres Unterrichts unzureichend auf pflegewissenschaftliche Literatur zurückgreifen. Lehrende beziehen bei der Inhaltsauswahl vorrangig die Inhalte ein, die für die Abschlussprüfung und für die spätere Berufstätigkeit relevant sind. Dabei kritisieren einige Lehrende, dass Prüfungsfragen teilweise veraltet oder nicht wissenschaftlich sind (Simon, 2019, S. 238). Dennoch haben die Inhalte der Examensprüfungen bei der Unterrichtsplanung eine hohe Bedeutung (Simon, 2019, S. 237). Neben der Prüfungs- und der Praxisrelevanz beeinflusst die Auswahl der Inhalte auch die Kontinuität der zu unterrichtenden Themen. Je häufiger das Thema in einem Jahr unterrichtet wird, desto intensiver setzen sich Lehrende mit den Inhalten auseinander. Wird ein Thema nur einmal im Jahr unterrichtet, führt dies „automatisch zu einem unterschiedlichen Grad der Auseinandersetzung mit einem Themengebiet" (Simon, 2019, S. 259). Auch die Fragen der Lernenden *im* Unterricht haben einen Einfluss auf die Unterrichtsplanung, da Lehrende an den Fragen erkennen, welche Inhalte sie selbst noch nicht vollständig durchdrungen haben (Simon, 2019, S. 260). Da aus Sicht der Lehrenden pflegewissenschaftliche Erkenntnisse in der Berufspraxis nicht so relevant sind, finden sie auch bei der Unterrichtsplanung weniger Berücksichtigung (Simon, 2019, S. 239–240). Zu den Vorstellungen der Lehrenden von pflegewissenschaftlichen Erkenntnissen leitet Simon ein Verständnis ab, „welches von geringen fachlichen Kenntnissen geprägt ist sowie wenig ausdifferenziert vorliegt" (Simon, 2019, S. 241).

2.4 Didaktische Gestaltung von Bildungsprozessen (Mikroebene)

Die meisten deutschsprachig vorliegenden pflegedidaktischen Arbeiten fokussieren weniger die konkrete pflegedidaktische Gestaltung von Unterricht, wenngleich in einigen Arbeiten auch auf methodische Aspekte des Unterrichts hingewiesen werden. So empfiehlt Roswitha Ertl-Schmuck (2010, S. 74) die Anwendung erfahrungsorientierter Methoden, wie das Szenische Spiel, leiborientierte Methoden und die reflexive Arbeit mit Fallgeschichten zur Förderung der leiblichen Sensibilisierung. Wie konkret ein Unterricht danach aussehen könnte, bleibt offen.

Renate Schwarz-Govaers (2005, 2010) stellt im Rahmen ihrer Dissertation ein *subjekt- und handlungstheoretisch fundiertes Fachdidaktikmodell Pflege (FDMP)* vor, in dem sie drei Arten von Lernsituationen beschreibt, die dazu dienen, subjektive Theorien zu verändern: Lernsituationen durch problembasierte Aufgaben, Lernsituationen zur erfahrungsbezogenen Verhaltensreflexion und Lernsituationen durch Skillslab (Schwarz-Govaers, 2005, S. 576).

Ingrid Darmann (2000, S. 215) nimmt in ihrer Dissertation die kommunikative Kompetenz von Pflegenden in den Blick und schlägt zur Förderung der kommunikativen Kompetenz erfahrungsorientiertes Lernen und situationsorientiertes Lernen mit Schlüsselproblemen und Fallbesprechungen vor.

Nadin Dütthorn (2014, S. 26) eruiert in ihrer Dissertation pflegespezifische Kompetenzen, wie sie aus der Sicht von Lehrenden und Lernenden wahrgenommen werden. Sie leitet Konzepte zum Verständnis pflegespezifischer Kompetenz (Dütthorn, 2014, S. 214) sowie ein *Modell pflegespezifischer Kompetenz und Kompetenzentwicklung* ab, in dessen Mittelpunkt das Phänomen „*Pflegebeziehung gestalten*" und die *Lehr-Lernbeziehung* als verbindende pflegedidaktische Bezugskategorien stehen (Dütthorn, 2014, S. 250–251). Die Kernkategorie „*Pflegebeziehung gestalten*" mit ihren Subkategorien (z.B. *Persönlichkeit einbringen, Sich-Einlassen auf die Welt des Anderen oder Komplexität überblicken*) erhält nach dem konstruktivistischen Forschungsstil der Grounded-Theory-Methodologie eine strukturgebende Rahmung in Form von sogenannten Strukturkategorien. Dütthorn (2014, S. 306, 368) unterscheidet *Strukturkategorien* (z.B. *Reflexiven Blick einnehmen, Wir-Gefühl entwickeln*) und *pflegedidaktische Bezugskategorien*. Im Rahmen der pflegedidaktischen Bezugskategorien werden Zielvorstellungen der Lehrenden zur Kompetenzvermittlung herausgestellt. Hierzu zählen u.a. *Persönlichkeitsentwicklung, professionelle Verantwortungsübernahme* oder *Anwaltschaft übernehmen* (Dütthorn, 2014, S. 370). Zur Ermöglichung der Kompetenzentwicklung setzen Lehrende verschiedene didaktische Konzepte ein, wobei das fallbezogene Lernen einen großen Stellenwert einnimmt (Dütthorn, 2014, S. 370). Ausgewählte Zieldimensionen pflegedidaktischen Handelns sowie die Umsetzung von Fallarbeit auf mikrodidaktischer Ebene werden über die Ergebnisse sichtbar (Dütthorn, 2014, S. 370, 386). Sie legitimiert für die mikrodidaktische Ebene drei grundlegende Konzepte: reflexives Lernen, emotionales Lernen und situatives Lernen (Dütthorn, 2014, S. 462). Weitere Ergebnisse der Studie von Dütthorn werden in Kapitel 8.3.1 zum Wissen der Lehrenden über Ziele des Körperpflegeunterrichts erörtert.

Emel Susan Rosen (2011) geht in ihrer Dissertation der Frage nach, auf welches Wissen Lehrende in der Pflege bei der *Gestaltung kooperativer Lehr-Lernformen* zurückgreifen und wie diese durch Schulungen optimiert werden können. Rosen (2011, S. 198–199) konzipiert ihre Forschungsarbeit in der Tradition des „*Forschungsprogrammes Subjektive Theorien*". Die zweijährig angelegte Langzeituntersuchung von 14 Lehrenden in der Pflege (Rosen, 2011, S. 3) zielt darauf, handlungsleitende Subjektive Theorien der Lehrenden zum kooperativen Lernen zu rekonstruieren und so zu modifizieren, „dass sie zur Erweiterung und zum Aufbau von unterrichtlichen Handlungskompetenzen in kooperativen Lernumgebungen beitragen" (Rosen, 2011, S. 198). Dazu werden die handlungsleitenden Subjektiven Theorien der Lehrenden in einer ersten Phase eruiert (Rosen, 2011, S. 200). In einer zweiten Phase werden die Lehrenden „basierend auf aktuellen Erkenntnissen der Lehr-Lern-Forschung zum kooperativen Lernen" geschult (Rosen, 2011, S. 198). Nach der Explikation der Subjektiven Theorien und der Schulung wird im dritten Schritt überprüft, inwieweit sich die handlungsleitenden Subjektiven Theorien der Lehrenden durch die Schulung verändert haben (Rosen, 2011, S. 198).

Es liegen verschiedene Ergebnisse der Studie vor. Die Schulungen führen in Hinblick auf Komplexität und Differenziertheit in der Arbeitsauftragsphase und in der Gruppenarbeitsphase zu Veränderungen (Rosen, 2011, S. 412). Die Lehrenden modifizieren z. B. die Lernformen und integrieren das Konzept des wechselseitigen Lehrens und Lernens (WELL) (Bernhart & Bernhart, 2012, S. 10) in ihren Unterricht. Bei der Auswertung der Gruppenarbeitsphasen sind die meisten Veränderungen bei der Zusammenführung der Ergebnisse zu verzeichnen. Es werden vermehrt Aufgaben eingesetzt, die eine Zusammenführung der einzelnen Gruppenergebnisse nach der Arbeitsphase erfordern. Zudem systematisieren Lehrende vermehrt Ergebnisse und bilden übergeordnete Kriterien (Rosen, 2011, S. 421, 425). Anknüpfend an ihre Ergebnisse entwickelt Rosen (2011, S. 515) ein Weiterbildungsmodell für Lehrende in der Pflege.

Numminen, Leino-Kilpi, van der Arend & Katajisto (2011) fokussieren in einer finnischen Studie den *Ethikunterricht aus Sicht von Lehrenden*[10] *und Lernenden* (Studierenden). 183 Lehrende und 214 Studierende wurden mittels Fragebogen zu Inhalten, Lehr-Lern-Methoden und dem Wissen über Ethik in einer vergleichenden Studie befragt (Numminen et al., 2011, S. 712). Die Studie liefert Erkenntnisse sowohl für die Auswahl der Inhalte (Mesoebene) als auch für die konkrete didaktische Gestaltung (Mikroebene) und wird daher in diesem Kapitel gebündelt dargelegt. In Bezug auf die Auswahl der Inhalte zeigt die Studie, dass sowohl Lehrende als auch Studierende die Beziehung zwischen Pflegenden und Klienten am bedeutendsten finden (Numminen et al., 2011, S. 714). Weiterhin werden von beiden Gruppen ethische Konzepte umfangreich beschrieben, wobei Vertraulichkeit und Autonomie sowie Selbstbestimmung als zentral bewertet werden. Gesetzliche Grundlagen zu Ethik werden weniger berücksichtigt; vorrangig werden Patientenrechte thematisiert (Numminen et al., 2011, S. 715, 717).

Die Methodik des Unterrichtens zeigt sich als wenig differenziert: „... the use of teaching methods was narrow and conventional" (Numminen et al., 2011, S. 717). Es überwiegen aus Sicht der Lehrenden Diskussionen, Vortrag und seminaristischer Kontext. Studierende hingegen bewerten das methodische Vorgehend anders: Aus ihrer Sicht finden zu wenig Diskussionen und seminaristische Konzepte Anwendung. Stattdessen überwiegen Vorlesungen und Vorträge (Numminen et al., 2011, S. 717).

10 Außerhalb Deutschlands findet die Pflegeausbildung meist auf Hochschulniveau statt, sodass Pflege-Lehrende meist Professoren oder „Educators" mit einer anderen Qualifikation und Lernende Studierende sind. Trotz der Unterschiedlichkeit sollen diese Studien in dieser Arbeit Berücksichtigung finden.

Sowohl Lehrende als auch Studierende bewerten das Wissen der Lehrenden zu Ethik. Die Lehrenden, die ihr Wissen als adäquat bewerten, führen dies auf die persönliche Motivation, Interesse, Erfahrungen als Pflegende und Lehrende und freiwillige Weiterbildung zurück. Diejenigen, die ihr pflegebezogenes ethisches Fachwissen als zu wenig angemessen („less adequate") ansehen, formulieren explizit Wissensbedarf (Numminen et al., 2011, S. 718). Studierende führen adäquates Wissen der Lehrenden auf theoretische und praktische Erfahrungen der Lehrenden mit ethischen Fragestellungen in der Pflege zurück. Inadäquates Wissen wird von den Studierenden im Kontext von mangelnden pflegepraktischen Erfahrungen der Lehrenden und Defiziten in der effektiven methodischen Vorgehensweise diskutiert (Numminen et al., 2011, S. 718).

In einer brasilianischen Studie setzen Backes, Moya, Prado, Menegaz, Cunha & Francisco (2013) die *Lehrerbildung und das fachdidaktische Wissen* (pedagogical content knowledge, PCK) von drei Pflegelehrenden mit unterschiedlicher Lehrerfahrung in einen Zusammenhang. Im Rahmen einer qualitativen, explorativen Studie werden drei Lehrende (Novizin, Erfahrene und Expertin) in ihrem Unterricht nichtteilnehmend beobachtet und anschließend mit halbstandardisierten Interviews befragt (Backes et al., 2013, S. 806). Es werden zwei Kernkategorien gebildet: *Verlauf der Lehrerausbildung* und *Ausprägungen des fachdidaktischen Wissens.* Die Autoren kommen zu dem Schluss, dass das fachdidaktische Wissen eine hohe Bedeutung für die Unterrichtspraxis darstellt, da hierdurch Selbstständigkeit, Kritisches Denken, Kreativität, Teamarbeit und Kommunikation der Lernenden gefördert werden (Backes et al., 2013, S. 809). Die Expertin zeichnet sich dadurch aus, dass sie fähig ist, die Klasse zu leiten und in einer feinsinnigen und fokussierten Weise zu intervenieren (Backes et al., 2013, S. 808).

Im Sinne des fachdidaktischen Wissens klärt sie Zweifel auf, bietet Beispiele an, entwickelt das Thema aus der Perspektive der Studierenden, fordert Lernende zur Übertragung des Inhalts auf andere Kontexte auf und korrigiert Fehleinschätzungen (Backes et al., 2013, S. 808).

Im Kontext des pflegedidaktischen Professionswissens und -handelns von Lehrenden können zwei weitere Studien herangezogen werden, die speziell *das Wissen der Lehrenden über Schwierigkeiten von Lernenden beim Lernen in der Pflegepraxis* thematisieren. Das Wissen über die Schwierigkeiten ist für die didaktische Gestaltung von Bildungsprozessen insofern von Bedeutung, als es die Auswahl und die Legitimation von Inhalten sowie die methodische Aufbereitung von Inhalten durch den Lehrenden beeinflusst.

Franziska Fichtmüller & Anja Walter (2007, S. 34) knüpfen in ihrer umfassenden empirischen Forschungsarbeit an *Probleme in der Pflegepraxis* an, denn es ist nicht das Problem, dass nichts gelernt wird, sondern was und wie gelernt wird. Zudem wird unzureichend reflektiert und veraltete Rollenbilder sowie ein veraltetes Pflegeverständnis werden reproduziert (Fichtmüller & Walter, 2007, S. 34). Ihre Grounded-Theory-Studie zielt darauf, Lehr-Lernprozesse pflegedidaktisch zu beschreiben und Wirkzusammenhänge systematisch aufzudecken, um anschließend eine Theorie zu generieren (Fichtmüller & Walter, 2007, S. 29). Lehrende und Anleitende sollen für die beschriebenen Phänomene sensibilisiert werden. Fichtmüller & Walter (2007, S. 48) haben Interviews mit Lehrenden geführt und sie sowie Lernende im Unterricht beobachtet. Zudem haben Fichtmüller & Walter (2007, S. 48) Anleitende und Lernende in der Pflegepraxis beobachtet sowie Lernende Lerntagebücher schreiben lassen. Sie leiten die Kernkategorie „*Pflege gestalten lernen*" ab, in der u. a. dargestellt wird, wie Lernende mit sogenannten Handlungsproblematiken (Schwierigkeiten) in der Pflegepraxis umgehen, und kommen zu dem Ergebnis, dass es drei Lernarten gibt: Lernende ignorieren die Handlungsproblematik und handeln exkludierend weiter, sie nutzen Lernstrategien oder handeln integrierend weiter, wenn sie auf ein Repertoire an Handlungsmöglichkeiten zurückgreifen können (Fichtmüller & Walter, 2007, S. 664). Das Modell „*Pflege gestalten lernen in der Pflegepraxis*" von Fichtmüller & Walter (2007) wird im Rahmen der Ergebnisauswertung in Kapitel 8.3.3 zum Wissen der Lehrenden über Vorstellungen der Lernenden zu Körperpflegeinhalten näher betrachtet.

In einer portugiesischen Studie werden *Schwierigkeiten von Pflegestudierenden aus der Sicht von Lehrenden* thematisiert. Longo (2015, S. 21) führt in seiner qualitativ ausgerichteten Studie Fokusgruppen mit 68 Lehrenden aus 13 Pflegehochschulen durch. Als Ergebnis leitet Longo (2015, S. 23) sechs Kategorien von Schwierigkeiten der Pflegestudierenden *aus Sicht der Lehrenden* ab: Realitätsschock, Interaktion mit dem Mentor, der Ausbildungsprozess, Interaktion mit dem Lehrenden, Interaktion mit dem Patienten und Interaktion im Pflegeteam (Longo, 2015, S. 28). Die Lehrenden thematisieren im Rahmen des Praxisschocks die Lücke zwischen dem in der Theorie gelernten Wissen und der Anwendung in der Praxis. Darüber hinaus stellen aus Sicht der Lehrenden die Komplexität und das Unerwartete in realen Situationen sowie das Priorisieren und das Entscheiden Lernende vor Herausforderungen (Longo, 2015, S. 24). Die Pflegestudierenden reagieren mit Unsicherheit, Angst und Verwirrung (Longo, 2015, S. 28). Zudem führt der enge Körperkontakt zu Patienten zum Unwohlsein, insbesondere bei Menschen mit „hygiene deficits, wounds, severe bleeding, burns or deformities by accident or trauma" (Longo, 2015, S. 24). Im Kontext der Interaktionen führen z. B. Angst vor Misserfolg, Angst davor, Erwartungen nicht erfüllen zu können oder kritisiert zu werden, zu Schwierigkeiten beim Lernen in der Praxis (Longo, 2015, S. 25). Die Lehrenden äußern, dass, obwohl Lernende die Bedeutung der Beziehung zum zu Pflegenden und dessen Angehörigen fundiert erklären und eine detaillierte Datenerfassung gemacht haben, es ihnen schwerfällt, situativ die Vorgehensweise umzusetzen (Longo, 2015, S. 27). Die Ergebnisse dieser Studie fokussieren die Schwierigkeiten der Pflegestudierenden in der Pflegepraxis aus der Perspektive der Lehrenden. In Anlehnung an die Kategorien des fachdidaktischen Wissens (siehe Tabelle 3.1, Kapitel 3.2.2) bilden die Ergebnisse dieser Studie *einen* Teil des Professionswissens von Lehrenden in der Pflegeausbildung ab, nämlich das „Wissen über Schülervorstellungen und Schülerfehler" (siehe auch Kapitel 8.3.3 der Ergebnisauswertung zum Wissen über Vorstellungen der Lernenden zu Körperpflegeinhalten).

Es existieren weitere Studien, die sich mit dem Erleben von Lernenden in der Pflegepraxis beschäftigt haben (u.a. Balzer, 2019a; Bohrer, 2013). Da diese *nicht* das *Professionswissen von Lehrenden* über die Schwierigkeiten der Lernenden in der Praxis abbilden, werden Erkenntnisse dieser Arbeiten im Rahmen der Ergebnisauswertung in Kapitel 8.3.2 und in Kapitel 9.8 hinzugezogen.

Zusammenfassend lässt sich konstatieren, dass für die Pflegedidaktik wenige Forschungsarbeiten vorliegen, die das *pflegedidaktische Professionswissen* und das *Professionshandeln* von Lehrenden explizit in den Blick nehmen. Dennoch liefern die bislang existierenden Arbeiten im Bereich der Pflegedidaktik wichtige Erkenntnisse zur Entwicklung von Professionalität von Lehrenden in der Pflege. Studien oder Publikationen zum *Handeln wider besseres Wissen von Lehrenden in der Pflegeausbildung* liegen bislang nicht vor.

Um einen detaillierten Überblick über Forschungserkenntnisse zum pflegeunabhängigen Professionswissen und -handeln zu bekommen, werden in den folgenden Kapiteln das Professions*wissen* von Lehrenden (Kapitel 3) und das Professions*handeln* von Lehrenden (Kapitel 4) theoretisch erörtert. Im Anschluss daran erfolgt eine Betrachtung des Phänomens *Handeln wider besseres Wissen* aus einer philosophischen Perspektive (Kapitel 5), da dieses die Diskrepanz zwischen Wissen und Handeln abbildet.

3. Professionswissen von Lehrenden

Das Professionswissen von Lehrenden nimmt in der Diskussion um Lehrerprofessionalität einen bedeutenden Stellenwert ein, denn Professionswissen ist *ein* zentraler Aspekt professioneller Kompetenz (Baumert & Kunter, 2006, S. 481; Bromme, 1997, S. 187; Harms & Riese, 2018, S. 284; Kraus & Bruckmaier, 2014, S. 242; Weinert & Helmke, 1996, S. 232).

Professionelle Kompetenz wird im Anschluss an Seifried & Ziegler (2009, S. 84) mit Lehrerprofessionalität gleichgesetzt. Um Professionswissen im Kontext von Lehrerprofessionalität zu verorten, ist eine Systematisierung verschiedener, auf unterschiedlichen Ebenen beschriebener Ansätze erforderlich (Abbildung 3.1). Zur Bestimmung von Lehrerprofessionalität finden sich auf übergeordneter Ebene *Professionsstandards für die Lehrerbildung*. Diese definieren, was professionelle Lehrerkompetenz beinhaltet und wie die Lehrerbildung dementsprechend zu gestalten ist. In den Professionsstandards findet sich das *Professionswissen* integriert wieder. Je nach Standard werden *Bereiche des Lehrerwissens* explizit aufgeführt. Neben den Professionsstandards existieren *Kompetenzmodelle professionellen Lehrerhandelns*, die das *Professionswissen* als *einen* Teil professionellen Lehrerhandelns abbilden. Das Professionswissen wird in den Kompetenzmodellen einerseits durch *Bereiche des Lehrerwissens* konkretisiert.

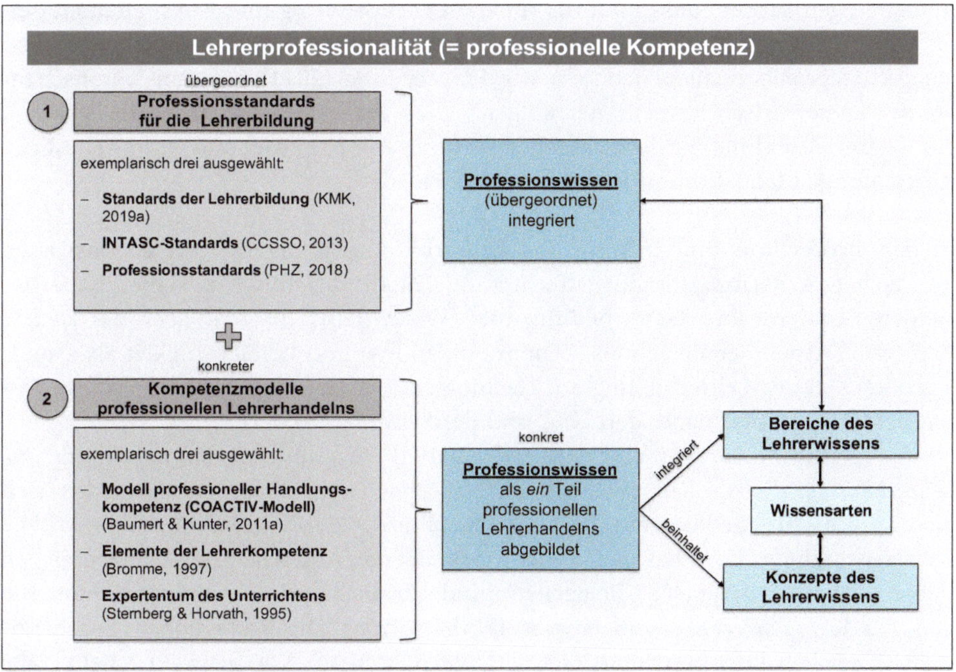

Abbildung 3.1: Verortung des Professionswissens im Kontext von Lehrerprofessionalität (eigene Erstellung)

Andererseits beinhaltet das Professionswissen eine Systematisierung in *Konzepte des Lehrerwissens*. Zwischen den *Bereichen des Lehrerwissens* und den *Konzepten des Lehrewissens* lassen sich verschiedene *Wissensarten* anordnen, die das Professionswissen weiter spezifizieren.

Im folgenden Kapitel 3 wird anknüpfend an die Abbildung 3.1 das Professionswissen von Lehrenden *als ein wesentlicher Bestandteil* professioneller Kompetenz aus verschiedenen Perspektiven betrachtet. In Kapitel 3.1 werden ausgewählte Professionsstandards für die Lehrerbildung und Kompetenzmodelle professionellen Lehrerhandelns mit besonderem Blick auf das *Professionswissen* skizziert. Anschließend wird den *Bereichen des Lehrerwissens* verstärkte Aufmerksamkeit gewidmet und die vorrangig auf Shulman (1986) und Bromme (1992) basierenden Wissensbereiche *Fachwissen*, *fachdidaktisches Wissen* und *pädagogisches Wissen* tiefergehend erläutert (Kapitel 3.2). In Kapitel 3.3 werden anknüpfend an die Bereiche des Lehrerwissens zugehörige Wissensarten erörtert und zusammengeführt. Im darauffolgenden Kapitel 3.4 werden unterschiedliche *Wissenskonzepte* diskutiert, die das *Spannungsgefüge von Wissen und Handeln* zwischen Integration und Separation beleuchten und somit eine Überleitung zu Kapitel 4 (Professionshandeln von Lehrenden) herstellen.

3.1 Professionswissen in Professionsstandards und Kompetenzmodellen

In vielfältigen **Professionsstandards für die Lehrerbildung** und **Kompetenzmodellen von Lehrenden** wird die hohe Relevanz des Professionswissens im Kontext von Lehrerprofessionalität deutlich, wie Frey & Jung (2011) prägnant veranschaulichen. Exemplarisch werden nachfolgend *drei Professionsstandards*, die sich auf die Lehrerausbildung beziehen und *drei Kompetenzmodelle* mit ihrer jeweiligen Ausrichtung auf das Professionswissen skizziert.

In den **Professionsstandards** für die Lehrerbildung findet das Professionswissen weitreichende Berücksichtigung. Terhart (2002a, S. 30) führt in seiner Expertise zu den Standards der Lehrerbildung die „*Wissensbasis für und über das spätere Berufsfeld*“ neben der Reflexions-, Kommunikations- und Urteilsfähigkeit als grundlegendes Ziel der Lehrerbildung an. Nachfolgend werden drei zentrale Professionsstandards aus Deutschland, den USA und der Schweiz skizziert.

Die Kultusministerkonferenz (KMK, 2019a) definiert *elf Standards für die Lehrerbildung*, die als Kompetenzen formuliert werden. Diese unterscheiden sich in Standards für die theoretische Lehrerausbildung (1. Phase) und die praktische Lehrerausbildung (2. Phase). Zu den vier übergeordneten Kompetenzbereichen „Unterrichten“, „Erziehen“, „Beurteilen“ und „Innovieren“ werden insgesamt 106 konkrete Kompetenzen ausdifferenziert (KMK, 2019a). Das Professionswissen befindet sich explizit im Kompetenzbereich „Unterrichten“ in Kompetenz 1: „Lehrkräfte sind Fachleute für das Lehren und Lernen.“ (KMK, 2019a, S. 7). Darin enthalten ist das fachwissenschaftliche, das fachdidaktische und das bildungswissenschaftliche Wissen (KMK, 2004, S. 7).

In den USA wurde 1987 in einem Zusammenschluss der Bildungsministerien einiger Bundesstaaten das Interstate New Teacher Assessment and Support Consortium (INTASC) gegründet, das *zehn Kernstandards für die Lehrerbildung* entwickelte, „welche Kompetenzen beschreiben, die angehende Lehrer unabhängig von ihrer fachlichen Orientierung und der späteren Zielgruppe bis zum Berufseintritt erworben haben sollten" (Frey & Jung, 2011, S. 35).

Die zehn INTASC-Standards werden in vier übergeordnete Bereiche eingeteilt: „Lernende und Lernen", „Fachwissen", „Unterrichtspraxis" und „Professionelle Verantwortung" (CCSSO, 2013, S. 1). Das Professionswissen findet in den *INTASC-Standards* in zweierlei Hinsicht Berücksichtigung: Einerseits werden in dem Bereich „Fachwissen" konkrete Anforderungen an Professionswissen von Lehrenden beschrieben, wie z. B. „Die Lehrperson versteht zentrale Begriffe, Diskussionen, Untersuchungsmethoden und Erkenntnisse der Disziplin, in der sie unterrichtet." (CCSSO, 2013, S. 24; Übersetzung durch die Autorin). Andererseits findet sich das Professionswissen in der Form, dass jeder der zehn Standards nach drei Aspekten näher bestimmt ist: „Performances", „Essential knowledge" und „Critical dispositions" (CCSSO, 2013, S. 6, 16). In jedem Standard wird demzufolge das ihm innewohnende professionelle Wissen expliziert.

Für die Schweiz entwickeln verschiedene Pädagogische Hochschulen Professionsstandards für die Lehrerausbildung, die viele Gemeinsamkeiten aufweisen. Die Pädagogische Hochschule Schwyz entwickelt *zehn Professionsstandards*, die sich an den INTASC-Standards orientieren und die die „Grundlage für erfolgreiches pädagogisches und (fach-)didaktisches Handeln und Urteilen von Lehrpersonen bilden" (Pädagogische Hochschule Schwyz, 2018, S. 5). In diesen Professionsstandards wird das Professionswissen direkt im ersten Standard angeführt: „Die Lehrperson verfügt über fachwissenschaftliches und fachdidaktisches Wissen, versteht die Inhalte, Strukturen und zentralen Forschungsmethoden ihrer Fachbereiche. Sie kann Lernsituationen schaffen, die die fachwissenschaftlichen und fachdidaktischen Aspekte für die Lernenden bedeutsam machen." (Pädagogische Hochschule Schwyz, 2018, S. 13). Die Pädagogische Hochschule Zug (PHZ) entwickelt unter Rückgriff auf die INTASC-Standards und auf das Kompetenzmodell von Baumert & Kunter (2006) *elf Professionsstandards* (2018, S. 4–6). Das Professionswissen wird hier ebenfalls im ersten Standard als Anforderung der Lehrenden beschrieben: „Die Lehrperson verfügt über Fachwissen, versteht die Inhalte, Strukturen und zentralen Forschungsmethoden ihrer Fachbereiche, und sie kann Lernsituationen schaffen, die diese fachspezifischen Aspekte für die Lernenden bedeutsam machen." (PHZ, 2018, S. 8)

Neben den Professionsstandards werden zur Bestimmung von Lehrerprofessionalität auch Kompetenzmodelle professionellen Lehrerhandelns entwickelt. Im Folgenden werden drei ausgewählte Kompetenzmodelle grafisch dargestellt und erläutert. Dabei richtet sich der Fokus auf das in den Modellen integrierte Professionswissen.

Die Abbildungen zu den Kompetenzmodellen sind so dargestellt, dass die Aspekte des *Professionswissens* jeweils *farblich blau* gestaltet sind, während die anderen Komponenten der Kompetenzmodelle grau sind.

Baumert & Kunter (2011a, S. 32) entwickeln im Rahmen der COACTIV-Studie[11] das *Modell professioneller Handlungskompetenz.* Dieses wurde für die mathematikspezifische COACTIV-Studie entwickelt und konkretisiert, stellt aber mittlerweile ein allgemeines Modell professioneller Handlungskompetenz von Lehrenden dar (Abbildung 3.2). Darin ist das *Professionswissen* neben den Überzeugungen und Werthaltungen, motivationalen Orientierungen und selbstregulativen Fähigkeiten von Lehrenden *ein wesentlicher Aspekt* professioneller Kompetenz (Abbildung 3.2).

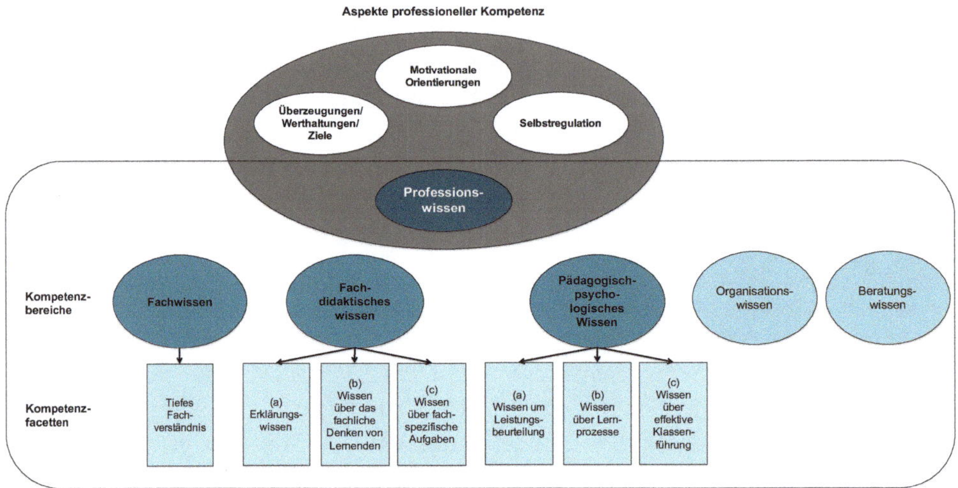

Abbildung 3.2: Modell professioneller Handlungskompetenz (COACTIV-Modell) (Baumert & Kunter, 2011a, S. 32)

Das Professionswissen von Lehrenden ist ein zentraler Forschungsschwerpunkt der COACTIV-Studie. In Anlehnung an Erkenntnisse aus der Lehrerwissensforschung (Bromme, 1992; Shulman, 1986, 1987) rücken insbesondere das mathematische Fachwissen und das mathematikspezifische fachdidaktische Wissen in den Mittelpunkt der Studie, wobei alle fünf „Kompetenzbereiche“ (Wissensbereiche) untersucht werden.

---

11 Die COACTIV-Studie ist ein Forschungsprogramm zur Erfassung professioneller Kompetenz von Mathematiklehrenden, das aus zwei Hauptstudien besteht. Im ersten Teil untersuchte die im Rahmen der PISA-Studie 2003 innerhalb des DFG-Schwerpunktprogramms „Bildungsqualität von Schulen“ geförderte Längsschnittuntersuchung COACTIV die Genese, Struktur und Handlungsrelevanz professioneller Kompetenz von Lehrenden (Baumert, Kunter, Blum, Klusmann, Krauss & Neubrand, 2011, S. 7). Die zweite Studie COACTIV-Referendariat setzt am Kompetenzerwerb angehender Lehrenden im Vorbereitungsdienst bis zum Übergang in die Berufstätigkeit an (Baumert et al., 2011, S. 7). Die COACTIV-Studie schließt an die Expertiseforschung an und ist in der Forschung zu Lehrerprofessionalität breit rezipiert. Viele folgende Forschungsvorhaben ziehen die COACTIV-Studie als Grundlage heran.

Das Fachwissen wird über die Tiefe des Fachverständnisses erhoben. Das fachdidaktische Wissen wird in drei Kompetenzfacetten konzeptualisiert (Abbildung 3.2): *„Wissen über multiple Repräsentations- und Erklärungsmöglichkeiten“* (a), *„Wissen über Schülervorstellungen und Diagnostik von Schülerwissen und Verständnisprozessen“* (b) und *„Wissen über das didaktische und diagnostische Potenzial (...) von Aufgaben* [und H.K.] *ihre didaktische Sequenzierung“* (c) (Baumert & Kunter, 2011a, S. 35–36). Das pädagogische Wissen wird ebenfalls in drei Kompetenzfacetten differenziert: *„Diagnostik und Leistungsbeurteilung“* (a), *„allgemeines Wissen über Entwicklung und Lernen“* (b) und *„Klassenführung und Orchestrierung des Lernprozesses“* (c) (Baumert & Kunter, 2011a, S. 38). Eine detaillierte Auseinandersetzung mit den Bereichen des Lehrerwissens findet in Kapitel 3.2 statt.

Im *Kompetenzmodell* von Bromme (1997, 2014), das Frey & Jung (2011, S. 16) grafisch abbilden, stellt das *Professionswissen* neben der Kompetenz zu raschem und situationsangemessenem Handeln sowie der diagnostischen Kompetenz und der Erzeugung von Lerngelegenheiten ebenfalls *ein Kernelement professioneller Kompetenz* von Lehrenden dar. Das Professionswissen beschreibt Bromme (2014, S. 96–97) als Typologie des professionellen Lehrerwissens, das fünf Bereiche umfasst (Abbildung 3.3). Diese Wissensbereiche werden in Kapitel 3.2 weiter ausgeführt. Zudem finden die Wissensbereiche von Bromme (2014) auch in der Ergebnisauswertung noch Berücksichtigung (Kapitel 8.5).

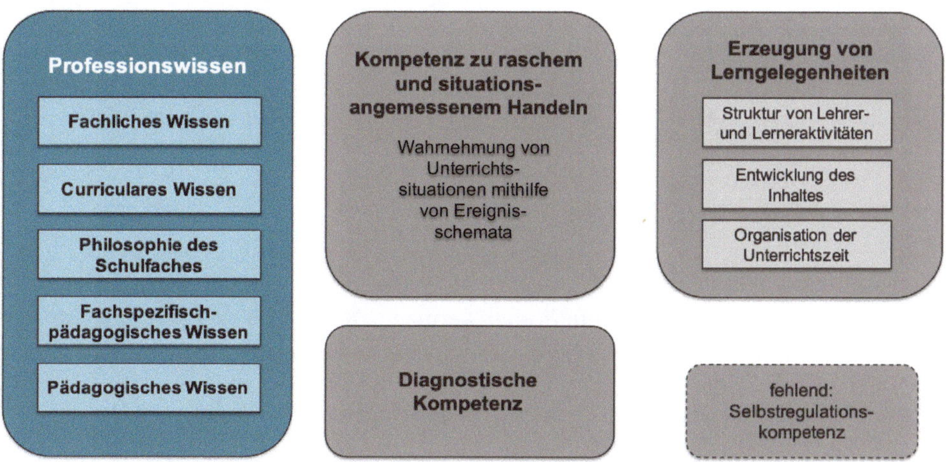

Abbildung 3.3: Elemente der Lehrerkompetenz nach Bromme (1997) (Grafik aus Frey & Jung, 2011, S. 16)

In der Auseinandersetzung mit dem *Expertentum des Unterrichtens* arbeiten Sternberg & Horvarth (1995, S. 10–15) das *Professionswissen* als eine von drei bedeutenden Säulen (neben Effizienz und Erkenntnis) von Lehrenden heraus (Abbildung 3.4). Hierbei schließen sie sich in Anlehnung an Shulman (1986) an die Unterteilung in Fachwissen und pädagogischem Wissen an (Sternberg & Horvath, 1995). Sie ergänzen ihr Modell um das Praxiswissen, das in explizites (abrufbares) Praxiswissen und in eher verborgenes implizites Praxiswissen differenziert wird. Die Bedeutung des impliziten Wissens für das Professionswissen und -handeln wird in Kapitel 3.4 (S. 67) näher erörtert.

Wie die Professionsstandards und die Kompetenzmodelle zeigen, stellt Professionswissen *einen wesentlichen Aspekt* professioneller Kompetenz von Lehrenden dar. Professionswissen lässt sich in Bereiche des Lehrerwissens differenzieren. Hierzu erfolgen im nächsten Kapitel 3.2 weitere detaillierte Ausführungen.

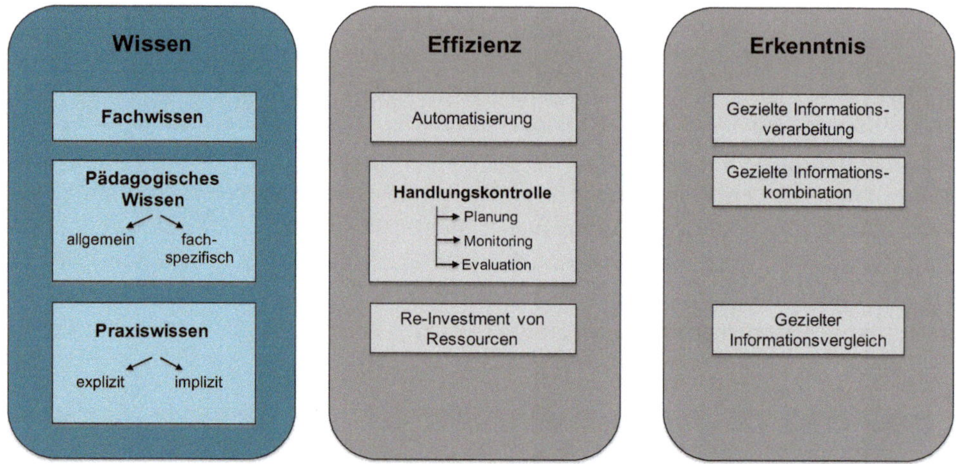

Abbildung 3.4: Expertentum des Unterrichtens nach Sternberg & Horvath (1995) (Grafik aus Frey & Jung, 2011, S. 13)

3.2 Bereiche des Lehrerwissens

Wenn Lehrerprofessionalität das spezifische Wissen und Handeln von Lehrenden in komplexen (Unterrichts-) Situationen kennzeichnet, stellt sich im Kontext der Expertiseforschung[12] die Frage, wie dieses „spezielle, zur erfolgreichen Bewältigung

12 In der Auseinandersetzung mit Professionswissen nimmt die Forschung um Lehrerexpertise einen bedeutenden Stellenwert ein (Berliner, 2001, S. 469; Besser & Krauss, 2009, S. 73, Bromme, 2014, S. 7–8; Krauss & Bruckmaier, 2014, S. 243; Rauner, 2007, S. 66; Spada & Mandl, 1988, S. 1; Sternberg & Horvath, 1995, S. 10–12). Der Begriff der *Expertise* wird in der wissenschaftlichen Diskussion unterschiedlich verwendet und bezeichnet „einmal das Wissen eines Experten, einmal die Fähigkeit zu überdurchschnittlichen Leistungen und einmal die permanente Erbringung von Höchstleistungen" (Krauss & Bruckmaier, 2014, S. 244). Diese Begriffsunterschiede rekurrieren auf zwei verschiedene Ansätze von Expertise: dem *leistungsorientierten Expertisebegriff* und dem *wissensorientierten Expertisebegriff* (Krauss & Bruckmaier, 2014, S. 244). Im *leistungsorientierten Expertisebegriff* wird die Expertise über die hohe Leistung einer Person definiert, die sich auf der Grundlage von definierten Leistungskriterien von Novizen unterscheidet (Krauss & Bruckmaier, 2014, S. 246). Der *wissensorientierte Ansatz* fokussiert das Wissen, das zur Bewältigung von Anforderungen erforder-

des beruflichen Alltags notwendige professionelle Wissen erfasst, beschrieben und dargestellt" werden kann (Besser & Kraus, 2009, S. 78). Eine zentrale Antwort findet sich in der auf Shulman (1986) zurückgehende Taxonomie professionellen Wissens, die sich in der Lehrerforschung durchgesetzt hat und auf der bis heute zahlreiche Forschungsarbeiten basieren, da Shulmans „Unterscheidung verschiedener Facetten des professionellen Wissens zugleich ein Grundgerüst für die Möglichkeit einer Konzeptualisierung von Lehrerexpertise beschreibt" (Besser & Krauss, 2009, S. 78).

Shulman (1986, S. 9–12) unterscheidet zu Beginn *vier Bereiche des Professionswissens*: Fachwissen *(content knowledge)*, fachdidaktisches Wissen *(pedagogical content knowledge, PCK)*, Wissen über das Curriculum *(curricular knowledge)* und allgemein pädagogisches Wissen *(general pedagogical knowledge)*. Später ergänzt Shulman (1987, S. 8) drei weitere Bereiche: *knowledge of learners, knowledge of educational contexts* und *knowledge of educational ends, purposes, and values*.

Bromme (1992, 1997) knüpft an der Taxonomie des Lehrerwissens von Shulman (1986) an und entwickelt am Beispiel der Mathematik eine Topologie des professionellen Lehrerwissens mit fünf Bereichen (siehe auch Abbildung 3.3). Hierzu zählen wie bei Shulman das fachdidaktische Wissen (Bromme nennt es *fachspezifisch-pädagogisches Wissen*) und das *pädagogische Wissen*. Das Fachwissen unterteilt Bromme (2014, S. 96) bewusst in *Wissen der Fachdisziplin* und *Wissen des Schulfachs*. Als fünften Bereich ergänzt Bromme (2014, S. 96–97) die *Philosophie des Faches*. Mit Philosophie des Faches bezeichnet Bromme „Auffassungen darüber, wofür der Fachinhalt nützlich ist und in welcher Beziehung er zu anderen Bereichen menschlichen Lebens und Wissens steht. (...) Mit dem Begriff der ‚Philosophie' für diesen Teil des Lehrerwissens wird hervorgehoben, daß [sic] damit eine bewertende Perspektive auf den Inhalt des Unterrichts gemeint ist." (Bromme, 1997, S. 196)

Das in Shulmans (1986, S. 10) ursprünglicher Taxonomie beschriebene *curricular knowledge* als das Wissen über den Lehrplan und die curriculare Anordnung von Inhalten wird bei Bromme (1992, 1997) und weiteren Autoren (z. B. Grossman, 1990; Hashweh, 2005; Loewenberg Ball, Thams & Phelps, 2008; Magnusson, Krajcik & Borko, 1999; Marks, 1990; Tamir, 1988) dem fachdidaktischen Wissen zugeordnet.

In der Forschung um das Professionswissen existieren zahlreiche Varianten der Klassifikation von Lehrerwissen, wobei die drei Bereiche *Fachwissen, fachdidaktisches Wissen* und *pädagogisches Wissen* domänenübergreifend Anwendung finden und als die drei zentralen Säulen des Professionswissen von Lehrenden definiert werden können (Baumert & Kunter, 2011a, S. 34; Grossman, 1990, S. 5; Neuweg, 2014, S. 586). In der deutschsprachigen Forschung zum Professionswissen von Lehrenden findet sich die Unterteilung in die *drei Wissensbereiche Fachwissen, fachdidaktisches Wissen* und *pädagogisches Wissen* in zahlreichen Forschungsarbeiten, allen voran in der COACTIV-Studie (Baumert & Kunter, 2011a, S. 32) (siehe auch Abbildung 3.2),

lich ist (Krauss & Bruckmaier, 2014, S. 248). Ein *Experte* ist demnach eine Person, die in einem definierten Gebiet spezifische Aufgaben und Herausforderungen erfolgreich bewältigt. Hierfür wird entsprechendes *Expertenwissen* benötigt. Im Verständnis des *wissensorientierten Ansatzes* wird *Lehrerexpertise* als das berufsbezogene Wissen und Handeln von Lehrenden bezeichnet (Bromme, 2008, S. 159).

in der MT21-Studie[13] (Blömeke, Felbrich & Müller, 2008, S. 19) und in der TEDS-M-Studie[14] (Blömeke, Kaiser & Lehmann, 2010, S. 14), die wiederum die Grundlage für vielfältige weitere Arbeiten darstellen.

Unter Bezugnahme auf Shulman (1986, 1987) und Bromme (1997, 2014) differenziert auch Neuweg (2014, S. 586–595) die drei zentralen Bereiche des Lehrerwissens: *Fachwissen*, *fachdidaktisches Wissen* und *pädagogisches Wissen*. Das Fachwissen (mit dem dazugehörigen Inhaltswissen) und das fachdidaktische Wissen (mit dem fachspezifisch-pädagogischem und dem curricularen Wissen) ordnet er dem fachbezogenen Wissen zu, während das pädagogische Wissen als fachindifferentes Wissen bezeichnet wird (siehe Abbildung 3.5, S. 51). Die Philosophie des Faches wird sowohl dem Fachwissen als auch dem fachdidaktischen Wissen zugewiesen.

Neuweg (2014, S. 591–592) verweist in diesem Zusammenhang auf die Schwierigkeit, Fachwissen und fachdidaktisches Wissen eindeutig voneinander anzugrenzen.

> „Die Fähigkeit, das eigene Wissen darzustellen – ein Kernbestandteil fachdidaktischen Wissens –, lässt sich theoretisch wie praktisch also kaum vom ‚reinen' Fachwissen unterscheiden (…). Und umgekehrt ist die Fähigkeit, Wissen vermitteln zu können, ein zentraler Indikator für die Tiefe des Fachwissens, wie jeder Lehrer weiß, dem erst im Unterricht vollends deutlich wird, ob und wie gut er sein Thema beherrscht." (Neuweg, 2014, S. 591)

Insbesondere die Arbeiten von Shulman (1986, 1987) und im deutschsprachigen Raum die Arbeiten von Bromme (1992, 1997) haben dazu beigetragen, dass „die Bedeutung und die Vielschichtigkeit des Fachwissens und des fachdidaktischen Wissens nachhaltig ins Bewusstsein der Lehrerwissensforschung gerückt" ist (Neuweg, 2014, 583). Auch Terhart betont „die Notwendigkeit des fachdidaktischen Wissens, welches wiederum auf fachdidaktischer Forschung basieren muss – und nicht einfach auf fachbezogenen Unterrichtsregeln erfahrener Praktiker" (Terhart, 2002b, S. 19). Demzufolge wird der Frage nach der empirischen Erfassung von Fachwissen und fachdidaktischem Wissen in vielfältigen Forschungsarbeiten nachgegangen (z.B. Baumert & Kunter, 2011a; Blömeke et al., 2008; Blömeke, Kaiser & Lehmann, 2010; Dollny, 2011; Jüttner & Neuhaus, 2013; Kuhn, Happ, Zlatkin-Troitschanskaia, Beck, Förster & Preuße, 2014; Mindnich, Berger & Fritsch, 2013; Niermann, 2017; Riese & Reinhold, 2012; Schmidt, 2015; Weschenfelder, 2014).

---

13 Die MT21-Studie (Mathematics Teaching in the 21st Century) zielt auf die empirische Erfassung von Effekten der Lehrerausbildung auf die professionelle Kompetenz angehender Mathematik-Lehrenden in sechs Ländern (Blömeke, Felbrich & Müller, 2008, S. 15–16). Der Konzeptualisierung professioneller Kompetenz von Lehrenden liegt die Unterteilung des Professionswissens in mathematisches, mathematikdidaktisches und erziehungswissenschaftliches Wissen zugrunde (Blömeke, Felbrich & Müller, 2008, S. 19).

14 Die TEDS-M-Studie (Teacher Education and Development Study: Learning to Teach Mathematics) ist eine international angelegt Studie der International Association for the Evaluation of Educational Achievement (IEA) und fokussiert zentrale nationale Merkmale der Mathematiklehrerausbildung in 16 Ländern sowie charakteristische individuelle Merkmale angehender Mathematiklehrender für die Sekundarstufe 1 (Blömeke, Kaiser & Lehmann, 2010, S. 12–13). Wie bei der MT21-Studie erfolgt die Konzeptualisierung des Professionswissens über das Fachwissen, das fachdidaktische Wissen und das pädagogische Wissen (Blömeke, Kaiser & Lehmann, 2010, S. 14).

	Fachbezogenes Wissen				Fachindifferentes Wissen
	Fachwissen		**Fachdidaktisches Wissen**		
Bereiche des Lehrerwissens	**Inhaltswissen** (content knowledge)	**Philosophie des Faches** (beliefs about subject matter)	**Fachspezifisch-pädagogisches Wissen** (pedagogical content knowledge)	**Curriculares Wissen** (curricular knowledge)	**Pädagogisches Wissen** (general pedagogical knowledge)
Erläuterungen	Fachwissen der zu unterrichtenden Disziplin	„Bewertende Perspektive auf den Inhalt“ (Bromme, 2014, S. 97); Auffassungen vom Wesentlichen des Fachs	Verknüpfung von Fachwissen und pädagogischem Wissen; zeigt sich in der Auswahl, Aufbereitung und Repräsentation des Wissens	Übergreifendes Wissen von Lehrplänen/ schulinternen Curricula zur Verknüpfung einzelner Wissensaspekte	Allgemeine Didaktik und Methodik, Bildungstheorien, Entwicklungs- und Lernpsychologie, Technik der Klassenführung, Diagnostik, Beurteilung usw.

Abbildung 3.5: Bereiche des Lehrerwissens (Grafik aus Neuweg, 2014, S. 586; Inhalte aus Bromme, 2014; Shulman, 1986)

Forschungsergebnisse belegen, dass Fachwissen und fachdidaktisches Wissen zwei voneinander getrennte Konstrukte darstellen (Baumert & Kunter, 2011a, S. 37; Dollny, 2011, S. 99; Krauss et al., 2011, S. 149; Riese & Reinhold, 2012, S. 127) und empirisch solide erfassbar sind (Voss, Kunina-Habenicht, Hoehne & Kunter, 2015, S. 189).

Alle drei Bereiche des Lehrerwissens (*Fachwissen, fachdidaktisches Wissen und pädagogisches Wissen*) werden in den nachfolgenden Kapiteln weiterführend erläutert.

3.2.1 Fachwissen

Das *Fachwissen (content knowledge, CK)* des Lehrenden stellt die Basis für den Aufbau fachdidaktischen Wissens dar, denn ohne vertieftes fachliches Wissen ist es Lehrenden nicht möglich, Unterrichtsinhalte fachdidaktisch korrekt aufzubereiten, zu vermitteln und auf Fragen der Lernenden fachlich angemessen zu reagieren. Es herrscht überwiegend Einigkeit darüber, dass das Fachwissen eine Grundvoraussetzung für fachdidaktisches Wissen ist (Baumert & Kunter, 2006, S. 490; Bromme, 1995, S. 106; Neuweg, 2014, S. 588). Kontrovers wird hingegen diskutiert, in welchem Ausmaß bzw. auf welchem Niveau das zu unterrichtende Fachwissen den Lehrenden zur Verfügung stehen muss (Schmidt, 2015, S. 41).

Shulman (1986, S. 9) wie auch Grossman (1990, S. 5) differenzieren beim Fachwissen zwischen dem Inhaltswissen (*content knowledge*) und dem wissenschaftstheoretischen Wissen (*substantive and syntactic knowledge*) in der Form, dass es ein Wissen „hinter“ dem Fachwissen gibt, nämlich das seiner tiefergehenden Struktur:

„To think properly about content knowledge requires going beyond knowledge of the facts or concepts of a domain." (Shulman, 1986, S. 9). Es geht beim wissenschaftstheoretischen Wissen um die inhaltliche Struktur der Disziplin, deren Paradigmen und Methodologien (Neuweg, 2014, S. 586). „Teachers must not only be capable of defining for students the accepted truths in a domain. They must also be able to explain why a particular proposition is deemed warranted, why it is worth knowing, and how it relates to other propositions, both within the discipline and without, both in theory and practice." (Shulman, 1986, S. 9) Demzufolge reicht es für Lehrende nicht aus, „nur" Wissen über den zu vermittelnden inhaltlichen Gegenstand zu besitzen. Vielmehr benötigen Lehrende ein vertieftes Wissen über die Strukturen ihrer jeweiligen Fachdisziplinen. Studienergebnisse (z. B. von Hashweh, 1987) weisen darauf hin, dass z. B. vertieftes Fachwissen im Unterricht zu einer Flexibilität im Umgang mit Unterrichtsmaterialien und zur situativen Integration des Vorwissens der Lernenden führt.

Unterscheidungen im fachlichen Wissen finden sich auch in der deutschsprachigen Forschung zum Professionswissen. Dabei stellen die Abstufungen häufig das Fachwissen auf verschiedenen Niveaustufen dar. Bromme differenziert zwischen fachlichem Wissen über Mathematik als Disziplin und schulmathematischem Wissen, denn die „Schulfächer haben ein ‚Eigenleben' mit einer eigenen Logik, d. h., die Bedeutung der unterrichtlichen Begriffe ist nicht allein aus der Logik der wissenschaftlichen Fachdisziplinen zu erklären" (Bromme, 2014, S. 96–97).

Auch bei Baumert & Kunter (2011b) findet sich eine Klassifikation des mathematischen Fachwissens. Sie unterteilen akademisches Forschungswissen, das an Universitäten gelehrt wird, profundes mathematisches Verständnis zu der Mathematik, die in Schulen unterrichtet wird, das Wissen um Schulmathematik auf dem jeweiligen Niveau der Klassen bzw. Bildungsgänge und das mathematische Alltagswissen (Baumert & Kunter, 2011b, S. 169). Döhrmann, Kaiser & Blömeke (2010, S. 173) unterscheiden im Rahmen der TEDS-M-Studie drei Niveaustufen: das *elementare Niveau* betrifft mathematisches Wissen für die (untere) Sekundarstufe I, das *mittlere Niveau* umfasst Wissen für die (obere) Sekundarstufe I und die Sekundarstufe II. Mit *fortgeschrittenem Niveau* wird das universitäre mathematische Wissen beschrieben. Für den Bereich der Physik differenzieren Riese und Reinhold (2010, S. 173) zwischen Schulwissen, vertieftem Wissen und rein universitärem Wissen.

Bezug zur Forschungsarbeit

In der Pflegedidaktik stellt das fachliche Wissen das *Wissen der Pflegewissenschaft* und das *relevante Wissen aus den Bezugswissenschaften* dar. Zu den bedeutenden Bezugswissenschaften der Pflegewissenschaft zählen naturwissenschaftliche sowie geistes- und sozialwissenschaftliche Disziplinen (Görres & Friesacher, 1998, S. 162). Das für den Körperpflegeunterricht erforderliche spezifische Wissen aus der Pflegewissenschaft und den Bezugswissenschaften wird innerhalb der Ergebnisauswertung zu den eruierten Wissenskategorien des pflegedidaktischen Professionswissens umfassend erläutert (siehe Kapitel 8.2).

3.2.2 Fachdidaktisches Wissen

Sowohl in der deutschsprachigen als auch in der englischsprachigen Forschung liegen umfassende Ergebnisse zum fachdidaktischen Wissen vor. Dabei bezieht sich der größte Teil an nationalen und internationalen Forschungsarbeiten zum *fachdidaktischen Wissen (pedagogical content knowledge*, PCK) auf **Mathematik** (u.a. Baumert & Kunter, 2006; Blömeke et al., 2008; Blömeke, Kaiser & Lehmann, 2010; Hill, Rowan & Loewenberg Ball, 2005; Hill et al., 2008; Kleickmann et al., 2013; Loewenberg Ball, Thames & Phelps, 2008; Marks, 1990) und **Naturwissenschaften** (u.a. Loughran, Berry & Mulhall, 2012; Magnusson, Krajcik & Borko, 1999; Shulman, 1986; Tamir, 1988). Innerhalb der Naturwissenschaften finden sich Forschungsarbeiten zu **Biologie** (u.a. Hashweh, 2005; Jüttner & Neuhaus, 2013; Schmelzing, Fuchs, Wüsten, Sandmann & Neuhaus, 2009; Schmelzing, Wüsten, Sandmann & Neuhaus, 2008; van Dijk & Kattmann, 2010), **Physik** (u.a. Riese & Reinhold, 2010, 2012) und **Chemie** (u.a. Dollny, 2011; Großebrahm, 2014; Park & Oliver, 2008).

Im Bereich der **beruflichen Bildung** finden sich bislang (wenige) Arbeiten zum fachdidaktischen Wissen, die sich vor allem auf den kaufmännischen Bereich beziehen (Holtsch, 2011; Kuhn, 2014; Kuhn & Brückner, 2013; Kuhn et al., 2014; Mindnich, Berger & Fritsch, 2013; Schopf & Zwischenbrugger, 2015).

Fachdidaktisches Wissen lässt sich übergeordnet als Verbindung von Fachwissen und allgemein pädagogischen Wissen verstehen. Jedoch ist fachdidaktisches Wissen mehr. Shulman (1987, S. 8) spricht von fachdidaktischem Wissen als das „special amalgam of content and pedagogy that is uniquely the province of teachers, their own special form of professional understanding". Neuweg (2014, S. 590) bezeichnet fachdidaktisches Wissen als das komplexe Können, das in den Handlungen des Lehrenden im Unterricht zum Ausdruck kommt und hebt die Trennung zwischen Wissen und Handeln an dieser Stelle auf (siehe auch Abbildung 3.7). Auch Bromme formuliert das Vorhandensein von fachdidaktischem Wissen in den Ausgestaltungen fachdidaktischer Handlungen.

> „‚Pedagogical content knowledge' wird dabei vor allem in den didaktischen Mitteln der Lehrer gesucht, der Art und Weise, wie sie den Stoff präsentieren und wie sie Schüleräußerungen und Schülervorkenntnisse im Unterricht berücksichtigen. Dazu gehören weiterhin die Auswahlkriterien für exemplarische Unterrichtsinhalte, Vereinfachungen komplexer Zusammenhänge und der Umgang mit didaktischen Materialien." (Bromme, 1995, S. 106)

Fachdidaktisches Wissen kann einerseits als die „kognitive Integration des Wissens aus unterschiedlichen akademischen Disziplinen" und anderseits als die „Kontextualisierung des Wissens" verstanden werden (Bromme, 1995, S. 110).

Ein übergeordneter Diskurs beschäftigt sich mit der Frage, wie das *fachdidaktische Wissen* zu Fachwissen und zu pädagogischem Wissen ins Verhältnis gesetzt werden kann. Hierzu kann auf zwei Modelle von Gess-Newsome (1999, S. 11–13) verwiesen werden: das *Integrative Modell* und das *Transformative Modell* (Abbildung 3.6).

Im *Integrativen Modell* wird fachdidaktisches Wissen als integriertes Wissen verstanden, dass sich aus der Schnittmenge von Fachwissen, pädagogischem Wissen und Wissen über den Kontext bildet und dadurch keine eigene Domäne von Professionswissen darstellt (Dollny, 2011, S. 26; Gess-Newsome, 1999, S. 13).

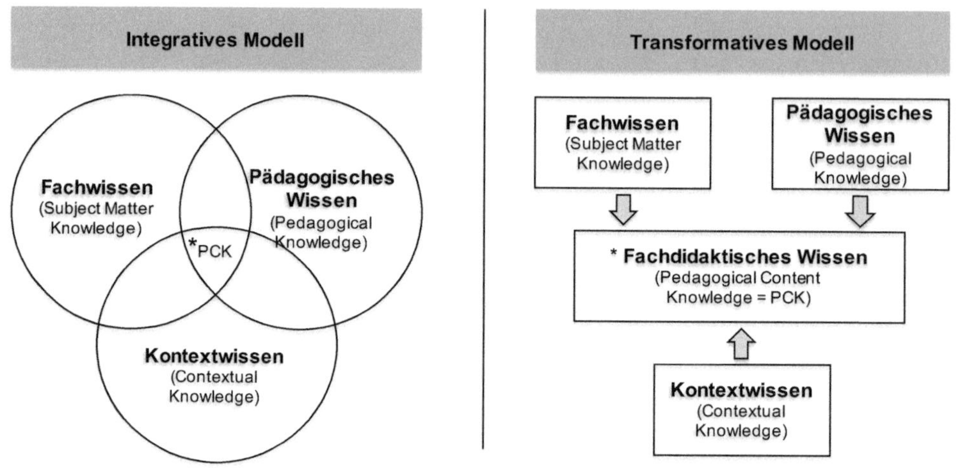

Abbildung 3.6: Zwei Modelle des Lehrerwissens zur Bestimmung des Verhältnisses des fachdidaktischen Wissens zu den anderen Bereichen (Grafik leicht modifiziert nach Gess-Newsome, 1999, S. 12)

„A potential danger in this model is that teachers may never see the importance of knowledge integration and continue to emphasize the importance of content over pedagogy, resulting in transmission modes of teaching with little regard for content structure, classroom audience, or contextual factors.“ (Gess-Newsome, 1999, S. 12)

Das *Transformative Modell* hingegen repräsentiert fachdidaktisches Wissen als eine eigenständige Domäne von Lehrerwissen, das aus einem Umwandlungsprozess verschiedener Wissensbereiche entsteht (Gess-Newsome, 1999, S. 13; Grossman, 1990, S. 5). „The Transformative model implies that these initial knowledge bases are inextricably combined into a new form of knowledge, PCK, in which the parent domain may be discovered only through complicated analysis. The resulting amalgam is more interesting and powerful than its constituent parts.“ (Gess-Newsome, 1999, S. 11)

Neben den drei bereits oben angeführten Bereichen des Lehrerwissens (Fachwissen, fachdidaktisches Wissen und pädagogisches Wissen) führt Gess-Newsome einen weiteren Wissensbereich ein: das *Kontextwissen*. Hiermit ist das Wissen über die Rahmenbedingungen des Lehrens und Lernens gemeint. Carlsen (1999, S. 136) unterscheidet das Kontextwissen einerseits in „Knowledge about the Specific

Context", womit die Bedingungen des jeweils aktuellen Lernsettings gemeint sind („this classroom" und „these students"). Andererseits führt Carlsen das „Knowledge about the General Educational Context" an. Dieses beinhaltet das Wissen über äußere Rahmenbedingungen wie Schule, Institution und Gesellschaft (Carlsen, 1999, S. 136).

Für das fachdidaktische Wissen liegen vielfältige *Kategorisierungen* vor. Wenngleich der Begriff des fachdidaktischen Wissens nicht einheitlich verwendet, sondern durch verschiedene Kategorisierungen (was dazu gehört und was nicht) unterschiedlich ausgelegt wird, folgen die meisten Autoren der Annahme Shulmans (1986, 9), dass fachdidaktisches Wissen das *Wissen über Illustrationen, Repräsentationen und Analogien* sowie das *Wissen über Schülervorstellungen und typische Schülerfehler* beinhaltet. Darüber hinaus finden sich Systematisierungen, in denen auch das *curriculare Wissen* (z.B. Grossman, 1990; Krauss et al., 2011; Magnusson, Krajcik & Borko, 1999; Park & Oliver, 2008; Tamir, 1988), das *Wissen über Ziele des Inhaltes* (z.B. Grossman, 1990; Magnusson, Krajcik & Borko, 1999; Marks, 1990; Tamir, 1988) und das *Wissen über fachbezogene Diagnostik und Leistungserfassung* (z.B. Baumert & Kunter, 2011a; Magnusson, Krajcik & Borko, 1999; Park & Oliver, 2008; Tamir, 1988) dem fachdidaktischen Wissen zugeordnet werden.

Schmelzing et al. (2008, S. 645) differenzieren *sechs Kategorien fachdidaktischen Wissens*: (1) *Wissen über Illustrationen, Repräsentationen und Analogien*, (2) *Wissen über fachspezifische Instruktionen und Vermittlungsstrategien*, (3) *Wissen über Schülervorstellungen und typische Schülerfehler*, (4) *Wissen über Ziele des Inhaltes*, (5) *Wissen über gesetzliche Vorgaben und das Curriculum* und (6) *Wissen über fachbezogene Diagnostik und Leistungserfassung* (siehe Tabelle 3.1).

Anstelle weiterer Ausführungen zu Kategorisierungen fachdidaktischen Wissens verschiedener Autoren zeigen die Tabelle 3.1 und die Tabelle 3.2 eine Übersicht über zentrale englischsprachige und deutsche Forschungsarbeiten und deren Verständnis von fachdidaktischem Wissen. Die sechs übergeordneten Kategorien sind in Anlehnung an Schmelzing et al. (2008, S. 645) bestimmt worden. Die Synopsen sind so aufgebaut, dass die Arbeiten nach Erscheinungsjahr chronologisch (beginnend mit den frühesten Arbeiten) gereiht werden. Dies trifft sowohl für die Tabelle mit den englischsprachigen (Tabelle 3.1) als auch für die Tabelle mit den deutschsprachigen Arbeiten (Tabelle 3.2) zu. Zu jeder Arbeit wird in der oberen Zeile (grau unterlegt) die Originalbezeichnung der jeweiligen Autoren angeführt. In den darunter liegenden (weißen) Zeilen werden die Inhalte der Arbeiten in deutscher Übersetzung durch die Autorin konkretisiert. Hierbei wird sich eng an den Originalarbeiten orientiert, sodass kein einheitlicher Sprachduktus in der Tabelle zu gewährleisten ist. Da nicht alle Autoren alle sechs Kategorien zu ihrem Verständnis von fachdidaktischem Wissen hinzuziehen, bleiben die jeweiligen Zellen entsprechend leer.

Die Synopse bietet einen Überblick über relevante Systematisierungen zum fachdidaktischen Wissen und zeigt Übereinstimmungen sowie Differenzen, die zur Bestimmung fachdidaktischer Kategorien hinzugezogen werden können.

Tabelle 3.1: Synopse zu zentralen Kategorien fachdidaktischen Wissens ausgewählter englischsprachiger Autoren (Kategorien in Anlehnung an Schmelzing et al., 2008, S. 645) (eigene Erstellung)

Kategorien / Autoren	**(1) Wissen über Illustrationen, Repräsentationen und Analogien**	**(2) Wissen über fachspezifische Instruktionen und Vermittlungsstrategien**	**(3) Wissen über Schülervorstellungen und typische Schülerfehler**	**(4) Wissen über Ziele des Inhaltes**	**(5) Wissen über gesetzliche Vorgaben und das Curriculum**	**(6) Wissen über fachbezogene Diagnostik und Leistungserfassung**
Shulman (1986, S. 9-10) (Naturwissenschaften)	*Ways of representing and formulating the subject that make it comprehensible to others*	--	*Conceptions and preconceptions of students*	--	*Curricular Knowledge*	--
	– Präsentationsformen, Analogien, Illustrationen, Beispiele, Erklärungen, Demonstrationen	--	– Wissen um leichte und schwierige Inhalte – Schülervorstellungen – Strategien zur Reorganisation falscher Schülervorstellungen – Falsche Schülervorstellungen und ihr Einfluss auf das weitere Lernen	--	– Curriculare Vorgaben – Horizontales und vertikales Curriculum	--
Tamir (1988, S. 105-106) (Naturwissenschaften)	*Representing subject matter*	*Creating situations for application*	*Student preconceptions, student misconception and concepts which are difficult for students to understand*	*Integrating issues related to science-society-technology*	*Strategies and curriculum material*	*Testing and evaluating*
	– Themen mit mehr und weniger intrinsischer Lerner-Motivation – Anwendungsbeispiele	– Anwendungssituationen	– Schülervorstellungen – Missverständnisse von Lernenden – Schwierige Inhalte	– Integration des Wesentlichen der Naturwissenschaften	– Curriculare Vorgaben	– Inhaltsspezifische Methoden und Prinzipien der Leistungserfassung
Grossman (1990, S. 8-9) (Englisch)	*Representations for teaching particular topics*	*Instructional strategies*	*Knowledge of students' understanding, conceptions and misconceptions*	*Knowledge and beliefs about the purpose for teaching a subject*	*Curricular knowledge*	--
	– Metaphern – Erklärungen	– Experimente – Lernangebote	– Vorwissen von Lernenden zu einem speziellen Thema – Inhalte, die Lernende wahrscheinlich schwierig finden – Problemlösestrategien von Lernenden	– Ziele der Lehrenden für das Lehren spezieller Inhalte	– Curriculare Vorgaben – Horizontales und vertikales Curriculum	--

Legende: Die jeweils grau unterlegten Zeilen in den Tabellen geben die Originalformulierungen der Autoren wieder, während die darunter liegenden weißen Zeilen die (übersetzten) Konkretisierungen beinhalten.

Fortsetzung Tabelle 3.1

Kategorien / Autoren	Wissen über Illustrationen, Repräsentationen und Analogien	Wissen über fachspezifische Instruktionen und Vermittlungsstrategien	Wissen über Schülervorstellungen und typische Schülerfehler	Wissen über Ziele des Inhaltes	Wissen über gesetzliche Vorgaben und das Curriculum	Wissen über fachbezogene Diagnostik und Leistungserfassung
Marks (1990, S. 5) (Mathematik)	*Instructional process: presentation focus*	*Instructional process: student and media focus*	*Students' understanding*	*Subject matter*	--	--
	– Struktur des Inhaltes – Ablauf der Unterrichtsstunde – Erklärungen	– Lernangebote – Zu stellende Fragen – Hausaufgaben – Instruktionen zu Text- und Materialgebrauch	– Lernprozesse der Lernenden – Typische Schülervorstellungen – Schülerfehler – Wissen über leichte und schwierige Inhalte	– Ziele von Mathematiklehre – Rechtfertigungen für Inhaltsauswahl – Bedeutende, zu unterrichtende Inhalte	--	--
Magnusson, Krajcik & Borko (1999, S. 97-111) (Naturwissenschaften)	*Knowledge of Instructional Strategies: representations*	*Knowledge of Instructional Strategies: activities*	*Knowledge of Students' Understanding of Science*	*Orientation to Teaching Science*	*Knowledge of Science Curricula*	*Knowledge of Assessment of Scientific Literacy*
	– Darstellungen von spezifischen Konzepten und Prinzipien, Stärken/Schwächen der Darstellungen – Illustrationen, Beispiele, Modelle, Analgien – Fähigkeit zur Beurteilung einer Darstellung	– Aktivitäten wie Problemaufgaben, Demonstrationen, Simulationen, Erkundungen, Experimente und deren Auswahl	– Erforderliche Fähigkeiten und Fertigkeiten der Lernenden – Verschiedene Lernwege und Denkansätze von Lernenden – Wissen um leichte und schwierige Inhalte – Falsche Schülervorstellungen	– Entscheidungen für Instruktionen – Inhalt von Schüleraufgaben – Zweck der inhaltlichen Auseinandersetzung	– Spezifische naturwissenschaftliche Curricula – Curriculare Ziele – Vertikales Curriculum – Gesetzliche/curriculare Vorgaben – Spezifische Inhalte je nach Klasse	– Methoden für Assessments – Spezifische im Unterricht eingesetzte Assessmentinstrumente oder Verfahren – Vor- und Nachteile spezifischer Assessments
Park & Oliver (2008, S. 281) (Chemie)	*Representations for Teaching Science*	*Knowledge of Instructional Strategies for Teaching Science*	*Knowledge of Students' Understanding in Science*	*Orientation of Teaching Science*	*Knowledge of Science Curriculum*	*Knowledge of Assessment of Science Learning*
	– Metaphern, Analogien, Beispiele, Illustrationen – Erzählungen (Geschichten, Biografisch) – Fragen – Argumentation	– Problemlöseaufgaben, Erkundungen, Simulationen, Demonstrationen usw.	– Schülerwissen und Schülervorstellungen – Lernschwierigkeiten – Motivation – Unterschiede in Fähigkeiten, Lernstil, Interessen, Entwicklung und Bedarfen	– Entscheidungen für Instruktionen	– Curriculare Vorgaben – Horizontales und vertikales Curriculum für einen Inhalt – Identifikation von Kernkonzepten	– Methoden zur Erhebung von Assessments – Spezifische Instrumente und Ansätze des Assessments

Tabelle 3.2: Synopse zu zentralen Kategorien fachdidaktischen Wissens ausgewählter deutschsprachiger Autoren (Kategorien in Anlehnung an Schmelzing et al., 2008, S. 645) (eigene Erstellung)

Kategorien / Autoren	**Wissen über Illustrationen, Repräsentationen und Analogien**	**Wissen über fachspezifische Instruktionen und Vermittlungsstrategien**	**Wissen über Schülervorstellungen und typische Schülerfehler**	**Wissen über Ziele des Inhaltes**	**Wissen über gesetzliche Vorgaben und das Curriculum**	**Wissen über fachbezogene Diagnostik und Leistungserfassung**
Baumert & Kunter (2006, S. 495) (COACTIV) (Mathematik)	*Wissen über multiple Repräsentations- und Erklärungsmöglichkeiten*	*Wissen über das didaktische Potenzial und die kognitiven Anforderungen von Aufgaben und ihre didaktische Sequenzierung*	*Wissen über Schülervorstellungen*	--	*Wissen über die langfristige curriculare Anordnung von Inhalten*	*Wissen über Diagnostik von Schülerwissen und Verständnisprozessen*
	- Mathematikspezifische Erklärungen und Darstellungen	- Erkennen verschiedener Lösungswege und deren struktureller Unterschiede	- Fehlkonzeptionen - Typische Fehler - Strategien	--	--	--
Blömeke et al. (2008, S. 51) (MT21) (Mathematik)	*Lehrbezogene Anforderungen unterrichtsplanerischer Art*	--	*Lernprozessbezogene Anforderungen während des Unterrichts*	--	*Lehrbezogene Anforderungen curricularer Art*	--
	- Vereinfachung von Inhalten - Repräsentationen	--	- Schülerfragen bezüglich kognitiver Niveaus, Komplexität der Struktur sowie Fehler/Fehlermuster - Interventionsstrategien	--	- Auswahl der Inhalte - Aufbau mathematischer Kompetenz über die Schuljahre	--
Döhrmann, Kaiser & Blömeke (2010, S. 175) (TEDS-M 2008) (Mathematik)	*Planungsbezogenes Wissen*	--	*Interaktionsbezogenes Wissen*	--	*Curriculares Wissen*	--
	- Auswahl des angemessenen Zugangs zu mathematischen Themen - Wahl geeigneter Unterrichtsmethoden - Kenntnisse über Lösungsstrategien	--	- Analyse- und Diagnosefähigkeiten zum Interpretieren von Schülerlösungen	--	- Kenntnis von Lehrplänen - Identifikation zentraler Inhalte	--

Im Kontext der Forschung zum fachdidaktischen Wissen wird deutlich, dass eine quantitative Vorgehensweise gegenüber einem qualitativen Forschungsdesign vorherrscht. In vielen Arbeiten wird das fachdidaktische Wissen für das spezifische Fach bzw. den spezifischen Bereich operationalisiert und in standardisierten Tests mit verschiedenen Aufgabentypen aufbereitet. Hierbei erfolgt häufig sowohl die Erfassung des Fachwissens als auch des fachdidaktischen Wissens (z. B. Baumert & Kunter, 2011b; Döhrmann, Kaiser & Blömeke, 2010; Dollny, 2011; Hill et al., 2008; Jüttner & Neuhaus, 2013; Kleickmann et al., 2013; Krauss et al., 2011; Mindnich, Berger & Fritsch, 2013; Schmidt, 2015).

Darüber hinaus finden sich auch qualitative Forschungsdesigns, die u. a. darauf zielen, spezifisches fachdidaktisches Wissen und Können zu explizieren (z. B. Hillje, 2012; Niermann, 2017; Schopf & Zwischenbrugger, 2015) und zu kategorisieren (z. B. Großebrahm, 2014).

Des Weiteren werden Triangulationen vorgenommen und sowohl qualitative Methoden wie z. B. Interviews oder Gruppendiskussionen als auch standardisierte Tests eingesetzt (u. a. bei Kuhn, 2014; Riese & Reinhold, 2012; Schmelzing et al., 2008).

Bezug zur Forschungsarbeit

In der pflegedidaktischen Forschung liegen aktuell keine Studien zum fachdidaktischen Wissen von Lehrenden in der Pflegeausbildung und auch keine empirisch belegten Typologien oder Kategorisierungen vor, sodass es empfehlenswert ist, Forschungsvorhaben und -ergebnisse aus anderen Disziplinen in den Blick zu nehmen. Auch wenn die in diesem Kapitel umfassend dargestellten Ergebnisse zum fachdidaktischen Wissen aus fachfremden Disziplinen wie beispielsweise der Mathematik nicht einfach auf die Pflegedidaktik übertragen werden können, bieten sie jedoch zahlreiche Anschlussmöglichkeiten, die sich auch die Pflegedidaktik zunutze machen kann. Da in der Pflegedidaktik bislang keine Systematisierung zum pflegedidaktischen[15] Professionswissen vorliegt, wird in der vorliegenden Arbeit ein qualitatives Forschungsdesign (siehe Kapitel 7) gewählt, mit dem Ziel, pflegedidaktisches Professionswissen und -handeln zu eruieren und zu kategorisieren. Inwiefern die hergeleiteten pflegedidaktischen Wissenskategorien (siehe Kapitel 8.1) an die in Tabelle 3.1 und Tabelle 3.2 dargestellte Systematisierung zum allgemein fachdidaktischen Wissen (Schmelzing et al., 2008) anschlussfähig sind, wird in Kapitel 8.5 skizziert.

Wie die Ergebnisse dieser Studie zeigen, lässt sich pflegedidaktisches Wissen kategorisieren und als eigenen Bereich von Professionswissen definieren (siehe Kapitel 8.1). Die Arbeit folgt demnach dem *Transformativen Modell* nach Gess-

15 Der Begriff „Fachdidaktisches Wissen" wird im Kontext allgemeinbildender Fächer verwendet, ist aber in Bezug auf die Pflegedidaktik irreführend, da Pflege kein Fach, sondern ein Beruf ist, der sich aus mehreren Disziplinen speist. Die Pflegedidaktik kann als Berufsfelddidaktik bezeichnet werden (Fichtmüller & Walter, 2007, S. 30; Dütthorn, 2014, S. 98). In dieser Arbeit wird der Begriff „pflegedidaktisches Wissen" verwendet, das als ein Ergebnis der Forschungsarbeit in Kapitel 8 detailliert dargelegt wird.

Newsome (1999, S. 13), das fachdidaktisches Wissen als eigenständigen Bereich von Professionswissen erfasst.

3.2.3 Pädagogisches Wissen

Professionswissen beinhaltet neben den fachbezogenen Wissensbereichen (Fachwissen und fachdidaktisches Wissen) auch das *allgemein pädagogische Wissen*. Hierzu liegen im Vergleich zum fachdidaktischen Wissen deutlich weniger Forschungsbefunde vor, da sich die empirische Forschung zum Professionswissen bislang primär auf die Untersuchung des Fachwissens und des fachdidaktischen Wissens fokussiert (Hohenstein, Köller & Möller, 2015, S. 183; Voss et al., 2015, S. 189). Mittlerweile widmen sich verschiedene Projekte und Forschungsarbeiten dem pädagogischen Wissen (u. a. Blömeke & König, 2010; König et al., 2018; König & Blömeke, 2009; König, Kaiser & Felbrich, 2012; König & Klemenz, 2015; Kunina-Habenicht et al., 2012; Lohse-Bossenz, Holzberger, Kunina-Habenicht, Seidel & Kunter, 2018; Voss & Kunter, 2011). Voss, Kunina-Habenicht, Hoehne & Kunter (2015, S. 196–197) zeigen eine systematische Übersicht über eingesetzte Instrumente und deren Inhalte zur Erfassung des pädagogischen Wissens.

Ähnlich wie beim fachdidaktischen Wissen existieren auch beim *pädagogischen Wissen* unterschiedliche Konzeptualisierungen. Während Shulman (1987, S. 8) das pädagogische Wissen (pedagogical knowledge, PK) auf Strategien im Kontext des „classroom management" fokussiert, erweitert Grossman das Verständnis von pädagogischem Wissen:

> „General pedagogical knowledge (…) includes a body of general knowledge, beliefs, and skills related to teaching: knowledge and beliefs concerning learning and learners; knowledge of general principles of instruction, such as academic learning time, wait-time or small-group instruction; knowledge and skills related to classroom management; and knowledge and beliefs about the aims and purposes of education." (Grossman, 1990, S. 6)

Wie aus der Definition hervorgeht beinhaltet das pädagogische Wissen bei Grossman (1990) sowohl das Wissen (knowledge) als auch das Handeln und die Fertigkeiten (skills), während sich dies in anderen Arbeiten auf das Wissen beschränkt. Voss et al. (2015) verweisen auf einen uneinheitlichen Gebrauch des Begriffes *Pädagogisches Wissen*.

> „Eine dritte Unschärfe in gängigen Konzeptualisierungen findet sich darin, dass zum Teil nicht klar zwischen Wissen als Aspekt von Kompetenz (im Sinne einer persönlichen Voraussetzung) oder der Performanz im Klassenraum (im Sinne des gezeigten Verhaltens) unterschieden wird. Dies wird besonders deutlich am Beispiel der Klassenführung (…). Entsprechend nennen die meisten Übersichtsartikel Klassenführung als einen zentralen Bestandteil von PK [Pedagogical Knowledge, H.K.]. Dabei meinen die Autore(inne)n jedoch nicht das gezeigte Verhalten

der Lehrkraft (also die Anwendung von Klassenführungsstrategien im Unterricht), sondern das prozedurale Wissen bezüglich einer effizienten Klassenführung als Voraussetzung für effektives Verhalten." (Voss et al., 2015, S. 193)

Im Rahmen der COACTIV-Studie wird pädagogisch-psychologisches Wissen definiert als „Wissen, das für eine erfolgreiche Gestaltung und Optimierung der Lehr-Lern-Situation in verschiedenen Unterrichtsfächern nötig ist und deklarative sowie prozessuale Aspekte über folgende Bereiche beinhaltet" (Voss & Kunter, 2011, S. 194): *Wissen über Leistungsbeurteilung, Wissen über Lernprozesses* und *Wissen über effektive Klassenführung* (Baumert & Kunter, 2011a, S. 32) (siehe auch Abbildung 3.2, Kap. 3.1). Dabei beinhaltet das pädagogische Wissen sowohl das Wissen als auch das Können im Sinne des „*knowledge in action*" (Baumert & Kunter, 2006, S. 483).

Voss et al. (2015, S. 194) grenzen pädagogisches Wissen von Handeln (hier im Verständnis von Ausführung = Performanz) sowie von pädagogischen Überzeugungen ab. Sie konzeptualisieren *drei Facetten des pädagogischen Wissens*: *Lernen und Lernende* (lern-, motivations- und emotionspsychologisches Wissen; Wissen über Unterschiede in den Voraussetzungen der Lernenden, entwicklungspsychologisches Wissen), *Umgang mit der Klasse als komplexem sozialen Gefüge* (Klassenführung und Strukturierung der Klassenprozesse, Interaktion/Kommunikation und soziale Konflikte) und *methodisches Repertoire* (Lehr-Lern-Methoden, Prinzipien der Individual- und Lernprozessdiagnostik und Evaluation) (Voss et al., 2015, S. 194).

Nach König & Blömeke (2009, S. 504) beinhaltet das pädagogische Wissen fünf Dimensionen: *Strukturierung von Unterricht, Motivierung, Umgang mit Heterogenität, Klassenführung* und *Leistungsbeurteilung.*

Insgesamt zeigt sich, dass es verschiedene Konzeptualisierungen des pädagogischen Wissens gibt. Inhaltlich weisen die verschiedenen Ausgestaltungen des pädagogischen Wissens eine hohe Affinität zu den Kriterien guten Unterrichts (z. B. von Astleitner, 2002; Hattie, 2013; Helmke, 2010; Meyer, 2014a) auf. So findet sich beispielsweise die *Klassenführung* ausführlich bei Helmke (2010, S. 172–190), Meyer (2014a, S. 47–54) und Hattie (2013, S. 122). Die *Klarheit und Strukturiertheit* wird ebenfalls bei Hattie (2013, S. 150–153), Helmke (2010, S. 191–200) und Meyer (2014a, S. 55–66) als Merkmal guten Unterrichts angeführt. Hattie (2013, S. 150–151) verweist im Kontext seiner umfassenden Metaanalyse darauf, dass die *Klarheit der Lehrperson* einen hohen Effekt auf das Lernen hat. Neben der Klarheit der Person gelten z. B. auch die *Lehrer-Schüler-Beziehung*, das *Feedback* und die *Evaluation von Unterricht* als Merkmale pädagogischen Wissens und Könnens als bedeutende Aspekte effektiven Lehrerhandelns (Hattie, 2013, S. 142–143, 206–212, 215).

Bezug zur Forschungsarbeit
Diese Arbeit zielt darauf, pflegedidaktisches Professionswissen von Lehrenden in der Pflegeausbildung abzubilden. Ein Schwerpunkt stellt hierbei die Eruierung von Kategorien pflegedidaktischen Professionswissen (analog zum fachdidaktischen Wissen) dar. Da in der Studie der Fokus auf dem pflege*spezifischen* Professionswissen liegt, nimmt das pädagogische Wissen in der Arbeit einen kleineren Teil ein. Aus den Ergebnissen werden zwei Kategorien pädagogischen Wissens abgleitet (*Wissen über Anforderungen an das Agieren in der Lehrerrolle* und *Wissen über eigene Herausforderungen*), die in Kapitel 8.4 näher betrachtet werden.

3.3 Wissensarten

Nachdem übergeordnet die Professionsstandards und die Kompetenzmodelle (Kapitel 3.1) sowie die Bereiche des Lehrerwissens (Kapitel 3.2) dargelegt wurden, widmet sich das folgende Kapitel den Wissensarten. Diese stellen die konkreteste Ebene des Professionswissens dar. Ein zentrales Bestimmungsmerkmal von Wissen ist die jeweilige *Wissensart.* Die bekannteste Unterscheidung geht auf Gagné zurück: Er differenziert *deklaratives* und *prozedurales Wissen* (Häcker & Stapf, 1998, S. 953).

Deklaratives Wissen beinhaltet das Wissen über Sachverhalte und umfasst „sowohl Faktenwissen als auch Wissen über komplexe Zusammenhänge“ (Mandl, Friedrich & Hron, 1986, S. 146). Es kann bewusst gemacht und verbalisiert werden, sodass Personen sich über ihr Wissen austauschen können. Die Wissensverarbeitung erfolgt durch Kognition und Kommunikation (von Cranach & Bangerter, 2000, S. 234–235). Informationen werden in einer organisierten Form gespeichert und sind dadurch meist gut zugänglich und verbalisierbar (Mandl, Friedrich & Hron, 1986, S. 146).

Prozedurales Wissen ist in Abgrenzung zum deklarativen Wissen das Wissen, das der Ausführung von Handlungen zugrunde liegt (Mandl, Friedrich & Hron, 1986, S. 146, 173). Aufgrund der häufig routinierten und automatisierten Handlungsausführungen ist das prozedurale Wissen in der Regel nicht bewusst und schwierig zu explizieren (Mandl, Friedrich & Hron, 1986, S. 146, 177). Prozedurales Wissen ist implizites Wissen. „Auf prozedurales Wissen kann im Gegensatz zu deklarativem Wissen nicht beliebig zurückgegriffen werden, da es sich häufig der Verbalisierung entzieht.“ (Mandl, Friedrich & Hron, 1986, S. 146)

Reinmann-Rothmeier (2001, S. 14, Hervorh. i.O.) unterscheidet *Wissen als Objekt* („knowledge“) und *Wissen als Prozess* („knowing“). Wissen als Objekt (im Verständnis von deklarativem Wissen) stellt als *Informationswissen* ein Wissen dar, auf das man zugreifen kann, weil es in einer Form materialisiert ist (Reinmann-Rothmeier (2001, S. 14). Wissen als Prozess (im Sinne von prozeduralem Wissen) wird als *Handlungswissen* verstanden, das auf Erfahrung beruht und „nicht digital eingefangen werden kann“ (Reinmann-Rothmeier (2001, S. 14). Vielmehr kennzeichnet es „handlungsinhärentes Wissen, das von der Situation und vom Wissensträger kaum zu trennen ist“ (Reinmann-Rothmeier (2001, S. 14).

Ergänzend zum deklarativen und prozeduralen Wissen finden sich in der Literatur weitere Differenzierungen von Wissensarten. De Jong & Ferguson-Hessler (1996, S. 106, 107) führen neben deklarativem Wissen, das sie konzeptuelles Wissen nennen, und prozeduralem Wissen noch *situationales* und *strategisches Wissen* an.

Das *situationale Wissen* bezieht sich auf Wissen, das in spezifischen Situationen zum Tragen kommt. Um in bestimmten Kontexten adäquat handeln zu können, müssen systemimmanente Informationen abgerufen und situativ verarbeitet werden (De Jong & Ferguson-Hessler, 1996, S. 106; Gruber & Renkl, 2000, S. 158). Hasler Roumois (2013, S. 56) spricht in diesem Kontext von *„know-what to do“*. Döring (1995, S. 121) erläutert, dass das Wissen über Lern- oder Problemstrategien nicht ausreicht, sondern in Problemsituationen situationsgerecht eingesetzt werden muss. Dieses Wissen bezeichnet er als *konditionales Wissen*. Mandl, Friedrich & Hron (1986, S. 191) benennen das Wissen, das in problembehafteten Situationen zum Tragen kommt, als *Problemlösewissen*. Dieses beinhaltet sowohl das Wissen über die Sachverhalte zum Problemlösen als auch das Wissen um die situative Anwendung.

> „Im Rahmen des dann einsetzenden Problemlöseprozesses wird auf Operationen zurückgegriffen, die das vorhandene unvollständige Wissen verwenden, um Lösungswege zu finden. Dieser Prozeß [sic] beruht sowohl auf verfügbarem Sachwissen über die zu bewältigende Situation als auch auf der Umorganisation, dem situationsspezifischen Einsatz und der neuartigen Verknüpfung dieses Wissens im Sinne entsprechender Problemlöseprozeduren.“ (Mandl, Friedrich & Hron, 1986, S. 191)

Strategisches Wissen wird bei De Jong & Ferguson-Hessler (1996, S. 107) als das Wissen über die eigene Problemlösefähigkeit verstanden und weist daher eine hohe Ähnlichkeit zum situationalen Wissen auf. Es unterscheidet sich jedoch insofern von den anderen drei Wissensarten (deklaratives, prozedurales und situationales Wissen) und stellt bei De Jong & Ferguson-Hessler eine Besonderheit dar, als es für eine größere Vielfalt an Problemsituationen anwendbar ist, während die anderen Wissensarten spezifisches Wissen eines Bereichs beinhalten (De Jong & Ferguson-Hessler, 1992, S. 197).

In der Literatur findet sich zudem eine weitere Wissensart: Mandl, Friedrich & Hron (1986, S. 191, 210) deklarieren das Wissen über die eigenen kognitiven Prozesse und deren Bedingungen als *metakognitives Wissen*. Das metakognitive Wissen nimmt eine Planungs-, Steuerungs- und Kontrollfunktion ein, da hiermit der Einsatz von Strategien und das Handeln in Routinen reflektiert werden kann. Metakognitives Wissen wird auch als Reflexionswissen (Hasler Roumois, 2013, S. 56) bezeichnet.

Aufgrund der zahlreichen Begrifflichkeiten und Differenzierungen von Wissensarten, die sich teilweise überschneiden, soll im Folgenden eine Verortung vorgenommen werden. Hierzu stellt die Systematisierung von Wissensarten nach Hasler Roumois (2013, S. 55–56) eine Grundlage dar. Hasler Roumois (2013, S. 56) benennt die Wissensarten „*Know-that*“, „*Know-how*“, „*Know-why*“ und „*Know-what to do*“ und ordnet diesen Wissensarten verschiedene Begriffe zu (Tabelle 3.3). Darüber hinaus wird skizziert, inwieweit die Wissensart erworben und weitergegeben werden kann. Dieser Systematik folgend sind in der zweiten Spalte der Tabelle 3.3 die für diese Arbeit weiter verwendeten Begrifflichkeiten (deklaratives Wissen, prozedurales Wissen, Reflexionswissen und strategisches Wissen) fett und grau unterlegt. Die bei Hasler Roumois (2013) nicht angeführten, aber oben benannten Begriffe werden mit Angaben der jeweiligen Autoren in der Tabelle ergänzt.

Tabelle 3.3: Wissensarten (in Anlehnung an Hasler-Roumois, 2013, S. 55–56)

	Wissensarten	Beschreibungen	Erwerb	Weitergabe
PROFESSIONSWISSEN	***Know-that*** *Wissen, dass etwas ist*	**1. Deklaratives Wissen** - Faktenwissen - Sachwissen - Allgemeinwissen - Regelwissen - Theoriewissen - Informationswissen - Konzeptuelles Wissen (De Jong & Ferguson-Hessler, 1996)	Über kognitives Lernen erworben	Gut explizierbar
	Know-how *Wissen, wie etwas zu tun ist/ funktioniert*	**2. Prozedurales Wissen** - Handlungswissen - Erfahrungswissen - Anwendungswissen - Praktisches Wissen - Knowing-in-action (Schön, 1983) - Können - Implizites Wissen (Neuweg, 2018) - Tacit Knowing (Polanyi, 2016)	Über das Tun und durch „Learning on the job“ erworben	Häufig schwierig zu explizieren, besser demonstrierbar
	Know-why *Wissen, warum etwas so ist/um etwas erklären zu können*	**3. Reflexionswissen** - Metakognitives Wissen - Intellektuelles Wissen - Generatives Wissen	Durch Reflexion über das Tun erworben	Kognitiv verfügbar und explizierbar
	Know-what to do *Wissen, was zu tun ist*	**4. Strategisches Wissen** - Problemlösewissen (Mandl, Friedrich & Hron, 1986) - Situationales Wissen (De Jong & Ferguson-Hessler, 1996) - Konditionales Wissen (Döring, 1995) - Entscheidungswissen - Gestaltungswissen - Expertenwissen	In komplexen Entscheidungs- und Problemlösungsprozessen durch das Zusammenspiel der verschiedenen Wissensarten erworben	Kaum explizierbar

Die Auseinandersetzung mit den Wissensarten führt im Zusammenhang mit Professionswissens zu folgender Schlussfolgerung: Professionswissen von Lehrenden darf nicht nur auf deklaratives Wissen reduziert werden, sondern muss im Kontext von Können betrachtet werden (Baumert & Kunter, 2011a, S. 33; Neuweg, 2014, S. 583). „Es besteht weitgehende Übereinstimmung darüber, dass Wissen und Können[16] – also deklaratives, prozedurales und strategisches Wissen – zentrale Komponenten der professionellen Handlungskompetenz von Lehrkräften darstellen." (Baumert & Kunter, 2006, S. 481)

Wissen und Handeln sind demzufolge untrennbar miteinander verknüpft und aufeinander bezogen, wie dies beispielsweise von Cranach (1992, S. 13) in seinem spiralförmigen Modell veranschaulicht. Wissen und Handeln stellen hierin eine dynamische Wechselwirkung dar: Handeln wird durch Wissen gesteuert und Wissen wird durch Handeln bestärkt oder verändert (von Cranach, 1992, S. 13). Die Transformation von Wissen zum Handeln kann nur erfolgen, wenn das Wissen z. B. über Regeln situationsspezifisch angewendet wird. Die Veränderung von Wissen durch Handeln wird nur durch die Reflexion über das Geschehene erreicht.

> „Individual knowledge is not immediately translated into action. In order to become effective, it must be elaborated and transformed into a multitude of cognitive processes. (...) To put it in more general terms, human knowledge systems contain different, inconsistent or even contradictory items. To use them in the production of consistent action, people use (that is a hypothesis) ‚application rules' which relate a given piece of knowledge to a given set of circumstances. Likewise, action is not immediately transformed into knowledge. Before that con happen, it must be evaluated by the acting system." (von Cranach, 1992, S. 13)

Um die Beziehung zwischen Wissen und Handeln weiterführend zu betrachten, werden im folgenden Kapitel 3.4 Konzepte des Lehrerwissens erläutert, die das Spannungsverhältnis zwischen Wissen und Handeln beleuchten.

Bezug zur Forschungsarbeit

Zur Bestimmung des Professionswissens reicht die alleinige Betrachtung der Professionsstandards, Kompetenzmodelle oder Bereiche des Lehrerwissens nicht aus. Die Wissensarten sind bedeutsam für das generelle Verständnis von Professionswissen und werden in dieser Arbeit an verschiedenen Stellen berücksichtigt (z. B. in Kapitel 8.2 zum pflegewissenschaftlichen Wissen). Zudem basiert die Arbeit auf dem Verständnis, dass das Professionswissen von Lehrenden implizit im Handeln vorhanden ist und durch einen reflexiven Dialog im Rahmen von Interviews zumindest in Teilen verbalisiert werden kann und somit beschreibbar und systematisierbar wird.

---

16 Im Kontext der Lehrerprofessionsforschung findet sich häufig der Begriff „Können", der in Relation zu Wissen gesetzt wird. In der vorliegenden Arbeit wird „Können" als professionelles Handeln verstanden, und hierfür der Begriff „Handeln" verwendet.

3.4 Konzepte des Lehrerwissens

Professionswissen ist für die Lehrerausbildung und das professionelle Handeln im Unterricht unerlässlich. Es ist weitgehend anerkannt, dass das Professionswissen von Lehrenden die Grundlage professioneller Kompetenz darstellt (Bromme, 1997, S. 199; Dann & Haag, 2017, S. 93) (siehe hierzu auch Kapitel 3.1), jedoch reicht Professionswissen allein nicht aus, um den Anforderungen an professionelles Unterrichten gerecht zu werden (Kunter & Baumert, 2011, S. 347; Tenorth, 2006, S. 589). „Das Können des Lehrers (und anderer Experten) ist nicht allein durch das Konstrukt des Wissens zu beschreiben und zu erklären. (…) Das beobachtbare Handeln von Experten ist offensichtlich reicher als das Wissen (im kognitiven Sinne), das ihm zugrunde liegt." (Bromme, 2014, S. 133, 138) Auch Terhart verweist darauf, dass keine einfache kausale Bedingung zwischen Professionswissen und -handeln abgeleitet werden kann. „So kann man nicht davon ausgehen, dass automatisch ein mehr an Wissen ein Mehr an Können erzeugt und umgekehrt." (Terhart, 2002b, S. 17)

Die Frage nach dem *Verhältnis von Wissen und Handeln* stellt den Kern der *Lehrerwissensforschung* dar und wird breit diskutiert (Baumert & Kunter, 2011a; Baumgartner, 2000; Bromme, 2014; Dann & Haag, 2017; Dewe, Ferchhoff & Radtke, 1992a; Dewe & Radtke, 1993; Gruber & Renkl, 2000; Harms & Riese, 2018; Helsper, 2002; Leuchter, Reusser, Pauli & Klieme, 2008; Neuweg, 1999a, 2000, 2014; Nickolaus, 2015; Rauner, 2007; Schmelzing et al., 2009; Tenorth, 2006). „Die Lehrerwissensforschung bildet die Scharnierstelle zwischen Lehrerbildungs- und Lehrerkompetenzforschung: ‚Lehrerwissen' ist zu einem Fokusbegriff geworden, in dem das Interesse am Lernen, am (expliziten) Wissen *und* am Können von Lehrern zueinanderfinden." (Neuweg, 2014, S. 583, Hervorh. i. O.) Trotz der starken Verbindung von Wissen und Handeln sind beides Konstrukte, die einerseits im Kontext der Forschung zu Lehrerprofessionalität getrennt voneinander betrachtet und diskutiert werden müssen (Neuweg, 2014, S. 586, 600). Andererseits ist es zwingend erforderlich, die relationale Beziehung zwischen Wissen und Handeln und deren Einfluss aufeinander abzubilden, wenngleich das Verhältnis von Wissen und Handeln nicht einfach zu bestimmen ist (Dann & Haag, 2017, S. 94).

Neuweg (2014, S. 585) führt drei *Konzepte des Lehrerwissens* an, die Wissen und Handeln in einem erweiterten Kontext abbilden (siehe Abbildung 3.7): *Lernen* (Wissen 1), *Wissen* (Wissen 2) und *Handeln* (Wissen 3). Zudem findet die ergänzende Perspektive des Wissens als Differenzierung zwischen *explizitem und implizitem Wissen* Anwendung.

Das *Wissen 1* wird durch *Lernen* angeeignet und stellt das Professionswissen von Lehrenden als *Wissen im objektiven Sinne* dar. Dieses wird mit und durch Erfahrungslernen verknüpft, vertieft oder verändert (Neuweg, 2014, S. 584).

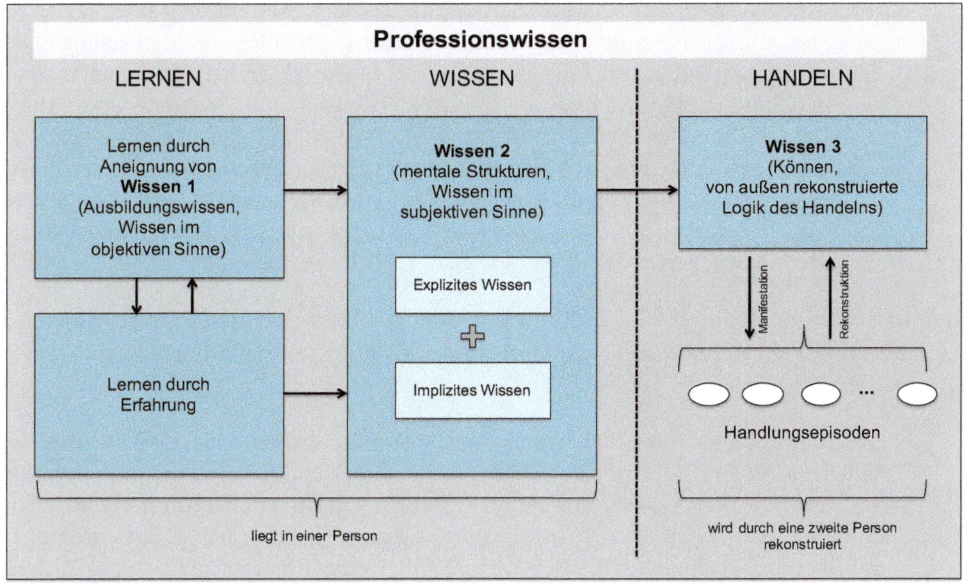

Abbildung 3.7: Konzepte des Lehrerwissens (Grafik leicht modifiziert nach Neuweg, 2014, S. 585)

Aus Wissen 1 generieren Lehrende eigene mentale Strukturen, das *Wissen* 2, das als *Wissen im subjektiven Sinne* verstanden werden kann. Dieses Wissen setzt sich aus explizitem und implizitem Wissen zusammen. Explizites Wissen ist bewusst und verbalisierbar, wohingegen implizites Wissen, auch „*tacit knowing*" genannt, das Wissen im intuitiven (inneren und äußeren) Handeln darstellt und demzufolge nicht bewusst und schwierig zu verbalisieren ist (Neuweg, 1999a, S. 12; Neuweg, 2015, S. 29; Polanyi, 2016, S. 14). Prägnant formuliert Polanyi, dass „*wir mehr wissen, als wir zu sagen wissen*" (Polanyi, 2016, S. 14, Hervorh. i. O.).

Das *Wissen 3* stellt das beobachtbare Handeln des Lehrenden dar, das „aus konkreten Handlungsepisoden verstehend rekonstruiert werden muss" (Neuweg, 2014, S. 585). Insofern handelt es sich bei Wissen 3 nicht um das Wissen des Lehrenden, sondern um das des Forschenden, der das Wissen der Lehrenden von außen rekonstruiert (Bromme, 2014, S. 129–130; Neuweg, 2014, S. 585).

Bromme (2014, S. 130) spricht in diesem Zusammenhang von Wissen „als sozial rekonstruierte ‚Logik' von Handlungen". Implizites Wissen kann somit partiell rekonstruiert und symbolisiert werden (Neuweg, 2000, S. 76), wenngleich das „Explikationsproblem" nicht leicht zu lösen ist (Neuweg, 2015, S. 28–30).

Büssing, Herbig und Ewert (2002) legen eine prägnante Definition von implizitem Wissen vor, in der bewusst die fehlende Verbalisierbarkeit ausgelassen wurde, da aus Sicht der Autoren zumindest Teile des impliziten Wissens rekonstruierbar sind. Aufgrund der besseren Lesbarkeit werden die in der Definition angeführten Quellen nicht aufgenommen.

> „Implizites Wissen enthält sowohl deklaratives wie prozedurales Wissen. Es wird erworben und weiterentwickelt durch konkrete gegenständliche Erfahrung. Die Aneignung impliziten Wissens ist nicht von Aufmerksamkeit oder bewusstem Lernen abhängig, darüber hinaus – als direkte Konsequenz – werden seine Inhalte weder reflektiert noch überprüft. Es ist nicht als handlungsleitend bewusst, d. h. es wirkt unterhalb einer subjektiven Schwelle. Außerdem ist diese Wissensform unflexibel, besitzt eine komplexe Struktur und enthält ‚naive', manchmal falsche Theorien, die durch Explikation überprüft und geändert werden können." (Büssing, Herbig & Ewert, 2002, S. 3)

Rekurrierend auf Ryle (2000, 2015) und dessen Verständnis von „*knowing how*" als Handeln beschreibt Neuweg die Bedeutung des Bewusstseins für das Konstrukt des impliziten Wissens.

> „‚Tacit knowing' bezieht sich auf Gegebenheiten *während* des Wahrnehmens, Urteilens und Handelns: das Subjekt denkt dabei nicht diskursiv, gibt sich vor und während der Verrichtung keine Selbstinstruktionen. Es nimmt etwas wahr, fällt ein Urteil, erwartet etwas, gelangt zu einer Schlussfolgerung, hat einen Einfall, löst ein Problem, erreicht ein Ziel, führt eine Bewegung aus usw. In dem Ausmaß, in dem ihm die dabei ablaufenden mentalen Prozesse und damit die Regulation solcher Verrichtungen nicht, sondern nur Ergebnisse oder Zwischenergebnisse solcher Prozesse zum Bewußtsein [sic] gelangen, erlebt es sein Wahrnehmen, Urteilen, Entscheiden, Handeln als ‚intuitiv'." (Neuweg, 1999a, S. 13, Hervorh. i. O.)

Für das spontane, intuitive Handeln verwendet Schön (1983) den Begriff „*knowing-in-action*" und unterlegt die Bedeutung des Impliziten in menschlichen Handlungen: „Our knowing is ordinarily tacit, implicit in our patterns of action and in our feel for the stuff with which we are dealing. It seems right to say that our knowing is *in* our action." (Schön, 1983, S. 49, Hervorh. i. O.)

Zusammenfassend lässt sich festhalten, dass das Konstrukt des Professionswissens auch Aspekte des Handelns beinhaltet, vor allem dann, wenn es als das in den Handlungen vorhandene *implizite Wissen* eruiert wird. Professionswissen entfaltet sich in verschiedenen *Wissensarten* (deklaratives, prozedurales, strategisches und reflexives Wissen) und kann über *drei Wissensbereiche* konzeptualisiert werden: Das *Fachwissen* und das *fachdidaktische Wissen* stellen fachbezogenes Wissen dar, das *pädagogische Wissen* hingegen ist fachübergreifend. Die *Konzepte des Lehrerwissens* (Lernen, Wissen, Handeln) stellen eine übergeordnete Struktur zur Bestimmung des Professionswissen von Lehrenden dar. Den drei Konzepten lassen sich die Wissensarten zuordnen (Abbildung 3.8). Das objektiv erworbene Wissen 1 und das subjektiv konstruierte Wissen 2 beinhalten insofern das deklarative (1), das strategische (4) und das Reflexionswissen (3), als diese Wissensarten erlernt (Wissen 1) und verarbeitet (Wissen 2) werden können. Das prozedurale Wissen (2) wird nur dem Wissen 3 (Handeln) zugewiesen, da dieses das spezifische „knowing-in-action", also das Wissen in der realen Handlung darstellt. Zudem findet sich in Wissen 3 das strategische Wissen, da dieses als Wissen, was zu tun ist, beschrieben wird. Dieses kann einerseits theoretisch (Wissen 1 und 2) als auch praktisch im realen Handeln (Wissen 3) vorliegen.

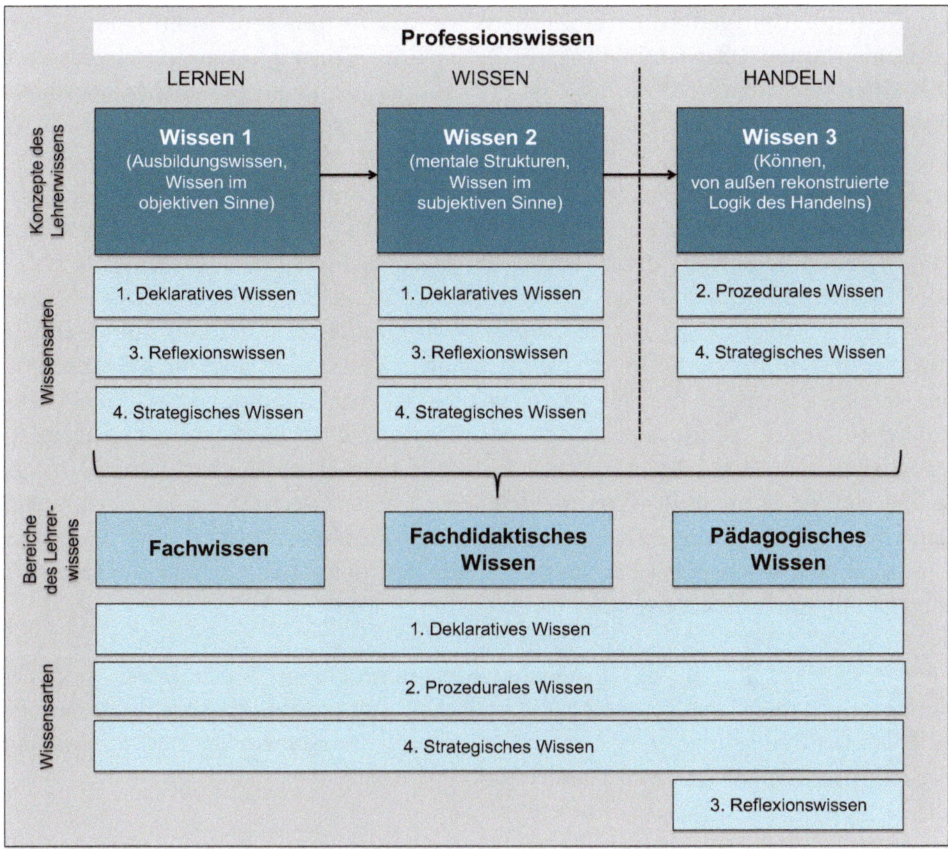

Abbildung 3.8: Zusammenhang zwischen Konzepten sowie Bereichen des Lehrerwissens und den Wissensarten (eigene Erstellung)

Alle drei Wissenskonzepte basieren auf den drei *Bereichen des Lehrerwissens*, denn Fachwissen, fachdidaktisches Wissen und pädagogisches Wissen sind immanenter Bestandteil von Wissen 1, 2 und 3. Auch den Bereichen des Lehrerwissens lassen sich die Wissensarten zuordnen (Abbildung 3.8).

Sowohl dem Fachwissen, dem fachdidaktischen Wissen als auch dem pädagogischen Wissen können das deklarative, das prozedurale und das strategische Wissen zugewiesen werden. Alle drei Bereiche des Lehrerwissens liefern einerseits allgemeines und fachspezifisches Faktenwissen (know-that) und andererseits allgemeines und fachspezifisches Wissen, was in spezifischen Situationen zu tun ist (know-how und know-what-to-do). Das Reflexionswissen, das auch als metakognitives Wissen bezeichnet wird, ist ein fachübergreifendes Wissen und wird daher ausschließlich dem pädagogischen Wissen zugeordnet.

Bezug zur Forschungsarbeit

Im allgemeinbildenden Bereich liegen für die Konzeptualisierung und Erfassung des Professionswissens umfangreiche Forschungsarbeiten vor. Dies kann in Bezug auf die Pflegedidaktik (noch) nicht bestätigt werden. In der vorliegenden Arbeit werden Kategorien pflegedidaktischen Professionswissens und Professionshandelns von Lehrenden in der Pflegeausbildung am Beispiel des Körperpflegeunterrichts eruiert. Die Arbeit folgt dem Verständnis, dass Professionswissen *ein* wesentlicher, aber nicht ausreichender Bestandteil professioneller Kompetenz ist (Bromme, 2014, S. 133, 138; Kunter & Baumert, 2011, S. 347; Tenorth, 2006, S. 589). Weiter wird davon ausgegangen, dass Professionswissen kategorisierbar und forschungsmethodologisch erfassbar ist. Die vorliegende Arbeit orientiert sich an der Lehrerwissensforschung (u.a. Baumert & Kunter, 2011a; Baumgartner, 2000; Bromme, 2014; Dann & Haag, 2017; Neuweg, 1999a, 2000, 2014) und zielt darauf, nicht nur das Professionswissen als separates Konstrukt zu erfassen, sondern die relationale Beziehung zum Handeln abzubilden. Die Nähe von Wissen und Handeln zueinander zeigt sich einerseits in den direkten Bezügen der Wissenskategorien zu den Handlungskategorien (siehe Kapitel 9.1) und andererseits in der manchmal schwierigen Abgrenzung geäußerter Aspekte der Lehrenden, die dem Wissen und dem Handeln gleichermaßen zugeordnet werden können, da *Wissen in Handeln immer integriert* ist. Darüber hinaus stellt das zentrale Phänomen, *das Handeln wider besseres Wissen*, eine eindeutige Verknüpfung zwischen Wissen und Handeln dar, denn hierbei handeln Lehrende entgegen ihrem Professionswissen (Kapitel 10).

In diesem Kapitel steht das Professions*wissen* im Fokus. Nachfolgend wird das Professions*handeln* aus kompetenztheoretischer, strukturtheoretischer und berufsbiografischer Perspektive weiterführend beleuchtet, um eine weitere Bestimmung des Verhältnisses von Wissen und Handeln vorzunehmen.

4. Professionshandeln von Lehrenden

Im aktuellen Diskurs um Lehrerprofessionalität[17] rücken die Bestimmung und Erfassung von Kompetenzen im Sinne eines „kohärenten Ensembles von Wissen und Können" (Bromme, 1997, S. 187) der Lehrenden zunehmend in den Fokus. Lehrende benötigen vielfältige Kompetenzen, um „in krisenanfälligen gesellschaftlich hochsignifikanten Bereichen für die Bewältigung potenzieller oder realer individueller oder kollektiver Krisen zu sorgen" (Paseka, Schratz & Schrittesser, 2011, S. 8). Im Rahmen der *Lehrerausbildung* müssen die dafür erforderlichen Kompetenzen bei den angehenden Lehrenden angebahnt und gefördert werden. Lehrerprofessionalität ist durch die professionelle Haltung und das berufliche Handeln charakterisiert (Paseka, Schratz & Schrittesser, 2011, S. 25). Beides – Haltung und Handeln – sind immanente Bestandteile von Kompetenzen.

Zur Bestimmung von Lehrerprofessionalität liegen verschiedene Systematisierungsansätze vor, die Professionalität aus unterschiedlichen Perspektiven betrachten. Reinisch (2009, S. 33, 37) unterscheidet Professionalität aus *soziologischer Sicht* (strukturtheoretischer Ansatz) und *wissenspsychologischer Sicht* (kompetenztheoretischer Ansatz). Er hebt dabei die beiden divergierenden wissenschaftlichen Positionen um den strukturtheoretischen Ansatz im Anschluss an Oevermann (1996) und den kompetenztheoretischen Ansatz im Anschluss an Baumert & Kunter (2006) hervor (Reinisch, 2009).

Die Einteilung in *drei zentrale Bestimmungsansätze* von Lehrerprofessionalität, den *strukturtheoretischen Ansatz*, den *kompetenztheoretischen Ansatz* und den *berufsbiografischen Ansatz* (Cramer, 2012, S. 30–34; Krüger, 2014, S. 63–99; Terhart, 2011, S. 206–209), findet zunehmend Berücksichtigung und bildet auch das Verständnis der vorliegenden Arbeit ab. Auch bei Hericks und Stelmaszyk (2010, S. 233) findet sich explizit die Einteilung in den strukturtheoretischen und den kompetenztheoretischen Ansatz. Die berufsbiografische Forschung wird hierbei jeweils aus der strukturtheoretischen und der kompetenztheoretischen Perspektive betrachtet und ist demzufolge integrativer Bestanteil.

Im Folgenden werden die *drei Bestimmungsansätze* von Lehrerprofessionalität, der *strukturtheoretische Ansatz*, der *kompetenztheoretische Ansatz* und der *berufsbiografische Ansatz* näher betrachtet, da für das pflegedidaktische Professionswissen und -handeln Anteile aller drei Ansätze relevant sind. Eine erste Übersicht der drei Ansätze im Vergleich mit wesentlichen Merkmalen bietet die Abbildung 4.1.

---

17 Professionalität kann als Ausdruck professionalisierten Handelns betrachtet werden, was dazu führt, dass man „professionell handeln [kann, H.K.], ohne Mitglied einer Korporation oder Teil eines Systems zu sein, das als Profession bezeichnet wird" (Bauer, 2000, S. 64). Lehrerprofessionalität wird mit dem Vorhandensein professioneller Kompetenz gleichgesetzt (Seifried & Ziegler, 2009, S. 84) und umfasst professionelles Wissen und Handeln (Baumert & Kunter, 2006, S. 481; Bromme, 1997, S. 187).

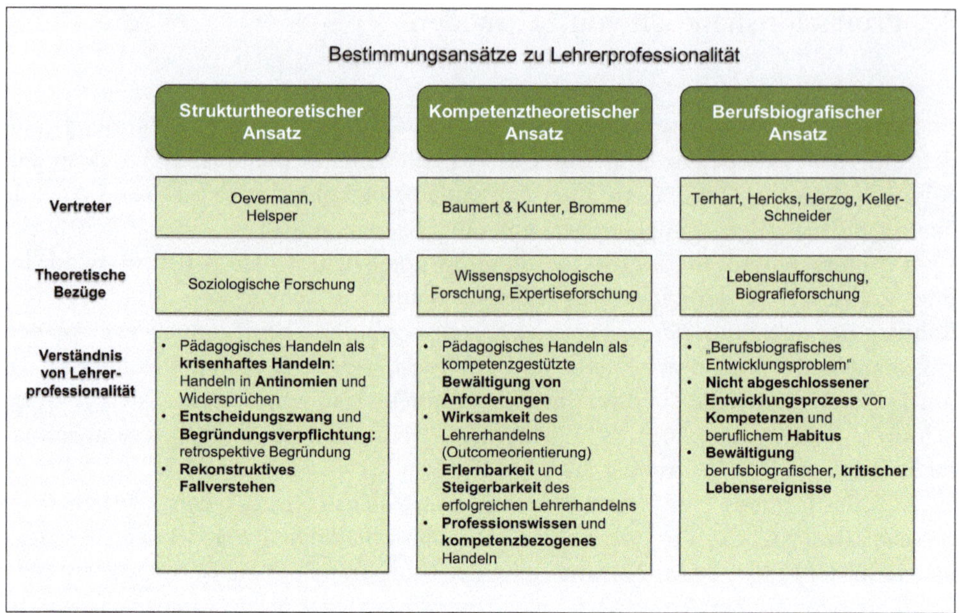

Abbildung 4.1: Ansätze zur Bestimmung von Lehrerprofessionalität (eigene Erstellung)

4.1 Strukturtheoretischer Ansatz

Der *strukturtheoretische Ansatz* zur Bestimmung von Lehrerprofessionalität wurde vor allem durch Oevermann (1996, 2002) und Helsper (1996, 2002, 2014) geprägt. Hierbei ist Professionalität durch das Bewältigen komplexer Handlungsprobleme gekennzeichnet, die als sich widersprechende Anforderungen (Antinomien) auftreten (Helsper, 2004, S. 67; Oevermann, 1996, S. 70; Terhart, 2011, S. 206). Professionelles Lehrerhandeln findet im Umgang mit ungewissem und nicht planbarem Handeln statt (Helsper, 1996, S. 527; Kurtz, 2009, S. 46–52). „Kompetenter, reflektierender Umgang mit unabstellbarer, aber gleichwohl täglich zu bewältigender und faktisch auch irgendwie bewältigter Unsicherheit und Undeterminiertheit werden im strukturtheoretischen Ansatz zum Kernstück pädagogischer Professionalität." (Terhart, 2011, S. 206)

Der strukturtheoretische Ansatz entspringt der soziologischen Diskussion um eine berufssoziologische Professionstheorie, wird aber durch die Erziehungswissenschaft genutzt, um vor deren Hintergrund Konzepte zur pädagogischen Professionalität zu entwickeln (Terhart, 1996, S. 451). Im soziologischen Verständnis ist professionelles Handeln „immer auf existenzielle lebenspraktische Probleme bezogen" (Oevermann, 1996, S. 528) und dadurch gekennzeichnet, dass diesen typischen Handlungsproblemen mit *„stellvertretender Krisenbewältigung"* begegnet wird (Helsper, 2014, S. 217; Oevermann, 2008, S. 56, Hervorh. i. O.). Dabei spielen die Begriffe *Krise* und *Routine* eine wesentliche Rolle, denn professionelles Handeln wird im strukturtheoretischen Ansatz weniger als Handeln in Routinen wahrgenommen, sondern „die Krise [ist, H.K.] der Normalfall (…), sofern man unter Krise ganz einfach das je Überraschende und Unerwartete versteht, das sich aus der Zukunftsoffenheit des Ablaufs von Praxis und der damit verbundenen Ungewissheit ergibt" (Oevermann, 2008, S. 57). In diesem Prozess der Krisenbewältigung muss „spontan und intuitiv unter Handlungszwang eine Entscheidung zu einer Aktion getroffen werden, die in diesem Moment noch nicht begründbar ist" (Diehl & Krüger, 2011, S. 5). Erst im Anschluss an die Situation erfolgen die Rekonstruktion und Begründung der Entscheidung. Oevermann (2000, S. 131) und Helsper (1996, S. 529) sprechen von *„Entscheidungszwang* und *Begründungsverpflichtung"*. Die Verpflichtung zur Begründung kann jedoch nicht *in* der Situation eingelöst werden, sondern muss retrospektiv vorgenommen werden. Die nicht mögliche Begründung *innerhalb* der Handlungssituation macht professionelles Handeln zu einem krisenhaften Handeln. Da berufliches Handeln häufig als erfolgreiche standardisierte Routine und nicht als Krisenbewältigung verstanden wird, erleben Lehrende Krisen als Scheitern, das zwingend zu vermeiden ist (Oevermann, 2002, S. 51). Jedoch beinhalten Krisen im Sinne von Ungewissheit im Handeln ein Entwicklungspotenzial, denn „indem sich der Professionelle der nachträglichen Begründungsverpflichtung unterwirft, produziert er neue Erkenntnisse und Erfahrungen" (Diehl & Krüger, 2011, S. 5). Die Fähigkeit zur selbstkritischen, reflexiven Rückschau auf die Handlungspraxis ist ein zentrales Merkmal professionellen Handelns (Bauer, Kopka & Brindt, 1996, S. 11; Helsper, 1996, S. 528; 2014, S. 217; Reh, 2004, S. 363; Schratz et al., 2008, S. 124; Terhart, 2011, S. 206–207). Die Reflexion der Handlungspraxis bezieht sich auf den Einzelfall, sodass „nur in der Rekonstruktion des Einzelfalls zu klären [ist, H.K.], welche Form der professionellen Intervention angemessen ist" (Helsper, 2014, S. 217). Dieses *„rekonstruktive Fallverstehen"* ist ein Kernmerkmal professionellen Handelns (Helsper, 2014, S. 217).

Die dargelegten strukturtheoretischen Annahmen übertragen Oevermann (1996, 2002, 2008) und Helsper (1996, 2002, 2014) auf das professionelle Lehrerhandeln, das durch *Widersprüche* und *konstitutive Antinomien* gekennzeichnet ist (Helsper, 2004, S. 67; Terhart, 2011, S. 206). Antinomien, verstanden als „Gegensatzpaare bzw. idealtypische, einander widersprechende Anforderungen", sind nicht aufhebbar, sondern lediglich reflexiv zu handhaben (Helsper, 2004, S. 61, 67). Widersprüche bilden den Handlungsrahmen, in dem sich Strukturprobleme ausbilden, „die für die konkrete Ausgestaltung der konstitutiven Antinomien des pädagogischen Lehrerhandelns bedeutsam sind" (Helsper, 2004, S. 67–68). Widersprüche sind im Gegensatz zu Antinomien „transformierbar und aufhebbar" (Helsper, 2004, S. 67).

Helsper (2004, S. 81) beschreibt insgesamt *elf konstitutive Antinomien* des professionellen Lehrerhandelns: Begründungsantinomie, Praxisantinomie, Subsumptionsantinomie, Ungewissheitsantinomie, Symmetrieantinomie, Vertrauensantinomie, Näheantinomie, Sachantinomie, Organisationsantinomie, Differenzierungsantinomie und Autonomieantinomie.

Im Folgenden werden *fünf Antinomien* (*Begründungs-, Praxis-, Subsumptions-, Sach- und Ungewissheitsantinomie*) beispielhaft skizziert, die in besonderer Weise das Verhältnis von Wissen und Handeln, das in dieser Arbeit einen bedeutenden Stellenwert hat, abbilden.

- Die *Begründungsantinomie* umfasst die Antinomie zwischen Entscheidungsdruck und Begründungspflicht. Lehrende müssen Entscheidungen treffen, denen abgesicherte Begründungen zugrunde liegen. Diese sind in den spontanen Entscheidungssituationen jedoch (noch) nicht verfügbar (Helsper, 2004, S. 70–71; Krüger, 2014, S. 82).
- Die *Praxisantinomie* knüpft an der Begründungsantinomie an, denn professionelles Handeln „bedarf zu seiner Begründung und Legitimation den Rückgriff auf wissenschaftliche Erkenntnisse", den die Lehrenden unter dem Entscheidungsdruck in der Unterrichtspraxis jedoch selten vollziehen können. Das liegt auch daran, dass sich die für die Entscheidung erforderlichen wissenschaftlichen Erkenntnisse nicht einfach in die Praxis transferieren lassen, wie Erkenntnisse der Verwendungsforschung zeigen (Helsper, 2004, S. 72; Krüger, 2014, S. 83).
- Die *Subsumptionsantinomie* umfasst die Dichotomie, dass professionelles Handeln „sowohl der allgemeinen kategorisierenden Zuordnung, als auch der Rekonstruktion in der Logik und Sprache des Einzelfalles" bedarf (Helsper, 2004, S. 72). Lehrende sind gefordert, im Kontext einer reflexiven Rückschau den Einzelfall in wissenschaftliche und theoretische Erklärungsmodelle einzuordnen. Dies kann jedoch dazu führen, dass den „wissenschaftlichen Klassifikationen eine besondere Definitionsmacht" zugeschrieben wird und eine „unkritische Wissenschaftsgläubigkeit" dann zu einer „unzulässigen Typisierung [führt, H.K.], die dem Einzelfall nicht gerecht wird" (Helsper, 2004, S. 72).
- Die *Sachantinomie* ist eng mit der Subsumptionsantinomie verknüpft, da hierbei die Spannung zwischen einer, an allgemeingültigen Maßstäben orientierten Sachnorm und der lebensweltlich und biografisch geprägten Individualnorm abgebildet wird. „Es geht um die Orientierung von Lehrern sowohl an universalistisch gültigen, fachsystematischen Bezügen und an lebensweltlich gültigen, biographisch [sic] unterlegten Rahmungen der unterrichtlich behandelten Gegenstände auf dem Hintergrund der konkreten Individualität von Schülern." (Helsper, 2004, S. 78)
- Die *Ungewissheitsantinomie* beinhaltet einerseits das Vermittlungsversprechen und andererseits die Ungewissheit im Handeln. Lehrende sind einerseits gefordert, den Wissenserwerb von Lernenden zu ermöglichen und zu fördern, sodass wirksames Lernen stattfinden kann. Andererseits kann der Erfolg der Lernenden durch das Handeln des Lehrenden nicht zugesichert werden, denn „professionelles Handeln ist vielmehr besonders anfällig für ‚Fehler', weil es immer um Eröffnungen des Neuen und damit von Krisenkonstellationen geht" (Helsper, 2004, S. 73).

Wie die Ausführungen zeigen, bedeutet professionelles Lehrerhandeln im strukturtheoretischen Verständnis das Handeln in Widersprüchen und Antinomien. Professionalität zeigt sich „in der Fähigkeit, die vielfachen Spannungen und genannten Antinomien sachgerecht handhaben zu können" (Terhart, 2011, S. 206). Um diese

Spannungen und auftretenden Krisen zu bewältigen, reicht aus strukturtheoretischer Sicht das Vorhandensein wissenschaftlicher Kenntnisse im Sinne standardisierter, technischer Problemlösungen nicht aus (Helsper, 2014, S. 217; Oevermann, 2002, S. 25). „Die Spezifik des Einzelfalles läßt [sic] sich keiner abstrakten Regel und keinem technologisierbaren Procedere unterwerfen, sondern bedarf stets einer fallrekonstruktiven Komponente, in der verallgemeinerte Erklärungsmuster und theoretische Wissensbestände auf ihre Fallangemessenheit hin überprüft, revidiert und ausgelegt werden müssen.“ (Helsper, 1996, S. 532)

Wie bereits angeführt fungieren Lehrende in ihrer Professionalität als „Krisenlöser“ (Helsper, 2014, S. 216). Jedoch agieren sie zuallererst als *„Krisenauslöser“* (Bonnet & Hericks, 2014, S. 5), denn die von Lehrenden initiierten Bildungsprozesse führen dazu, dass Lernende in ihren Alltagstheorien und in ihren Annahmen über die Welt verunsichert werden. „Es gibt nichts krisenhafteres [sic] als die Ontogenese und den Bildungsprozess.“ (Oevermann, 2008, S. 63)

Im Konstruktivismus findet hierfür der Begriff *Perturbation*, der auf Maturana & Varela (1990) zurückgeht, Anwendung. Perturbation bedeutet eine „Zustandsveränderung in der Struktur eines Systems, die von Zuständen in dessen Umfeld *ausgelöst* werden“ (Maturana & Varela, 1990, S. 27, Hervorh. i. O.). Lernende erleben neue und ungewohnte Erkenntnisse, Diskussionen und Kontroversen erst einmal als irritierend, da diese nicht an ihren vorhandenen Wissensbeständen anknüpfen und vorhandene Wirklichkeitskonstrukte in Frage stellen (Siebert, 1998, S. 43). Das neue Wissen ist (noch) nicht anschlussfähig (viabel) (Siebert, 2005, S. 143). Lehr-Lern-Prozesse können und wollen Pertubationen (im Sinne von Irritationen) auslösen, um eine Perspektivverschränkung bei den Lernenden zu ermöglichen (Siebert, 2005, S. 141–142). Nur durch die Bewusstwerdung und Reflexion anderer Perspektiven kann eine erweiterte Erkenntnis generiert werden.

4.2 Kompetenztheoretischer Ansatz

Im kompetenztheoretischen Ansatz stehen Anforderungen an Lehrende und deren Kompetenzen zur Bewältigung unterrichtlicher Situationen im Fokus. Dabei geht es vor allem um Aufgaben, die im Rahmen des Unterrichtens, der Kerntätigkeit von Lehrenden (Tenorth, 2006, S. 585), zum Tragen kommen (Kunter, Klusmann & Baumert, 2009, S. 154). Terhart (2011, S. 207) konstatiert, dass Lehrkräfte nur dann professionell agieren, wenn sie die an sie herangetragenen verschiedenen Anforderungen mithilfe ihrer Kompetenzen bewältigen. Kompetenzen von Lehrenden sind „die bei Individuen verfügbaren oder durch sie erlernbaren kognitiven Fähigkeiten und Fertigkeiten, um bestimmte Probleme zu lösen, sowie die damit verbundenen motivationalen, volitionalen und sozialen Bereitschaften und Fähigkeiten, um die Problemlösungen in variablen Situationen erfolgreich und verantwortungsvoll nutzen zu können“ (Weinert, 2001, S. 27–28).

Zudem zeichnet sich der kompetenztheoretische Ansatz durch eine „Erlernbarkeit eines erfolgreichen Lehrerhandelns“ (Terhart, 2011, S. 207) sowie einer „Steigerbarkeit“ (Terhart, 2011, S. 208) im Sinne einer entwicklungslogischen Zunahme an Kompetenzen aus. Der kompetenztheoretische Ansatz setzt vor allem an der Expertise-Forschung an und rekurriert insbesondere auf Arbeiten von Shulman (1986, 1987), Berliner (2001), Bromme (1992, 1997), Baumert & Kunter (2006) und Krauss & Bruckmaier (2014).

Im kompetenztheoretischen Ansatz werden einerseits Kompetenzen von Lehrenden bestimmt und gemessen sowie andererseits die Kompetenzen in Korrelation zum Lernerfolg der Lernenden gesetzt (Terhart, 2011, S. 207). Der Professionalitätsbegriff ist demzufolge auch immer mit der Frage nach der Wirksamkeit des Lehrens und Lernens verknüpft (Weinert & Helmke, 1996, S. 223), denn „die empirische Bildungsforschung liefert inzwischen belastbare Hinweise darauf, dass individuelle Entwicklungen und Übergänge im Bildungssystem ebenso wie im Beschäftigungssystem durch Handlungen und Entscheidungen von Lehrpersonen erheblich und nachhaltig beeinflusst werden ...“ (Zlatkin-Troitschanskaia, Beck, Sembill, Nickolaus & Mulder, 2009, S. 13).

Nachfolgend werden diese beiden Perspektiven (Kompetenzen der Lehrenden und Wirksamkeit professionellen Handelns) als Aspekte von Lehrerprofessionalität im kompetenztheoretischen Verständnis erörtert.

Professionsstandards und Kompetenzmodelle

Das professionelle Lehrerhandeln wird in der aktuellen bildungspolitischen Diskussion über das Vorhandensein professioneller Handlungskompetenzen von Lehrenden (Baumert & Kunter, 2006, S. 469; Seifried & Ziegler, 2009, S. 84) bestimmt. Ansatzpunkte für professionelles Lehrerhandeln stellen sowohl national als auch international die **Professionsstandards für die Lehrerbildung** (z.B. das INTASC Model Core Teaching des CCSSO, 2013; die Standards der Lehrerbildung der KMK, 2019a; die Professionsstandards für die Ausbildung von Lehrpersonen der Pädagogischen Hochschule Schwyz, 2018 und der PHZ, 2018) dar (siehe auch Kapitel 3.1). Ein Standard ist „eine möglichst präzise Festlegung der Eigenschaften, die ein Objekt oder ein Prozess haben muss, um definierten Qualitätskriterien zu genügen. Durch die Formulierung eines Standards wird bestimmt, was ‚Standard‘ ist.“ (Terhart, 2005, S. 276) Die Professionsstandards dienen als Zielorientierung, über welche Kompetenzen Lehrende für die professionelle Ausübung ihres Berufes verfügen sollen. Reh (2005, S. 262) und Terhart (2005, S. 278) differenzieren zwischen Standards für das professionelle Lehrerhandeln (z.B. Oser, 1997) und Standards für die Lehrerausbildung (z.B. CCSSO, 2013, KMK, 2019a; Pädagogische Hochschule Schwyz, 2018, PHZ, 2018). Allen Professionsstandards gemein ist, dass sie Kernaufgaben von Lehrenden abbilden. Eine Synopse ausgewählter Professionsstandards der Lehrerausbildung mit Zuordnung zu zehn Kernaufgaben findet sich in Tabelle 4.1. Im Gegensatz zu Kapitel 3.1, in dem nur diejenigen Standards angeführt wurden, in denen das Professionswissen integriert ist, werden in der folgenden Tabelle 4.1 allen Professionsstandards zehn Kernaufgaben zugewiesen, um professionelles Handeln abzubilden.

Viele Autoren (u.a. Baumert & Kunter, 2006, S. 477; Blömeke, 2002, S. 42; Bromme, 1997, S. 181; Tenorth, 2006, S. 585; Terhart, 2012, S. 45) sind sich darin einig, dass Unterrichten zu den Kernaufgaben von Lehrenden gehört, und dass Lehrerprofessionalität über das professionelle Handeln im Unterricht definiert wird. Hierzu formulieren Baumert & Kunter (2006, S. 477) treffend: „Eine Analyse der Handlungsanforderungen und Handlungskompetenzen von Lehrkräften hat am Kern der Berufstätigkeit, bei der Vorbereitung, Inszenierung und Durchführung von Unterricht anzusetzen."

Tabelle 4.1: Synopse ausgewählter Professionsstandards der Lehrerausbildung (CCSSO, 2013, 16–47; KMK, 2019a, S. 7–14; PHZ, 2018, S. 6–18) (Tabelle aus Kuckeland, 2018, S. 167)

Standards / **Kern-aufgaben**	Standards der Lehrerbildung (KMK, 2019a, 7–14)	Professionsstandards der Lehrerausbildung (PHZ, 2018, 6–18)	INTASC Kernstandards der Lehrerausbildung (CCSSO, 2013, 16–47)
	Die Lehrperson …		
1. Unterricht inhaltlich aufbereiten	1) … plant Unterricht unter Berücksichtigung unterschiedlicher Lern-voraussetzungen und Entwicklungsprozesse fach- und sachgerecht …	1) … versteht und strukturiert die Fachinhalte.	4) … strukturiert die Inhalte ihrer Disziplin und macht die Inhalte für Lernende zugänglich und bedeutsam.
2. Unterricht methodisch und didaktisch gestalten	… und führt ihn sachlich und fachlich korrekt durch. 2) … unterstützt durch die Gestaltung von Lernsituationen das Lernen und motiviert Lernende, Gelerntes zu nutzen.	5) … moderiert und leitet Lernprozesse an.	7) … unterstützt Lernende durch gezielte Aufgaben beim Erreichen von Zielen und vermittelt fächerübergreifend Inhalte.
3. Lehr-Lern-Strategien einsetzen	3) … fördert die Fähigkeiten der Lernenden zum selbstbestimmten Lernen und Arbeiten.	4) … versteht und verwendet Unterrichtsstrategien.	8) … setzt eine Vielfalt an Lehr- und Lernstrategien ein und fördert vertiefte Wissenszusammenhänge und Fertigkeiten.
4. Kommunizieren und Diskussionskultur fördern	6) … findet alters- und entwicklungspsychologisch adäquate Lösungsansätze für Schwierigkeiten und Konflikte.	6) … kommuniziert und präsentiert.	3) … schafft eine Lernumgebung für individualisiertes, kooperatives Lernen zur Förderung sozialer Interaktion und Motivation.
5. Entwicklungsprozesse unterstützen	4) … berücksichtigt soziale und kulturelle Lebensbedingungen der Lernenden und nimmt Einfluss auf deren individuelle Entwicklung.	2) … versteht und unterstützt Entwicklungsprozesse. 11) … versteht, plant und begleitet das Lernen im Spiel.	1) … versteht Entwicklungsprozesse der Lernenden und berücksichtigt individuelle Einflussfaktoren des Lernens.

Standards / Kern-aufgaben	Standards der Lehrerbildung (KMK, 2019a, 7–14)	Professionsstandards der Lehrerausbildung (PHZ, 2018, 6–18)	INTASC Kernstandards der Lehrerausbildung (CCSSO, 2013, 16–47)
	Die Lehrperson …		
6. Werte vermitteln	5) … vermittelt Werte und Normen, eine Haltung der Wertschätzung und Anerkennung von Diversität und unterstützt selbstbestimmtes Handeln und Urteilen.	--	5) … ermöglicht Lernen in Zusammenhängen und unterstützt die Lernenden in kritischem Denken und Problemlösen.
7. Lernvoraussetzungen diagnostizieren	7) … diagnostiziert Lernvoraussetzungen, fördert Lernende und berät Lernende und Eltern.	3) … versteht und berücksichtigt Unterschiede im Lernen.	2) … berücksichtigt individuelle Unterschiede und Kulturen der Lernenden und stellt inklusive Lernumgebungen sicher. 6) … nutzt verschiedene Assessments und unterstützt Lernende in ihrem Lernprozess.
8. Leistungen beurteilen	8) … erfasst die Leistungsentwicklung von Lernenden und beurteilt die Leistungen anhand transparenter Beurteilungsmaßstäbe.	8) … beobachtet, beurteilt und fördert.	---
9. Eigenes Handeln reflektieren	9) … macht sich die Anforderungen des Lehrerberufs bewusst. 10) … versteht ihren Beruf als ständige Lernaufgabe.	7) … plant und evaluiert. 9) … reflektiert ihre eigene Berufserfahrung.	9) … entwickelt sich fortlaufend weiter und evaluiert ihr eigenes Handeln und die Wirkung ihrer Entscheidungen.
10. Kooperieren	11) … beteiligt sich an der Schul- und Unterrichtsentwicklung.	10) … nimmt Einfluss auf das Umfeld.	1) … trägt Verantwortung für das Lernen der Lernenden sowie für die Kooperation mit anderen und ist bestrebt, Professionalisierung voranzubringen.

Neben den Professionsstandards finden sich vielfältige **Kompetenzmodelle** zur Bestimmung professioneller Handlungskompetenz von Lehrenden (siehe Kapitel 3.1). Frey & Jung (2011) bieten in ihrem Werk hierzu eine fundierte Übersicht.

Kompetenzmodelle setzen grundsätzlich an den Anforderungen zur Bewältigung beruflicher Aufgaben an, denn sie umfassen „die Systematisierung von Kompetenzkomponenten, -facetten und -stufen, die für die erfolgreiche Bewältigung komplexer Aufgaben und Anforderungen bei spezifischen Referenzgruppen als bedeutsam angesehen werden" (Frey & Jung, 2011, S. 6). Nach Klieme et al. (2007, S. 74) beinhalten Kompetenzmodelle neben den Kompetenzkomponenten, die die Anforderungen an den Anwender darstellen, auch die Niveaustufen, die eine Aussage über den Ausprägungsgrad der Kompetenz treffen. Kompetenzmodelle sind somit Voraussetzung für eine kriteriengeleitete Erfassung des individuellen Kompetenzniveaus einer Person und unterscheiden sich „in der Entscheidung, ob Kompetenzstufen im Sinne eines Entwicklungsmodells aufeinander aufbauen und die Bewältigung niederer Kompetenzstufen die Voraussetzung für die Erreichung höherer Niveaus sind oder nicht" (Frey & Jung, 2011, S. 7).

Hensge, Lorig & Schreiber (2009, S. 8) differenzieren Kompetenz*struktur*modelle und Kompetenz*entwicklungs*modelle.

Kompetenzstrukturmodelle bilden verschiedene Dimensionen von Kompetenzen ab, da sie der Frage nachgehen, „welche und wie viele verschiedene Kompetenzdimensionen in einem spezifischen Bereich differenzierbar sind" (Klieme & Leutner, 2006, S. 883). In vielen Kompetenzstrukturmodellen wird eine Zergliederung der Kompetenzen in Teilkompetenzen und Dimensionen vorgenommen (Hensge, Görmar, Lorig, Molitor & Schreiber, 2008, S. 7). Um das kompetente Handeln darüber hinaus beobachtbar und messbar zu machen, werden die Dimensionen dann weiter in konkrete Kriterien (Items) operationalisiert. Im Kontext der Bestimmung *professioneller Handlungskompetenz* von Lehrenden finden sich vielfältige Kompetenzstrukturmodelle. Hierzu zählen u. a. das Modell professioneller Handlungskompetenz von COACTIV (Baumert & Kunter, 2011a, S. 32) (siehe Abbildung 3.2, Kap. 3.1), das Modell der Lehrerkompetenz nach Bromme (1997; in Frey & Jung, 2011, S. 16) (siehe Abbildung 3.3, Kap. 3.1) und das hierarchische Strukturmodell nach Frey (2014, S. 724).

Kompetenzentwicklungsmodelle bilden den Verlauf des Kompetenzerwerbs ab und können als Lern- und Entwicklungsprozess beschrieben werden (Hensge, Lorig & Schreiber, 2009, S. 8). Sie fokussieren „spezifische Aufgaben, die einem Niveau zugeordnet werden können und den Stand des Kompetenzerwerbs markieren" (Hensge, Lorig & Schreiber, 2009, S. 8). Meist sind Kompetenzentwicklungsmodelle so angelegt, dass die nachfolgende Niveaustufe die vorangegangene Niveaustufe beinhaltet.

In Bezug auf Kompetenzentwicklungsmodelle von *Lehrenden* ist vor allem das *fünfstufige Entwicklungsmodell vom Novizen zum Experten* von Neuweg (2018, erstmalig 1999b) bedeutsam (Abbildung 4.2). Auf der Grundlage des Modells der Entwicklungslogik von Dreyfus & Dreyfus (1987) entwickelt Neuweg (2018, S. 126–128) ein fünfstufiges Kompetenzmodell, das die Kompetenzentwicklung von Lehrenden in der Erstausbildung bis zu berufsfertigen Lehrenden abbildet. Die Stufen *Der Novize* und *Der fortgeschrittener Anfänger* kennzeichnen den Lehrenden innerhalb der Ausbildung. Die drei Phasen *Der kompetente Lehrer*, *Der geübte Lehrer* und *Der Lehrer als „Experte"* verweisen auf die Kompetenzentwicklungen innerhalb der Berufstätigkeit eines ausgebildeten Lehrenden (Neuweg, 2018, S. 126–128). Neuweg (2018, S. 131) verdeutlicht, dass die Kompetenzentwicklung nicht bei der Stufe des Experten aufhört, sondern Lehrende ihre Kompetenzen in der Fort- und Weiterbildung ausbauen.

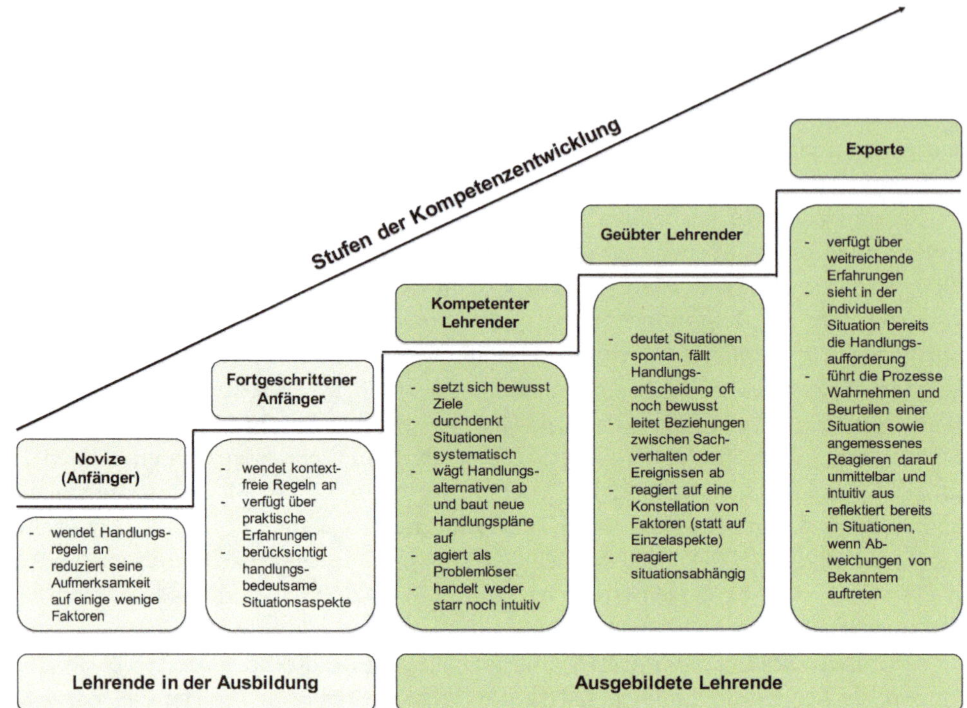

Abbildung 4.2: Kompetenzentwicklungsmodell von Lehrenden (Inhalte aus Neuweg, 2018, S. 126–128; Grafik eigene Erstellung)

Wirksamkeit des Lehrerhandelns

Neben der Bestimmung professioneller Kompetenz über Professionsstandards und Kompetenzmodelle bedeutet Lehrerprofessionalität, dass das Handeln von Lehrenden im Sinne der Orientierung am Output[18] bzw. Outcome der Lernenden wirksam ist. Der Professionalitätsbegriff ist dementsprechend mit der Frage nach der Wirksamkeit des Lehrens und Lernens verknüpft (Weinert & Helmke, 1996, S. 223). Helmke (2010, S. 16) bekräftigt, dass die nach der „PISA-Katastrophe" eingetretene Wende hin zur Orientierung auf nachweisbare Wirkungen nicht mehr rückgängig zu machen ist. Der Perspektivwechsel im Bildungssystem vom input- zum outcomeorientierten Denken spiegelt sich auch im *Prozess-Produkt-Forschungsparadigma*[19] wider, das sich etwa seit den 1960er Jahren entwickelt hat

18 Outputs werden verstanden als die Lernergebnisse (wie Leistungen, Einstellungen und Haltungen) von Lernenden, die durch Standards, Vergleichsarbeiten und Evaluationen kontrolliert werden (Avenarius et al., 2003, S. 109). Outcomes hingegen beschreiben die langfristigen Wirkungen des Outputs. Hierbei geht es um die Anwendung und Weiterentwicklung der erworbenen Kompetenzen im Kontext von beruflichem Erfolg und gesellschaftlicher Teilhabe (Avenarius et al., 2003, S. 109).

19 Das zunehmende Interesse an der Forschung zum Professionswissen und -handeln von Lehrenden geht mit einem *historischen Paradigmenwechsel* vom *Persönlichkeits-Paradigma* über das *Prozess-Produkt-Paradigma* zum *Experten-Paradigma* einher (Bromme, 1997, S. 183–188; Krauss & Bruckmaier, 2014, S. 241; Weinert, 1996, S. 141). Von Anfang bis etwa Mitte des 20. Jahrhunderts wurde die Lehrerforschung durch das *Persönlichkeits-Paradigma* geprägt.

und Lehrerhandeln im Unterricht messbar macht (Krauss & Bruckmaier, 2014, S. 242). Lehrerprofessionalität kann in diesem Kontext mit Unterrichtsqualität verknüpft werden. Professionelles Lehrerhandeln realisiert sich demnach in der Umsetzung von Qualitätskriterien guten Unterrichts (z.B. nach Astleitner, 2002; Helmke, 2010, Meyer, 2014a). Die Messung von Kriterien guten Unterrichts ist dabei nach Helmke (2010, S. 25) auf zwei Perspektiven ausgerichtet: die Bewertung des Unterrichtsproduktes und die Bewertung des Unterrichtsprozesses. Beide sind gleichsam in empirischen Forschungsarbeiten zu berücksichtigen. Um Wirkzusammenhänge von Lehrerhandeln und erfolgreichen Lernergebnissen der Lernenden ableiten zu können, reichen einfache Prozess-Produkt-Modelle nicht mehr aus (Helmke, 2010, S. 71), weshalb sich in der Forschung um Lehrerprofessionalität die Expertiseforschung als eine bedeutende Säule empirischer Bildungsforschung etablierte. Helmke (2010, S. 73) entwickelt ein umfangreiches Angebot-Nutzungs-Modell zur Wirkweise von Unterricht und implementiert die Perspektive der Lehrperson und die des Unterrichts. In diesem Modell sind sowohl der Unterricht als Angebot, die Lernaktivitäten als Nutzung, die Wirkungen als Ertrag als auch die Bedingungen durch die Lehrperson selbst (u.a. mit ihrem Professionswissen) und die Kontextfaktoren abgebildet. Helmke (2010, S. 73) vereint in seinem Modell Ansätze des *Prozess-Produkt-Paradigmas* und des *Expertenparadigmas.*

Dass Lehrende Einfluss auf die Lernentwicklung von Lernenden haben (Hattie 2009, 119; Lipowsky 2006, 64), und dass dieser Einfluss u.a. auf das Professionswissen von Lehrenden zurückzuführen ist, zeigen verschiedene Studien (z.B. Baumert & Kunter, 2006; Baumert & Kunter, 2011a; Hill, Rowan & Loewenberg Ball, 2005), die meist für den allgemeinbildenden Bereich (besonders Mathematik und Naturwissenschaften) gelten. Insbesondere Hattie (2009, 2013) verdeutlicht in seiner Studie den Einfluss der Lehrperson auf nachhaltiges Lernen. Im Rahmen einer großangelegten Metaanalyse, die eine über 15-jährige Forschungsbilanz abbildet (Steffens & Höfer, 2011, S. 267) und in die über 50.000 Studien einfließen

Dabei wurden primär Unterschiede in der pädagogischen Wirkung auf der Basis von Personenmerkmalen von Lehrenden zu erklären versucht (Krauss & Bruckmaier, 2014, S. 241). Aufgrund der wenigen und schwachen empirischen Zusammenhänge findet das Paradigma in Übersichtsarbeiten häufig kaum Erwähnung (Bromme, 1997, S. 183). Unter dem Einfluss des Behaviorismus nahm ab Mitte der 1960er Jahre das *Prozess-Produkt-Paradigma* Einzug in die Forschung um die Wirkung einzelner Verhaltensweisen von Lehrenden auf Schülerleistungen (Bromme, 1997, S. 184). Der „Forschungsfokus wechselte also von der *Person* des Lehrers hin zu dessen *Verhalten* im Unterricht“ (Krauss & Bruckmaier, 2014, S. 241, Hervorh. i.O.). Die Forschungsmethodik zeichnete sich durch die empirische Erfassung ausgewählter Aspekte des Unterrichts wie z.B. die Anzahl anspruchsvoller Lehrerfragen pro Zeiteinheit („Prozesse“) einerseits und Zielkriterien wie z.B. der Lernzuwachs („Produkt“) andererseits aus (Krauss & Bruckmaier, 2014, S. 241). Ab der Mitte der 1980er Jahre entwickelte sich in Anlehnung an die Erkenntnisse aus der kognitionspsychologischen Expertiseforschung das *Experten-Paradigma*, bei dem wiederum der Lehrende der Mittelpunkt ist, „diesmal aber stehen nicht mehr Charaktereigenschaften oder Persönlichkeitsmerkmale im Vordergrund, sondern vielmehr Wissen und Können des Lehrers“ (Krauss & Bruckmaier, 2014, S. 242). Auch beim Experten-Paradigma geht es darum, erfolgreiche Lehrende zu identifizieren, jedoch beinhaltet die Expertiseforschung die Suche „nach der Kompetenz des Lehrers im Sinne eines kohärenten Ensembles von Wissen und Können“ (Bromme, 1997, S. 187).

(Hattie, 2009, S. 15), expliziert Hattie (2013) 138 Einflussfaktoren auf Lernen, darunter Lernende, Lehrende, Unterricht, Elternhaus, Schule und Curricula. Ziel der Hattie-Studie, die breit rezipiert wird (u.a. Helmke & Reinhard, 2013; Köller, 2014; Meyer, 2014b; Rolff, 2013; Steffens & Höfer, 2011; Terhart, 2014; Zierer, 2014) und den Ausgangspunkt einer Bildungsdiskussion auf internationaler Ebene darstellt, ist die evidenzbasierte Entwicklung einer Theorie zu den Schlüsseleinflüssen auf das Lernverhalten der Lernenden, um Lehrende für Erfolgs- und Misserfolgspotenziale zu sensibilisieren (Hattie, 2013, S. 7). Wenngleich Hattie (2012, S. 25) den Lehrenden einen bedeutenden Einfluss auf die Lerneffekte von Lernenden zuschreibt: „My point is that teachers' beliefs and commitments are the greatest influence on student achievement over which we can have some control …", so kann die umfassende Metaanalyse nicht darauf reduziert werden. Mehrere Autoren (u.a. Beywl & Zierer, 2014, S. 150; Meyer, 2014b, S. 120–122; Rolff, 2013, S. 46) haben darauf hingewiesen, dass mit den Ergebnissen sorgsam umgegangen werden muss, weil sonst die Gefahr besteht, dass vorschnelle Interpretationen vorgenommen und die Ergebnisse je nach eigener Intention bewertet werden. Sie plädieren für einen kritisch-konstruktiven Umgang mit der Metastudie und einer steten Einbindung in den jeweiligen Forschungskontext. In Bezug auf professionelles Lehrerhandeln lassen sich umfassende Ergebnisse aus der Hattie-Studie ableiten, auch wenn Hattie (2009, 2012, 2013) diese nicht unter dem Begriff der Lehrerprofessionalität fasst.

4.3 Berufsbiografischer Ansatz

Der berufsbiografische Bestimmungsansatz betrachtet Lehrerprofessionalität als „berufsbiografisches Entwicklungsproblem" (Terhart, 1996, S. 452). Im Sinne eines nicht abgeschlossenen Entwicklungsprozesses werden Kompetenzen und ein beruflicher Habitus im Laufe der beruflichen Praxis und durch Weiterbildungserfahrungen, kritische Lebensereignisse, Belastungserfahrungen sowie deren Bewältigung ausgebildet (Herzog, 2014, S. 408; Terhart, 2011, S. 208). Dem Ansatz liegt eine individualisierte, lebensgeschichtlich orientierte Sichtweise zugrunde, die starke Ähnlichkeiten zum kompetenztheoretischen Bestimmungsansatz und dessen Orientierung an Aufgabenprofilen und erforderlichen Kompetenzen aufweist (Terhart, 2011, S. 208).

> „Der berufsbiographische Ansatz geht von der Hypothese aus, dass Menschen im Laufe ihrer Berufspraxis bestimmte Phasen durchlaufen, in denen typische Aufgaben und Lösungsstrategien obenan stehen. Das bedeutet, angewendet auf den Pädagogenberuf, dass zu Beginn der Berufslaufbahn möglicherweise andere Aufgaben zu bewältigen sind als nach zehn oder zwanzig Berufsjahren." (Bauer, 2000, S. 62)

Bauer (2000, S. 62) versteht den berufsbiografischen Ansatz als Entwicklung eines *professionellen Selbst*. Die Verfügung über erforderliche „Handlungsmuster" von Lehrenden im Sinne von Kompetenzen, um „andere Menschen bei persönlich bedeutsamen Lernprozessen wirkungsvoll zu unterstützen", ist noch kein Merkmal von Professionalität (Bauer, 2000, S. 63). Professionell wird Handeln erst durch die situative Anwendung der Handlungsmuster auf der Grundlage einer Deutung und Interpretation der jeweiligen Situation. Zudem entfaltet sich Professionalität erst in der „Entwicklung eines Selbst, das sich der Unvollkommenheit und Vorläufigkeit aller gefundenen Lösungen bewusst ist und an sich selbst arbeitet, um wirkungsvoller handeln zu können" (Bauer, 2000, S. 63). Die Selbstreflexivität hat bei der Entwicklung von Professionalität eine sehr hohe Bedeutung.

In der Forschung zur Berufsbiografie[20] finden sich verschiedene Ansatzpunkte, die aus unterschiedlichen Perspektiven auf Lehrerbiografien blicken. Herzog (2014, S. 411–424) unterscheidet *vier zentrale Ansätze zur Forschung der Berufsbiografie von Lehrenden*:

1. Lehrerbiografien als Stufen- und Phasenverläufe,
2. Lehrerbiografien in berufsphasenspezifischen Analysen,
3. Lehrerbiografien als Beschreibung beruflicher Übergänge und
4. Lehrerbiografie im Blickfeld der Verbleibs- und Mobilitätsforschung.

Lehrerbiografien sind forschungsmethodologisch eine Herausforderung, da diese eine große Zeitspanne umfassen, von fünf bis sieben Jahren in der Ausbildung und im Berufseinstieg bis über 40 Berufsjahre (Herzog, 2014, S. 408). Häufig sind zur Erfassung Längsschnittstudien erforderlich. Im Folgenden werden die ersten beiden Ansätze zur Forschung der Berufsbiografie skizziert, da diese eine starke Verbindung zum kompetenztheoretischen Ansatz haben und sich u. a. mit der Frage nach den Anforderungen und Aufgaben in verschiedenen Berufsphasen sowie den Entwicklungsmöglichkeiten von Lehrenden beschäftigen.

Lehrerbiografien als Stufen- und Phasenverläufe

Ein bedeutender Ansatz der Lehrerbiografieforschung fokussiert die *Entwicklung von Lehrenden* über den Berufseinstieg hinaus. Hierzu werden in der Literatur verschiedene *Stufen- und Phasenverläufe* beschrieben. Eines der am häufigsten rezipierten und auf verschiedene Bereiche übertragenen Entwicklungsmodelle beruflicher (nicht lehrerspezifischer) Entwicklung stellt das *Modell vom Novizen zum Experten* von Dreyfus & Dreyfus (1987) dar, das von Neuweg (2018) auf den Lehrerberuf übertragen wurde (siehe Kapitel 4.2). Ein weiteres Stufenmodell bildet das Modell „*Stages of Learning to Teach*" von Fuller und Brown (1975, zit. nach Herzog, 2014, S. 411, Hervorh. i. O.) ab. Fuller und Brown unterscheiden drei Stufen: Die „Survival Stage" kennzeichnet die Phase des Überlebens zu Beginn der Berufstätigkeit, die „Mastery Stage" umfasst die didaktische Gestaltung und die Kontrolle der Unterrichtssituationen und die „Routine Stage" beinhaltet routiniertes Handeln, das die

20 Herzog (2014, S. 409) differenziert zwischen Lehrerbiografieforschung und biografische Lehrerforschung. „Bei der Lehrerbiografieforschung steht der *Inhalt* und somit die Lebensgeschichte der Lehrperson im Vordergrund. Die biografische Lehrerforschung hingegen beschreibt eher eine *Methodenwahl* des Forschungsfelds, die sich auch auf *andere* Themenbereiche der Lehrerforschung beziehen kann." (Herzog, 2014, S. 409, Hervorh. i. O.)

Wahrnehmung der Bedürfnisse und Schwierigkeiten einzelner Lernenden ermöglicht (Herzog, 2014, S. 411).

Die Altersstruktur innerhalb des Stufenverlaufs berücksichtigend skizzieren Sikes, Measor & Woods (1991) ein vierphasiges Modell, das einen *„für den Lehrerberuf typischen Lebenslauf (life-cycle)"* abbildet. Das Modell beinhaltet „abgegrenzte Phasen sowie jeweils damit verknüpfte Aufgabenstellungen" (Sikes, Measor & Woods, 1991, S. 231). Die Frühphase (bis 29 Jahre) stellt den Startpunkt der Sozialisation in die Lehrerkultur dar, in der Sicherheit im Unterrichten und in der Klassenführung entwickelt werden (Sikes, Measor & Woods, 1991, S. 231). Die *Phase des Niederlassens* (30–40 Jahre) fokussiert vor allem die Entwicklungen von Karriere. Hierbei sind deutliche geschlechtsspezifische Unterschiede auszumachen: Während sich Frauen häufig zwischen Familie und Karriere entscheiden, „befinden sich männliche Lehrer gewissermaßen auf dem Höhepunkt ihrer Laufbahn" (Sikes, Measor & Woods, 1991, S. 232, Hervorh. i. O.). In der „Plateau"-Phase (40–55 Jahre) geht es für viele Lehrende darum, sich mit der erreichten beruflichen Karriere zurechtzufinden. Ihr Berufsalltag ist nach Überstehen der *Midlife-Crisis* gekennzeichnet von Gelassenheit und anerkennender Berufserfahrung (Sikes, Measor & Woods, 1991, S. 233, Hervorh. i. O.).

Die letzte Phase ist die Vorbereitung auf den *Rückzug aus dem Berufsleben* (über 55 Jahre). Einige Lehrende ziehen sich frühzeitig aus ihrem Beruf zurück, andere verbleiben und entwickeln eine Distanz zu den Lernenden und/oder kritisieren den Verfall von Leistungsstandards (Sikes, Measor & Woods, 1991, S. 233, Hervor. i. O.).

Das Modell stellt kein „rigides Muster" dar, sondern ein Entwicklungsmodell, das sich variabel in den Berufsbiografien der Lehrenden abbildet. Demzufolge überlappen sich Phasen, und nicht alle Kennzeichen der Phasen sind für alle Lehrenden zutreffend (Sikes, Measor & Woods, 1991, S. 233–234).

Als ein weiteres berufsbiografisches Modell wird der *berufliche Lebenszyklus von Lehrenden* von Hubermann (1991, S. 249) skizziert. Im Gegensatz zum Lebenslaufmodell von Sikes, Measor & Woods (1991), welches die Phasen in Lebensaltersabschnitten einteilt, differenziert Hubermann (1991, S. 249) in seinem Modell fünf Phasen der Berufsjahre. Die ersten 1–3 Jahre stellen den Berufseinstieg als „Überleben" und „Entdecken" dar. Die daran anknüpfende Phase der Stabilisierung umfasst etwa 4–6 Berufsjahre. In einem größeren Zeitabschnitt von 7–18 Jahren variieren einerseits „Experimente" und „Aktivismus" und andererseits „Neubewertung" und „Selbstzweifel" (Hubermann, 1991, S. 249). Aus beiden Perspektiven kann sich in der vierten Phase mit 19–30 Jahren Berufserfahrung „Gelassenheit" und „Distanz" entwickeln. Aus der Neubewertung und dem Selbstzweifel kann darüber hinaus „Konservatismus" resultieren (Hubermann, 1991, S. 249). Beide Stränge (Gelassenheit und Distanz sowie Konservatismus) fließen in der letzten Phase (31–40 Berufsjahre) wieder zusammen und entfalten sich im „Des-engagement" als „Gelassenheit" oder „Bitterkeit" (Hubermann, 1991, S. 249).

Insgesamt lassen sich aus den Modellen einige Gemeinsamkeiten ableiten: Die Einstiegsphase ist häufig durch Unsicherheit und Ausprobieren gekennzeichnet. In einer längeren Phase der Stabilität stehen das Unterrichten und die

Beziehungsgestaltung innerhalb von Lehr-Lernprozessen im Fokus. Im Verlauf der Berufsjahre bis zum Ende der Berufstätigkeit folgen eine Bilanzierung mit einhergehender Distanzierung sowie Entwicklung von Gelassenheit oder Bitterkeit.

Lehrerbiografien in berufsphasenspezifischen Analysen

Entgegen der Forschung zu den Phasenverläufen der Lehrerbiografien fokussieren berufsphasenspezifische Analysen einzelne Ausschnitte der Biografie. Hierzu existiert keine einheitliche Phasenaufteilung, sodass in Forschungsarbeiten differente Sequenzen von Ausschnitten der Biografie vorzufinden sind (Herzog, 2014, S. 414). Im Kontext der berufsphasenspezifischen Analysen liegen vor allem Forschungsergebnisse für die Berufseinstiegsphase und den Übergang zwischen Studium, Referendariat und vollständige Berufstätigkeit vor, da die Berufseingangsphase berufsbiografisch hoch bedeutsam ist (Hericks & Kunze, 2002, S. 405; Keller-Schneider & Hericks, 2017, S. 302). „Der Prozess des Lehrerwerdens ist ein komplexer, krisenhafter und individueller Entwicklungsprozess, der sich aus dem Zusammenspiel von person- und situationsspezifischen Faktoren ergibt." (Keller-Schneider & Hericks, 2014, S. 386) Im Folgenden werden ausgewählte Ergebnisse zu Forschungsarbeiten skizziert, die vor allem die sensible Berufseinstiegsphase in den Blick nehmen. Weitere Ergebnisse zu den anderen Berufsphasen finden sich z. B. bei Herzog (2014).

Hericks & Kunze (2002) definieren beispielsweise vier Entwicklungsaufgaben von Lehramtsstudierenden, Referendaren und Berufseinsteigern, die von Keller-Schneider (2009) aufgegriffen werden. Hierzu zählen identitätsbildende Rollenfindung, adressatenbezogene Vermittlung, anerkennende Führung und mitgestaltende Kooperation (Keller-Schneider, 2009, S. 149).

In einer anderen Längsschnittstudie bildet Keller-Schneider (2014) Kompetenzen von Lehrenden als Selbsteinschätzungen in der Berufseinstiegsphase ab. Die Ergebnisse weisen auf einen deutlichen Anstieg der Kompetenzwahrnehmung beim Unterrichten, in der Klassenführung und in der Elternarbeit innerhalb des ersten Berufsjahres hin.

Die Gelenkstelle zwischen Ausbildung und Berufseingang auf der einen Seite und Fort- und Weiterbildung im Berufsverlauf auf der anderen Seite findet bei Keller-Schneider & Hericks (2017) Berücksichtigung. Im Kontext der Professionalisierung unterscheiden Keller-Schneider & Hericks (2017, S. 302, Hervorh. i. O.) einerseits das *Lehrerwerden* und das *Lehrerbleiben* und verweisen darauf, dass kontinuierliches Weiterlernen im Beruf dringend erforderlich ist.

Bezug zur Forschungsarbeit

Im pflegepädagogischen Diskurs existieren ebenfalls Studien, die am berufsbiografischen Ansatz anknüpfen und den Berufseinstieg von Lehrenden in Pflegebildungseinrichtungen fokussieren. Brühe (2013) befasst sich mit dem Erleben von Lehrenden in der Pflege im Rahmen der Berufseinmündungsphase. In einer deutschlandweiten Befragung zum Berufseinstieg werden 116 Pflegebildungseinrichtungen kontaktiert (Brühe, 2013, S. 98), aus denen insgesamt 204 Lehrende teilnehmen, die sich in den ersten drei Jahren ihrer Lehrtätigkeit nach Abschluss des Studiums befinden (Brühe, 2013, S. 100, 143). Als Ergebnis zeigt sich u. a., dass die Junglehrenden viel Zeit für die Unterrichtsvorbereitung benötigen, dass das Lehrer-Schüler-Gespräch die am häufigsten eingesetzte Methode ist, dass eine Unsicherheit darin besteht, ob die intendierten Lernergebnisse von den Lernenden erreicht wurden und dass Rückmeldungen der Lernenden und der Austausch mit Kollegen zu mehr Sicherheit führen, während Reflexionen mit Mentoren und Kollegen sowie Unterrichtshospitationen von nur etwa 50–60 % der Befragten als bedeutend angesehen werden (Brühe, 2013, S. 105, 106, 113, 117).

Eine weitere Studie von Reiber, Winter & Mosbacher-Strumpf (2015) stellt Zusammenhänge zwischen dem Studium der Pflegepädagogik und der Berufseinmündung sowie der Berufsentwicklung von Lehrenden in Baden-Württemberg her. In einer Onlinebefragung werden u. a. Fragen zu Motivation und Bewertung des Studiums, zur Berufseinmündung der beruflichen Laufbahn, zur beruflichen Weiterentwicklung und zum Selbstverständnis gestellt (Reiber, Winter & Mosbacher-Strumpf, 2015, S. 101–105). In die Studie werden alle Absolventen (n = 267) der Studiengänge Pflegepädagogik B.A., Pflegepädagogik Diplom und Pflegewissenschaft M.A. der Hochschulen Esslingen und Ravensburg-Weingarten im Sinne einer Vollerhebung einbezogen. Insgesamt nehmen 139 Lehrende an der Studie teil (Reiber, Winter & Mosbacher-Strumpf, 2015, S. 107, 111). Die umfassenden Ergebnisse lassen sich an dieser Stelle nicht alle abbilden.

Übergeordnet kann konstatiert werden, dass Lehrende zwar Schwierigkeiten im Übergang vom Studium in den Beruf haben, sich jedoch durch das Studium insgesamt gut vorbereitet fühlen. Der erwartete durchgängige Praxisbezug im Studium kann aus Sicht der Befragten jedoch nicht (vollständig) eingelöst werden. Als Erwartungen an das Studium formulieren die Lehrenden verstärkt den Erwerb „methodisch-didaktischer Handlungskonzepte“ und weniger die Entwicklung eines „kritisch-reflexiven Habitus“ (Reiber, Winter & Mosbacher-Strumpf, 2015, S. 255, 257). In Bezug auf das Selbstverständnis von Lehrenden ist auffallend, dass sich die Lehrenden überwiegend als Experten für die Pflegepraxis wahrnehmen. Erst danach folgt das Verständnis als Experte für die Aus-, Fort- und Weiterbildung und als drittes für die Pflegewissenschaft (Reiber, Winter & Mosbacher-Strumpf, 2015, S. 256). Für die Lehrtätigkeit erachten die Absolventen demzufolge methodisch-didaktische und pflege*praktische* Kompetenzen als besonders wichtig, während gesundheits-, bildungs- und pflegewissenschaftliche Kompetenzen als weniger wichtig beurteilt werden (Reiber, Winter & Mosbacher-Strumpf, 2015, S. 256).

> „Diese Befunde sind insofern von Interesse, als professionelles Lehrerhandeln in entscheidendem Maße von der fachwissenschaftlichen Expertise abhängig ist, die wiederum die fachdidaktische Unterrichtsqualität maßgeblich beeinflusst. Zwar lassen sich diese Ergebnisse nicht so deuten, dass die Absolventen/-innen in diesem Kompetenzbereich Defizite aufweisen, interessant ist jedoch, dass sie ganz offensichtlich die Bedeutung der fachwissenschaftlichen Grundlagen professionellen Lehrens unterschätzen.“ (Reiber, Winter & Mosbacher-Strumpf, 2015, S. 256)

Zusammenfassend werden nachfolgend die wesentlichen Aspekte der *drei Ansätze zur Bestimmung von Lehrerprofessionalität* skizziert.

Professionalität im *strukturtheoretischen Ansatz* beinhaltet die stellvertretende Bearbeitung[21] von individuellen und sozialen Krisen mit der Möglichkeit des Scheiterns (Helsper, 2004, S. 62). Professionelles Handeln als ein Handeln in Widersprüchen und Antinomien findet in Ungewissheit statt, denn die Folgen der intendierten Handlungen sind nicht absehbar. Handlungen können zwar antizipiert, die Resultate (im Sinne von Outcomes) jedoch nicht vorweggenommen oder geplant werden (Helsper, 2004, S. 62). Die Gewissheit, dass initiierte Bildungsprozesse am Gegenüber anknüpfen, ist nicht gegeben. Es lässt sich ein Bezug zum pädagogischen Konstruktivismus herstellen, der davon ausgeht, dass Lernen nicht erzeugt, sondern nur ermöglicht werden kann (Erzeugungs- vs. Ermöglichungsdidaktik) (Arnold & Schüßler, 1998, S.120–132). Bildung ist ein innerer Konstruktionsprozess, der an den Erfahrungen und Vorstellungen des Individuums anzusetzen hat und der die differenten Deutungsmuster als subjektive (Re-)Konstruktion von Erkenntnis als gegeben annimmt (Siebert, 2009, S. 30–31). Der Kern des professionellen Handelns im strukturtheoretischen Ansatz stellt die Reflexion der Unterrichtspraxis und der in ihr vorhandenen Antinomien im Sinne des rekonstruktiven Fallverstehens dar (Bastian & Helsper, 2000, S. 176; Helsper, 2014, S. 217).

Lehrerprofessionalität im *kompetenztheoretischen Ansatz* rückt die individuelle Perspektive des einzelnen Lehrenden im Sinne von Wissen und Können (verfügbare Kompetenzen) in den Fokus. Kompetentes Handeln der Lehrenden zeichnet sich durch die erfolgreiche Bewältigung der an sie gestellten Anforderungen aus. Paseka, Schratz & Schrittesser (2011, S. 8, Hervorh. i. O.) betrachten Professionalität als „Ausdruck *professionalisierten Handelns*", das sich in der professionellen Haltung und dem beruflichen Handeln abbildet (Paseka, Schratz & Schrittesser, 2011, S. 25). Zudem wird Lehrerprofessionalität über die Wirksamkeit des Lehrerhandelns in Bezug auf die Lernerfolge bei Lernenden bestimmt und durch Studien belegt.

Im *berufsbiografischen Ansatz* wird Lehrerprofessionalität als nicht abgeschlossener Entwicklungsprozess von Kompetenzen verstanden. Die Berufsbiografie ist durch die Bewältigung berufsbiografischer und kritischer Lebensereignisse gekennzeichnet. Forschungen im berufsbiografischen Ansatz fokussieren Lehrerhandeln zu verschiedenen Zeitpunkten des Berufslebens. Als besonders sensibel, und daher vielfältig in Forschungsarbeiten berücksichtigt, gilt die Berufseinstiegsphase, in der der Übergang zwischen Ausbildung und Berufsphase in den Blick genommen wird. In dieser Phase steht besonders die Entwicklung des beruflichen Habitus im Mittelpunkt. Zudem stellt die Fort- und Weiterbildung von Lehrenden einen wichtigen Aspekt der Berufsbiografie dar.

---

21 Mit stellvertretender Krisenbewältigung ist gemeint, dass Lehrende stellvertretend deutend für ihre Lernenden „Aufgaben der Ermöglichung (...) seelischer, psychischer, sozialer und physischer Integrität [sowie, H.K.] moralisch-ethischer Integrität" übernehmen.

4.4 Verbindung der drei Professionsansätze

Der strukturtheoretische und der kompetenztheoretische Ansatz bilden (neben dem berufs-biografischen Ansatz) zwei zentrale und in der wissenschaftlichen Diskussion häufig als *gegensätzlich betrachtete Positionen* zur Bestimmung von Lehrerprofessionalität ab (Cramer, 2012, S. 30–34; Terhart, 2011, S. 205).

Im professionstheoretischen Diskurs haben vor allem Baumert & Kunter (2006) sowie Tenorth (2006) Kritik am strukturtheoretischen Ansatz geübt, auf die Helsper (2007) geantwortet hat. Ein zentraler Kritikpunkt am strukturtheoretischen Ansatz fokussiert die bei Oevermann (1996, 2002) angeführte *therapeutische Funktion des Lehrerhandelns* (Baumert & Kunter, 2006, S. 470; Krüger, 2014, S. 69; Schaeffer, 1992, S. 205–206; Tenorth, 2006, S. 585; Wagner, 1998, S. 96), die nach Tenorth (2006, S. 585) falsch und irreführend ist. „Insofern nämlich pädagogisches Handeln es mit Lernen im Sinne des Machens neuer Erfahrungen zentral zu tun hat (…), kann der Bezugspunkt für dessen Professionalisierung nicht Therapie sein." (Wagner, 1998, S. 98) Auch Schaeffer (1992) verdeutlicht, dass die als Therapie missverstandene Auffassung pädagogischen Handelns dazu führt, dass sich die Grenze „zwischen zwei divergenten Handlungslogiken weitgehend verflüchtigt" (Schaeffer, 1992, S. 200).

Helsper (2007, S. 567, Hervorh. i. O.) nimmt zur Kritik Stellung und argumentiert, dass das Lehrerhandeln nicht „im *Kern* als therapeutisch zu konzipieren" ist, sondern nach Oevermann (1996) auf Wissens- und Normenvermittlung abzielt. Dennoch wird das professionelle Lehrerhandeln zu nah am therapeutischen Kontext ausgerichtet, wenn davon die Rede ist, das Ziel pädagogischer Arbeit ist auf die „Ermöglichung, Sicherung und Restituierung psychischer Integrität; auf die Gewährleistung und Wiederherstellung moralischer Integrität bzw. des Seelenheils" bezogen (Helsper, 1996, S. 528). Schaeffer (1992, S. 205–206) stellt die Unterschiede zwischen therapeutischem und pädagogischem Handeln prägnant heraus: „Therapeutisches Handeln richtet sich an beeinträchtigte Subjekte, und diese Beeinträchtigung steht im Zentrum der Bemühungen. Die Adressaten therapeutischer Interventionen haben Patienten- bzw. Klientenstatus (…). Anders beim pädagogischen Handeln. In seinem Zentrum stehen gemeinhin gesunde Menschen, deren Entfaltungsmöglichkeiten es fördern und deren Potential zur Bewältigung alltäglicher Lebenspraxis es erweitern und verbessern will." (Schaeffer, 1992, S. 205–206) Diese Arbeit folgt dem Verständnis von Baumert & Kunter (2006), Krüger (2014), Schaeffer (1992) und Tenorth (2006) und grenzt unterrichtliches Professionshandeln eindeutig von einer therapeutischen Funktion des Lehrerhandelns ab.

Die in der Diskussion aufgetretenen Differenzen zwischen dem strukturtheoretischen und dem kompetenztheoretischen Ansatz können als sich ausschließende Konstrukte betrachtet werden. Zielführender ist jedoch der Versuch, die Differenzen durch eine *Ergänzungsperspektive* zu überbrücken denn „jeder der Ansätze [liefert, H.K.] wichtige, zum Teil sogar sich wechselseitig ergänzende, ja bestätigende Erkenntnisse – dies allerdings durchweg in ansatzspezifischer Semantik" (Terhart, 2011, S. 209). Diehl & Krüger (2011, S. 10) erachten die Berücksichtigung beider Ansätze als „unbedingt notwendig", denn es geht darum, „den notwendigen Expertenstatus sicher zu stellen, aber auch die über den Expertenstatus hinausführende Entwicklung pädagogischer Professionalität zu gewährleisten".

Dannemann, Gillen, Krüger, Oldenburg, von Roux & Sterzik (2019) verweisen auf die hohe Bedeutung des Konzeptes der *„reflektierten Handlungsfähigkeit"* als ein zentrales Ziel von Lehrerbildung, das auf unterschiedlichen theoretischen Ansätzen basiert. Demzufolge ist für die Entwicklung der reflektierten Handlungsfähigkeit wichtig, „dass struktur- und kompetenztheoretische Ansätze nicht als sich ausschließende Gegensätze, sondern als Ergänzungen angesehen werden, um komplexe Unterrichtssituationen vor dem Hintergrund unterschiedlicher theoretischer Perspektiven erschließen zu können" (Dannemann et al., 2019, S. 15).

Auch Reinisch (2009, S. 40–41) weist daraufhin, dass eine Verzahnung beider Forschungsausrichtungen gewinnbringend für die Lehrerprofessionsforschung ist. „Angesichts der Relevanz des Themas und des hohen Forschungsbedarfs sollte daher nicht das Markieren von Konfliktlinien gepflegt, sondern das Ausloten von Kooperationsmöglichkeiten betrieben werden. Letztendlich würde dies auch zu einer Klärung der Intension, Extension und Pragmatik des Begriffs Lehrerprofessionalität beitragen." (Reinisch, 2009, S. 40–41)

In Übereinstimmung mit Dannemann et al. (2019), Diehl & Krüger (2011), Reinisch (2009) und Terhart (2011) ist es sinnvoll, die Bestimmungsansätze zur Lehrerprofessionalität nicht als isolierte und sich ausschließende Ansätze zu betrachten, sondern sie zu integrieren.

Im Folgenden wird ein *Verständnis von Lehrerprofessionalität* konzipiert, das alle drei Professionsansätze beinhaltet (Abbildung 4.3). Ausgehend vom kompetenztheoretischen Ansatz wird Lehrerprofessionalität über die *Anforderungen* an Lehrende und die Bewältigung als *kompetenzbasiertes Handeln* bestimmt. Anforderungen werden in allen drei Ansätzen beschrieben, jedoch aus unterschiedlichen Perspektiven (siehe Abbildung 4.3).

Im *strukturtheoretischen Ansatz* stellen die Antinomien und die Widersprüche Anforderungen an den Lehrenden dar. Zudem sind Lehrende gefordert, im krisenhaften Handeln Entscheidungen zu treffen und diese retrospektiv zu begründen. Im *kompetenztheoretischen Ansatz* werden die Anforderungen einerseits über die Kernaufgaben der Lehrenden und andererseits über die erforderliche Wirksamkeit ihres Handelns bestimmt. Die Anforderungen im *berufsbiografischen Ansatz* beziehen sich auf die erforderliche Bewältigung berufsbiografischer, kritischer Lebensereignisse. Lehrerprofessionalität bedeutet, diesen Anforderungen durch kompetentes Handeln zu begegnen. Für den kompetenztheoretischen Ansatz sind die zur Bewältigung der Anforderungen notwendigen *Kompetenzen* z.B. in Professionsstandards und Kompetenzmodellen definiert. Die Kompetenzen sind im Verständnis des berufsbiografischen Ansatzes lebenslang weiterzuentwickeln.

Allen Professionsansätzen ist weiterhin gemein, dass sich professionelles Handeln u.a. in einer *reflektierten Handlungsfähigkeit* (Dannemann et al., 2019, S. 20) entfaltet. Reflektierte Handlungsfähigkeit wird „als subjektiv zu entwickelndes Bündel aus Haltungen, Fähigkeiten und Kompetenzen verstanden" (Dannemann et al.,

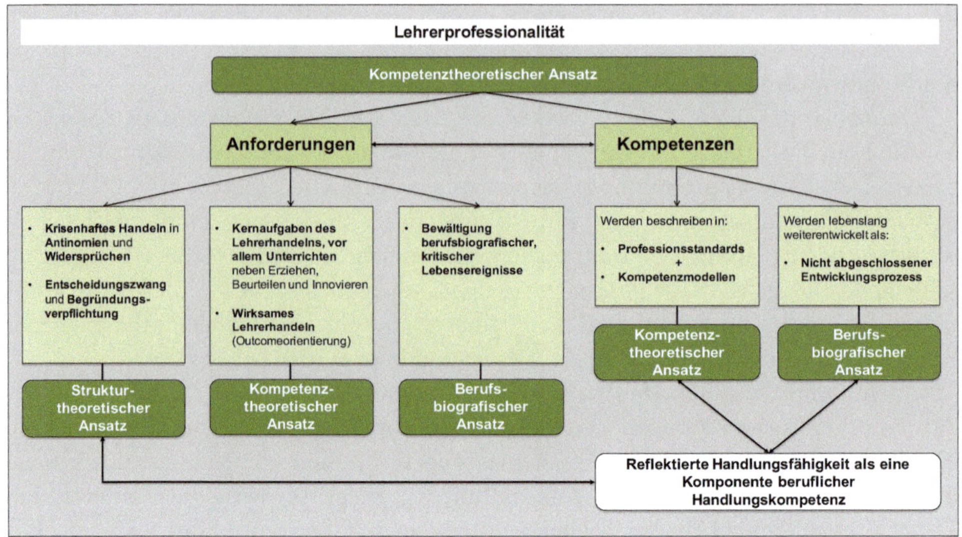

Abbildung 4.3: Verbindung der drei Ansätze zur Bestimmung von Lehrerprofessionalität (eigene Erstellung)

2019, S. 20). Der *reflektierten Handlungsfähigkeit* kommt in der Bestimmung um Professionalität eine hohe Bedeutung zu und lässt sich als *Kernmerkmal in allen professionstheoretischen Ansätzen* nachweisen.

> „Bemerkenswert ist nämlich, dass trotz unterschiedlich begründeter theoretischer Konzeptionen von professionellem Handeln – professionelles Handeln als Vermitteln von Widersprüchen oder als Handeln unter Bedingungen von Unsicherheit und Nichtwissen – in der Fachdebatte mit der Steigerungsformel ‚Professionalität durch Reflexivität' eine vergleichsweise große Einigkeit hergestellt erscheint." (Reh, 2004, S. 363)

Im Rahmen des *strukturtheoretischen Ansatzes* verdeutlichen Oevermann (2000) und Helsper (1996, 2014), dass Professionalität durch Reflexion und rekonstruktives Fallverstehen charakterisiert ist. In einer Situation (wie Unterricht) sind Lehrende von Entscheidungszwang (Helsper, 1996, S. 529; Oevermann, 2000, S. 131) geleitet. Die erforderliche Begründungspflicht ist erst retrospektiv einlösbar (Helsper, 1996, S. 529; Oevermann, 2000, S. 131).

Auch Dewe, Ferchhoff & Radtke (1992a, S. 81), die sich u.a. auf den strukturtheoretischen Ansatz (Dewe, Ferchhoff & Radtke, 1992b, S. 12) beziehen, heben die hohe Relevanz der Reflexion im Kontext von Professionalität hervor:

> „Professionalität wird verstanden als Voraussetzung für das Hervorbringen einer besonderen Handlungsstruktur, die es ermöglicht, in der Alltagspraxis auftretende Handlungsprobleme *aus der Distanz ‚stellvertretend'* für den alltagspraktischen Handelnden *wissenschaftlich reflektiert* zu deuten und zu bearbeiten. (…) Sofern Professionalität in der Relationierung zweier differenter Wissens- und Handlungs-

sphären aufgeht, wozu wiederum Distanz vonnöten ist, bezeichnet (Selbst-) Reflexivität im Sinne der Steigerung des ‚knowing-that' zum jederzeit verfügbaren Wissen darüber, was man tut, eine wichtige Komponente." (Dewe, Ferchhoff & Radtke, 1992a, S. 81, 85, Hervorh. i. O.)

Im *kompetenztheoretischen Ansatz* hat die Reflexion eine ebenso hohe Relevanz. Schratz et al. (2008) definieren *fünf Domänen der Lehrerprofessionalität*, wovon die erste Domäne die *Reflexivität und Diskursfähigkeit* umfasst. Professionelles Lehrerhandeln zeichnet sich in der Kompetenz aus,

- sich vom eigenen Unterricht zu distanzieren und ein Urteil über den Unterricht zu fällen,
- Spezifisches einer Situation und das dahinter liegende Allgemeine wahrzunehmen,
- über zukünftiges Handeln nachzudenken und Schlüsse zu ziehen,
- Selbstkritik zu entwickeln und in den Diskurs einzubringen sowie
- eigenes Handeln gegenüber anderen zu begründen (Schratz et al., 2008, S. 130).

Die Reflexion bekommt auch in den *Professionsstandards der Lehrerbildung* (siehe Kapitel 4.2) eine wichtige Funktion zugewiesen. Im Vergleich der Professionsstandards (siehe Tabelle 4.1, Kap. 4.2) stellt das *Reflektieren des eigenen Handelns* eine Kernaufgabe professionellen Handelns dar. In den *Standards der Lehrerbildung der KMK* (2019a) findet sich die Reflexion in Standard 10: „Lehrkräfte verstehen ihren Beruf als ständige Lernaufgabe und entwickeln ihre Kompetenzen weiter" (KMK, 2019a, S. 14). In den *Professionsstandards der Pädagogischen Hochschule Schwyz* fokussiert der Standard 9 die Reflexion: „Die Lehrperson reflektiert ihre eigenen Erfahrungen (Professionalität)" (Pädagogische Hochschule Schwyz, 2018, S. 44–46). In den *INTASC-Standards des CCSSO* (2013) präsentiert der Standard 9 „Lehrperson entwickelt sich fortlaufend weiter und evaluiert ihr eigenes Handeln und die Wirkung ihrer Entscheidungen" (CCSSO, 2013; Übersetzung aus Kuckeland, 2018, S. 167) die reflexive Kompetenz der Lehrenden.

Im *berufsbiografischen Ansatz* findet die Reflexion ebenso Berücksichtigung. Professionalität ist durch eine stetige individuelle berufsbiografische Weiterentwicklung gekennzeichnet und setzt Reflexivität voraus. Für Terhart bedeutet Professionalität die reflexive Haltung, „dass man sich eigentlich nie als fertig betrachtet, sondern ein Gespür für vergangene und zukünftig noch anstehende berufsbiografische Veränderungen und Veränderungsnotwendigkeiten hat" (Terhart, 2002, zit. nach Reh, 2004, S. 360). Die Reflexivität trägt nach Bauer (2000, S. 63–65) zum „Ausgleich zwischen eigenen Wünschen, Zielen und Ansprüchen und den verinnerlichten Erwartungen eines vorgestellten, verallgemeinerten kritischen Beobachters" bei, woraus sich das „professionelle Selbst" entwickelt, das auf die kontinuierliche Weiterentwicklung des pädagogischen Handelns ausgerichtet ist.

Zusammenfassend lässt sich konstatieren, dass zur Bestimmung von Lehrerprofessionalität verschiedene Bestimmungsansätze herangezogen werden können, die unterschiedliche Schwerpunkte in den Blick nehmen. Die Reflexion nimmt in allen Ansätzen eine bedeutende Funktion ein und kann übergreifend als Kernmerkmal von Lehrerprofessionalität identifiziert werden. Die Anerkennung und Diskussion von struktur- und kompetenztheoretischen Ansätzen als sich nicht ausschließende Gegensätze, sondern sich ergänzende Theoriebezüge haben für die Lehrerbildung eine entscheidende Bedeutung, denn zukünftige Lehrende müssen einerseits darauf vorbereitet werden, dass Lehrerhandeln durch Unsicherheiten und widersprüchlichen Anforderungen gekennzeichnet ist. Andererseits müssen Lehramtsstudierende kompetenzbasierte Anforderungsprofile professionellen Lehrerhandelns als Orientierung für die eigene Professionsentwicklung und als Beurteilungsmaßstab von wirksamen Lehrerhandeln reflektieren.

Bezug zur Forschungsarbeit

Im pflegedidaktischen Professionsdiskurs ist aus Sicht der Autorin die Integration des kompetenztheoretischen und des strukturtheoretischen Ansatzes zur Klärung des Begriffes der Professionalität von Lehrenden in der Pflegeausbildung zwingend erforderlich, wie die Ergebnisse der vorliegenden Studie zeigen. Pflegedidaktisches Handeln ist einerseits gekennzeichnet von Widersprüchen und Herausforderungen wie Schlüsselprobleme, Konflikte und Dilemmata (siehe Kapitel 8.3.2 und Kapitel 8.4.2) und entfaltet sich neben dem Professionshandeln im *Handeln wider besseres Wissen* (siehe Kapitel 10). Andererseits realisiert sich pflegedidaktische Professionalität in professionellem respektive kompetenzorientiertem Handeln und dem im Handeln korporierten pflegedidaktischen Professionswissen.

Der berufsbiografische Ansatz hat für die Pflegedidaktik ebenfalls eine hohe Bedeutung. Zum einen erfordert die Gesetzesnovellierung eine Weiterentwicklung aller Lehrenden dahingehend, dass sie unabhängig ihrer ursprünglichen pflegerischen Sozialisation in der Gesundheits- und Krankenpflege, Gesundheits- und Kinderkrankenpflege oder Altenpflege ihren Pflegeunterricht nun so ausrichten müssen, dass die Pflege bei Menschen aller Altersstufen und in allen Versorgungsbereichen adäquat berücksichtigt werden. Zum anderen stellt sich aufgrund der Heterogenität der Pflegelehrerausbildung verstärkt die Frage nach der formalen und informellen Kompetenzentwicklung von der hochschulischen Ausbildung bis zur vollen Berufstätigkeit und dann im weiteren Berufsverlauf.

Die Reflexion nimmt auch in der vorliegenden Arbeit eine zentrale (Doppel-) Bedeutung ein, da sich die *Reflexion als Grundlage* sowohl für *professionelles pflegedidaktische Handeln* der Lehrenden als auch für *Handeln wider besseres Wissen* der Lehrenden entfaltet (siehe Kapitel 10.1). Darüber hinaus stellt die Förderung der Reflexionsfähigkeit der Lernenden ein wegweisendes pflegedidaktisches Ziel der pflegerischen Ausbildung dar und zeigt sich im *Wissen der Lehrenden über die Ziele des Körperpflegeunterrichts* als eine Kategorie pflegedidaktischen Professionswissens (siehe Kapitel 8.3.1).

Im folgenden Kapitel wird anknüpfend an die Ausführungen zum Professionswissen in Kapitel 3 und zum Professionshandeln in diesem Kapitel das Phänomen des *Handelns wider besseres Wissens* erörtert, das sich als Diskrepanz zwischen Wissen und Handeln zeigt.

5. Handeln wider besseres Wissen

Nachdem in den vorangegangenen Kapiteln das Professions*wissen* (Kapitel 3) und das Professions*handeln* (Kapitel 4) erörtert wurden, wird nachfolgend das *Handeln wider besseres Wissen*, das sich in dieser Arbeit als zentrales Phänomen[22] herauskristallisiert hat (siehe Kapitel 10), näher betrachtet. Handeln wider besseres Wissen stellt eine Schnittstelle zwischen Wissen und Handeln dar, denn es ist dadurch gekennzeichnet, dass eine Person eine Handlung ausführt, obwohl sie weiß und/oder urteilt, dass diese Handlung nicht die aus ihrer Sicht richtige oder beste ist.

Der Annahme folgend, dass Menschen absichtlich und vernünftig handeln und nicht etwas tun, dass sie *nicht* für richtig erachten, rückt die Frage in den Fokus, wie das Phänomen *Handeln wider besseres Wissen* möglich ist und worauf es zurückzuführen ist.

> „Jeder kennt es, und doch ist es rätselhaft; auf den ersten Blick erscheint es wie ein übersichtliches Spezialproblem aus der praktischen Philosophie, auf den zweiten aber in seinen Konsequenzen so unabsehbar, dass es an die Tragfähigkeit philosophischer Grundbegriffe rührt. Denn die Möglichkeit, wider besseres Wissen zu handeln, scheint in einem eklatanten Widerspruch zu unserem Selbstverständnis als rational und intentional Handelnde zu stehen." (Rebentisch & Setton, 2009, S. 13)

Für das Phänomen Handeln wider besseres Wissen existieren verschiedene Begrifflichkeiten, die auch mit einem unterschiedlichen Verständnis einhergehen. Eine differenzierte Klärung der Begriffe und ihrem jeweiligen Verständnis erfolgt in Kapitel 5.2. Die Tabelle 5.1 gibt einen Überblick über gängige deutsche und englische Begriffe sowie deren Vertreter.

---

22 Der Begriff „Phänomen" hat in diesem Kapitel zwei Bedeutungen. Einerseits stellt es das im Rahmen einer Grounded-Theory-Methodologie generierte zentrale Ergebnis im Kodierparadigma nach Strauss & Corbin (1996, S. 79) dar und wird in der vorliegenden Arbeit als *Handeln wider besseres Wissen im Körperpflegeunterricht* hergeleitet. Andererseits wird „Phänomen" auch übergeordnet als ein Ereignis oder eine Erscheinung definiert. Das Handeln wider besseres Wissen stellt eine generelle Erscheinung dar, die in der Philosophie breit diskutiert und deshalb in diesem Kapitel auch als Phänomen benannt wird.

Tabelle 5.1: Synonyme Begriffe zu Handeln wider besseres Wissen (eigene Erstellung)

Deutsche Begriffe	Englische Begriffe
- **Handeln wider besseres Wissen** (z. B. Barth, 2002; Spitzley, 1992)	- **Akrasia** (z. B. Mele, 1987; Rorty, 1988)
- **Akrasia** (übersetzt: fehlende Selbstkontrolle oder Unbeherrschtheit) (z. B. Aristoteles, 2018; Setton, 2009)	
- **Handeln wider besseres Urteil** (Davidson, 2015)	- **Incontinence**, Acting against one's better judgement (Davidson, 1969)
- **Willensschwäche** (z. B. Hofmann, 2015; Spitzley, 2013; Wolf, 1999)	- **Weakness of Will, Moral Weakness** (z. B. Hare, 2013; Hill, 2013; Holton, 1999)

Im Folgenden wird ausgehend vom Handlungsbegriff das Phänomen *Handeln wider besseres Wissen* und dessen Ursachen aus handlungsphilosophischer Perspektive beleuchtet. Die Argumentationen zum Handeln wider besseres Wissen werden von der Antike, in der das Handeln wider besseres Wissen erstmalig diskutiert wird (Spitzley, 2013, S. 8), bis in die Gegenwart erörtert, um zu einem grundlegenden Verständnis des Phänomens zu gelangen, das leitend für diese Arbeit ist.

5.1 Handeln aus philosophischer und pädagogischer Perspektive

Um das Phänomen des *Handelns wider besseres Wissen* nachvollziehen zu können und die Frage, wie es zu akratischen Handlungen kommen kann, zu beantworten, ist eine Klärung des Handlungsbegriffes erforderlich. Da der Begriff Handlung so umfassend ist und in zahlreichen Disziplinen wie der Philosophie, der Psychologie, der Soziologie, der Pädagogik usw. tiefgehend analysiert und diskutiert wird, können in dieser Arbeit nicht alle handlungstheoretischen Perspektiven einbezogen werden.[23] Deshalb wird im Folgenden der Handlungsbegriff aus philosophischer und pädagogischer Perspektive betrachtet, um die Auseinandersetzung auf das in der Arbeit vorliegende Phänomen *Handeln wider besseres Wissen* zu fokussieren. Die Abbildung 5.1 zeigt zentrale Merkmale des Handlungsbegriffes, die folgend erläutert werden.

23 An dieser Stelle sei auf eine Auswahl weiterführender Literatur zu verschiedenen Perspektiven auf Handlungstheorien verwiesen, z. B. die Herausgeberbände zur Analytischen Handlungstheorie von Beckermann (1985) (Handlungserklärungen) und Meggle (1977) (Handlungsbeschreibungen), das Werk von Wigger (1983) zur Analyse von Handlungstheorie und Pädagogik, die Herausgeberbände von Lenk (1978, 1979) zu Handlungserklärungen und philosophischen Handlungsinterpretationen, die Herausgeberbände von Lenk (1981, 1984) zu verhaltenswissenschaftlichen und psychologischen Handlungstheorien, dem Werk von Hacker (1998) zur Arbeitspsychologie, dem Werk von Heckhausen (1980) zu Motivation und Handeln sowie dem Herausgeberband von Lenk (1980) zu Handlungslogik und formalen sowie sprachwissenschaftlichen Handlungstheorien.

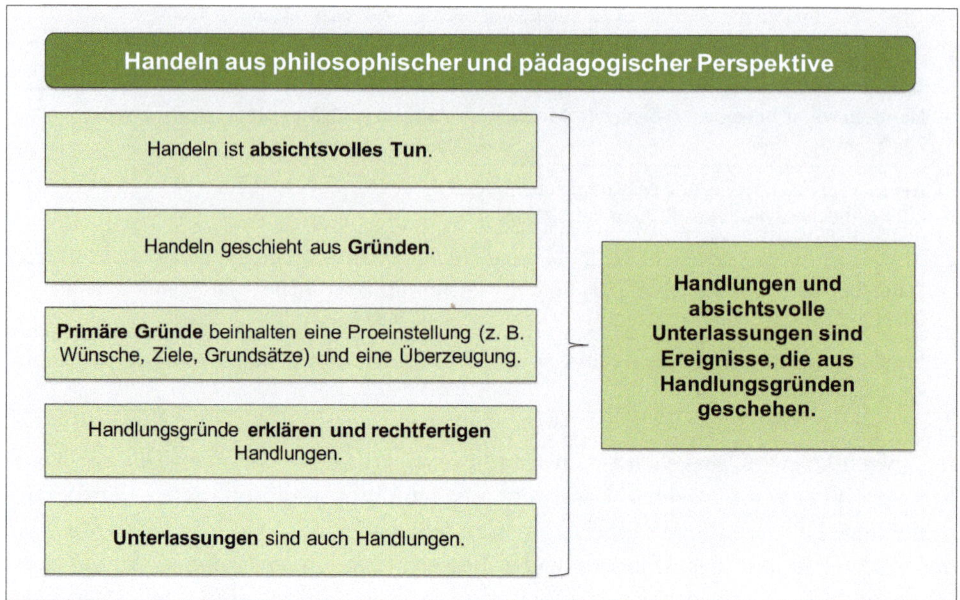

Abbildung 5.1: Merkmale von Handlungen aus philosophischer und pädagogischer Perspektive (eigene Erstellung)

Handeln ist ein *absichtsvolles Tun,* das auf *Handlungsgründen* basiert (Anscombe, 2011, S. 11; Davidson, 2010, S. 48, 2015, S. 21, 77; Hamshire & Hart, 1977, S. 176; Horn & Löhrer, 2010, S. 9; Mele, 2010, S. 196). Es besteht in der analytischen Handlungstheorie Konsens, dass „Handeln ein Verhalten ist, das aus Gründen geschieht und das durch Gründe erklärt wird" (Löhrer, 2008, S. 3). „Handlungen sind also *Ereignisse,* die aus Handlungsgründen geschehen." (Stoecker, 2002, S. 9, Hervorh. i. O.)

Handlungstheoretische Diskurse zielen deshalb darauf, Handlungen zu erklären und zu begründen. „Warum jemand etwas getan hat, können wir nicht einfach dadurch erklären, daß [sic] wir sagen, diese spezielle Handlung habe ihm gefallen; wir müssen angeben, was ihm an der Handlung gefallen hat." (Davidson, 2015, S. 19) *Handlungsgründe* müssen dann zwei Bedingungen erfüllen: „Sie müssen die Handlung *rechtfertigen* als auch *erklären.*" (Gosepath, 1999, S. 10, Hervorh. i. O.)

Davidson (2015, S. 20) argumentiert, dass Handlungen auf *primäre Gründe* zurückzuführen sind. „Die Angabe des Grundes, weshalb jemand eine Handlung ausgeführt hat, besteht oft darin, daß [sic] man die Proeinstellung (a) oder die diesbezügliche Überzeugung (b) oder beide nennt; dieses Paar möchte ich den *primären Grund* nennen, weshalb der Handelnde die Handlung vollzieht." (Davidson, 2015, S. 20, Hervorh. i. O.)

Handlungen lassen sich demzufolge dadurch erklären, dass der Handelnde zu einer Handlung eine positive Einstellung (eine sogenannte *Proeinstellung)* hat. Hiermit sind Wünsche, Begehren, Ziele, Grundsätze usw. gemeint (Davidson, 2015,

S. 20). Darüber hinaus muss der Handelnde überzeugt sein, dass die Handlung eine Eigenschaft beinhaltet, die für diese Handlung spricht (Stoecker, 2002, S. 10).

Löhrer (2008, S. 4) verdeutlicht Davidsons Kausaltheorie mit einem Beispiel. Während die Aussage „Ich spielte die Trumpfkarte, *um* den spielentscheidenden Stich zu machen." das Handeln nur als zweckausgerichtet abbildet, beinhaltet die folgende Aussage Davidsons Verständnis mit der Benennung sowohl des Wunsches als auch der Überzeugung: „Der *Wunsch*, den spielentscheidenden Stich zu machen, und die *Überzeugung*, dies durch Spielen der Trumpfkarte zu *erreichen*, (…) *verursachte*, dass ich die Trumpfkarte spielte." (Löhrer, 2008, S. 4) Dieses von Davidson beschriebene Paar aus Einstellung und Überzeugung als primären Handlungsgrund findet sich in der Literatur auch als „Wunsch-Überzeugungs-Konzeption" oder als „Wunsch-Meinungs-Paar" (Stoecker, 2002, S. 10, 12) oder als „*Belief-Desire*-These" (Horn & Löhrer, 2010, S. 18, Hervorh. i. O.).

Als Konklusion kann festgehalten werden: „Wir handeln nicht nur und haben zugleich Gründe, die für die Handlung sprechen, wir handeln *aus* diesen Gründen. (…) Es liegt an *Ursachen*, dass Wirkungen eintreten." (Stoecker, 2002, S. 12, Hervorh. i. O.). Davidson bringt das Verhältnis von Ursache, Grund und Handlung wie folgt zusammen: „Die Ursache einer Handlung ist ihr primärer Grund." (Davidson, 2015, S. 20).

Auch im pädagogischen Diskurs werden die Absicht und das Verständnis von Handlungen als Mittel zur Erreichung von Zielen angeführt. Lehrerhandeln als zielgerichtetes Handeln wird verstanden als Verhaltensweisen eines Akteurs, „die *absichtlich*, *ergebnisorientiert* und mehr oder weniger *geplant* ausgeführt werden und die zumindest teilweise *bewusstseinsfähig* oder *sogar bewusstseinspflichtig* sind" (Dann & Haag, 2017, S. 96, Hervorh. i. O.). Pädagogisches Handeln als absichtsvolles und auf Handlungsgründen basierendes Tun ist auch *bewusstes* Handeln. Neuweg (2000) fasst hierzu gängige Grundannahmen zusammen.

> „Danach ist Handeln insbesondere (a) geleitet durch ein bewusstes Ziel im Sinne einer Ergebnisvorwegnahme, (b) geplant und wissensgesteuert im Sinne eines gedanklichen Ausarbeitens und Abwägens von Handlungsmöglichkeiten, (c) gekennzeichnet durch Entschlüsse für eine Handlungsalternative und dieser Merkmale wegen (d) insgesamt von ganz oder teilweise bewussten Regulationen begleitet." (Neuweg, 2000, S. 65)

Jedoch liegen nicht jeder Handlung bewusste und verbalisierte Entscheidungsprozesse zugrunde (Anscombe, 2011, S. 25; Neuweg, 2000, S. 66; Stoecker, 2002, S. 11), wie dies auch im Konzept des impliziten Wissens (siehe Kapitel 3.4) verdeutlicht wird. „Nicht jeder Handlung liegt eine Handlungsentscheidung bzw. ein Willensakt zugrunde, aber Handlungen sind etwas, dem eine solche Entscheidung *hätte zugrunde liegen können*, auf das man in dieser Situation durch Abwägen hätte kommen können." (Stoecker, 2002, S. 11)

Ein letzter Aspekt, der zur Klärung des Handlungsbegriffes diskutiert werden soll, ist die Frage, inwieweit *Unterlassungen* Handlungen darstellen. Hierzu kann das

Merkmal der Absicht erneut hinzugezogen werden. Denn wenn ein Tun absichtlich unterlassen wird, ist ebenfalls von einer Handlung zu sprechen (Davidson, 2015, S. 21). „Ich schließe mich einer nützlichen philosophischen Verfahrensweise an, indem ich alles, was eine handelnde Person absichtlich tut – einschließlich absichtlicher Unterlassungen –, als Handlung bezeichne." (Davidson, 2015, S. 21)

Auch von Wright (1977, S. 107) bezeichnet Unterlassen als eine Art von Handlung, denn Unterlassen stellt ebenso wie Handeln eine Verhaltensweise (englisch: ‚mode of behavior' oder ‚mode of action') dar. „Es ist eine Verhaltensweise, für die ein Handelnder, ein Subjekt, verantwortlich gemacht werden kann und die bedeutsame Konsequenzen im kausalen Sinne haben kann. Deshalb werde ich ebenfalls Unterlassungen als eine Art von Handlungen betrachten." (von Wright, 1977, S. 197)

Birnbacher (1995, S. 24–25) formuliert zwei grundsätzliche Bedingungen, die beim Unterlassen gegeben sein müssen. „Die Grundform des Unterlassens läßt [sic] sich so bestimmen, daß [sic] zwei Bedingungen individuell notwendig und zusammen hinreichend sind: die *Nicht-Ausführung* einer Handlung und die *Möglichkeit*, sie auszuführen. Beide Bedingungen sind zweifellos *notwendig*, um von einem Unterlassen sprechen zu können." (Birnbacher, 1995, S. 32, Hervorh. i. O.) Von Wright (1977, S. 108) weist daraufhin, dass dem Unterlassen die Bedingung zugrunde liegt, dass die nicht ausgeführte Handlung auch hätte getan werden können. Umgekehrt kann eine Handlung auch unterlassen werden. Von Wright (1977, S. 108) spricht in diesem Zusammenhang von Handeln und Unterlassen als „Wechselbegriffe".

Birnbacher (1995, S. 31, Hervorh. i. O.) hingegen versteht Unterlassen als „*Kontrastbegriff* zum Handeln" und konstatiert, dass „sich Handeln und Unterlassen wechselseitig ausschließen".

Bottek (2014) leitet in seinem Werk Grundzüge einer intentionalistischen Handlungs- und Unterlassungstheorie ab. Hierin werden Handlungen in *Unterlassungshandlungen* und *Ausführungshandlungen* differenziert, denn Handlungen lassen sich anhand des Kriteriums „wird ausgeführt" bzw. „wird nicht ausgeführt" aufteilen (Bottek, 2014, S. 131–132).

> „Dabei beziehen sich prinzipiell beide Handlungsformen auf den gleichen Handlungstypus. Das bedeutet, dass derjenige, der eine Handlung ausführt, nicht eine andere Handlung vollzogen hätte, indem er diese Handlung unterlassen hätte, sondern die Handlung des Typs, die er hätte ausführen können, nicht ausgeführt hat – *et vice versa*." (Bottek, 2014, S. 131, Hervorh. i. O.)

Bezug zur Forschungsarbeit

Im Anschluss an Bottek (2014), Davidson (2015) und von Wright (1977) schließen in der vorliegenden Arbeit Handlungen sowohl das absichtliche Ausführen als auch das absichtliche Unterlassen ein. Diese Grundannahme ist für die Beschreibung des *Handelns wider besseres Wissen* von zentraler Bedeutung, da sich dieses in den *Formen des Ausführens* und in den *Formens des Unterlassens* realisiert (siehe Kapitel 10.7 und Kapitel 10.8).

Nach der Bestimmung des Handlungsbegriffes werden im nächsten Kapitel ausgewählte (klassische) Positionen in der Diskussion um das Handeln wider besseres Wissen erläutert, um das in dieser Arbeit hergeleitete Phänomen des *Handelns wider besseres Wissen im Körperpflegeunterricht* theoretisch einzuordnen.

5.2 Handeln wider besseres Wissen in der historischen Entwicklung

Dass Menschen entgegen ihres besseren Wissens handeln, ist ein vieldiskutiertes philosophisches Problem. Denn die Annahme, dass Menschen rational handeln, lässt das Handeln wider besseres Wissen auf den ersten Blick paradox erscheinen. Im Folgenden werden unterschiedliche Perspektiven auf Handeln wider besseres Wissen in ihrer chronologischen Abfolge näher betrachtet. Zuerst erfolgt eine kurze Skizze des Handelns wider besseres Wissen in der Antike bei Platon (Kapitel 5.2.1). Daran anknüpfend wird in Kapitel 5.2.2 die Auseinandersetzung mit Akrasia bei Aristoteles diskutiert. Den Hauptteil des Kapitels nimmt die Erläuterung zum Handeln wider besseres Urteil bei Davidson ein (Kapitel 5.2.3). In allen Kapiteln wird eine Grafik die wesentlichen Essentials der Positionen zum Handeln wider besseres Wissen abbilden, die anschließend erörtert werden. Zur Differenzierung der drei klassischen Positionen sind die Kernaussagen der jeweiligen Vertreter in Tabelle 5.2 von Spitzley (1992) vorab zum besseren Verständnis abgebildet.

Tabelle 5.2: Kernaussagen klassischer Positionen zum Handeln wider besseres Wissen (Inhalte aus Spitzley, 1992, S. 1–2; Tabelle eigene Erstellung)

Aussagen zu Handeln wider besseres Wissen	**Vertreter und Werke der beschriebenen Positionen**
„Wenn jemand b tut und b für ihn nicht am besten ist, so folgt daraus, daß [sic] er nicht weiß, was für ihn am besten ist. *Er irrt sich in bezug* [sic] *auf das, was für ihn am besten ist.* Ein Fall, in dem jemand zu Recht von sich behaupten kann ‚Ich weiß, daß [sic] a am besten ist' und dennoch b tut, ist demnach unmöglich." (Spitzley, 1992, S. 1–2, Hervorh. i. O.)	**Platon** (Protagoras, Politeia)
„Wenn jemand b tut, b für ihn nicht am besten ist, und er sagt ‚Ich weiß, daß [sic] a am besten ist', *dann weiß er es nicht wirklich, und man darf seine Äußerung nicht ernst nehmen.*" (Spitzley, 1992, S. 2, Hervorh. i. O.)	**Aristoteles** (Nikomachische Ethik)
„Es ist durchaus möglich, daß [sic] jemand b tut, b für ihn nicht am besten ist und er zu Recht von sich behauptet ‚Ich weiß, daß [sic] a am besten ist'. *Man braucht dem Handelnden weder Unfähigkeit zu unterstellen noch seine Äußerung anders als wörtlich zu verstehen.*" (Spitzley, 1992, S. 2, Hervorh. i. O.)	**Davidson** (How is weakness of the will possible?)

5.2.1 Handeln wider besseres Wissen bei Platon

Bereits in der Antike wurde die Frage, ob Handeln wider besseres Wissen überhaupt möglich ist, von Platon in den Werken *Protagoras* und *Politeia* diskutiert (Platon, 1969, 1982; Rebentisch & Setton, 2009, S. 13; Spitzley, 1992, S. 6.). Die Abbildung 5.2 gibt einen Überblick über die Kernaussagen von Platon zum Handeln wider besseres Wissen in den Werken Protagoras und Politeia, die nachfolgend erläutert werden.

Nach Auffassung von Platon (1969, S. 93) ist Handeln wider besseres Wissen *nicht* möglich, denn „wenn nun, (...) das Angenehme gut ist, so wird ja niemand, er wisse nun oder glaube nur, daß [sic] es etwas Besseres als er tut und auch ihm Mögliches gibt, noch jenes tun, da das Bessere in seiner Macht steht; und dieses Zuschwachsein gegen sich selbst ist also nichts anderes als Unverstand, und das Sichselbstbeherrschen nichts anders als Weisheit.“ (Protagoras 358 b6-c4; Platon, 1969, S. 93) Dieser Argumentation folgend tut niemand „willentlich etwas Schlechtes. Wer demnach *weiß*, was zu tun für ihn am besten ist, der handelt auch entsprechend.“ (Spitzley, 2013, S. 8). Das Werk *Protagoras* von Platon beinhaltet einen fiktiven Dialog zwischen Sokrates, Platons Lehrer und Protagoras, einem weisen Mann. Die zentralen Themen im Protagoras sind die Tugenden Gerechtigkeit, Besonnenheit, Frömmigkeit, Tapferkeit und Weisheit (Protagoras 329 c8, 330a; Platon, 1969, S. 69) und die Unterscheidung von Gut und Böse (Protagoras 352 c4; Platon, 1969, S. 88). „Am Ende des Dialogs steht das Ergebnis: 1) Bei allen einzelnen Tugenden handelt es sich um dieselbe Tugend; 2) Tugend ist Wissen; 3) Tugend ist lehrbar; 4) schlechtes Handeln beruht auf Unwissenheit.“ (Spitzley, 1992, S. 5)

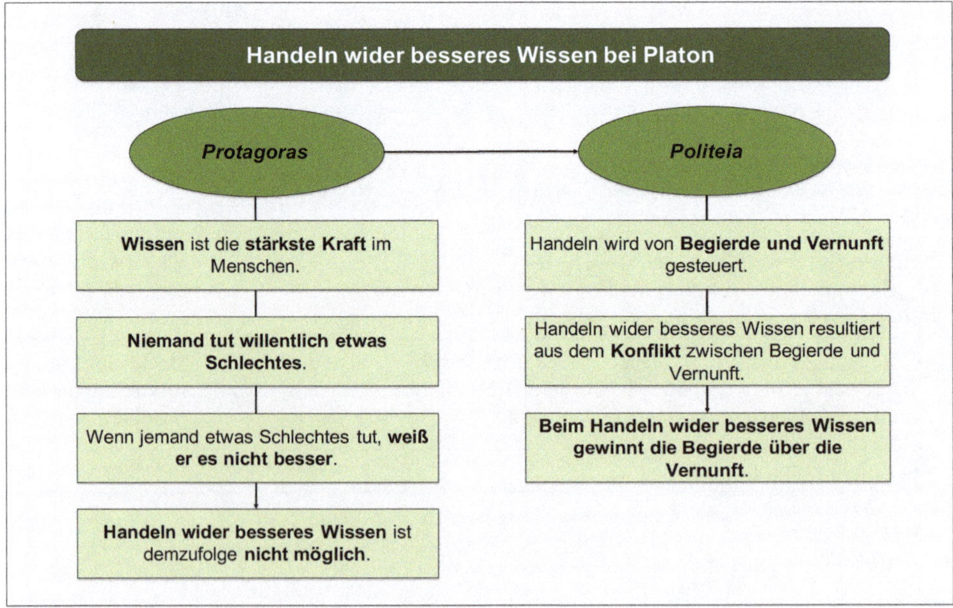

Abbildung 5.2: Handeln wider besseres Wissen bei Platon (eigene Erstellung)

Im Dialog mit Protagoras argumentiert Sokrates, dass viele Menschen statt von Wissen von Bedürfnissen geleitet werden und demzufolge auch nicht immer das Bessere tun, sondern anders handeln.

> „Die meisten nämlich denken von der Erkenntnis so ungefähr, daß [sic] sie nichts Starkes, nichts Leitendes und Beherrschendes ist; und sie achten sie auch gar nicht als ein solches, sondern meinen, daß [sic] oft, wenn auch Erkenntnis im Menschen ist, sie ihn doch nicht beherrscht, sondern irgend sonst etwas, bald der Zorn, bald die Lust, bald die Unlust, manchmal die Liebe, oft auch die Furcht (…). Du weißt aber doch, daß [sic] die meisten Menschen mir und dir nicht glauben, sondern sie sagen, daß [sic] viele, welche das Bessere sehr gut erkennen, es doch nicht tun wollen, obgleich sie könnten, sondern etwas anderes tun. Und so viele ich gefragt habe, was doch die Ursache wäre hiervon, haben mir alle gesagt, von der Lust überwunden oder der Unlust oder von irgendeinem unter den Dingen, deren ich vorhin erwähnte, bezwungen, taten die das, die es tun." (Protagoras, 352 b3–9, d4-e3; Platon, 1969, S. 88)

Sokrates und Protagoras hingegen sind überzeugt, „wenn einer Gutes und Böses erkannt habe, werde er von nichts anderem mehr gezwungen werden, irgend etwas anderes zu tun, als was seine Erkenntnis [im Sinne von Wissen, H.K.] ihm befiehlt" (Protagoras, 352c). Das Wissen ist Sokrates und Protagoras zufolge, die stärkste Kraft, die Menschen leitet. Demnach ist der folgende Schluss für Sokrates absurd:
a) „Jemand weiß, dass X zu tun am besten ist,
b) jemand weiß, dass Y zu tun schlecht ist,
c) jemand will X nicht tun,
d) jemand ist frei, X oder Y zu tun,
e) jemand tut Y, weil er von etwas Angenehmen überwältigt wird." (Spitzley, 1992, S. 43)

Wenn jemand von dem Angenehmen überwältigt ist und zu schwach gegen die Lust sei, so ist dies Ausdruck größter Unwissenheit, woraus folgende Logik im Verständnis von Sokrates abgeleitet werden kann:
f) „jemand tut Y, nicht wissend, dass Y zu tun schlecht ist" (Spitzley, 1992, S. 44).

Spitzley fasst die Argumentation im Protagoras wie folgt zusammen. „Das sich daraus ergebende Bild von Handeln wider besseres Wissen ist dagegen wenig plausibel: Es ist unmöglich, wider besseres *Wissen* zu handeln, und *jeder* tut *immer* nur das, wovon er glaubt, es sei das Beste für ihn. Sollte jemand einmal eine Handlung ausführen, die objektiv gesehen für ihn nicht die beste ist, so geschieht dies *einzig und allein* aufgrund eines Irrtums." (Spitzley, 1992, S. 60, Hervorh. i. O.) Die Frage, ob willentlich oder unwillentlich gehandelt wird, wird nicht diskutiert. Auch das beim Handeln wider besseres Wissen häufig auftretende Abwägen und sich in einem inneren Konflikt fühlen wird im Protagoras nicht angeführt (Spitzley, 1992, S. 60–61).

Dieser innere Konflikt wird im zweiten Werk Platons, in dem Handeln wider besseres Wissen auftritt, diskutiert. Im vierten Buch der *Politeia* wird Handeln wider besseres Wissen als Konflikt zwischen den drei „Seelenteilen“ (das Begehrende, das Eifernde und das Überlegende) angeführt, wobei der Gewinn der Oberhand von Vernunft (das Überlegende) oder Begierde (das Begehrende) dabei den Kern darstellt. „Entsprechend wird das Problem der Willensschwäche jetzt nicht mehr allein als eines von mangelndem Wissen gedeutet und damit wegerklärt, sondern als das Problem eines Konflikts zwischen Vernunft und Begierde präsentiert.“ (Rebentisch, 2009, S. 21) Handeln wider besseres Wissen entsteht dadurch, dass sich die Begierde gegen die Vernunft durchsetzt. Spitzley fasst dies prägnant zusammen.

> „Wird jemand von etwas Angenehmem überwältigt, hat demnach das Überlegende (das ‚von Natur Bessere‘ im Menschen) nicht genug Kraft, das Begehrende (das Schlechte im Menschen) zu zügeln, da die Begierden zu stark sind, als daß [sic] sie von der Vernunft gebändigt werden könnten. Verliert also das Überlegende den Kampf gegen das Begehrende, kommt es zu Handeln wider besseres Wissen.“ (Spitzley, 1992, S. 53)

Zusammenfassend kann konstatiert werden, dass das Phänomen *Handeln wider besseres Wissen* bereits in der Antike Aufmerksamkeit erfahren hat. Die Argumentationen bei Platon, dass Handeln wider besseres Wissen entweder ausschließlich auf Unwissen oder auf Unbeherrschtheit zurückzuführen ist, in dem die Vernunft gegenüber der Begierde das Nachsehen hat, greifen zu kurz. Für die Diskussion des Phänomens Handeln wider besseres Wissen im Kontext der Lehrerprofessionalität sind die Ausführungen bei Platon nicht ausreichend. Daher werden im Folgenden die Ausführungen zu Akrasia bei Aristoteles betrachtet.

5.2.2 Akrasia bei Aristoteles

Im Gegensatz zu Platons Protagoras versucht Aristoteles aufzuzeigen, dass Handeln wider besseres Wissen möglich ist. Im siebten Buch der Nikomachischen Ethik (NE) setzt sich Aristoteles mit dem Phänomen sehr ausführlich auseinander. Er versucht herzuleiten, weshalb Menschen etwas tun, von dem sie wissen, dass es schlecht ist (Aristoteles, 2018, S. 219). „Dabei verwendet er sowohl einen eigenen Begriff für das Phänomen (Akrasia[24]) als auch für jemanden, der so handelt (Akratiker).“ (Spitzley, 1992, S. 63)

Der aus dem Griechischen stammende Begriff *Akrasia* „ist gebildet aus dem Alpha privativum (als Ausdruck der Negation) und ‚Kratos‘ (Macht, Kraft) und bedeutet demnach angewendet auf Akteure ursprünglich so viel wie fehlende Selbstkontrolle oder Unbeherrschtheit“ (Hofmann, 2015, S. 14). Vor allem im eng-

24 Auch wenn Aristoteles von Akrasia spricht, findet sich in verschiedenen Übersetzungen der Nikomachischen Ethik (z. B. von Ursula Wolf) stattdessen der Begriff „Unbeherrschtheit“. Damit ist das von Aristoteles benannte Phänomen Akrasia gemeint.

lischsprachigen Raum ist der Begriff Akrasia weit verbreitet (Spitzley, 2013, S. 10). Aristoteles führt in seiner Argumentation verschiedene Aspekte zu Akrasia an, um das Phänomen zu begründen. Aus seinem Gesamtwerk lassen sich *vier zentrale Aspekte* herausstellen, die zur Herleitung von Akrasia relevant sind: die *Arten von Akrasia*, die *Arten des Wissens*, die *Gegenstände des Wissens* und der *praktische Syllogismus*. Eine Übersicht hierzu zeigt Abbildung 5.3.

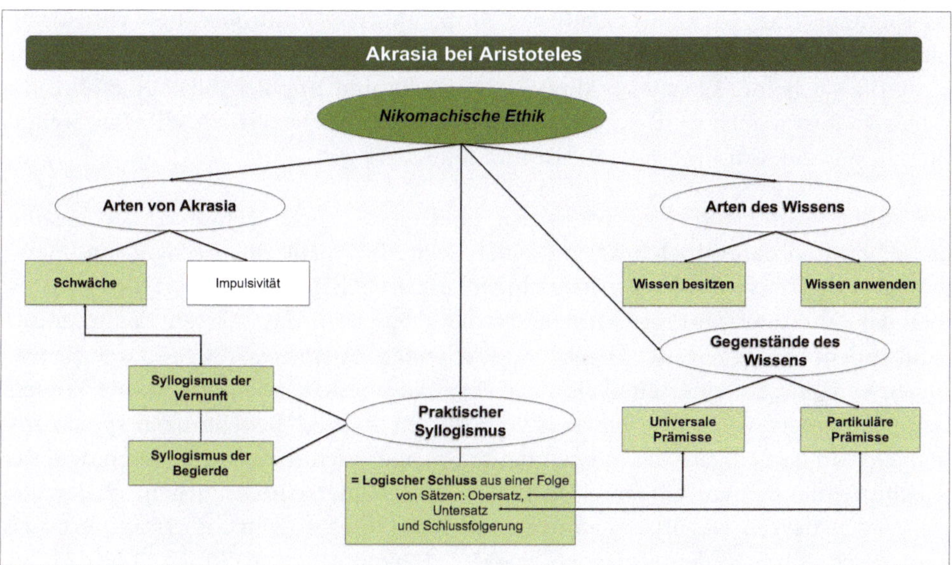

Abbildung 5.3: Akrasia bei Aristoteles (eigene Erstellung)

Aristoteles beschäftigt sich tiefgehend mit der Frage, über welche *Art von Wissen* der Akratiker verfügt. Damit geht er deutlich weiter als Platon, der primär an dem Problem interessiert ist, ob und wie es überhaupt möglich ist, wider besseres Wissen zu handeln. Aristoteles fragt nicht, *ob* Akrasia möglich ist, sondern *wie* es entsteht (Spitzley, 1992, S. 65). Hierzu führt er als Begründung den *praktischen Syllogismus* an, der in der philosophischen Handlungstheorie breit rezipiert wird (Anscombe, 2011, S. 91–98; Davidson, 2015, S. 56–72; Spitzley, 1992, S. 81–90; von Wright, 1977, S. 41–60).

Im Folgenden werden die *Arten von Akrasia*, die *Arten des Wissens*, die *Gegenstände des Wissens* und der *praktische Syllogismus* näher erläutert, um das Verständnis von Akrasia bei Aristoteles abzubilden.

Übergeordnet unterscheidet Aristoteles *zwei Arten von Akrasia*: *Schwäche* und *Impulsivität* (Abbildung 5.3). „Die Unbeherrschtheit ist teils Voreiligkeit, teils Schwäche. Denn die einen haben zwar überlegt, bleiben dann aber wegen des Affekts nicht bei dem, was sie überlegt haben, die anderen werden, weil sie nicht überlegt haben, vom Affekt geleitet.“ (Nikomachische Ethik, 1150b 19–22; Aristoteles, 2018) In der Übersetzung der Nikomachischen Ethik von Aristoteles (2018) durch Ursula

Wolf wird der Begriff „Voreiligkeit" verwendet. Spitzley (1992, S. 72) spricht dagegen von Impulsivität. In der vorliegenden Arbeit wird in Anlehnung an Spitzley (1992, S. 72) der Begriff *Impulsivität* verwendet.

Im heutigen Verständnis von Handeln wider besseres Wissen findet nur *eine* Art von Akrasia Berücksichtigung, nämlich diejenige, bei der Menschen entgegen ihren Überlegungen und ihren Urteilen handeln. Diesem Handeln (wider besseres Wissen) gehen Überlegungen und eine Bewusstheit voraus. Impulsivität hingegen beinhaltet das spontane Handeln ohne detaillierte Abwägung von Positionen und wird nachfolgend nicht weiter unter dem Phänomen Akrasia betrachtet. In der Abbildung 5.3 sind zwar beide Arten von Akrasia (Schwäche und Impulsivität) aufgeführt, die Impulsivität ist jedoch weiß unterlegt, wodurch verdeutlicht werden soll, dass weiterführend nur die *Schwäche* relevant ist und fokussiert wird.

Der Annahme folgend, dass Menschen überlegen, welche Handlung sie ausführen sollten und dann doch aufgrund einer Begierde[25] nicht entsprechend und demzufolge wider besseres Wissen handeln, fokussiert Aristoteles die *Art des Wissens*, über das Akratiker verfügen. Ihn leitet die Frage, wie das Wissen des akratisch Handelnden beschaffen ist. Hierzu unterscheidet Aristoteles (2018) zwei Bedeutungen von Wissen: einerseits Wissen, das jemand besitzt, und andererseits Wissen, das angewendet[26] wird. „Da wir aber von ‚Wissen' in zwei Bedeutungen sprechen – denn sowohl denjenigen, der Wissen besitzt, es aber nicht benutzt, als auch den, der es benutzt, nennt man wissend –, wird es einen Unterschied machen, ob jemand das Wissen davon, was man nicht tun soll, besitzt, es aber nicht erwägt, oder ob er es besitzt und (außerdem) auch erwägt." (Nikomachische Ethik, 1146b 31–35; Aristoteles, 2018, S. 224)

Ausgehend von der Unterscheidung von „*Wissen haben*" und „*Wissen anwenden*" argumentiert Aristoteles weiterführend, dass Wissen noch im Hinblick auf die *Gegenstände des Wissens* unterschieden werden kann. Hierzu differenziert er eine *universale Prämisse* und eine *partikulare Prämisse* des Wissens. Mit universaler Prämisse ist das Wissen über einen allgemeingültigen Obersatz gemeint, z.B. „Trockene Nahrung ist gut für jeden Menschen." (Nikomachische Ethik, 1147a (b); Aristoteles, 2013, S. 40). Die partikuläre Prämisse bedeutet das Wissen über einen

---

25 Auch bei Aristoteles findet sich die Annahme von Vernunft vs. Begierde zur Beschreibung des Konfliktes beim Handeln (Spitzley, 1992, S. 109). Dieser Konflikt wird beim praktischen Syllogismus weiter ausgeführt.

26 Die Bedeutung „Wissen besitzen" kann als Disposition verstanden werden (Spitzley, 1992, S. 79) und findet auch im kompetenztheoretischen Verständnis von Lehrerprofessionalität Anwendung, denn Professionswissen wird als *eine* Bedingung für professionelles Lehrerhandeln beschrieben, das sich im Handeln (Performanz) realisiert (Kapitel 4.2). Die zwei Bedeutungen von Wissen bei Aristoteles (Wissen besitzen und Wissen anwenden) stellen heute einen zentralen Gegenstand der Forschung um Lehrerprofessionalität dar (siehe Kapitel 3 zum Professionswissen und Kapitel 4 zum Professionshandeln). Die Fragen beziehen sich darauf, über welches Professionswissen Lehrende verfügen und welches Wissen sie in ihren unterrichtlichen Handlungen anwenden und auch nicht anwenden. Im Kontext des Nichtanwendens von Wissen wird im pädagogischen Kontext das Konzept des trägen Wissens (Gruber, Mandl & Renkl, 2000) diskutiert.

spezifischen Untersatz, z. B. „Ich bin ein Mensch." (Nikomachische Ethik, 1147a (b); Aristoteles, 2013, S. 40). Aristoteles (2013) führt die beiden Prämissen wie folgt an und stellt bereits einen Bezug zu Akrasia her.

> „Ferner: es gibt zwei Arten von Vordersatz (Obersatz und Untersatz). Nun kann es ohne weiteres geschehen, daß [sic] jemand beide gegenwärtig hat und doch entgegen seinem Wissen handelt: indem er wohl von dem allgemeinen [universalen, H.K.] (dem Obersatz) Gebrauch macht, nicht aber von dem besonderen [partikulären, H.K.] (dem Untersatz). Gegenstand des Handelns ist ja jeweils das letztlich Einzelgegebene. Aber auch beim Allgemeinen sind zwei Arten zu unterscheiden: das betrifft die handelnde Person, das andere die Sache. Zum Beispiel „Trockene Nahrung ist gut für jeden Menschen" und „Ich bin ein Mensch", oder „Diese so beschaffene Nahrung ist trocken". Indes, ob „diese bestimmte Nahrung eine solche Beschaffenheit hat" – davon hat der Unbeherrschte entweder keine Kenntnis oder er läßt [sic] sie nicht wirksam werden." (Nikomachische Ethik, 1147a (b); Aristoteles, 2013, S. 40).

Die Unterscheidung in universale und partikuläre Prämissen ist wichtig für die Erklärung von Akrasia, denn so wird deutlich, dass jemand gegen das eigene Wissen handeln kann, wenn derjenige z. B. nur das Wissen von der universalen Prämisse anwendet, nicht aber das Wissen von der partikulären Prämisse (Spitzley, 1992, S. 80).

Zur Begründung von Akrasia bildet Aristoteles (2018, S. 225) die universale (allgemeine) und die partikuläre Prämisse in einem *praktischen Syllogismus* ab. Ein Syllogismus ist ein logischer Schluss, der aus einer Folge von Sätzen besteht und einen Obersatz und einen Untersatz als Voraussetzungen sowie eine Schlussfolgerung beinhaltet (Spitzley, 1992, S. 81, 88). Der Obersatz stellt dabei die universale Prämisse und der Untersatz die partikuläre Prämisse dar (siehe Abbildung 5.3).

Der Argumentation von Aristoteles folgend bildet Spitzley die zwei Syllogismen ab, die im Akratiker gegenwärtig sind: „die Argumentation der Vernunft und die Argumentation der Begierde" (Spitzley, 1992, S. 90). Die beiden Argumentationsstränge sind in Tabelle 5.3 zusammengefasst.

Akrasia resultiert demzufolge aus der Situation, dass jemand über das Wissen der Vernunft verfügt (Obersatz 1) und entgegen der logischen Schlussfolgerung, dementsprechend zu handeln, nicht adäquat handelt. Der Akratiker handelt nicht nach der Vernunft, sondern er handelt schwach, indem er sich von der Begierde leiten lässt (Obersatz 2). Aristoteles beschreibt – ähnlich wie Platon – einen Konflikt zwischen Vernunft und Begierde, dem akratische Handlungen folgen können. „Beim Beherrschten und Unbeherrschten loben wir nämlich die Vernunft bzw. den vernünftigen Bestandteil ihrer Seele, da er auf richtige Weise und zum Besten antreibt. Anscheinend ist aber noch etwas anderes neben der Vernunft in ihrer Natur vorhanden, das mit der Vernunft kämpft und ihr Widerstand leistet." (Nikomachische Ethik, 1102 b14–18; Aristoteles, 2018, S. 71) Der andere Bestandteil der Seele, der mit der Vernunft kämpft, ist die Begierde (Nikomachische Ethik, 1147 a34; Aristoteles, 2018, S. 225).

Tabelle 5.3: Argumentationslogik im Kontext von Akrasia bei Aristoteles (Spitzley, 1992, S. 92)

Syllogismus der Vernunft	Syllogismus der Begierde
(1) *Kein Mensch soll etwas Süßes kosten.* (Obersatz)	(2) *Alles Süße ist genussverheißend.* (Obersatz)
(3) *Dies ist süß.* (Untersatz)	(3) *Dies ist süß.* (Untersatz)
(4) *Ich soll dies nicht kosten.* (Schlussfolgerung)	(5) *Dies ist genussverheißend.* (Schlussfolgerung)

Ausgehend von den Arten des Wissens („Wissen haben" und „Wissen anwenden") und den Gegenständen des Wissens (universale Prämisse des Wissens und partikuläre Prämisse des Wissens) leitet Aristoteles Akrasia wie folgt ab.

> „Die eine Meinung ist allgemein, die andere hat mit dem Einzelnen zu tun, für das bereits die Wahrnehmung zuständig ist. Wenn nun aus beiden Sätzen *einer* wird, dann muss die Seele im einen Fall (…) notwendigerweise die Schlussfolgerung bejahen und im Fall von Prämissen, die ein Tun betreffen, sofort handeln. Zum Beispiel: Wenn man alles Süße genießen soll, dieses hier als ein bestimmtes Einzelding aber süß ist, dann muss notwendigerweise derjenige, der das Vermögen hat und nicht gehindert ist, dies zugleich auch tun. Wenn also eine allgemeine Meinung in der Seele vorhanden ist, die das Genießen verbietet, und eine andere, dass alles Süße angenehm ist, dies hier aber süß ist (und diese Meinung in Betätigung ist), und wenn nun gerade eine Begierde in der Seele vorhanden ist, dann sagt die eine (Meinung), man solle dies fliehen, die Begierde aber treibt an (…). Daher ergibt sich, dass man auf gewisse Weise durch Überlegung und Meinung unbeherrscht sein kann." (Nikomachische Ethik, 1147a 25–35, 1147b 1; Aristoteles, 2018, S. 225)

Zusammenfassend lässt sich konstatieren, dass Aristoteles das Phänomen Akrasia viel differenzierter betrachtet als Platon. Im Fokus steht der Konflikt zwischen Vernunft und Begierde. Akrasia zeigt sich in der Schwäche, nicht der Schlussfolgerung aus dem Syllogismus der Vernunft zu folgen, sondern der Begierde Vorrang zu gestatten. Der Vernunft unterliegen hierbei verschiedene Arten von Wissen („Wissen haben" und „Wissen anwenden" sowie universale und partikuläre Prämissen des Wissens), die einen Einfluss auf die Handlung haben. Spitzley fasst die zentralen Thesen in Aristoteles Argumentation prägnant zusammen.

> „Der Akratiker handelt nicht *aufgrund von* Unwissenheit, sondern *in* Unwissenheit, die er selbst zu verantworten hat. Zwar wird beim Akratiker die Vernunft von der Begierde beeinflußt [sic], doch die Begierde ist (…) gegenüber der Vernunft nichts Äußeres, so daß [sic] es sich auch nicht um einen externen Zwang handelt, dem die Vernunft ausgesetzt ist. Von daher können die Handlungen des Akratikers als willentlich angesehen werden. Den Konflikt, in dem sich der Akratiker befindet, kann man mit Aristoteles auf zwei Arten deuten. Zum einen handelt es sich dabei um einen Konflikt zwischen den beiden Obersätzen der Syllo-

gismen der Vernunft und der Begierde; von beiden besitzt der Akratiker aktuelles Wissen. Zum anderen kann man ihn aber auch interpretieren als einen ‚Kampf' zwischen zwei Seelenteilen, nämlich zwischen der Begierde und dem überlegenden Element der Seele." (Spitzley, 1992, S. 109–110, Hervorh. i. O.)

Bezug zur Forschungsarbeit

Für die vorliegende Arbeit sind die Argumentationen von Aristoteles insofern anschlussfähig, als die Arten des Wissens („Wissen haben" und „Wissen anwenden") mit dem hergeleiteten Verständnis von Wissen und Handeln (Kapitel 3 zum Professionswissen und Kapitel 4 zum Professionshandeln) verknüpft werden können. Darüber hinaus finden die universale und die partikuläre Prämisse des Wissens im Sinne von wissenschaftlichem Regelwissen einerseits und hermeneutischem Fallverstehen andererseits Anwendung, da die doppelte Handlungslogik ein zentraler Gegenstand der Pflegedidaktik ist (Dütthorn, 2014, S. 107–108). Der Argumentation, Akrasia resultiert aus dem Konflikt zwischen Vernunft und Begierde als Schwäche (oder gar Impulsivität), kann nicht gefolgt werden, wie die Ergebnisse des Handelns wider besseres Wissen im Körperpflegeunterricht zeigen (Kapitel 10.6).

5.2.3 Handeln wider besseres Urteil bei Davidson

Dem Handeln wider besseres Wissen wird nach den philosophischen Auseinandersetzungen in der Antike (Platon und Aristoteles) und im Mittelalter (z. B. Thomas von Aquin[27]) seit den 1960er Jahren wieder eine zunehmende Aufmerksamkeit gewidmet. Die philosophischen Erörterungen dieses Phänomens dauern bis in die Gegenwart und werden aktuell vielschichtig rezipiert (Davidson, 2015; Hare, 2013; Hill, 2013; Hofmann, 2015; Mele, 1987; Rebentisch, 2009; Rorty, 1988, 2013; Setton, 2009; Spitzley, 1992, 2013; Wolf, 1999). Die bisherigen (vor allem moralphilosophischen[28]) Betrachtungen des Phänomens Handeln wider besseres Wissen werden 1969 von Davidson weitreichend um eine allgemein handlungstheoretische Perspektive erweitert.

> „Er [Davidson, H.K.] weist explizit daraufhin, dass Willensschwäche nicht nur im Bereich des moralischen Handelns vorkommt, sondern dass der Anwendungsbereich dieses Begriffs wesentlich größer ist, und dass es außerdem unerheblich ist, ob der Handelnde *weiß*, dass eine von ihm nicht ausgeführte Handlung besser ist als die, welche er de facto ausführt – er braucht es nur zu glauben. Aus dem er-

27 Die Auseinandersetzung mit Incontinentia von Thomas von Aquin wird in der vorliegenden Arbeit nicht explizit erörtert, da zwischen Aristoteles und Thomas von Aquin in Bezug auf Akrasia eine enge Verbindung besteht (Spitzley, 1992, S. 111). Einen Überblick zu Incontinentia bei Thomas von Aquin bietet Spitzley (1992).

28 Die moralphilosophische Perspektive von Willensschwäche nimmt vor allem diejenigen Situationen in den Blick, in denen jemand einem Moralurteil zustimmt, diesem in seinem Handeln jedoch nicht folgt. Ein bedeutender Vertreter dieser Argumentation ist Hare (2013; auch bei Spitzley, 1992).

> kenntnistheoretischen und moralphilosophischen Problem der Willensschwäche, wie wir es bei Platon, Aristoteles und Hare kennen gelernt haben, wird bei Davidson ein ganz allgemeines handlungstheoretisches Problem." (Spitzley, 2013, S. 14, Hervorh. i. O.)

In seinem bedeutsamen Aufsatz „How is weakness of the will possible?" argumentiert und begründet Davidson (1969), dass unbeherrschtes (inkontinentes[29]) Handeln weiter zu fassen ist als die alleinige Beschränkung auf Handeln wider besseres *Wissen*. Vielmehr hängen unbeherrschte Handlungen von den Überzeugungen des Handelnden ab.

> „Der Wille einer handelnden Person ist schwach, sofern sie ihrem eigenen bestmöglichen Urteil zuwiderhandelt, und zwar absichtlich zuwiderhandelt. (...) Häufig gilt es als Bedingung einer unbeherrschten Handlung, daß [sic] sie ausgeführt wird, obwohl der Handelnde weiß, daß [sic] eine andere Handlungsweise besser ist. Auch ich rechne derartige Handlungen zu den unbeherrschten, doch das Problem, das ich erörtern werde, hängt nur von der Einstellung oder Überzeugung des Handelnden ab, mithin wäre es eine zwecklose Gebietsbeschränkung, hier auf Wissen zu bestehen." (Davidson, 2015, S. 43)

Davidson verdeutlicht, dass unbeherrschtes Handeln zwar das Handeln wider besseres *Wissen* beinhaltet, jedoch nur einen Teil dessen abbildet. Entscheidender für unbeherrschtes Handeln ist das Fällen eines Urteils, dem zuwidergehandelt wird. Dieses *Urteil* kann auf Wissen basieren, es reicht jedoch aus, wenn der Handelnde nur *glaubt*, dass eine Handlung besser wäre als eine andere. Insofern ist der Terminus *Handeln wider besseres Urteil* („acting against one's better judgement") für Davidsons Verständnis von unbeherrschtem Handeln korrekter.

Das *Urteil* nimmt bei Davidson eine zentrale Bedingung für unbeherrschte Handlungen ein (siehe Abbildung 5.4). Es gilt, angesichts einer erforderlichen Handlungsentscheidung, abzuwägen und auf der Grundlage aller aktuell verfügbaren Erkenntnisse die für den Handelnden beste Entscheidung zu treffen. „Wenn jemand unter Berücksichtigung aller Umstände eine Handlungsweise für die beste hält bzw. für die richtige oder für das, was er tun sollte, und trotzdem etwas anderes tut, dann handelt er unbeherrscht." (Davidson, 2015, S. 43)

29 Davidson (1969) benennt das philosophische Phänomen „Incontinence", das mit Unbeherrschtheit übersetzt wird. Sein Verständnis von inkontinentem Handeln beinhaltet das Handeln wider besseres Urteil, sodass in diesem Kapitel alle Begrifflichkeiten (inkontinent, unbeherrscht, Handeln wider besseres Urteil) verwendet werden.

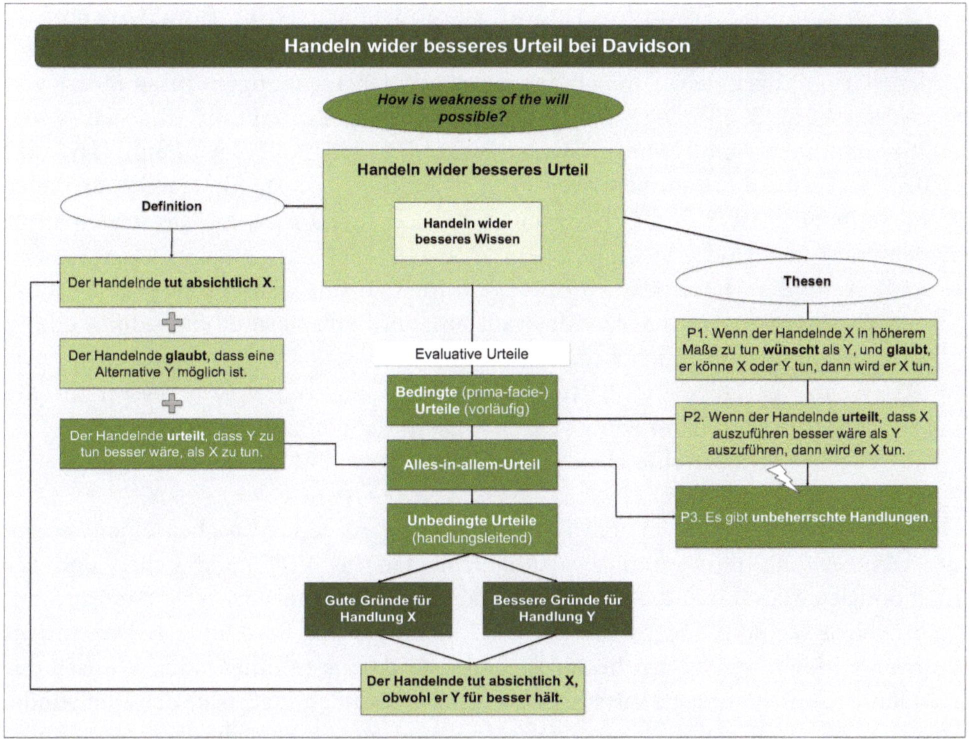

Abbildung 5.4: Handeln wider besseres Urteil bei Davidson (eigene Erstellung)

Die Erweiterung des unbeherrschten Handelns über das Wissen hinaus wird an dieser Stelle deutlich, denn die Bedingung für unbeherrschtes Handeln liegt in der individuellen Annahme, „dass eine Handlung *besser* sei als eine andere und nicht notwendigerweise, dass sie auch die *beste* sei" (Hofmann, 2015, S. 73, Hervorh. i. O.). Die Urteile sind demzufolge relative und keine „superlativen" Urteile (Hofmann, 2015, S. 73).

Ausgehend von einer *Definition von Akrasia* stellt Davidson *drei zentrale Thesen* zu Handeln wider besseres Urteil auf, die auf den ersten Blick widersprüchlich erscheinen. Daran anknüpfend leitet Davidson über *Urteile und Gründe* seine Erklärung und Begründung für *Handeln wider besseres Urteil* ab (Abbildung 5.4). Dieser Struktur wird in den Erläuterungen gefolgt.

Insgesamt führen nach Davidson drei Annahmen zur *Definition unbeherrschter Handlungen*: „Indem der Handelnde x tut, handelt er dann und nur dann unbeherrscht, wenn:

a) der Handelnde x absichtlich tut,
b) der Handelnde glaubt, eine alternative Handlung y sei möglich, und
c) der Handelnde urteilt, daß [sic] unter Berücksichtigung aller Umstände die Ausführung von y besser wäre als die Ausführung von x." (Davidson, 2015, S. 44)

Bereits in Kapitel 5.1 wurde Handeln als absichtliches Tun (und Unterlassen) beschrieben, das auf *„primären Gründen“* basiert, die sich einerseits aus Wünschen, Zielen, Grundsätzen usw. und andererseits aus Überzeugungen zusammensetzen (Davidson, 2015, S. 20). Diese „Wunsch-Überzeugungs-Konzeption“ (Stoecker, 2002, S. 10) steht auch beim Handeln wider besseres Urteil im Fokus, denn Davidson (2015) versucht zu argumentieren, unter welchen Umständen unbeherrschtes Handeln möglich ist. Um dies herzuleiten, führt er *drei Thesen* an, die scheinbar im Widerspruch zueinanderstehen.

- „P1. Wenn der Handelnde x in höherem Maß zu tun wünscht als y und glaubt, es stehe ihm frei, entweder x oder y zu tun, wird er, sofern er entweder x oder y absichtlich tut, absichtlich x tun.
- P2. Wenn der Handelnde urteilt, die Ausführung von x wäre besser als die Ausführung von y, dann will er x in höherem Maße tun als y.
- P3. Es gibt unbeherrschte Handlungen.“ (Davidson, 2015, S. 45–46)

Die erste These P1 fokussiert die Beziehung zwischen den Wünschen einer Person, der Überzeugung, dass mind. zwei Möglichkeiten zur Verfügung stehen und der intentionalen Handlung, die darauf gerichtet ist, dass man das, was man anstrebt, zu erreichen versucht. Die zweite These P2 beinhaltet die Beziehung zwischen dem Urteilen darüber, was zu tun besser ist und dem daraus resultierenden Wunsch der Handlung. „Aus P1 und P2 zusammen folgt offensichtlich, daß [sic] der Handelnde, sofern er urteilt, er sollte lieber x als y tun, und glaubt, es stehe ihm frei, entweder x oder y zu tun, absichtlich x tun wird, sofern er entweder x oder y absichtlich tut.“ (Davidson, 2015, S. 45). Diese Schlussfolgerung schließt auf den ersten Blick die dritte These P3 aus. Dass trotz absichtlichen Handelns auch Handeln wider besseres Urteil möglich ist, argumentiert Davidson (2015, S. 59) darüber, dass es immer *Gründe* für die Handlungen gibt. Diese Gründe beziehen sich sowohl auf die Wünsche als auch auf die Einstellungen und Überzeugungen. „Der Unbeherrschte glaubt, es wäre alles in allem besser, etwas anderes zu tun, aber dennoch hat er für das, was er tut, einen Grund, denn seine Handlung ist absichtlich.“ (Davidson, 2015, S. 59) Die Handlungsgründe, die verschiedenen möglichen Handlungen zugrunde liegen, können sich auch im Widerspruch zueinander befinden. Davidson (2015, S. 51) führt hierzu ein plastisches Beispiel aus dem Alltag an, das verdeutlicht, dass Handeln wider besseres Urteil durchaus möglich ist, da man eine Handlung x für besser halten kann (Urteil), aber y in höherem Maße wünscht (Wunsch, Ziel, Grundsatz).

> „Nehmen wir an, ich habe einen schweren Tag hinter mir und liege nun entspannt im Bett, da fällt mir ein, daß [sic] ich mir noch nicht die Zähne geputzt habe. Die Sorge um meine Gesundheit heißt mich aufstehen und Zähne putzen; der sinnliche Genuß [sic] dagegen flüstert mir ein, einmal könne ich meine Zähne auch ungeputzt lassen. Ich wäge die Alternativen im Hinblick auf ihre Gründe ab: Einerseits sind meine Zähne noch gut, und in meinem Alter schreitet der Zahnverfall nur langsam voran. Es macht nicht viel, wenn ich sie nicht putze. Andererseits, wenn ich jetzt aufstehe, ist meine Ruhe hin, und das Ergebnis ist wo-

möglich, daß [sic] ich schlecht schlafe. Unter Berücksichtigung aller Umstände komme ich zu dem Urteil, daß [sic] es besser wäre, im Bett zu bleiben. Doch mein Gefühl, die Zähne putzen zu müssen, ist stärker als ich: Müde stehe ich auf und putze mir die Zähne. Offenbar ist meine Tat absichtlich, wenn auch meinem bestmöglichen Urteil zuwider und daher unbeherrscht." (Davidson, 2015, S. 55)

Das Beispiel von Davidson wirft einen interessanten Aspekt zum Handeln wider besseres Urteil auf, denn unbeherrschtes Handeln ist nicht nur dadurch gekennzeichnet, dass Menschen entgegen ihrer Vernunft und aufgrund von Begierde akratisch handeln, wie dies in der Argumentation von Aristoteles zu finden ist. Das Beispiel zeigt eher das entsprechende Gegenteil, denn die Person handelt ihrem Willen (nicht die Zähne putzen zu wollen) zuwider, da sie entgegen dem Wunsch, im Bett liegen zu bleiben, aufsteht und sich die Zähne putzt. In diesem Fall folgt die Person der Vernunft und handelt dennoch unbeherrscht. Normalerweise würde man dieses Handeln als vernünftig und nicht als unbeherrschtes Handeln bezeichnen.

Aus der Argumentation lässt sich ableiten, dass Handeln wider besseres Urteil nicht per se negativ konnotiert ist in dem Sinne, dass eine Person immer nur dann unbeherrscht handelt, wenn sie entgegen ihrer Vernunft und aufgrund starker Begierde handelt. Vielmehr basieren unbeherrschte Handlungen auf differenten Handlungsgründen, die es zu eruieren gilt.

Den oben angeführten Widerspruch, dass sich die Thesen P1, P2 und P3 auf den ersten Blick ausschließen, da aus der logischen Konsequenz von P1 und P2 nicht P3 im Sinne von unbeherrschtem Handeln folgen kann, löst Davidson durch das Einbinden evaluativer Urteile (Davidson, 1969, S. 111; Hofmann, 2015, S. 75; Spitzley, 2013, S. 14).

Evaluative Urteile werden häufig in der Form einfacher Allaussagen ausgedrückt. „Statt z.B. ‚*Du sollst nicht lügen*' müsste man eigentlich präziser sagen: ‚*Für alle Handlungen X gilt: Wenn X eine Lüge ist, dann darf X nicht ausgeführt werden*'" (Spitzley, 2013, S. 14). Davidson zufolge sind evaluative Urteile dann durch sogenannte *Prima-facie*-Aussagen auszudrücken. Das vorangegangene Beispiel würde wie folgt formuliert werden: „*Insofern X eine Lüge ist, darf X nicht ausgeführt werden*" (Spitzley, 2013, S. 15). Diese Art von Urteilen nennt Davidson (1969, S. 111; 2013, S. 85) *bedingte (Prima-facie-)Werturteile* („conditional (prima facie) evaluative judgements") und unterscheidet sie von *unbedingten Werturteilen* („evaluative judgements sans phrase"). *Prima-facie-Urteile* „haben stets den *Charakter der Vorläufigkeit* und können von daher nicht handlungsempfehlend sein. Handlungsempfehlende Urteile müssen vielmehr unbedingt sein." (Spitzley, 2013, S. 15)

Um unbeherrschte Handlungen nun zu begründen, muss geklärt werden, unter welchen Bedingungen das *Prima-Facie-Urteil* zu einem *unbedingten (handlungsleitenden) Urteil* werden kann. Davidson (2015, S. 59) schlägt hierzu vor, von einem *Alles-in-allem-Urteil* auszugehen, das nicht als absolut, sondern im Sinne eines Urteils, das man unter Berücksichtigung aller verfügbaren relevanten Gründe fällt, als relativ zu verstehen ist.

> „Während die willensschwache[30] Person also nur prima facie urteilt, dass die Handlung y besser wäre als x, urteilt sie unbedingt, dass es besser ist, x zu tun als y (…). Das Prima-Facie-Urteil der willensschwachen Person ist jedoch nicht ein einfaches Prima-Facie-Urteil, sondern eines, das in Anbetracht aller zur Verfügung stehenden Gründe aus der Sicht des Akteurs gefällt wird, ein so genanntes Alles-in-allem-Urteil (all things considered judgement). (…) Das Alles-in-allem-Urteil ist aus der Perspektive des Akteurs das beste Urteil, das diesem zu einer gewissen Zeit hinsichtlich der ihm präsenten Gründe zur Verfügung steht." (Hofmann, 2015, S. 75–76)

Das Urteil, das von einer Person, die wider besseres Urteil handelt, gefällt wird, ist ein momentanes Alles-in-allem-Urteil auf der Basis aller aktuell verfügbaren Gründe. Durch diese Relativierung ist unbeherrschtes Handeln möglich. Spitzley fasst Davidsons Argumentation zu Handeln wider besseres Urteil wie folgt zusammen:

> „Damit haben wir die Elemente beisammen, welche für Davidsons Lösung des mit inkontinentem Handeln verbundenen handlungstheoretischen Problems vonnöten sind: Der inkontinent Handelnde fällt zwar ein (immer noch bedingtes) *alles in allem Urteil*, dass die Handlungsalternative X besser ist als die Handlungsalternative Y. Doch er unterlässt es, davon zu einem unbedingten Urteil ‚X ist besser als Y' überzugehen und dann dementsprechend zu handeln, also X zu tun. Vielmehr geht er nur von dem prima facie Urteil ‚Y ist *in einer (einigen) Hinsicht(en)* besser als X über zu dem unbedingten Urteil ‚Y ist besser als X' und führt absichtlich Y aus." (Spitzley, 2013, S. 15, Hervorh. i. O.)

Zusammenfassend lassen sich aus den bisherigen Ausführungen folgende Erkenntnisse ableiten: Davidson versucht, das Phänomen *Handeln wider besseres Urteil* kausal herzuleiten und zu begründen. Seine Handlungstheorie basiert auf dem Verständnis, dass Handlungen durch primäre Gründe, die aus Wünschen (Pro-Einstellungen) und Überzeugungen bestehen, verursacht werden. Diese Gründe rechtfertigen die Handlungen und stehen somit in einem Kausalzusammenhang zu den Handlungen, die sie verursachen (Hofmann, 2015, S. 71).

> „Die Handlung einerseits und das den Grund nennende Überzeugung/Wunsch-Paar andererseits müssen, um eine Erklärung zu liefern, in zwei grundverschiedenen Hinsichten miteinander zusammenhängen. Erstens muss eine logische Beziehung bestehen. (…) Zweitens müssen die Gründe, die ein Akteur für sein Handeln hat, um die Handlung zu erklären, wirklich diejenigen sein, aus denen er gehandelt hat; die Gründe müssen beim Geschehen der Handlung eine *kausale* Rolle gespielt haben." (Davidson, 2013, S. 93, Hervorh. i. O.)

Das Handeln *aus* einem Grund stellt die Grundlage für die Erklärung unbeherrschter Handlungen dar. Der Handelnde wägt die aus seiner Sicht relevanten Gründe für eine Handlung x und eine Handlung y ab und kommt zu dem Urteil, dass unter

30 Hofmann (2015) spricht von Willensschwäche. In diesem Fall entspricht „willensschwach" dem Begriff „unbeherrscht".

Berücksichtigung aller Umstände es besser ist, die Handlung x zu tun. Stattdessen führt er die Handlung y aus. Auch für die Ausführung der Handlung y hat der Akteur Gründe, die er beschreiben kann (Davidson, 2013, S. 96). Die unbeherrschte Handlung resultiert nun daraus, dass er aus guten Gründen die Handlung y ausführt, obwohl aus seiner Sicht bessere Gründe für die Handlung x vorliegen (siehe Abbildung 5.4). „Aber obwohl der Akteur einen Grund für seine faktisch vollzogene Handlung hat, hatte er der eigenen Einschätzung zufolge bessere Gründe für ein anderes Handeln. Was der Erklärung bedarf, ist nicht, warum der Akteur de facto so gehandelt hat, sondern warum er in Anbetracht des Urteils, dass es unter Berücksichtigung aller Umstände besser wäre, *nicht* anders gehandelt hat.“ (Davidson, 2013, S. 96, Hervorh. i.O.)

Bezug zur Forschungsarbeit

Die Erläuterungen zu *Handeln wider besseres Urteil* von Davidson sind für die vorliegende Arbeit wesentlich. Zum einen zeigen die Ergebnisse dieser Forschungsarbeit, dass das eruierte Phänomen *Handeln wider besseres Wissen im Körperpflegeunterricht* (siehe Kapitel 10) als eine Form des pflegedidaktischen Handelns existiert. Zum anderen steht daran anknüpfend die zentrale Frage im Fokus, aus welchen Gründen Lehrende in der Pflegeausbildung akratisch handeln. Die Herleitung, Beschreibung und Begründung des Phänomens *Handeln wider besseres Wissen im Körperpflegeunterricht* (siehe Kapitel 10) basiert in Anlehnung an Davidson (1969, 2013, 2015) auf der Annahme, dass Lehrende *aus Gründen* wider besseres Wissen handeln. Im Gegensatz zu Davidson wird in dieser Arbeit nicht von Handeln wider besseres Urteil gesprochen, sondern der Terminus *Handeln wider besseres Wissen* verwendet. Der Schwerpunkt des *Handelns wider besseres Wissen im Körperpflegeunterricht* liegt auf dem Zuwiderhandeln des hergeleiteten *pflegedidaktischen Professionswissens* (siehe Kapitel 8). Die Lehrenden verfügen über ein breites pflegedidaktisches Professionswissen und handeln diesem Wissen entgegen. Auch wenn die Lehrenden Urteile fällen, die bedeutsam zur Erklärung und Begründung der akratischen Handlung sind (siehe Kapitel 10.3), ist der Fokus des Phänomens das *Handeln wider besseres pflegedidaktisches Professionswissen*. Demzufolge wird von Handeln wider besseres Wissen gesprochen. Der Arbeit liegt jedoch das Verständnis von Davidson (1969, 2015) zugrunde, dass akratische Handlungen nicht nur auf das Handeln wider besseres *Wissen* beschränkt sein müssen, sondern dass sich dieses Phänomen auch als Handeln wider besseres Urteil (das Wissen beinhalten kann) entfaltet. Darüber hinaus bezieht sich *Handeln wider besseres Wissen* sowohl auf das *Ausführen* als auch das *Unterlassen* von Handlungen (Davidson, 2015, S. 21).

5.3 Zeitpunkte des Auftretens akratischer Handlungen

Im vorangegangenen Kapitel 5.2 wurde das Phänomen Handeln wider besseres Wissen im historischen Kontext unter verschiedenen Begriffen und mit unterschiedlichen Verständnissen erörtert. Unter der Prämisse, dass akratisches Handeln möglich ist und auf Gründen basiert, lässt sich darüber hinaus unterscheiden, *zu welchem Zeitpunkt* im Verlauf des Handlungsprozesses die akratische Handlung stattfindet. Hierzu finden sich bei Rorty (1988) und auf Rorty bezugnehmend bei Hofmann (2015) Modelle, die den Zeitpunkt des Auftretens der akratischen Handlung als ein wesentliches Merkmal zur Bestimmung des Phänomens hinzuziehen. Folgend werden die Modelle von Rorty und Hofmann abgebildet und erläutert.

Unter dem Titel *Where does the akratic break take place?* nimmt Rorty[31] (1980, 1988) eine Klassifikation akratischer Handlungen vor, die sich darin unterscheiden, wann sie im Prozess zwischen dem Fällen des Urteils und der konkreten Ausführung einer Handlung auftreten. Rorty (1988, S. 230) beschreibt fünf Schritte des gedanklichen Weges bis zur Handlung (Abbildung 5.5). In den jeweiligen Übergängen von einem Schritt zum anderen kann akratisches Handeln, der sogenannte „*akratic break*" (Rorty, 1988), auftreten. Der erste Handlungsschritt umfasst allgemeine Überzeugungen zu moralisch gefordertem Handeln als Ziel.[32] Die Überzeugung führt im zweiten Schritt zur Verpflichtung, das Handeln an den Zielen auszurichten. „Eine Person, die es nicht schafft, ihre allgemeinen Überzeugungen über das in einem weiten Sinne Gute als handlungsleitend anzusehen, zeigt *akrasia of direction or aim*" (Hofmann, 2015, S. 18, Hervorh. i. O.).

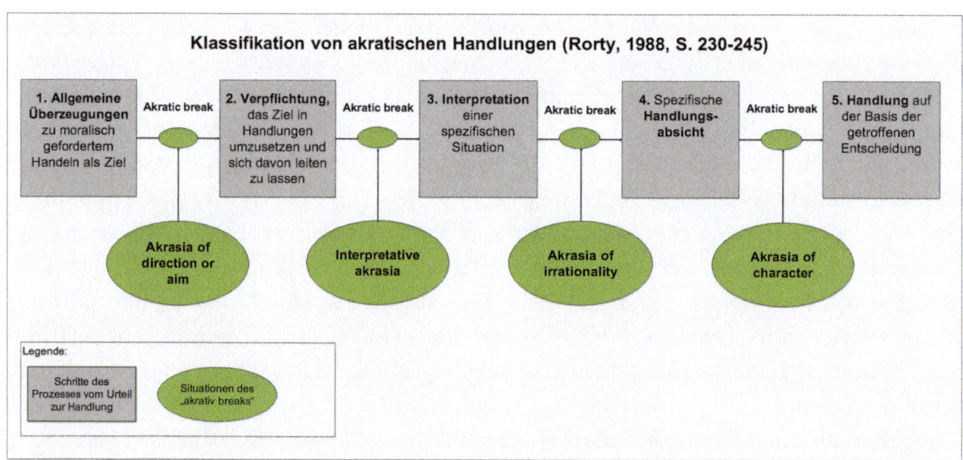

Abbildung 5.5: Klassifikation von akratischen Handlungen im Kontext der Prozessschritte vom Urteil zur Handlung (Rorty, 1988, S. 230–245) (eigene Erstellung)

31 Rorty (1988) verwendet die Terminologie Akrasia und akratische Handlungen.

32 „A person's general beliefs about appropriate human aims, what is commanded by God, or required by morality, or conduces to human well-being." (Rorty, 1988, S. 230)

Die allgemeinen Ziele und Überzeugungen werden vom Handelnden nicht als handlungsleitende Prämissen verstanden. Während die ersten beiden Schritte auf allgemeine Grundsätze rekurrieren, beinhaltet der dritte Schritt die Interpretation einer spezifischen Handlung. Interpretiert eine Person eine spezifische Situation nicht in Übereinstimmung mit ihren allgemeinen Überzeugungen, so zeigt diese Person „*interpretative akrasia*" (Rorty, 1988, S. 234). Im vierten Schritt wird eine eindeutige Handlungsabsicht vorgenommen. Wenn auf der Basis der Interpretation einer spezifischen Situation unangemessene Schlüsse („*inappropriate conclusion*") für die Handlungsabsicht gezogen werden, liegt „*akrasia of irrationality*" vor (Rorty, 1988, S. 238). Der Handlungsabsicht folgt im fünften Schritt die konkrete Handlung. Ein Handeln entgegen der zuvor getroffenen Handlungsabsicht benennt Rorty (1988, S. 241) als „*akrasia of character*". Der letzte Schritt verdeutlicht Rortys Annahme, Akrasia im Verständnis von Willensschwäche[33] als Charakterzug zu definieren. Übergeordnet wird *Willensschwäche* auch unter der Prämisse diskutiert, ob sie als Handeln im Sinne des willensschwachen Verhaltens oder als Charakter im Sinne eines Persönlichkeitsmerkmals zu verstehen ist. Während sich die meisten Autoren aus der handlungstheoretischen Perspektive mit Willensschwäche als episodisches (temporäres) Handeln wider besseres Urteil oder Wissen beschäftigen, gibt es vereinzelte Positionen, die Willensschwäche als Charakterzug beschreiben (Spitzley, 2013, S. 21). Hierzu zählen vor allem Rorty (1988, 2013) und Hill (2013).

Mele (1987, S. 4) spricht hingegen explizit von akratischen Handlungen („*akratic action*"), um das Handeln von Akrasia als „*trait of character*" abzugrenzen.

Neben der differenzierten Klassifikation von Akrasia nach Rorty (1988) präsentiert Hofmann (2015) eine vereinfachte Systematik. Hofmann (2015, S. 29) verwendet für das in diesem Kapitel beschriebene Phänomen den Begriff Willensschwäche und entwirft eine Systematisierung mit lediglich zwei „*Typen von Willensschwäche*": die *motivationale Willensschwäche* und die *exekutive Willensschwäche*. Auch Hofmann (2015, S. 29) unterscheidet die beiden Typen hinsichtlich des Auftretens „im Prozess vom Urteil eines Akteurs über seine Handlungsoptionen bis zur Ausführung einer Handlung (Urteil – Intention – Handlung)". Die beiden Typen von Willensschwäche treten entsprechend zwischen Urteil und Intention und zwischen Intention und Handlung auf (siehe Abbildung 5.6)

Hofmann definiert *motivationale Willensschwäche* wie folgt: „Eine Person urteilt, dass sie eine Handlung tun sollte, oder dass eine ihr offenstehende Handlung alles in

33 Neben den Begriffen Handeln wider besseres Wissen; Handeln wider besseres Urteil und Akrasia findet auch der Terminus *Willensschwäche* in der aktuellen philosophischen Diskussion Anwendung (siehe Tabelle 5.1, Kap. 5), jedoch ist das Verhältnis von Akrasia und Willensschwäche umstritten, denn Hofmann (2015, S. 15) zufolge vertreten einige Autoren die Ansicht, Willensschwäche und Akrasia strikt voneinander zu trennen. Hofmann fasst die differenten Positionen wie folgt zusammen: „Während *Akrasia* im Handeln wider das bessere Urteil oder Wissen des Akteurs bestehe, sei *Willensschwäche* die irrationale Änderung oder Revision von Entscheidungen oder Absichten. Während der *Akratiker* sich trotz seines besseren Wissens für die schlechtere Handlung entscheide, scheitere der *Willensschwache* an der adäquaten Umsetzung einmal getroffener Entscheidungen." (Hofmann, 2015, S. 15)

allem besser wäre als eine andere, und intendiert dennoch eine davon verschiedene, alternative Handlung." (Hofmann, 2015, S. 29) Exekutive Willensschwäche hingegen liegt bei nachfolgender Situation vor: „Eine Person hat den Plan, etwas zu tun, und tut dennoch etwas anderes oder verfolgt den ursprünglichen Plan nur halbherzig oder unzureichend." (Hofmann, 2015, S. 29)

Der zentrale Unterschied der beiden Typen liegt darin, dass bei motivationaler Willensschwäche die *Intention* kritisierbar ist, während bei der exekutiven Willensschwäche die *Handlung* kritisierbar ist (Hofmann, 2015, S. 29). Bei motivationaler Willensschwäche bezieht sich das akratische Handeln auf ein allgemeines Urteil (Eine Person/Ich sollte besser ...), das sich von der Absicht unterscheidet (*Beispiel: Ich sollte mehr Sport machen, weil Sport gesünder als Bewegungsarmut ist, beabsichtige aber heute auf der Couch zu bleiben*). Bei der exekutiven Willensschwäche liegt eine konkrete Intention vor, der zuwidergehandelt wird (Beispiel: *Ich beabsichtige, heute Abend zum Sport zu gehen, bleibe aber dann, als ich eigentlich losmüsste, auf der Couch liegen*).

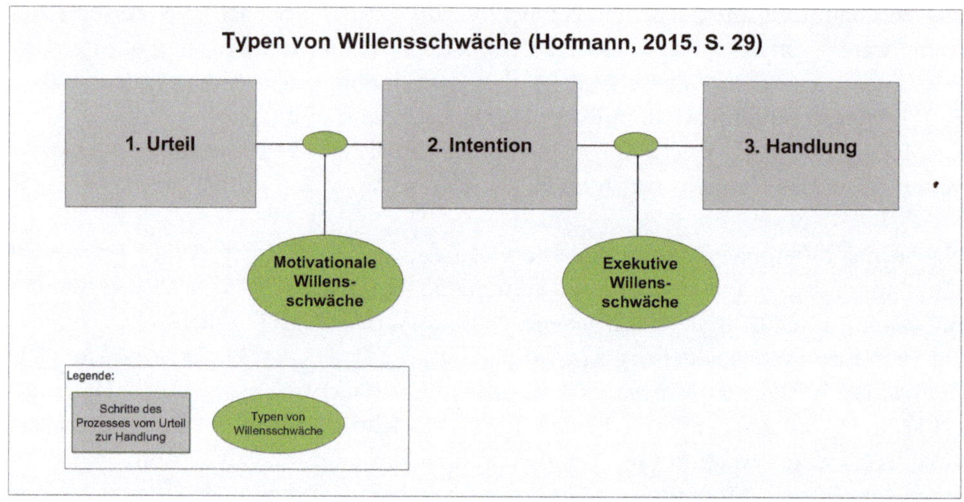

Abbildung 5.6: Typen von Willensschwäche im Prozess zwischen Urteil und Handlung (Hofmann, 2015, S. 29) (eigene Erstellung)

Bezug zur Forschungsarbeit

Der Arbeit liegt rekurrierend auf Hofmann (2015) das Verständnis zugrunde, dass Handeln wider besseres Wissen (im Sinne von Akrasia) sowohl eine Revision von Entscheidungen oder Absichten *vor* einer Handlung beinhalten als auch *in* der direkten Umsetzung der Handlung auftreten kann (siehe weitere Ausführungen in Kapitel 10.9 der Ergebnisdarstellung). Die vorliegende Arbeit schließt sich den philosophisch-handlungstheoretischen Bezügen von Davidson (1969, 2015) an, demzufolge Handeln wider besseres Wissen als *situative Handlungen gegen das bessere*

Wissen oder Urteil wahrgenommen werden und nicht wie z. B. bei Rorty (1988) als Charakterschwäche im Sinne eines Persönlichkeitsmerkmals deklariert werden.

Bevor in den Kapiteln 8 (pflegedidaktisches Professionswissen), 9 (pflegedidaktisches Professionshandeln) und 10 (Handeln wider besseres Wissen im Körperpflegeunterricht) die Ergebnisse dieser Forschungsarbeit vorgestellt, belegt und theoretisch eingebettet werden, wird in den beiden folgenden Kapiteln das Vorgehen im Forschungsprozess nach der Grounded-Theory-Methodologie dargelegt.

6. Grounded-Theory-Methodologie als Forschungsstrategie

Ausgehend von dem Ziel, eine Theorie zum pflegedidaktischen Wissen und Handeln von Lehrenden in der Pflegeausbildung zu generieren, stellt die Grounded-Theory-Methodologie (GTM) die geeignete Forschungsstrategie dar, um die subjektiven Deutungen und Sinnkonstruktionen verschiedener Lehrenden zu ihrem Pflegeunterricht zu rekonstruieren und daraus eine verdichtete Theorie abzuleiten. Mit diesem Forschungsstil ist es möglich, vielfältige, sich bedingende, ergänzende und widersprechende Perspektiven auf das pflegedidaktische Wissen und Handeln einzubinden. Der Forschung im Stil der (reflexiven) Grounded-Theory-Methodologie liegt folgende erkenntnistheoretische Annahme zugrunde:

> Es werden „die Forschungsobjekte – menschliche Personen in der Welt ihres alltäglichen Lebens und Handelns – als Wesen betrachtet, die grundsätzlich in der Lage sind, über sich selbst, über ihre Verbindungen mit der gegenständlichen, sozialen und geistig-kulturellen Umwelt, über ihre Weltwahrnehmungen und -deutungen, ihr Handeln, ihre Lebensgeschichten und ihre sozialhistorischen Einbindungen zu reflektieren und Auskunft zu geben – sowie diese auch mitzugestalten, zu bewahren und zu verändern. Es wird unterstellt, dass ihre Welt- und Selbstwahrnehmungen für ihr Handeln bedeutsam und dass entsprechende Selbstauskünfte für die wissenschaftliche Erkenntnis- und Theoriebildung interessant sind.“ (Breuer, Muckel & Dieris, 2019, S. 76)

Die Grounded-Theory-Methodologie (GTM) ist eine der am weitesten verbreiteten Forschungsansätze der qualitativen Forschung und wird in zahlreichen Disziplinen angewandt (Breuer, Muckel & Dieris, 2019, S. 11; Charmaz, 2016, S. 127; Equit & Hohage, 2016, S. 9; Mey & Mruck, 2011, S. 11–12; Pentzold, Bischof & Heise, 2018, S. 4; Strübing, 2014, S. 1). Den Kern der GTM bildet die prozesshafte Theoriebildung auf der Grundlage einer komparativen Analyse qualitativer Daten (Glaser & Strauss, 2005, S. 11–12; Strauss, 1998, S. 29). „Eine Theorie auf der Grundlage von Daten zu generieren, heißt, dass die meisten Hypothesen und Konzepte nicht nur aus den Daten stammen, sondern im Laufe der Forschung systematisch mit Bezug auf die Daten ausgearbeitet werden. *Theorie zu generieren, ist ein Prozess.*“ (Glaser & Strauss, 2005, S. 15, Hervorh. im O.) Dieser Prozess ist wenig idealtypisch, sondern ist gekennzeichnet von der zeitlichen Parallelität und der wechselseitigen funktionalen Abhängigkeit von Datenerhebung, Datenanalyse und Theoriebildung (Strübing, 2014, S. 11).

Die GTM hat sich im Rahmen der empirischen Sozialforschung als umfassende Forschungsstrategie etabliert (Mey & Mruck, 2011, S. 11), die sich auf den gesamten Forschungsprozess bezieht und nicht lediglich ein Auswertungsverfahren darstellt (Suddaby, 2006, S. 637–638).

> „Die GTM versteht sich nicht nur als Sammlung einzelner Methodenelemente, z. B. durch die Anwendung von Kodierprozeduren in der Phase der Auswertung, sondern als ein spezifischer Forschungsstil, der sich deutlich von jenem traditi-

> onellen sequentiellen Vorgehen unterscheidet, in dem Planung, Datenerhebung, Datenanalyse (und Theoriebildung) als getrennte Arbeitsphasen aufgefasst werden. Forschen im Sinne der GTM erfordert einen ständigen Wechsel zwischen Handeln (Datenerhebung) und Reflexion (Datenanalyse und Theoriebildung)." (Mey & Mruck, 2011, S. 23)

Mey & Mruck (2009, S. 148) sowie Strübing (2014, S. 1–2) kritisieren, dass aufgrund der weniger präskriptiven Vorgehensweise der GTM Forschungsarbeiten mit dem Label Grounded Theory versehen werden, ohne dass bedeutende Qualitätskriterien (Kapitel 6.5) für eine *echte* Grounded Theory eingehalten werden.

> „Zu den schlechten Gründen für die Etikettierung von Studien als Grounded-Theory-basiert zählt das weit verbreitete Missverständnis, die wie auch immer beschaffene Verknüpfung von qualitativen Daten mit theoretischen Aussagen oder auch nur die ausschweifende Paraphrase empirischer Daten sei schon durch die Rede von der empirisch begründeten Theoriebildung gedeckt." (Strübing, 2014, S. 2)

Legewie (2006, Abs. 3) geht so weit zu sagen, dass die Anzahl der sich mit zweifelhafter Berechtigung auf die Grounded Theory berufende Verfahren die seriösen GTM-Studien bei weitem übertrifft. Es ist durchaus möglich, einzelne Elemente der GTM für qualitative Forschungsarbeiten zu nutzen, nur muss dies dann explizit gekennzeichnet sein, dass z. B. nur auf eine Methodik zurückgegriffen wird, und die Arbeit darf nicht mit dem Label GTM versehen werden (Mey & Mruck, 2009, S. 148).

Im Folgenden werden epistemologische Grundlagen der GTM (Kapitel 6.1) skizziert, die als Grundlage für die anschließend beschriebene historische Entwicklung der GTM und ihren differenten Ausprägungen (Kapitel 6.2) dient. Rekurrierend auf das Strauss'sche Verständnis der GTM wird neben Induktion und Deduktion der Forschungslogik der Abduktion besondere Aufmerksamkeit gewidmet (Kapitel 6.3), der eine bedeutende Funktion in der Generierung *neuer* Theorien zukommt. Anknüpfend an die Kritik des unseriösen Gebrauchs der GTM werden in Kapitel 6.4 die Kernelemente der GTM und in Kapitel 6.5 die Gütekriterien einer qualitativen Forschung im Stil der GTM diskutiert. In Kapitel 7 wird dann bezugnehmend auf dieses Kapitel der Forschungsprozess der vorliegenden Studie begründet und reflektiert.

6.1 Epistemologische Grundfragen

Die GTM ist ein Forschungsstil, der sich auf unterschiedliche Forschungsrichtungen bezieht. Dies liegt mitunter daran, dass die Begründer der GTM, *Barney Glaser* und *Anselm Strauss*, in verschiedenen Denkschulen sozialisiert wurden und dadurch die GTM auf vielfältige Weise beeinflusst haben. Während Strauss als Schüler von Blumer in der qualitativen Feldforschung beheimatet war und durch die Denkschule des Pragmatismus und des symbolischen Interaktionismus in der Tradition der Chicagoer Schule inspiriert wurde, kam Glaser als Schüler von Merton in der von Lazersfeld geprägten Columbia School mit kritisch-rationalistischer Orientierung aus einer eher quantitativ ausgerichteten Forschungstradition (Mey & Mruck, 2011, S. 14). Aus ihren gemeinsamen Studien zu Tod und Sterben in Krankenhäusern entwickelten sie zusammen eine Theorie der „Awareness of Dying" (Glaser & Strauss, 1965), aus der später die Grounded Theory entstand. „Dies zu akzentuieren erscheint wichtig, weil so verstehbar wird, dass die GTM selbst in ihren Grundzügen eine im Feld und im Laufe der gemeinsamen Forschungspraxis entwickelte GT und die GTM eben deshalb keine der empirischen Forschung entfernte ‚Armchair-Methodik' ist." (Mey & Mruck, 2011, S. 15)

In ihrer ersten Veröffentlichung, der *Discovery of Grounded Theory*, beschreiben Glaser und Strauss (1967) ein induktiv-qualitatives Vorgehen zur Generierung neuer Theorien und stellen sich somit der bis dahin in der Soziologie dominierenden logiko-deduktiven Forschung zur Verifizierung von (großen) Theorien entgegen. Aufgrund der zwei unterschiedlichen Traditionen, denen Glaser (Positivismus) und Strauss (Pragmatismus) jeweils folgen, finden sich in ihrem ersten Werk eher weniger erkenntnislogische und wissenschaftstheoretische Bezüge (Strübing, 2014, S. 38). Strauss (1998, S. 30) und später Strauss & Corbin (2016, S. 137) verorten die GTM eindeutig in der Tradition des Pragmatismus und des symbolischen Interaktionismus und rekurrieren auf Dewey, Peirce und Mead.

> „We follow closely here the American pragmatist position (…): A theory is not the formulation of some discovered aspect of a preexisting reality ‚out there'. To think otherwise is to take a positivistic position that, as we have said above, we reject, as do most other qualitative researchers. Our position is that truth is enacted (…): Theories are interpretations made from given perspectives as adopted or researched by researchers. To say that a given theory is an interpretation – and therefore fallible – is not at all to deny that judgements can be made about the soundness or probable usefulness of it." (Strauss & Corbin, 1994, S. 279)

Da sich die vorliegende Arbeit hauptsächlich an der Straussian GTM und der reflexiven GTM nach Breuer (2009) orientiert (Näheres hierzu siehe Kapitel 7) werden im Folgenden erkenntnistheoretische Positionen der GTM aus der Perspektive des *Pragmatismus*, des *symbolischen Interaktionismus* und des *Konstruktivismus* diskutiert.

Einleitend soll an dieser Stelle auf die Annahmen der GTM verwiesen werden, da die „assumptions" zentrale Bekenntnisse der epistemologischen Fundierung der GTM repräsentieren. Strauss (1998, S. 25) führt in seinem bedeutenden Werk *Grundlagen qualitativer Sozialforschung* acht Voraussetzungen an. Im Jahr 1995 arbeiten Strauss und Corbin an einem theoretischen Einleitungskapitel für die überarbeite Fassung von *Basics of Qualitaty Research*, das die GTM unter einer erweiterten forschungsmethodologischen Perspektive in den Blick nimmt. Aufgrund des Todes von Anselm Strauss 1996 wird dieses Kapitel lange nicht veröffentlicht, es gilt als das „lost chapter" (Griesbacher, 2016, S. 141). Erst 2016 wird die vollständige

Publikation der Originalversion im *Handbuch Grounded Theory* von Equit & Hohage veröffentlicht und führt „damit zu einer Vervollständigung der noch zu Lebzeiten von Anselm Strauss entwickelten Grounded-Theory-Methodologie" (Griebacher, 2016, S. 141). In diesem Kapitel beschreiben Strauss & Corbin (2016, S. 133–137) 16 Annahmen, die Griesbacher in *vier zentralen Axiomen* zusammenfasst:

> „(1) Symbolische Bedeutungen werden in Interaktionen durch Handlungen wiedergegeben und hergestellt. Bedeutungen gewinnen ihre Relevanz in den Perspektiven der beteiligten Akteure. Kommt es zu Differenzen, müssen Bedeutungen neu ausgehandelt werden.
>
> (2) Menschliches Handeln verläuft im Regelfall entlang von Routinen. Erst wenn diese z. B. durch ein unerwartetes Ereignis (‚contingencies') unterbrochen und somit problematisch werden, wird versucht [, H.K.] durch aktive Reflexion das Problem zu beheben [, H.K.] um dann wieder in gewohnheitsmäßiges Handeln übergehen zu können.
>
> (3) Interne, externe, vergangene, gegenwärtige und zukünftige Bedingungen wirken sich auf das Handeln aus: die Biographie [sic] der Akteure, deren Motive, Überzeugungen, Emotionen sowie akute und antizipierte Ereignisse.
>
> (4) Handlungen sind stets in Interaktionsketten verwoben, in denen auch immer wieder Unvorhergesehenes passieren kann, und welche sich in Phasen oder Situationen unterteilen lassen. Im prozessualen Fortschreiten von Interaktionen können sich Bedingungen, Perspektiven und Bedeutungen verändern – sie können aber auch stabil bleiben." (Griesbacher, 2016, S. 145–146)

Die vier Axiome (Strauss & Corbin, 2016, S. 132) knüpfen an wesentliche Erkenntnisse des pragmatistisch-interaktionistischen Forschungsverständnisses an und beinhalten Konsequenzen für das forschungsmethodologische Vorgehen nach der GTM. Die Axiome (1) und (4) rekurrieren vorrangig auf die Prämisse des symbolischen Interaktionismus und verweisen darauf, dass sich soziales Handeln auf der Grundlage von Bedeutungen vollzieht, die handelnde Personen selbst konstruieren. Das Axiom (2) beinhaltet die Perspektive des Pragmatismus, dass Erkenntnis aus der Situation des Routinebruchs, der Ungewissheit oder des Zweifels heraus über einen Problemlöseprozess (in Anlehnung an Dewey, 2002, siehe Kapitel 6.3.2) gewonnen wird. Das Axiom (3) rekurriert auf den Konstruktivismus, indem es die Handlungsakteure und deren Prägungen (sei es als Forschende oder als Forschungsteilnehmende) fokussiert, die prägnanter im Zentrum des Forschungsprozesses und der zu entwickelnden Theorie stehen.

Die epistemologischen Annahmen der GTM nach Strauss & Corbin (2016, S. 133–137) führen zu den zentralen Fragen nach der Wirklichkeit und nach der Generierung von Erkenntnis im Rahmen der qualitativen Sozialforschung. Hierzu geben der Pragmatismus, der symbolische Interaktionismus und der Konstruktivismus grundlegende für den Forschungsprozess im Stil der GTM hoch relevante Antworten. Sie werden hier fokussiert, um das epistemologische Verständnis in dieser Arbeit und den theoretischen Begründungsrahmen für das Vorgehen im Forschungsprozess abzubilden.

Wirklichkeit und die Theorien über sie werden nicht verstanden als eine gegebene „Welt da draußen", sondern Realität entsteht „in der tätigen Auseinandersetzung mit Elementen der sozialen wie der stofflichen Natur, die damit zu Objekten für uns werden und Bedeutungen erlangen, die wir uns über Prozesse der Symbolisation wechselseitig anzeigen können" (Strübing, 2014, S. 38). Nach diesem Verständnis existiert die Bedeutung der Welt nicht im Außen, sondern wird durch das Handeln der Menschen und die Bedeutungen, die sie dem Handeln zuschreiben, konstruiert. Soziales Handeln vollzieht sich im Sinne des **symbolischen Interaktionismus** auf der Grundlage von Bedeutungen, die Handelnde auf der Basis gesellschaftlich geformter Bedeutungszusammenhänge, vor allem sprachlicher Symbole, konstruieren. Die im Rahmen der Sozialisation erworbenen Symbolsysteme stellen die Grundlage für die Interpretationen von Situationen und sozialen Rollen dar.

Dem **Pragmatismus** liegt die Annahme zugrunde, dass das Individuum „als Selbst erst in Interaktion mit seiner sozialen und dinglichen Umwelt konstituiert wird und so zugleich Gesellschaft hervorbringt" (Strübing, 2004, S. 219). Das bedeutet für die pragmatistisch-interaktionistische Erkenntnistheorie, dass auch wissenschaftliche Fakten, Befunde und Theorien sozial konstruiert sind, denn Wirklichkeit entsteht im Handeln (Strauss & Corbin, 1994, S. 279) und wird als etwas Prozesshaftes wahrgenommen. „Die Vorstellung, soziale Akteure schöpfen ihre ‚empirische Welt' aus Interaktionen in und über die soziale und dingliche Natur, impliziert zugleich die Auffassung von Realität als *Prozess.*" (Strübing, 2014, S. 39, Hervorh. i. O.)

Auch im **Konstruktivismus**, der sich auf den Pragmatismus und den symbolischen Interaktionismus bezieht (Siebert, 2005, S. 12), herrscht die Annahme vor, dass Wirklichkeit nicht real objektiv existiert, sondern vom Individuum subjektiv konstruiert wird. Wirklichkeit ist beobachterabhängig und hebt damit den klassischen Subjekt-Objekt-Dualismus auf (Siebert, 2005, S. 11). Wie der Pragmatismus und der symbolische Interaktionismus distanziert sich auch der Konstruktivismus von „ontologischen und metaphysischen Wahrheitsansprüchen" (Siebert, 2005, S. 11). Diese Denkrichtung steht der positivistischen Erkenntnistheorie, in der eine externe Wirklichkeit angenommen und ein universales Wahrheitskonzept angestrebt wird, diametral entgegen. Der Forschende wird im Positivismus als eine neutrale und unvoreingenommene Person verstanden, die objektiv und von außen auf die empirische Welt blickt. Wissenschaftliche Erkenntnisse werden entsprechend durch größtmögliche Objektivität im Forschungsprozess gewonnen. Dem entgegensprechend sind Forschende mit einer pragmatistisch-interaktionistischen Haltung der Auffassung, dass Erkenntnisprozesse nicht objektiv zu erfassen sind, sondern „Realität eine Relation zwischen Objekt und erkennendem Subjekt ist, Realität also nicht ohne den ‚subjektiven' Beitrag der beobachtenden und in der Welt handelnden Individuen existieren kann. Methodisch kann es also nicht darum gehen, den ‚subjektiven' Einfluss des Beobachters zu eliminieren, sondern ihn systematisch und kontrolliert in den Erkenntnis- und Problemlöseprozess einzubinden" (Strübing, 2004, S. 220).

Die Forschende nimmt insofern Einfluss auf den Forschungsprozess, als sie durch ihre biografische, soziale und berufliche Prägung sowie ihr theoretisches

Vorverständnis ihre eigenen Interpretationen der Welt vornimmt und diese in die Erhebung und Auswertung von Daten einfließen. Entgegen der positivistischen Annahme, Realität sei objektiv und Theorien universell, folgt ein pragmatisch-interaktionistisches Forschungsverständnis folgender Prämisse.

> „Wenn wir uns auf diese prozessuale, multiperspektivische Realitätsauffassung verständigen, kann auch das Verständnis von Theorien kein anderes als ein prozessuales sein, denn einerseits sind sie selbst Teil der Realität, und andererseits müssen sie, um wirklichkeitsangemessen zu sein, den Wandel des Wirklichkeitsausschnittes nachvollziehen, über den sie Aussagen machen wollen." (Strübing, 2014, S. 39)

Im Stil der GTM entwickelte Theorien können folglich nicht losgelöst vom Forschenden wahrgenommen werden, denn eine durch den Forschenden generierte Theorie bildet immer nur eine Perspektive auf die untersuchte Welt ab. „Wir vertreten die Auffassung, dass es die (sozialisierte) *Forscherin-als-Person* ist, die wissenschaftliche Erkenntnisse hervorbringt – dass Erkenntnis stets durch eine bestimmte Sicht-der-Dinge, durch eine Subjekt-*Perspektive* gekennzeichnet ist." (Breuer, Muckel & Dieris, 2019, S. 5, Hervorh. i. O.) Diese Annahme bedeutet jedoch nicht, dass hergeleitete Theorien nicht wissenschaftlich fundiert und empirisch gesichert sind, und dass die GTM als ein „Freibrief für ein ‚anything goes'" (Strübing, 2014, S. 14) verstanden werden kann. Vielmehr unterliegt ein Forschungsprozess anhand der GTM strengen Kriterien, die zu berücksichtigen sind (siehe Kapitel 6.5). Strauss weist explizit darauf hin, dass diese Gütekriterien nicht als Vorschläge dienen, sondern dass „bestimmte Operationen ausgeführt werden müssen" (Strauss, 1998, S. 33).

Strübing (2014, S. 48) und Reichertz (2013, S. 38) schreiben der induktiven, der deduktiven und vor allem der abduktiven Vorgehensweise rekurrierend auf Peirce (1970, 2015) und Dewey (2002) (siehe Kapitel 6.3) im Forschungsprozess hierbei eine wichtige Funktion zu, denn durch den iterativ-zyklischen Prozess experimenteller Erprobung, in dem kontinuierliche Schleifen aus Induktion/Abduktion und Deduktion durchlaufen werden, können Gütekriterien wissenschaftlicher Forschung begründet und eingehalten werden.

Aufgrund des Verständnisses, dass Erkenntnis nicht ohne die subjektive Perspektive des Forschenden generiert werden kann, bedarf es wissenschaftlich akzeptierter Strategien, die eine „Bewusstmachung, Relativierung, Flexibilisierung und Entverselbstständlichung von vorgängigen Interpretationsmustern bzw. -routinen" (Breuer, Muckel & Dieris, 2019, S. 9) ermöglichen. Breuer (2009) hat hierzu die GTM um das Konzept der kontinuierlichen Selbstreflexion der Forschenden erweitert (siehe Kapitel 6.2.2). Forschungsvorhaben im Stil einer reflexiven GTM (RGTM) beinhalten eine immerwährende Reflexion entlang des gesamten Forschungsprozesses, die sich sowohl auf die theoretischen Vorannahmen der Forschenden als auch auf die eigene Rolle im Datenerhebungs- und Auswertungsprozess bezieht.

Bezüge zur Forschungsarbeit

Die vorliegende Arbeit orientiert sich an den erkenntnistheoretischen Positionen der GTM aus der Perspektive des Pragmatismus, des symbolischen Interaktionismus und des Konstruktivismus und rekurriert hauptsächlich auf die Straussian GTM und die reflexive GTM nach Breuer (2009) (Näheres hierzu siehe Kapitel 7). Angenommen wird, dass die Erkenntnisse im Forschungsprozess durch die subjektive Perspektive der Forscherin als Person mitbestimmt werden. Diese Sicht auf den Forschungsprozess und die darin gewonnene Erkenntnis erfordert eine kontinuierliche Reflexion im Prozess und der Offenlegung im Rahmen dieser Arbeit, der in Kapitel 7 (Methodisches Vorgehen) Rechnung getragen wird.

Die starke Fokussierung der Reflexivität im gesamten Prozess in Anlehnung an die reflexive GTM (Breuer, 2009) war während dieser Arbeit immer gegenwärtig und ein bedeutendes Leitmotiv.

6.2 Historische Entwicklungen

Die Grounded-Theory-Methodologie hat sich im Laufe der Jahrzehnte weiterentwickelt, sodass heute nicht von *der* GTM gesprochen werden kann. Es existieren vielfältige Varianten (oder Generationen) der GTM mit unterschiedlicher Ausrichtung, die vor allem auf die Konflikte zwischen Glaser und Strauss und zwischen Glaser und Charmaz sowie Clarke zurückzuführen sind (Equit & Hohage, 2016, 14). Strübing (2014, S. 4) fokussiert den primären Bruch zwischen Glaser und Strauss und differenziert dementsprechend zwei Varianten von Grounded Theory mit weiteren Ausdifferenzierungen: zum einen die pragmatistische Variante nach Strauss (1998) und in der Weiterführung nach Strauss & Corbin (1996) und zum anderen die von Glaser (1992) fortgesetzte empiristische Variante. Häufig findet sich eine Unterteilung in vier Positionen (Morse, 2009, 17): die **Glaserian GTM** (Glaser, 2011a), die **Straussian GTM** (Strauss, 1998), die **konstruktivistische GTM** (Charmaz, 2014) und die **Situationsanalyse** (Clarke 2012). Reichertz & Wilz (2016, 50–51) unterteilen die Straussian GTM noch nach der klassischen Grounded Theory nach Strauss (1998) und die codeorientierte Grounded Theory nach Strauss & Corbin (1996). Dütthorn (2014, S. 163) entfaltet sechs Unterteilungen und fügt zu den vier oben angeführten Varianten die **Reflexive GTM (RGTM)** nach Breuer (2009) an und unterscheidet ebenfalls zwischen der Straussian GTM nach Strauss (1987) und der **Handlungstheoretischen GTM** nach Corbin & Strauss (2008, 2015) (Abbildung 6.1).

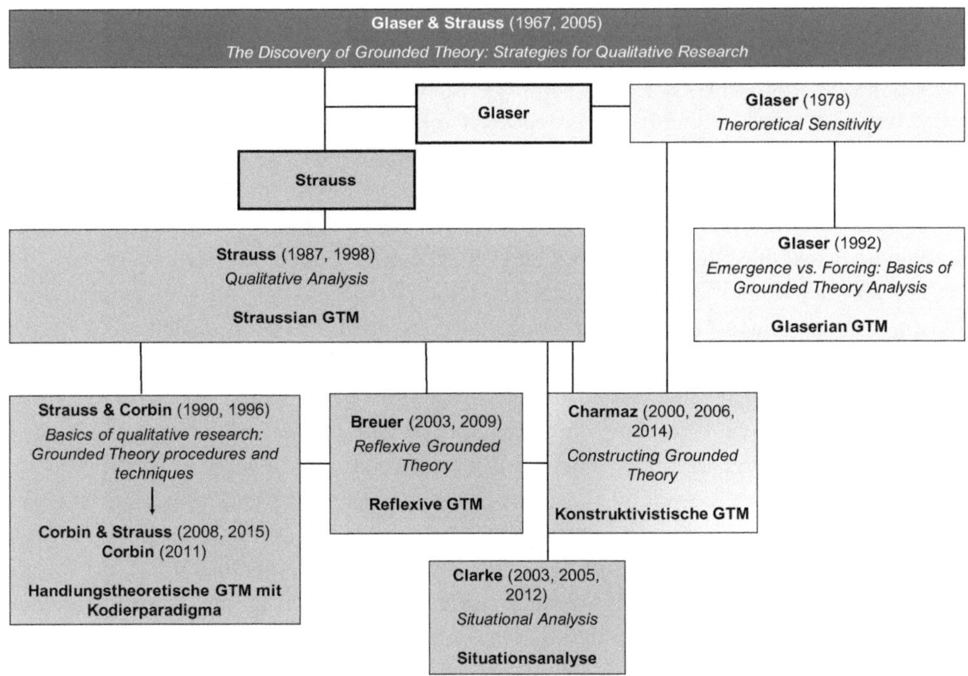

Abbildung 6.1: Entwicklungen der Grounded-Theory-Methodologie (Grafik leicht modifiziert nach Dütthorn, 2014, S. 163, in Anlehnung an Morse, 2009, S. 17)

6.2.1 Gründungsväter der GTM

Ihren Ursprung hat die GTM in dem Werk „The Discovery of Grounded Theory: Strategies for Qualitative Reserach" der Soziologen Barney Glaser & Anselm Strauss (1967, Übersetzung von 2005), das bedeutenden Einfluss für die Etablierung der qualitativen Forschung mit der Orientierung am Verstehen von Personen und deren Alltag gewinnt (Mey & Mruck, 2011, 14). Strübing (2014, S. 1) spricht von der Grounded Theory als ein „Produkt der Rebellion". Glaser und Strauss richten sich in ihrem Werk gegen die zu dieser Zeit (1967) starke und einseitige Ausrichtung der Verifikation von Theorien und bemängeln, dass im Bereich der Soziologie die Entdeckung neuer Theorien vernachlässigt wird, da „für viele Soziologen ein Konflikt zwischen dem Wunsch, Theorie zu generieren, und der angelernten Notwendigkeit, sie zu verifizieren, [besteht, H.K.]. Da Verifizierung in der gegenwärtigen soziologischen Szene Vorrang hat, wird der Wunsch, Theorien zu generieren, in einzelnen Untersuchungen häufig hintan gestellt [sic] – falls er nicht völlig aufgegeben wird." (Glaser & Strauss, 2005, S. 12)

Die Autoren verdeutlichen, dass Verifizierung und Generierung von Theorie miteinander verschränkt sind und auch eine klare Trennung zwischen quantitativen und qualitativen Daten obsolet ist. „Häufig benötigt der Forscher qualitative und quantitative Daten – die einen nicht, um die anderen zu testen, sondern damit sie sich gegenseitig ergänzen, weil – und das ist das Entscheidende – sie sich auf die gleiche Sache beziehen.“ (Glaser und Strauss, 2005, S. 26)

Die GTM intendiert, auf der Grundlage qualitativer Daten eine *neue* Theorie zu generieren, die auf konzeptuelle Kategorien rekurriert, die aus ihr gewonnen wurden (Glaser & Strauss, 2005, S. 33). Die Theoriegenerierung erfolgt auf der Basis einer planvollen, akribischen und systematischen Analyse und erfordert ihrerseits eine Verifizierung der entwickelten Theorie, die durch die komparative Analyse, das stetige Entwickeln und Prüfen von Hypothesen und das Einbeziehen empirischer Belege aus den Daten sichergestellt wird. Die Theorie basiert auf den empirischen Daten und wird nach Glaser und Strauss (2005, S. 15) induktiv hergeleitet.

Der Bruch zwischen Glaser und Strauss, den vor allem Kelle (2007, 2011) und Strübing (2007a, 2011, 2014) systematisch dargestellt haben, setzt an dieser erkenntnistheoretischen Grundposition an, denn Glaser (2011b, S. 61–62) ist (und bleibt) der festen Überzeugung, dass Erkenntnis induktiv aus den Daten emergiert, ohne dass der Forschende vor dem Forschungsprozess oder währenddessen auf theoretisches Vorverständnis zurückgreifen sollte. In seinem Werk *Emergence vs. Forcing: Basics of Grounded Theory* nimmt der Affront Glasers gegen Strauss und Corbin seinen Anfang. Glaser beschuldigt Strauss offen, „sich einseitig die Konzeption der gemeinsam entwickelten Grounded Theory angeeignet und sie zugleich in unzulässiger Weise verfälscht zu haben“ (Strübing, 2014, S. 65). Glaser erhebt den alleinigen Anspruch auf die wahre Grounded Theory und präsentiert sich als Vertreter des Emergenz-Prinzips, während er Strauss & Corbin das Forcing unterstellt (Breuer, Muckel & Dieris, 2019, S. 22). Der Kern der Auseinandersetzung bezieht sich auf den Umgang mit theoretischen Vorannahmen der Forschenden bei der Entwicklung einer bereichsspezifischen Grounded Theory (Breuer, Muckel & Dieris, 2019, S. 21). Glaser insistiert „auf der Notwendigkeit, GT müsse ‚entdeckt‘ werden“ (Mey & Mruck, 2011, S. 31) und betrachtet theoretische Vorstudien als Zeitverschwendung und Beeinträchtigung für die Grounded-Theory-Studie und deren Ergebnisse (Glaser, 2004, Abs. 46) Er wirft Strauss (und Corbin) vor, die Grounded Theory zu missdeuten und bereits implizit vorgedachte Theorien zu erzwingen (Glaser, 2011b, S. 62; Strübing, 2014, S. 68–69). Glaser beschreibt die *theoretische Sensibilität*, die auch schon Glaser und Strauss (2005, S. 47, 54) in ihrem Buch anführen, als „ability to generate concepts from data (…) with as few predetermined ideas as possible“ (Glaser, 2004, Abs. 43).

Interessanterweise und mehrfach als Widerspruch und Inkonsequenz gekennzeichnet (Kelle, 2007, S. 205; Mey & Mruck, 2011, S. 38; Strübing, 2014, S. 68–69) formuliert Glaser insgesamt 18 inhaltliche und formale Kodierfamilien, die Forschende nach der Auseinandersetzung mit dem empirischen Material nutzen können, um ihre Ergebnisse mit theoretischem Vorwissen zu konfrontieren (Mey & Mruck, 2011, S. 36).

In der Diskussion um das *theoretische Vorwissen* verweist Strübing auf die bereits im Discovery-Buch berücksichtigte Prägung der Forschenden durch theoretische Perspektiven und konstatiert, dass ein Spezifikum von GTM-Forschungsvorhaben nicht „in dem unterstellten Verzicht auf die Berücksichtigung vorgängiger Theorien [liegt, H.K.], sondern vielmehr in einem veränderten Umgang mit jenem notwendig immer schon vorhandenen Vorwissen sowie generell in einem Theorieverständnis, das die prinzipielle Unabgeschlossenheit von Theorien stärker betont als strukturelle Verfestigungen" (Strübing, 2014, S. 59). Vielmehr bedeutet theoretische Sensibilität, sich im Vorfeld nicht so weit mittels theoretischer Vorkenntnisse festzulegen, dass die erforderliche Offenheit als Voraussetzung für die angestrebte Gewinnung neuer Erkenntnisse aus dem empirischen Material gefährdet ist.

Strauss (1998, S. 36–37) und später Strauss & Corbin (1996, S. 25–27) schreiben dem theoretischen Vorwissen, das aus dem Studium von Literatur aber auch aus persönlichen und beruflichen Erfahrungen erwächst, eine hohe Bedeutung im Forschungsprozess zu, denn erst theoretische Sensibilität entwickelt die erforderliche Kreativität der Forschenden zur Generierung einer verdichteten und konzeptionell verankerten Theorie. *Theoretische Sensibilität* wird von Strauss & Corbin (1996, S. 25) verstanden als

> „die Fähigkeit, Einsichten zu haben, den Daten Bedeutung zu verleihen, die Fähigkeit zu verstehen und das Wichtige vom Unwichtigen zu trennen. All dies wird eher durch konzeptuelle als durch konkrete Begriffe erreicht. Erst die theoretische Sensibilität erlaubt es, eine gegenstandsverankerte, konzeptuell dichte und gut integrierte Theorie zu entwickeln – und zwar schneller, als wenn diese Sensibilität fehlt".

6.2.2 GTM in zweiter Generation

Während Glaser (2011b, 66–67) propagiert, dass Erkenntnisse aus den Daten emergieren, kritisieren z. B. Charmaz (2011, S. 184) und Clarke (2011, S. 212) die Annahme, dass Erkenntnis ohne Berücksichtigung der Prägungen und Perspektiven des Forschenden rekonstruiert werden kann. Vielmehr verstehen Charmaz (2011, S. 184) und Clarke (2011, S. 212) Wissen als sozial hergestellt und erkennen die Situiertheit der Forschenden an. „Der oder die wissenschaftlich Forschende begegnet seinem/ihrem Gegenstand keineswegs unvoreingenommen-‚objektiv', sondern unvermeidlich mit einer Vielzahl apriorischer Erkenntnis-Justierungen, die subjektseitig mitgebracht werden ..." (Breuer & Muckel, 2016, 68–69). Die methodologische Herausforderung besteht daher darin, die eigenen Präkonzepte zu explizieren und den Forschungsprozess kontinuierlich zu reflektieren. In der Entwicklung der GTM bildeten sich in Ergänzung und Abgrenzung zu den Gründungsvätern Glaser und Strauss Weiterführungen der GTM (siehe Abbildung 6.1). Insbesondere Kathy Charmaz und Adele Clarke prägen die zweite Generation der Grounded-Theory-Methodologie.

Kathy Charmaz (2011, S. 184; 2014, S. 13) entfaltet in ihrem Werk *Constructing Grounded Theory* die **konstruktivistische Grounded Theory** als erweiterte Variante der GTM und beschreibt sie als „zeitgenössische Revision der klassischen GTM von

Glaser und Strauss“ (Charmaz, 2011, S. 184). Charmaz (2011, S. 193, 195) differenziert epistemologisch zwischen der am Positivismus und der am Pragmatismus ausgerichteten GTM und verortet die konstruktivistische GTM nahe der (durch Strauss weitergeführten) pragmatistischen GTM: „Wenn wir uns die Grundannahmen der objektivistischen und konstruktivistischen Grounded-Theory-Methodologie anschauen, zeigt sich eine erstaunliche Passung zwischen Pragmatismus und der konstruktivistischen GTM“ (Charmaz, 2011, S. 195), denn „Pragmatismus geht von multiplen Perspektiven aus, betrachtet Wirklichkeit als aus emergenten Prozessen bestehend, thematisiert, wie Menschen mit praktischen Problemen in ihren Welten umgehen und betrachtet Tatsachen und Werte als verbunden“ (Charmaz, 2011, S. 195). Auch wenn Charmaz (2014, S. 9) sich eindeutig gegen die empiristische Variante Glasers richtet, verdeutlicht sie, dass die konstruktivistische GTM auf den „induktiven, komparativen, emergenten und offenen Ansatz der klassischen Version von Glaser und Strauss“ rekurriert. Ergänzend führt sie die Logik der Abduktion (siehe Kapitel 6.3) an, die Strauss (1998, S. 38) erst in seinem späteren Werk aufgreift, aber auch dort nur als Fußnote anführt.

Nach Charmaz Auffassung beginnt der Forschungsprozess mit der induktiven Forschungslogik, jedoch bewegt sich die GTM „über die Induktion hinaus, um eine imaginäre Interpretation des untersuchten Lebens hervorzubringen“ (Charmaz, 2011, S. 192) und folgt auch der abduktiven Logik beim Herausstellen überraschender Befunde. Die Reflexivität der Forschenden nimmt insbesondere in Bezug auf sich selbst im Rahmen der konstruktivistischen GTM eine Schlüsselrolle ein, während sie bei Strauss eher implizit bleibt (Strübing, 2014, S. 99). Zusammenfassend definiert Charmaz die konstruktivistische GTM wie folgt.

> „Sie geht von einer relativistischen Epistemologie aus, versteht Wissen als sozial hergestellt, anerkennt multiple Standpunkte sowohl der Forschungsteilnehmer/innen als auch der Forscher/innen und nimmt eine reflexive Haltung gegenüber unseren Handlungen, gegenüber Situationen und Teilnehmenden im Forschungs-Setting und auch gegenüber unseren eigenen analytischen Konstruktionen ein.“ (Charmaz, 2011, S. 184)

Adele Clarke (2011, S. 207–208) schließt sich den konstruktivistischen Gedanken Charmaz‘ an, erweitert ihre Variante der GTM mit der **Situationsanalyse** jedoch zu einer Grounded-Theory-Methodologie nach dem *postmodern turn*. Diese zielt darauf, soziales Handeln „mit einer ökologischen Leitmetapher sozialer Welten, Arenen, Aushandlungen und Diskursen“ (Clarke, 2011, S. 207) zu untersuchen, sodass die Situation an sich zum ultimativen Forschungsgegenstand wird (Clarke, 2012, S. 24). Epistemologisch verortet Clarke (2012, S. 44) die GTM eindeutig im symbolischen Interaktionismus und der Postmoderne: „Grounded Theory und Situationsanalyse sind als Theorie-Methoden-Pakete durch ihre Verankerung im Symbolischen Interaktionismus in vielerlei Hinsicht immer schon nach dem postmodern turn positioniert“ (Clarke, 2012, S. 47). Im Kern ihrer Forschungsausrichtung der GTM (*Situational Analysis: Grounded Theory after the Postmodern Turn*, Clarke, 2003) steht die Analyse des Menschlichen und vor allem des Nichtmenschlichen in seiner komplexen Situiertheit (Clarke, 2011, S. 209; Clarke, 2012, S. 24, 101–104). Den postmodern turn beschreibt Clarke (2012, S. 26) als fächerübergreifendes Phänomen, das Einzug in vielfältige Disziplinen wie Pflege, Bildung, Wirtschaft, Sozialarbeit und andere Bereiche wie Medien, Film, Architektur usw. genommen hat. Pointiert stellt Clarke die Charakteristika der Moderne und die des postmodern turns heraus.

> „Während die Moderne Universalität, die Verallgemeinerung, Vereinfachung, Dauerhaftigkeit, Stabilität, Ganzheit, Rationalität, die Regelmäßigkeit, die Einheitlichkeit und Angemessenheit betonte, verschieben sich die Schwerpunkte in der Postmoderne hin zu Partikularismus, Positionalitäten, Komplikationen, Substanzlosigkeit, Instabilitäten, Unregelmäßigkeiten, Widersprüchen, Heterogenitäten, Situiertheit und Fragmentierung – kurz: Komplexität. Die Postmoderne selbst ist kein einheitliches System von Überzeugungen oder Annahmen, sondern vielmehr eine fortlaufende Aneinanderreihung von Möglichkeiten." (Clarke, 2012, S. 26)

In Anlehnung an Strauss' situationszentrierten Ansatz der sozialen Welten, Arenen und Aushandlungen und die drei Konzepte der „Ordnung der Diskurse", der „Macht-Wissens-Beziehungen" und des „Blicks" von Foucault konstruiert Clarke (2012, S. 24, 92–100) ein Situationsanalyseverfahren mithilfe von drei verschiedenen *Maps*, bei der *„die erforschte Situation selbst die Hauptuntersuchungseinheit ist"* (Clarke, 2011, S. 210, Hervorh. i. O.). Die *Situations-Maps* dienen dazu, „wichtige menschliche, nichtmenschliche, diskursive und andere Elemente der Forschungssituation [zu] verdeutlichen und es [zu] ermöglichen, die Beziehungen zwischen ihnen zu analysieren" (Clarke, 2012, S. 24). Insbesondere bei den Situations-Maps grenzt sich Clarke (2012) vom handlungstheoretischen Modell von Strauss & Corbin (1996, S. 78) ab und argumentiert, dass es keinen Kontext außerhalb der Situation gebe, denn *„die Bedingungen* ***der*** *Situation sind* ***in*** *der Situation enthalten"* (Clarke, 2012, S. 112, Hervorh. i. O.). Die *Maps von Sozialen Welten/Arenen* sind primär auf der Mesoebene angesiedelt und „veranschaulichen kollektive Akteure, wichtige nichtmenschliche Elemente und die Arenen ihres Wirkens und Diskurses, innerhalb derer sie in fortgesetzte Aushandlungsprozesse eingebunden sind" (Clarke, 2012, S. 24). Die *Positions-Maps* zeigen Schlüsselpositionen auf, die „vis-à-vis bestimmter Achsen der Verschiedenheit, der Belange und Kontroversen, um die es in der jeweiligen untersuchten Situation geht, eingenommen und auch welche *nicht* eingenommen werden" (Clarke, 2012, S. 24, Hervorh. i. O.).

Clarke (2012) bietet eine umfassende Beschreibung zur Erstellung von Situations-Maps, Maps von sozialen Welten und Positions-Maps. Die Analyseverfahren mithilfe der *maps* führen nicht zwingend zum endgültigen Analyseergebnis, sondern dienen vielmehr der Öffnung der Daten und der damit verbundenen „Ermöglichung innovativer Analysemethoden" im Rahmen der GTM (Clarke, 2012, S. 121).

Im deutschsprachigen Raum hat sich durch Franz Breuer (2009) eine auf die Reflexivität fokussierte Variante der GTM (**Reflexive Grounded-Theory-Methodologie/RGTM**) entwickelt, die auf die selbst-reflexiven Bezüge von Strauss rekurriert.

> „Schließlich liegt dem Ansatz der Grounded Theory die Annahme zugrunde, daß [sic] Forschung als Arbeit zu verstehen ist. Im Prinzip plädieren wir für eine in hohem Maße selbst-reflexive Herangehensweise an die Forschungsarbeit, d. h. man muß [sic] sich überlegen, wie die Arbeit beschaffen ist und unter verschiedenartigen Bedingungen in den einzelnen Forschungsphasen durchgeführt werden kann. Auch hat jeder Wissenschaftler eine individuelle Vorgehensweise, nach der er sich Informationen beschafft, diese untersucht und interpretiert, woraus sich schließlich sein zu analysierendes Datenmaterial ergibt." (Strauss, 1998, S. 34)

Rekurrierend auf Strauss (1998), der die selbstreflexive Haltung des Forschenden bereits thematisiert und als zentrale Bedingung für den Forschungsprozess darstellt, spricht Breuer von der GTM als einer selbstreflexiven Methodologie (Breuer & Muckel, 2016, S. 67).

Nach Breuer liegt der RGTM zugrunde, dass die Forschende „selbst als Subjekt und Person im Kontext der sozialwissenschaftlichen Erkenntnisarbeit" vorkommt (Breuer, 2009, S. 115). Breuer, Muckel & Dieris erweitern die Definition und bringen explizit auch die leib-orientierte Perspektive des Forschenden verstärkt ein, indem sie konstatieren: „Der *Forscher* kommt als *personal-ganzheitliches Subjekt* und *engagierter Protagonist* (leib-körperlich, mit einer Lebensgeschichte, familiären u. a. Zugehörigkeiten und Bindungen, mit Interessen, Motivationen etc.) im Kontext der sozialwissenschaftlichen Erkenntnis-Generierung vor." (Breuer, Muckel & Dieris, 2019, S. 84)

Breuer (2009), Breuer & Muckel (2016) und später Breuer, Muckel & Dieris (2018, 2019) beziehen sich vorrangig auf die Straussian GTM mit ihren Kernelementen des Kodierens, des theoretischen Samplings und der kontrastierenden Analyse im Rahmen der Datenauswertung (Breuer, 2009, S. 41) und positionieren sich eindeutig gegen ein positivistisches Verständnis der Theoriegenerierung, das Präkonzepte von Forschenden negiert.

> „In den erkenntnistheoretischen Debatten der Moderne ist man ziemlich einhellig der Ansicht, dass wir ohne sogenannte apriorische (d. h. zeitlich vor einer spezifischen Erfahrung angesiedelte) Konzepte und Vorstellungen gar nicht und gar nichts erkennen und denken können. (…) Eine Tabula rasa-Theorie der Erkenntnis (die Idee, wie seien bzw. unsere epistemische Struktur sei beim Wahrnehmen vollkommen voraussetzungsfrei, gewissermaßen ein unbeschriebenes Blatt) erscheint unplausibel." (Breuer, 2009, S. 26)

Vielmehr geht es darum, die subjektiven Vorverständnisse, Haltungen und Affekte zu einem Thema offenzulegen und diese im gesamten Forschungsprozess mit dem Ziel zu reflektieren, ein „gewisses Maß an ‚Entselbstverständlichung', an Verfremdung und Anzweifelung des Gewohnten, der vertrauten Schemata, des üblicherweise als selbstverständlich Erscheinenden" (Breuer, 2009, S. 28) zu erreichen und im kreativen und offenen Erkenntnisprozess eher Verstecktes und Verborgenes zu entdecken. Breuer (2009, S. 28) spricht in diesem Kontext von *reflektierter Offenheit*.

Bezüge zum Forschungsprozess

In der vorliegenden Arbeit wird der Linie der Straussian GTM (in der Abbildung 6.1, dunkelgrau unterlegt) gefolgt. Die handlungstheoretische GTM findet durch den Einbezug des Kodierparadigma (siehe Kapitel 7.5.2 und Kapitel 10.1) Berücksichtigung. Der Forschungsprozess basiert weiterhin auf konstruktivistischen Annahmen (Breuer, Muckel & Dieris, 2019; Charmaz, 2011; Clarke, 2012) und folgt als zentraler Forschungsausrichtung der reflexiven GTM nach Breuer (2009). Wissen und Erkenntnis werden in dieser Arbeit rekurrierend auf Charmaz (2011, S. 184) und Clarke (2011, S. 212) als sozial hergestellt verstanden. Die Situiertheit des Forschenden wird nicht nur als gegeben anerkannt, sondern als Bezugspunkte für weiterführende Reflexionen während des Forschungsprozesses hinzugezogen. Das theoretische Vorwissen bekommt eine hohe Bedeutung und wird im Verständnis von Strauss (1998, S. 36–37) und Strauss & Corbin (1996, S. 25–27) bewusst und reflexiv in den Forschungsprozess integriert. Die Forscherin folgt rekurrierend auf Breuer (2009, S. 28) dem Leitprinzip der reflexiven Offenheit (siehe Kapitel 7).

6.3 Induktive, deduktive und abduktive Forschungslogik

Eine zentrale Frage qualitativer Sozialforschung ist die nach der Generierung von Erkenntnissen. Der Grounded-Theory-Methodologie wird teilweise immer noch die Induktion als grundlegende logische Operation zur Entwicklung neuer Theorien zugesprochen (Reichertz, 2013, S. 36), obwohl mittlerweile die GTM als eine sowohl der induktiven als auch der deduktiven und der abduktiven Forschungslogik folgende Methodologie breit rezipiert wird (Breuer, Muckel & Dieris, 2019; Charmaz, 2011; Kelle, 2011; Reichertz, 2011, 2013, 2015; Strauss, 1998; Strübing, 2011, 2014). Ursache hierfür ist das „induktivistische Selbstmissverständnis“ (Kelle, 2011, S. 246), unter dem die GTM seit ihren Anfängen gelitten hat. Mit dem Ziel des *Discovery-Werkes* von Glaser & Strauss (1967), dem hypothetiko-deduktiven Ansatz empirischer Forschung entgegenzutreten (Kelle, 2011, S. 235) und der Auffassung, die Glaser heute noch vertritt, dass Erkenntnisse ausschließlich aus den Daten emergieren, wurde die GTM häufig als eine rein induktive Forschungsmethodologie betrachtet. Gestärkt wird die Annahme durch das, vor allem von Glaser bis heute vehemente, Ausblenden des theoretischen Vorwissens. Forschende waren dazu angehalten, theoretisches Vorverständnis auszublenden und sich nicht (zumindest nicht am Anfang) mit vorhandenen Erkenntnissen zu beschäftigen. „An effective strategy is, at first, literally to ignore the literature of theory and fact on the area under study, in order to assure that the emergence of categories will not be contaminated by concepts more suited to different areas.“ (Glaser & Strauss, 1967, S. 37).

Strauss & Corbin nehmen kritisch Stellung und räumen ein, dass das induktivistische Missverständnis auf der Grundlage der Überbetonung induktiver Aspekte von Glaser und Strauss im Discovery-Buch entstanden ist.

> „This has occurred as a result of the initial presentation of grounded theory in *Discovery* that has led to a persistent and unfortunate misunderstanding about what was being advocated. Because of the partly rhetorical purpose of that book and the authors' emphasis in the need for *grounded* theories, Glaser and Strauss overplayed the inductive aspects." (Strauss & Corbin, 1994, S. 277, Hervorh. i. O.)

Strauss (1998, S. 37) verdeutlicht auch in seinem Werk *Grundlagen qualitativer Sozialforschung* das Wechselspiel von induktiver, deduktiver und verifizierender Vorgehensweise im Forschungsprozess der GTM und konstatiert, dass der Forschende über den gesamten Prozess mit Induktion, Deduktion und Verifikation arbeitet. „Mit Induktion sind Handlungen gemeint, die zur Entwicklung einer Hypothese führen", während der Forschende mit dem deduktiven Vorgehen „Implikationen aus Hypothesen oder Hypothesensystemen ableitet, um die Verifikation vorzubereiten" (Strauss, 1998, S. 37). Als Verifikation wird dann schlussendlich das Verfahren zur Überprüfung der Hypothesen betrachtet. In Abgrenzung zu einem quantitativen Forschungsvorhaben haben die Hypothesen im Kontext der GTM eine andere Funktion, denn sie dienen einerseits als Möglichkeit der Erweiterung und Fokussierung der Erkenntnisse und andererseits als Korrektiv. Sie bestimmen das weitere Vorgehen innerhalb des Forschungsprozesses und grenzen sich demzufolge von Hypothesen, die in quantitativen Forschungsvorhaben zu Beginn aufgestellt werden, ab. Hypothesen im Rahmen der GTM werden kontinuierlich im Forschungsprozess entwickelt, geprüft und verworfen oder weitergehend betrachtet. Die Formulierungen der Hypothesen unterscheiden sich ebenfalls. Hypothesen werden im Rahmen der GTM z. B. als Aussagen oder Fragen formuliert; eine Aufstellung sogenannter Nullhypothesen wie in der quantitativen Forschung (Döring & Bortz, 2016, S. 53) gibt es nicht.

Mittlerweile ist unbestritten, dass die Grounded-Theory-Methodologie sowohl der induktiven als auch der deduktiven Forschungslogik folgt, wenngleich der Start in das Forschungsvorhaben induktiv ausgerichtet ist, wie Charmaz herausstellt und somit die Gemeinsamkeiten der vielfältigen GTM-Varianten in den Blick nimmt.

> „Wir mögen unterschiedliche Ausgangspunkte und konzeptionelle Absichten haben, dennoch beginnen wir alle mit induktiver Logik, unterziehen unsere Daten einer strengen Analyse, zielen auf theoretische Analysen und schätzen Grounded-Theory-Untersuchungen dafür, dass sie für Politik und Praxis nützlich sind. Alle Varianten der Grounded-Theory-Methodologie bieten hilfereiche Strategien zur Erhebung, Handhabung und Analyse qualitativer Daten." (Charmaz, 2011, S. 181)

Neben Induktion und Deduktion kommt eine dritte Forschungslogik hinzu: die Abduktion (Charmaz, 2011; Reichertz, 2011, 2013, 2015; Strübing, 2011, 2014). Auch, wenn Strauss (1998, S. 38) nur einmal in einer Fußnote Bezug auf den Vertreter des amerikanischen Pragmatismus Charles Peirce und dessen Konzept der Abduktion nimmt, stellen Reichertz (2011, 2013, 2015) und Strübing (2011, 2014) prägnant heraus, dass der GTM (vor allem in der Straussian Variante) eine abduktive Forschungslogik innewohnt.

„In der späten GTM sind (…) zwei geistige Operationen verankert: 1. Das Auffinden von Ähnlichkeiten (Kodieren mit bereits bekannten Kodes) und 2. Das Auffinden des Neuen (Schaffung neuer Kodes). Diese Art wissenschaftlichen Arbeitens läuft parallel zur Peirceschen Unterscheidung zwischen der qualitativen Induktion und der Abduktion. (…) Die Frage, ob die GTM (in der Variante von Strauss und Corbin) einer abduktiven Forschungslogik aufruht, kann deshalb mit einem klaren *Ja* beantwortet werden." (Reichertz, 2011, S. 293, Hervorh. i. O.)

6.3.1 Konzept der Abduktion

Wenn das Ziel qualitativer Forschung im Stil der Grounded Theory die Generierung *neuer* Theorien darstellt, führt der Forschungsweg zwangsläufig über die *Abduktion*, denn sie ist nach Peirce „das einzige wirklich *erkenntniserweiternde* Schlussverfahren (so der Anspruch), das sich von den geläufigen logischen Schlüssen – nämlich der Deduktion und der Induktion – kategorial unterscheiden soll" (Reichertz, 2015, S. 276, Hervorh. i. O.).

Abduktion ist kein logisches Schlussfolgern, sondern ein geistiger und kreativer Akt, der zur Konstruktion einer *neuen* Regel führt. Abduktionen kommen nach Peirce wie ein Blitz (Reichertz, 2013, S. 18). Der Kern der Abduktion stellt die Erkenntnis etwas wirklich *Neuem* dar, dass nicht durch theoretisches Vorwissen belegt wird.

„Eine Ordnung, eine Regel ist bei diesem Verfahren also erst noch zu (er-)finden – und zwar mit Hilfe einer geistigen Anstrengung. Etwas Unverständliches wird in den Daten vorgefunden, und aufgrund des geistigen Entwurfs einer *neuen* Regel wird sowohl die Regel gefunden bzw. erfunden und zugleich klar, was der Fall ist. Die logische Form dieser Operation ist die der Abduktion." (Reichertz, 2015., S. 281, Hervorh. i. O.)

Besonders anschaulich für logisches Schlussfolgern und zur Abgrenzung der Abduktion[34] ist das sogenannte Bohnen-Beispiel (Abbildung 6.2), das Peirce (2015, S. 230–232) anführt. Bei der Deduktion wird von einer bekannten Regel ausgehend auf einen konkreten Fall geschlossen. Es wird eine vertraute und bewährte Ordnung auf einen Fall angewendet, wodurch nichts Neues ausgesagt wird. *Deduktionen* sind demnach tautologisch (Reichertz, 2015, S. 279). Bei der *Induktion* wird hingegen von einem konkreten Fall und dem Resultat auf eine Regel geschlossen. „Die Induktion besteht darin, daß [sic] man ausgehend von einer Theorie Vorhersagen über Phänomene von ihr deduziert und jene Phänomene beobachtet, um zu sehen, inwieweit sie mit der Theorie übereinstimmen." (Peirce, 1970, S. 361)

---

34 Reichertz (2013, S. 56) weist darauf hin, dass insbesondere diejenigen, die Abduktion als logische Operation auffassen wollen, auf das Bohnen-Beispiel zurückgreifen, um dieses damit zu belegen. Reichertz (2011, 2013, 2015) stellt prägnant dar, weshalb die Abduktion kein logisches Schlussfolgern darstellt. Das Bohnenbeispiel kann aus Sicht der Autorin gut genutzt werden, um den Unterschied zwischen Induktion, Deduktion und Abduktion zu verdeutlichen.

Bei der *Hypothese* liegen die Regel und das Resultat vor, und es wird auf einen Fall geschlossen. Deduktion, Induktion und Hypothese beinhalten ein Schlussfolgern von zwei bekannten Größen auf eine unbekannte (Reichertz, 2013, S. 57), während bei der *Abduktion* von einer Größe (Resultat) auf zwei unbekannte (Regel und Fall) geschlussfolgert wird (Reichertz, 2011, S. 286). Peirce grenzt die drei Begrifflichkeiten Deduktion, Induktion und Abduktion wie folgt voneinander ab: „Die Deduktion beweist, daß [sic] etwas der Fall sein *muß* [sic]; die Induktion zeigt, daß [sic] etwas *tatsächlich* wirksam *ist*; die Abduktion vermutet bloß, daß [sic] etwas der Fall *sein mag.*" (Peirce, 1970, S. 362, Hervorh. i. O.)

In Bezug auf die *Induktion* unterscheidet Reichertz (2011, S. 283–285; 2015, S.278–281) zwei Formen, deren Unterscheidung bedeutsam für das Verständnis der Abduktion ist: die quantitative und die qualitative Induktion, denn Peirce verwechselte ursprünglich die Abduktion mit der qualitativen Induktion, wie er später bekanntgab. Die Abduktion folgt eben nicht der logischen Form wie die Induktion (Reichertz, 2013, S. 14). Bei der *quantitativen Induktion* wird versucht, eine in den Daten vorgefundene Merkmalskombination zu einer Regel oder einer Ordnung zu generalisieren (Reichertz, 2015, S. 279). Von der Beobachtung ausgehend, dass bei den Einbrüchen a, b und c der Medizinschrank geplündert worden ist und die Erkenntnis herrscht, dass Herr Müller die Einbrüche a, b und c beging, wird der Schluss gezogen, dass Herr Müller bei Einbrüchen immer den Medizinschrank plündert. In diesem Fall wird von quantitativen Eigenschaften einer Stichprobe auf eine Gesamtheit geschlossen (Reichertz, 2015, S. 280). „Quantitative Induktionen sind also (streng genommen [sic]) ebenfalls tautologisch, jedoch nicht wahrheitsübertragend. Die Resultate dieser Form des Schlussfolgerns sind lediglich *wahrscheinlich.*" (Reichertz, 2015, S. 280, Hervorh. i. O.)

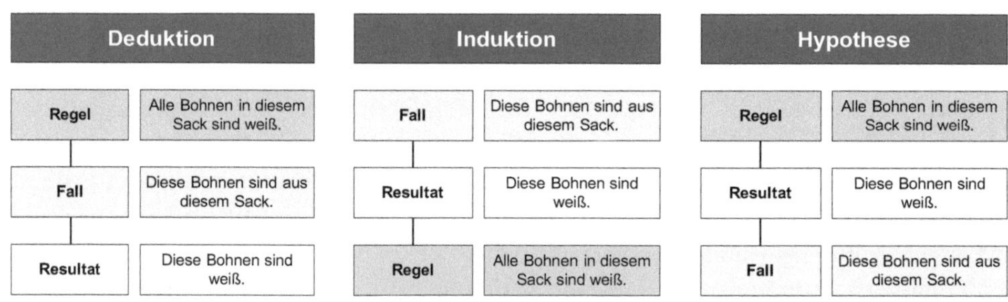

Abbildung 6.2: Schlussfolgerungen der Deduktion, Induktion und Hypothese (Abbildung in Anlehnung an Peirce, 2015, S. 230–232)

Im Gegensatz zur quantitativen Induktion bedeutet das Vorgehen nach einer *qualitativ induktiven* Variante das Schließen von bestimmten qualitativen Merkmalen einer Stichprobe auf andere Merkmale (Reichertz, 2013, S. 18). Im Falle des Einbruchbeispiels wird ausgehend von Beobachtungen, am Tatort eine bestimmte Spurenlage zu sehen und zu erkennen, dass die Spurenlage mit vielen Spurenmustern von Herrn Müller übereinstimmt, darauf geschlossen, dass Herr Müller der Täter ist (Reichertz, 2015, S. 280). Bei der qualitativen Induktion geht es folglich darum,

„bestimmte qualitative Merkmale der untersuchten Stichprobe so zusammenzustellen, dass diese Merkmalskombination einer anderen (bereits im Wissensrepertoire der Interaktionsgemeinschaft vorhandenen) in wesentlichen Punkten gleicht" (Reichertz, 2015, S. 280). Neues Wissen wird nicht gewonnen, sondern vorhandenes Wissen wird erweitert (Reichertz, 2011, S. 285).

Den Unterschied zwischen *qualitativer Induktion* und *Abduktion* verdeutlicht Reichertz in folgendem Statement. „Die dritte (scheinbar ähnliche, aber dennoch völlig verschiedene) Art der Datenbearbeitung besteht darin, aufgrund der Ausdeutung der erhobenen Daten solche Merkmalskombinationen zusammenzustellen bzw. zu entdecken, für die sich im bereits existierenden Wissensvorratslager *keine* entsprechende Erklärung oder Regel findet." (Reichertz, 2015, S. 280–281, Hervorh. i. O.)

Die *Abduktion* kommt demnach dann zum Tragen, wenn man in den Daten auf etwas Unbekanntes oder Problematisches stößt, das sich nicht mit einer bereits bekannten Regel erklären lässt. Das bisherige Wissen hilft dem Forschenden in dem Fall nicht weiter, sondern erst die Haltung, sich von gewohnten Denk- und Wissensstrukturen zu lösen, neue Ideen zu generieren und aus einer anderen Perspektive auf die Daten zu blicken, ermöglicht abduktive (kreative) Denkprozesse zur Entwicklung neuer Theorien. Abduktionen scheinen daher auf den ersten Blick verrückt (Reichertz, 2013, S. 20).

> „Abduktives Denken ist keine Methode, mit deren Hilfe sich logisch geordnet (und damit operationalisierbar) Hypothesen oder gar Theorien generieren lassen, sondern der abduktive Denkprozess ist Ergebnis einer Haltung gegenüber Daten und gegenüber dem eignen Wissen: Daten sind ernst zu nehmen, und die Gültigkeit des bislang erarbeiteten Wissens ist einzuklammern." (Reichertz, 2011, S. 288)

Wenn *Abduktionen* wie ein Blitz einschlagen, stellt sich im Forschungskontext die Frage, wie ein Forschender diese abduktiven Ideen „herbeiführen" kann, schließlich kann Forschung nicht auf einem Zufall oder dem Schicksal beruhen (dadurch, dass die Abduktion dem einen Forschenden zuteilwird und dem anderen nicht). Rekurrierend auf Peirce stellt Reichertz zwei Möglichkeiten vor, wie die Chancen für abduktive Gedankenblitze erhöht werden können. Zum einen stellen das Vorhandensein von Zweifel, Angst oder Handlungsdruck günstige Bedingungen dar, vor allem dann, wenn Zweifeln mit einem unbedingten Willen zum Lernen einhergeht (Reichertz, 2011, S. 287). Der Wille zum Lernen beinhaltet eine innere Bereitschaft, alte Überzeugungen aufzugeben und sich auf neue (Erkenntnis-)Wege einzulassen. Reichertz (2011, S. 288) spricht von der „Haltung, gegenüber dem gesellschaftlich Bewährten und Bekannten eine gewisse Distanz zu pflegen – immer mit der Möglichkeit zu rechnen, dass es auch anders sein könnte". Zum anderen – und dies scheint konträr zur ersten Möglichkeit zu stehen – sollen Forschende „ohne ein bestimmtes Ziel ihren Geist wandern lassen" (Reichertz, 2011, S. 287). Vielmehr steht die Betrachtung der Daten aus der Distanz mit Muße und Gelassenheit und in absoluter Abkehr vom Handlungsdruck im Fokus. Dies erscheint vor dem

Hintergrund zielorientierter Forschungsarbeiten als besondere Herausforderung. Reichertz (2011, 2013) unterstreicht an mehreren Stellen, dass abduktives Vorgehen jedoch nicht auf blindem Raten beruht, sondern aufgrund der Akribie, der Geduld und der Informiertheit des Forschenden zum Erfolg führen kann. „Abduktives ‚*Räsonieren*' ist also kein glückliches, zufälliges Raten ins Blaue hinein, sondern ein informiertes Raten. Wenn man so will (und wie Pasteur bereits schrieb): *das Glück trifft immer nur den vorbereiteten Geist*." (Reichertz, 2013, S. 121, Hervorh. i. O.) Folgendes Statement fasst abduktives Vorgehen pointiert zusammen.

> „Der Prozess abduktiven Schlussfolgerns dürfte damit klar umrissen sein: am Anfang steht die Überraschung, auch ein Erschrecken, dann folgt die Konstruktion einer bislang noch nicht bekannten Regel (ordnete man an dieser Stelle das Überraschende einer bekannten Regel zu, läge eine qualitative Induktion vor, und könnte man dies, wäre etwas Wahrgenommenes nicht wirklich überraschend gewesen – es hätte kein Problem verursacht), und schließlich erfolgt die Zuordnung von Ereignis und Regel (etwas ist der Fall von)." (Reichertz, 2013, S. 83)

6.3.2 Modell pragmatistischer Forschungslogik

Rekurrierend auf die Vertreter des Pragmatismus Dewey (2002) und Peirce (1970, 2015), denen auch Strauss (1998, S. 30) folgt, entwirft Strübing (2014, S. 49; 2018a, S. 33) ein Modell, das den Forschungsprozess der GTM unter einer pragmatistischen Perspektive abbildet.

Strübing (2014, S. 41–43) verweist auf den Problemlösungsprozess von Dewey (2002, S. 132–148), der nicht nur zur Bewältigung von Alltagsproblemen hinzugezogen wird, sondern auch eine Basis für wissenschaftliche Untersuchungen darstellt und als iterativer Prozess so lange durchgeführt wird, „bis aus Zweifeln Überzeugungen geworden sind" (Strübing, 2014, S 42) und die ursprüngliche Handlungsfähigkeit wiederhergestellt ist (siehe Abbildung 6.3). Als Ausgangspunkt für einen Prozess praktischer Problemlösung im Alltag fungieren praktische Zweifel, die dann auftreten, wenn „diese Vor-Urteile und unsere darauf basierenden Verhaltensgewohnheiten im aktuellen Handeln *problematisch* werden, Dinge also nicht so funktionieren, Menschen sich nicht so verhalten, wie wir auf der Basis unserer Vor-Urteile meinten annehmen zu können" (Strübing, 2014, S. 41, Hervorh. i. O.)

Dem Problemlösungsprozess als wissenschaftlichem Ansatzpunkt liegen die Annahmen zugrunde, dass Wissen als „im Handeln realisierte Relation" fungiert und neues Wissen durch Handeln entsteht (Strübing, 2007b, S. 131).

> „Die Untersuchung der Genese von Wissen hat immer zu klären, wie in bestehendem Wissen, d. h. in den im Handeln fortlaufend aktualisierten Wissensrelationen, Modifikationen zu Stande kommen bzw. wie neue, zusätzliche Relationen erzeugt werden. Die pragmatistische Epistemologie operiert dabei mit der Vorstellung von Spannungswechseln zwischen ‚Zweifel' und ‚Gewissheit'." (Strübing, 2007b, S. 132)

Der *fünfschrittige Zyklus des Problemlösens* (Abbildung 6.3) beginnt mit einer *unbestimmten Situation* (Dewey, 2002, S. 132), die sich häufig als Unterbrechung der Handlungsroutine – Strübing (2017, S. 49) nennt es vorreflexives Routinehandeln – durch nicht antizipierte Ereignisse und deren Wahrnehmung darstellt und zielt darauf, die Ungewissheit in der Situation zu lösen, wodurch die Motivation zur Problemlösung entsteht (Strübing, 2007b, S. 132).

Der zweite Schritt fokussiert die *Problembestimmung*. Hierbei geht es noch nicht darum, Lösungen für die Ausgangssituation zu finden, sondern vielmehr eine „*Spezifikation* des angezielten Forschungsraums“ (Nagl, 1998, S. 119, Hervorh. i. O.) vorzunehmen, die eine bedeutende Relevanz für die Auswahl der Daten für die Problemlösung einnimmt. „Die Art, wie das Problem begriffen wird, entscheidet darüber, welche spezifischen Vorschläge aufgenommen und welche fallen gelassen werden; welche Daten ausgewählt und welche verworfen werden; sie ist das Kriterium für die Relevanz und die Irrelevanz von Hypothesen und begrifflichen Strukturen.“ (Dewey, 2002, S. 135)

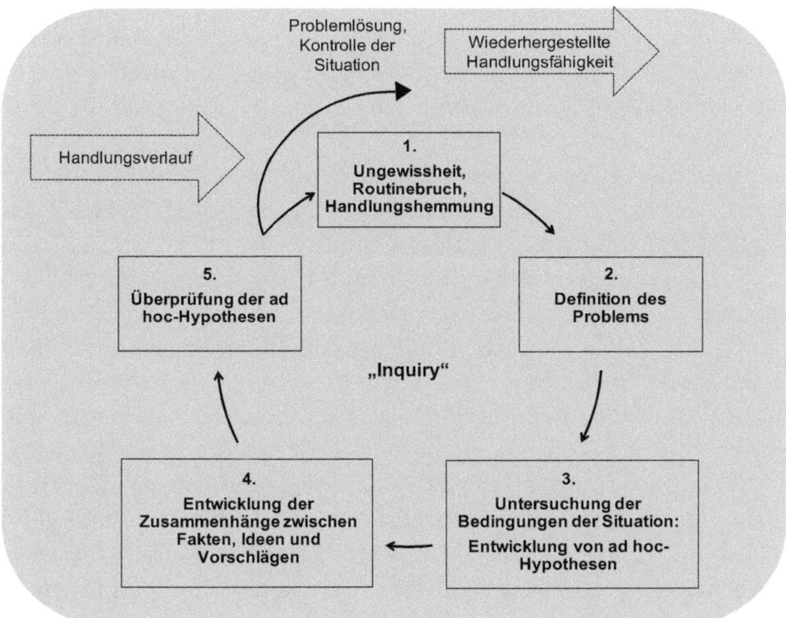

Abbildung 6.3: Pragmatistischer Problemlösungszyklus nach Dewey (2002) (Grafik aus Strübing, 2014, S. 43)

In der dritten Phase werden *erste Ideen für Lösungen* rekonstruiert. Die Forschende sichtet und interpretiert auf der Basis ihres Vorwissens die Fakten zur Situation und leitet dann in einem kreativen Prozess erste Lösungsideen ab. „Fakten“ sind hier jedoch nicht als empirisch belegte Tatsachen, sondern als Ideen zu verstehen, die im Prozess ausdifferenziert werden.

> „Aus der Zusammenschau des postulierten Problems und der Fakten werden dann mögliche Lösungen entwickelt. Entscheidend ist dabei, dass es sich bei diesen Lösungsvorschlägen, wir können auch sagen: *ad hoc*-Hypothesen, nicht um Fakten, also empirisch fassbare Phänomene, sondern um Vorstellungen („ideas") handelt – deren handlungspraktische Konfrontation mit der ‚Welt da draußen' also noch aussteht." (Strübing, 2014, S. 42, Hervorh. i. O.)

Die Ideen und Lösungsvorschläge, die Dewey (2002, S. 137) Suggestionen nennt, weisen eine hohe Affinität zu den „abduktiven Blitzen" nach Peirce (1970, S. 366) auf, denn in dieser Phase des Problemlösungsprozess geht es um spontane Eingebungen, die nicht auf der Basis eines systematischen Schlussfolgerns entstehen.

Im vierten Schritt werden die aus der vorherigen Phase entwickelten Ideen und Vorstellungen zusammengeführt und ihre *systematischen Beziehungen* hergestellt, Dewey (2002, S. 139) spricht in diesem Kontext von Beweisführung („reasoning"). Es werden praktische Konsequenzen der entwickelten Lösungsideen für das Problem reflektiert. Allerdings findet in diesem Schritt noch nicht die abschließende Problemlösung statt (Strübing, 2014, S. 44).

Erst im fünften Schritt, den Dewey (2002, S. 142) als *Experiment* bezeichnet, findet die „Neukonfiguration des Verhältnisses von Fakten und Ideen" (Strübing, 2014, S. 44) und demzufolge die Überprüfung der Ad-hoc-Hypothesen statt.

Unter Bezugnahme auf den Problemlöseprozess von Dewey (2002) entwirft Strübing (2014, S. 49) ein *Prozessmodell*, das die *pragmatistisch ausgerichtete Forschungslogik* veranschaulicht (Abbildung 6.4). Auf der Grundlage der auf Daten basierenden qualitativen Induktion und der Abduktion werden im Forschungsprozess Ad-hoc-Hypothesen gebildet, die dann im Sinne der Deduktion wieder auf Daten bezogen werden (Strübing, 2014, S. 48). Die Abbildung 6.4 zeigt die permanente Wechselwirkung zwischen einerseits induktiven und abduktiven sowie andererseits deduktiven Forschungsschleifen. Innerhalb dieses Prozesses werden immer wieder Hypothesen aufgestellt, geprüft, verworfen oder für brauchbar erklärt. Diese iterativ-zyklische Vorgehensweise wird so lange wiederholt, bis eine verdichtete Theorie generiert werden kann. Die Schritte des Problemlösezyklus nach Dewey (2002) können dem Prozessmodell nach Strübing (2014) wie folgt zugeordnet werden: Der erste Schritt der Ungewissheit und der zweite Schritt der Problembestimmung liegen außerhalb Strübings Grafik, da sie den Einstieg in den Forschungsprozess markieren. Der dritte Schritt beinhaltet die induktive und abduktive Lösungssuche sowie die Entwicklung von Ad-hoc-Hypothesen und kann daher eindeutig in die linksseitigen Schleifen zu Induktion/Abduktion und zu den Hypothesen zugeordnet werden. Der vierte Schritt „reasoning", in der die Beziehungen zwischen Fakten, Ideen und Vorschlägen hergestellt werden, kann wieder der Induktion/Abduktion und den Hypothesen zugeordnet werden, da die hergeleiteten Zusammenhänge zuerst durch eine induktive Vorgehensweise kreiert, bevor sie dann deduktiv überprüft werden (Schritt 5).

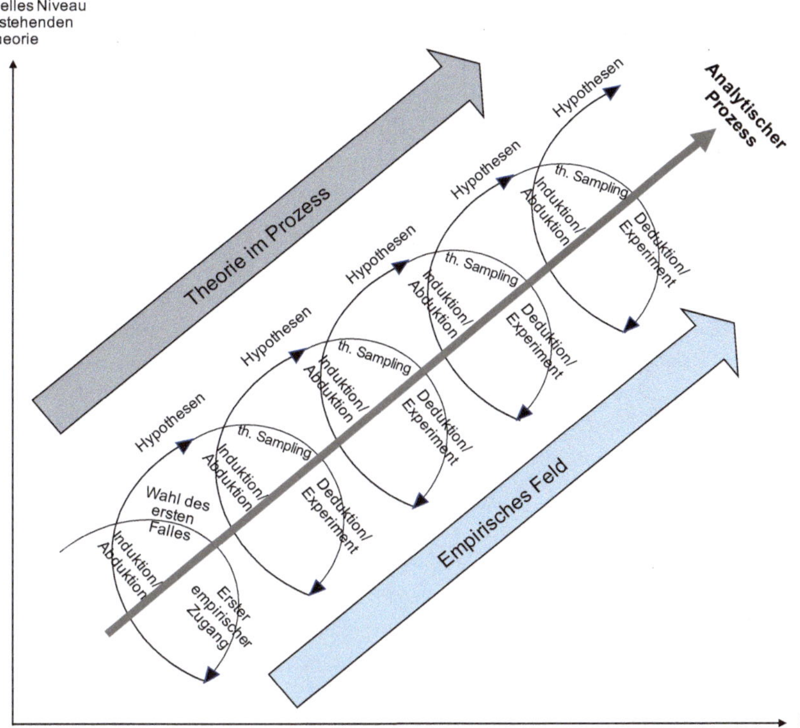

Abbildung 6.4: Pragmatistische Forschungslogik als Prozessmodell (Strübing, 2014, S. 49; Strübing, 2018a, S. 33)

Bezug zum Forschungsprozess

Die pragmatistische Forschungslogik (Abbildung 6.4) bildet den Forschungsprozess der vorliegenden Arbeit ab. In kontinuierlichen induktiven, deduktiven und abduktiven Schleifen werden die Forschungsdaten erhoben und ausgewertet. Die Abduktion stellt dabei einen Schlüsselmoment der Forschungsarbeit dar, da hierdurch das Phänomen *Handeln wider besseres Wissen im Körperpflegeunterricht* eruiert werden konnte (siehe Kapitel 7.5). Innerhalb des Forschungsprozesses werden Hypothesen im Verständnis von Strauss (1998, S. 37) und Glaser & Strauss (2005, S. 15) entwickelt, geprüft und erweitert sowie für den Fortgang des Forschungsprozesses genutzt. Die in der vorliegenden Forschungsarbeit entwickelten Hypothesen werden in Kapitel 7.5.1 expliziert.

6.4 Essentials der GTM

Eine fundierte Grounded Theory unterliegt einem intensiven, systematischen Arbeitsprozess, der nach Strauss (1998, S. 33; 2011, S. 74) drei Hauptmerkmale beinhaltet: Das *Kodieren* und ständige Vergleichen als Kernelement bei der

Entwicklung einer Theorie in der Auseinandersetzung mit dem empirischen Material, das *theoretische Sampling* als Verfahren für die spezifische Auswahl der Fälle und Daten sowie das *Memo-Schreiben* zur kontinuierlichen Dokumentation von (Zwischen-)Ergebnissen, Gedanken, Entscheidungen und Fortschritten im Forschungsprozess. Strauss (2004, Abs. 59) fasst die Essentials der GTM wie folgt zusammen:

> „Erstens die Art des Kodierens. Das Kodieren ist theoretisch, es dient also nicht bloß der Klassifikation oder Beschreibung der Phänomene. Es werden theoretische Konzepte gebildet, die einen Erklärungswert für die untersuchten Phänomene besitzen. Das Zweite ist das theoretische Sampling … [d. h., H.K.], dass es darauf ankommt, schon nach dem ersten Interview mit der Auswertung zu beginnen, Memos zu schreiben und Hypothesen zu formulieren, die dann die Auswahl der nächsten Interviews nahelegen. Und das dritte sind Vergleiche, die zwischen Phänomenen und Kontexten gezogen werden und aus denen erst die theoretischen Konzepte erwachsen."

6.4.1 Kodieren

Das *Kodieren* stellt das Herzstück der Grounded Theory dar. Es ist der Prozess des Konzeptualisierens von Daten und bedeutet, dass „man über Kategorien und deren Zusammenhänge Fragen stellt und vorläufige Antworten (Hypothesen) darauf gibt. Ein *Kode* ist ein Ergebnis dieser Analyse (ob nun Kategorie oder eine Beziehung zwischen zwei oder mehreren Kategorien)." (Strauss, 1998, S. 48–49) Kodes werden entweder vom Forschenden herausgearbeitet und mit prägnanten Begriffen bezeichnet, die für „die hinter den einzelnen empirischen Vorfällen liegenden Konzepte vergeben werden (Mey & Mruck, 2009, S. 114), oder sie liegen als so genannte In-vivo-Kodes vor, das heißt, dass eine Wortwahl aus den Daten direkt für die Bezeichnung des Konzeptes genutzt wird (Mey & Mruck, 2009, S. 114–115).

Mit dem Kodieren einher geht das Ziel der Grounded Theory, eine „dichte, enggeflochtene, erklärungsreiche Theorie zu generieren, die sich der Realität, die sie repräsentiert, so weit wie möglich annähert" (Strauss & Corbin, 1996, S. 39), indem es dem Forschenden gelingt, seine theoretischen Vorannahmen durch das Kodier- und Analyseverfahren zu durchbrechen und neue Ideen zu entwickeln. Das Kodieren erfordert demnach vom Forschenden sowohl Kreativität als auch Strenge, Ausdauer und theoretische Sensibilität (Strauss & Corbin, 1996, S. 39), denn das Kodieren der Daten wird durch den gesamten Forschungsprozess hindurch als Schritt der Systematisierung und Kontrolle der Theoriegenese aufrechterhalten und nicht zugunsten der Analyse aufgegeben (Strübing, 2014, S. 16).

> „Statt also die Daten nur zu inspizieren, um dann die in der Entwicklung befindliche Theorie fortzuschreiben, insistiert die Grounded Theory darauf, das Material systematisch (wenngleich nicht zwangsläufig vollständig) zu kodieren, allerding mit Kodes auf der Basis theoretischer Konzepte und Kategorien, die erst sukzessive aus der kontinuierlich vergleichenden Analyse dieser Daten entwickelt werden müssen." (Strübing, 2014, S. 16)

Im Rahmen des Kodierens findet insbesondere die Methode der *komparativen Analyse* Anwendung. Die erhobenen Daten werden miteinander verglichen, um gegenstandbezogene Konzepte herzuleiten und daraus eine Theorie zu generieren. Im Prozess dient die vergleichende Analyse dazu, Hypothesen zu bilden, die im Verlauf modifiziert, bestätigt, oder verworfen werden. An dieser Stelle wird der Bezug zur *abduktiven Vorgehensweise* (Kapitel 6.3) deutlich, denn das vergleichende Analyseverfahren beinhaltet induktive, abduktive und deduktive Schritte, die durch „hermeneutische Spiralbewegungen" in einen Zusammenhang gebracht werden (Breuer, 2009, S. 73). Die Herangehensweise des stetigen Vergleichens fußt auf einer fragenden und anzweifelnden Haltung des Forschenden gegenüber den Daten. Gewonnene Eindrücke sollen nicht unkritisch als Tatsachen anerkannt und deklariert, sondern Erkenntnisse durch Vergleiche zwischen den Daten und Fragen an die Daten (Strauss & Corbin, 1996, S. 57–58) auf der Grundlage von Belegen geprüft und reflektiert werden. Bei der

> „Generierung von Theorie stützen wir uns nicht auf die ‚Tatsache', sondern auf die *konzeptuelle Kategorie* (oder eine *konzeptuelle Eigenschaft* der Kategorie), die aus ihr gewonnen wurde. Ein Konzept kann aus einer einzigen ‚Tatsache' gewonnen werden, welche dann als nur einer vieler möglicher Indikatoren für das Konzept fungiert. Genau diese Indikatoren werden für die komparative Analyse gesucht." (Glaser & Strauss, 2005, S. 33, Hervorh. i. O.)

Das der vergleichenden Analyse zugrunde liegende *Konzept-Indikator-Modell*, in dem „theoretische Konzepte aus einer Reihe von systematisch miteinander verglichenen empirischen Indikatoren generiert werden" (Strübing, 2014, S. 53), hat zum induktivistischen Selbstmissverständnis (Kelle, 2011, S. 246) beigetragen, da Phänomene nicht einfach aus den Daten emergieren, sondern nur durch das aktive Zutun des Forschenden entdeckt werden. Breuer verdeutlicht, dass die wesentlichen Erkenntnisse häufig hinter und in den Daten versteckt liegen, die nur durch kreative und akribische Arbeit der Forschenden generiert werden können.

> „Die Phänomene bzw. Indikatoren sind danach das Unmittelbare und Sichtbare, die allgemeinen Konzepte das Dahinterliegende. Letztere sind in den Daten gewissermaßen eingeschlossen, versteckt und müssen durch methodische und kreative Aktivität des Forschers, seine heuristischen und hermeneutischen Bemühungen auf der Basis theoretischer Sensibilität, zu Tage gefördert werden." (Breuer, 2009, S. 71)

Beim Kodieren im Verständnis von Strauss (1998) und Strauss & Corbin (1996) werden drei Verfahrensweisen unterschieden: das *offene Kodieren*, das *axiale Kodieren* und das *selektive Kodieren.* Die Abbildung 6.5 zeigt modellhaft einen Überblick über die Kodierprozeduren, die sich im Forschungsprozess nicht als lineare Abfolge realisieren, sondern situativ vom Forschenden flexibel angewendet werden.

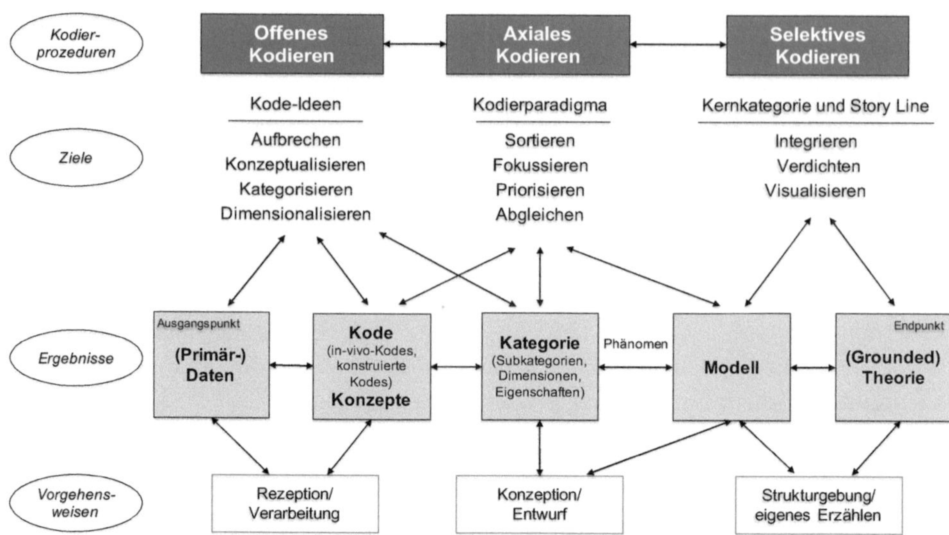

Abbildung 6.5: Kodier-Prozeduren in systematischer Anordnung (Grafik modifiziert nach Breuer, 2009, S. 76; Breuer, Muckel & Dieris, 2019, S. 257)

> „Diese Prozeduren sollten weder als klar voneinander trennbare Vorgehensweisen noch als zeitlich eindeutig getrennte Phasen des Prozesses (miss)verstanden werden. Sie stellen vielmehr verschiedene Umgangsweisen mit textuellem Material dar, zwischen denen der Forscher bei Bedarf hin und her springt und die er miteinander kombiniert." (Flick, 2016, S. 387–388)

Im Rahmen der Grounded-Theory-Methodologie werden in der Fachliteratur verschiedene Begrifflichkeiten genutzt, weshalb eine durchgängig einheitliche und konsistente Anwendung fehlt (Kuckartz, 2016, S. 36). Bevor die drei Kodierprozeduren näher erläutert werden, soll zunächst eine **begriffliche Klärung** vorgenommen werden, um die Abbildung 6.5 einordnen zu können. Während Strauss (1991, S. 64) zwischen natürlichen (*In-vivo-Kodes*) und sozial *konstruierten Kodes* differenziert und „Kode" für das „Ergebnis dieser Analyse [das Kodieren, H.K.] (ob nun Kategorie oder eine Beziehung zwischen zwei oder mehreren Kategorien)" (Strauss, 1998, S. 48–49) benutzt, verwenden Strauss & Corbin (1996, S. 43) den Kode-Begriff kaum, sondern nutzen die Begriffe *Konzepte* und *Kategorien* und verweisen darauf, dass „Konzepte die grundlegenden Analyseeinheiten in der Grounded Theory darstellen" (Strauss & Corbin, 1996, S. 45). Kuckartz (2016, S. 36) weist darauf hin, dass die differenten Begrifflichkeiten (insbesondere von Kode und Kategorie) häufig zu Verwirrung führen und hält „Bemühungen um eine Abgrenzung der beiden Begriffe [für, H.K.] wenig aussichtsreich" (Kuckartz, 2016, S. 36). Dennoch liefert er selbst eine sinnvolle Abgrenzung: Mit „dem Begriff Kategorie wird das Ergebnis einer Klassifizierung verstanden, wobei diese Klassifizierung im Unterschied zum ‚Code' bereits einen gewissen ‚Reifegrad' erreicht hat und nicht lediglich vorläufig ist" (Kuckartz, 2016, S. 37). Auch Breuer, Muckel & Dieris schreiben den Kodes im

Gegensatz zu Kategorien einen vorläufigen Charakter zu und verdeutlichen, dass beide Ausdrücke zum technischen Vokabular der GTM gehören.

> „Mit *Kodes* sind (vorläufige) Abstraktions- und Benennungs-Ideen von Phänomen-Beschreibungen (…) gemeint, wie sie Kodierende typischerweise im Zuge des *Offenen Kodierens* entwickeln. Aus einer größeren Anzahl solcher *Kode*-Ideen entstehen durch Selektion, Zusammenfassung, Sortierung, Fokussierung u. Ä. im Laufe des Kodierprozesses *Kategorien*, die die abstraktiv-theo-retische Grundbegrifflichkeit einer entwickelten *Grounded Theory* ausmachen." (Breuer, Muckel & Dieris, 2019, S. 253, Hervorh. i. O.)

Muckel (2011, S. 339) konstatiert, dass sich die Begrifflichkeiten hauptsächlich in ihrem Abstraktionsgrad unterscheiden. Sie führt eine Unterteilung zwischen Kodes und Konzepten einerseits und Kategorien andererseits an. „Kodes sind eine andere Bezeichnung für Konzepte und Kategorien sind *aufgeklärte Verdichtungen von Konzepten/Kodes.*" (Muckel, 2011, S. 338, Hervorh. i. O.) Daher werden in Abbildung 6.5 die Begriffe Kode und Konzepte zusammengefasst.

Auch Breuer fokussiert die beiden Begriffe Kodes und Kategorien als Ergebnisse des Kodierens. „Aus diesen bzw. aus einer detaillierten Analyse entsprechender Textsegmente durch Kodierende werden *Kodes* und *Kategorien* herausgearbeitet." (Breuer, 2009, S. 71, Hervorh. i. O.). Dass Kategorien eine höhere Abstraktion als Konzepte darstellen, ist in der GTM unbestritten. Strauss & Corbin (1996, S. 43) definieren Konzepte als „konzeptuelle Bezeichnungen oder Etiketten, die einzelnen Ereignissen, Vorkommnissen oder anderen Beispielen für Phänomene zugeordnet werden".

Kategorien bilden als strukturierte Bündelungen der Konzepte abstraktere Phänomene ab und werden durch ihre jeweiligen Eigenschaften und Dimensionen entwickelt (Strauss & Corbin, 1996, S. 50–51). *Eigenschaften* sind Attribute oder Charakteristika von Kategorien, während *Dimensionen* die Anordnung der Eigenschaften auf einem Kontinuum abbilden (Strauss & Corbin, 1996, S. 43). Besonders die Eigenschaften und die Dimensionen bilden die Grundlage für die Entwicklung von Kategorien und deren Subkategorien. *Subkategorien* stellen Beziehungsgeflechte zwischen Konzepten und Kategorien dar und verhelfen Kategorien zu einer weiteren Spezifizierung (Strauss & Corbin, 1996, S. 78).

Offenes Kodieren

Die Auswertung des Datenmaterials erfolgt mit dem *offenen Kodieren*, und zwar bereits direkt mit dem ersten gewonnenen Material, wie Daten aus einer Feldbeobachtung oder einem Interview. Hierbei handelt es sich um eine eingehende Untersuchung der Daten, bei der diese „aufgebrochen" werden. „Mit Aufbrechen und Konzeptualisieren meinen wir das Herausgreifen einer Beobachtung, eines Satzes, eines Abschnitts und das Vergeben von Namen für jeden einzelnen darin enthaltenen Vorfall, jede Idee oder jedes Ereignis – für etwas, das für ein Phänomen steht oder es repräsentiert." (Strauss & Corbin, 1996, S. 45)

Als Unterstützung zum Aufbrechen der Daten fungieren generative Fragen (Mey & Mruck, 2009, S. 120), die als W-Fragen (z.B. *Was?*, *Wer?*, *Wie?*, *Wann?*, *Warum?*, *Womit?*) an die Daten gestellt werden (Strauss & Corbin, 1996, S. 58). Das offene Kodieren kann entweder als Zeile-für-Zeile-Analyse oder als Satz- bzw. Abschnittanalyse durchgeführt werden. Die Zeile-für-Zeile-Analyse stellt die eingehendste und ergebnisreichste Analyse dar, die auch als Grundlage für das theoretische Sampling (siehe Kapitel 7.4.1) dient, denn je detaillierter die Analyse erfolgt, umso fokussierter können weitere Beobachtungen oder Interviews ausgerichtet werden (Strauss & Corbin, 1996, S. 53–54).

Beim *Konzeptualisieren* werden die Ideen und Ereignisse auf einer ersten Stufe abstrahiert, die sich von einer rein deskriptiven Beschreibung oder Paraphrase abgrenzen. Die entwickelten Konzepte werden anschließend anhand ihrer Zusammengehörigkeit, die der Forschende selbst bestimmt, gruppiert und somit auch reduziert. Im Rahmen des *Kategorisierens* (Strauss & Corbin, 1996, S. 47) erhalten die Kategorien durch den Forschenden einen Namen, der abstrakter als die Ausgangskonzepte ist. „*Das Wichtigste ist, die Kategorie zu benennen*, so daß [sic] Sie sich an sie erinnern, über sie nachdenken und vor allem beginnen können, sie analytisch zu entwickeln." (Strauss & Corbin, 1996, S. 49, Hervorh. i. O.)

Darüber hinaus beinhaltet das offene Kodieren auch das *Dimensionalisieren*, das Strauss & Corbin (1996, S. 43) als Prozess „des Aufbrechens einer Eigenschaft in ihre Dimensionen" verstehen. Das Ziel des offenen Kodierens ist, nicht nur Kategorien zu entwickeln, sondern auch deren Eigenschaften und Dimensionen aufzuspüren und zu formulieren.

> „Es ist wichtig, Eigenschaften und Dimensionen zu erkennen und systematisch zu entwickeln, weil sie die Grundlage bilden, um Beziehungen zwischen Kategorien und *Subkategorien* – und später auch zwischen Hauptkategorien – herauszuarbeiten. Deshalb ist das Verstehen der Natur von Eigenschaften und Dimensionen sowie deren Beziehungen ein notwendiger Schritt zum Verständnis sämtlicher analytischer Verfahren beim Entwickeln einer Grounded Theory." (Strauss & Corbin, 1996, S. 51, Hervorh. i. O.)

Axiales Kodieren

Während das offene Kodieren die Daten aufbricht, werden sie beim *axialen Kodieren* wieder neu zusammengesetzt, indem „*Verbindungen zwischen einer Kategorie und ihren Subkategorien ermittelt werden*" (Strauss & Corbin, 1996, S. 76, Hervorh. i. O.). In dieser Phase werden weiterhin Kategorien entwickelt, jetzt jedoch unter der Perspektive, die zentrale Idee oder das zentrale Ereignis als *Phänomen* herauszustellen, auf das sich die verschiedenen Kategorien beziehen. Beim axialen Kodieren werden bereits Priorisierungen und Fokussierungen vorgenommen, das bedeutet, dass vielversprechende Kategorien weiterführend ausgearbeitet und andere wiederum verworfen werden. Aufgrund der großen Fülle des Datenmaterials ist die *Fokussierung* ausgewählter Aspekte eminent wichtig. Das axiale Kodieren ist ein sehr komplexer Prozess, in dem vier analytische Schritte meist parallel zueinander ablaufen:

1. „das *hypothetische In-Beziehung-Setzen von Subkategorien zu einer Kategorie durch Aussagen, die die Natur der Beziehungen zwischen den Subkategorien und dem Phänomen bezeichnen …*
2. das *Verifizieren* dieser Hypothesen …
3. die *fortgesetzte Suche nach Eigenschaften* der Kategorien und Subkategorien, und nach der *dimensionalen Einordnung* der Daten …
4. die beginnende Untersuchung der *Variation* von Phänomenen.“ (Strauss & Corbin, 1996, S. 86, Hervorh. i. O.)

Die Phasen des offenen und des axialen Kodierens lassen sich im Forschungsprozess kaum trennen, da permanente (Rück-)Bezüge zwischen Kodes, Kategorien und dem Modell hergestellt werden, wie die doppelseitigen Pfeile in Abbildung 6.5 darstellen. Corbin & Strauss (2008, S. 198) konstatieren, that „open coding and axial coding go hand in hand. The distinctions made between the two types of coding are ‚artificial‘ and for explanatory purposes only“.

Strauss & Corbin (1996, S. 78–85) führen das *Kodierparadigma* (paradigmatisches Modell) als einen Vorschlag zur Anleitung und Systematisierung des axialen Kodierens an (Strübing, 2014, S. 25), mithilfe dessen entwickelte Subkategorien mit den dazugehörigen Kategorien in Verbindung gesetzt werden können (Abbildung 6.6).

> „Beim axialen Kodieren liegt unser Fokus darauf, eine Kategorie (*Phänomen*) in Bezug auf die *Bedingungen* zu spezifizieren, die das Phänomen verursachen; den *Kontext* (ihren spezifischen Satz von Eigenschaften), in den das Phänomen eingebettet ist; die *Handlungs- und interaktionalen Strategien*, durch die es bewältigt, mit ihm umgegangen oder durch die es ausgeführt wird; und die *Konsequenzen* dieser Strategien. Weil diese spezifizierenden Kennzeichen einer Kategorie ihr Präzision verleihen, nennen wir sie *Subkategorien*.“ (Strauss & Corbin, 1996, S. 76)

Das Kodierparadigma wird in den frühen Werken von Strauss (1998) und Strauss & Corbin (1996) als „Grundausstattung der Denkprozesse des Forschers“ (Strauss, 1998, S. 57) und signifikante Strukturierungshilfe (Breuer, Muckel & Dieris, 2019, S. 288) beschrieben. „Diese Modellierungsvorgabe ist einerseits an *alltagsweltliches* Wahrnehmen und Beschreiben *sozialen Handelns* in seinem Bedingungsgefüge angelehnt, steht andererseits in Zusammenhang mit Vorstellungen aus der interaktionistischen *Handlungstheorie* von Anselm Strauss.“ (Breuer, Muckel & Dieris, 2019, S. 288)

Insbesondere das Kodierparadigma greift Glaser in seinem Affront an Strauss und Strauss & Corbin (siehe Kapitel 6.2.1) an, denn es gibt zu viel theoretische Struktur vor, die Glasers Auffassung nach Erkenntnisse nicht mehr aus den Daten emergieren lassen, sondern sie in vorgefertigte Modelle und Strukturen hineinpressen (forcing).

In späteren Veröffentlichungen verdeutlichen Corbin & Strauss (2008, S. 89) eine weniger strikte Vorgabe und heben die Trennung von Kontext und intervenierenden Bedingungen, die nicht trennscharf voneinander abgegrenzt waren, auf. Demnach führen sie nur noch *conditions*, *interactions and emotions* und *consequences* auf (Corbin & Strauss, 2008, S. 89).

Die Abbildung 6.6 zeigt die Ursprungsversion, in der sowohl intervenierende Bedingungen als auch Kontext in das Modell aufgenommen werden, da beides relevant für die vorliegende Arbeit ist und sich im Modell des pflegedidaktischen Professionswissens und -handelns wiederfindet (siehe Kapitel 10.1).

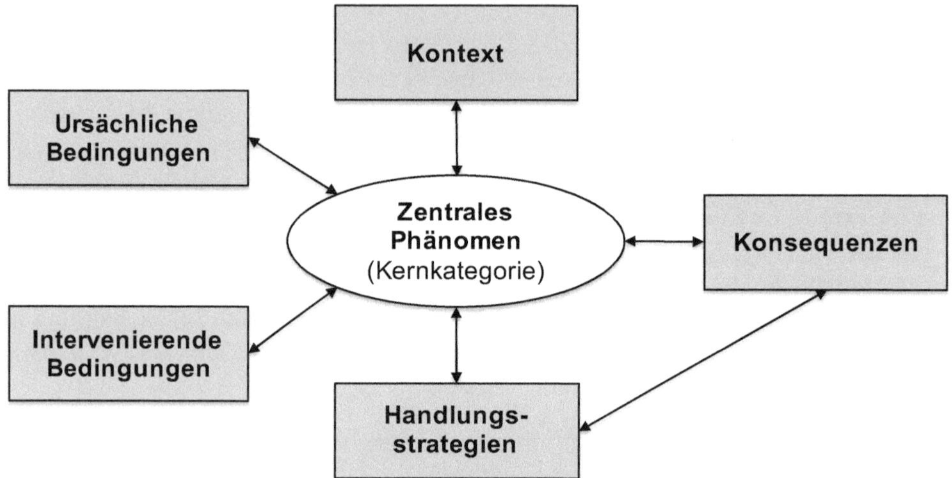

Abbildung 6.6: Paradigmatisches Modell (Kodierparadigma) (Inhalte aus Strauss & Corbin, 1996, Grafik eigene Erstellung)

Breuer, Muckel & Dieris (2019, S. 290, Hervorh. i. O.) verstehen das Kodierparadigma als einen „Wegweiser, wie eine modellhafte Zusammenfügung der bei der Datenanalyse entwickelten Konzepte und Kategorien aussehen *kann*". Das Model kann dabei helfen, Zusammenhänge zwischen den Konzepten und Kategorien herzustellen, jedoch unterliegt die GTM nicht einer strikten Abbildung des Kodierparadigmas. Vielmehr muss die Modellbildung an die jeweiligen Daten angepasst werden und nicht umgekehrt. Breuer, Muckel & Dieris (2019, S. 287) verweisen auf vielfältige Muster zur Modellbildung. Neben dem Kodierparadigma gibt es temporal-prozessuale Modelle, topografische Modelle oder die Typen-Logik. In Forschungsprozessen zeigt sich, dass diese Modellvarianten nicht immer streng voneinander getrennt werden können, sondern dass Kombinations- und Mischformen vorliegen.

Selektives Kodieren

Als drittes Kodierverfahren wird das *selektive Kodieren* durchgeführt. Hierbei wird einerseits die *Kernkategorie* festgelegt und diese mit anderen Kategorien in Beziehung gesetzt und andererseits erhält die zu entwickelnde Theorie einen roten Faden der Geschichte (*story line*). Ähnlich zum axialen Kodieren werden auch beim selektiven Kodieren Beziehungen zwischen Kategorien weiter ausgearbeitet, jedoch wird diese Integration auf einer abstrakteren Ebene als beim axialen Kodieren durchgeführt (Strauss & Corbin, 1996, S. 95). Die Beziehungen der Kategorien werden um die Kernkategorie herum gebildet. Zudem findet beim selektiven Kodieren das Validieren der Beziehungen durch die Daten und das Auffüllen der Kategorien mit dem Ziel statt, sukzessive ein theoretisches Modell und eine dichte Theorie[35] zu generieren. Eine besondere Schwierigkeit beim selektiven Kodieren stellt das Herausarbeiten der Kernkategorie dar, auf die sich alle Kategorien beziehen müssen. Vor allem dann, wenn innerhalb des Forschungsprozesses zwei Phänomene gleich interessant und bedeutsam erscheinen, muss der Forschende eine Entscheidung treffen, um „eine straffe Integration und dichte Entwicklung der Kategorien zu erzielen, wie in einer Grounded Theory gefordert ist" (Strauss & Corbin, 1996, S. 99). Ein weiterer wichtiger Schritt beim selektiven Kodieren ist das Erkennen von Mustern in den Daten, denn nur die Identifikation von Mustern verschiedener Datensätze verleiht der Theorie die erforderliche Spezifität (Strauss & Corbin, 1996, S. 107).

Generell stellt das Kodieren (und das selektive Kodieren in besonderem Maße) eine Kombination aus induktiven, abduktiven und deduktiven Vorgehensweisen dar, mit dem Ziel, Verbindungen zu systematisieren und zu verfestigen. Abschließend ist die Theorie grafisch (Modell) und textlich (Herleitung und Begründung mit Belegen) zu entwerfen. Die Kernkategorie mit ihren Bezügen zu weiteren Kategorien ist mit Belegen aus den Daten zu untermauern.

6.4.2 Theoretical Sampling

Ein wesentliches Kriterium für eine Grounded Theory ist das Auswahlverfahren für die Fälle und Daten. Die *Fallauswahl*[36] (Breuer, Muckel & Dieris, 2019, S. 156, Hervorh. i. O.) kann nicht im Vorhinein nach einem spezifischen Auswahlplan organisiert werden kann, „sondern muss auf der Basis der analytischen Fragen erfolgen, die der bisherige Stand der Theoriebildung am konkreten Projekt aufwirft" (Strübing, 2014, S. 29). Datenerhebung und Datenauswertung finden in einem wechselseitigen Prozess statt und werden im Rahmen der GTM nicht nacheinander durchgeführt. Vielmehr haben die Erkenntnisse des Kodierens bedeutenden Einfluss auf das weitere Auswahlverfahren, und Entscheidungen zur Fallauswahl werden *absichtsvoll* und *forschungsprozess-begleitend* getroffen (Breuer, Muckel & Dieris, 2019, S. 156).

---

35 Im Kontext der Grounded-Theory-Methodologie werden als Ergebnisse einerseits das Modell und andererseits die verdichtete Theorie beschrieben. Das Modell stellt hierbei die grafische Abbildung der eruierten Kategorien um die Kernkategorie (Phänomen) herum dar, während die Theorie das Gesamtergebnis umfasst. In der Theorie wird nicht nur das Modell beschrieben, sondern die Theorie beinhaltet die detaillierte Beschreibung, Herleitung und Begründung der Ergebnisse unter Einbezug der Belege aus den Forschungsdaten.

36 Breuer, Muckel & Dieris (2019, S. 156) verwenden ausdrücklich den Begriff Fallauswahl und grenzen die Auswahl der Fälle in der GTM eindeutig von einem quantitativen Forschungsdesign ab, in welchem die Auswahl über Stichprobenziehung erfolgt mit dem Ziel, eine Stichprobe in die Untersuchung einfließen zu lassen, die für eine Gesamtpopulation repräsentativ ist.

> „Theoretisches Sampling meint den auf die Generierung von Theorien zielenden Prozess der Datenerhebung, währenddessen der Forscher seine Daten parallel erhebt, kodiert und analysiert sowie darüber entscheidet, welche Daten als nächstes erhoben werden sollen und wo sie zu finden sind. Dieser Prozess der Datenerhebung wird durch die im Entstehen begriffene – materiale oder formale – Theorie *kontrolliert.*" (Glaser & Strauss, 2005, S. 53, Hervorh. i. O.)

Die beim Kodieren angewandten Verfahren der vergleichenden Analyse und des Fragenstellens (siehe Kapitel 6.4.1), nehmen Einfluss auf den Prozess des theoretischen Samplings, denn es ergeben sich im Auswertungsprozess Hypothesen und Fragen zu den Daten, deren Beantwortung durch die gezielte Fallauswahl gesteuert wird. Während des Kodierens steht die vergleichende Analyse der Daten im Fokus. Daten werden miteinander verglichen unter der Zielperspektive, einerseits Gemeinsamkeiten in den Daten zu eruieren und andererseits größtmögliche Unterschiede in den Daten herauszuarbeiten. „Maximale Ähnlichkeit" in den Daten unterstützt hierbei die „Verifikation der Brauchbarkeit einer Kategorie", der „Generierung von grundlegenden Eigenschaften" und der „Formulierung einer Reihe von Bedingungen für die Abstufung einer Kategorie" (Glaser & Strauss, 2005, S. 65). Die „maximale Verschiedenheit" der Daten hingegen zwingt zu „dichter Entwicklung von Eigenschaften der Kategorien", zur „Integration von Kategorien und Eigenschaften" und zur „Bestimmung der Reichweite der Theorie" (Glaser & Strauss, 2005, S. 65).

Das *Theoretische Sampling* verfolgt in den Phasen des Kodierens unterschiedliche Ziele (Strauss & Corbin, 1996, S. 153–159; Strübing, 2014, S. 30). Das offene Kodieren zielt auf das Entdecken, Benennen und Formulieren von Konzepten und das Entwickeln von Kategorien (siehe Abbildung 6.5). Das Sampling ist in dieser Prozessphase weitestgehend offen, da noch nicht sicher ist, welche „Konzepte theoretisch relevant sind" (Strauss & Corbin, 1996, S. 153). Beim axialen Kodieren steht das Herstellen von Beziehungen unter den Konzepten und Kategorien zueinander im Fokus. Demnach konzentriert sich das Sampling in dieser Phase auf das „Aufdecken und Validieren dieser Beziehungen" (Strauss & Corbin, 1996, S. 156). Das Sampling beim selektiven Kodieren ist darauf ausgerichtet, Lücken in der Theorie zu schließen und die Konsistenz der Theorie zu überprüfen (Strauss & Corbin, 1996, S. 158; Strübing, 2014, S. 30). Eine zentrale Frage im Forschungsvorhaben nach der GTM ist die Frage nach dem Umfang, das heißt, wie viele Interviews geführt oder wie viele Beobachtungen durchgeführt werden sollen. In GTM-Studien fallen die Fallzahlen in der Regel geringer aus als in quantitativen Forschungsvorhaben, in denen mittels standardisierter Verfahren deutlich größere Stichproben gezogen werden und auch erforderlich sind. Die Frage nach dem Umfang in GTM-Studien lässt sich nicht pauschal beantworten. So konstatieren Breuer, Muckel & Dieris (2019, S. 158, Hervorh. i. O.): „Die Begründungs-Logiken der GTM für ein *Genug-* oder *Noch zu wenig-*Urteil sind unscharf (…), sie ermöglichen keine eindeutigen Fallzahl-Festlegungen, erst recht nicht im Vorhinein einer Untersuchung".

Das Beurteilungskriterium, das hinzugezogen wird, um die Datenerhebung zu beenden, ist die theoretische Sättigung (Glaser & Strauss, 2005, S. 68–72; Strauss & Corbin, 1996, S. 159).

> „Dieser Zustand der Theorieentwicklung gilt dann als erreicht, wenn in der iterativ-rekursiven Abfolge der R/GTM-Vorgehensschritte das Herbeiziehen weiterer Daten bzw. ihre Analyse der Forschenden keine Veranlassung geben, das bis dahin herausgearbeitete Gegenstandsmodell strukturell zu verändern – wenn neue Daten also *redundant* sind im Verhältnis zum bereits theoretisch Gewussten und Modellierten.“ (Breuer, Muckel & Dieris, 2019, S. 159, Hervorh. i. O.)

Mey & Mruck (2011, S. 29) sprechen von „Abbruchkriterium“, das sowohl ein pragmatisches als auch ein theoretisches Kriterium darstellt, „pragmatisch, weil zeitliche und finanzielle Ressourcen bedacht und theoretisch, weil immer nur relevante Vergleichsfälle zugezogen werden sollen. Nicht die Zahl der Fälle, sondern die Systematik ihres Einbezugs und der Vergleiche macht die Qualität einer GT [Grounded Theory, H.K.] aus.“ (Mey & Mruck, 2011, S. 29)

6.4.3 Memoing

Das *Memo-Schreiben* ist ein fester Bestandteil von GTM-Studien und gehört zum methodischen Werkzeugkoffer eines jeden Forschenden im Stil der Grounded-Theory-Methodologie über den gesamten Forschungsprozess hinweg (Breuer, Muckel & Dieris, 2019, S. 175).

Memos dienen dazu, zentrale Erkenntnisse, Erlebnisse im Feld, aufkommende Fragen und Hypothesen sowie Ergebnisse zu dokumentieren und für den weiteren Prozess zu nutzen.

> „Das Memo-Schreiben kann einer Forschenden dabei helfen, Eindrücke aus Daten bzw. Dokumenten (…), aus unausgegorenen Gedankensplittern (…), aus Interaktionserlebnissen im Forschungsfeld (…), aus ersten Überlegungen zu theoretisch interessanten *Kodes* bzw. *Kategorien* … zu fokussieren und dabei konzeptuelle Ideen zu er/finden, zu entwerfen, auszuarbeiten, zu kondensieren.“ (Breuer, Muckel & Dieris, 2019, S. 175, Hervorh. i. O.)

Gleichzeitig zielt das *Memoing* auf die Unterstützung bei der Generierung der Theorie und deren finaler Darstellung. „Zugleich ist der Prozess des Schreibens, Überarbeitens, Sortierens etc. von Memos ein sehr handfester Schritt zur Theoriebildung, der zur Systematisierung und zu Entscheidungen anleitet, weil Schriftlichkeit Festlegungen erfordert und weil Widersprüche in geschrieben Texten sichtbar und überprüfbar werden.“ (Strübing, 2014, S. 34)

Memos können in verschiedensten Text- und Grafik-Formaten auftreten, von handgeschriebenen Notizen oder Zetteln, computerbasierten Textdateien, gesprochenen Audio-Dateien, Diagrammen, Tabellen und andere Systematiken bis zu komplexen Modellabbildungen ist alles möglich. Die Form sollte vom Forschenden so ausgewählt werden, dass ein zeitnahes und kontinuierliches Memo-Schreiben gewährleistet werden kann, denn das Memoing sollte bei jeglichen Gedanken, Ideen, Fragen usw. nicht aufgeschoben werden (Breuer, Muckel & Dieris, 2019, S. 179; Glaser & Strauss, 2005, S. 113). Dabei dürfen Memos „bei ihrer Entstehung unordentlich, unvollständig, fragmentarisch, chaotisch sein" (Breuer, Muckel & Dieris, S. 179). Wichtig ist dabei jedoch, die Memos mit Datum und Überschriften zur besseren Nachvollziehbarkeit zu versehen.

In Bezug auf eine inhaltliche Unterscheidung differenzieren Mey & Mruck (2009, S. 114) in Anlehnung an Strauss & Corbin (1996, S. 169–171) vier Arten von Memos: Planungsmemos, Methodenmemos, Auswertungsmemos und Theoriememos. *Planungsmemos* dienen dazu, konkrete Schritte im Forschungsprozess festzulegen. Diese können sich auf Literaturarbeit, Datenerhebung oder Datenauswertung beziehen. *Methodenmemos* umfassen „Ausführungen zu Auswertungsstrategien, Modifikationen im Erhebungs- und Auswertungsverlauf usw.; sie erlauben eine systematische Dokumentation der methodischen Entscheidungen für die anschließende Veröffentlichung." (Mey & Mruck, 2009, S. 114) *Auswertungsmemos* beziehen sich auf erkenntnisleitende Gedanken während des Auswertungsprozesses und können u.a. Kodierungs-Ideen, Formulierungsvorschläge für Kategorien sowie Systematisierungen und Sortierungen von Ergebnissen beinhalten (Breuer, Muckel & Dieris, 2019, S, 178).

Theoriememos sind das zentrale Instrument, das zur Generierung der Theorie führt. Strauss & Corbin definieren *Theoriememos* als „theoretisch sensibilisierende und zusammenfassende Memos. Theoretische Notizen enthalten die Produkte des induktiven und deduktiven Denkens über tatsächlich und möglicherweise relevante Kategorien, ihre Eigenschaften, Dimensionen, Beziehungen, Variationen, Prozesse und die Bedingungsmatrix" (Strauss & Corbin, 1996, S. 169). Breuer, Muckel & Dieris (2019, S. 177–179) führen in einer umfangreichen Liste inhaltsbezogene Möglichkeiten für Memos auf, anhand derer sich Forschende gut orientieren können.

Bezug zum Forschungsprozess

In der vorliegenden Arbeit werden die Kodierprozeduren des offenen, axialen und selektiven Kodierens nach Strauss (1998) und Strauss & Corbin (1996) als iterativ-zyklischer Prozess angewendet. Es werden vielfältige Kodes, Konzepte, Kategorien und Dimensionen eruiert. Eine differenzierte Beschreibung des Forschungsvorgehens findet sich in Kapitel 7.5 zur Datenauswertung. Einen systematischen Überblick über alle verwendeten Begrifflichkeiten und deren Bedeutung in dieser Arbeit bietet die Tabelle 10.1 in Kapitel 10.1 der Ergebnisauswertung zum *Handeln wider besseres Wissen im Modell des pflegedidaktischen Professionshandelns*.

Das Theoretical Sampling stellt ein Qualitätsmerkmal der GTM dar, denn es dient dazu, die Fallauswahl situativ an die Ergebnisse und weiteren Hypothesen und Fragestellungen im Forschungsprozess anzupassen. Dem Prinzip des Theoretischen Samplings wird in dieser Arbeit gefolgt. Wie die Fallauswahl in der Forschungsarbeit gestaltet wurde, wird in Kapitel 7.4.1 skizziert. Neben dem Kodieren und dem

Theoretischen Sampling stellt das Memoing das dritte Herzstück der GTM dar. Während des gesamten Forschungsprozesses wurden unzählige Planung-, Methoden- und vor allem Auswertungsmemos erarbeitet (siehe Kapitel 7.2 und Kapitel 7.5).

6.5 Gütekriterien einer Grounded Theory

Auf die Frage, wann eine als GTM deklarierte Studie nicht den erforderlichen Kriterien entspricht, antwortet Strauss (2011, S. 75): „Wenn die drei genannten Essentials [Kodieren, Theoretical Sampling und Memoing, H.K.] beachtet werden, ist es Grounded Theory, wenn nicht, ist es etwas anderes." Unbestritten ist, dass Forschungsarbeiten sich den Fragen nach der Qualität ihrer Studie stellen müssen. In der qualitativen Sozialforschung, und in der GTM in besonderem Maße, werden andere Kriterien zur Überprüfung der Wissenschaftlichkeit hinzugezogen als in der quantitativen Forschung. Glaser & Strauss (2005, S. 228) treten der häufig erlebten Diskreditierung von GTM-Studien entgegen und begründen, dass die für quantitative Forschungsvorhaben klassischen Gütekriterien nicht unangepasst auf Grounded Theory übertragen werden können, sondern dass die Glaubwürdigkeit einer GT sich vielmehr an anderen Kriterien orientiert. Hierunter fallen

> „die Offenlegung aller relevanten Informationen zum Forschungsprozess (…), die im Wesentlichen eine detaillierte Dokumentation der im Prozess gefällten Entscheidungen liefern soll[en, H.K.] (sensibilisierendes Vorwissen; Sampling; Indikatoren für Konzepte, ad hoc-Hypothesen und Vorgehen beim Test derselben; Einfluss der Testergebnisse auf die weitere Theoriebildung; Vorgehen bei der Auswahl der Kernkategorie; Belege für die theoretische Sättigung der Kategorien)" (Strübing, 2014, S. 90).

6.5.1 Allgemeine Gütekriterien qualitativer Forschung

Strübing (2018b, S. 204–217) und Strübing, Hirschauer, Ayaß, Krähnke & Scheffer (2018) legen einen Entwurf zu fünf allgemeinen Gütekriterien qualitativer Forschung vor, die unabhängig von einzelnen Forschungsverfahren Anwendung finden können.

> „Die disputable *These* dieses Aufsatzes lautet also, dass es bei sorgfältiger methodologischer und sozialtheoretischer Abwägung möglich ist, übergreifend anwendbare Kriterien gelungener qualitativer Forschung zu formulieren, gleichviel, ob diese Forschung sozialwissenschaftlich-hermeneutisch oder dokumentarisch-methodisch vorgeht, ob sie sich in der Grounded Theory oder in der Konversationsanalyse verortet, ob sie narrations- oder diskursanalytisch argumentiert." (Strübing et al., 2018, S. 85, Hervorh. i. O.)

Den Entwurf verstehen Strübing et al. (2018, S. 83, 85) als Diskussionsanstoß für einen breiten, konstruktiven Diskurs in der qualitativen Sozialforschung und wissen um die Schwierigkeit dieses „Unterfangens". Die Autoren unterscheiden die

Gütekriterien von „allgemeinen *Leistungsmerkmalen*", wie Offenheit und Reflexivität, die „das Anspruchsprofil und die Zielperspektiven qualitativer Forschung" markieren (Strübing et al., 2018, S. 85, Hervorh. i. O.). „*Qualitätssichernde Maßnahmen* stellen auf der Ebene verfahrensspezifischer Praktiken sicher, dass sich diese Zielperspektiven erreichen lassen." (Strübing, 2018b, S. 205)

Im Gegensatz zu den Leistungsmerkmalen bilden die Gütekriterien diejenigen Eigenschaften einer Studie ab, die die in den Leistungsmerkmalen definierten Ziele realisieren. „Gütekriterien dagegen spezifizieren die in den Leistungsmerkmalen enthaltenen Versprechen und Ziele und benennen diejenigen Eigenschaften von Verfahren und Ergebnissen, an denen sich erkennen lässt, inwieweit dies einer Studie gelungen ist." (Strübing et al., 2018, S. 85) Folgende fünf Gütekriterien werden von Strübing (2018b) und Strübing et al. (2018, S. 85–86) vorgeschlagen und näher bestimmt: *Gegenstandsangemessenheit* (1), *empirische Sättigung* (2), *theoretische Durchdringung* (3), *textuelle Performanz* (4) und *Originalität* (5) (Abbildung 6.7).

Auf den ersten Blick erscheinen die ersten drei Kriterien gegenüber textueller Performanz und Originalität vorrangig, „doch der Eindruck täuscht, denn Studien, die ihren Gegenstand empirisch und theoretisch angemessen konzipieren und entwickeln, ohne dies in ihrer textuellen Repräsentation auch sichtbar zu machen und dabei ihre Originalität in Form erweiterten Wissens zu verdeutlichen, bleiben so etwas wie *hidden champions*" (Strübing et al., 2018, S. 97, Hervorh. i. O.).

(1) Gegenstandsangemessenheit

Die Gegenstandsangemessenheit gilt als das basale Gütekriterium, da es viele Aspekte des Forschungsprozesses beinhaltet (Strübing et al., 2018, S. 88). So steht ein kontinuierlicher Anpassungsprozess im Fokus, der nicht nur die Passung zwischen Methode und dem zu untersuchenden Gegenstand meint, „sondern eine Abgestimmtheit von Theorie, Fragestellung, empirischem Fall, Methode und Datentypen, durch die der Untersuchungsgegenstand überhaupt erst konstituiert wird" (Strübing et al., 2018, S. 86). Die Gegenstandsangemessenheit beinhaltet zudem einen *reduzierten Methodenbegriff* und einen *starken Empiriebegriff* (Strübing et al., 2018, S. 87, Hervorh. i. O.), das bedeutet, die Methoden sollten dem Gegenstand und nicht der Disziplin entsprechend gewählt werden. Trotz methodischer Flexibilität und Variation bei der Abstimmung der Methode auf den Gegenstand bleibt die methodische Strenge in deren Umsetzung zwingend. Die Empirie stellt in diesem Kontext potenziell ein Korrektiv zu einem stark gewichteten Methodenverständnis dar (Strübing, 2018b, S. 211–212).

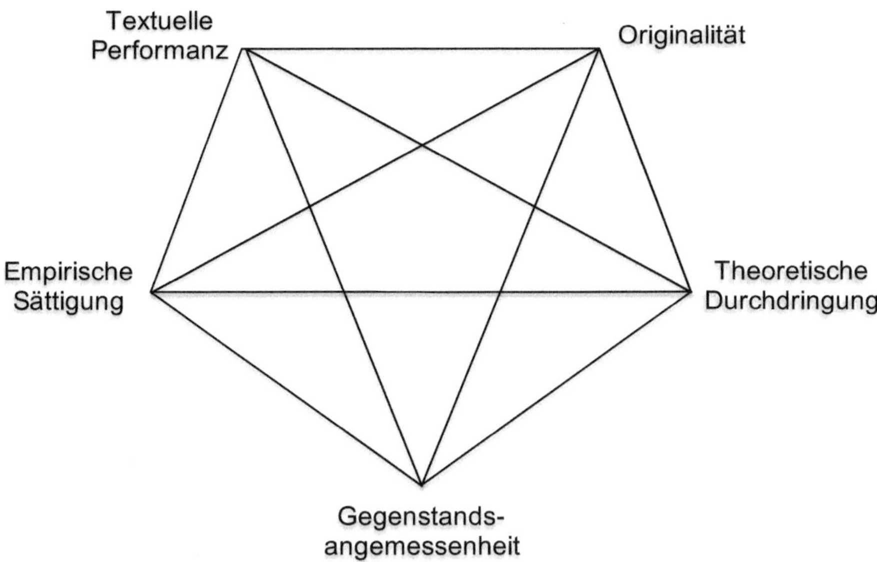

Abbildung 6.7: Das Pentagramm qualitativer Forschungskriterien (Grafik aus Strübing et al., 2018, S. 97)

(2) Empirische Sättigung

Empirische Sättigung als zweites Gütekriterium qualitativer Forschung „ergibt sich aus dem Grad der Durchdringung des Forschungsgegenstands und der Verankerung von Interpretationen im Datenmaterial" (Strübing et al., 2018, S. 88). Zur empirischen Sättigung gehören *drei wesentliche Merkmale.* Zum einen ist der *Feldzugang* und die Beziehung zwischen Feld und Forschenden bedeutend; es geht hierbei um mehr als eine einmalige positive Gesprächsatmosphäre, vielmehr sind Forschende gefordert, die Situation im Feld und die eigene Beteiligung daran mit einer reflexiven Haltung zu begegnen. „Ob Zugang und Rapport gelungen sind oder nicht, zeigt sich nicht zuletzt daran, ob eine Studie die Beziehungen zum Feld als Ressource reflexiver Orientierung nutzt." (Strübing et al., 2018, S. 88) Ein zweites Merkmal stellt die *Generierung des Datenmaterials* dar, denn Umfang und Zusammensetzung des Materials spielen für die *Datenintensität* der Forschungsarbeit eine entscheidende Rolle (Strübing et al., 2018, S. 89). Das dritte Merkmal der empirischen Sättigung umfasst die *Analyseintensität,* deren Ausgangspunkt eine iterativ-zyklische Logik darstellt und mit einer intensiven Auseinandersetzung mit dem empirischen Material einhergeht, wie dies z.B. durch die Kodierung Zeile für Zeile in der Grounded Theory der Fall ist (Strübing et al., 2018, S. 89, 90).

(3) Theoretische Durchdringung

Die theoretische Durchdringung stellt ein zur empirischen Sättigung komplementäres Kriterium dar, und „nur wenn beides vorliegt, kann Gegenstandsangemessenheit erzielt werden" (Strübing et al., 2018, S. 91). Die theoretische Durchdringung beinhaltet die Qualität des Theoriebezuges in der Arbeit, denn die Idee von empiriefreier Theorie, theoriefreien Methoden oder vortheoretischer Empirie ist „weder wissenschaftstheoretisch noch soziologisch haltbar" (Strübing et al., 2018, S. 90). Es geht in der qualitativen Forschung darum, Theoriebezüge herzustellen und diese sinnstiftend in die Studie einzubinden, sodass der theoretische Gegenstand für den fachspezifischen Kontext, auf den die Forschungsarbeit rekurriert, verfügbar wird.

> „Gut ist eine Studie, wenn sie ein Interesse an der Verallgemeinerung ihres Falles verfolgt, diesen Fall unterschiedlichen theoretischen Perspektivierungen aussetzt und pointierte Konzeptentwicklungen vorzuweisen hat. Schwächer ist eine Studie, die deskriptiv theorielos bleibt oder theoretisch subsummierend verfährt, und der es an Versuchen zur Begriffsbildung mangelt." (Strübing et al., 2018, S. 93)

(4) Textuelle Performanz

Der textuellen Performanz kommt eine hohe Bedeutung zu, da eine fundierte Theoriegenerierung verdeckt bleibt, wenn es dem Forschenden nicht gelingt, die Forschungsprozesse und -ergebnisse reflexiv und logisch abzubilden und für den Lesenden zugänglich zu machen. Bei der textuellen Performanz geht es um die Nachvollziehbarkeit durch strukturelle, textliche und grafische Elemente. Strübing et al. (2018, S. 93) fassen die beiden zentralen Anforderungen an den Forschenden zusammen: „Die Relevanz der Forschungsergebnisse konstituiert sich auch durch den reflexiven Umgang des Autors mit seiner Rolle. Dies verlangt eine (1) hermeneutische Übersetzungsleistung und (2) eine rhetorische Überzeugungsleistung."

(5) Originalität

„Die Trias aus Gegenstandsangemessenheit (1), empirischer Sättigung (2) und Theoriebezug (3), eröffnet, einmal literarisch zur Wirkung gebracht (4), die Aussicht auf ein letztes Gütekriterium, das die qualitative Forschung an den wissenschaftlichen Diskurs anschließt: den Anspruch auf Originalität." (Strübing et al., 2018, S. 94) Hierbei geht es darum, einen Beitrag zur Erkenntnisgenerierung zu leisten, der für die jeweilige Forschungsdomäne relevant und zukunftsweisend ist. Originell ist eine Forschungsarbeit dann, wenn das spezifische Wissen des Feldes integriert und gleichzeitig vor dem Hintergrund des gegenwärtigen Forschungsstandes reflexiv analysiert und diskutiert wird (Strübing et al., 2018, S. 95–96).

6.5.2 Evaluation von Forschungsprozess und -ergebnis der GTM

Neben den allgemein gültigen Gütekriterien qualitativer Sozialforschung finden sich bei Strauss & Corbin (1996) auch konkrete Gütekriterien für die GTM. Strauss & Corbin (1996, S. 217–221) und Corbin & Strauss (1990, S. 424–426) benennen jeweils sieben Kriterien zur Evaluation des Forschungsprozesses sowie des Theoriebildungsprozesses einer fundierten Grounded-Theory-Methodologie (siehe Tabelle 6.1).

In der Tabelle 6.1 werden die jeweils sieben Kriterien, die Strauss & Corbin als Fragen formuliert haben, durch die Autorin insofern zusammengefasst, als sie mithilfe übergeordneter Begrifflichkeiten systematisiert werden. Die in der Originalliteratur angeführte Reihenfolge der Kriterien (von 1 bis 7) wird in der linken Spalte durch die veränderte Zuordnung entsprechend abgewandelt. Corbin & Strauss (2015, S. 350–352) ergänzen ihre Evaluationskriterien um weitere Fragen, die zur Reflexion der Güte einer GTM-Studie hinzugezogen werden können. Breuer, Muckel & Dieris (2019, S. 362–368) haben diese Kriterien übersetzt, zusammengefasst und um einige Aspekte gekürzt und ergänzt.

Tabelle 6.1: Beurteilungskriterien für eine Grounded Theory (Kriterien aus Strauss & Corbin, 1996, S. 217–221; Systematisierung durch die Autorin)

Beurteilungskriterien für eine Grounded Theory	
Forschungsprozess	**Forschungsergebnisse (Empirische Verankerung der Studie)**
Fallauswahl: Wie wurde die Ausgangsstichprobe ausgewählt? Aus welchen Gründen? (Kriterium 1)	**Konzeptualisierung**: Wurden Konzepte im Sinne der Grounded Theory gebildet? (Kriterium 1)
Fallauswahl: Auf der Basis welcher Kategorien fand theoretisches Sampling statt? (Kriterium 4)	**Konzeptualisierung**: Sind die Konzepte systematisch zueinander in Beziehung gesetzt (Kriterium 2)?
Kategorienbildung: Welche Hauptkategorien wurden entwickelt? (Kriterium 2)	**Konzeptuelle Dichte**: Gibt es viele konzeptuelle Verknüpfungen? Sind die Kategorien gut entwickelt? Besitzen sie konzeptuelle Dichte? (Kriterium 3)
Kategorienbildung: Welche Ereignisse, Vorfälle, Handlungen usw. verwiesen auf diese Hauptkategorien? (Kriterium 3)	**Konzeptuelle Dichte**: Ist ausreichende Variation in die Theory eingebaut? (Kriterium 4)
Hypothesenbildung: Was waren einige der Hypothesen hinsichtlich konzeptueller Beziehungen (zwischen Kategorien) und mit welcher Begründung wurden sie formuliert und überprüft? (Kriterium 5)	**Konzeptuelle Dichte**: Sind die breiteren Randbedingungen, die das untersuchte Phänomen beeinflussen, in die Erklärungen eingebaut? (Kriterium 5)
Hypothesenüberprüfung: Gibt es Beispiele, dass Hypothesen gegenüber dem tatsächlich Wahrgenommenen nicht haltbar waren? (Kriterium 6)	**Prozessualität**: Wurde dem Prozessaspekt Rechnung getragen? (Kriterium 6)
Bildung der Kernkategorie: Wie und warum wurde die Kernkategorie ausgewählt? (Kriterium 7)	**Relevanz**: In welchem Ausmaß erscheinen die theoretischen Ergebnisse bedeutsam? (Kriterium 7)

Zum Forschungsprozess finden sich Erweiterungen, wie z. B. die Frage nach dem Schreiben von Memos und dem Führen eines Forschungstagebuches, nach dem Einbezug von Präkonzepten oder nach der Reflexion subjektiver Einstellungen und Perspektiven des Forschenden (Breuer, Muckel & Dieris, 2019, S. 363; Corbin & Strauss, 2015, S. 351).

In Bezug auf die Qualität der Theoriegenerierung (Forschungsergebnis) werden z. B. Fragen nach der grafischen Darstellung des Modells, z. B. in Form von Diagrammen, Fragen zur theoretischen Sättigung, Fragen zur kreativen Art und Weise der Präsentation der Ergebnisse oder Fragen zu Grenzen und Schwachstellen der Arbeit ergänzt (Breuer, Muckel & Dieris, 2019, S. 367; Corbin & Strauss, 2015, S. 352).

Bezug zum Forschungsprozess

Um die vorliegende Forschungsarbeit an wissenschaftlich anerkannten Qualitätskriterien auszurichten, wurden im Forschungsprozess sowohl die Essentials der GTM (Kodieren, Theoretisches Sampling, Memoing) als auch die Qualitätskriterien nach Strauss & Corbin (1996, S. 217–221) (siehe Tabelle 6.1) berücksichtigt. Die zentralen Fragen zum Forschungsprozess und zum Forschungsergebnis waren handlungsleitend während des vorliegenden Forschungsvorhabens. Darüber hinaus werden die fünf Qualitätskriterien qualitativer Forschung von Strübing et al. (2018, S. 85–86) eingelöst. Die starke, kontinuierliche Prozessorientierung bei Beibehaltung einer methodischen Strenge berücksichtigt das Kriterium der *Gegenstandsangemessenheit* (1). Die *empirische Sättigung* (2) wird durch die umfassenden eruierten Daten und die Akribie und Intensität der Auseinandersetzung umgesetzt, die sich auch in den drei Auswertungskapiteln 8 (pflegedidaktisches Professionswissen), 9 (pflegedidaktisches Professionshandeln) und 10 (Handeln wider besseres Wissen im Modell des pflegedidaktischen Handelns) widerspiegelt. Die *theoretische Durchdringung* (3) wird insofern eingelöst, als einerseits als theoretische Rahmung fundierte Kapitel zum Professionswissen (Kapitel 3), zum Professionshandeln (Kapitel 4), zur pflegedidaktischen Perspektive auf Professionswissen und -handeln (Kapitel 2) sowie zum Handeln wider besseres Wissen (Kapitel 5) den Forschungs- und den Ergebniskapiteln vorangestellt werden. Andererseits werden in allen Auswertungskapiteln detaillierte Theoriebezüge über die Theoriekapitel hinaus hergestellt. Die *textuelle Performanz* (4) realisiert sich in der gesamten Arbeit. Stets wird versucht, das Vorgehen, die Ergebnisse und die theoretischen Bezüge prägnant und nachvollziehbar abzubilden. Hierzu werden viele Visualisierungen eingefügt und klar verständliche Textelemente formuliert. Der Arbeit kann an verschiedenen Stellen eine *Originalität* (5) bestätigt werden. Die Eruierung des Phänomens des *Handelns wider besseres Wissen* im pflegedidaktischen Kontext ist neuartig und bietet wichtige Hinweise für die Lehreraus- und Weiterbildung (siehe Kapitel 11.3). Zudem stellt die Arbeit mit ihren vielfältigen Ergebnissen Ansatzpunkte für weitere Forschungen im pflegedidaktischen Diskurs dar.

Nachdem in diesem Kapitel die epistemologischen Grundlagen, die historischen (Weiter-)Entwicklungen, die Forschungslogik, die Essentials und die Gütekriterien der GTM umfassend dargestellt wurden, wird im folgenden Kapitel 7 das Vorgehen der vorliegenden Arbeit im Forschungsprozess präzisiert, erläutert, begründet und reflektiert.

7. Methodisches Vorgehen im Forschungsprozess

Qualitative Sozialforschung im Stil der Grounded-Theory-Methodologie bedeutet, mit einer offenen Haltung als Forschungsperson sowohl dem Forschungsprozess als auch dem -ergebnis entgegenzutreten (Flick, 2006, S. 69; Kleining, 2011, S. 225; Lamnek & Krell, 2016, S. 38; Strauss & Corbin, 1996, S. 11). Es geht um die Idee theoretischer Offenheit und Entdeckungsambition einerseits und der Anerkennung der eigenen Vorprägung andererseits (Breuer, Muckel & Dieris, 2018, 4). Demzufolge ist der Forschungsgegenstand „erst nach Abschluss der Forschung wirklich bekannt und zu Beginn immer vorläufig" (Kleining, 2011, S. 225). Die erforderliche Offenheit, sich im Rahmen einer Qualifikationsarbeit auf unbekannte Pfade einzulassen und zu Beginn nicht zu wissen, was dabei herauskommt, war für das vorliegende Vorhaben aus forschungsmethodologischer Perspektive zwingend und hat sich hinsichtlich der Erkenntnisse und der generierten Theorie bewährt.

Die Forschungsarbeit beschäftigt sich mit *pflegedidaktischem Professionswissen und -handeln* von Lehrenden in der Pflegeausbildung. Im Verlauf des iterativ-zyklischen Forschungsprozesses veränderte sich die zu Beginn primäre Perspektive auf das *pflegedidaktische Professionswissen* (1. Forschungsgegenstand), sodass sich der Fokus im Prozess der Datenerhebung und Datenauswertung um das *pflegedidaktische Professionshandeln* (2. Forschungsgegenstand) erweiterte. Aus einer sichtbar werdenden Diskrepanz zwischen Professionswissen und -handeln wurde das *zentrale Phänomen*, das *Handeln wider besseres Wissen im Körperpflegeunterricht* (3. Forschungsgegenstand), abgeleitet. Zum besseren Verständnis der methodischen Vorgehensweise wird nachfolgend zuerst die Ausgangssituation des Forschungsvorhabens skizziert, um den Weg zur Erkenntnis und zur Ableitung der vorliegenden Theorie nachvollziehbar zu machen. Im weiteren Verlauf werden unter einer stets reflexiven Perspektive das theoretische Vorverständnis der Forscherin, die Datenerhebung, die Datenauswertung und forschungsethische Fragen erläutert und begründet. Der Aufbau dieses Kapitels folgt dem Anspruch an Forschung im Stil der GTM, „immer auch zu argumentieren und nachzuweisen, inwieweit die eigene praktische Vorgehensweise mit der Forschungslogik der Grounded Theory im Einklang steht" (Strübing, 2014, S. 14). Entsprechend werden die in Kapitel 6 skizzierten Anforderungen an eine fundierte GTM-Studie in Bezug auf die eigene Forschungsarbeit begründet und reflektiert.

Der Forschungsprozess entfaltet sich in einer pragmatistischen Forschungslogik (Strübing, 2018a, S. 33; siehe Abbildung 6.4) und ist durch kontinuierliche Schleifen aus induktivem, deduktivem und abduktivem Vorgehen gekennzeichnet, die in diesem Kapitel erläutert und reflektiert werden.

7.1 Iterativ-zyklischer Forschungsprozess

Anfangs war die Intention, pflegedidaktisches Professionswissen von Lehrenden in der Pflegeausbildung zu rekonstruieren und eine Theorie zum *pflegedidaktischen Professionswissen* zu generieren. Fachdidaktisches Wissen stellt die Nahtstelle zwischen Fachwissen (*content knowledge*) und pädagogischem Wissen (*pedagogical knowledge*) dar und realisiert sich in kompetenten (fachdidaktischen) Handlungen des Lehrenden. Shulman (1987, S. 8) spricht von fachdidaktischen Wissen als das „special amalgam of content and pedagogy that is uniquely the province of teachers, their own special form of professional understanding". Vielfältige Studien zum fachdidaktischen Wissen belegen, dass Fachwissen und fachdidaktisches Wissen zwei differente Konstrukte sind, die empirisch erhoben werden können (u.a. Baumert & Kunter, 2006, 2011; Dollny, 2011, S. 99). Vor allem zu den naturwissenschaftlichen Fächern liegen umfassende quantitative und qualitative Studien zum fachdidaktischen Wissen vor (siehe Kapitel 3.2.2). Im Bereich der beruflichen Bildung geben vorrangig die Arbeiten von Holtsch (2011), Kuhn (2014), Kuhn & Brückner (2013) und Kuhn et al. (2014) Hinweise auf fachdidaktisches Wissen von Lehrenden.

Für die Pflegedidaktik liegen keine spezifischen Forschungsarbeiten vor, die das pflegedidaktische Professionswissen von Lehrenden in der Pflegeausbildung explizit abbilden. Aufgrund der begrenzten Empirie zum pflegedidaktischen Professionswissen von Lehrenden in der Pflegeausbildung folgt das Dissertationsvorhaben einem qualitativen Forschungsdesign, da es hier darum geht, „Konstruktionen von Welt, die Haltungen, Handlungen und Interaktionen zu Grunde liegen, zu rekonstruieren." (Friebertshäuser & Langer, 2013, S. 437). Um pflegedidaktisches Professionswissen beschreiben und systematisieren zu können, muss der Forschungsgegenstand erst einmal qualitativ erschlossen werden. Da fachdidaktisches Wissen die Verbindung zwischen Fachwissen und pädagogischem Wissen darstellt, muss dieses immer an einen inhaltlichen Gegenstand gebunden sein. Fachdidaktische Forschung eruiert somit, wie Lehrende einen ausgewählten Inhalt für Lernende aufbereiten, zugänglich machen und in verschiedene Kontexte didaktisch transformieren. Um pflegedidaktisches Wissen von Lehrenden abzubilden, wurde der inhaltliche Gegenstand der *Körperpflege* gewählt, sodass die vorliegende Arbeit exemplarisch am Beispiel des Themas *Menschen aller Altersstufen bei der Körperpflege unterstützen* pflegedidaktisches Wissen der Lehrenden in der Pflegeausbildung abbildet, die eruierten Kategorien zum Professionswissen (siehe Kapitel 8) jedoch übergeordnet zu betrachten sind. Die Thematik Körperpflege stellt insofern eine Besonderheit in der Pflege dar, als sie diejenige Kernaufgabe von Pflegenden repräsentiert (Schneider, Kuckeland & Hatziliadis, 2019a, S. 27), die unabhängig von der Altersstufe des zu pflegenden Menschen und des pflegerischen Versorgungsbereiches täglich von Pflegenden verrichtet wird, und bei der Pflegende dem zu pflegenden Menschen so nah kommen wie bei kaum einer anderen pflegerischen Tätigkeit. Die Körperpflege stellt eine der intimsten Handlungen in der Pflege dar, der das Besondere der Pflege immanent innewohnt: Beziehungsgestaltung (Dütthorn, 2014; Hülsken-Giesler, 2008) und Kommunikation (Darmann, 2000),

Berührung (Helmbold, 2007), Umgang mit Leiblichkeit (Böhnke, 2010; Ertl-Schmuck, 2000; Uzarewicz, 2003), Scham (Bohn, 2015; Immenschuh & Marks, 2014) und Sexualität (Neander, 2014) sowie das Handeln in Widersprüchen, Konflikten und Dilemmata (Cassier-Woidasky, 2011; Greb, 2003; Remmers, 2000).

Um das pflegedidaktische Professionswissen von Lehrenden in der Pflegeausbildung am Beispiel der Körperpflege zu rekonstruieren und eine Theorie zum pflegedidaktischen Professionswissen zu generieren, folgt die Forschungsarbeit der Grounded-Theory-Methodologie (GTM) nach Strauss (1998) und Strauss & Corbin (1996) sowie Breuer (2009) unter einer explizit reflexiven Perspektive und nach Charmaz (2011), Reichertz (1993, 2013) und Strübing (2014) unter einer verstärkt abduktiven Perspektive. Forschende, die sich mit Grounded-Theory-Methodologie beschäftigen, kommen nicht umhin, die verschiedenen Positionen und Entwicklungen (siehe Kapitel 6.2) zu berücksichtigen, um sich epistemologisch eindeutig zu positionieren.

Im Rahmen des iterativ-reflexiven Forschungsprozesses hat sich die Arbeit insofern weiter entwickelt, als aus den Daten *nicht nur pflegedidaktisches Professionswissen*, sondern auch *pflegedidaktisches Professionshandeln* (siehe Kapitel 9) eruiert werden konnte. Bei der weiterführenden Analyse und der akribischen Arbeit mit und in den Daten zeigte sich eine Diskrepanz zwischen dem pflegedidaktischen Professions*wissen* und dem pflegedidaktischen Professions*handeln*, die im Sinne eines „Geistesblitzes", wie er im Kontext der Abduktion rekurrierend auf Peirce (1970, S. 365–366) erfolgen kann (Reichertz, 1993, S. 273, 2013, S. 18; Strübing, 2014, S. 48), als *Handeln wider besseres Wissen* (siehe Kapitel 10) eruiert werden konnten. Dies stellte den Schlüsselmoment im Rahmen der Forschungsarbeit dar, auf dessen Basis die fundierte *Theorie zum Handeln wider besseres Wissen im Körperpflegeunterricht* ausgearbeitet wurde. Die Ergebnisse zum *pflegedidaktischen Professionswissen* (Kapitel 8) und zum *pflegedidaktischen Professionshandeln* (Kapitel 9) bilden einerseits aufgrund der jeweils hergeleiteten Kategorien pflegedidaktischen Professionswissens und -handelns für sich stehende, bedeutende Erkenntnisse für die Pflegedidaktik. Andererseits stellten die Ergebnisse einen Teil der fundiert hergeleiteten und begründeten *Theorie des Handelns wider besseres Wissen im Körperpflegeunterricht* dar (siehe Kapitel 10).

7.2 Theoretische Sensitivität

Der Forschungsarbeit liegt folgendes Verständnis von qualitativer Forschung zugrunde: „Der für qualitative Forschung typische offene Zugang zur sozialen Realität und der Verzicht auf vorab entwickelte Erhebungsinstrumente, die die Reichweite dessen, was im Forschungsfeld wahrgenommen, aufgenommen und verarbeitet wird, in verhältnismäßig restriktiver Form steuern und begrenzen, ist nicht gleichzusetzen mit theoretischer Voraussetzungslosigkeit." (Hopf, 1979, S. 15) Vielmehr wird die theoretische Vorgeprägtheit der Forscherin anerkannt und die erkenntnistheoretische Grundposition vertreten, dass die Forscherin als Subjekt im Forschungsprozess agiert und diesen maßgeblich durch ihre Arbeitsweise, ihre Haltung und ihre Positionierungen mitbestimmt. Breuer, Muckel & Dieris (2019, S. 5, Hervorh. i. O.) sind der Auffassung, „dass es die (sozialisierte) *Forscherin-als-Person* ist, die wissenschaftliche Erkenntnis hervorbringt – dass diese Erkenntnis stets durch eine bestimmte Sicht-der-Dinge, durch eine *Subjekt-Perspektive* gekennzeichnet ist".

Aufgrund der Prägung der Forscherin ist eine systematische und kontinuierliche Reflexion während des gesamten Forschungsprozess entscheidend, um im Sinne der Grounded-Theory-Methodologie mit *„unverstelltem Blick* und mit *offener Haltung*" (Breuer, Muckel & Dieris, 2019, S. 9, Hervorh. i. O.) soziale Phänomene zu betrachten und zu deuten.

7.2.1 Berufliche Sozialisation der Forscherin

Die Forscherin – selbst ausgebildete Krankenschwester[37] mit mehrjähriger pflegerischer Berufserfahrung und Berufspädagogin für die berufliche Fachrichtung Gesundheit & Pflege – ist seit über zehn Jahren in der pflegedidaktischen Ausbildung von Lehrenden an der Hochschule tätig, davon sieben Jahre in der Ausbildung von Lehrenden in der Pflegeausbildung und drei Jahre in der Ausbildung von Lehrenden am Berufskolleg für die berufliche Fachrichtung Gesundheitswissenschaft und Pflege. Darüber hinaus arbeitet die Forscherin als Autorin und Redaktionsmitglied seit über zehn Jahren in einem Fachverlag, der u. a. pflegedidaktisch aufbereitetes Material publiziert. Die eigene berufliche Sozialisation im Studium und die Tätigkeit als Lehrende in der hochschulischen Lehrerausbildung für die Fachrichtung Pflege und Gesundheit haben die Forscherin in ihrer Haltung und ihrem Verständnis, was „professionelle Pflegedidaktik" bedeutet, geprägt. Neben der Ausbildung von Lehrenden ist die Forscherin seit vielen Jahren in der beruflichen Fortbildung von Lehrenden in der Pflegeausbildung und Lehrenden an berufsbildenden Schulen tätig. Hierdurch konnten breit gefächerte Erfahrungen gesammelt werden, welche konkreten pflegedidaktischen Fragen die Lehrenden beschäftigen und welche Herausforderungen und Schwierigkeiten in den Lernorten Schule und Pflegepraxis vorherrschen. In Bezug auf den inhaltlichen Gegenstand zum Thema *Menschen bei der Körperpflege unterstützen* hat die Forscherin bereits mehrfach publiziert (Kuckeland, 2014; Kuckeland, 2017; Kuckeland, 2019) und eine Lernsituation für die pflegerische Ausbildung zum Thema Körperpflege konzipiert (Kuckeland, Pongrac, Roth & Borchard, 2017, 2019).

Diese Gegebenheiten, mit denen die Forscherin in den Forschungsprozess eintritt, sind im Sinne einer reflexiven GTM kontinuierlich zu reflektieren, um eine relative Offenheit zu ermöglichen und nicht aufgrund der Vorprägungen und apriori Annahmen eine einseitige Perspektive im Prozess einzunehmen und sich damit

---

37 Der berufliche Abschluss wurde im Jahr 2000 (und somit auf der Grundlage des Krankenpflegegesetzes von 1985) erworben, sodass noch die alte Berufsbezeichnung angeführt wird. Pflegende, die nach dem neuen Pflegeberufegesetz (2017) ausgebildet werden, tragen die Berufsbezeichnung Pflegefachfrau und Pflegefachmann.

die Chance zu nehmen, Erkenntnisse außerhalb des bisherigen Radius zu erzielen (Breuer, Muckel & Dieris, 2019, S. 85). Demnach stellt die Vorprägung keine Störung oder Fehlerhaftigkeit dar, sondern es zählt vielmehr, „welche produktiven Erkenntnischancen sich unter einer solchen Perspektive ergeben, welche *epistemologischen Fenster* sich durch diese Konzeptualisierung öffnen lassen“ (Breuer, Muckel & Dieris, 2019, S. 85, Hervorh. i. O.).

7.2.2 Theoretisches Vorverständnis der Forscherin

Als theoretische Vorannahmen fungieren einerseits das formell und informell erworbene Wissen zu pflegedidaktisch aufbereiteten Unterrichten und andererseits der im Vorfeld der Datenerhebung erarbeitete Wissensfundus zum allgemeinen fachdidaktischen Wissen und zu pflegedidaktischen Forschungsarbeiten, die unter der Perspektive, inwieweit pflegedidaktisches Wissen bereits erforscht wurde, bearbeitet wurden. Bevor eine Datenerhebung stattfinden kann, muss zuerst der inhaltliche Gegenstand umrissen werden. Hierzu war eine erste Theoriearbeit vonnöten, um pflegedidaktische Forschungsdesiderata aufzudecken und die Fragestellung der Studie zu konkretisieren. Im ersten Schritt der Theoriearbeit wurden zentrale pflegedidaktische Forschungsarbeiten (Bohrer, 2013; Darmann, 2000; Darmann-Finck, 2010a; Dütthorn, 2014; Ertl-Schmuck, 2000, 2010; Fichtmüller-Walter, 2007, 2010; Greb, 2003, 2009, 2010; Olbrich, 1999, 2009b, 2010; Rosen, 2011; Schwarz-Govaers, 2005; Schwarz-Govaers & Mühlherr, 2001; Wittneben, 1994, 2003) analysiert und zu jeder eine umfassende Synopse (Tabelle 7.1) anhand derselben Merkmale erstellt.

Ausgehend von der Leitfrage, was pflegedidaktisches Wissen umfasst, wurden im zweiten Schritt der Theoriearbeit mannigfaltige (Forschungs-)Arbeiten zum allgemeinen fachdidaktischen Wissen bearbeitet. Hierfür wurden vor allem Studienergebnisse aus der **Mathematik**, hier zentral die COACTIV-Studie (Baumert & Kuntert, 2006; Krauss et al., 2011) und die MT21-Studie (Blömeke et al., 2008), aber auch Marks (1990) und Niermann (2017), Ergebnisse sowie **Chemie** (Dollny, 2011; Großebrahm, 2014; Park & Oliver, 2008), **Physik** (Riese & Reinhold, 2012), und Arbeiten von Hashweh (2005), Jüttner & Neuhaus (2013), Schmelzing et al. (2008, 2010) und van Dijk & Kattmann (2010) für den Bereich **Biologie** hinzugezogen.

Tabelle 7.1: Synopse zur Analyse pflegedidaktischer und fachdidaktischer (Forschungs-)Arbeiten (eigene Erstellung)

Arbeiten / Merkmale	...	...
Autor(en)		
Jahr		
Desiderat		
Ziele der Arbeit		
Theoretische Bezugspunkte		
Forschungsfrage(n)		
Forschungsmethodik (Erhebung)		
Forschungsmethodik (Auswertung)		
Ergebnisse		
Fragen und kritische Anmerkungen		
Verständnis von Pflegedidaktik		

Für den **Berufsschulunterricht** – hier liegen überwiegend Arbeiten für den Wirtschaftsunterricht vor – wurden die Arbeiten von Holtsch (2011), Kugler (2015), Kuhn (2014), Kuhn & Brückner (2013), Kuhn et al. (2014) Kirchner (2016), Mindnich, Berger & Fritsch (2013) sowie Schopf & Zwischenbrugger (2015) analysiert. Die fachdidaktischen Arbeiten wurden ebenfalls anhand umfangreicher Synopsen (Tabelle 7.1) zusammengefasst. Alle vorliegenden Synopsen dienten als *theoretische Memos*, auf die im weiteren Prozess zurückgegriffen werden konnte.

Die Quintessenz aus der Literaturarbeit, die bedeutend für die theoretische Vorprägung ist, beinhaltet das Verständnis, dass fachdidaktisches Wissen als empirisches Konstrukt erhoben und kategorisiert werden kann. Die Erkenntnisse sind insofern in den Forschungsprozess eingeflossen, als ausgewählte Aspekte wie die Kategorien von fachdidaktischem Wissen z.B. in die Interviews aber auch in die Datenauswertung konstruktiv, aber nicht dominierend eingeflossen sind. In diesen Momenten des Forschungsprozesses war der Forscherin sehr bewusst, dass es eine theoretische Vorprägung gibt, sodass Vorgehensweisen und Ergebnisse besonders kritisch und selbstreflexiv betrachtet und mithilfe Außenstehender in Forschungskolloquien (siehe Kapitel 7.5.1) reflektiert wurden. Die weiteren zahlreichen theoretischen Inhalte, die zur Interpretation der Forschungsergebnisse (Kapitel 8, Kapitel 9 und Kapitel 10) und zum theoretischen Unterbau der Forschungsarbeit (Kapitel 3, Kapitel 4, Kapitel 2 und Kapitel 5) hinzugezogen werden, wurden sukzessive im Forschungsprozess ausgearbeitet und genutzt.

7.3 Forschungsethische Überlegungen

Im Kontext der Forschung stellt sich aus ethischer Perspektive immer die Frage, inwieweit Forschungsteilnehmende über den Zweck der Forschung aufgeklärt werden müssen (Breuer, Muckel & Dieris, 2019, S. 376; Hopf, 2015, S. 593). Die Auseinandersetzung mit Professionswissen und Professionshandeln von Lehrenden kann als sensibles Forschungsvorhaben deklariert werden, denn Lehrende geben bei der Teilnahme an der Studie einen tiefen Einblick in ihren Unterricht und offenbaren sich selbst als Person im Kern ihrer beruflichen Tätigkeit. Lehrende reflektieren die Forschungssituation unter der Frage, inwieweit sie selbst „professionell" agieren. Diese Frage nach der eigenen Professionalität im pflegedidaktischen Handeln wurde in einigen Interviews offen-reflexiv von den Lehrenden angeführt. Mit dem Wissen um die hohe Sensibilität des Themas wurde eine Entscheidung hinsichtlich der Transparenz des Forschungsvorhabens gegenüber den Lehrenden erforderlich. Die eindeutige Darstellung der Forschungsausrichtung (Eruierung von Professionswissen von Lehrenden in der Pflegeausbildung) könnte dazu führen, dass Lehrende die Interviewsituation als Prüfung oder Beurteilung wahrnehmen und dadurch gehemmt agieren. Andererseits könnte es auch sein, dass die Lehrenden sich besonders intensiv auf das Interview vorbereiten, um sich so professionell wie möglich zu präsentieren. Kruse (2015, S. 255) plädiert für eine „vorsichtige Präsentation des Forschungsvorhabens" und ein Ausbalancieren zwischen Offenheit und forschungsbezogener Zurückhaltung, da „die forschungsethische und die forschungsgegenständliche Logik oftmals in einer massiven Spannung zueinander stehen" (Kruse, 2015, S. 255).

Alle Argumente abwägend konnte aus forschungsethischen Gründen nur eine *Transparenz* des inhaltlichen Gegenstandes (Forschung zu pflegedidaktischem Professionswissen und -handeln) gegenüber den Lehrenden vertreten werden. Um eine vertrauensvolle Interviewsituation herzustellen, sind eine größtmögliche Offenheit der forschenden Person und Transparenz unumgänglich. Den Lehrenden wurde das Ziel der Studie (Erfassung pflegedidaktischen Professionswissens) vor dem Interview mitgeteilt und Rückfragen wurden beantwortet. In allen Fällen hat ein Austausch im Vorfeld des Interviews stattgefunden. Dies hatte zur Folge, dass das Interview erst geführt wurde, als eine vertrauensvolle Basis geschaffen war. Potenziellen Vorbehalten oder Ängsten der Lehrenden konnte die Forscherin durch ihre wertschätzende und nicht bewertende Haltung konstruktiv begegnen. Viele Lehrende meldeten nach dem Interview zurück, dass sie die Gesprächsatmosphäre als sehr angenehm und das Interview selbst aufgrund der reflexiven Auseinandersetzung als gewinnbringend erlebt haben. Rückblickend war die Entscheidung für die Offenheit und Transparenz bedeutsam für den gesamten Prozess, denn durch die positive Gestaltung des Interviewsettings haben sich viele Lehrende sehr offen zu ihrem Körperpflegeunterricht geäußert, wodurch die Eruierung des *zentralen Phänomens*, das *Handeln wider besseres Wissen*, erst möglich war.

Anknüpfend an die Transparenz stellt die *Zustimmung* der Forschungsteilnehmer ein weiteres Kriterium dar. Das Prinzip der informierten Einwilligung („informed consent") beinhaltet, dass die Teilnahme an dem Forschungsvorhaben freiwillig ist und den Beteiligten genügend Informationen über Ziel und Methoden zur Verfügung stehen (Hopf, 2015, S. 591). Dieses Prinzip setzt die Transparenz zwingend voraus. In der vorliegenden Studie haben alle Interviewpartner ihr Einverständnis zur Nutzung der aus den Interviews gewonnen Daten gegeben. Die schriftliche Zustimmung beinhaltet den Gegenstand des Forschungsprojektes mit dem Verwendungszweck sowie die Einwilligungserklärung zur Nutzung und Veröffentlichung.

Neben der Transparenz und der Zustimmung ist ein weiteres wichtiges Kriterium die Gewährleistung der *Anonymität* der Beteiligten (Breuer, Muckel & Dieris, 2019, S. 380). Alle Daten, die im Rahmen der Auswertung erstellt wurden, beinhalten lediglich den Code der jeweiligen Lehrenden, sodass in keinem Dokument Hinweise auf die Identität der Interviewpartner zu finden sind. Die personalisierten Daten aus dem Kurzfragebogen sind unzugänglich aufbewahrt und werden nach Abschluss der Forschungsarbeit vernichtet. In der vorliegenden Arbeit werden die interviewten Lehrenden mit einem anonymisierten Code versehen (siehe Kapitel 7.4.1), der lediglich abbildet, aus welchem Bereich (Gesundheits- und Krankenpflege, Gesundheits- und Kinderkrankenpflege oder Altenpflege) die Lehrenden kommen. Um die Anonymität der Lehrenden zu gewährleisten, wird darüber hinaus beim Sample nur die jeweilige Altersstufe abgebildet und nicht das genaue Alter genannt. Weiterhin wird ausschließlich der Begriff *Pflegeschule* verwendet und keine weitere Spezifizierung der Schulform, wie Pflegebildungszentrum, Pflege- und Gesundheitsschule oder Fachseminar für Altenpflege, an denen die Lehrenden tätig sind, vorgenommen und somit nicht abgebildet. Die Qualifikationsorte von Pflegeausbildung und Pflegestudium der Lehrenden werden ebenfalls nicht aufgeführt.

7.4 Datenerhebung

Auch wenn in der Forschungslogik der GTM die Datenerhebung mit der Datenauswertung einhergeht und sich beides als kontinuierlicher iterativ-zyklischer Prozess vollzieht, werden aus Gründen der besseren Lesbarkeit Datenerhebung und -auswertung nacheinander vorgestellt. Innerhalb des Forschungsprozesses findet der GTM entsprechend ein permanentes Hin- und Herspringen statt. Im Rahmen der Datenerhebung sind bedeutende Entscheidungen zu treffen, die Einfluss auf die Qualität der Daten und der Erkenntnisse haben. Die Fallauswahl entwickelte sich im Sinne des theoretischen Samplings erst im Forschungsprozess. Vor allem die Perspektive von Vergleichsgruppen (Glaser & Strauss, 2005, S. 56, 62) wurde bei der Fallauswahl berücksichtigt. Die Datenerhebung fußt auf einer vis-à-vis-Befragung der Lehrenden anhand des problemzentrierten Interviews nach Witzel (1985, 2000) und Witzel & Reiter (2012) in Kombination mit einer aktuellen Dokumentierung der

Lernsituation zum Thema „Menschen bei der Körperpflege unterstützen“ durch die Lehrenden, die der Forscherin im Vorfeld des Interviews zugesendet wurde.

7.4.1 Fallauswahl

Zu Beginn der Forschungsarbeit wird kein systematisches Auswahlverfahren durchgeführt (siehe Kapitel 6.4.2), sondern die zu erhebenden Daten ergeben sich erst im iterativ-zyklischen Forschungsprozess durch die fortschreitende Entwicklung der Theorie. Dennoch erfolgt zu Beginn eine übergeordnete Entscheidung zur Datenerhebung, die sich auf das Thema der Forschungsarbeit bezieht (Glaser & Strauss, 2005, S. 53). Aufgrund der Intention, eine Theorie zum Professionswissen der Lehrenden in der Pflegeausbildung zu generieren, wurde die (logische) Entscheidung getroffen, Lehrende, die in der Pflegeausbildung tätig sind, zu befragen. Da das pflegedidaktische Wissen an einem generalistischen inhaltlichen Gegenstand (*Menschen bei der Körperpflege unterstützen*) eruiert wird und bislang die Gesundheits- und Krankenpflege, die Gesundheits- und Kinderkrankenpflege und die Altenpflege bis auf Ausnahmen im Rahmen von Modellprojekten getrennt voneinander ausgebildet wurden, werden im Prozessverlauf verschiedene Lehrende aus allen drei Bereichen befragt. Da die psychiatrische Pflege in allen Altersstufen (von Kinder- und Jugendpsychiatrie bis Gerontopsychiatrie) zugegen ist, aber dennoch eine Besonderheit durch ihre primär nicht somatische, sondern psychiatrische Ausrichtung einnimmt, werden im Verlauf auch Lehrende aus diesem Bereich befragt. Um verschiedene Vergleichsgruppen zu bilden, werden Lehrende mit unterschiedlich ausgeprägter Berufserfahrung als Pflegende und als Lehrende in die Fallauswahl einbezogen. Aufgrund der in der Historie der Pflegelehrerbildung erwachsenen verschiedenen Qualifikationen und Abschlüsse, wurden bei der Fallauswahl Lehrende mit unterschiedlichen Qualifikationen berücksichtigt. Das pflegedidaktische Wissen wird am inhaltlichen Gegenstand „Körperpflege“ erschlossen, sodass die zwingende Voraussetzung für die Teilnahme an der Studie ist, dass die Lehrenden die entsprechende Lernsituation bereits unterrichtet haben.

Als erstes wurde eine Lehrende aus der Gesundheits- und Kinderkrankenpflege mit viel Berufserfahrung in der Pflegepraxis und wenig Berufserfahrung als Lehrende befragt. Als Kontrastierung wurde anschließend eine Lehrende aus der Gesundheits- und Kinderkrankenpflege mit wenig pflegerischer Berufserfahrung und sehr viel unterrichtlicher Erfahrung interviewt. Eine zentrale Anforderung an die generalistische Pflegeausbildung beinhaltet das Herausarbeiten der Gemeinsamkeiten aller bisherigen Pflegeberufe bei gleichzeitiger Eruierung der Spezifika (Schneider, Kuckeland & Hatziliadis, 2019a, S. 8), damit die Besonderheiten in der Pflege von Kindern, Erwachsenen und älteren Menschen in den verschiedenen Versorgungsbereichen der Pflegepraxis abgebildet und im Unterricht thematisiert werden. In allen Interviews wurden die Lehrenden nach den Gemeinsamkeiten und Unterschieden bei der Körperpflege befragt. Nach den Interviews mit zwei Lehrenden aus der Gesundheits- und Kinderkrankenpflege wurden im Anschluss zwei kontrastierende Interviews mit Lehrenden aus der Altenpflege und daran anschließend drei Interviews mit Lehrenden aus dem Bereich der Gesundheits- und Krankenpflege geführt, von denen eine Lehrende den Schwerpunkt *psychiatrische Pflege* vertritt. Bei der Fallauswahl wurden kontinuierlich verschiedene Vergleichsperspektiven einbezogen und die Lehrenden dementsprechend ausgewählt.

Insgesamt wurden zwölf Lehrende befragt, davon drei aus dem Bereich der Altenpflege, fünf aus dem Bereich der Gesundheits- und Krankenpflege und vier aus dem Bereich der Gesundheits- und Kinderkrankenpflege. Bei der Auswahl der Lehrenden war zudem wichtig, dass die Lehrenden eine spezifische pflegerische Grundqualifikation für den Bereich, in dem sie unterrichten, aufweisen. Das bedeutet, dass alle Lehrenden, die aus dem Bereich der Altenpflege interviewt wurden, eine grundständige Ausbildung zur Altenpflegerin bzw. zum Altenpfleger absolviert haben. Gleichermaßen sind alle Lehrenden aus dem Bereich der Gesundheits- und Kinderkrankenpflege ausgebildete Gesundheits- und Kinderkrankenpflegerinnen. Dasselbe gilt für die Lehrenden aus dem Bereich der Gesundheits- und Krankenpflege, die entsprechend als Gesundheits- und Krankenpfleger bzw. als Gesundheits- und Krankenpflegerinnen qualifiziert sind. Alle Lehrenden arbeiten zum Zeitpunkt des Interviews an einer Pflegeschule[38].

Die Datenerhebung fand über einen Zeitraum von März 2018 bis Mai 2019 statt. Aufgrund von Unterschieden der Ausbildungen sowie der Richtlinien und Lehrpläne in den verschiedenen Bundesländern wurde die Studie auf Nordrhein-Westfalen beschränkt. Die Tabelle 7.2 zeigt die Übersicht des Samples nach Geschlecht, Alter, Qualifikation und Berufserfahrung.

Zur Anonymisierung der Lehrenden erhalten alle Lehrenden einen Code. Dieser beinhaltet die Buchstaben „Leh" für Lehrende, das jeweilige Kürzel für den Bereich (AP für Altenpflege, GKP für Gesundheits- und Krankenpflege und GKiKP für Gesundheits- und Kinderkrankenpflege) sowie eine Zahl, die sich als fortlaufende Nummerierung der Lehrenden aus dem jeweiligen Bereich ergibt (Beispiel: Die Lehrende *Leh_GKiKP_01* kommt aus dem Bereich der Gesundheits- und Kinderkrankenpflege und wurde von den vier Lehrenden aus der Gesundheits- und Kinderkrankenpflege als erstes interviewt). Bei den beiden Lehrenden aus dem Bereich der Psychiatrie wird an den Bereich (z.B. GKP) die Endung „sy" angehängt, sodass im Code unmittelbar sichtbar wird, dass diese aus dem Bereich der Psychiatrie kommen (Beispiel: Die Lehrende Leh_GKPsy_02 kommt aus dem Bereich der Psychiatrie und wurde insgesamt von den Lehrenden aus der Gesundheits- und Krankenpflege als zweite interviewt). Die Codes der Lehrenden werden über die gesamte Studie beibehalten, sodass für den Leser stets sichtbar bleibt, aus welchem Bereich der oder die Lehrende kommt.

38 Der Begriff Pflegeschule schließt an dieser Stelle verschiedene Formen wie Pflegebildungszentrum, Pflege- und Gesundheitsschule oder Fachseminar für Altenpflege sowie andere Begrifflichkeiten ein.

Tabelle 7.2: Übersicht über das Sample nach Geschlecht, Alter, Qualifikation und Berufserfahrung (eigene Erstellung)

Lehrende	Geschlecht	Alter	Pflegerische Qualifikation	Jahre Berufserfahrung (Pflege)	Pflegepädagogische Qualifikation	Jahre Berufserfahrung (Lehre)
1. Leh_GKiKP_01	weiblich	45–54 Jahre	Gesundheits- und Kinderkrankenpflegerin	18 Jahre	Berufspädagogin B.A.	3 Jahre
2. Leh_GKiKP_02	weiblich	45–54 Jahre	Gesundheits- und Kinderkrankenpflegerin	2 Jahre	Lehrerin für Pflegeberufe Berufspädagogin B.A.	30 Jahre
3. Leh_GKiKP_03	weiblich	55–65 Jahre	Gesundheits- und Kinderkrankenpflegerin	16 Jahre	Berufspädagogin M.A.	17 Jahre
4. Leh_GKiKP_04	weiblich	25–34 Jahre	Gesundheits- und Kinderkrankenpflegerin	3 Jahre	Berufspädagogin M.A.	2 Jahre
5. Leh_AP_01	weiblich	45–54 Jahre	Altenpflegerin	7 Jahre	Lehrerin für Pflegeberufe Diplom-Berufspädagogin	21 Jahre
6. Leh_AP_02	männlich	45–54 Jahre	Altenpfleger	8 Jahre	Berufspädagoge M.A.	7 Jahre
7. Leh_AP_03	männlich	35–44 Jahre	Altenpfleger	2 Jahre	Berufspädagoge B.A.	4 Jahre
8. Leh_GKP_01	weiblich	55–65 Jahre	Gesundheits- und Krankenpflegerin	27 Jahre	Berufspädagogin M.A.	4 Jahre
9. Leh_GKPsy_02	weiblich	25–34 Jahre	Gesundheits- und Krankenpflegerin	3 Jahre	Berufspädagogin M.A.	6 Jahre
10. Leh_GKP_03	weiblich	45–54 Jahre	Gesundheits- und Krankenpflegerin	21 Jahre	Diplom-Berufspädagogin	12 Jahre
11. Leh_GKPsy_04	weiblich	45–54 Jahre	Gesundheits- und Krankenpflegerin	13 Jahre	Berufspädagogin M.A.	13 Jahre
12. Leh_GKP_05	männlich	35–44 Jahre	Gesundheits- und Krankenpfleger	9 Jahre	Berufspädagoge M.A.	7 Jahre

Legende: Die gelb unterlegten Felder beziehen sich auf Lehrende aus dem Bereich der Gesundheits- und Kinderkrankenpflege, die blau unterlegten Felder beziehen sich auf Lehrende aus dem Bereich der Altenpflege und die grün unterlegten Felder beziehen sich auf Lehrende aus dem Bereich der Gesundheits- und Krankenpflege.

7.4.2 Problemzentriertes Interview

Um pflegedidaktisches Wissen von Lehrenden zu erfassen, werden im Forschungsvorhaben qualitative Interviews geführt. In Abgrenzung zu Beobachtungsverfahren bieten qualitative Interviews die Möglichkeit, Wissen, Vorstellungen, Handlungen und den Sinn, den die Befragten ihren Handlungen und Denkmustern zuschreiben, zu erfassen. Ein weiterer Vorteil von Interviews – im Gegensatz zur Beobachtung – besteht darin, dass „die Informationen in statu nascendi aufgezeichnet werden können, unverzerrt-authentisch sind, intersubjektiv nachvollzogen und beliebig reproduziert werden können" (Lamnek & Krell 2016, S. 313).

Die Entscheidung für eine spezifische Interviewform resultiert aus „dem Erkenntnisinteresse, der Fragestellung, der zu befragenden Zielgruppen sowie der methodischen Anlage der Studie" (Friebertshäuser & Langer, 2013, S. 438).

Für die vorliegende Forschungsarbeit wird auf das *problemzentrierte Interview* nach Witzel (1982, 1985, 2000) und Witzel & Reiter (2012) zurückgegriffen. Witzel (2000, Abs. 3) schließt sich an das theoriegenerierende Verfahren der Grounded Theory nach Glaser & Strauss (2005) an und stellt die „Erfassung individueller Handlungen sowie subjektiver Wahrnehmungen und Verarbeitungsweisen gesellschaftlicher Realität" (Witzel, 2000, Abs. 1) in den Fokus. Das Forschungsverständnis, das dem problemzentrierten Interview zugrunde liegt, ist sehr affin zum Kern der Grounded-Theory-Methodologie. Das problemzentrierte Interview basiert auf der Annahme, dass „der Erkenntnisgewinn sowohl im Erhebungs- als auch im Auswertungsprozess vielmehr als induktiv-deduktives Wechselverhältnis zu organisieren" ist (Witzel, 2000, Abs. 3). Dabei zielt der „dialogisch-diskursive Modus" (Mey, 2000, S. 146) des problemzentrierten Interviews einerseits auf die Möglichkeit für den Befragten, durch Narrationen und Erzählsequenzen die eigene Perspektive zu explizieren und andererseits für den Interviewenden „zugleich das jeweilige Vorwissen – im Sinne von *sensibilisierenden Konzepten* – [zu, H.K.] nutzen und auf der Grundlage von Erzählungen Dialoge initiieren [zu, H.K.] können, indem sie auf Ad-hoc-Erkenntnisse aus den Schilderungen der Befragten ebenso zurückgreifen wie auf (theoretische) Vorannahmen" (Mey, 2000, S. 140, Hervorh. i. O.). Das theoretische Vorwissen der Forschenden wird im Kontext des problemzentrierten Interviews genauso anerkannt und als erkenntniserweiternd angesehen (Witzel, 1985, S. 231–232; Witzel & Reiter, 2012, S. 24–25) wie in der GTM. Anknüpfend an die Diskussion um das theoretische Vorverständnis konstatiert Witzel (2000, Abs. 3): „Das unvermeidbare, und damit offenzulegendes Vorwissen dient in der Erhebungsphase als heuristisch-analytischer Rahmen für Frageideen im Dialog zwischen Interviewern und Befragten."

Im Sinne einer „Forschungsprogrammatik" (Witzel, 1985, S. 230) gründet das problemzentrierte Interview auf *drei zentralen Prinzipien* qualitativer Forschung: The principle of problem centring, the principle of process orientation and the principle of object orientation (Witzel & Reiter, 2012, S. 24–29).

Das Prinzip der *Problemzentrierung* als Kern des problemzentrierten Interviews stellt den Ausgangspunkt der Forschung dar, eine durch die Forschende skizzierte Problemstellung und die Reaktion der Befragten darauf: „The main purpose of problem centring is the facilitation of a conversation structure that helps to uncover the actual perspectives of individuals on a particular problem in a systematic and dialogical way." (Witzel & Reiter, 2012, S. 24) In der vorliegenden Forschung stellt die Frage nach dem pflegedidaktischen Professionswissen am Beispiel des Körperpflegeunterrichts von Lehrenden in der Pflegeausbildung die Ausgangssituation dar, die sich im Prozessverlauf um die Frage nach dem pflegedidaktischen Handeln und dem Handeln wider besseres Wissen im Körperpflegeunterricht erweitert. Mit der Problemzentrierung geht darüber hinaus die erforderliche Reflexion und Explikation des Wissenshintergrundes der Forscherin einher (Witzel, 1982, S. 68), denn ohne den Rückgriff auf theoretisches (Vor-)Wissen reduzieren sich die Möglichkeiten, etwas Neues zu entdecken. „Not making use of this prior knowledge would essentially deprive us of the learning process and the chance to discover something new." (Witzel & Reiter, 2012, S. 24) Witzel & Reiter (2012, S. 25–26) nehmen in diesem Kontext Bezug auf die *abduktive Forschungslogik* (siehe Kapitel 6.3) und konstatieren, dass eine gute theoretische Sensibilität des Forschenden die Chancen auf abduktive Schlussfolgerungen deutlich erhöht. Im Rahmen des iterativ-zyklischen Forschungsprozesses werden im Zusammenwirken von vorhandenen Wissensbeständen und entwickelten theoretischen Konzepten neue Erkenntnisse durch kommunikative und interpretative Prozesse zwischen Forschenden und Befragten generiert. Demnach beinhaltet das Kriterium der Problemzentrierung zweierlei:

> „Einmal bezieht es sich auf eine relevante gesellschaftliche Problemstellung und ihre theoretische Ausformulierung als elastisch zu handhabendes Vorwissen des Forschers. Zum anderen zielt es auf Strategien, die in der Lage sind, die Explikationsmöglichkeiten der Befragten so zu optimieren, daß [sic] sie ihre Problemsicht auch gegen die Forscherinterpretation und in den Fragen implizit enthaltenen Unterstellungen zur Geltung bringen können." (Witzel, 1985, S. 232)

Mit dem Prinzip der *Prozessorientierung* ist ein iterativer-zyklischer Forschungsprozess gemeint, der sich aus einem stetigen Wechsel zwischen Datenerhebung und -auswertung vollzieht (Witzel & Reiter, 2012, S. 28). Witzel (1985, S. 233) rekurriert auf das dynamische (induktiv-deduktiv- abduktive) Forschungsvorgehen im Stil der Grounded-Theory-Methodologie und betont die Reflexivität im Prozess: „Es geht um die flexible Analyse des wissenschaftlichen Problemfeldes, eine schrittweise Gewinnung und Prüfung von Daten, wobei Zusammenhang und Beschaffenheit der einzelnen Elemente sich erst langsam und in ständigem reflexiven Bezug auf die dabei verwandten Methoden herausschälen." (Witzel, 1985, S. 233)

Auf der konkreten Ebene realisiert sich die Prozessorientierung in der Interviewführung, denn zum einen muss der Befragte im Gespräch die Möglichkeit erhalten, Sachverhalte darstellen und korrigieren zu können und zum anderen kann die Forschende an ausgewählten Sequenzen mit gezielten Nachfragen ansetzen, sodass „Varianten der Explikationen überprüft werden können" (Witzel, 1985, S. 234). Die dadurch bereits im Erhebungsprozess entstehenden Verstehensprozesse führen während des Interviews zu fortschreitend zielgerichtetem Einsatz von Fragetechniken und zwischen den Interviews zu einer zunehmend theoriegenerierenden und systematischen Interpretation der Ergebnisse. Die Prozessorientierung wird in der vorliegenden Arbeit einerseits durch das grundlegend iterativ-zyklische Vorgehen zwischen Datenerhebung und -auswertung sowie andererseits durch die situationsbedingten Modifikationen der Interviewführung realisiert. In den Interviews variierten die Abfolge, die Tiefe und die Schwerpunktsetzung der Explikation verschiedener Themenbereiche. Die Forscherin ist stets dem Weg gefolgt, den die Lehrenden gegangen sind und hat jeweils anknüpfend an den Ausführungen der Lehrenden nachgefragt und kontrastiert.

Die *Gegenstandsorientierung* fokussiert die Flexibilität der Methode und der Gesprächstechniken (Witzel, 2000, Abs. 4). Witzel (1985, S. 232; Witzel, 2000, Abs. 4) betrachtet das problemzentrierte Interview als zentrales Instrument, das in den Zusammenhang einer Methodentriangulation gestellt und mit Verfahren wie der Gruppendiskussion oder der biografischen Methode verknüpft werden kann. Leitprinzip bei der Auswahl der Methode stellen immer der inhaltliche Gegenstand und die sich im Verlauf des Forschungsprozesses entwickelnden Ergebnisse dar. Innerhalb der Interviewsituation werden im Verständnis der Gegenstandsorientierung auch die Gesprächstechniken variiert, sodass „der Interviewer je nach der unterschiedlich ausgeprägten Reflexivität und Eloquenz der Befragten stärker auf Narrationen oder unterstützend auf Nachfragen im Dialogverfahren setzen" (Witzel, 2000, Abs. 4) kann. Dem Prinzip der Gegenstandsorientierung wird insofern Rechnung getragen, als einerseits das problemzentrierte Interview mit einer zweiten Methode, der Dokumentenanalyse (Planungen des Körperpflegeunterrichts), kombiniert wird und andererseits je nach Interviewsituation verschiedene erzählgenerierende Strategien, wie der offene Gesprächseinstieg, die allgemeinen und spezifischen Sondierungen mit den Techniken des Zurückspiegelns, der Verständnisfrage und der Konfrontation sowie Ad-hoc-Fragen (Witzel, 1985, S. 245–248) eingesetzt werden. Die Tabelle 7.3 zeigt beispielhafte Fragestellungen aus den Interviewsituationen.

Tabelle 7.3: Beispielhafte Fragen aus den Interviews zu den erzählgenerierenden Strategien nach Witzel (1985) (eigene Erstellung)

Konkretisierungen / Erzähl-generierende Strategien	Ziele der Gesprächsstrategien (Witzel, 1985, S. 245–251; 2000, Abs. 13–17)	Beispielhafte Fragen aus den Interviews
Offener Gesprächseinstieg	Ziel ist, eine Zentrierung des Gesprächs herzustellen und eine narrative Gesprächsstruktur aufzubauen, sodass der Befragte selbst eine innere Logik durch die Erzählung entwickeln kann.	*I: Ich würde Sie gerne bitten, mir von Ihrem Körperpflegeunterricht, den Sie durchführen, einfach zu erzählen.*
Allgemeine Sondierungen	Ziel ist, das Verständnis für ausgewählte Sachverhalte und Zusammenhänge herzustellen und insbesondere Detailklärungen vorzunehmen.	*I: Jetzt haben Sie eben gesagt, dass es da auch für die Lernenden Schwierigkeiten gibt. Können Sie das noch ein bisschen ausführen?*
Spezifische Sondierungen	Ziel ist, Erzählsequenzen, Darstellungsvarianten und Wendungen nachzuvollziehen, die Interpretationen ermöglichen.	
– Verständnisfrage	Ziel ist, verdeckte, ausweichende oder widersprüchliche Aussagen aufzudecken und den Interviewten zu bewegen, die eigenen Konstruktionen von Wirklichkeit zu offenbaren.	*I: Sie haben eben gesagt, dass Sie sehr vortragsmäßig unterrichten, können Sie das vielleicht noch ein bisschen ausführen? Weil, ich hatte den Eindruck, dass Sie vielleicht denken oder glauben, dass es anders besser wäre oder es Alternativen gäbe.*
– Zurückspiegeln (kommunikative Validierung)	Ziel ist, dem Interviewten ein Interpretationsangebot zu bestimmten Themen zu machen, das vom Interviewten kommentiert wird.	*I: Okay, also Sie machen es nicht systematisch, dass Sie überlegen, so die und die Schwierigkeiten, Konflikte gibt es, und die kommen jetzt im Unterricht an der und der Stelle.*
– Konfrontation	Ziel ist, offenbarte Diskrepanzen aufzugreifen und weitere Detaillierungen durch die Befragten zu fördern. Voraussetzung hierfür ist ein gutes Vertrauensverhältnis, um keine Bloßstellung oder Rechtfertigung zu provozieren.	*I: Sie, auf der einen Seite wollen Sie die Schüler für Berührungsqualitäten sensibilisieren und machen das mit einem Lehrervortrag. Können Sie dazu Stellung nehmen? Ich könnte ja provokativ sagen, das passt vielleicht nicht so oder ist nicht so ganz stimmig.*
Ad-hoc-Fragen	Ziel ist, die nicht vom Befragten angeführten Themenbereiche aufzugreifen und an geeigneten Stellen im Interview einfließen zu lassen.	*I: Jetzt steht ja die generalistische Pflegeausbildung vor der Tür. Was hat das für einen Einfluss auf die Planung Ihres zukünftigen Körperpflegeunterrichtes?*

7.4.2.1 Instrumente des problemzentrierten Interviews

In Anlehnung an Witzel (1982, S. 90–91) wird ein *Leitfaden* entwickelt, der eine Vorstrukturierung der Fragenbereiche bildet und als Gedankenstütze dient. Im Interview soll die Möglichkeit eines offenen Dialoges bestehen, in dem bestimmte

Aspekte zur Eruierung des pflegedidaktischen Wissens thematisiert werden. Zur Konstruktion des Leitfadens wird nach der *SPSS-Technik* (*Sammeln, Prüfen, Systematisieren und Subsummieren*) nach Helfferich (2011, S. 182) vorgegangen, bei der zu Beginn Fragen mittels Brainstormings gesammelt, anschließend geprüft und zusammengefasst werden. Im Rahmen des Forschungsvorhabens dienten die im Vorfeld eruierten theoretischen Vorkenntnisse zur Pflegedidaktik und zum fachdidaktischen Wissen einer fundierten Herangehensweise und einer fokussierten Ausrichtung der Fragen im Interview. Trotz des Wissens um allgemeine Kategorien zum fachdidaktischen Professionswissen ging die Forscherin mit einer offenen und entdeckungsfreudigen Haltung in die Interviews. Zu Beginn der Datenerhebung wurden folgende Themenkomplexe in den Leitfaden integriert: *Inhalte des Körperpflegeunterrichts, Ziele des Körperpflegeunterrichts, methodisches Vorgehen, Schwierigkeiten der Lernenden, curriculare Verortung, Lernerfolgskontrollen* und *Praxistransfer*. Im weiteren Verlauf wurde der Leitfaden angepasst und neben den genannten Schwerpunkten die Themenkomplexe *Planung des Körperpflegeunterricht*s sowie *Herausforderungen und Konflikte* integriert. Insbesondere die Herausforderungen nahmen in den Interviews einen großen Stellenwert ein und finden daher auch bei der Interviewauswertung mehrfach und umfassend Berücksichtigung. Bei den zu unterrichtenden Inhalten wurde zudem separat nach theoretischen und fachpraktischen Anteilen gefragt. Der Leitfaden (siehe Interviewleitfaden Tabelle 13 im Anhang) stellt die zuletzt genutzte Version dar und beinhaltet die übergeordneten Themenkomplexe sowie konkretisierende Fragen, die situativ genutzt und angepasst wurden.

Ein weiteres Instrument stellt im Rahmen des problemzentrierten Interviews ein *Kurzfragebogen* zur Ermittlung von relevanten sozial- und berufsbiografischen Daten dar (Witzel, 1982, S. 89–90). Um direkt in die Interviewsituation einzusteigen, wurde der Kurzfragebogen erst im Anschluss an das Interview eingesetzt. Hierdurch konnte umgehend mit der erzählgenerierenden Struktur begonnen werden, ohne dass zu Beginn ein zu formalistisches Abfragen von Daten die sensible Situation gestört hätte. Der Kurzfragebogen (siehe Fragebogen zur Erhebung formaler Daten Tabelle 13.2 im Anhang) beinhaltet Fragen zur Person, Fragen zum Berufsabschluss und zur Berufserfahrung in der Pflege, Fragen zur Qualifikation für und Berufserfahrung in der Lehrtätigkeit sowie Fragen zur Häufigkeit und zum Beginn des Körperpflegeunterrichts.

Zudem wurde nach jedem Interview ein *Postscript* angefertigt. Hierin werden Anmerkungen zur Interviewsituation, zum Ablauf sowie erste Ideen zur Interpretation gemacht (Witzel, 2000, Abs. 9). Das Postscript wurde direkt im Anschluss an das Interview erstellt und mit einem Diktiergerät (wie alle Interviews) aufgenommen und anschließend transkribiert.

7.4.2.2 Zugang zum Forschungsfeld und Auswahl der Personen

Ein bedeutender Aspekt in der Forschung ist die Frage nach dem Zugang zum Forschungsfeld. Aufgrund langjähriger Tätigkeit der Forscherin in der Aus- und Fortbildung stellte der Zugang zum Forschungsfeld kein großes Problem dar, denn die Forscherin konnte auf zahlreiche Kontakte zurückgreifen, um Interviewpartner zu kontaktieren.

Da die Forscherin selbst Berufspädagoginnen (B.A. und M.A.) an der Fachhochschule Münster ausgebildet hat, wurden aufgrund einer möglichen zu starken Voreingenommenheit keine Lehrenden befragt, die von der Forscherin selbst didaktisch ausgebildet wurden. Aufgrund differenter didaktischer Prägungen durch die jeweiligen Hochschullehrenden wurde bei der Auswahl der zu interviewenden Lehrenden zudem darauf geachtet, dass die Lehrenden ihre Lehrerqualifikation an verschiedenen Hochschulen erworben haben.

Die Interviewpartner wurden über verschiedene Zugangswege ausgewählt. Dabei wurden einerseits gezielt Lehrende von der Forscherin kontaktiert, von denen bekannt war, dass sie Körperpflege unterrichteten. Diese waren der Forscherin teilweise persönlich bekannt und teilweise nicht bekannt. Andererseits wurden Schulleitungen kontaktiert mit der Anfrage, ob Lehrende aus dem Team, die Körperpflege unterrichten, sich zu einem Interview bereiterklären. Entsprechend lernte die Forscherin einige Lehrende erst in der Interviewsituation kennen.

Insgesamt gestalteten sich die Kontaktaufnahme und die Zusagen zu den Interviews als sehr angenehm. Von allen Anfragen wurde nur eine gar nicht beantwortet; alle anderen Anfragen wurden umgehend und positiv beantwortet. Die Lehrenden zeigten ein hohes Interesse und eine Bereitschaft, sich auf das Interview einzulassen. Mit allen Lehrenden wurden die Kontaktaufnahme und die weiteren Absprachen per Mail gestaltet. Beim ersten Kontakt wurden die Lehrenden dann über die Informationen per Mail hinaus umfassender über das Forschungsvorhaben, die Intention der Interviews, den Umfang und den groben Ablauf informiert.

7.4.2.3 Durchführung der Interviews

Die zwölf Interviews, die in der Zeit von März 2018 bis Mai 2019 mit verschiedenen Lehrenden, die das Thema Körperpflege unterrichten, durchgeführt wurden, stellen die Grundlage der Studie dar. Alle Interviews wurden in Vis-à-vis-Situationen durchgeführt und fanden überwiegend in den Schulen der jeweiligen Interviewpartner statt. Ein Interview wurde auf Wunsch der Teilnehmerin bei ihr zu Hause und ein zweites aufgrund organisatorischer Bedingungen in einem Besprechungsraum an der Fachhochschule Münster geführt. Alle weiteren Interviews fanden in einer ruhigen und überwiegend ungestörten Atmosphäre entweder im Büro der jeweiligen Lehrenden oder in einem Klassen- oder Besprechungsraum statt.

Die Lehrenden hatten die Interviewsituation mit ihren Leitungen und im Team kommuniziert, sodass kaum Unterbrechungen stattfanden. Die Interviewdauer variierte von 59 Minuten (kürzestes Interview) bis 2 Stunden 13 Minuten (längstes Interview) (Tabelle 7.4). Die meisten Interviews dauerten etwa 1 ¾ Stunde. Insgesamt wurden knapp zwanzig Stunden Interviews geführt. Alle Interviews wurden – ausgehend von den Lehrenden – im Anschluss noch reflektiert. Hierbei standen Rückmeldungen zum Erleben der Interviews durch die Lehrenden und Rückfragen zu ausgewählten Aspekten im Fokus.

Tabelle 7.4: Übersicht der geführten Interviews in Bezug auf Zeitraum, Ort und Länge (eigene Erstellung)

Merkmale / **Lehrende**	Erhebungszeitraum	Interviewort	Interviewlänge
1. Leh_GKiKP_01	03/2018	In der Schule im Büro der Interviewpartnerin	1 h 51 Minuten
2. Leh_GKiKP_02	03/2018	In der Schule im Büro der Interviewpartnerin	1 h 34 Minuten
3. Leh_GKiKP_03	01/2019	In der Schule der Interviewpartnerin in einem Klassenraum	1 h 46 Minuten
4. Leh_GKiKP_04	05/2019	In der Schule der Interviewpartnerin in einem Besprechungsraum	1 h 44 Minuten
5. Leh_AP_01	03/2018	Zu Hause bei der Interviewpartnerin	59 Minuten
6. Leh_AP_02	10/2018	In der Schule im Büro des Interviewpartners	1 h 47 Minuten
7. Leh_AP_03	05/2019	In einem Besprechungsraum der FH Münster	2 h 13 Minuten
8. Leh_GKP_01	11/2018	In der Schule im Büro der Interviewpartnerin	1 h 26 Minuten
9. Leh_GKPsy_02	11/2018	In der Schule im Büro der Interviewpartnerin	1 h 52 Minuten
10. Leh_GKP_03	11/2018	In der Schule der Interviewpartnerin in einem Besprechungsraum	1 h 22 Minuten
11. Leh_GKPsy_04	02/2019	In der Schule der Interviewpartnerin in einem Klassenraum	1 h 50 Minuten
12. Leh_GKP_05	02/2019	In der Schule im Büro des Interviewpartners	1 h 35 Minuten
Gesamt			19 h 59 Minuten

Dokumentenanalyse

Neben den problemzentrierten Interviews wurden alle Lehrenden gebeten, ihren Körperpflegeunterricht anhand einer vorstrukturierten Matrix (siehe Dokument zur Planung des Körperpflegeunterrichts Tabelle 13.3 im Anhang) zu rekonstruieren und der Forscherin vor dem Interview zukommen zu lassen. Das Dokument zur Planung des Körperpflegeunterrichts (Tabelle 13.3) beinhaltet einen konkreten Arbeitsauftrag zum Füllen der Matrix sowie einige abzufragende formale Daten zur Nachvollziehbarkeit. Die Planung des Unterrichts umfasst den Titel und die Stunden der gesamten Lernsituation. Darüber hinaus wurden die Lehrenden gebeten, Ziele, konkrete Inhalte und genutzte Methoden einzutragen. Mit der dokumentierten Planung des Körperpflegeunterrichts wurde das Ziel verfolgt, in der Interviewauswertung auf einen Gesamtüberblick des entwickelten Unterrichts der Lehrenden zurückgreifen zu können. Aufgrund von antizipierten Sprüngen im Interview kann davon ausgegangen werden, dass der geplante Körperpflegeunterricht nicht allein aus dem Interview so rekonstruiert werden kann, wie es den subjektiven Vorstellungen und Positionen der Lehrenden entspricht. Die dokumentierten Planungen des Körperpflegeunterrichts dienen in der Interviewauswertung dazu, einen Abgleich zwischen dem im Interview Gesagten und nicht Gesagten vorzunehmen und ggf. Ergänzungen von Inhalten, die im Interview nicht explizit angeführt werden, in die Auswertung einfließen zu lassen. Dies konnte vor allem in Kapitel 9.7 bei der Explikation angewendeter Methoden zu verschiedenen Inhalten im Körperpflegeunterricht genutzt werden. Die dokumentierten Planungen des Körperpflegeunterrichts wurden zu Beginn nicht vor den Interviews eingesehen, um unbeeinflusst in die Interviewsituation zu gehen. Im fortgeschrittenen Forschungsprozess wurden die Planungen im Vorfeld eingesehen, um fokussierter in die Interviewsituation zu gehen. Beide Varianten haben sich zu den jeweiligen Zeitpunkten als die richtige Vorgehensweise erwiesen.

Forschungsmethodologisch ist das Vorgehen der Dokumentenanalyse (Flick, 2016) zuzuordnen, wenngleich die tabellarischen Unterrichtsplanungen nicht im Rahmen einer typischen Dokumentenanalyse (Wolff, 2015) unter Verwendung spezifischer Analysekriterien (Flick, 2016, S. 323) ausgewertet wurden. Es ist eine abgewandelte Form der Dokumentenanalyse, bei der Charakteristika der klassischen Dokumentenanalyse auf die angewendete Verfahrensweise zutreffen. So werden die dokumentierten Unterrichtsplanungen ebenfalls als „Mittel zur Kommunikation" (Flick, 2016, S. 324) verstanden. Wie dies auch bei der ursprünglichen Dokumentenanalyse möglich ist, werden ausgewählte dokumentierte Planungen des Körperpflegeunterrichts gezielt herangezogen, um eine bestimmte Perspektive oder einen bestimmten Gegenstand zu rekonstruieren (Flick, 2016, S. 326). Wie Wolff (2015, S. 511) anführt, bilden Dokumente „spezifische Versionen von Realitäten" (Flick, 2016, S. 327) ab und dienen daher nicht dazu, Interviewpassagen zu validieren. Hierfür wurden die dokumentierten Unterrichtsplanungen auch nicht verwendet. Die Dokumente zu den Unterrichtsplanungen wurden vielmehr dazu genutzt, interpretative Lücken zu schließen, die sich vor allem auf die Reihenfolge der Körperpflegeinhalte und das methodische Vorgehen beziehen.

Die Dokumente werden als sinnvolle Ergänzung zu den geführten Interviews verstanden (Flick, 2016, S. 331). Alle Lehrenden haben die vorbereitete Matrix ausgefüllt und ihre Unterrichtsplanungen vor den Interviews per Mail an die Forscherin zurückgeschickt.

Die Lehrenden zogen teilweise während der Interviews ihre Planungen hinzu, um etwas nachzuschauen oder sich zu vergewissern. Viele Lehrende haben im Anschluss an das Interview zurückgemeldet, dass sie die Dokumentation ihrer Planung des Körperpflegeunterrichts als sehr positiv wahrgenommen haben, da sie hierdurch zu einer vertieften Reflexion und Auseinandersetzung mit ihrem Unterricht veranlasst wurden. Die dokumentierte Planung diente allen Lehrenden zugleich als Vorbereitung auf das Interview.

7.5 Datenauswertung

Als Grundlage der Auswertung dienen die vollständig transkribierten Aufzeichnungen der Interviews der Lehrenden. Die Transkription erfolgte computerbasiert mithilfe der Software f4 (Kuckartz, 2010, S. 39), die eine einfache Überführung der transkribierten Daten in das Auswertungsprogramm MAXQDA zulässt. Audiodaten, die mit f4 transkribiert werden, können mit Zeitmarken versehen werden, sodass ein Abspielen einer bestimmten Interviewpassage in MAXQDA und somit ein direkter Zugang zur Original-Audiodatei jederzeit möglich ist (Kuckartz, 2010, S. 39). In Anlehnung an Dresing & Pehl (2018, S. 21–25) und Kuckartz (2016, S. 167–168) werden Transkriptionsregeln (siehe Transkriptionsregeln Tabelle 13.4 im Anhang) im Vorfeld definiert, die der zielgerichteten Analyse des Datenmaterials dienen. Da die inhaltlichen Aussagen im Vordergrund der Analyse stehen, wird auf eine detaillierte Transkription der Betonung und des Sprachrhythmus, wie dies für eine linguistische Analyse der Fall wäre (Kuckartz, 2016, S. 168), verzichtet und einem semantisch-inhaltlichen Transkriptionssystem gefolgt (Dresing & Pehl, 2018, S. 20).

7.5.1 Entwicklung von Kodes, Konzepten, Kategorien und Hypothesen

Die Datenauswertung erfolgt nach dem Kodierprozess des offenen, axialen und selektiven Kodierens (siehe Kapitel 6.4.1) nach Strauss (1991, S. 56–64) und Strauss & Corbin (1996, S. 43–117). Die Analyse beginnt mit dem *offenen Kodieren* des ersten Interviews und zielt darauf, die „Daten aufzubrechen“ (Strauss & Corbin, 1996, S. 44). Die ersten drei Interviews wurden mit der Computersoftware MAXQDA (Version 2018) ausgewertet. Hierzu wird dem *Zeile-für-Zeile-Verfahren* des offenen Kodierens gefolgt (Strauss & Corbin, 1996, S. 53), und es werden *Kodes* aus den Daten gebildet. Dabei werden sowohl *In-vivo-Kodes* als auch *konstruierte Kodes* gebildet (Strauss, 1991, S. 64; Strauss & Corbin, 1996, S. 50).

Wie die Ausführungen in Kapitel 6.4.1 zum Kodieren zeigen, werden im Kontext der GTM verschiedene Begrifflichkeiten für die Zwischenergebnisse des Auswertungsprozesses verwendet. In der vorliegenden Arbeit werden in Anlehnung an Breuer, Muckel & Dieris (2019, S. 253) und Kuckartz (2016, S. 37) *Kodes* als *vorläufige Bezeichnungen* von in den Daten entdeckten Phänomenen verwendet. Diese können im Forschungsverlauf zu Konzepten und/oder Kategorien werden. *Konzepte*, die nach Breuer (2009, S. 74) nicht zum ursprünglichen Vokabular der GTM gehören, da sie erst (später) bei Strauss & Corbin (1996, S. 43) auftauchen, werden in Anlehnung an Breuer, Muckel & Dieris (2019, S. 253) als ein „verallgemeinernder Sprachausdruck (Klassenbegriff) für empirische Phänomene (beobachtete Sachverhalte, Ereignisse, Erlebnisse)" Strauss & Corbin (1996, S. 43) verstanden. Sie stellen im Verständnis nach Strauss & Corbin (1996, S. 43) konkretere Phänomene als *Kategorien* dar, die ihrerseits als strukturierte Bündelungen der Konzepte abstraktere Phänomene abbilden und durch ihre jeweiligen Eigenschaften und Dimensionen entwickelt werden (Strauss & Corbin, 1996, S. 50–51).

Da sich die Datenauswertung als iterativ-zyklischer Prozess vollzieht, greifen zu Beginn die Phasen des offenen und axialen Kodierens ineinander, während im weiteren Verlauf beide Phasen mit dem selektiven Kodieren dynamisch-wechselseitig einhergehen. Im Rahmen des offenen und axialen Kodierens wurden für die ersten drei Interviews Kodes auf verschiedenen Abstraktionsebenen gebildet, z.B. wird der Kode *Ziele des Körperpflegeunterrichts* später als *Wissen über die Ziele des Körperpflegeunterrichts* zur *Kategorie*, und der Kode *Zunehmende Berührungslosigkeit* wird später ein *Konzept* in der *Wissenskategorie Wissen über Herausforderungen in der Pflegepraxis*. Die genannten Beispiele stellen konstruierte Kodes dar. Der ursprüngliche In-vivo-Kode *Keine heile Welt in der Schule* wird im Verlauf des Forschungsprozesses zur Kategorie *Zwei Welten* mit ihren Dimensionen *Welt 1: Lernort Pflegeschule* und *Welt 2: Lernort Pflegepraxis* im *Modell des pflegedidaktischen Wissens und Handelns im Körperpflegeunterricht* weiterentwickelt (Kapitel 10.1).

Zu Beginn des Auswertungsverfahrens werden mit MAXQDA zu jedem Interview viele Kodes gebildet, die sich in fortwährenden Kodierprozessen reduzieren lassen. Aufgrund der für die Autorin zunehmend unübersichtlichen Komplexität der Daten wird nach dem dritten Interview auf eine word-gestützte und händische Datenauswertung gewechselt. Auch hierbei wird dem Zeile-für-Zeile-Verfahren gefolgt. Die Kodes (pro Interview) werden im Anschluss an die Analyse ausgedruckt, ausgeschnitten sowie händisch kategorisiert und sortiert, sodass Kategorien und Konzepte (deren Namensgebungen sich teilweise verändert) entstehen. Aus den Interviewdaten und mithilfe der dokumentierten Planungen des Körperpflegeunterrichts wird der Ablauf des Körperpflegeunterrichts der einzelnen Lehrenden rekonstruiert. Herausfordernde Situationen und Konflikte mit Körperpflege in den Lernorten Pflegeschule und Pflegepraxis, die Lehrende in den Interviews beschreiben, werden in weiteren Prozessschritten systematisiert und mit anderen Konzepten und Kategorien in Beziehung gesetzt. Übergeordnet werden erste Ideen zu verschiedenen Kategorien zum pflegedidaktischen Professions*wissen* und daran im Verlauf anknüpfend zum pflegedidaktischen Professions*handeln* eruiert und mit Konzepten verdichtet.

Im iterativ-zyklischen Prozess wechseln sich induktive, deduktive und abduktive Prozessschritte ab (Strübing, 2014, S. 49). Parallel zur induktiven Konzeptualisierung (offenes Kodieren) und Kategorisierung (axiales Kodieren) werden im Forschungsverlauf Hypothesen gebildet. Nach der Auswertung der ersten Interviews werden Hypothesen zum pflegedidaktischen Professions*wissen* aufgestellt, nach der Hälfte der Interviews werden dann Hypothesen zum pflegedidaktischen Professions*handeln* und nach sieben Interviews Hypothesen zum *Handeln wider besseres Wissen* im Körperpflegeunterricht generiert. Die Tabelle 7.5 zeigt die zentralen Hypothesen, die im Verlauf des Forschungsprozesses aufgestellt und geprüft werden. Aufgrund der Hypothesen verändern sich sowohl die Fallauswahl als auch die Schwerpunkte in der Befragung, wobei kritisch angemerkt werden muss, dass Handeln wider besseres Wissen nicht einfach erfragt werden kann, sondern aus den dargelegten Informationen herausgearbeitet werden muss. Die Lehrenden müssen hierzu sehr offen sein und ihr eigenes Handeln im Unterricht kritisch hinterfragen und in der Interviewsequenz darüber berichten. Erst dann kann im Interview dazu nachgefragt werden.

Breuer, Muckel & Dieris (2019, S. 320) empfehlen für die reflexive GTM das Arbeiten in *Forschungsgruppen*, wie Kolloquien, Interpretationsgruppen oder Forschungswerkstätten, um über die eigene Arbeit in den Diskurs mit anderen zu gehen und eine Perspektivverschränkung zu gewährleisten. Das Arbeiten in Forschungsgruppen hat für das Arbeiten nach der reflexiven GTM einen besonders hohen Stellenwert. Der gesamte Prozess der Forscherin wird durch einen kontinuierlichen Austausch im Rahmen von Forschungskolloquien begleitet. Interviewpassagen aus der vorliegenden Arbeit werden gemeinsam mit anderen Forschenden kodiert und gedeutet. Im weiteren Verlauf werden in den Forschungskolloquien gebildete Konzepte und Kategorien exemplarisch diskutiert und mit Daten aus anderen Interviews in Beziehung gesetzt. In kleineren Interpretationsgruppen werden darüber hinaus Kodierungsideen reflektiert und kommunikativ validiert. Sehr hilfreich war während der Phase des Kodierens ein zweitägiger Forschungsworkshop am Institut für Qualitative Forschung in Berlin zur reflexiven Grounded Theory von Prof. Dr. Franz Breuer.

Tabelle 7.5: Generierte Hypothesen im Verlauf des Forschungsprozesses (eigene Erstellung)

Zentrale Hypothesen während des Forschungsprozesses	Zeitpunkt im Forschungsprozess	Verweise zu den Ergebnissen
1. Pflegedidaktisches Wissen lässt sich abbilden und kategorisieren.	Hypothese nach den ersten Interviews.	Kapitel 8
2. Pflegedidaktisches Wissen unterscheidet sich von allgemeinem fachdidaktischem Wissen.	Hypothese nach den ersten Interviews.	Kapitel 8.5
3. Lehrende in der Pflegeausbildung verfügen über ein breites pflegedidaktisches Wissen.	Hypothese nach den ersten Interviews.	Kapitel 8
4. Das pflegedidaktische Wissen von Lehrenden in der Pflegeausbildung entfaltet sich unterschiedlich.	Hypothese nach den ersten Interviews.	Kapitel 8
5. Es gibt Spezifika bei der Körperpflege von Kindern und älteren Menschen.	Hypothese nach den ersten Interviews.	Kapitel 8.2.1
6. Pflegedidaktisches Wissen ist mit pflegedidaktischem Handeln untrennbar verknüpft.	Hypothese nach den ersten Interviews.	Kapitel 9
7. Pflegedidaktisches Wissen ist anschlussfähig an die Expertiseforschung und lässt sich mit bestehenden theoretischen Konstrukten verbinden.	Hypothese nach zwölf Interviews.	Kapitel 8.5
8. Pflegedidaktisches Handeln lässt sich kategorisieren und abbilden.	Hypothese nach sechs Interviews.	Kapitel 9
9. Pflegedidaktisches Handeln lässt sich mit den Kategorien pflegedidaktischen Wissens verbinden.	Hypothese nach sechs Interviews.	Kapitel 9.1
10. Pflegedidaktisches Handeln ist anschlussfähig an die Pflegedidaktik und lässt sich mit bestehenden theoretischen Konstrukten verbinden.	Hypothese nach zwölf Interviews.	Kapitel 9.9
11. Lehrende **handeln wider besseres Wissen**.	Hypothese nach sieben Interviews.	Kapitel 10
12. Dem Handeln wider besseres Wissen liegen unterschiedliche Ursachen zugrunde.	Hypothese nach sieben Interviews.	Kapitel 10.4
13. Handeln wider besseres Wissen entfaltet sich in den Dimensionen des Ausführens und des Unterlassens.	Hypothese nach sieben Interviews.	Kapitel 10.7; Kapitel 10.8
14. Handeln wider besseres Wissen variiert je nach Alter und Berufserfahrung.	Hypothese nach neun Interviews.	Kapitel 10.6
15. Handeln wider besseres Wissen im Pflegeunterricht lässt sich an philosophische Betrachtungen anschließen.	Hypothese nach zwölf Interviews.	Kapitel 10.9

7.5.2 Entwicklung eines Modellentwurfs

Nach dem Bilden von Kodes und der Kategorisierung innerhalb der einzelnen Interviews werden in weiteren Schritten interviewübergreifende Excel-Tabellen angelegt, in denen die Konzepte und Kategorien gebündelt und gegenübergestellt werden. Die Methode der vergleichenden Analyse kommt im gesamten Prozess kontinuierlich zum Tragen. Sie stellt den Mittelpunkt der Datenauswertung dar. In diesem umfangreichen Auswertungsprozess werden zuerst Kategorien zum pflegedidaktischen Professions*wissen* hergeleitet, die sich drei Hauptkategorien (pflegerisches Fachwissen, pflegedidaktisches Wissen und pädagogisches Wissen) zuordnen lassen und durch weitere Interviews unterfüttert und verdichtet werden. Parallel entstehen über die permanenten Vergleiche Kategorien zum pflegedidaktischen Professions*handeln*. Es kristallisiert sich heraus, dass aus den Interviews pflegedidaktisches Professionswissen der Lehrenden sowie pflegedidaktisches Professionshandeln abgeleitet werden kann. Die sich darin entfaltende Diskrepanz zwischen dem Wissen der Lehrenden und ihrem Handeln wird im Prozessverlauf als das *zentrale Phänomen* des *Handelns wider besseres Wissen im Körperpflegeunterricht* identifiziert und weiter ausgearbeitet. Diese Entdeckung kann im Sinne von Peirce (1970, S. 366) und Reichertz (1993, S. 270) als abduktiver Blitz in der Forschungsarbeit betrachtet werden und kennzeichnet den Schlüsselmoment der vorliegenden Studie. Auf das *Handeln wider besseres Wissen* sind folglich die weiteren Datenauswertungen mit ihren Kategorisierungen und die Modellbildung im Kontext des selektiven Kodierens ausgerichtet. Da Handeln wider besseres Wissen nicht direkt erfragt, sondern erst durch Widersprüche aufgedeckt werden kann, werden in den folgenden Interviews verstärkt immanente Widersprüche im Gesagten aufgezeigt und entsprechend nachgefragt. Die Fragetechnik des Konfrontierens und des Stellens von Verständnisfragen aus dem problemzentrierten Interview (Witzel, 1985, S. 245–251; 2000, Abs. 13–17) werden noch tiefergehend eingesetzt.

Während des gesamten Prozesses werden zahlreiche *Memos* als Planungs-, Auswertungs- und Theoriememos entwickelt. Diese liegen in computer- und handschriftlich geschriebener Textform, als Grafiken, Skizzen, Notizzettel und als strukturierte Matrizen vor. Hauptsächlich entstehen zahlreiche Matrizen als Auswertungsmemos (Mey & Mruck, 2009, S. 114), die einerseits alle Ergebnisse der einzelnen Interviews zum Professionswissen, zum Professionshandeln und zum Handeln wider besseres Wissen umfassen, und andererseits gebündelte Ergebnisse quer durch alle Interviews abbilden. Besonderes Augenmerk liegt auf dem *Handeln wider besseres Wissen* und dessen Gründen. Hierzu werden ebenfalls für jeden Lehrenden einzelne Matrizen sowie anschließend Bündelungen mit Ergebnissen aus allen Interviews erstellt.

Zur Strukturierung des axialen Kodierens bieten Strauss & Corbin das *Kodierparadigma* (paradigmatisches Modell) an, mit dessen Hilfe Konzepte und Kategorien in systematischer Form in Beziehung zueinander gesetzt werden können (siehe Kapitel 6.4.1). In dem handlungstheoretischen Modell stehen neben *Handlungs- und interaktionalen Strategien ursächliche Bedingungen* und *intervenierende Bedingungen* für ein *Phänomen* sowie der *Kontext* als spezifischer Satz von Eigenschaften und *Konsequenzen* als Antwort auf oder zum Bewältigen eines Phänomens im Mittelpunkt (Strauss & Corbin, 1996, S. 78–85). Die Daten können mithilfe des Kodierparadigmas sortiert und systematisiert werden. Im Verständnis einer konstruktivistischen und reflexiven Grounded Theory sind Strukturierungshilfen für die Modellbildung sinnvoll und variabel einsetzbar. Sie können das „Nachdenken über Möglichkeiten der Aufschlüsselung der Konzeptkonfigurations-Systematik anregen" (Breuer, Muckel & Dieris, 2019, S. 287). Somit stellt das paradigmatische Modell nicht die einzige denkbare Systematik dar (Breuer, Muckel & Dieris, 2019, S. 287), sondern je nach Intention und Ergebnisse aus den Daten können auch temporal-prozessuale Modelle, topografische Modelle oder Typen-Logiken als Systematik hinzugezogen werden (Breuer, Muckel & Dieris, 2019, S. 287).

Das Kodierparadigma präsentiert ein nachvollziehbares und dem Alltagsverständnis nahes Modell intentionalen Handelns, das sich für die Beschreibung einer großen Anzahl sozialer Phänomene einsetzen lässt. Es ist eng mit einer mikrosoziologischen Perspektive auf soziale Phänomene verbunden, in der dem Handeln, den Wahrnehmungen und Entscheidungen individueller Akteure eine hohe Bedeutung zukommt (Kelle, 2011, S. 244). Für Forschende auf der makrosoziologischen und systemischen Ebene ist das Kodierparadigma weniger geeignet (Kelle, 2011, S. 244). Da die vorliegende Arbeit auf der mikrosoziologischen Ebene des Körperpflegeunterrichts ansetzt und ein Modell intentionalen Handeln auf der Basis von Professionswissen abbildet, wird im Verlauf der Datenauswertung auf das paradigmatische Modell zurückgegriffen und dieses entsprechend der Ergebnisse aus den Daten modifiziert. Das sich herauskristallisierende *Phänomen*, das *Handeln wider besseres Wissen*, entfaltet sich als eine *Handlungsstrategie* (neben professionellem und nicht professionellem Handeln). Aus den Interviews werden *intervenierende Bedingungen* und *ursächliche Bedingungen* eruiert und den Handlungsstrategien zugeordnet. *Handeln wider besseres Wissen* findet im *Kontext* beider Welten: Pflegeschule und Pflegepraxis statt. Alle Ergebnisse werden umfassend in Kapitel 8, Kapitel 9 und Kapitel 10 dargestellt.

8. Pflegedidaktisches Professionswissen

Die vorliegende Forschungsarbeit zielt darauf, pflegedidaktisches Professionswissen von Lehrenden in der Pflegeausbildung abzubilden und hieraus eine Theorie zu generieren. Im Verlaufe des iterativ-zyklischen Forschungsprozesses der Grounded-Theory-Methodologie (GTM) kristallisieren sich im Rahmen der analytischen und interpretativen Auswertungen verschiedene inhaltliche Schwerpunkte und Perspektiven heraus, die nicht nur das Professionswissen, sondern auch das pflegedidaktische Handeln der Lehrenden abbilden. In der systematischen Verknüpfung zeichnet sich eine Diskrepanz zwischen dem Wissen und dem pflegedidaktischen Handeln der Lehrenden ab, sodass sukzessive eine Theorie zum *Handeln wider besseres Wissen im Körperpflegeunterricht* generiert werden kann.

Aufgrund der Komplexität der vorliegenden und ausgewerteten Daten können übergeordnet drei Gegenstandsbereiche extrahiert werden:

1. *Pflegedidaktisches Professionswissen*
2. *Pflegedidaktisches Professionshandeln*
3. *Handeln wider besseres Wissen im Körperpflegeunterricht*

Zur besseren Nachvollziehbarkeit werden die Ergebnisse dieser Studie anhand des vollzogenen Forschungsprozesses erörtert und in insgesamt drei Auswertungskapitel unterteilt, sodass zu Beginn die Gegenstandsbereiche *pflegedidaktisches Professionswissen* (Kapitel 8) und *pflegedidaktisches Professionshandeln* (Kapitel 9) begründet hergeleitet werden, um daran anschließend die komplexe Vernetzung innerhalb der verdichteten Theorie zum *Handeln wider besseres Wissen im Körperpflegeunterricht* (Kapitel 10) abzubilden. Die Ergebnisse der Auswertung werden innerhalb der einzelnen Unterkapitel im Kontext des theoretischen Bezugsrahmens diskutiert und interpretiert. Dies entspricht auch der Vorgehensweise im Forschungsprozess. Wie in Kapitel 7.2 beschrieben, lag nur zu bestimmten Inhalten ein Wissen im Sinne des theoretischen Vorverständnisses bei der Autorin vor. Andere Aspekte wurden erst während und nach der Auswertung detailreicher und sukzessive erarbeitet und zusammengefügt. In allen Auswertungskapiteln werden zuerst die Ergebnisse dargestellt und mit Interviewzitaten belegt. Im Anschluss daran erfolgt in jedem Unterkapitel eine Zusammenfassung mit der unmittelbaren Verknüpfung theoretischer Bezüge. Eine übergeordnete theoretische Einordnung der jeweiligen Ergebnisse aus den Kapiteln 8 (zum pflegedidaktischen Professionswissen), 9 (zum pflegedidaktischen Professionshandeln) und 10 (zum Handeln wider besseres Wissen im Körperpflegeunterricht) findet sich am Ende aller drei Auswertungskapitel (siehe Kapitel 8.5, Kapitel 9.9 und Kapitel 10.9).

Die Bedeutung der Ergebnisse für diese Arbeit wird in Kapitel 11 diskutiert und reflektiert.

8.1 Kategorien pflegedidaktischen Professionswissens

Lehrende in der Pflegeausbildung verfügen über ein breites Spektrum an Wissen. Insgesamt lassen sich aus den Daten drei übergeordnete Wissensbereiche (formal: Hauptkategorien) pflegedidaktischen Professionswissens ableiten (Abbildung 8.1), die sich in weitere Kategorien untergliedern lassen:

I. Pflegewissenschaftliches Wissen,
II. Pflegedidaktisches Wissen und
III. Pädagogisches Wissen.

Die drei Wissensbereiche rekurrieren auf die domänenübergreifende Einteilung des Lehrerwissens in die Bereiche *Fachwissen*, *fachdidaktisches Wissen* und *pädagogisches Wissen*, die als die drei zentralen Säulen des Professionswissens von Lehrenden definiert werden können (Baumert & Kunter, 2011a, S. 34; Grossman, 1990, S. 5; Neuweg, 2014, S. 586) (siehe Kapitel 3.2 und Kapitel 8.5).

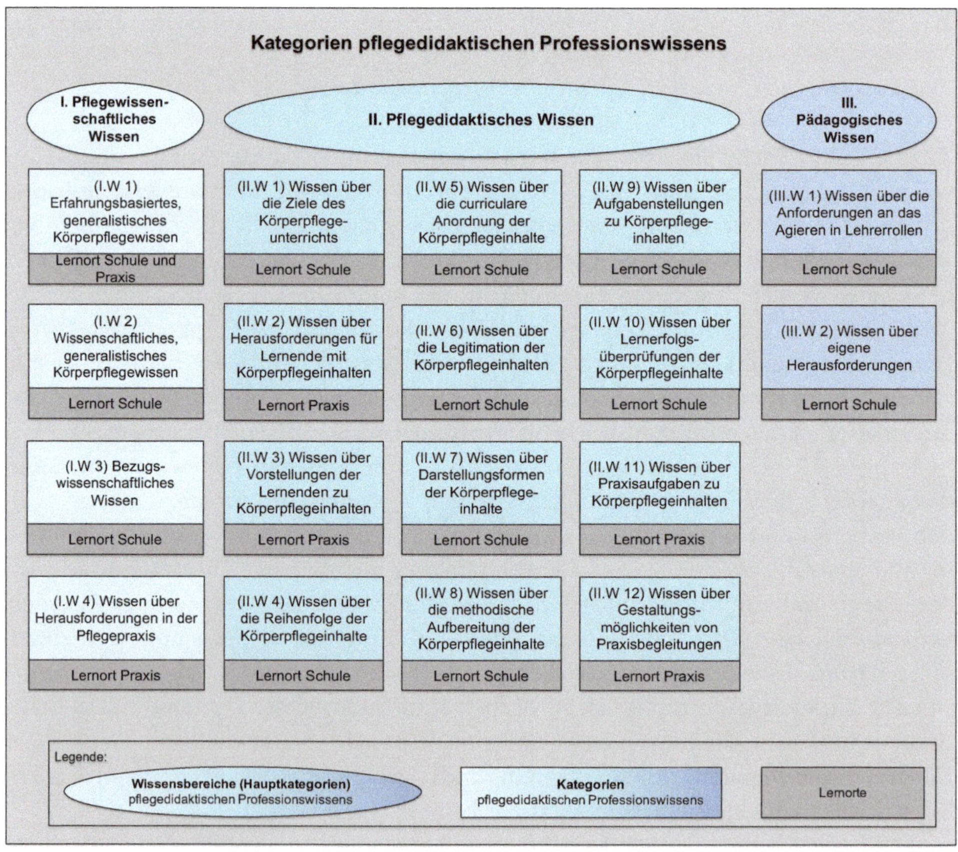

Abbildung 8.1: Wissensbereiche und Kategorien pflegedidaktischen Professionswissens (eigene Erstellung)

Jeder Wissensbereich umfasst darunterliegend eine verschiedene Anzahl an aus den Daten gebildeten Kategorien: Beim pflegewissenschaftlichen Wissen (I) konnten vier Kategorien abgeleitet werden, beim pädagogischen Wissen (III) konnten zwei Kategorien eruiert werden. Der Hauptteil an Kategorien bezieht sich auf den Bereich des pflegedidaktischen Wissens (II). Hierzu wurden aus den Daten schlussendlich zwölf Kategorien extrahiert (Abbildung 8.1). Insgesamt liegen *18 Kategorien pflegedidaktischen Professionswissens* vor. Alle Kategorien konnten einem Lernort zugeordnet werden, das heißt, die Kategorien beziehen sich entweder auf den Lernort Schule (insgesamt 12 Kategorien) oder den Lernort Praxis (insgesamt 5 Kategorien). Die Kategorie *Wissen über die Ziele des Körperpflegeunterrichts* (II.W 1) bezieht sich beispielsweise auf den *Lernort Schule*, während die Kategorie *Wissen über Herausforderungen in der Pflegepraxis* (I.W 4) dem Lernort Praxis zuzuordnen ist. Die Kategorie *Erfahrungsbasiertes, generalistisches Körperpflegewissen* (I.W 1) bezieht sich sowohl auf den Lernort Schule als auch auf den Lernort Praxis.

Die Kategorien sind nach folgender Systematik nummeriert: Die erste Kennzeichnung erfolgt durch die Nummerierung mit den römischen Zahlen I, II und III, je nachdem welchem Wissensbereich die Kategorie zugeordnet wurde. Der Buchstabe W als zweite Kennzeichnung steht für Wissen, und die dritte Kennzeichnung erfolgt über die fortlaufende Nummerierung der Kategorien innerhalb eines Wissensbereiches mit arabischen Zahlen.

8.2 Pflegewissenschaftliches Wissen

Für den Wissensbereich I. *Pflegewissenschaftliches Wissen* konnten vier Kategorien abgeleitet werden (Tabelle 8.1), die sich auf das *erfahrungsbasierte, generalistische Körperpflegewissen* (I.W 1), das *wissenschaftliche, generalistische Körperpflegewissen* (I.W 2), das *Bezugswissenschaftliche Wissen* (I.W 3) und das *Wissen über Herausforderungen in der Pflegepraxis* (I.W 4) stützen.

Tabelle 8.1: Kategorien pflegerischen Fachwissens (eigene Erstellung)

Nummerierung	Kategorien pflegerischen Fachwissens	Lernorte	Kurzbeschreibungen
I.W 1	*Erfahrungsbasiertes, generalistisches Körperpflegewissen*	Schule und Praxis	Lehrende verfügen über Wissen zu Körperpflegeinhalten, das auf langjähriger pflegerischer und unterrichtlicher Erfahrung beruht.
I.W 2	*Wissenschaftliches, generalistisches Körperpflegewissen*	Schule	Lehrende verfügen über Wissen zu Studien, fachwissenschaftlichen Arbeiten und Forschungsergebnissen, das relevant für die Thematik Körperpflege ist.
I.W 3	*Bezugswissenschaftliches Wissen*	Schule	Lehrende verfügen über Wissen zu Inhalten aus den Bezugswissenschaften, das relevant für die Thematik Körperpflege ist.
I.W 4	*Wissen über Herausforderungen in der Pflegepraxis*	Praxis	Lehrende verfügen über Wissen zu Problemen und Dilemmata, die in der Pflegepraxis auftreten und als Herausforderungen wahrgenommen werden.

8.2.1 Erfahrungsbasiertes, generalistisches Körperpflegewissen (I.W 1)

Lehrende in der Pflegeausbildung verfügen über ein breites Wissen zu Körperpflegeinhalten, das teils auf langjähriger pflegeberuflicher und unterrichtlicher Erfahrung beruht. In Abgrenzung zur Kategorie über das *wissenschaftliche Körperpflegewissen* (I.W 2), bei dem Wissen über Studien, fachwissenschaftliche Arbeiten und Forschungsergebnisse im Mittelpunkt steht, fokussiert das *erfahrungsbasierte, generalistische Körperpflegewissen* (I.W 1) u.a. das subjektive Verständnis einer generalistischen Pflegeausbildung sowie Gemeinsamkeiten und Besonderheiten bei der Körperpflege von Menschen aller Altersstufen in verschiedenen Versorgungsbereichen. *Erfahrungsbasiertes Wissen* wird verstanden als

> „gesellschaftlich verfügbarer Fundus von Wissen, das zwar aus der Erfahrung einzelner Personen und ihrer Handlungen resultiert, von diesem aber nicht losgelöst werden kann und ebenso wie Erfahrung in vielen Teilen unformulierbar bleiben muss, jedoch vielfach reflektiert, bewusst weiterentwickelt und neuen Situationen wohl überlegt adaptiert wurde. Die Entscheidung, diesen Bereich als ‚Wissen' zu bezeichnen, hat auch einen gesellschaftlichen Hintergrund: Er wird damit in seinen normierend wirkenden Konnotationen anderen Wissensformen (dem wissenschaftlichen Wissen beispielsweise) gleichgestellt. " (Sexl, 2001, S. 86)

Erfahrungsbasiertes Wissen beinhaltet nach Fichtmüller & Walter (2007, S. 185) Komponenten des impliziten Wissens (Wissen, das sich im Handeln zeigt) als auch des expliziten Wissens (Wissen über Fakten, Regeln, theoretischen Modellen und Theorien) und „wird in Situationen erworben und ist mit situativen Bedingungen verknüpft. Die Aneignung von Erfahrungswissen setzt demnach aufmerksames

Wahrnehmen, Erleben und dessen Verarbeitung über Wiederholungen und Übungen voraus." (Fichtmüller & Walter, 2007, S. 186)

Aufgrund des 2020 in Kraft getretenden Pflegeberufegesetzes (PflBG, 2017), das die bisher gültigen drei Ausbildungen in der Gesundheits- und Krankenpflege, in der Gesundheits- und Kinderkrankenpflege und in der Altenpflege durch eine generalistische Pflegeausbildung ablöst, standen bei der Erhebung des erfahrungsbasierten Körperpflegewissens Inhalte im Fokus, die entweder das Gemeinsame einer generalistischen Pflegeausbildung aufweisen oder die Spezifika ausgewählter Altersstufen zu pflegender Menschen oder unterschiedlicher Versorgungsbereiche im Kontext der Körperpflege offenbaren. Dementsprechend wurde die Kategorie schlussendlich *erfahrungsbasiertes, generalistisches Körperpflegewissen* genannt, um die Schwerpunktsetzung der generalistischen Perspektive zu pointieren.

In Bezug auf ein generalistisches Pflegeverständnis können aus den Interviews folgende Merkmale zusammengefasst werden:

- Generalistik bedeutet, Gleiches und Unterschiedliches zu differenzieren.
- Generalistik bedeutet, ein einheitliches, übergeordnetes Pflegeziel zu verfolgen.
- Generalistik bedeutet, einzelne Inhalte auf verschiedene Altersgruppen zu übertragen.

Viele Interviewpartnerinnen vereint das Verständnis, das es in einer generalistischen Pflegeausbildung viele Gemeinsamkeiten, aber auch Unterschiede gibt, die es zu thematisieren gilt, wie die folgende Aussage belegt:

> *„Mein Verständnis davon ist, dass es im Grunde genommen ja unendliche viele Gemeinsamkeiten gibt in der Pflege, dass wir einen Beruf haben im Grunde genommen, der, oder dass Pflege ja eine Zielsetzung hat und dass ja im Grunde genommen egal, aus welchem Bereich ich komme, wir alle dieselben Ziele haben und eigentlich alle dasselbe wollen. Und dass man das einfach auch noch einmal bündelt und sagt, wir gucken noch einmal, was wir wirklich an Gemeinsamkeiten haben, um dann so zu gucken, ja, gibt es auch noch spezielle Sachen, die halt altersspezifisch sind, die sich auf das Alter des Menschen beziehen und auf seine Lebensphase, aber so dieses Grundsätzliche, ja, dass man einfach einmal guckt, was macht Pflege denn eigentlich aus?" (Leh_AP_01, Z. 577–585)*

Die Lehrende Leh_AP_01 verbindet mit dem Gedanken der Generalistik einen Pflegeberuf, der viel mehr Gemeinsamkeiten als Spezifika aufweist. Gemeinsam ist eine einheitliche Zielsetzung, die aus einer Diskussion um ein einheitliches Pflegeverständnis resultieren sollte. Die Lehrende sieht es als Erfordernis, im Zuge der generalistischen Pflegeausbildung über ein einheitliches Pflegeverständnis gemeinsam nachzudenken.

Der Lehrende Leh_AP_02 stellt als Gemeinsamkeit das Handeln auf der Basis pflegerischer Anforderungen dar, unabhängig davon, wie alt der zu pflegende Mensch ist. Ein Kern des Pflegeverständnisses ist, jeden Menschen in seiner Besonderheit zu pflegen, auch wieder unabhängig von Alter oder Einschränkung.

> *„Ja, das heißt für mich, ist Pflege egal, ob es ein Kind, Erwachsener oder alter Mensch ist (...), es sind immer die Pflegeanforderungen, es sind bestimmte Krankheitsbilder, natürlich sind, je nachdem, welche Richtung, Geriatrie sind andere Krankheitsbilder als bei Kindern und so. Aber ich sage einmal, die grundsätzlich pflegerische Anforderung ist relativ ähnlich. Ja, es ist der Mensch in seiner Besonderheit (...).“ (Leh_AP_02, Z. 1084–1098)*

Die Lehrende Leh_GKP_03 fokussiert die Förderung der Selbstständigkeit aller zu pflegenden Menschen, was ebenfalls als ein Merkmal eines einheitlichen Pflegeverständnisses beschrieben werden kann.

> *„Also, ich würde sagen, gemeinsam ist, dass man bei allen Sachen sagt, man hilft so viel, wie nötig ist, aber so wenig, wie möglich ist. Ist ein blöder Satz, weil man den so oft sagt, aber hat ja durchaus seine Berechtigung. Also die Patienten so lange wie möglich selbstständig, denen ihre Selbstständigkeit erhalten oder ihnen helfen, dass sie ihre Selbstständigkeit erhalten können, sie Vieles alleine machen lassen können. Das gilt für mich aber für alle Altersgruppen, so. Da würde ich sagen, das ist tatsächlich eine Gleichheit oder etwas Gleiches.“ (Leh_GKP_03, Z. 730–736)*

Neben der Unterscheidung von Gemeinsamkeiten und Spezifika bezogen auf die Altersstufe des zu Pflegenden erweitert die Lehrende Leh_GKiKP_01 das generalistische Verständnis um die verschiedenen Versorgungsbereiche und skizziert u. a. die Besonderheiten der ambulanten Pflege, in der z. B. weniger Hilfsmittel zur Verfügung stehen und Pflegende sich nach den häuslichen Gegebenheiten richten.

> *„Also, generalistisch heißt aber nicht nur Altersstufen, sondern auch für alle Bereiche, ja, es gibt ja auch Unterschiede, ob ich jetzt in einer Akutklinik jemanden nur zwei, drei Tage betreue. Das ist ja noch einmal einen anderen Blick auf jemanden, als wenn ich jemanden dauerhaft in einer Wohneinrichtung betreue oder auf einer Intensivstation, wo sowieso andere Schwerpunkte gesetzt werden. Also das ist ja auch noch einmal ein Unterschied. Oder ambulant, natürlich gehe ich in den häuslichen Bereich und da habe ich andere Hilfsmittel oder weniger Hilfsmittel. Und ich richte mich natürlich noch mehr nach den häuslichen Gegebenheiten und nach den Möglichkeiten und Wünschen, die da bestehen.“ (Leh_GKiKP_01, Z. 949–956)*

Der Lehrende Leh_AP_03 knüpft an das einheitliche Pflegeverständnis an und geht einen Schritt weiter, indem er als Aufgabe von Lehrenden definiert, Lernende darauf vorzubereiten, das Wesentliche, das Pflege ausmacht, auf die jeweiligen zu pflegenden Menschen zu übertragen.

> *„Für mich bedeutet generalistische Pflegeausbildung insbesondere (...) die Gemeinsamkeiten ist vielleicht der falsche Begriff, aber das Wesen, was Pflege macht, was Pflege auch im Rahmen der Körperpflege macht, zu erfassen und Schüler in die Lage zu versetzen, das dann auf die jeweiligen Klienten, die sie versorgen müssen, zu transportieren.“ (Leh_AP_03, Z. 1008–1011)*

Neben den Aussagen zum Verständnis von Generalistik konnten aus den Interviews auch konkrete Spezifika in Bezug auf die zu pflegenden Menschen oder Versorgungsbereiche generiert werden. Vor allem die Lehrenden aus der Gesundheits- und Kinderkrankenpflege konnten unverzüglich Spezifika zur Hautbeobachtung und Hautpflege bei Neugeborenen und Säuglingen aber auch der Altershaut nennen, während es einigen Lehrenden aus der Altenpflege und der Gesundheits- und Krankenpflege nicht so leicht fiel, konkrete Besonderheiten herauszustellen, wie folgende Argumentation zeigt:

> *„Was machen wir denn Spezielles? (...) Also ich komme ja jetzt aus der Altenpflege, ich überlege jetzt gerade, welche Spezifika wir in der Altenpflege zusammen haben mit Körperpflege (...) Vielleicht, (...) das ist eigentlich auch nichts Spezielles für die Altenpflege, aber wenn ich mir überlege, wie oft werden die Menschen im Krankenhaus gebadet, tendenziell eher nicht. In der Altenpflege findet sich das Baden durchaus wieder, das ist, wir haben ja auch, ich sage mal, einen anderen Schwerpunkt in der Altenpflege mit Wohlbefinden und Häuslichkeit und Zuhause sein und Heimat, und das ist im Krankenhaus ja vielleicht eher nicht der Fall. Wenn man das jetzt so ein bisschen weiterdenkt, dann könnte man vielleicht argumentieren, dass Baden etwas ist, was vor allem in der Altenpflege stattfindet, was aber meiner Meinung nach in der Generalistik auch stattfinden muss, weil Säuglinge auch gebadet werden, aber das ist noch mal was anderes." (Leh_AP_03, Z. 1030–1046)*

Das Zitat zeigt die Unsicherheit in der Bestimmung von allgemeinen Inhalten und Spezifika. Der Lehrende Leh_AP_03 versucht, etwas Spezielles im Rahmen der Körperpflege zu definieren und kommt durch den Versuch der Abgrenzung zu der Erkenntnis, dass Baden an sich kein Spezifikum der Altenpflege darstellt, dass aber Spezifität auch über die Häufigkeiten der Durchführung bestimmt werden kann. Die Argumentation erfolgt über den Blick, welche Inhalte in einer generalistischen Pflegeausbildung thematisiert werden müssen. Im Gegensatz zu Leh_AP_03 benennen zwei Lehrende aus der Gesundheits- und Kinderkrankenpflege verschiedene Besonderheiten der Säuglings- und Altershaut.

> *„Dass der Säureschutzmantel noch nicht gebildet ist bei einem Säugling, dass man da noch einmal gucken muss, wo sitzt dann bei einem Neugeborenen noch die Käseschmiere, (...) dass ein Säugling grundsätzlich nur klares Wasser bedarf, dass diese Schweißdrüsen noch gar nicht vorhanden sind, dass bei der Altershaut die Empfindlichkeit gegenüber Kälte zunimmt, weil das Unterhautfettgewebe verschwindet, dass ältere Menschen durchaus auch eine andere Schweißsekretion haben (...)." (Leh_GKiKP_03, Z. 98–103)*

Die Lehrende Leh_GKiKP_02 fokussiert die Spezifika bei der Hautbeobachtung, die auf eine kritische Atemsituation hinweisen, auf die umgehend reagiert werden muss.

> *„Was auch ein Unterschied ist, dass die Kinder, wenn sie Atemprobleme haben oder belastet sind bei der Körperpflege, viel schneller zyanotisch werden als ein erwachsener Patient. Das heißt auch da verändern sich die Hauterscheinungen viel schneller, und dann ist man auch noch einmal, man muss natürlich auch beim Erwachsenen entsprechend reagieren, aber man kann die Situation anders einschätzen." (Leh_GKiKP_02, Z. 701–706)*

Hautbeobachtung wird eindeutig als eine allgemeine Tätigkeit von Pflegenden definiert. Die Ausprägungen der Haut basieren ihrerseits auf unterschiedlichen Ursachen, wie die Lehrenden Leh_GKPsy_02 (Z. 554–568) und Leh_GKiKP_02 beschreiben.

> *„In der Hautbeobachtung gibt es eine Besonderheit, gerade beim Neugeborenen und Säugling, dass man eben auf die Gelbfärbung der Haut achtet. Der Unterschied ist nicht, dass man darauf achtet, das war falsch ausgedrückt, aber dass die häufig auftritt. Und dass es etwas Physiologisches ist. Beim Erwachsenen ist es nie physiologisch. (...) Aber das ist etwas, das hat, andere Konsequenzen folgen aus der Beobachtung. Und das ist auch ganz wichtig, dass die jungen Leute eben darauf eingestellt werden, dass so etwas passieren kann." (Leh_GKiKP_02, Z. 694–700)*

Im Rahmen der Hautpflege lassen sich verschiedene Spezifika ableiten, die sich meist auf das Säuglingsbad beziehen. Die Lehrende Leh_GKP_01 benennt hierzu vor allem die Gefahr des Ertrinkens und die Hautpflege.

> *„Naja, also zum Beispiel bei Säuglingen und Kleinkindern, da wird, also dadurch, dass dieses Bad, dieses Baden schon sehr genau besprochen wird, wird zumindest thematisiert, das Kind nie alleine lassen, und dass da Ertrinkungsgefahr besteht und auch, dass die Haut also insofern empfindlich ist, dass man zum Beispiel keine Seifen benutzt." (Leh_GKP_01, Z. 451–455)*

Auch die Lehrende Leh_GKiKP_03 führt die Besonderheiten der Hautpflege bei Neugeborenen an und weist auf die erforderliche Sorgfalt bei der Auswahl von Pflegeprodukten hin.

> *„So, warum ist die Haut faltig und davon ableiten/ davon lässt sich ja dann auch ableiten, die Pflegeprodukte für eine spezielle, trockene, faltige Haut, und an die Baby- und Kinderhaut bitte nichts dran, die reguliert sich selber, (...) also da noch einmal die Unterschiede deutlich machen. Das hat ja auch Einfluss auf pflegerische Interventionen hinsichtlich Einreibung mit irgendwelchen Salben, wie gefährlich das ist, dass man nicht jede Salbe bei den Kindern oder bei Kleinkindern oder Säuglingen anwenden darf, wegen der Konzentration der Inhaltsstoffe, solche Dinge." (Leh_GKiKP_03, Z. 105–111)*

Neben den Besonderheiten im Rahmen der Hautpflege stellt eine Lehrende als Spezifikum die differierenden Ziele bei der Körperpflege dar, die sich bei Neugeborenen und Säuglingen – im Gegensatz zum Erwachsenen und älteren Menschen – auf die Entwicklungsförderung beziehen.

> *„Also, zum Beispiel das Säuglingsbad ist ja etwas, (...) was Unterschiede hat auch zum Bad beim erwachsenen Menschen, weil das Kind sich eben selbst an vielen Stellen nicht bewegen kann und der Hauptschwerpunkt, der anders ist, ist, das, was ich anbiete, fördert die Entwicklung der Bewegung. Beim alten Menschen ist es anders, da will ich die Ressourcen erhalten." (Leh_GKiKP_02, Z. 651–655)*

Die Aussagen der Lehrenden verdeutlichen, dass die Thematisierung der Spezifika im Unterricht zwingend erfolgen muss, um die Lernenden auf die professionellen Handlungen der Hautbeobachtung und der Hautpflege bei der Körperpflege vorzubereiten. Jedoch findet dies nicht bei allen Lehrenden statt, was voraussichtlich daran liegt, dass die generalistische Ausbildung zum Zeitpunkt der Interviews noch nicht gesetzlich in Kraft getreten ist. Darüber hinaus entfaltet sich das Nicht-Thematisieren generalistischer und spezifischer Körperpflegeinhalte bei Menschen aller Altersstufen im Phänomen des *Handelns wider besseres Wissen* (siehe Kapitel 10.8.1)

Zusammenfassend lässt sich sagen, dass die Lehrenden in ihren Aussagen verschiedene Facetten des erfahrungsbasierten, generalistischen Körperpflegewissens abbilden.

Gemein ist ihnen das Verständnis von Generalistik, dass Gemeinsamkeiten und Unterschiede in einer generalistischen Pflegeausbildung abgebildet werden müssen. In der Differenzierung der Spezifika wird aus den Interviews deutlich, dass es einigen Lehrenden schwerfällt, konkrete Spezifika der Körperpflege zu benennen, wie dies auch die Tabelle 8.2 zeigt, in der zusammenführend alle Ergebnisse aus den Interviews zur dargestellten Wissenskategorie abgebildet sind und überwiegend Ergebnisse von Lehrenden aus der Gesundheits- und Kinderkrankenpflege aufgeführt sind. Die Ergebnisse zeigen, dass im Rahmen der Körperpflege überwiegend Spezifika beim Neugeborenen bzw. Säugling zu beachten sind, während Besonderheiten bei der Körperpflege älterer Menschen wie die Zahnprothesenpflege weniger berücksichtigt werden oder von Lehrenden aus der Gesundheits- und Kinderkrankenpflege eingebracht werden. Eine zentrale Besonderheit in der Altenpflege wird von drei Lehrenden eingebracht: das ablehnende Verhalten von Menschen mit Demenz als Herausforderung bei der Körperpflege (siehe hierzu auch Kapitel 8.2.4).

Bezug zum theoretischen Rahmen

Auffällig ist auch, dass wenige Spezifika bei der Körperpflege im Bereich der Psychiatrie beschrieben werden. Zwei Lehrende wurden aus dem Bereich der Psychiatrie befragt, die als Besonderheit einzig die Motivation und Anleitung zur Körperpflege benannten (siehe Tabelle 8.2). Weitere Aspekte wie z. B. körperbezogene Interventionen (spezifische Aromatherapien in der psychiatrischen Pflege) (Sauter, 2011a, S. 455–467), das Erleben von Missbrauchs- und Traumaerfahrungen und dessen Auswirkungen auf die Gestaltung der Körperpflege (Sauter, 2011b, S- 827–842) oder die besondere Herausforderung im Umgang mit Selbstvernachlässigung (Wolff, 2011, S. 933–948) werden in den Interviews nicht benannt. Die Retraumatisierung, die eine Intimpflege bei einer Person mit sexueller Missbrauchserfahrung auslösen kann, ist ein bedeutender Aspekt bei der Körperpflege, der besonders im psychiatrischen Bereich, aber auch in anderen Versorgungsbereichen, zu thematisieren ist.

Insgesamt wird deutlich, dass Spezifika bei der Körperpflege von den Lehrenden genannt werden, jedoch nur von einem Teil der Lehrenden (hier vor allem von den Lehrenden aus der Gesundheits- und Kinderkrankenpflege).

Tabelle 8.2: Übersicht eruierter inhaltlicher Aspekte aus den Interviews zum erfahrungsbasierten, generalistischen Körperpflegewissen (I.W 1) (eigene Erstellung)

Schwerpunkte	Inhaltliche Aspekte	Lehrende
Verständnis von Generalistik	Unterscheidung von Gemeinsamkeiten und Spezifika in Bezug auf Alter und Versorgungsbereiche	*Leh_GKiKP_01, Leh_GKiKP_02, Leh_AP_01, Leh_AP_02, Leh_GKPsy_02, Leh_GKP_03, Leh_GKPsy_04, Leh_GKP_05, Leh_AP_03*
	Streben nach einem einheitlichen Pflegeziel	*Leh_AP_01, Leh_GKP_03*
Spezifika der Hautbeobachtung bei Säuglingen	Dünnere/trockenere Hautschicht; keine Hautbarriere beim Säugling	*Leh_GKiKP_01, Leh_GKiKP_02, Leh_GKP_01, Leh_GKiKP_03*
	Säureschutzmantel, Schweißdrüsen noch nicht ausgebildet	*Leh_GKiKP_02, Leh_GKiKP_03*
	Physiologischer Ikterus	*Leh_GKiKP_02, Leh_GKP_05*
	Käseschmiere	*Leh_GKiKP_03*
	Hautbeobachtung bei Kindern in Bezug auf Infektionskrankheiten mit Hautausschlag	*Leh_GKiKP_04*
Spezifika der Hautbeobachtung bei älteren Menschen	Veränderungen der Haut im Alter (trockenere, empfindlichere Haut), zunehmende Dehydratationsgefahr	*Leh_GKP_01, Leh_GKP_05, Leh_GKiKP_03*
	Veränderte Schweißsekretion	*Leh_GKiKP_03*
	Zunahme der Empfindlichkeit gegenüber Kälte	*Leh_GKiKP_03*
Spezifika bei der Körperpflege von Säuglingen	Waschen nur mit Wasser und ohne Zusatzstoffe	*Leh_GKiKP_01, Leh_GKP_01 Leh_GKiKP_03*
	Entwicklungsförderung als Zielvorgabe	*Leh_GKiKP_02, Leh_AP_01*
	Gefahr des Ertrinkens	*Leh_GKP_01*
	Nabelpflege	*Leh_GKiKP_03*
	Besonderheiten beim Säuglingsbad (Infant Handling, Thermometer)	*Leh_GKiKP_02, Leh_GKiKP_03, Leh_GKP_05, Leh_AP_03*
Spezifika bei der Körperpflege älterer Menschen	Ablehnung (oder unerwartetes Verhalten bei) der Körperpflege aufgrund einer Demenz	*Leh_AP_01, Leh_AP_03, Leh_GKPsy_02*
	Prothesenpflege im Rahmen der Mundpflege	*Leh_GKiKP_02*
Spezifika der Körperpflege in der stationären Langzeitpflege	Körperpflege im Altenheim weniger stark determiniert durch das Setting als im Krankenhaus	*Leh_AP_02, Leh_AP_03*
Spezifika der Körperpflege in der ambulanten Pflege	Zu Pflegende und Angehörige beraten beim Duschen zu Hause	*Leh_GKPsy_04*
Spezifika der Körperpflege im Bereich der Psychiatrie	Zur Körperpflege motivieren und anleiten	*Leh_GKPsy_02, Leh_GKPsy_04*

8.2.2 Wissenschaftliches, generalistisches Körperpflegewissen (I.W 2)

Im Gegensatz zum erfahrungsbasierten, generalistischen Körperpflegewissen steht in dieser Wissenskategorie das Wissen über Studien, fachwissenschaftliche Arbeiten und Forschungsergebnisse, die relevant für die Thematik Körperpflege sind, im Vordergrund. Insgesamt werden nur vereinzelte wissenschaftliche Arbeiten, die für den Unterricht zur Körperpflege hinzugezogen werden, von den Lehrenden angegeben. Auf die Frage, ob Studien oder Fachzeitschriftenartikel zur Thematik Körperpflege hinzugezogen werden, führt eine Interviewpartnerin die Coolout-Studie von Kersting (2013) an.

> *„Ja, gibt es. Ja, also für die Schüler weniger. Es ist mehr, dass ich mich damit darauf vorbereitet habe. Also, zum Beispiel aktuell zu diesem Thema mit dem Konflikt in der Pflege finde ich ganz spannend die Sachen von der, also Coolout in der Pflege. Also, weil das gerade in Haut- und Körperpflege so ein Thema ist, habe ich mich damit auseinandergesetzt, wobei ich eben die Texte schlecht den Schülern nicht zur Verfügung, aber ich habe mich damit auseinandergesetzt." (Leh_GKiKP_01, Z. 762–767)*

Die Lehrende Leh_GKiKP_01 hat aus der Coolout-Studie wichtige Erkenntnisse im Umgang mit bestehenden Konflikten in der Berufspraxis (siehe Wissenskategorie I.W 4 *Wissen über die Herausforderungen der Pflegepraxis*) gewonnen, die sie aktuell und zukünftig vertieft in den Unterricht einfließen lassen will.

> *„Ja, zumindest hat das Buch mir den Blick geöffnet, ja, dass wir da eben viel zu wenig den Konflikt thematisieren, und dass wir ja versuchen, diesem Konflikt auszuweichen und Lösungen aufzeigen, wofür es aber gar keine Lösungen gibt. (...) und das ist jetzt, glaube ich, dass ich das noch deutlicher einfließen lasse, auch erst jetzt im April-Kurs, der jetzt anfängt. Ja, aber das hat auch viel klar gemacht." (Leh_GKiKP_01, Z. 771–776)*

In ihrer *Coolout-Studie* entwickelt Kersting (2013) Reaktionsmuster von Lernenden in der (Kranken-)Pflegeausbildung auf eine moralische Konfliktsituation. Sie hat insgesamt 30 Auszubildende (jeweils 10 aus jedem Ausbildungsjahr) in einem Interview zu einer ausgewählten typischen alltäglichen pflegerischen Konfliktsituation im Krankenhaus befragt und leitet unter Bezugnahme auf die „bürgerliche Kälte" von Gruschka (1994) und die Stufen der Moralentwicklung von Kohlberg (1996) im Rahmen des Auswertungsverfahrens der objektiven Hermeneutik insgesamt 12 Reaktionsmuster ab, die sie in das *Modell der Kälteellipse* einordnet (Kersting, 2013, S. 94–95, 109–122, 133–135, 211).

Die Lehrende Leh_GKiKP_01 thematisiert keine konkreten Inhalte der Studie. Aus ihren Aussagen lässt sich schlussfolgern, dass sie einerseits den Konflikt zwischen Patientenorientierung und Systemrationalität von Pflegenden meint, den Kersting (2013, S. 26, 32, 37) als die „zwei Medaillen des Pflegealltags" beschreibt. Andererseits verweist sie indirekt auf die eruierten Verhaltensweisen der Lernenden, die sich in regelkonformen Reaktionsformen wie „fragloser Übernahme objektiv

Kälte verursachender Strukturen" (Kersting, 2013, S. 133), den Übergang aufgrund einer Widerspruchserfahrung durch die „Ahnung von Kälte" (Kersting, 2013, S. 211) über operative Reaktionsformen wie „Idealisierung falscher Praxis" (Kersting, 2013, S. 211) bis hin zu reflexiven Reaktionsformen wie der „reflektierten Hinnahme" (Kersting, 2013, S. 211) ausdifferenzieren lassen. Welche konkreten Inhalte die Lehrende aus der Studie in den Körperpflegeunterricht zukünftig einfließen lässt, bleibt offen, da sie diese erst in den folgenden Kursen integrieren wird.

Eine Lehrende aus der Altenpflege führt auf die Frage nach dem Gebrauch von Studien ohne Nennung des Namens oder der Autorin eine Studie zur *Kommunikation im Rahmen der Intimpflege* von Bombe (1995) an. Die Lehrende reflektiert unter Einbezug der Studie mit den Lernenden die Begriffe, die von Pflegenden verwendet werden, um die Intimpflege einzuleiten.

> *„Bei der Intimpflege habe ich einmal eine schöne Untersuchung gefunden, das fand ich so interessant, dass einmal untersucht wurde, wie Pflegekräfte die Intimpflege einleiten, mit welchen Begrifflichkeiten, und das reflektiere ich mit den Schülern immer noch einmal. Wie kann ich das denn überhaupt sagen, wenn ich jemand, bei jemandem die Intimpflege durchführen will. Wie mache ich das im Altenheim und bei älteren Leuten? Und, wie gehe ich da überhaupt mit meiner eigenen Scham und Unsicherheit um?" (Leh_AP_01, Z. 282–288)*

Auch eine Lehrende aus der Gesundheits- und Kinderkrankenpflege führt die Studie von Bombe (1995) ohne Nennung des Namens an, wobei sie nicht die gesamte Studie, sondern lediglich einzelne Aspekte daraus im Unterricht thematisiert.

> *„Es gab da mal eine, die ist uralt, da gibt es nicht wirklich was zu, also ich habe jetzt zumindest so nichts gefunden, wenn man das so allgemein betrachtet. Es gibt aber eine, (...) ist die von Ende der 80er oder Anfang der 90er (..) zu Kommunikation, das war von dem Design her Feldforschung, da ist jemand in das Feld gegangen und hat beobachtet, wie Pflegekräfte und Auszubildende, welche Worte die benutzen oder wie die Kommunikation ist, wenn es zur Intimhygiene geht. Da habe ich dann schon mal diese Ausdrücke, die nehme ich schon mit in den Unterricht, aber das gebe ich denen nicht zu lesen, das ist, wie ich finde, relativ alt, trifft aber sicherlich in vielen Dinge noch immer den Kern." (Leh_GKiKP_03, Z. 1071–1078)*

Bombe (1995) hat im Rahmen ihrer Weiterbildung zur Lehrerin für Pflegeberufe in ihrer Abschlussarbeit eine qualitative Studie zum Erleben und zur Durchführung der Intimpflege aus der Perspektive der Auszubildenden und der zu pflegenden Menschen durchgeführt. Im Rahmen von Praxisanleitungssituationen führt Bombe (1995, S. 5) nicht teilnehmende Beobachtungen bei insgesamt 30 Auszubildenden bei der Intimpflege durch und befragt im Anschluss alle Lernenden sowie die 30 gepflegten Menschen nach deren Erleben. Als bedeutende Ergebnisse dieser Studie können folgende Quintessenzen zusammengefasst werden:

- Sowohl Auszubildende als auch die zu pflegenden Menschen erleben die Intimpflege als sehr unangenehm (Bombe, 1995, S. 7).

- Lernende nehmen die Intimpflege mehr als lästig und peinlich, denn als notwendig wahr (Bombe, 1995, S. 7).
- Die meisten Lernenden informieren den zu pflegenden Menschen über die Intimpflege. Bei der verbalen Einleitung der Intimpflege nutzen die Auszubildenden jedoch überwiegend kryptische Umschreibungen und zweideutige Äußerungen (Bombe, 1995, S. 6, 7).
- Von 30 Auszubildenden entkleiden 24 Lernende die zu Pflegenden für die Intimpflege komplett und 27 entkleiden die Menschen ohne Vorwarnung. 25 Lernende setzen keine Maßnahmen zum Schutz der Intimsphäre der zu Pflegenden (wie Schutzwand, geschlossene Zimmertür) ein. 21 gepflegte Menschen fühlen sich während der Intimpflege in ihrer Intimsphäre nicht geschützt (Bombe, 1995, S. 6, 7).
- Zahlreiche hygienische Fehler treten bei der Intimpflege auf: Über die Hälfte der Lernenden hält die zwingend erforderliche Wischrichtung nicht ein, wäscht den Intimbereich nicht gründlich und trocknet den Intimbereich nicht sorgfältig genug ab (Bombe, 1995, S. 6–7).
- Nach der Intimpflege erhalten nur 4 der 30 gepflegten Menschen eine Unterhose. Als Hauptursache führen die Lernenden in der Befragung vor allem Praktikabilitätsgründe an (Bombe, 1995, S. 7).

Zusammenfassend konstatiert Bombe (1995, S. 8) eine geringe Rücksichtnahme der Auszubildenden auf die Bedürfnisse der zu pflegenden Menschen, ein unzureichendes Gespür für die Verletzung der Intimsphäre sowie einen zu unbedeutenden Stellenwert der Intimpflege bei der Lernenden. Als Ausblick verfasst sie einen Pflegestandard „Intimpflege" mit zentralen zu beachtenden Aspekten im Rahmen der Intimpflege (Bombe, 1995, S. 10–11). Die Lehrenden beschreiben beide, dass sie insbesondere die Ergebnisse zur Kommunikation vor und während der Intimpflege in ihren Unterricht integrieren.

Eine weitere Studie, die von drei Lehrenden genannt wird, ist die Studie *„Festgenagelt sein"* von Zegelin (2013), in der es um den Prozess des *Entstehens des Bettlägerigwerdens* geht. Zegelin (2013, S. 68–69) untersucht in ihrer qualitativen Forschung das Konzept Bettlägerigkeit, indem sie 32 bettlägerige Menschen zwischen 30 und 98 Jahren interviewt, die Auskunft über ihre Situation geben und sich an die Entwicklung des Zu-liegen-Kommens erinnern. Als Ergebnis leitet Zegelin (2013, S. 107) ein fünf-phasiges Modell der *Bettlägerigkeit* (von Instabilität über ein Ereignis zur Immobilität im Raum, Ortsfixierung und Bettlägerigkeit) sowie Faktoren, die Bettlägerigkeit beeinflussen, ab.

Da die Körperpflege bei vielen Menschen im Bett durchgeführt werden muss, spielt das Erleben von Bettlägerigkeit betroffener Menschen im Rahmen der Körperpflege eine große Rolle. Ein Lehrender (Leh_AP_03, Z. 1422–1423) thematisiert die Studie im Rahmen einer Lernsituation zur Bewegung, während zwei andere (Leh_GKP_05 und Leh_AP_02) die Studie bei der Körperpflege integrieren.

> *„Ich bin begeistert oder während meines Studiums habe ich begeistert die Studie von Frau Zegelin gelesen, Bettlägerigkeit. Ich habe das, in mehreren Sequenzen hole ich das immer wieder hoch und berichte den Schülern, und ich sage denen (...), wir Pflegende sind auch mit daran beteiligt und machen den Patienten immobil, dass er dann einfach nicht mehr aus dem Bett herauskommt, und das versuche ich den Schülern auch von der ersten Sekunde mit an die Hand zu geben. Dass wir Ressourcen fördern, indem man den Waschlappen in die Hand gibt oder kleinste Mikrobewegungen durchführt, weil, ich möchte nicht dran beteiligt sein, dass der jetzt nur noch im Bett liegt und das sich das Leben nur noch auf einem Quadratmeter, auf seiner Zudecke, abspielt." (Leh_GKP_05, Z. 305–315)*

Falls die Integration der Studie aus zeitlichen Ressourcen nicht in die Lernsituation zur Körperpflege integriert werden kann, thematisiert der Lehrende Leh_AP_02 die Studie ebenfalls im Kontext der Bewegung.

> *„Also, ich mache zum Beispiel auch noch hier Bettlägerigkeit, Ortsfixierung mit Abt-Zegelin, also diese Studie, das mache ich mit denen. Da bin ich aber entspannter mittlerweile, weil ich dann sage, das kann ich auch thematisieren bei ‚Erkrankungen des Bewegungsapparates'." (Leh_AP_02, Z. 782–786)*

Die Lehrenden Leh_GKP_05 und Leh_AP_02 führen die Studie „Festgenagelt sein" von Zegelin (2013) an und benennen zwei zentrale Begriffe aus der Studie: die *Bettlägerigkeit*, die von Zegelin (2013, S. 164) als „ein längerfristiger Daseinszustand verstanden [wird, H.K.], bei dem sich der betroffene Mensch die überwiegende Zeit des Tages (und der Nacht) im Bett aufhält. Dabei ist es unerheblich, ob dieser Mensch sich überwiegend in halb sitzender oder flach liegender Position befindet, auch das Sitzen an der Bettkante ist dabei eingeschlossen sowie alle bettähnlichen Möbel." Als zweiter Begriff wird die *Ortsfixierung* genannt. Hierbei handelt es sich um die vierte Phase des Phasenmodells der Bettlägerigkeit und stellt als Vorstufe der Bettlägerigkeit (fünfte Phase) ein Schlüsselereignis dar, denn die zu pflegenden Menschen können einen Wechsel zwischen Bett, Rollstuhl, Sessel und Toilette nicht mehr selbstständig durchführen, und daher ist die Phase der Ortsfixierung der „entscheidende Eintritt in die Bettlägerigkeit" (Zegelin, 2013, S. 128). Die Betroffenen erleben ein Gefühl von am „Ort fixiert" zu sein (Zegelin, 2013, S. 128). Diese Ortsfixierung beschreibt der Lehrende Leh_GKP_05, wenn er davon spricht, dass „sich das Leben nur noch auf einem Quadratmeter, auf seiner Zudecke, abspielt" (Leh_GKP_05, Z. 314–315).

Neben den aufgeführten Studien werden von den Lehrenden (Leh_GKPsy_02; Leh_GKP_03; Leh_GKiKP_04, Z. 798–803) Fachzeitschriftenartikel zur eigenen Vorbereitung genutzt. Diese werden jedoch selten im Unterricht bearbeitet.

> *„Mit den Schülern?! (I: Ja. Oder auch zu der eigenen Vorbereitung.) Ja, also genau, zu der eigenen Vorbereitung schon, und inhaltlich fließt es natürlich auch immer wieder ein, aber für die Schüler verarbeitet, sage ich jetzt einmal. (I: Welche nutzen Sie oder was lassen Sie da einfließen?) Also, ich sage einmal als Beispiel, wir haben natürlich irgendwie auch verschiedene Zeitschriften, die wir hier abonniert haben und was thematisch jetzt vielleicht irgendwie passt, wird natürlich immer ein-*

> *mal wieder auch genutzt oder kann natürlich immer wieder auch da inhaltlich mit, ja, integriert werden.“ (Leh_GKPsy_02, Z. 1052–1062)*

Die Lehrende Leh_GKP_03 setzt nach eigenen Aussagen weniger Studien ein, sondern eher Fachzeitschriftenartikel, deren Inhalte sie im Unterricht einbindet.

> *„Nein, gerade zu dem Thema Körperpflege kann ich, würde ich nicht sagen, also ich meine auch sonst eigentlich eher weniger Studien. Das einzige, was ich tatsächlich einmal mache, ist, dass ich so versuche, Artikel aus Fachzeitschriften zu finden und die auch oder wenn die mir begegnen, dass ich mir die dann auch sozusagen nehme und die dann auch in den Unterricht mit einbringe.“ (Leh_GKP_03, Z. 947–952)*

Die Lehrenden nutzen für ihre Unterrichtsvorbereitung Artikel aus Fachzeitschriften. Die Aussagen der Lehrenden zeigen, dass diese weniger systematisch bei der Erarbeitung eines Themas gezielt nach Beiträgen oder Arbeiten zu der jeweiligen Thematik suchen, sondern sich eher kontinuierlich die Fachzeitschriften, die sie in der Schule zur Verfügung haben, anschauen und einen Abgleich machen, ob Inhalte daraus bedeutend für ihre Unterrichte sind. Deutlich wird auch, dass es weniger pflegewissenschaftliche Studien sind und mehr Aufsätze in den Zeitschriften, die hinzugezogen werden. Weder wurden konkrete Autorinnen oder Titel der Aufsätze noch spezifische Inhalte zur Körperpflege expliziert.

Diese Ergebnisse decken sich mit den Ergebnissen aus den Studien von Simon (2019) und Glissmann (2009) (siehe auch Kapitel 2.3), denn in beiden Studien wird als Ergebnis darauf verwiesen, dass Lehrende im Rahmen der Unterrichtsvorbereitung wenig auf fachwissenschaftliche Literatur (Simon, 2019, S. 276) zurückgreifen und keine systematische Literaturrecherche zum inhaltlichen Gegenstand durchführen (Glissmann, 2009, S. 74–79).

In Bezug auf das wissenschaftstheoretische Körperpflegewissen kann weiterhin konstatiert werden, dass Lehrende über Wissen zu spezifischen Pflegekonzepten verfügen, die auch in den Unterricht integriert werden, allen voran das Konzept der Basalen Stimulation®[39] nach Bienstein & Fröhlich (2016), dessen Bedeutung mehrere Lehrende (Leh_GKiKP_01; Leh_AP_01; Leh_GKP_05, Z. 585–587) beschreiben.

> *„(...) und wir versuchen, eben auch schon hier in der Ausbildung von Anfang an klar zu machen, dass Basale Stimulation wichtig ist, Wahrnehmungsförderung wichtig ist, und das bauen wir von Anfang an ein.“ (Leh_GKiKP_01, Z. 335–337)*

Die Lehrende Leh_AP_01 führt auch das Konzept der Basalen Stimulation® an und erläutert, dass speziell zur Körperpflege – neben Basaler Stimulation® und aktivierender Pflege – aus ihrer Sicht wenig Pflegekonzepte existieren.

> *„Das Konzept der Basalen Stimulation finde ich Ausschlag gebend. Oder finde ich einen guten Ausgangspunkt dazu. Naja, so viele Konzepte gibt es dazu gar nicht.*

39 Das Konzept der Basalen Stimulation ist ein geschützter Begriff. Dies wird im Fließtext mit der entsprechenden Kennzeichnung berücksichtigt. Aufgrund der besseren Lesbarkeit wird die Kennzeichnung „®“ jedoch nicht in den Zitaten der jeweiligen Interviewpassagen eingefügt.

Jetzt spezielle Konzepte der Körperpflege, da würde mir gar nicht so viel einfallen. (...) Und die aktivierende Pflege als ein Teilkonzept ist natürlich, oder finde ich auch immer wichtig, einzubeziehen.“ (Leh_AP_01, Z. 561–565)

Die Lehrenden binden das Pflegekonzept der Basalen Stimulation® im Unterricht einerseits als theoretisches Konzept und andererseits als reale Durchführung mit Übungen (siehe hierzu auch Kapitel 9.7) ein. Die Lehrenden Leh_GKP_01 (Z. 0–74) und Leh_GKP_03 thematisieren Basale Stimulation® vorrangig auf der theoretischen Ebene.

„Ich fange an tatsächlich mit der kurzen und knappen Einführung in die basale Stimulation und um da auf Berührung halt zu kommen (...).“ (Leh_GKP_03, Z. 285–286)

Andere Lehrende (Leh_AP_01; Leh_GKiKP_03, Z. 17–21) führen praktische Übungen zur Basalen Stimulation® durch und stellen dabei das eigene Erleben von Berührung und Berührungsqualitäten in den Mittelpunkt.

„(...) und mache Übungen zur Basalen Stimulation, wo sie sich selbst berühren und verschiedene Berührungsqualitäten noch einmal erfahren und dann zur somatischen Stimulation und so und eincremen und sich in den Arm nehmen, und schaukeln und, ach, eben so die ganzen basalen Stimulationsmöglichkeiten probiere ich dann mit denen noch einmal praktisch aus.“ (Leh_AP_01, Z. 107–111)

Viele Lehrende thematisieren das Konzept der Basalen Stimulation® im Rahmen der Lernsituation zur Körperpflege. Im Zentrum der Basalen Stimulation® steht die Förderung der Wahrnehmung durch Kommunikation und Berührungen über verschiedene Wahrnehmungsbereiche (Bienstein & Fröhlich, 2016, S. 51–87). Die Lehrenden stellen die Berührung im Körperpflegeunterricht in den Mittelpunkt und integrieren praktische Berührungsübungen (siehe hierzu weiterführend Kapitel 9.7), die die Lernenden selbst ausprobieren und reflektieren. Die Lehrende Leh_AP_01 benennt beispielhaft einige Berührungsmöglichkeiten, wie eincremen, in den Arm nehmen, schaukeln usw. Es ist anzunehmen, dass die Lehrenden weitere konkrete Beispiele für basalstimulierende Angebote (siehe weiterführend Bienstein & Fröhlich, 2016; Fröhlich, 2016; Nydahl & Bartoszek, 2012), die im Rahmen der Körperpflege integriert werden können, im Unterricht anführen. Darüber hinaus wird das Konzept theoretisch vorgestellt. Anzunehmen ist, dass vor allem Ziel, Entwicklung, Begründer und vielfältige Anwendungsbereiche[40] zum inhaltlichen Gegenstand gemacht werden.

40 Das Konzept der Basalen Stimulation wurde in den 1970er Jahren von dem Sonderpädagogen Andreas Fröhlich vor allem für die Kommunikation mit schwerstbehinderten Menschen entwickelt. In den 1980er Jahren übertrug die Pflegewissenschaftlerin Christel Bienstein das Konzept auf die Pflege. Heute wird die Basale Stimulation® breitflächig als Förderkonzept für Menschen aller Altersgruppen eingesetzt. Es ist ein körperorientiertes Konzept, das die individuellen Fähigkeiten zur Wahrnehmung, Kommunikation und Bewegung in den Blick nimmt und diese durch grundlegende Angebote aufbaut, sichert und erhält (Bienstein & Fröhlich, 2016, S. 18–19).

Neben dem Konzept der Basalen Stimulation® findet noch das Konzept der Kinästhetik nach Hatch & Maietta (1999) Anwendung, jedoch nicht selten ausgegliedert aus der Lernsituation Körperpflege. Die Lehrenden Leh_GKiKP_02 (Z. 656–657) und Leh_GKiKP_03 integrieren Aspekte der Kinästhetik in die Körperpflege.

> *„Im Zusammenhang mit dem Säugling wird hier zumindest auch immer dieses Infant Handling mit unterrichtet, das heißt, gerade bei der Körperpflege, wenn ich den Säugling, das Neugeborene aus dem Bett hebe, auf den Wickeltisch lege, beim Wickeln, was gibt es da zu beachten." (Leh_GKiKP_03, Z. 134–137)*

Im Fokus der Kinästhetik steht die Gesundheitsentwicklung sowohl der zu pflegenden Menschen als auch die der Pflegefachkräfte. Entwickelt wurde das Konzept in den 1970er Jahren von Hatch und Maietta (Hatch, Maietta & Schmidt, 1992, S. 190–191), die Kinästhetik als die „Lehre von der Bewegungsempfindung" (Hatch & Maietta, 1999, S. 5) beschreiben. Das Konzept versteht Gesundheit als stetigen Lern- und Interaktionsprozess innerhalb einer Person, zwischen Personen und zwischen Person(en) und Umwelt. Gesundheit definieren Hatch & Maietta (1999, S. 3) nicht nur als das Vorhandensein von Interaktionen, sondern auch als stetiges Wachstum und Entwicklung von eigenverantwortlichem Verhalten. Pflegenden kommt hierbei eine zentrale Rolle zu, denn sie unterstützen die zu pflegenden Menschen in ihrer Gesundheitsentwicklung. Der Fokus liegt konsequent auf den Ressourcen und bestehenden Fähigkeiten der zu pflegenden Menschen, auch im Rahmen einer Erkrankung, nach einem Unfall oder am Ende des Lebens (Enke, 2009; Hatch & Maietta, 1999, S. 4). Kinästhetik wird umfassend in der Pflege eingesetzt und ist mehr als die bloße Reduktion arbeitsbedingter Rückenverletzungen von Pflegenden.

Kinästhetik ist – wie das Konzept der Basalen Stimulation® – ein Förderkonzept für Menschen aller Altersstufen. Maietta & Hatch (2011) entwickelten 2004 eine spezifische Form der Kinästhetik für Neugeborene und Säuglinge, das Kinaesthetics Infant Handling, mithilfe dessen frühkindliche Bewegungsfähigkeiten und die motorische Entwicklung des Kindes gefördert werden. Die Lehrende Leh_GKiKP_03 führt dieses in ihrer Aussage (siehe oben) explizit an.

Zusammenfassend lässt sich konstatieren, dass zwei zentrale und für die Lernsituation Körperpflege bedeutende Konzepte (Basale Stimulation® und Kinästhetik) in die Körperpflegelernsituation integriert werden. Darüber hinaus finden einzelne pflegewissenschaftliche Studien („Coolout" von Kersting (2013), „Festgenagelt sein" von Zegelin (2013) und „Kommunikation bei der Intimpflege" von Bombe (1995)) bei der Vorbereitung und/oder Durchführung des Körperpflegeunterrichts Berücksichtigung, wobei die Studie zur Kommunikation bei der Intimpflege die affinste der drei angeführten Studien zur Körperpflege ist, da sie einen bedeutenden Ausschnitt der Körperpflege in den Blick nimmt, während die Studie des Bettlägerigwerdens thematisch sehr gut in eine Lernsituation zur Bewegung passt und die Coolout-Studie z. B. in eine Lernsituation zur kritischen Reflexion des eigenen Berufsverständnisses integriert werden könnte. Insgesamt sind jedoch wenig Studien oder Forschungsergebnisse zum Thema Körperpflege bekannt und genannt worden. Es werden einige wenige wissenschaftliche Arbeiten für die eigene Unterrichtsvorbereitung hinzugezogen, jedoch nur in einem geringen Maße im Unterricht bearbeitet.

Die ehrliche Aussage der Lehrenden Leh_GKP_03, kaum Studien zu verwenden,

> *„Nein, gerade zu dem Thema Körperpflege kann ich, würde ich nicht sagen, also ich meine auch sonst eigentlich eher weniger Studien." (Leh_GKP_03, Z. 947–948)*

steht vermutlich stellvertretend für andere Lehrende, die ebenfalls wenige pflegewissenschaftliche und pflegedidaktische Arbeiten heranziehen. Dies kristallisiert sich in den Interviews häufig heraus, als Lehrende gefragt wurden, was sie bei der Vorbereitung der Körperpflegelernsituation theoretisch leitet, und die oben angeführten Konzepte und Arbeiten genannt wurden.

Bezug zum theoretischen Rahmen

In der Kategorie des *wissenschaftstheoretischen, generalistischen Körperpflegewissens* finden sich einzelne Studien und Konzepte, die von den Lehrenden bei der Konstruktion der Körperpflegelernsituation hinzugezogen werden und im Interview expliziert wurden. Übergeordnet lässt sich jedoch eine Lücke zwischen den in der Pflegewissenschaft vorliegenden und den bei der Vorbereitung und Durchführung von Körperpflegeunterricht angeführten Forschungsarbeiten feststellen. Diese Ergebnisse decken sich mit Ergebnissen verschiedener Autorinnen. Darmann-Finck (2010a) eruiert in ihrer qualitativen Studie zur interpretativen Unterrichtsforschung von Lehrenden drei Bildungskonzepte (Regelorientierung, Fallorientierung und Meinungsorientierung), von denen der größte Teil des Unterrichts dem Konzept der Regelorientierung zuzuordnen ist, während die Fall- und die Meinungsorientierung im Hintergrund stehen (Darmann-Finck, 2010a, S. 66, 122, 142). In den beobachteten Pflegeunterrichten konnte festgestellt werden, dass Lehrende bei ihren inhaltlichen Ausführungen wenig wissenschaftlich fundierte Literatur hinzuziehen und keine empirischen Erkenntnisse liefern (Darmann-Finck, 2010a, S. 73–74).

Simon (2019) zeigt in ihrer Studie Mängel in der Nutzung pflegewissenschaftlicher Erkenntnisse bei der Unterrichtsplanung. Die Lehrenden greifen bei der Unterrichtsvorbereitung unzureichend auf pflegewissenschaftliche Literatur zurück. Aus diesen Ergebnissen leitet Simon die Kernkategorie *„tendenzielle Vermeidung"* mit ihren Dimensionen *„Versuch des Einbezugs"* und *„Nichteinbezug"* ab (Simon, 2019, S. 236). Bei der Auswahl der Informationsquellen werden vorrangig pflegerische und medizinische Fachbücher[41] (hier vor allem die Kompaktwerke „Pflege heute" und „Thiemes Pflege") sowie Fachzeitschriften, die weniger wissenschaftlich aufbereitet sind (z. B. die Zeitschrift „Die Schwester/der Pfleger"), genutzt. „Sich stärker an der Wissenschaft orientierte Pflegezeitschriften wie z. B. „Pflege" oder „Pflegewissenschaft", die Studienergebnisse publizieren, werden lediglich von weni-

41 Die Studien von Eisele & Reiber (2013) und Hellweg (2017) zeigen, dass die pflegerischen Fachbücher aktuelle pflegewissenschaftliche Inhalte noch unzureichend berücksichtigen und auch für pflegedidaktische Entscheidungen wenig Unterstützung bieten.

gen Lehrenden gelesen und dienen vornehmlich der Wissenserweiterung" (Simon, 2019, S. 276)

Auch Glissmann (2009) kommt in ihrer qualitativen Studie zu dem Ergebnis, dass Lehrende in der Unterrichtsvorbereitung zum Thema „Pflegeberatung" kaum systematische Literaturrecherchen durchführen und wenig wissenschaftlich fundierte Literatur hinzuziehen. Daraus leitet sich vier Typen von Lehrenden bezüglich der Berücksichtigung (pflege-)wissenschaftlicher Erkenntnisse bei der Durchführung von Unterricht zum Thema „Pflegeberatung" ab (siehe Kapitel 2.3).

Folgende Studien bzw. Inhalte aus (Forschungs-)Arbeiten[42] könnten aus Sicht der Autorin bei der Konstruktion der Lernsituation zur Körperpflege berücksichtigt werden, auch wenn die Arbeiten nicht primär im Kontext der Körperpflege erarbeitet wurden:

- das Konzept der Leiblichkeit (Böhnke, 2010; Moers, 2012; Uzarewicz, 2003; Uzarewicz & Moers, 2012),
- der Zugang zum anderen über Sprache, Körper und Leib (Hülsken-Giesler, 2008),
- das Konzept der Berührung (Helmbold, 2007),
- Pflegesituationen aus der Sicht der zu pflegenden Menschen und der Pflegenden (z.B. Adam-Paffrath, 2014; Elsbernd, 2000),
- das Erleben von verletzender und schädigender Pflege (Elsbernd & Glane, 1996),
- das Professionsverständnis von Pflegenden (Cassier-Woidasky, 2007),
- Nähe und Distanz im Kontext der ambulanten Pflege (Duppel, 2005),
- das Pflegephänomen Scham (Bohn, 2015; Gröning, 2014; Heimerl, 2006; Immenschuh & Marks, 2014) und
- das Pflegephänomen Ekel (Krey, 2003, 2004; Ringel, 2000).

8.2.3 Bezugswissenschaftliches Wissen (I.W 3)

Da Pflegewissenschaft eine interdisziplinäre Wissenschaft ist, gehört in das pflegewissenschaftliche Wissen auch das bezugswissenschaftliche Wissen. Insbesondere das Wissen aus den Naturwissenschaften, wie Anatomie, Physiologie, Biologie und Pathophysiologie aber auch aus der Psychologie, der Kommunikationswissenschaft und der Hygiene zeigt sich in den Interviews mit den Lehrenden. Einige Lehrende führen konkretes Fachwissen an, andere benennen die relevanten Bezugsdisziplinen mit ihren Inhalten für die Körperpflege. Aus Gründen der Übersichtlichkeit werden nachfolgend nur einige Beispiele angeführt, zumal viele in Kapitel 8 zum pfle-

42 Im Folgenden werden ausgewählte, überwiegend pflegewissenschaftliche Arbeiten angeführt, die bei der Gestaltung einer Lernsituation zur Körperpflege herangezogen werden können. Die Auflistung erhebt keinen Anspruch auf Vollständigkeit, da aufgrund der Komplexität der Körperpflege und ihrer mannigfaltigen Bezüge zu anderen Inhalten viele weitere Arbeiten genutzt werden könnten, die im Rahmen dieser Arbeit nicht alle aufgeführt werden können. Die Auswahl folgt der Prämisse, Studien und Arbeiten hinzuzuziehen, die möglichst nah am Gegenstand der Körperpflege orientiert sind, wie das Erleben von Berührung, Leiblichkeit, Scham, Ekel usw.

gedidaktischen Professionswissen erläuterte Wissenskategorien im Verlauf der Ergebnisdarstellung noch weitergehend expliziert werden (Kapitel 9 und Kapitel 10).

In den meisten Interviews wird im Rahmen der Körperpflege ein inhaltlicher Bezug zum anatomischen Aufbau der Haut und zur physiologischen Hautfunktionen thematisiert. Darüber hinaus wird der Aufbau der Zelle (Leh_GKiKP_01; Leh_GKPsy_02, Z. 22–23; Leh_GKiKP_01, Z. 665–667) als Inhalt aus den Bezugsdisziplinen der Biologie und Anatomie angeführt.

> *„Aus der Biologie natürlich auch, wenn ich an die Zelle denke und Membrantransport und auch, wenn es Basics sind, aber die fließen da auf jeden Fall auch ein." (Leh_GKiKP_01, Z. 1275–1276)*

Zum anatomischen Aufbau der Haut führen einzelne Lehrende die Unterschiede einer Neugeborenenhaut zu der des Erwachsenen und der des älteren Menschen sowie mögliche Konsequenzen für Pflegende an. Hier gibt es eine direkte Querverbindung zu der Wissenskategorie *Erfahrungsbasiertes, generalistisches Körperpflegewissen* (siehe Kapitel 8.2.1), da Lehrende explizit Unterschiede der Haut bei Menschen verschiedener Altersstufen erläutern.

> *„Bei der Säuglingshaut? (I: Ja.) Ja, zum Beispiel, dass die wesentlich von der Epidermis, von der obersten Hornschicht, dünner ist, also dreimal bis fünfmal dünner als bei Erwachsenen und entsprechend empfindlicher. Dann, die Hautbarriere ist noch nicht ausgebildet, das entwickelt sich erst im ersten und zweiten Lebensjahr. Und somit können eben Duftstoffe, Farbstoffe, ja, viel eher in die Haut eindringen, die verlieren mehr Feuchtigkeit, die Säuglingshaut ist wesentlich trockener." (Leh_GKiKP_01, Z. 146–151)*

Neben anatomischen Inhalten finden auch im Rahmen der Körperpflege bereits erste Bezüge zu Hauterkrankungen statt. In der Gesundheits- und Kinderkrankenpflege werden speziell der Lausbefall und Krätze (Scabies) bei Kindern thematisiert (Leh_GKiKP_01; Leh_GKiKP_03, Z. 155–160).

> *„Ja, und dann noch der Bereich, was ich vorhin gesagt habe, so Pflege in speziellen, Körperpflege in speziellen Situationen, wie zum Beispiel bei Scabies, bei Lausbefall oder so." (Leh_GKiKP_01, Z. 1291–1292)*

Darüber hinaus werden quer durch alle Berufsgruppen (Leh_AP_01, Z. 239–254; Leh_GKP_01, Z. 466–467; Leh_GKiKP_03) Pilzbefall, Intertrigo oder Erysipel aufgegriffen, da im Rahmen der Hautbeobachtung als Auffälligkeiten der Haut von Pflegenden frühzeitig erkannt werden müssen, wie dies exemplarisch an folgender Aussage deutlich wird.

> *„(...) da gibt es fast schon wieder Parallelen, die Empfindlichkeit des Genitalbereiches bei der Versorgung, auf der einen Seite Windeln, auf der anderen Seite Inkontinenzmaterialien, worauf ich da zu achten habe, das ist immer ganz wichtig, was ist eine Pilzerkrankung, was ist ein Wundliegen, der Intertrigo, diese Unterschiede, da gehe ich noch einmal drauf ein. (...) Oder ich mache dann die Hautbeobachtung, da sind ja einige so krankhafte Veränderungen, so Fußpilz, auch Fußpilz ist auch noch*

> *ein großes Thema. Wie versorge ich jemanden mit Fußpilz bei einer Ganzkörperwaschung im Bett, was muss ich dem noch beratend mit auf den Weg geben, was darf auf keinem Fall passieren." (Leh_GKiKP_03, Z. 111–115, 205–209)*

Aus dem Bereich der Psychologie wird häufig das Modell der Distanzzonen von Hall (1988) angeführt, wie die Aussage der Lehrenden aus der Gesundheits- und Kinderkrankenpflege zeigt.

> *„Ja, (…) die Schüler (...) erarbeiten dann die Distanzzonen von Hall, damit die auch, ja eine wissenschaftliche Fundierung dazu haben. (...) Ja, (...) es sind ja auch Anteile der Psychologie auf jeden Fall dabei. Ich würde einmal sagen, das fließt hier und da mit ein, und zum Beispiel Nähe und Distanz, das geht ja in die Richtung." (Leh_GKiKP_01, Z. Z. 67–69; 1259–1261)*

Aus den medizinischen Bezugsdisziplinen werden im Rahmen der Körperpflege hygienische Aspekte in die jeweilige Lernsituation integriert (Leh_GKPsy_02; Leh_GKiKP_01, Z. 1251–1253; Leh_GKiKP_02, Z. 1034–1038), wenngleich es zusätzlich eine separate Lernsituation zum Thema Hygiene an den Schulen gibt.

> *„Das reicht von Grundlagen, wann desinfiziere ich mir die Hände oder wie oder jetzt auch wirklich in dieser Situation ‚Körperpflege', worauf muss ich achten bei der Hygiene? Auf meine eigene Hygiene, auf die Hygiene am Patienten, Wäschewechsel im weitesten Sinne, ja genau. Handschuhe tragen, also eher auf die Situation, also welche hygienischen Richtlinien gibt es, die für mich ja irgendwie auch Handlungen nach sich ziehen, also das, was muss ich berücksichtigen aus hygienischer Sicht und wie mache ich das jetzt in der Körperpflege?" (Leh_GKPsy_02, Z. 608–614)*

Es lässt sich **zusammenfassend** festhalten, dass die Lehrenden über relevantes Wissen aus den Bezugswissenschaften für die Körperpflege verfügen. Sie benennen spezifische Inhalte aus den Bereichen der Anatomie, Biologie, Psychologie oder Hygiene, die sie in ihre Lernsituation zur Körperpflege integrieren.

Bezug zum theoretischen Rahmen

Im Kontext des Wissensbereichs I. *Pflegewissenschaftliches Wissen* stellt die Pflegewissenschaft die Leitdisziplin dar, die sich auf andere Bezugsdisziplinen bezieht. Görres & Friesacher (1998, S. 161) sowie Remmers (1999, S. 367) sprechen vom „typischen Querschnittscharakter" der Pflegewissenschaft, die „entsprechend breit und vielfältig und nur schwer gegenüber anderen Wissenschaften abzugrenzen" (Görres & Friesacher, 1998, S. 161) ist. Die sich als Handlungswissenschaft verstehende (Görres & Friesacher, 1998, S. 162; Remmers, 1999, S. 367) und in einem multidisziplinären Zusammenhang stehende (Käppeli, 1999, S. 156) Pflegewissenschaft muss

> *„sich primär diejenigen Inhalte zum Gegenstand machen, mit denen Pflegende in ihrem Berufsalltag konfrontiert sind, also die gesundheitlichen oder die Leidenssituationen von Individuen, von Gruppen mit der gleichen Problematik oder von Populationen mit vergleichbaren demografischen Merkmalen bzw. der gesamten Gesellschaft" (Käppeli, 1999, S. 155).*

Die Bezugswissenschaften nehmen für die Pflegewissenschaft hierzu eine Begründungsfunktion ein und müssen für pflegespezifische Fragestellungen konkretisiert werden. Remmers (1999, S. 367) konstatiert, dass Pflegewissenschaft „ihr innovatorisches Potential vor allem auch daraus ziehen wird, daß [sic] sie das in unterschiedlichen Nachbarsdisziplinen/Bezugswissenschaften entwickelte und verfügbare Wissen aufgreift, jedoch hinsichtlich pflegerischer Belange/Probleme spezifiziert und reformuliert".

Als bedeutende Bezugswissenschaften der Pflegewissenschaft fungieren naturwissenschaftliche als auch geistes- und sozialwissenschaftliche Disziplinen (Görres & Friesacher, 1998, S. 162). Remmers (1999, S. 370–373) benennt die Medizin, die Gesundheitswissenschaften, die Soziologie, die Sozialpädagogik/Sozialarbeitswissenschaft, die Behindertenpädagogik und die Psychologie als wichtigste Nachbardisziplinen.

Elsbernd & Bader (2018, S. 345) führen neben Medizin, Soziologie und Psychologie noch Ethik, Recht und Betriebswirtschaft/Ökonomie als Bezugsdisziplinen der Pflegewissenschaft an.

Auch in den gesetzlichen Grundlagen der Pflegeausbildung finden Bezugsdisziplinen ihren Niederschlag. In der alten Ausbildungs- und Prüfungsverordnung für die Berufe in der Krankenpflege (KrPflAPrV) von 2003 werden vier Wissensgrundlagen mit Stundenzuweisung aufgelistet: neben den 1) Pflege- und Gesundheitswissenschaften sind 2) pflegerelevante Kenntnisse der Naturwissenschaften und Medizin, 3) pflegerelevante Kenntnisse der Geistes- und Sozialwissenschaften sowie 4) pflegerelevante Kenntnisse aus Recht, Politik und Wirtschaft zu integrieren. Die Formulierung „pflegerelevant" verdeutlicht, dass bezugswissenschaftliche Inhalte immer zielgerichtet und fokussiert auf pflegerisches Handeln einbezogen werden müssen. Im neuen Pflegeberufegesetz (PflBG) von 2017 und in der dazugehörigen Ausbildungs- und Prüfungsverordnung für die Pflegeberufe (PflAPrV) von 2018 werden keine Wissensgrundlagen mehr separat, sondern integriert (und nicht explizit als solche benannt) in fünf Kompetenzbereiche pflegerischen Handelns integriert. Im Kontext der pflegerischen Handlung *„Kommunikation und Beratung personen- und situationsorientiert gestalten"* (Kompetenzbereich II) wird z. B. die konkrete Kompetenz *„Die Auszubildenden wenden Grundsätze der verständigungs- und beteiligungsorientierten Gesprächsführung an"* genannt, die indirekt auf bezugswissenschaftliche Inhalte aus den Kommunikationswissenschaften hinweist.

Im neuen Rahmenlehrplan der Fachkommission (2019), der das Pflegeberufegesetz und die Ausbildungs- und Prüfungsverordnung ausdifferenziert, wird – dem Wissenschaftsprinzip der Curriculumentwicklung (Reetz & Seyd, 2006, S. 241) nachkommend – die Berücksichtigung der Bezugswissenschaften wie folgt festgelegt: „Die Theorien, Konzepte und Forschungsbefunde der Pflegewissenschaft als Fachwissenschaft und der weiteren Wissenschaften als Bezugswissenschaften werden soweit wie möglich den Situationsmerkmalen als Darlegungselemente für die Inhalte zugeordnet." (Fachkommission, 2019, S. 14). Die Orientierung an pflegerischen Handlungssituationen im Sinne des Situationsprinzips der Curriculumentwicklung (Reetz & Seyd, 2006, S. 241) ist der Kern der pflegeberuflichen Ausbildung. Die Bezugswissenschaften dienen in diesem Kontext der Begründung und Reflexion der Pflegehandlungen (Fachkommission, 2019, S. 20). Der Rahmenlehrplan ist nach elf curricularen Einheiten strukturiert. Die Bezugswissenschaften finden sich analog zur PflAPrV in den jeweiligen Kompetenzen, integriert in den verschiedenen Situationsmerkmalen sowie als weitere „Inhalte/Wissensgrundlagen" in den curricularen Einheiten wieder. Die Tabelle 8.3 zeigt beispielhaft die Integration von Bezugswissenschaften im Rahmenlehrplan.

Tabelle 8.3: Exemplarische bezugswissenschaftliche Inhalte aus dem Rahmenlehrplan der Fachkommission (2019) (eigene Erstellung)

Curriculare Einheit	Strukturgebende Aspekte	Konkrete (bezugswissenschaftliche) Inhalte
CE 02 B Menschen in der Selbstversorgung unterstützen	Kompetenzen	*Die Auszubildenden beachten die Anforderungen der Hygiene und wenden Grundregeln der Infektionsprävention in den unterschiedlichen pflegerischen Versorgungsbereichen an (S. 43).*
	Situationsmerkmal Handlungsmuster	*Veränderungen des Gesundheitszustandes (inkl. der Vitalwerte) anhand von grundlegendem Wissen aus der Pflege und den Bezugswissenschaften beobachten, beschreiben und sachgerecht dokumentieren (S. 48).*
	Weitere Inhalte/ Wissensgrundlagen	*Überblick über Anatomie/Physiologie der Haut sowie häufige alters- und gesundheitsbedingte Veränderungen des Hautzustands (S. 49).*

8.2.4 Wissen über Herausforderungen in der Pflegepraxis (I.W 4)

Während die ersten drei Kategorien des *pflegewissenschaftlichen Wissens* vorrangig auf den *Lernort Schule* fokussiert sind, richtet sich der Blick in der letzten Kategorie des pflegewissenschaftlichen Wissens auf die *Pflegepraxis*. Die Ergebnisse aller Interviews zeigen, dass das Wissen über die Herausforderungen in der Pflegepraxis einen sehr hohen Stellenwert einnimmt und für die Interviewpartner Konsequenzen in ihrem didaktischen Handeln nach sich zieht. Strukturlogisch lässt sich diese Wissenskategorie mit dem erfahrungsbasierten, generalistischen Körperpflegewissen oder dem wissenschaftlichen, generalistischen Körperpflegewissen verknüpfen. Da diese Wissenskategorie jedoch im Rahmen des pflegedidaktischen Professionswissens besonders prägnant ist und auch weitreichende Auswirkungen auf das *pflegedidaktische Handeln* der Lehrenden und das Phänomen des *Handelns wider besseres Wissen* aufweist, wird das *Wissen über Herausforderungen in der Pflegepraxis* (I.W 4) als eigenständige Kategorie aufgeführt. Hierbei handelt es sich um Herausforderungen innerhalb der Körperpflege, vor die Pflegefachkräfte gestellt sind bzw. die sie in der Pflegepraxis vorfinden. Herausforderungen, die Lernende mit der Körperpflege erleben, werden separat in einer anderen Wissenskategorie (*Wissen über Herausforderungen für Lernende mit Körperpflegeinhalten* II.W 2) erläutert, wenngleich es Überschneidungen geben kann.

In Anlehnung an Treptow (2012, S. 29–30) werden **Herausforderungen** als anspruchsvolle und komplexe Situationen verstanden, die eine intensive Anstrengung zur Bewältigung erfordern und vom Kontext und der subjektiven Bewertung des Individuums beeinflusst werden. Herausforderungen sind häufig durch Unsicherheit, großen Handlungsdruck und wenigen Alternativen bzw. Entscheidungsspielräumen bei gleichzeitig hohem Handlungsdruck zu raschem und wohlüberlegtem Handeln gekennzeichnet (Evers, 2012, S. 142–143; Treptow, 2012, S. 37). Herausforderungen können riskant und konfliktreich sein, haben außerordentliche bis stark belastende Qualität und fallen aus dem Rahmen der täglichen Routine heraus (Thiersch, 2012, S. 13; Treptow, 2012, S. 36). Pflegerische Herausforderungen sind Bestandteile von pflegerischen Handlungssituationen[43] (Kuckeland & Schneider, 2016, S. 6; Schneider, Kuckeland & Hatziliadis, 2019a, S. 15–16) und lassen sich in Schlüsselprobleme, Konflikte und Dilemmata unterteilen (Schneider, Kuckeland & Hatziliadis, 2019a, S. 30) (Abbildung 8.2). Darmann (2005, S. 333) nutzt den Begriff der **Schlüsselprobleme** übergeordnet für „typische, strukturell bedingte Problem-, Konflikt- und Dilemmasituationen".

Konflikte entstehen durch unvereinbare Vorstellungen (z.B. zu Zielen, Entscheidungen oder Bedürfnissen) innerhalb einer Person oder zwischen einer und mehreren Personen (Migge, 2007, S. 486). Konflikte erzeugen häufig einen Handlungs- und Lösungsdruck (Schneider, Kuckeland & Hatziliadis, 2019a, S. 16). **Dilemmata** sind im Gegensatz zu Problemen und Konflikten nicht lösbar und ergeben sich aus der Wertepluralität von divergierenden Anforderungen und individuellen Bedürfnissen. Sie erfordern ethisch begründete Positionierungen (Riedel, 2013, S. 1). Sowohl multidimensionale (Schlüssel-)Probleme, Dilemmata als auch Konflikte sollen zur Anbahnung von Bildungszielen als Lernsituationen entwickelt werden (Fachkommission, 2019, S. 28).

---

43 Der Begriff der pflegerischen Handlungssituation geht auf Knigge-Demal & Hundenborn (1998) zurück, die in Anlehnung an Kaiser (1985) die konstituierenden Merkmale einer Handlungssituation erstmalig auf die Pflege übertrugen. Hierzu definierten sie fünf zentrale Merkmale von Pflegesituationen: Pflegeanlässe, Erleben und Verarbeiten, Interaktionsstrukturen, Institution und den Pflegeprozess (Knigge-Demal & Hundenborn, 1998, S. 19). Kuckeland & Schneider (2016, S. 6–7) und Schneider, Kuckeland & Hatziliadis (2019a, S. 21) entwickeln die pflegerische Handlungssituation weiter und differenzieren u.a. Pflegeanlässe, Kernaufgaben und Herausforderungen im Rahmen einer pflegerischen Berufsfeldanalyse im Forschungsprojekt KraniCH (kompetenzorientiertes, anschlussfähiges Curriculum Hannover) aus (Schneider, Kuckeland & Hatziliadis, 2019a; Schneider, Kuckeland & Hatziliadis, 2019b).

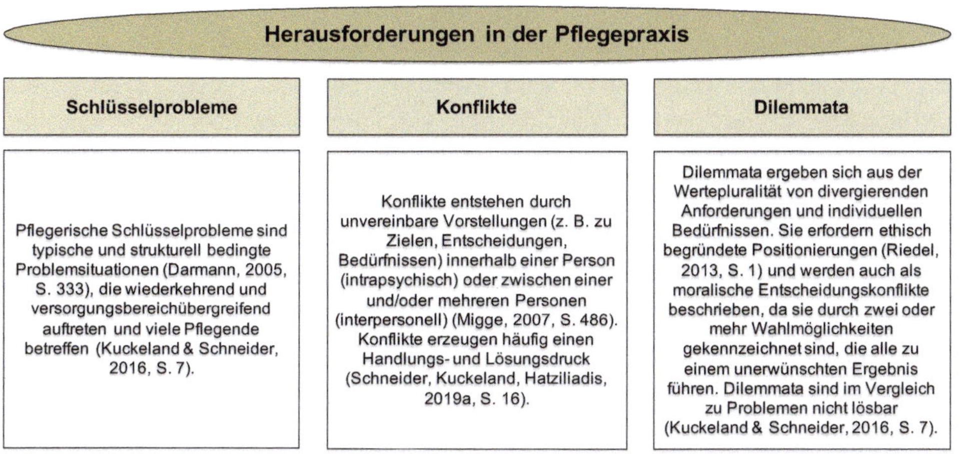

Abbildung 8.2: Schlüsselprobleme, Konflikte und Dilemmata als Bestandteile von Herausforderungen (eigene Erstellung)

Die Auswertungen der Ergebnisse zeigen, dass den Lehrenden vielfältige Herausforderungen in der Pflegepraxis in Bezug auf Körperpflege bewusst sind. Aus den Daten konnten zu der Kategorie *Wissen über Herausforderungen in der Pflegepraxis* (I.W 4) *vier zentrale Konzepte*[44] abgeleitet und gebündelt werden, die den Schlüsselproblemen bzw. den Dilemmata zugeordnet werden können. Schlüsselprobleme und Dilemmata stellen *Dimensionen* (Strauss & Corbin, 1996, S. 43) der Wissenskategorie dar. Die Ergebnisse der Auswertungen werden anhand der genannten Unterteilung beschrieben (Tabelle 8.4).

Tabelle 8.4: Schlüsselprobleme und Dilemmata als Dimensionen der Kategorie ***Wissen über Herausforderungen in der Pflegepraxis*** (I.W 4) mit Konzepten (eigene Erstellung)

Kategorie	**Wissen über Herausforderungen in der Pflegepraxis (I.W 4)**			
Dimensionen	**Schlüsselprobleme**	**Verweise**	**Dilemmata**	**Verweis**
Konzepte	*Zunehmende Berührungslosigkeit*	*Kap. 8.2.4.1*	*Fachlich korrektes Handeln vs. Achtung der Autonomie der zu Pflegenden*	*Kap. 8.4.2.3*
	Bedeutungsverlust der Körperpflege	*Kap. 8.2.4.2*	*Ausführen erforderlicher Maßnahmen vs. Achtung der Autonomie der zu Pflegenden*	*Kap. 8.4.2.4*

44 Konzepte stellen konkretere Phänomene als Kategorien dar, die ihrerseits als strukturierte Bündelungen der Konzepte abstraktere Phänomene abbilden (Strauss & Corbin, 1996, S. 50–51) (siehe Kapitel 7.5.1).

8.2.4.1 Schlüsselproblem: zunehmende Berührungslosigkeit (Konzept)

In der Pflegepraxis zeigt sich eine zunehmende Berührungslosigkeit durch den gestiegenen Gebrauch von Handschuhen bei der Körperpflege. Die Lehrenden führen an, dass ihrer Wahrnehmung nach die Körperpflege zunehmend komplett mit Handschuhen durchgeführt wird, obwohl die zu pflegenden Menschen eine intakte Haut aufweisen.

> *„Und die Tendenz, die wir in der Praxis sehen, ist, dass komplett mit Handschuhen gewaschen wird." (Leh_GKPsy_04, Z. 164–165)*

Das vermehrte Handschuhtragen bei der Körperpflege führt dazu, dass zu pflegende Menschen viel weniger Berührung erfahren und zunehmend mehr Distanz zwischen zu pflegenden Menschen und Pflegenden entsteht.

> *„Und die Erfahrung zeigt, dass heute ganz, ganz viel nur noch mit Handschuhen gemacht wird, also ganz wenig Berührung ohne Handschuhe stattfindet." (Leh_GKP_03, Z. 186–188)*

Die Lehrende Leh_GKiKP_03 greift das zunehmende Tragen von Handschuhen auf und bringt zusätzlich ihr Empfinden zum Ausdruck, nämlich, dass sie die Situation schrecklich findet.

> *„Ich glaube, im Moment rennt jeder da mit Handschuhen rum, ich finde das ganz furchtbar." (Leh_GKiKP_03, Z. 563–564)*

Zwei Lehrende versuchen, Erklärungen für die Zunahme der Körperpflege mit Handschuhen zu finden. Eine Lehrende führt dies auf das mögliche Bedürfnis der Pflegenden nach Professionalisierung durch Distanzierung zurück. Sie argumentiert, dass Handschuhe und Distanz den Pflegenden möglicherweise Sicherheit und Orientierung bieten.

> *„Gerade das Thema mit den Handschuhen, finde ich, ist vermehrt gekommen. Ich weiß nicht, wo dran es/, also, ich weiß nicht, ob Handschuhe auch etwas mit Professionalität zusammenhängt, also, dass ich mich da auch klarer zeigen will. Hygiene sind klare Linien, und da kann ich mich so orientieren, in so einer Orientierungslosigkeit. Ich weiß es nicht (...)." (Leh_AP_01, Z. 169–175)*

Eine zweite Lehrende betrachtet das Handschuhtragen in einem größeren Kontext und führt das überproportionale Handschuhtragen auf gesellschaftliche Veränderungen im Hygienebewusstsein zurück.

> *„Ich glaube, dass das Hygieneempfinden, die hygienischen Vorstellungen, sich auch sehr stark gewandelt haben, auch gesellschaftlich durchaus, aber natürlich auch eben in unserem Bereich. Dass man bestimmte Sachen durchaus mit Handschuhen macht, finde ich absolut nachvollziehbar, auch aus meiner Historie heraus, so, aber ich meine eben, dass man intakte Körperstrukturen, die eben nicht in dem Intimbereich mit Ausscheidungen oder ähnlichem zu tun haben, durchaus ohne Handschuhe berühren kann, so!" (Leh_GKP_03, Z. 179–185)*

Auch die Lehrende Leh_GKPsy_02 führt die zunehmende Berührungslosigkeit auf gesellschaftliche Entwicklungen zurück, rückt jedoch den Einzelnen stärker in den Fokus. Sie konstatiert, dass die mangelnde Bereitschaft einzelner Menschen, sich berühren zu lassen und selbst zu berühren, ursächlich für die Veränderungen im Umgang mit Berührung ist.

> *„Und ich glaube auch, dass es eine gesellschaftliche Entwicklung ist, diese mangelnde, die mangelnde Bereitschaft, wirklich Menschen, ja, zu berühren im reinen Wortsinn tatsächlich berühren, vielleicht auch noch in dem übertragenen Wortsinn, Menschen zu berühren oder sich auch von Menschen berühren zu lassen." (Leh_GKPsy_02, Z. 115–118)*

Die Berührungslosigkeit zeigt sich darüber hinaus im Ausblenden der Bedürfnisse nach Berührung von zu pflegenden Menschen und insbesondere älterer Menschen.

> *„Aber wie ist das dann für einen Patienten in dem Alter? Säuglinge, Kinder insbesondere erfahren sehr viel Berührung, ob das jetzt mit Kuscheleinheiten ist, da würden sie nicht auf die Idee kommen, das Kind mit Handschuhen anzuziehen oder den Oberkörper zu waschen. Bei Erwachsenen tun sie es. Wenn man jetzt dann nochmal die sozialen Settings sich anschaut, dann haben sie einen 80-jährigen Herrn aus dem Altenpflegeheim, der tendenziell weniger Berührungen sowieso noch erfährt." (Leh_GKiKP_04, Z. 547–552)*

Während Kinder und Säuglinge selten mit Handschuhen berührt werden und auch selten Ekelempfinden bei Pflegenden auslösen, ist dies bei älteren Menschen anders.

> *„In der Kinderklinik haben wir eher weniger das Problem. Komischerweise möchte keiner mit Handschuhen einen Säugling auf den Arm nehmen. Nur einen alten Menschen mal zu berühren, ja, ich muss es so stehen lassen, ich kann es nicht ändern." (Leh_GKiKP_03, Z. 586–589)*

Die Lehrende Leh_GKiKP_03 nimmt in der folgenden Aussage zwei polarisierende Situationen in den Blick, indem sie konstatiert, dass Handschuhtragen in bestimmten Situationen (z.B. im Umgang mit Körperflüssigkeiten) zwingend erforderlich ist, während in anderen Situationen ein Berühren ohne Handschuhe das pflegerisch Sinnvolle ist.

> *„Unabhängig davon es gibt einfach, wenn es einen Kontakt mit irgendwelchen Körperflüssigkeiten gibt, ohne Frage Handschuhe an, das steht auch außer Frage, Intimpflege mit Handschuhen, schafft auch noch einmal eine gesunde Distanz, aber bitte, wenn ich doch jemanden die Arme, den Brustkorb und den Rücken einreibe und habe jemanden, der nicht mehr viel an Berührung hat, ja, dann versuche ich eben so auch dem zu sagen, dass diese Berührung durchaus schon tröstliche und therapeutische Aspekte haben kann." (Leh_GKiKP_03, Z. 537–542)*

Wie Reaktionen von Lernenden auf Berührung von Säuglingen und älteren Menschen aussehen, schildert die Lehrende Leh_GKiKP_04 eindrucksvoll.

„Kinderfüße finden alle toll, die küsst man auch, die findet man süß, die haben keine Hornhaut, dann lacht das Baby noch einen an und ja, dann sind alle wieder hin und weg. Und dann sage ich ‚Ja, und jetzt machen Sie das bei einem 80-jährigen Patienten auch', und kommen natürlich ekelerregende Kommentare ‚Boar nein, das ist ja ekelhaft, die haben ja alle Fußpilz'." (Leh_GKiKP_04, Z. 542–546)

Das vermehrte Tragen von Handschuhen kann auch als Reaktion auf die stark ausgeprägte psychische und körperliche Nähe zu den zu pflegenden Menschen gedeutet werden, denn intime Situationen stellen häufig Herausforderungen für alle Beteiligten dar, also für den zu pflegenden Menschen und die Pflegenden selbst, denn die Durchführung der Körperpflege beinhaltet immer eine Grenzüberschreitung (Sowinski, 2004; Stemmer, 2001) der normalen Distanz zwischen zwei fremden Personen.

„Ich muss ja eine gewisse Grenze, wenn ich Intimpflege durchführen muss, muss ich ja eine gewisse Grenze überschreiten, und das muss ich eben vorsichtig machen und muss wissen, wie kann jemand reagieren." (Leh_GKiKP_01, Z. 299–302)

Die Lehrende Leh_GKPsy_02 beschreibt die Dimensionen der Grenzüberschreitung aus der Perspektive der Pflegenden und der zu pflegenden Menschen. Während die Grenzüberschreitung für Pflegende etwas ganz „Typisches" und häufige pflegerische Aufgabe ist, stellt die Grenzüberschreitung für zu pflegende Menschen etwas Ungewohntes und Unsicherheit sowie Unbehagen Auslösendes dar.

„Ich gehe über Grenzen, also, ich sage jetzt einmal, natürliche Grenzen einer Person, die durchbreche ich in dieser Situation und das haben wir natürlich zum Beispiel bei vielen anderen Dingen oder vielleicht vielen anderen Lerneinheiten ja nicht so, und das ist natürlich etwas ganz Zentrales, in diese vielleicht auch, ich sage einmal, Tabuzonen einzugreifen, in Anführungsstrichen, und natürlich vielleicht auch in dieser Spannung zwischen das ist ja die klassische, pflegerische Aufgabe. Das ist ja etwas ganz Typisches für die Pflege und auf der anderen Seite, es ist ja für jede Person etwas völlig Untypisches, also für den Patienten." (Leh_GKPsy_02, Z. 998–1005)

Bezug zum theoretischen Rahmen

Berührung und Berührungslosigkeit werden auch in der pflegewissenschaftlichen Literatur diskutiert. Verschiedene Autoren (u.a. McCann & McKenna, 1993, S. 843–844; Oliver & Redfern, 1991, S. 35; Routasalo, 1996, S. 904) unterscheiden instrumentelle und affektive Berührungen von Pflegenden (Helmbold, 2007, S. 45) und belegen, dass instrumentelle Berührungen in der Pflege vorherrschen (McCann & McKenna, 1993, S. 843–844; Oliver & Redfern, 1991, S. 35; Routasalo, 1996, S. 904). Routasalo (1996, S. 904) nennt affektive Berührungen „non-necessary touch" und beschreibt diese als spontane, emotionale Berührungen, die eher von Pflegenden ausgehen als von zu pflegenden Menschen (S. 909–910). In der Studie, in der es um affektive Berührungen in der Pflege älterer Menschen geht, wird zudem deutlich, dass einige zu pflegende Menschen mehr Berührungen erfahren als andere, und bei den Pflegenden einige Personen affektive Berührungen ganz selbstverständlich und natürlich ausführen, während andere diese gar nicht tätigen (Routasalo , 1996, S. 910). Berührungen sind von verschiedenen Faktoren wie Alter, Geschlecht, Beziehung zwischen Pflegenden und zu Pflegenden oder dem Zustand des zu pflegenden Menschen abhängig, wie Arbeiten von Barnett (1972), Edwards (1998), Helmbold (2007) oder McCann & McKenna (1993) zeigen. Helmbold (2007, S. 94) kommt in ihrer Studie u. a. zu dem Ergebnis, dass unterschiedliche personenbezogene Faktoren Einfluss auf die Berührung haben, die sowohl in der Person des zu Pflegenden als auch in der Person der Pflegenden zu finden sind. Pflegende nutzen vor allem dann Handschuhe oder Schutzkleidung bei der Körperpflege, wenn sie sich von dem zu pflegenden Menschen distanzieren wollen, weil diese ungepflegt sind. Sie beschränken ihre Berührungen dann auf das Nötigste (Helmbold, 2007, S. 95).

Auch wenn Pflegende über sehr hohe Berührungsfähigkeiten verfügen und Berührung eine zentrale Bedeutung zuschreiben (Helmbold, 2007; McCann & McKenna, 1996; Routasalo & Isola, 1996; Rundqvist & Severinsson, 1999) gibt es andere, differente Ergebnisse, die zeigen, dass Pflegende (zu) wenig berühren oder nur die nötigsten Berührungen durchführen (Routasalo, 1998, S. 170). Der Gebrauch von Handschuhen wird von zu pflegenden Menschen mit einem Gefühl von Kälte wahrgenommen (Routasalo, 1997, zitiert nach Braunschmidt & Müller, 2011, S. 521). Dahingegen wird der Kontakt von Haut zu Haut als deutlich angenehmer (Aigner, 2009, S. 56) und das Berühren ohne Handschuhe als freundlich und liebevoll erlebt (Kamleitner & Mayer, 2019, S. 13). Mohr (2015, S. 36–37) führt das zu häufige Tragen von Handschuhen in der Pflegepraxis an und argumentiert dafür, das Handschuhtragen ausschließlich auf die erforderlichen Situationen, die im Handschuhdreieck der Aktion Saubere Hände (2016) festgelegt sind, zu reduzieren, um eine ganzheitliche Pflege zu gewährleisten. Gutzeit-Boldt (1998, S. 754), aber auch Davin, Thistlethwaite, Bartle & Russel (2019, S. 562) und Mohr (2015, S. 37) plädieren für ein Abwägen und ein kooperatives Abstimmen mit den zu Pflegenden, da diese das Tragen von Handschuhen bei Pflegenden unterschiedlich wahrnehmen.

Die gesellschaftliche Veränderung im Kontext mit Berührung, die von der Lehrenden Leh_GKP_03 wahrgenommen wird, findet auch Eingang in die populärwissenschaftliche Literatur. Von Thadden (2018) beschreibt in ihrem Buch „Die Berührungslose Gesellschaft“ das Phänomen der Berührungslosigkeit in verschiedenen Facetten des (Zusammen-)Lebens und führt an einigen Stellen Beispiele aus der Pflege an. Im Unterkapitel „Fingerspitzengefühl“ verweist sie auf eine Werbung, die mit dem Begriff des „Fingerspitzengefühls“ um neues Pflegepersonal wirbt, und greift die Problematik der Berührung in der Pflege pointiert auf. „Pflegende, so will es zumindest die Hoffnung, fassen mit ihren geschulten Händen bedürftige Menschen an, denn Pflege bedeutet nach diesem Bild Hautkontakt. Als trügen Pflegende nicht zumeist Einwegplastikhandschuhe“ (von Thadden, 2018, S. 28). Die Autorin spitzt die Vorstellung des zunehmenden Handschuhtragens durch den Gedanken an die letzte Lebenssituation jedes Menschen zu, indem sie provokativ fragt: „Doch wer könnte heute sicher sein, welche Hand es sein wird, die einen hält, wenn es am Ende so weit ist? Ob sie einen Handschuh trägt?“ (von Thadden, 2018, S. 50).

8.2.4.2 Schlüsselproblem: Bedeutungsverlust der Körperpflege (Konzept)

Lehrende aus allen Bereichen nehmen einen Bedeutungsverlust der Körperpflege in der Berufspraxis wahr, der auch Einfluss auf die Lernenden und deren Erlebnisse und Erfahrungen nimmt. Der Bedeutungsverlust der Körperpflege kann an verschiedenen Aspekten verdeutlicht werden und geht mit einer zunehmenden Technisierung und Entmenschlichung einher, wie die folgenden Ausführungen zeigen.

So wird die Körperpflege häufig schnell und oberflächlich („Husch-Husch und schnell", Leh_GKiKP_03, Z. 461–463) durchgeführt, was nicht selten durch die Diskrepanz zwischen Arbeitsanforderung und zur Verfügung stehenden Personal ausgelöst wird.

> *„Und natürlich im Alltag, vielleicht ist es auch manchmal die Zeit, dann geht es einem ja darum, ich muss auch innerhalb einer bestimmten Zeit fertig sein, und ich mache das zwar, aber oberflächlich." (Leh_GKiKP_01, Z. 440–442)*

Bei der schnellen Durchführung wird die Qualität der Körperpflege stark eingebüßt, wie es die Lehrende Leh_GKP_05 mit dem Ausdruck „Wischi-Waschi" auf den Punkt bringt.

> *„Oder häufig so oder nehme ich zumindest so wahr, wenn dann nur so ‚Wischi-Waschi' passiert (...)." (Leh_GKP_05, Z. 689–690)*

Das Problem, in einer bestimmten Zeit fertig zu sein, ist ein lange bestehendes Problem in der Pflege. Im Rahmen der Körperpflege tritt dieses in besonderem Maße zum Vorschein, sodass die Durchführung der Körperpflege nicht selten als „Waschstraße" und „Waschorgie" tituliert wird, und dabei die Bedürfnisse des zu Pflegenden unberücksichtigt bleiben. In diesem Kontext zeichnet sich der Bedeutungsverlust durch die *Entmenschlichung* bei der Körperpflege aus.

> *„So, und abends im Prinzip genau das gleiche und diese Waschorgien morgens komplett gewaschen, abends nochmal die wichtigsten <u>Teile</u> also Intim, Füße vielleicht, Achseln, Gesicht, nicht in der Reihenfolge. Dass <u>das</u> erstmal möglicherweise nicht unbedingt kompatibel ist mit dem, was die Menschen <u>kennen</u> aus der Vergangenheit." (Leh_AP_03, Z. 91–94)*

Auch die Gelegenheit der Körperpflege für Beziehungsgestaltung und prozessorientiertes Handeln wird häufig ausgeblendet.

> *„Es bestimmt irgendwie so unseren Alltag, so diese Grundpflege und wir, nimmt viel Zeit, nimmt auch die Grundpflege im Krankenhaus ein. Viele sehen ja auch nur noch die Grundpflege so als <u>Waschstraße</u> oder so, aber dass ich da ganz wertvolle Informationen über den Patienten <u>herausfinden</u> kann, die ich sonst, also die kriegt sonst keiner raus." (Leh_GKP_05, Z. 264–268)*

Insgesamt ist die Sprache, mit der die Lehrenden diese Herausforderung beschreiben, drastisch und lässt an eher militärische Abläufe denn an individuelle Körperpflege denken.

> *„Also, wenn ich mir so einen Frühdienst angucke, so um halb sieben oder sieben wird angefangen mit dem Waschwagen dann durchzumarschieren. Und weil so ein Krankenhaustag getaktet ist, also das muss, in den ersten drei Stunden muss gewaschen werden.“ (Leh_GKP_05, Z. 982–985)*

Ein weiterer Aspekt, der sich aus den Daten eruieren lässt, ist die *fehlende Anerkennung der pflegerischen Professionalität* von außen. Körperpflege wird nicht als komplexe, professionelle Handlung wahrgenommen, wie die Lehrende Leh_GKiKP_04 dies schildert.

> *„Die Haut- und Körperpflege, die traut sich jeder zu, auch von dem politischen Background her, was man hört, kann ja jeder waschen und essen anreichen, es ist kein Professionalisierungsmerkmal, obgleich es eins für mich ist, weil dazu gehört auch eine gewisse Kompetenzentwicklung, weil ansonsten bräuchte ich diese Ausbildung nicht anbieten.“ (Leh_GKiKP_04, Z. 932–936)*

Neben der verzerrten Außenwahrnehmung von Körperpflege zeigt sich der Bedeutungsverlust in dem teilweise *weiterhin bestehenden medizinorientierten Pflegeverständnis* von Pflegenden selbst. Körperpflege wird zu einer lästigen Tätigkeit degradiert, während medizinorientierte Tätigkeiten wie Blutabnehmen einen höheren Stellenwert bekommen.

> *„Ich sehe nicht unsere Aufgabe dahingehend, Blut abzunehmen, da bin ich sehr klar. Das ist keine pflegerische Tätigkeit und da würde ich immer ein Gespräch mit dem Patienten bevorzugen, weil, das ist eine komplexere Aufgabe, als Blut abzunehmen, die rein funktionsmäßig ist, und die auch rechtlich zum Teil schwierig ist. Und dahingehend möchte ich eigentlich auch immer wieder meine Einflussfaktoren auf die Schüler ausbreiten, weil es so viel wichtigere pflegerische Interventionen gibt, worüber man sich ein gewisses Prestige, das wird ja immer irgendwie im Zusammenhang mit der Übernahme von medizinischen Tätigkeiten aufgenommen dieser Begriff, und ich finde, das ist eigentlich eine totale Schande, weil wir können, ob das jetzt mit Kinästhetik, mit Bobath, wir haben so viele gute pflegerische Konzepte, die wir mit einfließen lassen können in unseren Pflegealltag, da brauche ich kein Blut abzunehmen.“ (Leh_GKiKP_04, Z. 841–851)*

Auch die Lehrende Leh_GKP_03 nimmt den Bedeutungsverlust der Körperpflege durch eine an arztnahen Tätigkeiten orientierte Pflege wahr und entlarvt medizinische Tätigkeiten wie Blut abnehmen als „manuelle Geschicklichkeitsprüfung“, deren geringe Komplexität gegenüber der anspruchsvollen Tätigkeit der Körperpflege offensichtlich ist.

> *„Ich kenne aber natürlich ganz viele Menschen, die auch sagen ‚Ja, aber nur so ein bisschen, Sie wissen schon, waschen oder den Po abwischen, das Gesäß säubern, das kann doch nicht, das ist ja nichts Anspruchsvolles.‘ Ja, also die arztnäheren Tä-*

tigkeiten sind ja viel anspruchsvoller (sarkastisch). (...), aber auch Kollegen, dass auch, zum Beispiel, also Viggo legen, Blut abnehmen, das sind so Sachen, wo die alle denken ‚Das ist wahnsinnig toll diese Tätigkeit.', und ich sage dann immer ‚Ja, das ist aber ja letztendlich auch nur eine manuelle Geschicklichkeitsprüfung.'" (Leh_GKP_03, Z. 1110–1117)

Bezug zum theoretischen Rahmen

Der Bedeutungsverlust der Körperpflege wird in der Pflegewissenschaft und der Pflegedidaktik breit diskutiert und angeführt. So entwickelt die Pflegedidaktikerin Wittneben (1994, S. 151) ein heuristisches *Modell multidimensionaler Patientenorientierung*, das pflegerisches Handeln zwischen Patientenignorierung (bei der reinen Verrichtungsorientierung) und Patientenorientierung (von Symptom- und Krankheitsorientierung über Verhaltens- bis zur Handlungsorientierung) beschreibt. Die Autorin entwickelt das Modell vor dem Hintergrund, pflegedidaktische Texte mithilfe eines Analyseinstrumentes dahingehend zu untersuchen, in welchem Grad die Texte ein Verständnis von Patientenorientierung abbilden. Zudem bietet Wittneben (1994, S. 19; 2003) mithilfe ihrer *Typologie* multidimensionaler Patientenorientierung einen Referenzrahmen für die Pflegedidaktik an. Wittneben (2003, S. 107) modifiziert das Modell und ergänzt es um die Ablauforientierung, die ebenfalls eine patientenignorierende Perspektive pflegerischen Handelns abbildet. Patientenignorierendes Handeln ist durch eine Fokussierung auf Daten und Werte gerichtete Pflege, die Bedürfnisse des zu pflegenden Menschen ausblendet. Wittneben (1994, S. 29) spricht auch von Pflegenden als „Vermessungstechnikerinnen". Sie kritisiert die starke Ausrichtung der Pflege als eine ärztliche Assistenztätigkeit (S. 30) und führt an: „Erwünscht ist eine spezialisierte, aber erkenntnisfreie Überwachung, die als ‚symptombezogene Krankenpflege' bezeichnet werden soll." (Wittneben, 1994, S. 31). Demgegenüber wird eine handlungs- und folglich hochgradige patientenorientierte Pflege als ein emanzipatorischer Prozess zwischen Pflegenden und zu Pflegenden verstanden, in dem die „ Bereitschaft und Fähigkeit von Pflegenden und Gepflegten erkennbar [werden, H.K.], im Gepflegten ein Handlungsvermögen zu verantwortlicher Selbstpflege zu entdecken, zu erhalten, zu restituieren oder zu erweitern" (Wittneben, 1994, S. 74). Pflegerisches Handeln bedeutet demnach Beziehungsaufbau und Aushandlungsprozesse zwischen Pflegenden und zu Pflegenden mit dem Ziel, den zu Pflegenden in seiner größtmöglichen Selbstpflege zu unterstützen. Viele der Aussagen aus den Interviews der Lehrenden zum Bedeutungsverlust der Körperpflege können in dem Modell von Wittneben der Ablauf- und Verrichtungsorientierung zugeordnet werden, wenn Lehrende von „Waschstraßen" (Leh_GKP_05_266) und „Waschorgien" (Leh_AP_92) sprechen oder davon, dass Pflegende morgens „mit dem Waschwagen durchmarschieren" (Leh_GKP_05_983).

Der zunehmende Bedeutungsverlust der Körperpflege wird sehr eindrücklich in Friesachers (2015) Aufsatz „Wider die Abwertung der eigentlichen Pflege" geschildert. Friesacher (2015, S. 210) kritisiert die aufgrund von Kostendruck und

Versorgungsengpässen veränderten Arbeitsstrukturen, bei denen Pflegende mehr Steuerungsaufgaben ärztlicher Tätigkeiten übernehmen als sich der eigentlich originären Pflege zu widmen, sodass patientenferne Tätigkeiten zunehmend das Bild pflegerischen Handelns kennzeichnen.

„Gute Pflege beginnt bei der Haltung, Einstellung und dem Können der Pflegenden und wird in erster Linie ‚am Bett' realisiert, nicht in neuen betriebswirtschaftlich geprägten Steuerungsmodellen, formalisierten Verfahrensabläufen, klinischen Behandlungspfaden und auch nicht in starren Pflegeprozessmodellen." (Friesacher, 2015, S. 213) Entgegen dem Verständnis von Körperpflege, die eine „hochkomplexe und mit vielen ambivalenten Emotionen und Verletzlichkeiten besetzte Handlung" (Friesacher, 2015, S. 202) ist, wird Körperpflege häufig als niedrige Tätigkeit degradiert und an Minderqualifizierte delegiert.

Auch Narbei & Uschok (2003, S. 192) konstatieren, dass körperintensive Handlungen wie Körperpflege oder Unterstützung bei der Ausscheidung als sozial sehr niedrige Tätigkeiten deklariert werden und als schmutzige Arbeit gelten. Cassier-Woidasky (2011, S. 167) und Uzarewicz & Uzarewicz (2005, S. 48) führen ebenfalls an, dass bestimmte pflegerische Tätigkeiten wie Waschen oder Nahrung reichen von Pflegenden als niedrige Aufgaben angesehen werden und die Übernahme ärztlicher Tätigkeiten als Aufwertung gilt. „Pflegende selber glauben häufig, sich nur durch Arztaufgaben profilieren zu können, während man Grundpflege Hilfskräften überlässt und Beziehungsaufbau nicht als Arbeit betrachtet." (Cassier-Woidasky, 2011, S. 168) Auch Friesacher (2015, S. 201–202) bekräftigt, dass Pflegende mehr Anerkennung für arztnahe und technikaffine Tätigkeiten bekommen. Er führt dies auf die weiterhin fortbestehende und in den Sozialgesetzbüchern festgeschriebene Unterteilung von Pflege in die Begriffe Grundpflege und Behandlungspflege zurück, die „pflegewissenschaftlich nicht haltbar ist und katastrophale Auswirkungen nach sich gezogen hat, die bis heute wirksam sind" (Friesacher, 2015, S. 201). Die Pflege laboriert weiterhin daran, sich als eigenständige professionelle Disziplin von einer überwiegend medizinorientierten Pflege abzugrenzen (Wettreck, 2001, S. 22–24) und ihren Fokus an einer patientenorientierten Pflege (Wittneben, 2003) auszurichten. Kumbruck (2010, S. 221) spricht von pflegerischen Tätigkeiten im Krankenhaus als unsichtbarem Anteil an Heilungsprozessen, da Erfolge eher den Ärzten zugesprochen werden, obwohl Pflegende viel häufiger bei den zu pflegenden Menschen sind und aufgrund ihrer Beobachtungen und Interventionen den Heilungsprozess häufig entscheidend beeinflussen.

Bestrebungen zur Professionalisierung der Pflege, die auf Spezialisierungen der Pflege abzielen, wie z. B. die international anerkannten Berufsbilder der Advanced Nursing Practice (ANP), durch die Pflegende erweiterte qualifizierte Aufgaben zugesprochen bekommen, lösen einerseits Euphorie und Zuversicht aus, werden aber gleichermaßen nicht unkritisch gesehen. „Nurse Practitioner (NP) und Clinical Nurse Specialists (CNS) übernehmen große Teile ärztlichen heilkundlichen Handelns und agieren hoch spezialisiert in verschiedenen Settings des Gesundheitswesens, aber (…) sie entfernen sich von spezifisch pflegerischen Aufgaben." (Darmann-Finck & Friesacher, 2009, S. 1). Denn der Kern von Pflege ist vielmehr ein an Leiblichkeit

(Ertl-Schmuck, 2000) orientierter Zugang zum zu pflegenden Menschen und dessen Unterstützung durch Pflegende in krisenhaften und häufig verletzlichen Situationen (Darmann-Finck & Friesacher, 2009, S. 1).

Im Kontext der aktuellen Pflegeberufereform haben sich durch die generalistische Pflegeausbildung auf gesetzlicher Ebene neue Begrifflichkeiten etabliert, die das Professionsverständnis von Pflege stärken. So sind erstmalig der Pflege vorbehaltene Tätigkeiten definiert worden (§ 4 PflBG). Darüber hinaus werden in § 5 Abs. 3 PflBG Ausbildungsziele beschrieben, die vorrangig auf die Durchführung vorbehaltener und selbstständiger pflegerischer Tätigkeiten und nachfolgend auf die selbstständige Durchführung ärztlich angeordneter Tätigkeiten sowie die interdisziplinäre Zusammenarbeit mit anderen Berufsgruppen zielen. Untermauert wird die pflegeprofessionelle Ausrichtung durch die Pflegeausbildungs- und Prüfungsverordnung (PflAPrV): In den fünf Kompetenzbereichen mit ihren jeweiligen Kompetenzschwerpunkten und den zu fördernden Kompetenzen entfallen die meisten Stunden auf pflegerisches Handeln. So ist der Kompetenzbereich I. *Pflegeprozesse und Pflegediagnostik in akuten und dauerhaften Pflegesituationen verantwortlich planen, organisieren, gestalten, durchführen, steuern und evaluieren* mit seinen vorbehaltenen Tätigkeiten mit 1000 Stunden von insgesamt 2100 Stunden ausgewiesen. Auf das intra- und interprofessionelle Handeln in unterschiedlichen systemischen Kontexten in Kompetenzbereich III, in dem auch die selbstständige Durchführung ärztlich angeordneter Tätigkeiten subsummiert ist, entfallen insgesamt 300 Stunden.

Aufgrund des neuen Pflegeberufegesetzes besteht die große Chance, die Professionalisierung der Pflege neu zu justieren und den *Kern von Pflege* zu definieren als auf Beziehung basierenden Aushandlungsprozessen zwischen Pflegenden und zu pflegenden Menschen im Kontext widersprüchlicher An- und Herausforderungen, die ethisch-moralisches Handeln und stetige Reflexion von Pflegenden erfordern.

Nachdem zwei eruierte Schlüsselprobleme (*Zunehmende Berührungslosigkeit* und *Bedeutungsverlust der Körperpflege*) erläutert wurden, werden nachfolgend zwei bedeutende Dilemmata im Kontext der Körperpflege beleuchtet: das *Fachlich inkorrekte Handeln vs. Achtung der Autonomie des zu Pflegenden* und das *Unterlassen erforderlicher Maßnahmen vs. Achtung der Autonomie des zu Pflegenden.* Diese Dilemmata beziehen sich auf unlösbare Situationen von Pflegenden in der Berufspraxis, deren Handlungen immer eine negative Konsequenz zur Folge haben.

8.2.4.3 Dilemma: fachlich korrektes Handeln vs. Achtung der Autonomie der zu Pflegenden (Konzept)

Das aus den Daten generierte Dilemma ist bekannt und kommt im Rahmen der Körperpflege besonders zum Tragen. Einerseits geht es in der Pflege darum, fachlich korrekt zu handeln, indem zum Beispiel hygienische Prinzipien berücksichtigt werden. Problematisch wird es dann, wenn die Wünsche und Bedürfnisse des zu pflegenden Menschen dem fachlich korrekten Arbeiten entgegenstehen. Pflegende finden sich in einem unauflösbaren Dilemma. In der ersten Aussage geht es um eine authentische Situation aus der Praxis, in der Eltern wünschen, dass ihr Kind mit einer speziellen Schuhcreme eingecremt wird. Die Pflegenden sind im Dilemma, weil sie die Schuhcreme für nicht korrekt halten, andererseits in der Situation jedoch der Beziehungsaufbau zu den Eltern im Vordergrund steht:

> *„Es gibt ja auch Kinder oder Jugendliche oder auch Erwachsene, die zur Kurzzeitpflege kommen, und da ist die Erfahrung, wenn Eltern ihr Kind zum ersten Mal in eine Kurzzeitpflegeeinrichtung abgeben, das ist oft emotional auch ganz schwierig für die Eltern, und da muss ich auch noch einmal besonders hingucken. Da kann ich nicht einfach sagen ‚Ne, das Pflegeprodukt nehmen wir hier aber nicht.', sondern da spielen andere Dinge eine Rolle. Da muss erst einmal Vertrauen und Beziehung aufgebaut werden, und dann benutze ich halt vielleicht die Lederpflege oder Schuhcreme, auch wenn ich denke, naja, für mich ist das nicht in Ordnung, aber um erst einmal zu sagen ‚Ja, okay, wir machen das jetzt erst einmal' und können später die Eltern noch einmal darauf ansprechen." (Leh_GKiKP_01, Z. 979–988)*

Im ambulanten Bereich findet sich nicht selten das Dilemma, dass die Bedürfnisse des zu pflegenden Menschen im Gegensatz zu hygienischen Prinzipien stehen. Die Lehrende Leh_GKPsy_04 skizziert dieses Dilemma und bietet auch Bewältigungsmöglichkeiten an, sei es, eine Grenze zu ziehen oder zum Eigenschutz Handschuhe anzuziehen.

> *„Mir fällt jetzt akut da die oder aktuell ambulante Pflegesituationen noch einmal wieder ein, (...) wenn ich daran denke, wie viele Pflegemittel mir zur Verfügung stehen, nehmen wir mal Handschuhe, nehmen wir mal Waschhandschuhe und Handtücher, und ich jetzt eine korrekte Benutzung der Handtücher jetzt im Unterricht thematisiere und das auch begründe, und der Auszubildende würde in der Situation konfrontiert mit der Tatsache, dass der Patient sagt, ich wasche aber nicht so häufig und dieses Handtuch, das nehme ich jetzt die ganze Woche, und das nehme ich auch von Kopf bis Fuß. Und wenn der Patient sagt ‚Ich mache das auch immer schon so, und das bleibt für mich auch so', dann muss der Schüler die Kompetenz entwickeln, das in seinem Handeln einzubinden indem er a) eine Beratung dazu macht, das eben wenigstens die Intimpflege mit einem separaten Handtuch stattfinden soll, und dass er dann auch für sich ableitet, ich arbeite in diesem Fall, egal ob ich das vorher vorhatte oder nicht, auf jeden Fall mit Handschuhen, weil er selbst ja nun auch in diesen Prozess involviert ist." (Leh_GKPsy_04, Z. 379–390)*

Eine weitere Lehrende greift das Dilemma zwischen Beachtung von Hygieneregeln vs. Berücksichtigung individueller Bedürfnisse im ambulanten Bereich auf und verdeutlicht als Bewältigungsstrategie, dass Pflegende sich ihre eigenen Grenzen bewusst machen und diese auch artikulieren, wenn sie ein bestimmtes Handeln nicht mit ihrem Gewissen vereinbaren können. Hier verweist die Lehrende auf erforderlich ethisch-reflexives Handeln.

„Ich sage auch, also sie müssen es ja sogar zum Teil machen, zum Beispiel in der ambulanten Pflege, wenn da die Ehefrau die Wäsche macht oder so, und sie darauf besteht, dass es aber nur eine ganze Woche einen Waschlappen für oben und einen für unten gibt oder so, dann kann ich zwar sagen, was vielleicht aus hygienischen Gründen besser wäre, aber letztlich der Wunsch des Patienten oben steht. So, es sei denn, ich kann etwas überhaupt nicht mit meinem Gewissen vereinbaren, und dann würde ich das auch begründen und dann würde ich sagen ‚Tut mir leid, da kann ich Ihnen nicht entgegenkommen.'" (Leh_GKP_01, Z. 558–565)

Bezug zum theoretischen Rahmen

In der Literatur werden verschiedene Dilemmata angeführt, denen sich Pflegende in ihrer Berufspraxis gegenüberstehen sehen und zu denen sie ethische Entscheidungen fällen müssen (Lauxen, 2009, S. 421; Monteverde, 2013, S. 271). Das Treffen ethischer Entscheidungen führt bei den Pflegenden häufig zu „moralischem Distress" (Riedel, 2015, S. 321), der häufig als „Gewissenskonflikt" auftritt (Lauxen, 2009, S. 423). Ein zentrales Dilemma stellt das ethische Problem „*Fürsorge vs. Autonomie*" dar (Bobbert, 2012, S. 58; Lauxen, 2009, S. 421; Weidner, 2011, S. 255), das ein Abwägen zwischen Förderung der Selbstbestimmung des zu pflegenden Menschen einerseits und Übernahme von Fürsorge andererseits erfordert, sofern beide Prinzipien in einer Situation entgegenstehen. Die Achtung der Autonomie ist ein Grundrecht, das besagt, dass (zu pflegende) Menschen die Freiheit haben, ihr Handeln selbst zu bestimmen (Fry, 1995, S. 27). Pflegende sind demnach verpflichtet, die Entscheidungen von zu Pflegenden zu respektieren. Gleichzeitig sind Pflegende im Sinne der Fürsorge verpflichtet, Gutes zu tun, Leiden zu minimieren und Schaden zu verhindern (Lauxen, 2009, S. 424). Wenn zu pflegende Menschen selbstbestimmt handeln wollen (z. B. nicht mobilisiert werden wollen), dies aber mit dem fürsorglichen Gedanken, Schaden abzuwenden (z. B. das Auftreten eines Dekubitus durch Mobilisation verhindern) unvereinbar ist, sind Pflegende im Dilemma. Riedel & Lehmeyer (2011, S. 43–49) verweisen auf zahlreiche und alltägliche Situationen in der Pflege, „in deren Kontext ethische Werte wie Fürsorge, Autonomie, Achtsamkeit, Gerechtigkeit etc. tangiert sind und die möglicherweise immer wieder ethische Kontroversen auslösen" (Riedel & Lehmeyer, 2011, S. 43) und eine ethische Reflexion erfordern. Auch hier werden Bezüge zur Körperpflege hergestellt und die zentralen Fragen abgeleitet, wo pflegerische Fürsorge endet und der Eingriff in die Selbstbestimmung des Individuums beginnt. „So ist zum Beispiel die Frage danach, wo professionell verstandene Sorge um das Wohlergehen endet und maternalistische Übergriffigkeit bei der Gestaltung von Pflegesituationen beginnt, etwa im Rahmen der Körperpflege oder Prophylaxenarbeit, eine moralische Frage nach dem guten und dem richtigen Handeln, die ethisch durchaus des Öfteren reflexionsbedürftig ist." (Riedel & Lehmeyer, 2011, S. 45) Riedel, Lehmeyer & Elsbernd (2011) bieten konkrete Hinweise, wie das Konzept der ethischen Fallbesprechungen in den Pflegealltag integriert werden kann, während Rabe (2005, 2006, 2017) das Modell der ethischen Fallreflexion für den Pflegeunterricht entwickelt, mit dessen

Hilfe Auszubildende ethische Fragestellungen analysieren und reflektieren können (siehe auch Kapitel 9.7).

Das aus den Daten eruierte Dilemma „*Fachlich korrektes Handeln vs. Achtung der Autonomie*" ist dem Dilemma „*Fürsorge vs. Autonomie*" sehr ähnlich, denn das fachlich korrekte Handeln beinhaltet Aspekte der Fürsorge, wenn z. B. hygienische Prinzipien berücksichtigt werden, um Schaden zu verhindern.

8.2.4.4 Dilemma: Ausführen erforderlicher Maßnahmen vs. Achtung der Autonomie der zu Pflegenden (Konzept)

Bei diesem Dilemma geht es häufig um die Ablehnung der Körperpflege, also das Bedürfnis des zu pflegenden Menschen, nicht gewaschen werden zu wollen. Ein Grund hierfür kann z. B. eine vorliegende Demenz sein. Zwei Lehrende (Leh_AP_01; Leh_AP_03, Z. 579–582) sprechen in Bezug auf das Ablehnen der Körperpflege von einem „Klassiker".

> *„Ein Bewohner, der sich nie waschen lassen würde, keinen Morgen. Da will keiner gerne hingehen (...). Ja, ich kenne ganz viele Situationen, die schwierig sind. Also, der Klassiker ist wirklich immer, dass die Bewohner die Körperpflege ablehnen." (Leh_AP_01, Z. 528–535)*

Nicht selten steht die Ablehnung der Körperpflege im Gegensatz zu pflegerischen Anforderungen, wenn Menschen z. B. in ihren Exkrementen liegen. Zwei Beispiele zeigen die prekäre Situation eines Menschen, der sich eingekotet hat, die Körperpflege aber ablehnt. Pflegende sind hier im Dilemma, denn sie können nicht den Menschen in seinen Ausscheidungen liegen lassen und gleichzeitig aber nicht die Körperpflege gegen den Willen des zu Pflegenden durchführen. Die Lehrende Leh_GKiKP_02 führt als Bewältigungsstrategie die Ergründung der Ursache für die Ablehnung der Körperpflege an.

> *„Und selbst solche Fragestellungen ‚Wenn ein Patient eine Körperpflege verweigert, und der ist eingekotet, was soll ich dann machen?'. Das ist etwas, was ich dem aber unterordne, natürlich muss ich etwas für den Klienten tun, ich kann ihn nicht einfach in seinen Exkrementen liegen lassen. Dennoch steht das andere Ziel, was der eigentliche oder der Bedarf ist oder die Ursache dafür, die ich ergründen muss, im Vordergrund. Also auch zu überlegen, warum möchte jemand dann nicht gewaschen werden." (Leh_GKiKP_02, Z. 313–319)*

Im zweiten Beispiel wird die Situation noch um das Ekel-Erleben der Pflegenden erweitert.

> *„Mir fallen jetzt gerade auch sehr viele Aspekte dazu ein, Ekel und Scham, natürlich auch, weil das zum Teil ja auch ekelerregend ist, wenn man einen obdachlosen Patienten, ich stigmatisiere das jetzt natürlich ein bisschen, aufnimmt oder auf der Station hat, und der aber eigentlich eingekotet ist bis zum Nacken, der aber eine Körperpflege verweigert (...)." (Leh_GKiKP_04, Z. 478–483)*

Bezug zum theoretischen Rahmen

Die aufgezeigten Dilemmata-Situationen stellen für Pflegende insofern eine Herausforderung dar, als sie zur Wahrung der Autonomie des zu pflegenden Menschen erforderliche Handlungen unterlassen müssten. So zeigt sich die Ablehnung von pflegerischen Interventionen als eine zentrale Herausforderung für Pflegende (Krell, Worofka, Simon, Wittmann & Purwins, 2015, S. 12; Schneider, Kuckeland & Hatziliadis, 2019a, S. 30). Krell et al. (2015, S. 11–12) identifizieren in ihrer Studie insgesamt zehn Auslöser für Herausforderungen von Pflegenden im Umgang mit älteren Menschen in unterschiedlichen Settings. Den häufigsten Auslöser stellt der „Widerstand gegen die Durchführung pflegerischer Maßnahmen" dar (Krell et al., 2015., S. 11). Im Rahmen ihrer umfassenden Berufsfeldanalyse, bei der u. a. Pflegende aus insgesamt 43 verschiedenen pflegerischen Settings beobachtet und befragt wurden, leiten Schneider, Kuckeland & Hatziliadis (2019a, S. 30) insgesamt 23 Kategorien herausfordernder Situationen in der Pflege ab. Auch hierbei manifestiert sich die „Ablehnung von Pflegemaßnahmen" wie bei Krell et al. (2015) als eine der zahlreichen Kategorien. Die Ablehnung der Körperpflege von Menschen mit Demenz ist eine häufig auftretende Herausforderung und ein „Klassiker" im Rahmen der Körperpflege, wie die Lehrende Leh_AP_01 (Z. 534–535) erläutert.

Barrick, Rader, Hoeffer, Sloane & Biddle (2011) widmen der „Körperpflege ohne Kampf" ein ganzes, wichtiges Buch und führen Richtlinien zur Unterstützung von Betroffenen bei der Körperpflege an, die an Beziehungsarbeit, Flexibilität und situative Umgebungsanpassung sowie den Bedürfnissen des zu Pflegenden ansetzen (Barrick & Rader, 2011, S. 43–51). Ein weiterer Schwerpunkt liegt in der pflegerischen Einschätzung des Verhaltens von Menschen mit Demenz bei der Körperpflege und angemessene, pflegeprofessionelle Interventionen (Barrick, Rader & Mitchell, 2011, S. 53–73).

Kohler, Mullis, Bugstaller, Schwarz & Saxer (2018) führen eine Studie zu den Auswirkungen von basaler Berührung auf das herausfordernde Verhalten von Menschen mit Demenz in drei Pflegeheimen mit insgesamt 40 Betroffenen und 17 Pflegenden durch und belegen, dass basale Berührungen während der Körperpflege insgesamt zu einer Reduktion aggressiven Verhaltens, zur Reduktion der Anspannung und Unruhe und zu einer Erhöhung der Entspannung und des Gefühls von Sicherheit führt (S. 22).

Auch die aufgezeigten Dilemmata von Ablehnung der Körperpflege von Menschen, die sich eingekotet haben und die Körperpflege dennoch verweigern, finden sich in der Literatur. So thematisiert Wolff (2011, S. 933–948) den Umgang mit selbstvernachlässigendem Verhalten von Menschen im psychiatrischen Bereich und stellt unter Rückgriff auf Demand (1992) mit dessen Titel „Freiheit zur Verwahrlosung" das ethische Dilemma zwischen Berücksichtigung der Autonomie und pflegerischer Pflicht zum Handeln dar. Pflegende bleiben in diesem Dilemma und müssen jede Situation individuell bewerten und entscheiden, welche Pflegeinterventionen im Einzelfall umzusetzen sind. Remmers (2000, S. 170) spricht von doppelter Handlungslogik, denn Pflegende sehen sich stets vor die Anforderung gestellt, einerseits auf der Basis regelgeleiteten Wissens professionell zu handeln und somit dem normativen Anspruch an allgemeingültiges Professionswissen gerecht zu werden und gleichzeitig dieses Professionswissen im Sinne der hermeneutischen Fallkompetenz individuell auf einzelne Situationen anzuwenden (Remmers, 2011, S. 16–17).

Zusammenfassend kann konstatiert werden, dass den Lehrenden herausfordernde Situationen in der Pflegepraxis sehr präsent sind und sie hierfür zahlreiche Beispiele und Beschreibungen geben können. Die Herausforderungen im Sinne von Schlüsselproblemen und Dilemmata nehmen eine bedeutende Rolle bei den Lehrenden ein. Für den Körperpflegeunterricht erachten die Lehrenden das Thematisieren der Herausforderungen als sehr bedeutsam. Interessanterweise werden bei den Schlüsselproblemen zwei sehr spezifische und auf die Körperpflege bezogene Schlüsselprobleme hergeleitet werden, während die ansonsten häufig angeführten Probleme des Zeit- und Personalmangels in dieser Kategorie nicht vorherrschend beschrieben werden, obwohl sie häufig als Ursachen für die Schlüsselprobleme und Dilemmata dahinterliegen.

8.3 Pflegedidaktisches Wissen

Neben dem pflegewissenschaftlichen Wissen konnte aus den Daten ein weiterer Wissensbereich des pflegedidaktischen Professionswissens herausgearbeitet werden, der den größten Umfang einnimmt und den Kern des pflegedidaktischen Professionswissens darstellt: das pflegedidaktische Wissen. *Pflegedidaktisches Wissen* lässt sich insofern von pflegewissenschaftlichem Wissen abgrenzen, da es sich um das Wissen von Lehrenden über die didaktische Aufbereitung des Körperpflegeunterrichts handelt. Insgesamt konnten *12 Kategorien zum pflegedidaktischen Wissen* aus den Daten eruiert werden, die sich ebenso wie die Kategorien des pflegerischen Fachwissens auf die Lernorte Schule und/oder Praxis beziehen. Zum besseren Verständnis wird in Tabelle 8.5 eine Übersicht aller 12 Kategorien mit jeweiligen Kurzbeschreibungen gegeben. Die Kategorien sind ebenso wie die in Kapitel 8.2 bezifferten Kategorien pflegewissenschaftlichen Wissens wie folgt nummeriert: Die erste Kennzeichnung erfolgt durch die Nummerierung mit der römischen Zahl II, die für den pflegedidaktischen Wissensbereich steht. Der Buchstabe W als zweite Kennzeichnung steht für Wissen, und die dritte Kennzeichnung erfolgt über die fortlaufende Nummerierung der Kategorien in arabischen Zahlen von 1–12 innerhalb des pflegedidaktischen Wissensbereiches. Insgesamt liegt eine Auswertung zu allen Kategorien zu jedem Interview sowie als Gesamtergebnis gebündelt mit den Ergebnissen aus allen Interviews vor. Die Auswertungen sind sehr umfangreich und komplex, sodass im folgenden Kapitel ausgewählte Kategorien detailliert erläutert und belegt werden. Hierzu wurden vor allem diejenigen Kategorien ausgewählt, die in den Interviews besonders umfassend als Wissen dargelegt wurden. Die anderen Kategorien werden später in Kapitel 9 im Rahmen des pflegedidaktischen Professions*handelns* und in Kapitel 10 im Kontext des *Handelns wider besseres*

Wissens integriert. Die Tabelle 8.5 zeigt, welche Kategorien in diesem Kapitel erörtert (dunklere Farbunterlegung) und welche an anderer Stelle (hellere Farbunterlegung) aufgegriffen werden.

Tabelle 8.5: Kategorien pflegedidaktischen Wissens (eigene Erstellung)

Nummerierung	Kategorien pflegedidaktischen Wissens	Lernorte	Kurzbeschreibungen	Verweise
II.W 1	*Wissen über die Ziele des Körperpflegeunterrichts*	Schule und Praxis	Lehrende wissen, welche Ziele sie im Körperpflegeunterricht verfolgen und welche Bedeutung einzelne Körperpflegeinhalte für die Erreichung der Ziele haben. Sie beschreiben, welche Kompetenzen sie bei den Lernenden besonders fördern wollen.	In diesem Kapitel
II.W 2	*Wissen über Herausforderungen für Lernende mit Körperpflegeinhalten*	Schule und Praxis	Lehrende wissen um die spezifischen Herausforderungen, die Lernende mit den inhaltlichen Gegenständen der Körperpflege haben. Hierzu zählen ebenso Schlüsselprobleme, Dilemmata und Konflikte.	In diesem Kapitel
II.W 3	*Wissen über Vorstellungen der Lernenden zu Körperpflegeinhalten*	Schule und Praxis	Lehrende wissen um Schwierigkeiten, die Lernende mit ausgewählten Körperpflegeinhalten haben und um typische Fehler, die in Bezug auf die Körperpflege im Lernort Schule und im Lernort Praxis gemacht werden.	In diesem Kapitel
II.W 4	*Wissen über die Reihenfolge der Körperpflegeinhalte*	Schule	Lehrende wissen um die Notwendigkeit, die ausgewählten Inhalte zur Körperpflege in einer sinnvollen Reihenfolge zu unterrichten.	In diesem Kapitel
II.W 5	*Wissen über die curriculare Anordnung der Körperpflegeinhalte*	Schule	Lehrende wissen, inwieweit Körperpflegeinhalte in der Ausbildung gestuft wieder aufgegriffen werden sollten.	In Kapitel 9.4
II.W 6	*Wissen über die Legitimation der Körperpflegeinhalten*	Schule	Lehrende wissen, wie sie ihre Auswahl der Inhalte gesetzlich und pflegedidaktisch legitimieren müssen.	In Kapitel 9.5
II.W 7	*Wissen über Darstellungsformen der Körperpflegeinhalte*	Schule	Lehrende wissen, wie sie Körperpflegeinhalte visualisiert aufbereiten, um sie für die Lernenden zugänglich zu machen.	In Kapitel 9.6
II.W 8	*Wissen über die methodische Aufbereitung der Körperpflegeinhalte*	Schule	Lehrende wissen, welche Körperpflegeinhalte mit welchen Methoden und mit welchen didaktischen Konzepten sinnvoll aufbereitet werden müssen.	In diesem Kapitel

Nummerierung	Kategorien pflegedidaktischen Wissens	Lernorte	Kurzbeschreibungen	Verweise
II.W 9	*Wissen über Aufgabenstellungen zu Körperpflegeinhalten*	Schule	Lehrende wissen um sinnvolle und aktivierende Lernaufgaben, die Lernende zu Körperpflegeinhalten bearbeiten.	In Kapitel 10.7.4
II.W 10	*Wissen über Lernerfolgsüberprüfungen der Körperpflegeinhalte*	Schule	Lehrende wissen um geeignete Lernerfolgsüberprüfungen zu Körperpflegeinhalten.	In Kapitel 10.7.5
II.W 11	*Wissen über Praxisaufgaben zu Körperpflegeinhalten*	Praxis	Lehrende wissen um sinnvolle Praxisaufgaben, die zur Körperpflege zur Umsetzung im Lernort Praxis gestellt werden.	In Kapitel 9.8
II.W 12	*Wissen über Gestaltungsmöglichkeiten von Praxisbegleitungen*	Praxis	Lehrende wissen um Anforderungen bei der Praxisbegleitung, die im Kontext der Körperpflege an sie gestellt werden.	In Kapitel 10.8.5

8.3.1 Wissen über die Ziele des Körperpflegeunterrichts (II.W 1)

Die Ergebnisse aus den Daten zeigen, dass die Lehrenden über ein stark ausgeprägtes Wissen zu den Zielen des Körperpflegeunterrichts verfügen. Insgesamt konnten zu der Wissenskategorie *neun Konzepte* als konkrete Ziele des Körperpflegeunterrichts generiert werden, die in Tabelle 8.6 aufgelistet und kurz erläutert werden. Die Auflistung wird nach der Häufung der in den Interviews vorkommenden Ziele gereiht. In den Klammern hinter den Zielen steht die jeweilige Anzahl der Interviewpartner, die Aussagen zu den jeweiligen Zielen getroffen haben. Da das *Wissen über die Ziele des Körperpflegeunterrichts* eine große Bedeutung für die didaktische Auswahl der Inhalte und die didaktische Gestaltung von Unterricht hat, wird im Folgenden das Wissen der Lehrenden über die Ziele des Körperpflegeunterrichts ausführlich dargestellt. Aufgrund der Komplexität und der Menge an ausgewerteten Daten zu den Zielen des Körperpflegeunterrichts werden jedoch exemplarisch nur vier Ziele erläutert und mit Interviewauszügen belegt. Die Auswahl erfolgt hier über die Anzahl der einbezogenen Interviews, aber auch über die Relevanz der Inhalte für die Theorie zum *Handeln wider besseres Wissen* im Körperpflegeunterricht (siehe Kapitel 10).

Tabelle 8.6: Konzepte zur Kategorie ***Wissen über die Ziele des Körperpflegeunterrichts*** (eigene Erstellung)

Kategorie: Wissen über die Ziele des Körperpflegeunterrichts (II.W 1) mit generierten Konzepten	**Kurzbeschreibungen**
1) Reflexionsfähigkeit fördern (11) → Kap. 8.3.1.1	Ziel des Körperpflegeunterrichts ist es, Lernende in der Entwicklung ihrer Reflexionsfähigkeit zu unterstützen, sodass eine innere reflexive Haltung aufgebaut werden kann, die es Lernenden ermöglicht, Situationen und die eigene Beteiligung daran kritisch zu betrachten.
2) Pflegerische Haltung entwickeln (10) → Kap. 8.3.1.2	Ziel des Körperpflegeunterrichts ist es, Lernende in der Entwicklung eines humanistischen Pflegeverständnisses zu unterstützen.
3) Beziehungsorientierung fördern (9) → Kap. 8.3.1.3	Ziel des Körperpflegeunterrichts ist es, Lernende für die Beziehungsgestaltung zum zu pflegenden Menschen zu sensibilisieren.
4) Komplexes Denken und Handeln fördern (7)	Ziel des Körperpflegeunterrichts ist es, Lernende in der Entwicklung eines prozessorientierten und mehrdimensionalen Denkens und Handelns zu unterstützen.
5) Situatives Handeln fördern (reading and flexing) (7)	Ziel des Körperpflegeunterrichts ist es, Lernende zu befähigen, Situationen einzuschätzen und das Handeln flexibel daran anzupassen. Hierzu zählt vor allem das begründete Abweichen von erlernten Regeln.
6) Pflegeprozesshaftes Denken fördern (5) → Kap. 8.3.1.4	Ziel des Körperpflegeunterrichts ist es, Lernende zu befähigen, Handlungen fachlich korrekt und begründet durchzuführen.
7) Begründet fachlich korrektes Handeln fördern (5)	Ziel des Körperpflegeunterrichts ist es, Lernende zu befähigen, Handlungen fachlich korrekt und begründet durchzuführen.
8) Emotionalität fördern (4)	Ziel des Körperpflegeunterrichts ist es, Lernende für die eigene Emotionalität und die Emotionalität des zu Pflegenden zu sensibilisieren.
9) Professionelle Distanz entwickeln (4)	Ziel des Körperpflegeunterrichts ist es, Lernende in der Entwicklung einer mutig-kritischen Berufsidentität zu unterstützen.

8.3.1.1 Reflexionsfähigkeit fördern (Konzept)

In elf Interviews konnte als Ziel des Körperpflegeunterrichts die Förderung der Reflexionsfähigkeit von Lernenden eruiert werden. Aus allen Ergebnissen konnte ein vierstufiges Modell der Reflexionsfähigkeit abgeleitet werden (Abbildung 8.3). Das Stufenmodell beinhaltet das Wissen der Lehrenden darüber, dass die Reflexionsfähigkeit von Lernenden im Körperpflegeunterricht angebahnt und gefördert werden muss und dass diese unterschiedlich ausgeprägt ist.

Die **Stufe 0** beinhaltet keine Reflexion, da hierbei lediglich Handlungen unbewusst durchgeführt werden. Die folgende Interviewpassage bildet die Spanne von Stufe 0 bis Stufe 3 ein Stück weit ab.

> *„(...) dass die Schüler bitte darüber begründet nachdenken sollen, was sie tun, und dass es auch okay ist, wenn sie jetzt für sich diese Barriere als sinnvoll erachten oder vielleicht sich auch ekeln oder so etwas, das sind ja auch so Dinge, sie aber reflektiert bitte damit umgehen ‚Warum mache ich das?', also dass sie wissen, dass sie das so tun und dass es nicht so unbewusst so ein Selbstläufer wird ‚Ach, ich ziehe einfach, wenn ich in das Zimmer gehe, immer Handschuhe an und dann, wenn ich herausgehe, ziehe ich sie aus.', so, sondern (...) dass natürlich auch der Patient diese Barriere ja auch wahrnimmt, dass man da wieder so diese beiden Seiten auch sieht, was heißt es denn auch dann für den Patienten?" (Leh_GKPsy_02, Z. 645–653)*

In der Aussage geht es um den bewussten Einsatz von Handschuhen im Rahmen der Körperpflege und die Auswirkungen des Tragens für den zu Pflegenden. Es wird deutlich, dass es zentral ist, dass sich Lernende ihr Handeln bewusst machen, ihre Entscheidungen begründen können und sich auch der Konsequenzen ihres Handelns bewusst sind (Stufe 3). Einen deutlichen Gegenpol zu dieser Reflexionsfähigkeit zeigt die Benennung des unbewussten Selbstläufers (Stufe 0).

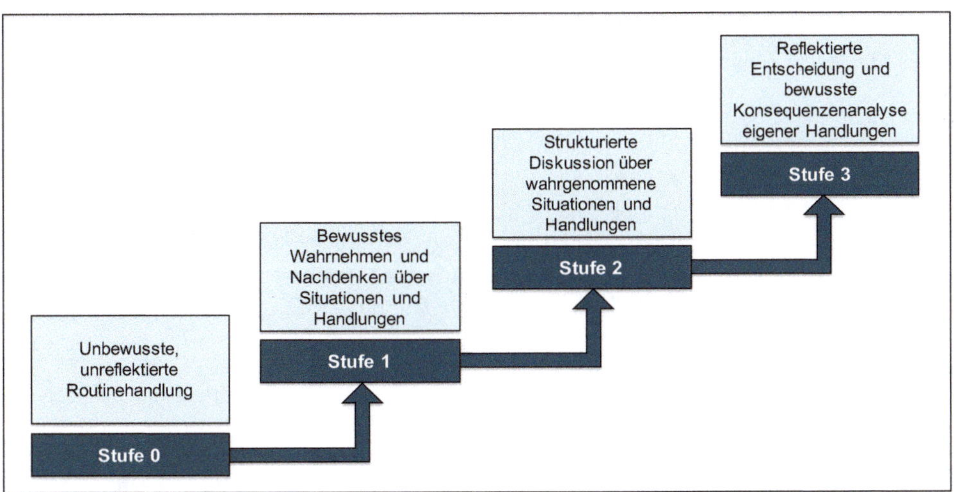

Abbildung 8.3: Stufen der zu fördernden Reflexionsfähigkeit (eigene Erstellung; Idee zur Abbildung als Stufenmodell in Anlehnung an Papp et al., 2014)

Die **Stufe 1** ist durch das bewusste Wahrnehmen von Situationen und Handlungen gekennzeichnet. Die Lehrenden sehen ein Teilziel darin, dass Lernende bestimmte Situationen wahrnehmen und darüber nachdenken. Überprüfbar ist diese Stufe der Reflexionsfähigkeit nicht, sie wird es erst in Stufe 2, wenn Lernende ihre reflexiven Gedanken artikulieren. Folgende Aussagen fokussiert beispielhaft die Stufe des Wahrnehmens:

> *„Mir ist wichtig, dass sie sich einfach bewusst werden darüber, dass da jeder ganz individuell gestrickt ist." (Leh_GKP_03, Z. 308–309)*

In der **Stufe 2** werden wahrgenommene Situationen und Handlungen expliziert. Es findet ein lautes Denken und Diskutieren über Lernprozesse statt.

> *„Also ich versuche die ja auch am Anfang auch über Reflexion, Denken und so weiter, also das heißt, man muss auch mal über manche Sachen sprechen.“ (Leh_AP_02, Z. 83–84)*

Die Lehrende Leh_GKiKP_02 verdeutlicht, dass die Formulierung reflexiver Gedanken einerseits bedeutend für einen Austausch mit anderen ist und andererseits als Grundlage für das professionelle Handeln dient.

> *„Ich weiß nicht, ob dann dadurch alles besser wird, ich glaube aber, dass, wenn Menschen etwas formulieren, dass das ja auch schon ein Handeln ist, ein Denkhandeln, und dass das der erste Schritt ist, um nachher eine Umsetzung durchführen zu können und auch eine Diskussion darüber.“ (Leh_GKiKP_02, Z. 147–150)*

Während die Stufen 0–2 einen Weg zum Ziel darstellen, ist die **Stufe 3** das Ziel der Pflegeausbildung. Lernende sollen befähigt werden, reflektierte Entscheidungen zu treffen, ihre Handlungen stets begründen zu können und sich die Konsequenzen ihres Handelns bewusst zu machen.

> *„Daran, dass es ein reflektiertes Handeln wird. Also, nicht bei allen, und auch nicht bei allen gleich, aber bei vielen der gedankliche Prozess ‚Ich schaue mir den Klienten an. Der Klient ist der Mittelpunkt.‘ Und nicht eine einzelne Handlung. Also es geht nicht darum, den Arm perfekt zu waschen. Es geht nicht darum, das Gesicht perfekt zu waschen, sondern es geht darum, zu sagen, in dieser Situation mit diesem Patienten geht es darum, den Bedarf zu ermitteln und dann zu schauen, wie gehe ich mit dieser Situation um. Und dann auch eine Handlungsfähigkeit durch diese einzelnen Prozessschritte reflektieren zu können.“ (Leh_GKiKP_02, Z. 35–41)*

Eine Lehrende erläutert die Notwendigkeit der Handlungsbegründung am Beispiel der Handschuhproblematik.

> *„(...) und einfach dann zu gucken, selbst einen Pfad zu finden zu sagen ‚Ja, das ist meine Begründung dafür, dass ich mit oder ohne Handschuhe wasche‘ (...)“ (Leh_GKPsy_04, Z. 126–127)*

Bezug zum theoretischen Rahmen

Die aus den Daten entwickelten Stufen der zu fördernden Reflexionsfähigkeit (siehe Abbildung 8.3) weisen Parallelen zum Entwicklungsmodell *Meilensteine des Kritischen Denkens* nach Papp et al. (2014, S. 716–717) auf. Die Autoren beschreiben eine Kompetenzentwicklung des kritischen Denkens anhand von sechs Stadien. Das Stadium 1, *der unreflektierte, unkritische Denker („Unreflective thinker“)* ist durch die fehlende Fähigkeit zur Analyse eigener Handlungen und kognitiver Prozesse charakterisiert (Papp et al., 2014, S. 716) und entspricht der Stufe 0 des Modells der vorliegenden Arbeit. Im Stadium 2, *der unerfahrene Kritiker („Beginning critical thinker“)*, sind dem Lernenden Denkmuster bewusst, diese werden jedoch nur sporadisch eingesetzt. Hier besteht eine Parallele zur Stufe 1 des in Abbildung 8.3 skizzierten Modells, da diese ein Bewusstmachen beinhaltet, das noch nicht artikuliert wird. Das Stadium 3 kennzeichnet den *kompetenten, kritischen Denker* („*Practicing critical thinker*") und beinhaltet primär die Artikulation und das Abwägen verschiedener Handlungsmöglichkeiten (Papp et al., 2014, S. 716). Der *erfahrene, kritische Denker* („*Advanced critical Thinker*") in Stadium 4 differenziert eigene Kognitionen und die von anderen und wendet umfassende Strategien zur Problemanalyse an (Papp et al., 2014, S. 716). Die Stadien 3 und 4 von Papp et al. (2014) finden sich zusammengefasst in der Stufe 2 des vorliegenden Modells wieder, da die Artikulation und die Diskussion mit anderen einen besonderen Stellenwert einnehmen und somit beide Stadien tangieren. Das Stadium 5, *der gewandte, kritische Denker* („*Accomplished critical thinker*") ist durch das hochgradig situative und intuitive Denken charakterisiert. Die eigenen Denkmuster werden kontinuierlich überwacht, überdacht, angepasst und weiterentwickelt (Papp et al., 2014, S. 717). Das Stadium 5 entspricht der Stufe 3 des in der Studie hergeleiteten Modells der Reflexionsfähigkeit. Papp et al. (2014, S. 717) führen eine weitere Stufe an, den „*Challanged thinker*", der eigentlich vor das Stadium 1 eingeordnet werden kann, da er durch fehlende Bereitschaft zur Reflexion und Ignoranz in der Auseinandersetzung mit anderen Perspektiven gekennzeichnet ist. Dieses Stadium kann aus den Daten nicht abgeleitet werden.

Die Förderung der Reflexionsfähigkeit von Lernenden als pflegedidaktisches Ziel wird auch in der Literatur beschrieben. So weisen verschiedene Autorinnen (u. a. Bohrer, 2013, S. 333; Darmann-Finck, 2010a, S. 180–182; Darmann-Finck, 2012, S. 155; Dütthorn, 2014, S. 307–321; Fichtmüller & Walter, 2007, S. 666–667, 695–699; Olbrich, 1999, S. 54–55, 65–67, 73–77; Schwarz-Govaers, 2005, S. 596–597) die reflexive Könnerschaft (Neuweg, 1999a) in der Pflegeausbildung als ein Leitziel in der Pflegeausbildung aus. Der hohe Stellenwert der Reflexion bezieht sich hierbei auf beide Lernorte Schule und Pflegepraxis. Die in der Pflegepraxis erforderliche Reflexionsfähigkeit muss im Lernort Schule angebahnt werden. Im Mittelpunkt der Ausführungen steht häufig die Reflexion widersprüchlicher Situationen, die sich vor allem aus der doppelten Handlungslogik (Remmers, 2000, S. 170) heraus ergeben und sich im Pflegeunterricht manifestieren, wie Darmann-Finck (2012, S. 153) zeigt.

> „Der Lernort Schule ist mit dem Anspruch verbunden, wissenschaftlich fundiertes und damit generalisierbares Wissen zu vermitteln, das in Form von Regeln, Konzepten und Standards weitergegeben wird. Die Schüler bewegen sich dagegen zwischen unterschiedlichen Institutionen, den verschiedenen Sektoren und Settings der Pflegepraxis einerseits und der Schule andererseits. Das Handeln in der beruflichen Praxis ist bei Anfängern zwar noch weitestgehend regelgeleitet, die Schüler sammeln aber zunehmend implizites Erfahrungswissen (…)."

Im Pflegeunterricht entstehen zwangsläufig Diskrepanzen zwischen dem wissenschaftsfundierten Regelwissen, das Lehrende vermitteln wollen und müssen, und dem über Erfahrungen erworbenen impliziten Wissen über Einzelfälle, das Lernende in den Unterricht einbringen. Trotz ihrer Widersprüchlichkeit müssen beide

Wissensformen in der Pflegeausbildung und demnach in beiden Lernorten miteinander verknüpft werden. Werden die Widersprüche nicht umfassend reflektiert, hat dies entscheidende Folgen für die Kompetenzentwicklung der Lernenden (Darmann-Finck, 2012, S. 154).

Neben der Reflexion widersprüchlicher pflegerischer Situationen nimmt die Reflexion über das eigene Handeln und die eigenen, begleitenden Emotionen eine besondere Rolle in der Pflegeausbildung ein. Olbrich (1999, S. 55, 65) hebt in ihrem Stufenmodell der Kompetenzentwicklung auf der Stufe des reflektierenden Handelns die Reflexion der eigenen Person hervor und verdeutlicht, dass es hierbei darum geht, sich das eigene Erleben einer Pflegesituation als Pflegende bewusst zu machen. Das in der Stufe 2 des in dieser Studie entwickelten Reflexionsmodells bedeutsame Artikulieren findet sich ebenfalls bei Olbrich (1999, S. 55), die darauf verweist, dass Pflegepersonen ihren Eigenbezug zu der entsprechenden Pflegesituation formulieren. Das Verb „formulieren" weist auf das aktive Aussprechen der Gedanken und Erlebnisse, die Pflegende in einer Pflegesituation haben und unterstreicht die Aussagen der Lehrenden, denen das Aussprechen reflexiver Prozesse wichtig ist.

Auch bei Dütthorn (2014, S. 307–321) nimmt die Entwicklung der Reflexionsfähigkeit eine besondere Stellung ein. Im Rahmen ihrer international angelegten qualitativen Studie über die pflegespezifische Kompetenz und Kompetenzentwicklung, bei der Lehrende und Lernende in den Ländern Deutschland, Schweiz und Schottland befragt wurden, und als zentrales Phänomen die *Pflegerische Beziehungsgestaltung* hergeleitet wurde, arbeitet Dütthorn (2014, S. 307) die Subkategorie *Reflexiven Blick einnehmen* heraus, die sich einerseits auf die *selbstreflexive Innenperspektive* und andererseits auf die *reflexive Außenperspektive* bezieht. Mit selbstreflexiver Innenperspektive, die überwiegend von Lehrenden und Lernenden aus der Schweiz beschrieben werden, ist die „selbstreflexive Auseinandersetzung hinsichtlich des Denkens, Fühlens und auch Handelns in pflegeberuflichen Handlungsfeldern" gemeint (Dütthorn, 2014, S. 308). Die reflexive Außenperspektive hingegen fokussiert die Analysefähigkeit, die Fähigkeit zu kritischem Denken und die pflegepraktische Urteilsfähigkeit in pflegerischen Handlungssituationen (Dütthorn, 2014, S. 314).

Die Ergebnisse der Pflegedidaktik zur Förderung der Reflexionsfähigkeit als ein zentrales Ziel der beruflichen Pflegeausbildung sind anschlussfähig an die Ergebnisse der Bildungswissenschaften und die der Berufs- und Wirtschaftspädagogik. Bereits 1974 formulierte der Deutsche Bildungsrat die reflektierte Handlungsfähigkeit als Ziel des Lernens für den Umgang mit beruflichen, privaten und gesellschaftlichen Situationen (Deutscher Bildungsrat, 1974, S. 49). Reflexive Handlungsfähigkeit wird weiterführend als Zieldimension eines Konzeptes von Kompetenzentwicklung beschrieben (Dehnbostel, 2001, S. 78; Elsholz, 2002, S. 38; Gillen, 2006, S. 78; Gillen, 2007, S. 529).

> „Reflexive Handlungsfähigkeit findet ihren Ausdruck im selbständigen, kritischen Handeln und individueller und gesellschaftlicher Mündigkeit. Reflexive Handlungsfähigkeit bedeutet, durch Lern- und Reflexionsprozesse vorgegebene Situationen und überkommene Sichtweisen zu hinterfragen, zu deuten und zu bewerten und damit der vorhandenen Tiefenstruktur der umfassenden beruflichen Handlungskompetenz Ausdruck zu verleihen." (Dehnbostel & Meyer-Renk, 2003, zitiert nach Gillen, 2007, S. 529)

Elsholz (2002, S. 38–39) unterscheidet bezugnehmend auf Lash (1996, S. 203) zwei Formen der reflexiven Handlungsfähigkeit: die strukturelle Reflexivität und die Selbst-Reflexivität. Bei der strukturellen Reflexivität geht es um das Hinterfragen der Arbeitsumgebungen und der Arbeitsbedingungen, während die Selbstreflexivität darauf zielt, eigene Kompetenzen und die eigene Kompetenzentwicklung bewusst zu machen und zu reflektieren (Elsholz, 2002, S. 38–39). Gillen (2006, S. 87) stellt die Bedeutung der beiden Perspektiven von Reflexivität im Kontext der Kompetenzentwicklung heraus und verdeutlicht den herausragenden Stellenwert der Reflexionsfähigkeit für das Individuum.

> „Die Differenzierung in strukturelle Reflexivität und Selbstreflexivität stellt eine Verknüpfung zwischen der emanzipatorisch-kritischen Bedeutung und der in jüngster Zeit entstandenen Konnotation von Reflexivität her. Zur Klärung des Leitbilds der reflexiven Handlungsfähigkeit kann damit festgehalten werden: Reflexive Handlungsfähigkeit bildet eine über die berufliche Handlungskompetenz hinausgehende Zielsetzung von Kompetenzentwicklung." (Gillen, 2006, S. 87)

Die strukturelle Reflexivität (Elsholz, 2002; Gillen, 2006) kann mit der reflexiven Außenperspektive bei Dütthorn (2014) in Verbindung gebracht werden, da es bei beiden um die Reflexion von (Bedingungen in) Situationen geht. Die reflexive Innenperspektive bei Dütthorn (2014) bezieht sich auf die Selbstreflexion und das Bewusstmachen des Eigenen *in* entsprechenden Handlungssituationen und ist demzufolge kongruent zur Selbstreflexivität bei Elsholz (2002) und Gillen (2006).

Das in dieser Arbeit abgeleitete Stufenmodell der Reflexionsfähigkeit von Lernenden rückt als pflegedidaktisches Ziel das Reflektieren von Situationen und Handlungen in den Mittelpunkt. Die Stufe der unbewussten und unreflektierten Routinehandlungen wird bewusst durch die Nummerierung 0 gekennzeichnet, da es kein Ziel im Sinne einer professionellen Pflegeausbildung darstellt, aber aufgenommen wird, da diese aus den Daten resultiert und ein nicht selten häufiges Routinehandeln von Pflegenden in der Praxis abbildet. Im Anschluss an Dütthorn (2014) beinhalten die drei Stufen 1, 2 und 3 sowohl die selbstreflexive Innen- als auch die reflexive Außenperspektive. In Stufe 1 findet eine Reflexion über Situationen und Handlungen im Sinne einer pflegerischen Handlungssituation (Kuckeland & Schneider, 2016, S. 7; Schneider, Kuckeland & Hatziliadis, 2019a, S. 21) statt. Hierbei werden auch widersprüchliche Pflegesituationen, Schlüsselprobleme und Dilemmata berücksichtigt. Die Reflexion kann sich demnach auf alle konstituierenden Merkmale einer Handlungssituation beziehen und schließt somit die Pflegenden mit ihrem Erleben selbst als Akteure neben den zu pflegenden Menschen, deren Angehörigen oder weiteren Akteure ein. Die Stufe 2 kennzeichnet eine nach außen gerichtete Reflexion des Erlebten und Wahrgenommenen durch Explikation, Artikulation und Diskussion. Auch hierbei ist die Handlungssituation reflexiver Bezugspunkt. Die Stufe 3 realisiert sich im Treffen reflektierter und begründeter Entscheidungen sowie der Reflexion der Konsequenzen durchgeführter Handlungen für alle Beteiligten.

In der pflegerischen Ausbildung können alle drei Stufen 2–4 der zu fördernden Reflexionsfähigkeit sowohl im Lernort Schule als auch im Lernort Pflegepraxis gefördert werden, jedoch nimmt die Stufe 3 in der Pflegepraxis einen besonderen Stellenwert ein, da diese Stufe im Lernort Praxis allgegenwärtig ist bzw. sein sollte, denn hier treffen Lernende weitreichende Entscheidungen im realen Berufskontext, wohingegen die Stufe 3 im Lernort Schule dadurch gekennzeichnet ist, dass Lernende Entscheidungen anhand von Fällen oder im Skills Lab in einem geschützten Lernraum treffen.

8.3.1.2 Pflegerische Haltung entwickeln (Konzept)

Viele Interviewpartner geben als weiteres Ziel des Körperpflegeunterrichts die Arbeit an Haltung an und konkretisieren, was es für sie bedeutet, an Haltung zu arbeiten.

> *„Der Kern, meiner Meinung nach, ist die Haltung." (Leh_AP_02, Z. 242)*

Die Lehrende Leh_GKiKP_02 arbeitet mit den Lernenden an deren pflegerischer Haltung, indem sie sie mit Situationen konfrontiert, die gemeinsam reflektiert werden. Für sie stellt die Arbeit an Haltung etwas Herausforderndes aber auch Spannendes dar.

> *„Also, an der Haltung arbeiten heißt für mich, Situationen, in die man auch durch den Unterricht hineingebracht wird, analysiert, formuliert und reflektiert. Das finde ich für mich einen ganz wichtigen Punkt, Dinge eben nicht nur zu denken, sondern auch zu formulieren, dann auszutauschen (...) Und das ist das Schwierigste, finde ich, diese Haltungsarbeit, aber auch das Spannendste." (Leh_GKiKP_02, Z. 340–344; 367–368)*

Eine Interviewpartnerin stellt die Überlegung an, dass die teils schwierigen Rahmenbedingungen in der Pflegepraxis wie Zeitmangel nicht dafür verantwortlich sind, mit welcher Haltung eine Pflegende dem zu pflegenden Menschen gegenübertritt.

> *„Oder dass ich ja auch immer wieder versuche, zu sagen, dass der Zeitdruck die eine Sache ist und die Haltung die andere Sache ist. Dass ich auch mit wenig Zeit eine bestimmte Haltung entwickeln kann." (Leh_AP_01, Z. 480–482)*

Da der Begriff der Haltung sehr komplex ist, lassen sich weitere Aspekte hierunter subsumieren. So bedeutet es, eine *wertschätzende Haltung* zu entwickeln, den Menschen in seiner Person als selbstbestimmt wahrzunehmen und seine individuellen Bedürfnisse zu erfragen, zu berücksichtigen und sich als Pflegende von seinen eigenen Zielen und Vorstellungen zu distanzieren.

> *„Und das ist auch wieder der Blick, wenn wir jetzt wieder das Professionelle nehmen, ich kann nicht die anderen Menschen um mich herum so pflegen, wie ich mich pflegen wollen würde, sondern ich muss den Patienten sehen und nicht mich.“ (Leh_GKiKP_04, Z. 184–187)*

Die Lehrende Leh_GKPsy_02 und der Lehrende Leh_AP_02 (Z. 224–225) fokussieren die Perspektivverschränkung, die eine Grundvoraussetzung für professionelles pflegerisches Handeln darstellt.

> *„Also ich glaube, das größte Ziel für mich oder das wichtigste ist, den Patienten nicht aus dem Blick zu verlieren, (...) dass, wenn ich meinen Patienten, also wenn ich immer wieder aus seiner Rolle auch schaue oder seine Perspektiven einmal einnehme, glaube ich, dass ich ganz viel gut und richtig mache (...).“ (Leh_GKPsy_02, Z. 955–963)*

Eine andere Lehrende konkretisiert die Berücksichtigung individueller Bedürfnisse des zu pflegenden Menschen bei der Körperpflege und verdeutlicht, was Selbstbestimmung in diesem Kontext bedeutet.

> *„Sondern erst einmal fragen, wie ist der Ablauf, wollen die Leute das an dem Morgen, also die sind selbstbestimmt, die können auch sagen, ich möchte jetzt nicht gewaschen werden, ich möchte jetzt nicht duschen, das ist okay.“ (Leh_GKiKP_03, Z. 440–442)*

Daran anknüpfend bedeutet eine pflegerische Haltung für die Lehrenden, die Pflege von Menschen und die Körperpflege im Besonderen als eine zusammengehörige, komplexe Aufgabe zu verstehen, die den zu Pflegenden in seiner Gesamtheit berücksichtigt und sich von verrichtungsbezogenen und rein technikorientierten Aufgaben stark abgrenzt.

> *„Das sind Dinge, die man, Körpertemperatur, die in die Körperpflege ja integriert werden können, und dann wird gleich deutlich, der Patient ist nicht Körperpflege, der ist nicht Körpertemperatur, sondern die Dinge müssen gemeinsam zusammen gedacht werden, (...) und ich glaube, dass dann auch eine Gesamtsicht auf den Patienten anders wird, das ist nicht so fraktioniert. (...) Die Haltung ist das, was gerade am Anfang, finde ich, der Ausbildung, ja nicht nur am Anfang, aber was ganz wichtig ist als Ausgangspunkt, weil, sonst laufen die Leute in eine unterschiedliche Richtung, die wir als Pflegende nicht wollen oder als die, die Pflege vermitteln, nicht wollen, nämlich Techniken zu lernen. Und darum kann ich auch nicht mit einer Technik anfangen, ich muss anfangen, mit den jungen Leuten gemeinsam an Haltung zu arbeiten.“ (Leh_GKiKP_02, Z. 99–104; 322–326)*

Die Lehrende Leh_GKiKP_03 nimmt verstärkt die Bedeutung der Kommunikation in den Blick und konstatiert, dass Pflegende mehr darauf achten sollen, mit den zu pflegenden Menschen in einen Dialog zu treten und dadurch auch wichtige Informationen für das pflegeprozesshafte Handeln zu erhalten.

> *„Dass es nicht das bloße Abwaschen des Rückens ist und das Eincremen, sondern dass ich da noch einmal genau hingucke, was erzählen denn die Menschen in einer solchen intimen Situation, was brauche ich von den Informationen eigentlich noch für die Gestaltung des Pflegeprozesses." (Leh_GKiKP_03, Z. 236–239)*

Ein weiterer wichtiger Aspekt einer pflegerischen Haltung ist die Sensibilität der Pflegenden für das Erleben der zu pflegenden Menschen. Hierbei geht es für die Lehrenden (z.B. Leh_GKiKP_04, Z. 734–737; Leh_AP_03, Z. 328–331; Leh_GKPsy_04, Z. 21–23) darum, Lernende für das Erleben und die Situationen des zu pflegenden Menschen zu sensibilisieren, aber auch eine Sensibilität für sich selbst zu entwickeln, die als Voraussetzung für den sensiblen Umgang mit anderen Menschen dient.

> *„Mir ist wichtig, dass sie sich einfühlen können, wie es sich auch eventuell als Patient anfühlt, von jemand Fremden berührt und gewaschen zu werden und genauso auch, wie es sich von der anderen Seite aus anfühlt, wenn ich jemanden anfasse, berühre und wasche." (Leh_GKP_03, Z. 15–18)*

Zudem geht es Lehrenden (Leh_GKiKP_01, Z. 1125–1126; Leh_GKP_03, Z. 409–412) darum, Lernende für besonders sensible und schambehaftete Situationen zu sensibilisieren.

> *„Mir ist es aber wichtig, dass die Schüler sensibilisiert werden, weil, wir berühren Patienten tagtäglich, auch an Stellen, die Patienten als Intimbereiche deklarieren für sich, und sie sollen ebenfalls ein Empfinden dafür bekommen, wenn man an Stellen berührt wird, die für einen nicht selbstverständlich sind, von anderen berührt zu werden." (Leh_GKiKP_04, Z. 144–147)*

Drei Lehrende (Leh_GKP_01; GKP_03; Leh_GKPsy_02, Z. 168–174) treffen Aussagen darüber, wie wichtig es ist, die entwickelte Sensibilität in die Praxis zu transferieren und dort auch trotz widriger Umstände beizubehalten.

> *„Ja, mein Ziel ist, glaube ich, da tatsächlich mehr, die psychoemotionale Ebene anzusprechen, dass sie erstmal wirklich sensibilisiert werden. (...) Also sozusagen diese emotionale Betroffenheit, dass die schon einmal da ist, damit das Thema auch vielleicht besser aufgenommen wird, ja und vor allen Dingen auch, dass niemals vergessen wird, auch nicht später im Berufsleben, dass ich nicht nur eine Handlung durchführe, sondern, dass ich da einem Menschen begegne, und dass der Mensch total unterschiedliche Assoziationen hat, Empfindungen und vielleicht auch kulturelle Hintergründe hat, bevor ich mich ihm nähere. So, das ist mir sehr wichtig." (Leh_GKP_01, Z. 115–123)*

Die Lehrende Leh_GKP_03 verdeutlicht, dass es immens wichtig ist, sich in der Pflegepraxis die entwickelte Sensibilität zu bewahren.

> *„Also wichtig ist mir wirklich die Individualität eines Patienten, eines Menschen, dass die ja eine gewisse Sensibilität für sich bewahren im praktischen Alltag, der ja doch oft eher so etwas wie eine Massenabfertigung ist." (Leh_GKP_03, Z. 399–401)*

Ein Lehrender nimmt noch eine andere Perspektive der Sensibilisierung ein, denn sein Ziel ist es, Lernende für Missstände in der Praxis zu sensibilisieren und adäquat mit diesen umzugehen.

> *„Ich will einfach nur so ein bisschen aufmerksam machen, wenn ich jemanden habe, egal ob jungen oder alten Menschen, aber wenn ich solche Merkmale wie einen blauen, was kann ein blauer Fleck heißen? Was kann das heißen, und muss ich das vielleicht einfach mal weitergeben? Und da will ich einfach so ein stückweit auch sensibilisieren, also das ist mittlerweile auch ein ganz großes Thema. (...) Und ich will einfach nur die Schüler, die sollen beobachten. Wenn sie so etwas haben, also nicht direkt die Polizei rufen, sondern erst einmal darüber sprechen, das sind ja häufig solche Nuancen, also man kriegt irgendetwas mit, kann das aber vielleicht noch nicht so ganz in Worte fassen. Aber ich will das irgendwie mitteilen, ja, und dafür will ich sie einfach sensibilisieren." (Leh_GKP_05, Z. 204–208; 218–222)*

Das Ziel, eine pflegerische Haltung anzubahnen, ist mit der Entwicklung des Pflegeverständnisses verbunden. Der Körperpflegeunterricht nimmt den Aussagen der Lehrenden zufolge eine besondere Stellung in der Pflegeausbildung ein, denn anhand der beruflichen Tätigkeit der Körperpflege lässt sich an einem Körperpflegeverständnis arbeiten, das eine wertschätzende Haltung und eine Sensibilität gegenüber den zu pflegenden Menschen beinhaltet.

> *„Für mich ist der Unterricht Körperpflege so ein ganz zentrales und grundlegendes Element, was Unterricht überhaupt angeht und auch Pflege angeht. Also, es ist für mich etwas, von dem man sagen würde, es macht einen Kern der pflegerischen Arbeit aus." (Leh_GKiKP_02, Z. 6–8)*

Die Körperpflege und der Körperpflegeunterricht stellen eine Art Schlüssel zum Pflegeverständnis dar. Die Lehrende Leh_AP_01 verdeutlicht, dass Körperpflege ein (Beziehungs-) Prozess ist, der ein Wechselspiel aus stetigem Wahrnehmen und Reagieren abbildet. Ohne eine entsprechende pflegerische Haltung ist die Umsetzung kaum möglich.

> *„Und diese Stimmigkeit hinzukriegen, das ist mir wichtig, dass die Schüler merken, das ist mehr als nur ein Waschlappen und Waschschüssel fertig machen und erstens, zweitens, drittens zu waschen, sondern ich gehe eine Beziehung ein, und das ist ein Prozess, wo ich immer wieder wahrnehmen muss, wo ich drauf reagieren muss, wo ich ja einfach interagiere, wo immer so ein Austausch stattfindet bei der Körperpflege." (Leh_AP_01, Z. 48–52)*

Eine Lehrende fokussiert die Komplexität der Körperpflege und zielt im Unterricht darauf, die Lernenden für die Integration verschiedener pflegerischer Tätigkeiten in die Körperpflege zu sensibilisieren.

> *„Ich will wirklich, dass die Haut- und Körperpflege als einen so elementaren Teil in der pflegerischen Versorgung eines Patienten so dann. Dass die das sehen, dass das eben mehr ist als Waschen. Dass ich da alles mit integrieren kann, von den Prophylaxen, also, das ist so ein riesen Gebilde, die Körperpflege, und ich kriege da alles mit darunter." (Leh_GKP_05, Z. 764–770)*

Die Aussagen der Lehrenden zeigen, dass es ihnen sehr wichtig ist, den Lernenden die Bedeutung der Körperpflege für berufliches Handeln von Pflegenden bewusst zu machen. Die Körperpflege steht sozusagen stellvertretend für den Kern, den Pflege ausmacht, weshalb einige Lehrende bewusst mit der Körperpflege zu Beginn der Pflegeausbildung starten, um direkt mit dem Lernenden an einer pflegerischen Haltung zu arbeiten.

> *„Weil wir gesagt haben, das ist ein Ausgangspunkt, eine Grundlage, mit dem die jungen Leute konfrontiert werden, und dann schon ganz schnell klar werden kann, wenn man das entsprechend, ich sage jetzt mal, miteinander bearbeitet, was für einen Stellenwert das für die Pflege hat, aber auch deutlich macht, welchen Stellenwert Pflege an sich hat." (Leh_GKiKP_02, Z. 13–17)*

Bezug zum theoretischen Rahmen

Eine pflegerische Haltung als Ziel des Körperpflegeunterrichts kann als übergeordnet betrachtet werden, in dem sich auch die Sensibilität und die Beziehungsorientierung realisieren. Im Kontext der sozialen Arbeit beschäftigt sich Mührel (2019, S. 31–42, 121–130) mit dem Begriff der „professionellen Haltung". Zur Klärung des Begriffes „Haltung" wird u.a. das zweite Buch der Nikomachischen Ethik (NE) von Aristoteles hinzugezogen, denn Aristoteles (2018, S. 73–81) setzt sich mit der Frage menschlichen Handelns im Sinne guten Handelns auseinander. „Bezogen auf das gute, wertvolle Handeln (eupraxia), als eine Form der eudaimonia neben der theoria als geistiger Schau und Kontemplation des tätigen Geistes, basiert dieses auf einem Streben (orexis) und dessen Ausformung zu einer Haltung (hexis)." (Mührel, 2019, S. 32) Die Haltung entwickelt sich aus einem Streben heraus, jedoch muss dieses Streben nicht per se gut sein, demzufolge muss eine intellektuelle Haltung im Sinne eines sich Vergewisserns hinzukommen. „Das Vergewissern wiederum orientiert sich als *sittliche* (Hervorh. i.O.) Einsicht (*phronesis*) *klug* (Hervorh. i.O.) am in sich Richtigen des Handelns als eines allgemeinen Guts. Dabei orientiert sich die *Phronesis* (Hervorh. i.O.) an der *Theoria* (Hervorh. i.O.), d.h. an der Wahrheit und objektiven Werten!" (Mührel, 2019, S. 33) Demnach „kann nur dann von einem guten und wertvollen Handeln die Rede sein, wenn tugendhaft-sittliches Handeln mit der Einsicht in dasselbe als Gutes zusammentrifft" (Mührel, 2019, S. 34). Wenn Friesacher (2015, S. 213) von „guter Pflege" spricht, die auf Haltung basiert, kann auf das Verständnis einer wissenschaftsfundierten Pflege einerseits und einer situativ reflexiven Pflege andererseits verwiesen werden.

Mührel (2019, S. 121–122) definiert professionelle Haltung mit den Begriffen des Achtens und Verstehens, die jedoch nicht als zwei verschiedene Haltungen angesehen werden, sondern sich vielmehr trotz ihrer scheinbaren Unvereinbarkeit zusammenschließen. *Verstehen* beinhaltet das Verständnis für die Lebensweise des Klienten (resp. des zu pflegenden Menschen in der Pflege) und fokussiert das gemeinsame Arbeiten im Sinne einer aktiven Partnerschaft, während Achten das Akzeptieren und Erdulden der Andersartigkeit des Gegenübers meint (Mührel, 2019, S. 129). Achten geht dem Verstehen voraus und vereint sich im Dialog, in dem vor allem die Widersprüche, z.B. in der Beziehungsebene (asymmetrisch beim Achten und symmetrisch beim Verstehen) überbrückt werden (Mührel, 2019, S. 127–129). Die Konzepte des Achtens und Verstehens sind übertragbar auf pflegerische Situationen, denn Pflegende müssen einerseits Lebensweisen und -stile in hohem Maße akzeptieren und dulden, auch wenn sie aus fachlicher oder persönlicher Sicht andere Vorstellungen haben. Andererseits ist Pflege Beziehungsarbeit und realisiert sich in einer gemeinsamen Gestaltung des Pflegeprozesses.

In Rückgriff auf Friesacher (2008, S. 236, 333) und Cassier-Woidasky (2007, S. 343–347) wird *pflegerische Haltung* verstanden als eine auf den zu pflegenden Menschen ausgerichtete Pflege. Friesacher (2008, S. 236, 333; 2015, S. 202, 213) definiert den Kern von Pflege als eine an der Leiblichkeit ansetzende fürsorgende und fürsprechende Anteilnahme (hierzu auch Uzarewicz & Uzarewicz, 2005, S. 38–41), wenngleich diese Orientierung in Zeiten einer ökonomischen Rationalität unpopulär scheint (Friesacher, 2008, S. 236).

Friesacher (2015, S. 213) fasst unter „guter Pflege" drei zentrale Aspekte zusammen, wovon der erste die Haltung ist, neben der Einstellung und dem Können. Die Grundlage für professionelles Pflegehandeln ist demnach die Haltung der Pflegenden den zu pflegenden Menschen gegenüber. Pointiert fasst Friesacher (2008, S. 333) folgendes Verständnis einer pflegerischen Haltung zusammen: „Das dem praktischen Erkenntnisinteresse verpflichtete Konzept pflegerischen Handelns ist eine wichtige Voraussetzung einer subjekt- und lebensweltorientierten Pflege. Beziehungsarbeit, hermeneutisches Fallverstehen und die Deutung körperlich-leiblicher Expressionen gehören zum Kernbestand einer an Interaktion und Aushandlungsprozessen orientierten Pflege."

Cassier-Woidasky (2007, S. 342–343) leitet in ihrer Forschungsarbeit das Phänomen der Patientenorientierung[45] ab. Diesem Begriff wird in der vorliegenden Arbeit nicht gefolgt, da der Begriff „Patient" zu sehr auf die zu pflegenden Menschen in akutstationären Bereichen fokussiert. In der ambulanten und langzeitstationären Pflege finden andere Begriffe wie Klient oder Bewohner Anwendung. In dieser Arbeit wird ausschließlich von zu pflegenden Menschen gesprochen, die sich in allen Versorgungsbereichen und Settings wiederfinden. Außerdem steckt das Wort „Mensch" in dem Ausdruck „der zu pflegende Mensch" und hebt die Einzigartigkeit jeder individuellen Persönlichkeit im Kontext von Pflege hervor. Wenn im folgenden Zitat von Patientenorientierung gesprochen wird, ist aus Sicht der Autorin der zu pflegende Mensch gemeint.

45 Der Begriff der Patientenorientierung wurde möglicherweise von Cassier-Woidasky (2007) daher gewählt, da sie ihre Studie ausschließlich in der akutstationären Pflege durchgeführt hat und Pflegende auf verschiedenen Akut-Stationen befragt hat (S. 179–183).

> „Aus empirischer Sicht ist Patientenorientierung dadurch gekennzeichnet, dass Pflegende die Perspektive des Patienten übernehmen. Die Pflegenden planen und führen Pflege aus der Sicht der Grenzen und Möglichkeiten des Patienten durch. Pflege wird bedürfnis- und bedarfsgerecht gestaltet. (…) Pflegehandeln ist prozessorientiert und geht von der Frage aus, wie es dem Patienten nützen kann und ob es seinem physischen und psychischen Wohlbefinden dient. Diese relationale Perspektive ist maßgeblich für die Bestimmung von Prioritäten. (…) In diesem Sinne wird auch die Pflegebeziehung bewusst im Interesse der Interaktion mit dem Patienten gestaltet. (…) Getragen wird die Patientenorientierung und ihre Umsetzung von der Wertschätzung der Patienten und dem dahinter durchscheinenden Menschenbild. So nehmen die Pflegenden ihre Patienten und deren Bedürfnisse ernst, sie leben eine selbstverständlich erscheinende Haltung der Orientierung an den Bedürfnissen und Möglichkeiten der Patienten.“ (Cassier-Woidasky, 2007, S. 344–345)

Mit der auf den zu pflegenden Menschen ausgerichtete pflegerische Haltung geht die Sensibilität der Pflegenden für das Erleben der zu pflegenden Menschen, z. B. in schambehafteten Situationen, dem Erleben der Personen aus dem Umfeld des zu Pflegenden, dem eigenen Erleben in Pflegesituationen, aber auch für Herausforderungen, ethische Dilemmata, Konflikte, Machtstrukturen usw. einher. Es geht auch in der Pflege darum, *hinzusehen* und *nicht wegzusehen*, hier vor allem, wenn es sich um Missstände in der Pflege handelt, wie dies der Lehrende Leh_GKP_05 in Bezug auf Misshandlungen beschreibt.

Sensibilisierung heißt zudem, eine Empathiefähigkeit zu entwickeln, indem Lernende herangeführt werden, die Situation des zu pflegenden Menschen aus dessen Perspektive heraus zu betrachten und somit einen Perspektivwechsel vorzunehmen. Denn erst, wenn Pflegende sich die Situation der zu pflegenden Menschen und ihres sozialen Umfeldes bewusst machen, ist die Voraussetzung für eine gelingende, auf Interaktion beruhende Beziehungsarbeit gegeben. Elsbernd & Glane (1996) beschreiben in ihrer qualitativen Studie „Ich bin doch nicht aus Holz“ eindrücklich, wie zu pflegende Menschen *verletzende Pflege* (mit dem Fokus auf seelische und soziale Folgen) und *schädigende Pflege* (mit Fokus auf körperliche negative Folgen) erleben (S. 3). Aus der Sicht der zu pflegenden Menschen wird das Verhalten der Pflegenden als unpersönlich, routiniert, nachlässig oder gleichgültig beschrieben (Elsbernd & Glane, 1996, S. 154).

> „Einige der Befragten erlebten es als schädigend oder verletzend, daß [sic] ihre Bedürfnisse von den Pflegenden oftmals nicht erkannt bzw. ermittelt wurden, und schilderten, daß [sic] sie den Eindruck hatten, daß [sic] ihre persönlichen Anliegen und Bedürfnisse nicht im Mittelpunkt der pflegerischen Arbeit standen. (…) Auch erlebten und schilderten einige der befragten Patienten, daß [sic] ihr Bedürfnis nach menschlicher Wärme und Zuwendung und das Eingehen auf ihre persönliche Lebenssituation oftmals trotz deutlicher Hinweise nicht von den Pflegenden aufgegriffen wurde.“ (Elsbernd & Glane, 1996, S. 154–155)

Die Aussagen aus den Ergebnissen zeigen deutlich, wie wenig sensibel die Pflegenden in den Situationen mit den befragten, zu pflegenden Menschen agiert haben. Das pflegerische Handeln entgegen den Bedürfnissen zu Pflegender steht dem Ziel, mit einer pflegerischen Haltung zu agieren, diametral entgegen.

8.3.1.3 Beziehungsorientierung fördern (Konzept)

> *„Bevor ich über eine Verrichtung, über eine Handlung, über diese Dinge, was ich denn dann tue oder was da sinnvoll wäre, (...) finde ich, muss ich erst einmal mich ganz massiv mit meiner eigenen Haltung, also bei den Schülern jetzt auch, wenn sie ihre eigene Haltung zur Körperpflege und den Dingen auseinandersetzen. Und auch kapieren ‚Das, was ich denke, ist nicht das non plus Ultra, das ist individuell, subjektiv, aber mein alter Mensch kann völlig andere Vorstellungen haben und da muss ich erst einmal Zugang zu kriegen.'". (Leh_AP_02, Z. 301–307)*

Das vorangestellte Zitat zeigt gut die Verknüpfung zwischen einer pflegerischen Haltung und der dazu erforderlichen Reflexionsfähigkeit, die dadurch gekennzeichnet ist, dass Pflegende ihre Vorstellungen reflektieren und diese nicht dem zu Pflegenden überstülpen und dem Ziel der Beziehungsgestaltung, denn nur darüber, dass Pflegende einen ehrlichen, wertschätzenden und interessierten Kontakt zum zu pflegenden Menschen aufbauen, kann sich Pflege in ihrem Kern realisieren. Neben der Unterstützung in der Entwicklung der Reflexionsfähigkeit und einer pflegerischen Haltung zielt der Körperpflegeunterricht folglich auf Beziehungsgestaltung. Hierbei steht die Beziehung zwischen Pflegekräften und zu pflegenden Menschen im Fokus, denn die Körperpflege kann intensiv genutzt werden, um mit dem zu Pflegenden in eine Beziehung einzutreten.

> *„(...), dass es halt um Beziehungsgestaltung geht innerhalb der Körperpflege. Und, dass die, ja die Vorbereitung, Durchführung in den verschiedenen Settings natürlich auch wichtig sind, aber nicht die erste Priorität haben, sondern, die erste Priorität hat, dass das der erste Moment ist, wo ich wirklich mit einem Menschen in Kontakt komme, und wie ich einen Kontakt überhaupt aufbauen kann." (Leh_AP_01, Z. 85–90)*

Die Körperpflege kann weiterhin genutzt werden, um wichtige Informationen über den zu pflegenden Menschen zu erhalten.

> *„(...), sondern weil ich sehr viel bei der Haut- und Körperpflege über den Patienten erfahren konnte und die sehr gerne dafür auch genutzt habe, um mit dem Patienten anderweitig in das Gespräch zu gehen." (Leh_GKiKP_04, Z. 827–829)*

Insofern hat sie eine doppelte Bedeutung: Sie dient einerseits dem Beziehungsaufbau und bietet andererseits die Möglichkeit, im Sinne des Pflegeprozesses Erkenntnisse zu generieren, die wiederum für den Beziehungsprozess genutzt werden können.

Eine Verschränkung des Pflege- und Beziehungsprozesses wird durch folgende Aussage deutlich.

> *„Das Wichtigste ist, dass mit Haut- und Körperpflege Beziehung aufgebaut wird und ich komme ja in ein sehr nahes Verhältnis zu dem Patienten, und das erfordert ja viel Fingerspitzengefühl, damit umzugehen. Und gleichzeitig kann ich aber eben für mich ganz viele Informationen auch dabei sammeln, kann in einem guten Austausch sein. Also, Kommunikation heißt ja nicht nur diese grundlegenden Sachen, sondern ich bin ja auch in Kommunikation verbal, aber eben auch nonverbal, und dass die lernen, dass Haut- und Körperpflege wichtig ist, um die Beziehung aufzubauen (...).“ (Leh_GKiKP_01, Z. 285–292)*

Die Lehrende Leh_GKiKP_04 stellt die hohe Bedeutung der Beziehung zwischen Pflegenden und zu pflegenden Menschen dar, ohne die Pflegende bestimmte (sensible) Informationen vom zu Pflegenden nicht erfahren und somit Reaktionen des Gegenübers in pflegerischen Situationen ggf. nicht eindeutig einschätzen können.

> *„Das ist auch erfahrungsgemäß aus meiner Praxis ein Beziehungsaufbau zum Patienten, und den brauchen wir als Pflegekräfte ebenfalls, weil, wir stehen nun mal da und können auch ganz anders Sachen hinterfragen aufgrund von Reaktionen, die uns entgegengebracht werden von Patienten, wenn wir eine gewisse <u>Beziehung</u> zu ihm aufgebaut haben. Und das passiert mit der Haut- und Körperpflege, ja.“ (Leh_GKiKP_04, Z. 298–303)*

Beziehungsgestaltung findet in der Pflege sowohl verbal als auch nonverbal statt. Besonders die nonverbale Kommunikation und Beziehungsgestaltung über Berührung hat in der Pflege im Allgemeinen, und in der Körperpflege im Speziellen, eine hohe Relevanz. Kaum ein anderer Beruf beinhaltet so viel Berührung, Intimität und Leiblichkeit zwischen fremden Personen wie dem der Pflege. Professionelles Berühren und der professionelle Umgang mit Intimität sind Tätigkeiten von Pflegenden, die sie täglich ausführen. Die Körperpflege ist eine Situation, in der Berührung und Intimität per se eine besonders große Relevanz haben. Demnach spielen Berührung und Intimität im Körperpflegeunterricht eine große Rolle.

> *„Ja, ich glaube, das ist etwas ganz Zentrales, weil es ja auch so, weil natürlich auch diese, ich sage einmal, Körperpflege, Berühren, Berührt werden, das ist ja auch etwas ganz, ja, in der Beziehung zwischen Pflegenden und Patienten etwas ganz <u>Enges,</u> und ich glaube, deswegen ist auch für mich so wichtig.“ (Leh_GKPsy_02, Z. 968–971)*

Berührung hat nach Aussage der Lehrenden Leh_AP_01 eine „Signalwirkung“, und Pflegende müssen sich diese bewusst machen, um Auswirkungen von Berührung richtig einschätzen zu können.

> *„Welche Wirkungen verschiedene Berührungen haben können, welche Signalwirkung auch Berührung hat. Und, das Berühren immer eine Art von Kommunikation <u>ist,</u> und wie ich das vielleicht auch deuten kann, welche Auswirkungen Berührungen haben können.“ (Leh_AP_01, Z. 103–106)*

Bezug zum theoretischen Rahmen

Dass Beziehungsorientierung und Beziehungsarbeit Kernelemente pflegerischen Handelns sind, wird in der Literatur mehrfach beschrieben und belegt. Die Studie von Dütthorn (2014) expliziert die Beziehungsgestaltung in besonderem Maße. Dütthorn (2014, S. 251) beschreibt in ihrer Grounded Theory Studie das zentrale Phänomen *Pflegerische Beziehung gestalten* als Kernkategorie des Modells pflegespezifischer Kompetenz und Kompetenzentwicklung, die sich in den Dimensionen *Menschen begegnen* und *Mensch sein* entfaltet (Dütthorn, 2014, S. 257). Die Dimension *Menschen begegnen* stellt sich als „eine Form von pflegerischer Beziehungsgestaltung [dar], die auf ein wechselseitiges Aufeinanderbezogensein von Menschen innerhalb pflegerischer Interaktionen rekurriert" (Dütthorn, 2014, S. 257). Die Dimension *Mensch sein* beinhaltet die „gleichzeitige Subjektgebundenheit der persönlichen Wahrnehmung von Pflegenden selbst (...), die immer auch mit einer Emotionsgebundenheit einhergeht" (Dütthorn, 2014, S. 257). Die Kernkategorie Pflegerische Beziehungen gestalten entfaltet sich nach Dütthorn (2014) weiter in vier Subkategorien: *Persönlichkeit einbringen* (S. 274), *Sich-Einlassen auf die Welt des Anderen* (S. 283), *Komplexität überblicken* (S. 295) und *Kommunikation dialogisch ausrichten* (S. 305). Die Subkategorie *Persönlichkeit einbringen* kann als Grundlage für Beziehungsarbeit angesehen werden, denn im Fokus stehen Selbsterkenntnis, Selbstfürsorge, Selbstverantwortung und Selbstsicherheit von Pflegenden, die dann verknüpft sind mit der Entwicklung einer pflegeberuflichen Identität (Dütthorn, 2014, S. 274). Das *Sich-Einlassen auf die Welt des Anderen* beinhaltet eine empathische Haltung, ein echtes Interesse am Gegenüber und das Verstehen des Anderen. Dütthorn (2014, S. 282–283) untermauert die Notwendigkeit des Perspektivenwechsels, um das Sich-Einlassen auf die Welt des Anderen zu realisieren. Die Subkategorie *Komplexität überblicken* entfaltet sich in der Koordination pflegerischer Arbeit, in der Vermittlung zwischen verschiedenen Akteuren und in dem verantwortungsbewussten Treffen von Entscheidungen (Dütthorn, 2014, S. 295). Die Kategorie *Kommunikation dialogisch ausrichten* fokussiert das kommunikative Handeln in den Pflegesituationen mit den jeweiligen einzusetzenden Gesprächstechniken (Dütthorn, 2014, S. 305). Die in dieser Studie hergeleiteten Ergebnisse zum Wissen über die Ziele des Pflegeunterrichts weisen Parallelen zu den eruierten Ergebnissen von Dütthorn (2014) auf, insofern, als das *Sich-Einlassen auf die Welt des Anderen* (Dütthorn, 2014, S. 283) mit dem Ziel der pflegerischen Haltung in Verbindung gebracht werden kann. Die Subkategorie *Komplexität überblicken* (Dütthorn, 2014, S. 295) findet sich in der vorliegenden Studie u.a. in der Förderung der Reflexionsfähigkeit wieder, da die Stufe 3 des Reflexionsmodells das verantwortungsbewusste Treffen von Entscheidungen beinhaltet.

8.3.1.4 Pflegeprozesshaftes Denken fördern (Konzept)

Für einige Lehrende stellt der Pflegeprozess eine Kernaufgabe dar, die auch im Rahmen der Körperpflege hinzugezogen werden sollte. Der Pflegeprozess ist ein Merkmal professioneller Pflege und erhält auch gesetzlich nach dem neuen Pflegeberufegesetz und den definierten vorbehaltenen Tätigkeiten der Pflege noch einmal einen viel umfangreicheren Stellenwert zugeschrieben, wie die Lehrende Leh_GKiKP_02 verdeutlicht.

> *„Ich sage mal, wir haben uns darauf geeinigt, dass wir mit dem Pflegeprozess beginnen, als einen Ausgangspunkt für beruflich qualifiziertes Handeln. Also, mich bestätigt das jetzt noch einmal ganz besonders, wenn ich an das neue Gesetz denke: Es ist eine Alleinstellungsaufgabe, andere dürfen nicht so arbeiten, das heißt, es ist ein Ausgangspunkt auch für die Leute, die in den ersten Block kommen, gleich am Anfang mit einer professionellen Pflege und Sichtweise auf Pflege konfrontiert zu werden. Und das ist etwas, was glaube ich, dann auch die Perspektive auf Pflege und die Körperpflege völlig verändert, weil das ein strukturierter Prozess ist, weil das etwas ist, was begründbar ist, was ableitbar ist, überprüfbar ist, und das ist etwas für mich, seitdem wir das so entschieden haben, so auch zu unterrichten, eine andere Qualität nochmal ausmacht." (Leh_GKiKP_01, Z. 17–27)*

Der Pflegeprozess als gedankliche Leitstruktur sollte für die Lernenden frühzeitig transparent gemacht werden, sodass Lernende die Körperpflege unter der pflegeprozessorientierten Perspektive umsetzen.

> *„Dass wir auch schon einmal gucken, so im Rahmen des Pflegeprozesses, dass man eigentlich immer, oder dass man immer ein Ziel haben muss, wenn ich eine Pflegehandlung durchführen muss, und dass es einen Anlass gibt für dieses Ziel. Und dass bei dieser Handlung das dann noch einmal weiter überlegt wird. Also, ich finde, auf der einen Seite ist so, dieses Prozesshafte immer noch einmal wichtig, dass die Schüler schon einmal langsam lernen, in Strukturen zu denken." (Leh_AP_01, Z. 273–278)*

Darüber hinaus ist es wichtig, die Körperpflege selbst zu nutzen, um hierbei weitere Informationen und Erkenntnisse für den Pflegeprozess herauszuziehen.

> *„Das ist auch noch so Inhalt, also nicht nur Nähe-Distanz und wie wasche ich einen Menschen oder welche Bedeutung hat die Köperpflege, sondern auch zu sagen, was kann ich da für die Pflege, ja für den Pflegeprozess rausziehen." (Leh_GKiKP_03, Z. 245–248)*

An die vorangegangenen Aussagen schließen sich Passagen zweier Lehrenden aus der Gesundheits- und Kinderkrankenpflege an, in denen auch sie die Notwendigkeit der Hinführung der Lernenden zum prozesshaften Denken und Handeln artikulieren. Sie verdeutlichen mit ihren Aussagen, dass der Pflegeprozess für sie immanenter Bestandteil verschiedener Lernsituationen ist und kontinuierlich aufgegriffen wird.

> *„Der Pflegeprozess ist in mein gesamtes unterrichtliches Geschehen eigentlich immer integriert. Also, ich stelle immer die Frage nach dem Problem, und dann frage ich auch mal: ‚Warum sind das Probleme, welche Informationen brauchen Sie, um diese Situation aufzulösen, was kann Ihr Ziel sein?'. Das ist vollkommen egal in welcher Lerneinheit oder Lernsituation, welches Thema, aber gerade bei der Körperpflege, da geht es immer darum, welche Ziele verbinden sie damit, warum tun sie das eigentlich, was sie tun. Welche Informationen brauchen sie aus dem Bereich Haut." (Leh_GKiKP_03, Z. 260–266)*

Die Lehrende hebt hervor, dass der Pflegeprozess immanenter Gegenstand pflegerischen Unterrichts ist und dass dadurch die pflegeprozesshafte Denkstruktur bei den Lernenden gefördert wird.

> *„Wenn man nicht hinterher sagt, so, und den Pflegeprozess, (...) den gibt es auch, aber damit kontinuierlich zu arbeiten, in eigentlich jedem Unterricht, also jetzt nicht nur Körperpflege, und zu sagen, so, und wo verorten wir uns jetzt, macht das Ganze so transparent, dass diese Gedankenstruktur einfach total klar wird." (Leh_GKiKP_02, Z. 418–423)*

Bezug zum theoretischen Rahmen

Den Kernprozess der Pflege stellt der Pflegeprozess dar. Der in den USA entwickelte Pflegeprozess wurde 1967 als vierphasiger Prozess (Informationssammlung, Planung, Durchführung und Evaluation) von Yura & Walsh (1988) präsentiert und von Fiechter & Meier (1993) in Deutschland als sechsphasiges Prozessmodell eingeführt. Neben den bestehenden vier Phasen fügten Fiechter & Meier (1993, S. 30) nach dem ersten Schritt der Informationssammlung die Schritte *2. Erkennen von Problemen und Ressourcen* sowie Schritt *3. Festlegung von Pflegezielen* ein. Die letzten drei Schritte sind wieder identisch zum Prozess von Yura & Walsh (1988). Der Pflegeprozess ist ein Problemlöse- und Beziehungsprozess (Fiechter & Meier, 1993, S. 27). Der Anteil des Problemlöseprozesses stellt als Steuerungsinstrument die zentrale Vorgehensweise pflegerischen Handelns dar, während der Anteil des Beziehungsprozesses die partnerschaftliche Beziehung und die darin integrierten Aushandlungsprozesses abbildet. Schneider, Kuckeland & Hatziliadis (2019a, S. 26–27) beschreiben als erste und zweite Kernaufgabe von Pflegenden *Pflege prozesshaft gestalten* (1) und *Beziehungsorientiert handeln* (2) und konstatieren, dass diese beiden Aufgaben den Kern allen pflegeberuflichen Handelns darstellen. Zudem besitzen sie eine größere Reichweite und sind komplexer als die weiteren angeführten Kernaufgaben, wie z. B. Beobachten oder Kommunizieren (Schneider, Kuckeland & Hatziliadis, 2019a, S. 27), die ebenfalls Kernaufgaben darstellen, jedoch in den Schritten des Pflegeprozesses integriert sind.

Im Pflegeberufegesetz, in der PflAPrV und im Rahmenlehrplan der Fachkommission nimmt der Pflegeprozess eine zentrale Stellung ein. Im Pflegeberufegesetz (§ 4, Abs. 1 und 2) werden erstmalig der Pflege vorbehaltene Tätigkeiten definiert, die sich auf die Erhebung und Feststellung des Pflegebedarfs, auf die Organisation, Gestaltung und Steuerung des Pflegeprozesses sowie auf die Analyse,

Evaluation, Sicherung und Entwicklung der Qualität der Pflege beziehen. Der in der Ausbildungs- und Prüfungsverordnung definierte Kompetenzbereich I Pflegeprozesse und Pflegediagnostik in akuten und dauerhaften Pflegesituationen verantwortlich planen, organisieren, gestalten, durchführen, steuern und evaluieren umfasst 1000 der insgesamt 2100 Theoriestunden und stellt somit den Kern pflegeberuflicher Ausbildung in den Lernorten Theorie und Praxis dar.

Im Rahmenlehrplan werden die Pflegeprozessverantwortung und die vorbehaltenen Tätigkeiten als ein wesentliches Konstruktionsprinzip der Rahmenlehrpläne definiert. Der Pflegeprozessgedanken zieht sich dementsprechend durch alle curricularen Einheiten.

> „Der Pflegeprozess als berufsspezifische und komplexe Methode, der das berufliche Pflegehandeln in Pflegesituationen strukturiert, ist in vielfältigen, variierenden und spezifisch akzentuierten Formulierungen, insbesondere in den Kompetenzbereichen I und II der Anlagen 1 bis 4 PflAPrV grundlegend verankert. Konsequent finden sich pflegeprozessbezogene Kompetenzen in allen curricularen Einheiten wieder. Darüber hinaus wird diese besondere Verantwortung vor allem in den Handlungsmustern als Situationsmerkmal und curriculares Darlegungselement ersichtlich." (Fachkommission, 2019, S. 11)

Zusammenfassend lässt sich konstatieren, dass die Lehrenden über ein breitgefächertes Wissen zu vielfältigen Zielen des Körperpflegeunterrichts verfügen. Hierbei zeigen sich bei den Lehrenden viele Übereinstimmungen, welche Ziele mit dem Körperpflegeunterricht verfolgt werden. Die Fokussierung auf die Förderung der Reflexionsfähigkeit und die Anbahnung einer pflegerischen Haltung als Kern der pflegerischen Ausbildung ist anschlussfähig an die pflegewissenschaftliche und pflegedidaktische Literatur.

8.3.2 Wissen über Herausforderungen für Lernende mit Körperpflegeinhalten (II.W 2)

Bereits in Kapitel 8.2.4 wurde das *Wissen von Lehrenden über Herausforderungen in der Pflegepraxis* (I.W 4) dem Wissensbereich des pflegewissenschaftlichen Wissens zugeordnet und detailliert erläutert. Dabei wurden die Herausforderungen aus der Perspektive der Pflegefachkräfte betrachtet. Im folgenden Unterkapitel sollen nun die Herausforderungen, die sich explizit für Lernende mit den Körperpflegeinhalten ergeben, dargestellt werden. Diese Wissenskategorie ist dem pflegedidaktischen Wissen (und nicht dem pflegerischen Fachwissen) zugeordnet worden, da es sich um eine pflegedidaktische Perspektive handelt, als Lehrende auf den zu unterrichtenden inhaltlichen Gegenstand (hier: Körperpflege) zu schauen und zu eruieren, welche Herausforderungen sich aus dem Inhalt für die Lernenden ergeben, sodass pflegedidaktisches Handeln seitens der Lehrenden erforderlich wird. Selbstverständlich können die in der Praxis auftretenden Herausforderungen, denen sich Pflegende stellen müssen, mit denen der Lernenden identisch sein. Im Folgenden wird die besondere Relevanz der Inhalte für die Lernenden herausgearbeitet.

Wie die Herausforderungen in der Pflegepraxis (siehe Kapitel 8.2.4) lassen sich auch die Herausforderungen der Lernenden in Schlüsselprobleme und Dilemma unterteilen. Bei den Herausforderungen von Lernenden kommen in diesem Kapitel noch eruierte Konflikte hinzu (zur Begriffsbestimmung von Schlüsselproblemen, Konflikten und Dilemmata siehe Abbildung 8.2). Die Tabelle 8.7 gibt einen Überblick über die eruierten Schlüsselprobleme, Konflikte und Dilemmata mit ihren zugehörigen Konzepten, die in diesem Kapitel präsentiert werden.

Tabelle 8.7: Schlüsselprobleme, Konflikte und Dilemmata als Dimensionen der Kategorie ***Wissen über Herausforderungen von Lernenden*** (II.W 2) mit Konzepten (eigene Erstellung)

Kategorie	**Wissen über Herausforderungen von Lernenden mit Körperpflegeinhalten (II.W 2)**		
Dimensionen	**Schlüsselprobleme**	**Konflikte**	**Dilemmata**
Konzepte	*Umgang mit Sexualität im Rahmen der Körperpflege → Kap. 8.3.2.1*	*Umgang mit unprofessionellem Handeln → Kap. 8.3.2.4*	*Arbeitsanforderungen vs. Qualitätsanspruch → Kap. 8.3.2.6*
	Berührungsängste → Kap. 8.3.2.2	*Umgang mit Beleidigungen und Rassismus → Kap. 8.3.2.5*	
	Unzureichende Unterstützung in der Praxis bei der Körperpflege → Kap. 8.3.2.3		

8.3.2.1 Schlüsselproblem: Umgang mit Sexualität im Rahmen der Körperpflege (Konzept)

> *„Und man merkt schon, dass die Schüler da auch an eine Grenze kommen im Verhalten, also gegenüber dem Patienten, also die auch direkt von Anfang an zu sehen. Also, die sind sich, obwohl sie noch nicht in der Situation waren, (...) sehen sie das als eine Schlüsselsituation für eine Schwierigkeit, ohne, dass ich das Thema angeschnitten habe.“ (Leh_GKiKP_04, Z. 315–319)*

Die Aussage bezieht sich auf das Thema Sexualität bei der Körperpflege und verdeutlicht prägnant, dass Sexualität im Rahmen der Körperpflege für Lernende bereits sehr früh ein Problem darstellt. Es beinhaltet Ängste und Sorgen der Lernenden vor sexueller Belästigung sowie die Unsicherheit im Umgang mit Sexualität. Für viele Lernende (Leh_GKPsy_02, Z. 855–858; Leh_GKiKP_03, Leh_GKP_03) stellt die Körperpflege in ihrer Intimität und körperlichen Nähe eine große Herausforderung dar.

> *„Das ist ein großer Schritt, glaube ich, gerade für die, die noch nicht in der Praxis gearbeitet haben, tatsächlich in diese Nähe zu einem Patienten einzutreten. Das, finde ich, ist auch ein großes Problem von denen oder so empfinde ich die Reaktio-*

> *nen von denen. Daraus resultieren ja auch immer wieder diese Ängste vor irgendeiner sexuellen oder sexualisierten Handlung dann oder ja, so würde ich das sagen." (Leh_GKP_03, Z. 649–654)*

Die Intimität im Rahmen der Körperpflege löst massive Gefühle wie Angst, Unsicherheit und Unwohlsein aus, vor allem für junge, unerfahrene Auszubildende.

> *„Und was passiert mit der Sexualität der Patienten? Häufig wird es festgemacht, kamen die Fragen dann von den Schülern oder Schülerinnen, die häufig sehr jung sind. ‚Um Gottes Willen und wenn ich dann einen Mann waschen muss, wie geht das und da habe ich Angst.' Oder diese Dinge." (Leh_GKiKP_03, Z. 25–27)*

Die ungewohnte Intimität und Nähe zu einem fremden zu pflegenden Menschen weckt bei vielen (vor allem weiblichen) Lernenden auch die Angst vor sexueller Belästigung, wie die zur Aussage der Lehrenden Leh_GKP_03 ergänzende Ausführung zeigt.

> *„Also, was in jedem ersten Block bei Ganzkörperwäsche oder Duschen thematisiert wird von den Schülern ist, wir haben ja überwiegend Frauen, die wir ausbilden, und es wird immer wieder thematisiert, das Thema Sexualität und Umgang mit Klienten, mit männlichen Klienten, Intimpflege, das ist also ein sensibles Thema. Da gibt es auch immer Gesprächsbedarf." (Leh_GKiKP_01, Z. 424–427)*

Neben den Ängsten vor sexueller Belästigung beschreiben Lehrende Ängste der Lernenden in Bezug auf potenzielle Erektionen bei der Körperpflege, wie zwei Lehrende (Leh_GKiKP_04; Leh_GKPsy_02, Z. 836–838) beschreiben.

> *„Häufig ist auch das Thema natürlich, wie gehe ich damit um, wenn Erektionen passieren bei der Haut- und Körperpflege, wie verhalte ich mich da. Das ist bei den männlichen Schülern nicht so das Thema, es ist tatsächlich eher ein weiblich belastetes Thema." (Leh_GKiKP_04, Z. 302–305)*

Bezug zum theoretischen Rahmen

Die Ergebnisse der Wahrnehmungen von Lehrenden im Körperpflegeunterricht zeigen, dass *Sexualität in der Pflege* für die Lernenden häufig ein mit Ängsten und Sorgen konnotiertes Thema ist. Ein zentrales Problem, dass bei den Lernenden Unbehagen und Hilflosigkeit auslöst, ist die intime Nähe zum zu pflegenden Menschen, die außerhalb von Pflege nur in privaten Kontexten und sehr engen Beziehungen stattfindet.

Pflegende hingegen berühren zu pflegende Menschen vor allem, aber nicht nur, bei der Körperpflege an Körperstellen, „die in unserer Kultur als nicht berührbar gelten, außer in einem sexuellen, intimen Zusammenhang" (Sowinski, 2000, S. 16). Sowinski (2004, S. 34) formuliert treffend, dass Pflege intimer als intim ist. Dennoch gilt Sexualität in der Pflege noch immer als Tabuthema und wird von Pflegenden mit den zu pflegenden Menschen und im Pflegeteam unzureichend offen thematisiert und reflektiert (Hug, Reiner & Surina, 1987, S. 84; Sowinski, 1999, S. 43; Sowinski,

2004, S. 34; Stemmer, 2001, S. 22). In einer Untersuchung von Hug, Reiner & Surina (1987, S. 86) wird offenbar, dass einige Pflegende das Thema Sexualität nicht mit Pflege verbinden, und Stemmer (2001, S. 22, 24) stellt in ihrer Studie fest, dass Pflegende sexuelle Aspekte aus der Pflege gerne fernhalten würden und die Beratung zu „Problemen im Kontext der Geschlechtlichkeit“ nicht als ihre Aufgabe ansehen. Sowinski (2011, S. 841) begründet die Schwierigkeit im Umgang mit Sexualität mit der Verletzbarkeit der sexuellen Identität: „Da Menschen in ihrer sexuellen Identität so leicht verletzbar sind, ist es schwer, wenn andere Menschen Zeuge ihrer sexuellen Identität und Praktiken werden. Da Pflege so körpernah stattfindet, ist es nachvollziehbar, dass es für Pflegende als auch für Gepflegte schwierig ist, mit dem Thema umzugehen.“ (Sowinski, 2011, S. 841)

Die Ergebnisse der vorliegenden Studie zeigen, dass die Lernenden im geschützten Rahmen des Unterrichts über das Thema Sexualität sprechen wollen, um ihre Ängste zu verbalisieren und dass sie konkrete Handlungsempfehlungen wünschen, z.B. wie in einer Situation, bei der es zur Erektion des Mannes während der Körperpflege kommt, umgegangen werden kann. Auch Sowinski (2011, S. 843) führt dies als großes Problem im Rahmen der Körperpflege an. Obwohl Sexualität in der Pflegeausbildung thematisiert wird, findet sie im Pflegealltag im Rahmen einer umfassenden Pflege zu wenig Beachtung (Stemmer, 2001, S. 25). Die Ursachen für ein beschränktes Thematisieren von Sexualität in der Pflege liegen häufig in der individuellen *Scham* eines jeden Menschen begründet.

Das Sich-Schämen als existenzielle Grunderfahrung (Gröning, 2014, S. 80) stellt sich in unterschiedlichen Verhaltensweisen von Pflegenden und zu pflegenden Menschen dar. Vor allem bei sehr körpernahen Situationen wie der Körperpflege oder der Ausscheidung erleben zu pflegende Menschen Scham. Die Intimpflege durch Pflegende ist ihnen unangenehm, sie fühlen sich entblößt und in ihrer Intimsphäre verletzt (Bombe, 1995, S. 7–8). Eine andere Untersuchung zeigt, dass zu pflegende Menschen die Intimpflege als erfrischend und weniger beschämend erleben, aber dennoch froh sind, wenn die Pflegenden schnell fertig sind und über ein anderes Thema sprechen (Hug, Reiner & Surina, 1987, S. 88). Zu ähnlichen Ergebnissen kommt Sowinski (2004, S. 35–36) in ihrer Untersuchung: Die zu pflegenden Menschen empfinden die Intimpflege als unangenehm, sie sind froh, wenn sie vorbei ist, sie fühlen sich ausgeliefert und akzeptieren Intimpflege als etwas, dass man „über sich ergehen lassen muss“. Sie sprechen kaum über das Erleben von Intimpflege, was als Zeichen von Scham gedeutet werden kann. Auch Pflegende erleben Scham und wenden verschiedene Bewältigungsstrategien im Umgang damit an. So verwenden Pflegende bei der Intimpflege eine ausweichende Sprache und sprechen davon, den zu pflegenden Menschen „unten herum zu waschen“ oder wie es im Englischen genannt wird, „to wash down below“ (Bombe, 1995, S. 7; Sowinski, 2000, S. 16). In für sie unangenehmen Situationen schauen Pflegende peinlich berührt weg, sprechen über alltägliche Dinge oder versuchen, ihre pflegerischen Verrichtungen möglichst zügig umzusetzen, um schnellstmöglich aus der unangenehmen Situation herauszukommen (Sowinski, 2000, S. 17).

Scham entsteht auch über beschämendes Verhalten, sowohl von Pflegenden als auch von zu pflegenden Menschen. Bohn (2015, S. 46–49, 66–75) beschreibt verschiedene Beispiele für Beschämungen von zu pflegenden Menschen durch Pflegende und Beschämungen von Pflegenden durch zu pflegende Menschen, deren Angehörige, aber auch durch Teammitglieder oder Vorgesetzte. Beschämungen sind Verhaltensweisen, die beim Gegenüber ein stark schambehaftetes Gefühl auslösen. So beschämt eine Pflegende eine inkontinente Bewohnerin, die ihre nasse Wäsche im Schrank versteckt hat, wenn sie sagt: „Was soll denn das nasse Zeug hier im Schrank“ (Bohn, 2015, S. 47). Aber auch Pflegende werden beschämt, wenn z. B. zu pflegende Menschen sexuelle Anspielungen und anzügliche Bemerkungen machen (Bohn, 2015, S. 66) und Pflegende als Lustobjekt benutzen wollen, indem sie eindeutige Aussagen treffen, wie das Beispiel einer Bewohnerin in der Altenpflege gegenüber einem männlichen Pflegenden zeigt: „Komm doch mal, mein Süßer, mein kleiner Liebling. Ein kleines Küsschen. (…). Du kannst auch an meine Titten gehen“ (Schützendorf, 1996, S. 351). Vor allem letztgenanntes Beispiel und weitere Formen sexueller Belästigung machen vielen Lernenden und jüngeren Pflegenden Angst und hemmen sie in der Ausführung ihrer professionellen Pflegetätigkeit (Bohn, 2015, S. 66–67). Mehrere Autorinnen führen an, dass Lernende in der Entwicklung ihrer Fähigkeiten, eigene Grenzen wahrzunehmen und zu beachten sowie erlebte Grenzsituationen zu artikulieren, unterstützt werden müssen (Hoffmann, 1996, S. 7; Sowinski, 1999, S. 45; Stemmer, 2001, S. 25). Hoffmann (1996, S. 7) formuliert hierzu: „Ich möchte sogar soweit gehen zu sagen, daß [sic] wir gefährliche Pflege ausüben, wenn wir die Lernenden diesbezüglich nicht stützen und fördern, sondern dazu beitragen, daß [sic] diese jungen Menschen in einem sehr sensiblen, intimen Bereich Verletzungen erfahren, indem sie einfach alleine gelassen werden (…).“ Wer mit „wir“ in dem Zitat gemeint ist, kann nicht eindeutig benannt werden, es scheint aber vor allem die Pflegenden in der Pflegepraxis aber auch die Lehrenden in der Ausbildung zu betreffen.

Hug, Reiner & Surina (1987, S. 86–87) stellten in einer Untersuchung mit Pflegenden fest, dass eher ältere Pflegende das Thema Sexualität im Pflegealltag als bedeutsam betrachten und mit zu pflegenden Menschen darüber in den Austausch gehen. Jüngeren Pflegenden fehlt es an Selbstsicherheit und Erfahrung, mit zu pflegenden Menschen offene Gespräche über Sexualität zu führen. Dies mag daran liegen, dass junge Pflegende auch ihre sexuelle Identität erst einmal entwickeln müssen, denn für den professionellen Umgang mit Sexualität in der Pflege ist Bewusstheit und Sicherheit im Umgang mit der eigenen Sexualität Grundvoraussetzung (Hoffmann, 1996, S. 4).

Für viele Pflegende stellt die (Körper-)Pflege eine intime, grenzüberschreitende Dienstleistung dar (Sowinski, 1999, S. 43), die nicht nur Scham-, sondern auch Ekelerleben auslöst. Im Rahmen der Körperpflege werden z. B. Situationen angeführt, in denen der zu pflegende Mensch stark eingekotet ist, verwahrlost ist, stark unangenehm riecht oder sexuelle Handlungen an seinen Genitalien durchführt (Schützendorf, 1996; Sowinski, 1999; Sowinski, 2000). Pflegende kommen an dieser Stelle in einen Konflikt, denn sie wissen einerseits um die Bedeutung von Nähe zu den zu pflegenden Menschen und wollen sich gleichzeitig abgrenzen, da sie einen starken Wunsch nach Distanz wahrnehmen. „Sie wollen nicht noch mehr Nähe, sondern Distanz, um seelisch in der pflegerischen Beziehung überleben zu können." (Sowinski, 2004, S. 36) Pflegende erleben sich selbst in einem Spannungsgefüge zwischen Empathie und Abgrenzung und nehmen das Handeln in diesen Situationen als herausfordernd wahr. „Die Diskrepanz zwischen Vernunft, Verstand und gesellschaftlich-moralischen Ansichten und dem tatsächlichen Reagieren zeigt, wie schwierig es für eine Pflegeperson ist, ‚richtig' zu handeln. Dazu kommt der Anspruch und Widerspruch, sich einerseits des Patienten ganzheitlich anzunehmen und sich andererseits als Individuum abgrenzen zu können." (Hug, Reiner & Surina , 1987, S. 87)

Das Thema Sexualität berührt die Menschen im Kern ihres Seins, denn sowohl die Geschlechtszugehörigkeit als auch das Menschsein als sexuelles Wesen sind wesentliche Merkmale der eigenen Identität (Hug, Reiner & Surina, 1987, S. 85). Um zu verdeutlichen, dass Sexualität nicht nur auf den Geschlechtsverkehr reduziert werden kann, verwenden Hug et al. (1987, S. 85) den Begriff der Geschlechtlichkeit für ein umfassenderes Verständnis.

Neander (2014) widmet sich in seinem Buch über Sexualität in der Pflege auch der Transsexualität „als Brennglas des Problems ‚Geschlechtsidentität'" (Neander, 2014, S. 24) und verdeutlicht in einem erschütternden Bericht, wie ein transsexueller Mensch in einer Großstadt-Klinik Diskriminierung, Scham und Gewalt von Pflegenden und Ärzten aufgrund seiner Geschlechtsidentität erfährt. Der Bericht offenbart, was es heißt, die Pflege im Kern ihres Seins als eine menschenzugewandte, den zu Pflegenden als Individuum zu betrachtende und auf Beziehungsgestaltung ausgerichtete Tätigkeit zu konterkarieren.

Übergeordnet lässt sich konstatieren, dass Sexualität in der Pflege ein hochsensibles Thema ist, dessen Pflegende sich annehmen müssen, um zu pflegende Menschen im Umgang mit ihrer eigenen Sexualität zu unterstützen. Dies gilt auch und vor allem in der Altenpflege, denn Sexualität hört nicht in einem bestimmten Lebensalter auf. Schützendorf (1997) spricht sich für ein Brechen von Tabus im Kontext der Sexualität aus, da nicht selten Tabusierungen von Erlebnissen zu Gewalt führen (Schützendorf, 1997, S. 551). Insgesamt gilt es, eine Haltung zu entwickeln, die „von warmherziger Akzeptanz bei gleichzeitiger Professionalität gekennzeichnet ist" (Sowinski, 2011, S. 840).

8.3.2.2 Schlüsselproblem: Berührungsängste (Konzept)

Ein weiteres Schlüsselproblem stellen Berührungsängste von Lernenden dar, die sich sowohl in realen Situationen in der Pflegepraxis als auch in unterrichtlichen Situationen, in denen praktische Übungen durchgeführt werden, manifestieren. Lernende haben zunehmend Schwierigkeiten damit, sich berühren zu lassen und auch zu Pflegende zu berühren. Da in Kapitel 8.2.4 die Berührung und die *zuneh-*

mende Berührungslosigkeit als Konzept des *Wissens um die Herausforderungen in der Pflegepraxis* (I.W 4) bereits umfassend pflegewissenschaftlich diskutiert worden ist, finden sich nachfolgend ausschließlich die Zitate der Lehrenden, die Aussagen über die Berührungsängste der Lernenden treffen. Wie auf diese Herausforderungen didaktisch reagiert wird, stellen die Ergebnisse in Kapitel 9 und 10 dar.

Die Lernenden haben zunehmend Probleme, zu pflegende Menschen zu berühren.

> *„Ja, ich habe den Eindruck, dass in den vergangenen Jahren die Berührung, das gegenseitige Sich-Berühren können und wollen, außerhalb von vielleicht Intimitäten einer Beziehung, den Auszubildenden, den Lernenden schwerer fällt.“ (Leh_GKP_03, Z. 44–46)*

Hier gibt es eine Verbindung zum Konzept der zunehmenden Berührungslosigkeit (siehe Kapitel 8.2.4). Es gibt sogar Situationen, dass Lernende äußern, generell nicht waschen zu wollen, wodurch Konfliktsituationen in der Schule ausgelöst werden.

> *„Ja, es ist ein Konfliktthema, weil wir viele Auszubildende haben, die sagen ‚Ich will den nicht berühren.‘ Es gibt auch Schüler, die sagen ‚Ich will generell nicht waschen.‘ Solche Konfliktsituationen kommen auch bei dem Thema zum Vorschein.“ (Leh_GKiKP_04, Z. 298–291)*

Um die Lernenden in ihrer Sensibilität zu fördern, führen Lehrende auch im Rahmen der Körperpflege praktische Übungen zur Berührung oder zum Waschen durch. Hierbei werden die Schwierigkeiten, die Lernende mit Berührung und dem gegenseitigen Waschen haben, deutlich.

> *„Aber bei dem zweiten Mal ist das völlig, also die haben Probleme, sich gegenseitig, also dies ist ja keine Intimpflege, also sich zu waschen, einmal ein Gesicht zu waschen oder einmal eine Bartpflege oder diese Dinge zu machen.“ (Leh_AP_02, Z. 22–25)*

Eine andere Lehrende hat ähnliche Erfahrungen mit den Schwierigkeiten der Lernenden beim gegenseitigen Berühren. Sie verdeutlicht die Reaktionen der Lernenden auf praktische Übungen.

> *„Also die kurze Hose ist schon oftmals schwierig. Also ich bitte die dann, ein T-Shirt mit kurzen Ärmeln oder auch ein Top von mir aus, und eben eine kurze, mittel-kurze Hose mitzubringen und das ist schon schwierig. Manchmal sagen sie dann ‚Ich habe es vergessen.‘ Manchmal sagen sie aber auch ganz klar ‚Ne, ich möchte das nicht.‘“ (Leh_GKP_03, Z. 56–64)*

8.3.2.3 Schlüsselproblem: unzureichende Unterstützung in der Praxis bei der Körperpflege (Konzept)

Im Umgang mit den Herausforderungen erleben Lernende ein übergeordnetes Schlüsselproblem, nämlich das der unzureichenden Unterstützung in der Praxis bei der Körperpflege. Sie werden häufig zu schnell mit komplexen Situationen überfordert und zu wenig angeleitet und begleitet, wie die folgende Aussage der Lehrenden eindrucksvoll schildert.

> *„Ich hatte auch schon einen Auszubildenden, der keine pflegerische Vorerfahrung hatte, und der ist dann (...) aus dem Einführungsblock in einen Einsatzbereich außerhalb unserer Klinik gekommen und erzählte mir dann nachher, dass er in eine Situation hineingekommen ist, dann sollte er direkt einen Patienten mit einer Oberschenkelamputation versorgen, und der Patient hatte einen MRSA, und ich finde, das ist ja nochmal on top eine Anforderung oder Herausforderung für jemanden, der überhaupt noch gar keine Struktur hat." (Leh_GKPsy_04, Z. 206–212)*

Lernende machen in der Praxis die Erfahrung, bei der Körperpflege alleingelassen zu werden und vor allem zu Beginn nicht ausreichend unterstützt zu werden.

> *„Sie berichten uns immer wieder, dass das zu kurz kommt, und dann geht auch nicht unbedingt jemand mit und hilft ihm mit einer Anleitungssituation bei der Grundpflege, weil die Zeit oder das Personal einfach nicht da ist." (Leh_GKPsy_04, Z. 148–150)*

Die herausfordernde Situation in der Altenpflege, dass Lernende viel zu wenige Anleitungssituationen erleben, erläutert der Lehrende Leh_AP_03 prägnant.

> *„Und es ist leider bei uns in der Altenpflege nicht so, dass die erstmal schön an die Hand genommen werden und so weiter, also wenn die mal einen Tag mitlaufen <u>dürfen</u> und zugucken <u>dürfen</u> ist das schon viel." (Leh_AP_03, Z. 136–138)*

Das Erleben von Überforderung und dem sich allein gelassen Fühlen in der Pflegepraxis führt bei einigen Lernenden frühzeitig zu Frust und Motivationsverlust.

> *„Und häufig haben wir dann die Problematik, dass insbesondere in der Probezeit die Schüler dann ganz frustriert hier anrufen und sagen, ‚Ich habe keine <u>Praxisanleitung</u>, die mir da zur Seite steht', und ja, das ist manchmal gar nicht <u>leistbar</u> für die Praxis." (Leh_GKiKP_04, Z. 894–896)*

Als weiteres Problem zeigt sich, dass Lernende aufgrund der zu geringen Begleitungen in der Praxis unzureichend auf ihre Fehler hingewiesen werden, sodass ein korrektives Lernen nicht in erforderlichem Maße stattfinden kann.

> *„Und das ist für Schüler wirklich sehr herausfordernd, besonders wenn ihnen da niemand auf die Finger guckt. Weil, wenn jemand unsicher wird, hat das ja nicht nur einen Prüfungsaspekt, sondern es hat ja auch den Aspekt, ich bin mir, in dem was ich tue, mir noch nicht sicher." (Leh_GKsyP_04, Z. 773–776)*

Das unzureichende Begleiten in der Praxis bezieht sich sowohl auf die Praxisanleitungen durch Pflegende in der Praxis als auch auf die Praxisbegleitungen durch die Lehrenden selbst.

> *„Ich habe manchmal auch den Eindruck, dass die in der Praxis ja, wie gesagt, wirklich oftmals hereingeschmissen werden in die Situation, und leider machen wir relativ wenig Praxisbegleitung und sehen die Schüler dann tatsächlich erst zum praktischen Probeexamen, so relativ zum Ende der Ausbildung." (Leh_GKP_03, Z. 125–128)*

Bezug zum theoretischen Rahmen

Die Problematik der unzureichenden Unterstützung der Lernenden in der Pflegepraxis ist hinlänglich bekannt. Einen Kern des Problems stellt der Fachkräftemangel in den verschiedenen Einrichtungen dar, der durch rund 17.000 offene Stellen und eine unzureichende Bewerberlage bei gleichzeitiger Abnahme der Bewerberqualität gekennzeichnet ist, wie die Pflege-Thermometer-Studie (Isfort et al., 2018, S. 2, 32–36, 66) eindrücklich zeigt. Darüber hinaus hat der Vollbeschäftigtenanteil der Pflegenden in allen Pflegebereichen stark abgenommen mit dem Ergebnis, dass 2015 der Vollzeitbeschäftigtenanteil unter 50 % der Beschäftigten liegt (Isfort et al., 2018, S. 43). Aufgrund der Zunahme an Teilzeitstellen lassen sich kontinuierliche Praxisanleitungen durch dieselben Praxisanleitenden für Auszubildende immer schwieriger realisieren. Die arbeitsplatzbezogenen Anforderungen und Belastungen für das Pflegepersonal sind von 2016 bis 2017 weiter angestiegen. Zu ihnen gehören vor allem herausfordernde Verhaltensweisen von zu pflegenden Menschen, pflegerische Anforderungen, aufwendige Angehörigenarbeit, Einspringen in freien Zeiten und geleistete Überstunden (Isfort et al., 2018, S. 67–68). Die daraus resultierenden Auswirkungen auf das Pflegepersonal zeigen sich in der Zunahme von Krankheitsdauer, Krankheitstagen und Erkrankungsschwere beim Pflegepersonal (Isfort et al., 2018, S. 68–69). Die Zunahme an Krankheitsausfällen des Pflegepersonals erschwert auch die erforderliche Gestaltung ausreichender und didaktisch sinnvoll gestalteter Praxisanleitungssituationen.

Buxel (2011) kommt in seiner Studie zur Arbeitsplatzzufriedenheit zu ähnlichen Ergebnissen. Sie zeigt, dass sich Pflegende in der Gesundheits- und Krankenpflege und der Altenpflege stark körperlich und psychisch belastet fühlen, stetig an ihre Leistungsgrenzen gehen müssen und zunehmend mehr Menschen mit Demenz betreuen müssen (Buxel, 2011, S. 75, 131). Für die anfallenden pflegerischen Aufgaben haben die Pflegenden nicht genügend Zeit. 70 % der Befragten aus der Altenpflege und 62 % der Befragten aus der Gesundheits- und Krankenpflege gaben an, dass die anfallende Arbeit in dem vorgegebenen Zeitraum nicht zu schaffen ist (Buxel, 2011, S. 77, 133).

Positiv zu verzeichnen ist die ab 2020 neu geregelte verpflichtende Praxisanleitungszeit von 10 %[46] der praktischen Ausbildungszeit: „Wesentlicher Bestandteil der praktischen Ausbildung ist die von den Einrichtungen zu gewährleistende Praxisanleitung im Umfang von mindestens 10 Prozent der während eines Einsatzes zu leistenden praktischen Ausbildungszeit." (§ 6, Abs. 3, Satz 3, PflBG). Der Träger der praktischen Ausbildung ist zur Sicherstellung der Anleitungszeit verpflichtet (§ 18, Abs. 1, Satz 3, PflBG). Auch die Pflege-Thermometer-Studie zeigt, dass die Praxiseinrichtungen anstreben, die Anzahl ihrer Praxisanleitenden zu erhöhen (Isfort et al., 2018, S. 100). So wie der Umfang der Praxisanleitung angegeben ist, wird auch die Anzahl der Praxisbegleitungen in der Ausbildungs- und Prüfungsverordnung geregelt: Es ist demzufolge pro Auszubildenden eine Praxisbegleitung durch die Lehrenden je Orientierungseinsatz, Pflichteinsatz und Vertiefungseinsatz zu gewährleisten (§ 5 PflAPrV).

In pflegewissenschaftlichen oder pflegedidaktischen Studien, die sich primär mit der Situation der Auszubildenden in der praktischen Pflegeausbildung beschäftigen, finden sich zahlreiche Hinweise darauf, wie Auszubildende das Selbstständigwerden in der Pflegepraxis erleben (Bohrer, 2013), wie Auszubildende den Herausforderungen in der Pflegepraxis mit Strategien der Chamäleonkompetenz begegnen (Balzer, 2009, 2019a), wie Auszubildende auf moralische Situationen in der Pflegepraxis mit verschiedenen Reaktionsmustern auf der Kälteellipse reagieren (Kersting, 2013), wie Auszubildende die Pflege gestalten lernen (Fichtmüller & Walter, 2007), wie Auszubildende die Pflegewirklichkeit erleben (Kühme, 2009) oder wie Auszubildende von Könnern lernen (Lauber, 2017). Die unzureichende Unterstützung in der Pflegepraxis findet sich zum Beispiel bei Balzer (2019a). Sowohl in ihrer Diplomarbeit als auch in ihrer Dissertation setzt sich Balzer (2009, 2019a) mit dem Erleben von Auszubildenden in der praktischen Ausbildung auseinander und rekonstruiert „die Logik des Feldes aus Schülerperspektive" (Balzer, 2019b, S. 218). In ihrer Dissertation, in der sie einem qualitativen Forschungsvorhaben entlang der Habitushermeneutik folgt, leitet sie zwei übergeordnete Typen ab, die sich in drei Tendenzen weiter ausprägen: der *Typus Rebell* und der *Typus Folgsame* (Balzer, 2019a, S. 228–229; Balzer, 2019b, S. 216–218). Lernende finden sich in ihrer praktischen Ausbildung in herausfordernden Situationen, die sie mit den Idealen von Pflege konfrontieren, die sie aber gleichzeitig nicht einlösen und umsetzen können. Vielmehr unterliegen Lernende dem Nützlichkeitsprinzip und fungieren als Arbeitskräfte, um den pflegerischen Arbeitsalltag aufrecht zu erhalten. (Balzer, 2009, S. 134). Auf der Basis dieser Widersprüchlichkeit entwickeln Lernende Strategien, die sich in Form einer *Chamäleonkompetenz* (Balzer, 2009, 2019a,

46 In der Ausbildungs- und Prüfungsverordnung für die Berufe der Krankenpflege (KrPflAPrV), die 2004 in Kraft trat und von der PflAPrV ab 2020 abgelöst wird, ist die Praxisanleitung als von den Einrichtungen der praktischen Ausbildung sicherzustellend bereits gesetzlich festgeschrieben, jedoch gibt es keine festgelegte Stundenzahl. Es wird vorgegeben, ein angemessenes Verhältnis zwischen der Zahl der Auszubildenden und der Zahl der Praxisanleitenden sicherzustellen (§ 2, Abs. 2, Satz 1 und 2, KrPflAPrV).

2019b) entfalten. „Schüler winden sich im Lernort Praxis zwischen dem Wunsch nach Patientenorientierung und vorgefundener Patientenignorierung und entwickeln eine Überlebensstrategie, die ich als Chamäleonkompetenz bezeichnet habe." (Balzer, 2009, S. 134) Auf der Basis vielfältiger eruierter Handlungsprinzipien und Handlungsstrategien, die mithilfe einer Auswertungsmatrix systematisiert werden, kommt Balzer (2019a, S. 141, 192–199) zu ihrer Typenbildung.

Auch wenn die Beispiele nicht explizit und ausschließlich auf Körperpflege ausgerichtet sind, werden von den Lernenden viele Beispiele angeführt, die sich direkt auf die Unterstützung bei der Körperpflege beziehen (z. B. Balzer, 2019a, S. 146, 148, 150, 153 usw.). In Bezug auf die Praxisanleitungssituationen finden sich verschiedene Ergebnisse, die mit dem Ergebnis der vorliegenden Studie zur unzureichenden Unterstützung in der Praxis übereinstimmen. Anleitungssituationen mit Praxisanleitenden sind eher selten oder werden als „Werkzeug zur Täuschung" (Balzer, 2009, S. 128, 129) eingesetzt, weil formal eine Anleitung durchgeführt wird, diese aber inhaltlich nicht pädagogisch-didaktisch aufbereitet ist (Balzer, 2019a, S. 101, 165, 170). Daraus entsteht als weiteres Problem, dass Lernende aufgrund der zu wenigen Begleitungen in der Praxis unzureichend auf ihre Fehler hingewiesen werden, sodass ein korrektives Lernen nicht in erforderlichem Maße stattfinden kann. Hinzu kommt, dass Lernende sich durch das unzureichende Üben und Ausprobieren nicht gut genug auf die praktischen Prüfungen vorbereitet fühlen (Balzer, 2019a, S. 163).

Bohrer (2013) fokussiert in ihrer Studie zum *Selbstständigwerden in der Pflegepraxis* informelle Lernprozesse von Auszubildenden in der Pflegeausbildung. Die Ergebnisse zeigen, dass Lernende einerseits einen großen Wunsch nach Selbstständigkeit haben und entgegen den vorliegenden Ergebnissen zu unzureichender Unterstützung in der Pflegepraxis gerne alleine und selbstständig arbeiten, Pflegetätigkeiten eigenständig ausführen, sich selbst ausprobieren und eigene Erfahrungen in Pflegesituationen machen (Bohrer, 2013, S. 220–222). Andererseits erfordern die Bedingungen in der Pflegepraxis das Selbstständigwerden als eine (Überlebens-)Notwendigkeit für die Auszubildenden (Bohrer, 2013, S. 219, 222–225). Der bereits oben angeführte Personalmangel führt bei Bohrer (2013, S. 240) zu einem Paradox, denn aufgrund der häufig in der Praxis anzutreffenden schlechten Personalsituation erhalten Lernende schneller und häufiger Gelegenheit zum Selbstständigwerden. Gleichzeitig zeigen die Ergebnisse aber auch, dass Personal- und Zeitmangel als Lernhindernis wahrgenommen werden (Bohrer, 2013, S. 241). Auch Bohrer (2013, S. 252) führt Strategien von Lernenden an, die sich aber auf das Selbstständigwerden beziehen und somit eine andere Dimension umfassen als die Strategien bei Balzer (2019a). Bohrer (2013, S. 252) differenziert zwischen wahrnehmbarem und verborgenem Lernhandeln und expliziert mit *ausprobieren, Fragen stellen, Hilfe holen, wiederholen, alleine lernen, hinterfragen* usw. konkrete Lernstrategien der Lernenden, während Balzer (2019a, S. 194–199) übergeordnete Strategien zum Umgang mit den widersprüchlichen Situationen in der Pflege nennt.

In ihrer Studie *Von Könnern lernen* eruiert Lauber (2017) in teilnehmenden Beobachtungen und Befragungen von Pflegekönnern und Auszubildenden Lehr- und Lernprozesse in der pflegepraktischen Ausbildung. Lauber (2017, S. 46–47) begleitete in zwei Krankenhäusern je drei Tandems bestehend aus einem Pflegekönner und einem Auszubildenden aus dem zweiten oder dritten Ausbildungsjahr über einen Zeitraum von vier Stunden an drei aufeinanderfolgenden Tagen bei der gemeinsamen Gestaltung von Lehr-/Lernsituationen in der Pflegepraxis. Die Studie bildet konkrete Anleitungssituationen zwischen Pflegekönnern und Auszubildenden ab und knüpft daher nicht am Problem der unzureichenden Unterstützung in der Pflegepraxis an. Im Gegenteil werden Situationen aufgezeigt, in denen Auszubildende auf korrektes Handeln hingewiesen werden und das Handeln durch die anwesende Pflegekönnerin kontrolliert wird (Lauber, 2017, S. 78–79, 82–84, 121–123). Als bedeutender Faktor für gelingende Anleitungssituationen werden lernförderliche Rahmenbedingungen wie störungsfreies Arbeiten, ausreichende Zeit für Pflegesituationen, häufiges Zusammenarbeiten sowie eine kontinuierliche Verfügbarkeit der jeweiligen Bezugspersonen genannt (Lauber, 2017, S. 167).

8.3.2.4 Konflikt: Umgang mit unprofessionellem[47] Handeln (Konzept)

Lernende erleben in der Pflegepraxis verschiedene Konflikte. Aus den Daten konnten zwei Konflikte eruiert werden: den Konflikt *Umgang mit unprofessionellem Handeln* zwischen Lernenden und Pflegenden und den Konflikt *Umgang mit Beleidigungen und Rassismus* zwischen Lernenden und zu pflegenden Menschen.

Ein Konflikt zeigt sich in einer Situation, in der eine Lernende erlebt, wie unwürdig Pflegende mit einem alkoholerkrankten Menschen kommunizieren. Die Lernende gerät in den Konflikt, unprofessionelles Handeln von Pflegenden anzusprechen oder es zu dulden.

> *„Ein Beispiel: Es wird ein älterer Herr eingeliefert mit einer Alkoholerkrankung, sah fürchterlich schlimm aus und wurde auch von den Pflegenden entsprechend beschimpft, sage ich jetzt einmal, oder so, nicht freundlich angesprochen, wie er denn aussehen würde und so, und das war ganz schwierig für die Auszubildende. Also, für die war nicht schwierig, dass das ekelig war, diesen Klienten zu begleiten, sondern die Art, die sie kennengelernt hat, wie damit umgegangen wird. Ganz großer Konflikt. (…) Der Konflikt in der Körperpflege war nicht: Wie wasche ich diesen Pa-*

47 Unter unprofessionellem Handeln wird in dieser Arbeit ein Handeln oder Unterlassen gegen pflegewissenschaftliche, bezugswissenschaftliche und/oder pflegedidaktische Erkenntnisse verstanden, ohne dass eine fachlich korrekte Begründung das Handeln oder Unterlassen rechtfertigt. Hierbei wird in Anlehnung an Seifried & Baumgartner (2009, S. 2) zwischen unprofessionellem Handeln und einem unprofessionellen Ergebnis unterschieden. „Eine fehlerhafte [unprofessionelle, H.K.] Handlung impliziert jedoch noch keine Fehler im Ergebnis, da eine fehlerhafte Handlung lediglich zu einer kritischen Situation führt, in der der Handlungsfehler erkannt und noch korrigiert werden kann, so dass es nicht zwingend zu einem fehlerhaften Ergebnis kommen muss." (Seifried & Baumgartner, 2009, S. 2).

tienten, sondern wie wird mit diesem Menschen in dieser Situation kommuniziert?" (Leh_GiKKP_02, Z. 539–547)

8.3.2.5 Konflikt: Umgang mit Beleidigungen und Rassismus (Konzept)

Ein anderer Konflikt, der aus den Daten eruiert werden konnte, zeigt das Problem der Diskriminierung und Rassismus in der Pflege auf. In diesem Fall werden Lernende von zu pflegenden Menschen beleidigt.

> *„Also die eine Schülerin hat mir in dem Zusammenhang aber berichtet, dass ein pflegebedürftiger Mensch sie mal mit Schlitzauge bezeichnet hat (...). Ich hatte eine Schülerin aus Nigeria, Ada, und die ist durchaus dann auch mal als Affe betitelt worden (I: Als Affe?), als Affe, ja." (Leh_AP_03, Z. 598–603)*

Bezug zum theoretischen Rahmen

In den Ergebnissen wurden aus der Sicht der Lehrenden zwei Konflikte eruiert, die Lernende im Rahmen der Ausbildung erlebt haben. In der Literatur finden sich hierzu weiterführende Ergebnisse, die vor allem an dem Konflikt des Wahrnehmens von unprofessionellem Handeln ansetzen. Lernende berichten in der Studie von Balzer (2019a) über massives unprofessionelles Handeln von Pflegenden, das im folgenden Zitat sehr einprägsam zusammengefasst wird.

> „Bei der Körperpflege werden die Ressourcen der Patienten nicht berücksichtigt. Mundpflege, Rasur und Nagelpflege werden nicht gründlich durchgeführt. Durch Personalmangel und Zeitdruck werden Patienten so schnell wie möglich versorgt. Lagerungen und die Skalen werden nicht beachtet. Auf Station ist das Wichtigste, dass die Patienten frische Schutzhosen anhaben. Prophylaxen wie Kontrakturen, Thrombose, Dekubitus usw. werden nicht durchgeführt. Auf die Bedürfnisse von Patienten wird nicht eingegangen. Es wird nur das Nötigste gemacht, so schnell wie möglich (SuS, 3. Aj, Narrativ)." (Balzer, 2019a, S. 164)

Eine andere Lernende ergänzt, wie katastrophal die hygienischen Arbeitsweisen z. B. in der ambulanten Pflege sind (Balzer, 2019a, S. 165). Hinzu kommt, dass das unprofessionelle Handeln von den Pflegenden den Lernenden gegenüber artikuliert wird und von den Lernenden dann verlangt wird, dass sie das unprofessionelle Handeln nicht erzählen, sondern vertuschen sollen (Balzer 2019a, S. 177). Die Lernenden befinden sich in einem doppelten Konflikt, denn einerseits nehmen sie unprofessionelles Handeln im Pflegeteam wahr und wehren sich dagegen, indem sie Handlungen anders durchführen. Andererseits werden sie dann auch noch zu Stillschweigen verpflichtet.

Der zweite Konflikt *Umgang mit Beleidigungen und Rassismus* findet sich aktuell in einer Studie der Hans-Böckler-Stiftung wieder. In einem Ländervergleich zwischen Deutschland, Japan und Schweden wird die Arbeits- und Beschäftigungssituation von Pflegenden in der ambulanten und stationären Langzeitpflege erhoben (Theobald,

2018, S. 8). Als Ergebnis kann insgesamt zusammengefasst werden, dass Pflegende mit Migrationshintergrund schlechtere Arbeitsbedingungen haben als ihre Kollegen. Dies zeigt sich z. B. in der Verbreitung unbezahlter Überstunden, in der ungleichen Verteilung von Arbeitsaufgaben oder in dem erhöhtem Beanspruchungserleben (Theobald, 2018, S. 52). Vor allem Menschen aus Osteuropa werden häufiger von zu pflegenden Menschen und deren Angehörigen kritisiert, sind vermehrt Gewalt ausgesetzt und müssen ausländerfeindliche Kommentare über sich ergehen lassen (Theobald, 2018, S. 54).

Insgesamt kann festgehalten werden, dass einige der Herausforderungen für Lernende denen von Pflegenden (siehe Kapitel 8.2.4) ähneln. Die eruierten Konflikte der Lernenden können den Konfliktkategorien[48] *Sich entscheiden müssen*, *den Anforderungen an eine gute Pflege nicht gerecht werden können*, *mit Handlungen der Kollegen nicht einverstanden sein* und *in schwierigen Situationen professionell kommunizieren müssen* aus den Ergebnissen der KraniCH-Studie von Schneider, Kuckeland & Hatziliadis (2018, S. 46) zugeordnet werden. Die letztgenannte Kategorie knüpft an das Beispiel der Diskriminierung durch zu pflegende Menschen an.

In der Literatur werden weitere Konflikte in der Pflege thematisiert (u. a. Grahmann & Gutwetter, 1996; Kumbruck, Rumpf & Senghaas-Knobloch, 2010; Schneider, Kuckeland & Hatziliadis, 2018). Im Verständnis von Schneider Kuckeland & Hatziliadis (2019a, S. 21, 30) werden Konflikte mit herausfordernden Situationen nicht gleichgesetzt, sondern stellen eine Dimension von Herausforderungen dar. Demzufolge können weitere Herausforderungen, wie z. B. die „Mangelnde Zusammenarbeit im Team", „Beschwerden von Klienten oder Angehörigen" oder „Wahrnehmung von Missständen" zu Konflikten führen (Schneider, Kuckeland & Hatziliadis, 2019a, S. 30). Insbesondere die Kategorie „Wahrnehmung von Missständen" knüpft an den Ergebnissen aus den Interviews an, denn die beschriebenen Konflikte resultieren aus der Situation heraus, dass unprofessionelles Handeln im Sinne von Missständen wahrgenommen wird.

8.3.2.6 Dilemma: Arbeitsanforderung vs. Qualitätsanspruch (Konzept)

Neben den dargestellten Schlüsselproblemen und Konflikten wird im Folgenden *das* zentrale Dilemma aus der Perspektive der Lernenden beschrieben, das auch in der Literatur bereits vielfach beschrieben ist: Arbeitsanforderungen vs. Qualitätsanspruch. Aufgrund der vorherrschenden Rahmenbedingungen stehen Lernende (und auch Pflegende) ganz häufig in der Dilemmasituation, entweder die an sie gestellten Arbeitsanforderungen zu erfüllen bei gleichzeitigem Wissen, dass die gewünschte Qualität nicht erreicht werden kann, oder dem Qualitätsanspruch gerecht zu werden und dadurch Probleme mit der Erledigung anfallender Arbeiten

48 Bislang sind noch nicht alle 17 eruierten Konfliktkategorien veröffentlicht worden, sodass an dieser Stelle drei der vier genannten Kategorien unter Rückgriff auf unveröffentlichte Ergebnisse benannt werden.

zu bekommen. Aus diesem Dilemma resultieren nicht selten Konflikte mit zu Pflegenden, die unzureichend berücksichtigt werden, oder mit Kollegen, die Arbeitsaufgaben übernehmen müssen. Lernende erleben das Dilemma direkt zu Beginn ihrer praktischen Tätigkeit und sollten aus Sicht der Lehrenden auch frühzeitig damit konfrontiert werden.

> *„(...), sondern auch zu sagen, dass ist total wichtig, das ist der Anspruch, aber es gibt Situationen, wo sie das nicht so umsetzen werden und nicht so vorfinden werden auf der Station. Das ist ein Dilemma in der Pflege." (Leh_GKiKP_02, Z. 445–447)*

Eine andere Lehrende fokussiert das Dilemma aus der Perspektive des zeitlichen Drucks, der auf Lernende ausgeübt wird.

> *„Dass die Körperpflege so durchgeführt wird, wie man es eigentlich nicht gelernt hat, wie man das dann, dass Mitarbeiter einen Anspruch haben, in welcher Zeit etwas geschafft werden muss. Und sie dann irgendwie schlecht arbeiten, weil sie nicht so schnell sind." (Leh_AP_01, Z. 535–538)*

Die Lehrende Leh_AP_01 verweist auf die verwendete Sprache in der Pflege, die den ergebnisorientierten Aspekt bei der Körperpflege pointiert zum Ausdruck bringt.

> *„Das können die, glaube ich, auch noch nicht, sondern, dass die nur den Druck sehen ‚Ich muss jetzt ganz schnell fertig werden', und da vielleicht auch oft mit einer anderen Sprache noch einmal konfrontiert werden. Da wird dann gesagt ‚Wie viel hast du denn schon gemacht?' ‚Wie viele Leute sind denn schon fertig gemacht?'" (Leh_AP_01, Z. 483–486)*

Die Aussage der Lehrenden Leh_GKiKP_01 verdeutlicht den Entscheidungskonflikt, den Lernende erleben: Widme ich mich einem zu pflegenden Menschen intensiv, indem ich z.B. eine basalstimulierende Körperpflege durchführe, muss ich bei anderen Menschen Abstriche machen.

> *„Ja, also da spielen viele Dinge eine Rolle, und sicherlich auch ein gewisser Zeitdruck. Ich muss eigentlich Ruhe haben für so etwas [Basale Stimulation, H.K.], und in der Prüfung ist die vielleicht da, aber im Alltag, da stehen die in dem Konflikt, mache ich das jetzt, dass ich es auch üben kann und das Gefühl habe, ich habe das gut und richtig gemacht, aber ich habe da vielleicht auch noch einen anderen Klienten zu versorgen, oder andere Arbeiten stehen noch an. Also, ich denke, da ist auch ein großer Konflikt mit der ja Arbeitsdichte einfach." (Leh_GKiKP_01, Z. 480–486)*

Bezug zum theoretischen Rahmen

Die Ergebnisse zeigen Übereinstimmungen mit anderen Forschungsarbeiten. So baut Kersting (2013, S. 25) ihre Forschungsarbeit anhand einer moralischen Konfliktsituation auf, in der eine typisch alltägliche Pflegesituation skizziert wird: Ein Auszubildender bekommt von der Stationsleitung und einem Kollegen eindeutig gesagt, dass er sich bei der Unterstützung bei der Körperpflege einer zu pflegenden Person beeilen muss. Der Lernende weiß jedoch, dass die Pflege bei der zu betreuenden Frau auch aufgrund von ablehnendem Verhalten sehr zeitintensiv ist, und artikuliert dies. Der Auszubildende ist im Dilemma, denn wenn er sich bei der zu Pflegenden angemessen Zeit für eine gute Pflege nimmt, bekommt er Ärger mit seinen Vorgesetzten und Kollegen. Beeilt er sich hingegen, wird die Körperpflege person-ignorierend durchgeführt, wodurch er seinem eigenen Anspruch an eine menschliche Pflege nicht gerecht wird (Kersting, 2013, S. 34).

Auch bei Balzer (2009, 2019a) wird dieses Dilemma wiederkehrend aufgegriffen. Die Lernenden führen an, dass sie einerseits für die zu pflegenden Menschen da sein wollen und sich gleichzeitig beeilen müssen, damit sie keinen Stress mit ihren Kollegen bekommen (Balzer, 2009, S. 104–105). Sie knapsen sich etwas Zeit für die zu Pflegenden ab und versuchen, „sich sowohl den Wünschen der Patienten als auch den Vorgaben der Stationen so anzugleichen, dass ihre Idee des Helfens nicht gänzlich in der Ablauforientierung verloren geht" (Balzer, 2009, S. 105). Balzer (2009, S. 105) kennzeichnet neben anderen Strategien diese Verhaltensweise der Lernenden als Chamäleonkompetenz.

Der Aspekt, dass Lernende sich beeilen sollen, wie dies auch in den Ergebnissen der Lehrenden Leh_GKP_01, Leh_GKiKP_01 und Leh_AP_01 zu finden ist, wird auch bei Balzer (2019a) sehr eindrücklich beschrieben. „Würde man nach dem Unwort des empirischen Materials suchen, wäre es ‚Schnelligkeit'" (Balzer, 2019a, S. 190). Die Ergebnisse von Balzer (2019a) zeigen an vielen Stellen, dass Lernende versuchen, das Wissen aus dem Lernort Schule in der Praxis anzuwenden, jedoch häufig entgegen ihren Überzeugungen und entgegen ihrem fachlichen Wissen unzureichend handeln (z.B. S. 143, 147, 153, 185, 190). Die Tätigkeit der Körperpflege wird häufig angeführt, und Lernende beschreiben, dass sie nur „Katzenwäsche" durchführen, bestimmte Tätigkeiten auslassen, Prophylaxen nicht machen und auch z. T. unhygienisch arbeiten (Balzer, 2019a, S. 148, 150, 153, 164, 184). Den Lernenden ist die Situation bewusst, und sie setzen sich mit der Situation unterschiedlich auseinander. Einige Lernende führen als Bewältigungsstrategie bestimmte Tätigkeiten doch durch oder umfassender durch, z.B. waschen sie die Füße der zu Pflegenden, auch wenn die Stationsleitung sagt, dass dies nicht gemacht werden muss. Sie reagieren im *Typus Rebell*. Andere wiederum passen ihr Handeln den Anforderungen durch Vorgesetzte oder Kollegen an und fügen sich entsprechend. Sie werden dem *Typus Fügsame* zugeordnet (Balzer, 2019b, S. 216–218).

8.3.3 Wissen über Vorstellungen der Lernenden zu Körperpflegeinhalten (II.W 3)

In Abgrenzung zu der Wissenskategorie *Wissen über Herausforderungen für Lernende mit Körperpflegeinhalten* (II.W 2) beinhaltet diese Kategorie das Wissen von Lehrenden über die Vorstellungen, die Lernende zu Körperpflegeinhalten haben. Diese Vorstellungen beinhalten in Anlehnung an Shulman (1986, S. 9) und Baumert & Kunter (2011a, S. 38) sowohl Schwierigkeiten der Lernenden mit Körperpflegeinhalten als auch typische Fehler, die von Lernenden zu Körperpflegeinhalten gemacht werden (siehe Kapitel 3.2.2). Schwierigkeiten haben Lernende mit Inhalten, die für sie unverständlich sind. Shulman (1986, S. 9) spricht im Kontext der Schülervorstellungen von leichten und schwierigen Inhalten. Typische Fehler unterscheiden sich von Schwierigkeiten insofern, als sie nicht korrektes Wissen oder nicht korrekte Handlungen der Lernenden umfassen. Die in den Daten eruierten Schwierigkeiten beziehen sich auf den Lernort Schule und den Lernort Praxis, während typische Fehler der Lernenden von den Lehrenden nur für den Lernort Praxis genannt werden. Die Ergebnisse lassen sich sehr gut in einer Vierfelder-Tafel abbilden, wie Abbildung 8.4 zeigt. Das Feld *„Typische Fehler im Lernort Schule"* bleibt an dieser Stelle frei, kann im Kontext anderer Pflegeunterrichte aber sicherlich gefüllt werden (z.B. könnte das Verwechseln der sauerstoffreichen und sauerstoffarmen Blutgefäße im kleinen und im großen Kreislauf hierzu zählen). Übergeordnet kann zu dieser Wissenskategorie konstatiert werden, dass es den Lehrenden nicht immer leichtfällt, Schwierigkeiten und typische Fehler, die im Rahmen der Thematik Körperpflege auftreten, zu benennen. Im Folgenden werden die in der Abbildung 8.4 *fett unterlegten Konzepte* erläutert und mit Zitaten belegt.

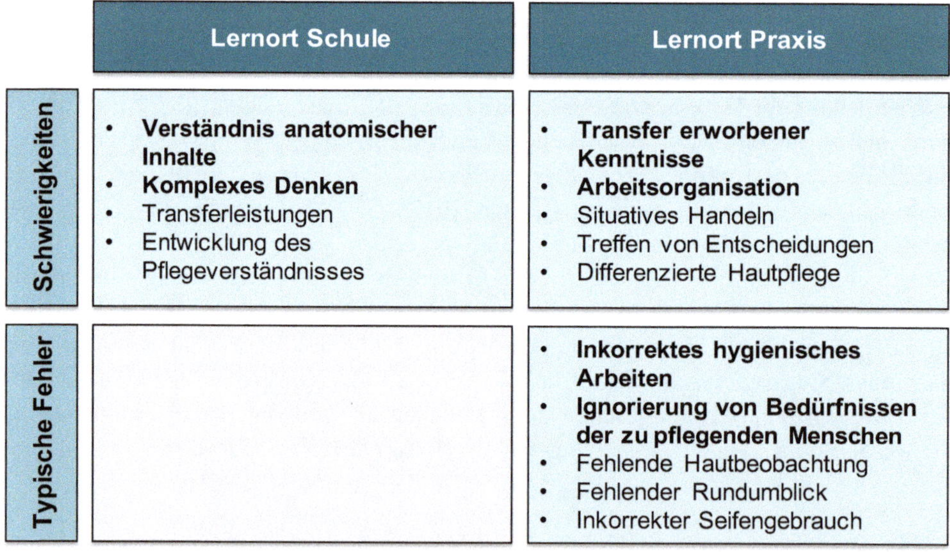

Abbildung 8.4: Vierfelder-Tafel zu den Schwierigkeiten und typischen Fehlern von Lernenden mit Körperpflegeinhalten in den Lernorten Schule und Praxis mit dazugehörigen Konzepten (eigene Erstellung)

8.3.3.1 Schwierigkeiten im Lernort Schule: Verständnis anatomischer Inhalte (Konzept)

Besondere Schwierigkeiten mit Körperpflegeinhalten haben Lernende mit dem Verständnis anatomischer Inhalte. Einige Lehrende erläutern, dass es für Lernende grundsätzlich schwieriger ist, sich mit theoretischen als fachpraktischen Inhalten zu beschäftigen.

> *„(...) aber letztendlich sind die froh, wenn die praktisch, etwas praktisch machen konnten. Ja, das würde ich sagen, das ist denen schon sehr wichtig. Und schwer tun die sich mit so reinen theoretischen abstrakten Sachen."* (Leh_GiKKP_01, Z. 1158–1161)

Als Schwierigkeit benennt der Lehrende Leh_AP_02 die begrenzte kognitive Fähigkeit einiger Lernender, dem theoretischen Unterricht zu folgen.

> *„Also, wenn es ein bisschen zu theoretisch ist der Unterricht, also an manchen Stellen da, habe ich ja schon gesagt, da gibt es dann manche Schüler, die damit Schwierigkeiten haben, also einfach kognitiv dem zu folgen."* (Leh_AP_02, Z. 1038–1040)

Andere Lehrende verdeutlichen, dass insbesondere anatomische Inhalte für die Lernenden schwieriger zu verstehen sind.

> *„Ja, also im weiteren Verlauf fließt ja auch zum Beispiel Anatomie ein, und das ist ja sehr theoretisch."* (Leh_GKiKP_01, Z. 665–666)

Die Lehrende Leh_GKP_05 verdeutlicht die Schwierigkeit bei anatomischen Inhalten in der Abgrenzung der verschiedenen Hautschichten.

> *„Ja, beim Verständnis bei der Anatomie zum Beispiel, weil je nachdem, also die Reihenfolge der Hautschichten, nicht der Hautschichten, sondern der innerhalb der Hautschichten der Schichten, also die Epidermis hat ja verschiedene Schichten, die Dermis hat wieder Schichten, dass sie da so ein bisschen Sachen vermengen. Oder wenn es um, es gibt ja Sinnesepithelzellen und Nervenzellen."* (Leh_GKP_01, Z. 692–696)

Ein anderer Lehrender grenzt die Begriffe Schwierigkeiten und Fehler insofern ab, als das Benennen der Hautschichten für die Lernenden zwar Schwierigkeiten, jedoch keine Fehler darstellt.

> *„Schwierigkeiten haben die wie gesagt bei dieser Begründungssache, und sie haben natürlich auch Schwierigkeiten bei diesem Theoretischen, Anatomie-, Physiologie-Teil (...), also ich mache dann auch die Hautschichten, und das ist schwierig, aber das sind keine Fehler, die die dann in der Praxis durchführen, das sind maximal Schwierigkeiten."* (Leh_AP_03, Z. 1299–1301; 1304–1306)

8.3.3.2 Schwierigkeiten im Lernort Schule: komplexes Denken (Konzept)

Darüber hinaus erleben Lehrende (Leh_GKiKP_01; Leh_GKPsy_02, Z. 874–880; Leh_AP_03, Z. 1311–1313) Schwierigkeiten bei Lernenden, wenn sie im theoretischen Unterricht komplexe Inhalte miteinander verknüpfen, begründen, verschriftlichen und Transferleistungen herstellen müssen.

> *„Auf jeden Fall, wenn verschiedene Inhalte miteinander verbunden werden müssen. Also, wenn das so übergreifend ist, und das ist ja eigentlich bei Aufgaben, die, die sich steigern, letztendlich hat man ja da immer, dass mehrere Wissensgebiete miteinander verbunden werden müssen, Und da merkt man schon, ein Teil der Schüler kommt damit sehr gut zurecht, und ein Teil tut sich damit aber auch sehr schwer, dann merkt man, die haben vielleicht nur eine einseitige Sichtweise auf die Dinge. Also, die haben eine Sache berücksichtigt, aber ganz vieles unberücksichtigt gelassen." (Leh_GiKKP_01, Z. 1051–1057)*

Eine weitere Schwierigkeit lässt sich aus den Daten herausstellen: das Verstehen von Pflegesituationen als stetig variierende und komplexe Handlungssituationen, in denen das regelgeleitete Wissen individuell an den zu pflegenden Menschen im Sinne der doppelten Handlungslogik (Remmers 2000, S. 170) angepasst werden muss. Lernende wünschen sich vor allem zu Beginn eine eindeutige Reihenfolge bei der Körperpflege, an der sie sich orientieren können.

> *„Ich glaube, dass Schüler eigentlich gerne am Anfang ein ganz festes Schema haben möchten, und dass man denen das genau nicht geben kann. Und dass das für Schüler ganz schwierig ist, zu verstehen oder auszuhalten. (...) So, die möchten ganz klar wissen, das ist richtig und das ist falsch. Und dass man den Schülern da schon mitgeben muss, dass es ganz viele Wege gibt, (...), und die müssen da am meisten aushalten können, die Schüler." (Leh_AP_01, Z. 428–439)*

Das Abweichen vom regelgeleiteten Wissen führt bei den Lernenden zu Schwierigkeiten. Die Lehrende Leh_GKPsy_04 führt dies u. a. auf die unzureichende Reflexion im Vorfeld von Pflegesituationen zurück.

> *„(...), sondern ich glaube, das Abweichen davon ist, das fällt Schülern teilweise sehr schwer, weil sie es vorher nicht reflektieren." (Leh_GKPsy_04, Z. 744–745)*

8.3.3.3 Schwierigkeiten im Lernort Praxis: Transfer erworbener Kenntnisse (Konzept)

Im Übergang zwischen den Lernorten Schule und Praxis besteht für die Lernenden die Schwierigkeit, die gelernten Inhalte zur Körperpflege in die Praxis zu transferieren, wie verschiedene Lehrende (Leh_GKiKP_04; Leh_GKPsy_02, Z. 863–865; Leh_GKiKP_01) erläutern.

„Ab spätestens dem zweiten Ausbildungsjahr merkt man, dass sie Schwierigkeiten haben, das theoretische Wissen in die Praxis zu transportieren. (...) Gehen wir jetzt aber in die Zwischenprüfung, ist es häufig so, dass da ja sowohl die speziellen Pflegemethoden in Form von Wundverbänden kombiniert werden müssen mit Organisationsstrukturen der Station und mit der Haut- und Körperpflege. Und Schüler, die theoretische Defizite haben oder da nicht so gut aufgestellt sind, zeigen Schwierigkeiten im weiteren Prüfungsverlauf." (Leh_GKiKP_04, Z. 92–94; 96–100)

Die Lehrenden nehmen die Schwierigkeiten vor allem bei praktischen Begleitungen und Prüfungen wahr. Als eine Ursache für die bestehenden Schwierigkeiten benennt die Lehrende Leh_GKiKP_01 die nicht ausreichende Entwicklung von Fertigkeiten bei der Körperpflege.

„Ja, also, jetzt haben wir zurzeit ja wieder Zwischenexamen, wo wir natürlich auch Ganzkörperwäschen sehen, und da sagen die alle schon, dass ihnen das sehr schwerfällt. Ja. Also, sie wissen eigentlich, wie man es macht, aber die Umsetzung und, es ist halt auch schwierig, da Routine zu bekommen, weil sie leider ja nicht in allen Bereichen eingeübt werden kann." (Leh_GKiKP_01, Z. 466–469)

8.3.3.4 Schwierigkeiten im Lernort Praxis: Arbeitsorganisation (Konzept)

Lehrende sehen weiterhin die Schwierigkeit bei Lernenden, in der Praxis eine gute Arbeitsorganisation vorzunehmen.

„Was in der Praxis schwierig ist und in der Theorie aber nicht, sind Materialvorbereitungen, eine gute Arbeitsorganisation. (...) Und das, da fehlen viele Dinge, und dann wird die Pflegehandlung unterbrochen. Und das macht dann in der Konsequenz eine Schwierigkeit. Das ist bei sehr, Arbeitsorganisation bei sehr sehr vielen eine Problematik, aber die ist nicht nur auf die Körperpflege bezogen." (Leh_GKiKP_02, Z. 798–799; 804–806)

Die Lehrende Leh_GKiKP_04 verdeutlicht in ihrer Aussage pointiert, dass die Qualität des Handelns – in diesem Fall in einer Prüfungssituation – auch mit einer guten Arbeitsorganisation korreliert.

„Die Schüler zeigen Unsicherheiten, also jemand, der sehr sicher in seinem Handeln ist, und ich stelle da noch Fragen zu einer Infusion, lässt sich nicht so aus der Ruhe bringen wie, wenn jemand dann auch noch Defizite mit der Tropfenformel hat. Also die Vorbereitung tatsächlich zeigt eigentlich auch, wie gut die Schüler organisiert sind, und die Organisationsstrukturen verhelfen den Schülern dazu, dass sie nicht so defizitmäßig unterwegs sind, so könnte ich es vielleicht beschreiben." (Leh_GKiKP_04, Z. 104–109)

Für eine andere Lehrende stellt das häufig fehlende Denkmuster der Handlungskette (Vorbereitung, Durchführung, Nachbereitung) eine Ursache für unzureichende Organisation in der Pflegepraxis dar.

> *„Dann kann ich auch beobachten, dass die nicht in Vorbereitung, Durchführung und Nachbereitung denken.“ (Leh_GKP_05, Z. 855–856)*

8.3.3.5 Typische Fehler im Lernort Praxis: inkorrektes hygienisches Arbeiten (Konzept)

Die Ergebnisse der Datenauswertung zeigen, dass keine Fehler für den Lernort Schule genannt werden. Die Fehler, die Lernende zu Körperpflegeinhalten machen, schreiben die Lehrenden dem Lernort Praxis zu. Dies ist nicht verwunderlich, schließlich findet dort die reale Umsetzung der im Lernort Schule vermittelten Inhalte statt. Insbesondere *inkorrektes hygienisches Arbeiten*, das *Ignorieren von Bedürfnissen von zu pflegenden Menschen* und die *fehlende Hautbeobachtung* stellen bedeutende Fehler im Rahmen der Körperpflege dar. Im Rahmen der fehlerhaften Hygiene geht es z. B. darum, dass die Händedesinfektion im Rahmen der Körperpflege nicht korrekt umgesetzt wird.

> *„(I: Hygiene?) Theoretisch nein. (I: Praktisch?) Ja. (I: An welcher Stelle?) Händedesinfektion. Das ist ein ganz großes Problem. (...) Es an den richtigen Stellen zu machen und dann auch in der Praxis tatsächlich so umzusetzen, nicht nur an den richtigen Stellen, sondern auch die entsprechende Dauer. Das ist ein sehr sehr großes Problem.“ (Leh_GKiKP_02, Z. 792–798)*

Ein weiterer Fehler zeigt sich in der Mitnahme des Pflegewagens von Zimmer zu Zimmer und somit einer potenziellem Keimverschleppung.

> *„Also, was ich mit denen auch dabei dieses, also es gibt ja mehrere Möglichkeiten, also den Pflegewagen auf keinen Fall mit in ein Zimmer nehmen, der Gesamte, der auch zu allen anderen geht, weil, das ist eine Keimverschleppung. Das passiert aber oft, also das kriegen sie so gezeigt. Dann ziehen die das mit rein.“ (Leh_AP_02, Z. 1026–1029)*

8.3.3.6 Typische Fehler im Lernort Praxis: Ignorierung von Bedürfnissen der zu pflegenden Menschen (Konzept)

Neben den hygienischen Fehlern werden zudem in der Praxis nicht selten die Bedürfnisse der zu pflegenden Menschen ignoriert

> *„Auch das verstehe ich nämlich auch nicht, warum Schüler nie den Patienten oder nicht nie aber das welche nicht den Patienten fragen ‚Waschen Sie das Gesicht mit oder ohne Seife?‘, die einfach immer rein kippen und dann den Patienten das geben. (...), das beobachte ich auch, oder einfach mal die Hand mal fühlen, ist das Wasser angenehm.“ (Leh_GKP_05, Z. 863–867)*

Während im oberen Zitat das Ignorieren durch das Nichterfragen der Wassertemperatur oder der bevorzugten Waschzusätze gekennzeichnet ist, beschreibt ein anderer Lehrender, dass Lernende während der Körperpflege das Fenster geöffnet lassen und den zu pflegenden Menschen unbekleidet im Bett liegen lassen. Hierbei wird die Intimsphäre des zu Pflegenden deutlich verletzt.

> *„Meine Erfahrung ist, (...) wobei das berichten die Praxisanleiter auch, dass, wenn Körperpflege ansteht, nur Körperpflege gemacht wird. Also, dann ist das Fenster offen während der Körperpflege, dann liegt der Pflegebedürftige, weil eben der Wasserwechsel gemacht werden muss, das ist so ein typischer Fehler, nackig oben ohne oder unten ohne oder ohne Bettdecke im Bett, während sie dann Wasserwechsel machen." (Leh_AP_03, Z. 1271–1276)*

8.3.3.7 Typische Fehler im Lernort Praxis: fehlende Hautbeobachtung (Konzept)

Neben den Fehlern bei der Hygiene als auch bei der Beachtung der Bedürfnisse der zu pflegenden Menschen zeigt sich im Rahmen der Körperpflege häufig der Fehler der unterlassenden Hautbeobachtung.

> *„Und dann, das sind so typische Sachen, dass Körperpflege durchgeführt wird, aber die Hautbeobachtung dabei nicht läuft. Dass also der Fokus ist, ich muss jetzt hier nass machen und wieder trocken machen und dann wieder anziehen und dann wieder gehen und so dieses Rundum nicht läuft." (Leh_AP_03, Z. 1276–1279)*

Bezug zum theoretischen Rahmen

Im pflegedidaktischen Diskurs liegen keine expliziten Ergebnisse zum *Wissen der Lehrenden über Vorstellungen der Lernenden zu Körperpflegeinhalten* vor. Die in der vorliegenden Arbeit erhobene und für Pflege spezifizierte Wissenskategorie wird in anderen Fachdidaktiken als eine bedeutende Kategorie fachdidaktischen Professionswissen anerkannt. So definiert Shulman (1986) Schülervorstellungen und falsche Schülervorstellungen („conceptions and preconceptions of students") neben dem Wissen über Illustrationen, Repräsentationen und Analogien als zweite zentrale fachdidaktische Kategorie (siehe Kapitel 3.2.2). Viele international anerkannte Arbeiten von verschiedenen Autoren aus den Naturwissenschaften, der Mathematik oder Englisch wie Tamir (1988), Grossman (1990), Marks (1990), Magnusson, Krajcik & Borko (1999), Hashweh (2005) oder Park & Oliver (2008) beschreiben das Wissen von Lehrenden über Schülervorstellungen, Missverständnisse, schwierige Inhalten und typische Fehler als eine wichtige Kategorie fachdidaktischen Wissens. Im deutschsprachigen Raum wird das Wissen über Schülervorstellungen, Schülerschwierigkeiten und typische Fehler vor allem in der Mathematik durch die COACTIV-Studie (Baumert & Kuntert, 2006; Krauss et al., 2011) und die MT21-Studie (Blömeke et al., 2008) als Kategorie fachdidaktischen Wissens anerkannt. Weitere Studien, z.B. aus den Bereichen Biologie (Schmelzing et al., 2008), Physik (Riese & Reinhold, 2012) und Chemie (Dollny, 2011; Großebrahm, 2014) knüpfen an den hergeleiteten Kategorien fachdidaktischen Wissens an und berücksichtigen das Wissen über Schülervorstellungen und typische Fehler.

Es scheint, dass die fachdidaktische Kategorie *Wissen über die Vorstellungen der Lernenden zu Körperpflegeinhalten* (II.W 3) in der Pflegedidaktik bislang keine Aufmerksamkeit erhalten hat. Den Lehrenden fiel es in den Interviews schwer, konkrete Schwierigkeiten oder Fehler von Lernenden in Bezug auf die Inhalte der Körperpflege zu benennen. Häufig wurde im Interview nachgefragt, was mit der Frage nach Fehlern und Schwierigkeiten gemeint ist. Es entstand für die Interviewerin der Eindruck, dass das Nachdenken über Schwierigkeiten und typische Fehler von Lernenden zu einer Unterrichtsthematik bei den Lehrenden eine Irritation hervorgerufen hat, da sie dies bislang in der Form nicht gemacht haben, unabhängig von der Thematik Körperpflege.

Wenngleich es bislang keine Forschungsperspektive auf das Wissen über Schwierigkeiten und Schülerfehler von Lehrenden in der Pflegeausbildung gibt, so weisen dennoch einige Arbeiten auf inhaltliche Bezüge zu den genannten Schwierigkeiten und Fehlern hin.

In Bezug auf *Schwierigkeiten* im Lernort Pflegepraxis kann die Forschungsarbeit von Fichtmüller & Walter (2007) herangezogen werden. Hier finden sich unter den viefältigen Ergebnissen z. B. Schwierigkeiten der Lernenden, Inhalte aus der Theorie in den Lernort Praxis zu transferieren (Fichtmüller & Walter, 2007, S. 493), da das vorliegende Wissen oft zu theoretisch ist. Eine weitere große Schwierigkeit für Lernende zeigt sich bei Fichtmüller & Walter (2007, S. 383) in der Urteilsbildung. Pflegende und Auszubildende müssen Urteile fällen, um weiterhandeln zu können. Ein Kern ihrer Theorie *Pflege gestalten lernen in der Praxis* stellt sich in den so genannten Handlungsproblematiken dar, die sowohl „Schwierigkeiten und Unsicherheiten, die sich Lernenden im Handlungsfluss stellen, als auch der Handlung vorgelagerte Probleme“ erfassen (Fichtmüller & Walter, 2007, S. 661). Lernende reagieren dann mit unterschiedlichen Handlungsweisen wie dem exkludierendem Weiterhandeln (die Lernenden ignorieren oder übergehen in der Handlung auftretende Handlungsproblematiken), dem Einsatz von Lernstrategien und dem integrierendem Weiterhandeln (Lernende begegnen den Anforderungen und integrieren diese in ihr Handeln) auf die vorliegenden Handlungsproblematiken (Fichtmüller & Walter, 2007, S. 663–665).

Im Kontext *typischer Fehler* von Lernenden bei der Körperpflege können bereits angeführte Studien beispielhaft hinzugezogen werden. Die Ergebnisse der Studie von Bombe (1995) zeigt unter anderem das unhygienische Arbeiten von Lernenden bei der Intimpflege.

Die Kältestudie von Kersting (2013, S. 136–142, 154–157) zeigt gestufte Reaktionsmuster von Auszubildenden auf eine moralische Konfliktsituation, in der Lernende z. B. die Widersprüchlichkeit der Pflegerealität unreflektiert hinnehmen (*fraglose Übernahme*) oder die Pflegerealität verdrängen (Verdrängung falscher Praxis). Beides sind im Sinne einer professionellen, reflexiven Pflege unzureichende Handlungsmuster von Lernenden.

Auch bei den Ergebnissen von Balzer (2019a, S. 194) zeigt sich fehlerhaftes Handeln von Lernenden in der Pflegepraxis, z. B. bei der Reduktion oder der fehlerhaften Durchführung von pflegerischen Maßnahmen.

Der *inkorrekte Seifengebrauch* wird auch bei Bornschein (1998, S. 1018) angeführt. Sie kritisiert, dass sowohl der Waschwasserwechsel in der Praxis nur selten durchgeführt wird und Waschlotionen direkt ins Waschwasser gegeben werden, ohne dies kritisch zu hinterfragen.

Der *fehlende Rundumblick* aus der vorliegenden Studie wird bei Fichtmüller & Walter (2007, S. 363) umfassend als Kategorie *Aufmerksam-Sein* konzeptualisiert. Pflegende und Lernende sind gefordert, im Kontakt mit zu pflegenden Menschen wachsam zu sein, diese wahrzunehmen und gezielt zu beobachten. Das *Aufmerksam-Sein* ist zwingende Voraussetzung für das Urteilen und die Ableitung professioneller, pflegerischer Interventionen (Fichtmüller & Walter, 2007, S. 361–363).

8.3.4 Wissen über die Reihenfolge der Körperpflegeinhalte (II.W 4)

Eine weitere Wissenskategorie, die sich dem pflegedidaktischen Wissen zuordnen lässt, ist das Wissen über die Reihenfolge der Körperpflegeinhalte. Hierbei geht es nicht um das Wissen, welche Inhalte für den Unterricht erforderlich sind, sondern um das Wissen, in welcher Reihenfolge die ausgewählten Inhalte unterrichtet werden sollten. Insgesamt lassen sich aus den Daten zwei bedeutende *Konzepte* für die Reihenfolge der Inhalte herausstellen: *Strukturierung von Inhalten* und die *Integration anatomischer Inhalte.*

8.3.4.1 Strukturierung von Inhalten (Konzept)

Einige Lehrende führen an, dass es wichtig ist, vor dem eigentlichen Unterricht zur Körperpflege, zu klären, was Pflege ist und inwieweit der Pflegeprozess als Denkstruktur handlungsleitend ist.

> *„Dass sie erst einmal ein Verständnis davon haben, was bedeutet Pflege, und dass ich nicht einsteigen kann in Pflege, Haut- und Körperpflege, bevor die nicht zumindest ein grobes Verständnis von Pflege haben.“ (Leh_GKiKP_01, Z. 21–23)*

Die folgende Aussage der Lehrenden Leh_AP_01 impliziert, dass eine sinnvolle Reihenfolge der Unterrichtsinhalte erforderlich ist und diese den Lernenden ebenfalls hilft, die Inhalte in ihrer logischen Systematik zu erfassen.

> *„Also, ich finde, auf der einen Seite ist so dieses Prozesshafte immer noch einmal wichtig, dass die Schüler schon einmal langsam lernen, in Strukturen zu denken oder auch merken, Unterrichtseinheiten haben eine Struktur. Die kann ich auch nachvollziehen, und die ist auch ein Stück weit logisch.“ (Leh_AP_01, Z. 276–279)*

Der Lehrende Leh_AP_03 greift diesen Gedanken ebenfalls auf und führt den Begriff der Handlungssystematik als sinngebende Strukturierung der Inhalte an, um einen Bezug der Inhalte zur Praxis zu verdeutlichen:

> *„Wenn ich da mit der pädagogischen Brille draufschaue und mir überlege, wie Auszubildende denken, und was sie brauchen, und wie sie auch in der Praxis arbeiten. Um diesen Bezug herzustellen würde ich (...) da eine Handlungssystematik hinterlegen." (Leh_AP_03, Z. 216–220)*

8.3.4.2 Integration anatomischer Inhalte (Konzept)

In Bezug auf das Wissen über die Reihenfolge der Inhalte steht bei den Lehrenden auch die Frage der Integration anatomischer Inhalte im Fokus. Diejenigen, die dies anführen, argumentieren mit der Notwendigkeit und der Sinnhaftigkeit, anatomische Inhalte in pflegerische Kontexte zu integrieren.

> *„Der Einstieg wäre mit der Pflege, weil ich die Bedeutung der Haut einfach nochmal ganz anders herausstelle. Das kann die Anatomie, ja klar physisch dann auch darstellen, aber der Hintergrund dahinter ist halt, finde ich essenzieller für uns als Pflegekräfte." (Leh_GKiKP_04, Z. 628–630)*

Der Lehrende Leh_AP_03 fokussiert den pflegedidaktischen Anspruch an die Integration bezugswissenschaftlicher Inhalte in pflegerische Zusammenhänge.

> *„(...), dass das eigentlich ja übergreifender und eigentlich so dem entspricht, was vielleicht so moderne Pflegepädagogik insbesondere auch möchte, dieses miteinander Verknüpfende, und dass ich eben Körperpflege nicht losgelöst unterrichten kann von Anatomie, Physiologie, und dass es sinnvoll ist, miteinander zu verknüpfen und zwar in der Situation zu verknüpfen." (Leh_AP_03, Z. 192–196)*

Ein anderer Lehrender greift die Diskussionen im Team um die Integration anatomischer Inhalte auf und verweist darauf, dass er lieber bezugswissenschaftliche Inhalte integrieren möchte, anstatt diese von einem (häufig externen) Dozenten unterrichten zu lassen. Er betont am Ende die geringe Sinnhaftigkeit der Trennung der Inhalte.

> *„Das habe ich schon oft thematisiert, wo ich dann sage ‚Also dann lasst, gebt mir doch die Anatomie jetzt auch noch bitte, dann mache ich es gleich zusammen, weil, das macht einfach keinen Sinn, [es zu trennen, H.K.]." (Leh_AP_02, Z. 1211–1213)*

Zwei andere Lehrende vertreten die Meinung, dass es wichtig und sinnvoll ist, erst mit anatomischen und physiologischen Inhalten zu beginnen, um sogenannte Grundlagen für die Lernenden zu schaffen, bevor pflegerische Inhalte zum Gegenstand gemacht werden. In beiden Fällen werden die Anatomie und die Physiologie von Fremddozenten unterrichtet und sind nicht in die eigentliche Lernsituation Körperpflege integriert. Die beiden Lehrenden stehen stellvertretend für die Personen, die sich an der Fächersystematik orientieren.

> *„Am liebsten kommt der [pflegerische H.K.] Teil nach dem naturwissenschaftlichen Anteil. Klappt nicht immer so, aber da ich ja jetzt neuerdings immer im September Urlaub nehme, klappt es immer besser, weil ich halt vorher gar nicht da bin (I: Also Sie finden es gut, wenn die naturwissenschaftlichen Inhalte vorher gelaufen sind. Welche sind das? Was läuft da?). Ja, Zelle, Gewebe. (...) Aber ich finde es schon wichtig, wenn die eben auch so zum Beispiel halt das über den Wasser-Lipid-Haushalt etwas wissen, über die Reaktionen mit, wie sich das dann auswirkt und so, weil ich da ja dann, sozusagen, mit meinen Hautpflegemitteln und auch mit Hautbeobachtung ein Stück weit auch wieder dann darauf vielleicht dann zurückgreifen möchte. (Leh_GKP_03, Z. 575–590)*

Die Aussage belegt, dass die Entscheidung für die Reihung der Inhalte nicht aufgrund inhaltslogischer Argumente getroffen wird. Die Lehrende findet es gut, dass die Reihung aufgrund ihres Urlaubs nun „besser klappt", und daher anatomische Inhalte vorweg unterrichtet werden. Sie bindet dann diese Inhalte bei der Hautbeobachtung wieder ein und empfindet es als günstig, auf das Wissen zurückgreifen zu können.

> *„Die startet tatsächlich, diese Einheit startet mit der Körperpflege also mit diesem Berührungsschwerpunkt, und dann läuft Hautpflege und Körperpflege eigentlich fast schon parallel zueinander, allerdings warten wir immer ein Stück weit, bis die Anatomie und Physiologie der Haut soweit für die Schüler schon einmal, ja, also das muss schon als Inhalt unterrichtet sein, damit sie auch in der Hautpflege dann gut den Anschluss da auch finden können." (Leh_GKPsy_04, Z. 495–499)*

Auch die Aussage der zweiten Lehrenden belegt, dass das vorherige Unterrichten anatomischer Inhalte für sinnvoll erachtet wird, damit die Lernenden bei der Hautpflege „den Anschluss finden". In beiden Interviews wird diese Reihenfolge als selbstverständlich erachtet und auch nicht kritisch hinterfragt, wie das bei anderen Lehrenden der Fall ist (siehe hierzu das Handeln wider besseres Wissen in Kapitel 10.7.2).

Bezug zum theoretischen Rahmen

Aufgrund der seit dem Lernfeldkonzept 1996 von der Kultusministerkonferenz geforderten Orientierung an beruflichen Handlungen zur Gestaltung beruflichen Unterrichts und der damit abgelösten Fächersystematik (KMK, 1996, S. 27–28) muss die Überzeugung von Lehrenden, anatomische Grundlagen vor pflegerischen Inhalten zu unterrichten, als nicht zeitgemäß beurteilt werden, da sie nicht dem aktuellen Forschungsstand der Berufs- und Wirtschaftspädagogik entspricht, wie im Folgenden detailliert begründet wird.

Die Ergebnisse zeigen die große Spannbreite zwischen einerseits dem veralteten klassischen fächerorientierten Unterricht, in dem zuerst (in der Pflege häufig anatomische) Grundlagen unterrichtet werden, bevor pflegerisches Handeln thematisiert wird und andererseits dem fächerintegrativem Unterricht, in dem pflegerische Handlungssituationen in den Mittelpunkt gestellt werden und Inhalte aus den Bezugswissenschaften (den alten „Fächern", wie z. B. Anatomie) sinngebend als

Begründungswissen für das berufliche Handeln hinzugezogen werden. Auch wenn die Pflegeausbildung nicht dem Berufsbildungsgesetz untersteht und somit nicht an Lehrpläne der Kultusministerkonferenz gebunden ist, ist die Pflegeausbildung eine zentrale berufliche Ausbildung, die sich an den Entwicklungen der Berufs- und Wirtschaftspädagogik orientiert. Das Ziel der Pflegeausbildung stellt – analog zu allen anderen beruflichen Ausbildungen – die Förderung der beruflichen Handlungskompetenz dar, die als ein Kernmerkmal des Lernfeldkonzeptes fungiert. Seit 2003 ist die berufliche Handlungskompetenz als Ziel der pflegerischen Ausbildung in der Gesundheits- und (Kinder-)Krankenpflege (§ 3, Abs. 1, KrPflG) gesetzlich verankert. Die Ausbildung in der Altenpflege bezieht sich seit 2000 (§ 2, Abs. 4, AltPflG) und 2002 (AltPflAPrV) auf Lernfelder. Die Pflegeausbildung nach dem neuen Pflegeberufegesetz, das 2020 in Kraft tritt, ist generalistisch ausgerichtet und zielt auf Kompetenzen, die für die Pflege von Menschen aller Altersstufen in verschiedenen Pflegesituationen in unterschiedlichen Versorgungsbereichen erforderlich sind (§ 5, Abs. 1, PflBG; § 1, Abs. 1, Anlage 2 zu § 9, Abs. 1 Satz 2, PflAPrV). Seit 2019 liegen zudem erstmalig ein Rahmenlehrplan für den theoretischen und den praktischen Unterricht sowie ein Ausbildungsrahmenlehrplan für die praktische Ausbildung vor (Fachkommission, 2019).

Dem Lernfeldkonzept wohnen neben dem Konzept der beruflichen Handlungskompetenz die Prinzipien der Situationsorientierung, der Fächerintegration und der Handlungssystematik inne, die auch im Rahmenlehrplan der Fachkommission (2019) aufgegriffen werden. Ausgehend von beruflichen Handlungen (Prinzip der Situationsorientierung und der Handlungsorientierung) ist ein kompetenzorientierter Unterricht so auszurichten, dass dieser der Logik und der Struktur der beruflichen Handlungen folgt (Prinzip der Handlungssystematik) und Inhalte aus den Bezugswissenschaftlichen zu integrieren (Prinzip der Fächerintegration) sind (u. a. Bader, 2003, Gillen, 2013; Kremer, 2003; Pätzold, 2000). Die Kultusministerkonferenz (KMK, 2018) formuliert zum Paradigmenwechsel von der Fächersystematik hin zur Handlungssystematik eindeutig.

> „Die Mehrdimensionalität, die Handlungen in einer zunehmend globalisierten und digitalisierten Lebens- und Arbeitswelt kennzeichnet (z. B. ökonomische, ökologische, rechtliche, naturwissenschaftliche, fach- und fremdsprachliche, kommunikative, soziale und ethische Aspekte), erfordert eine breitere Betrachtungsweise als die Perspektive einer einzelnen Fachdisziplin. *Deshalb sind fachwissenschaftliche Systematiken in eine übergreifende Handlungssystematik integriert.* Die zu vermittelnden Fachbezüge, die für die Bewältigung beruflicher Tätigkeiten erforderlich sind, ergeben sich aus den Anforderungen der Aufgaben- oder Problemstellungen. Unmittelbarer Praxisbezug des erworbenen Wissens wird dadurch deutlich und das Wissen in den neuen Kontext eingebunden." (KMK, 2018, S. 11)

Für die Pflegedidaktik haben vor allem Schneider (2001, 2003a, 2003b, 2005a, 2005b), Schneider & Martens (1996) und Muster-Wäbs & Schneider (1999, 2001) bereits frühzeitig das Prinzip der Fächerintegration und die damit verbundene

Handlungssystematik für die Pflegeausbildung diskutiert und für pflegerische Themen konkretisiert.

Die Handlungssystematik ist „dadurch gekennzeichnet, dass der Unterricht dem Verlauf einer vollständigen Handlung folgt, dass berufspraktische und -theoretische Inhalte miteinander verschränkt werden und dass eine umfassende Entwicklung der Handlungskompetenz gefördert wird.“ (Muster-Wäbs, Ruppel & Schneider, 2005, S. 36). In Anlehnung an Aebli (1971, S. 62–63), der bereits zu Beginn der 1960er Jahre das Erlernen von und Lernen an Handlungen mithilfe sogenannter Handlungsschemata bzw. *Handlungsstrukturen* fokussierte, entwickelten Hacker (1998, S. 249–251) und Volpert (1974) den Zyklus der vollständigen Handlung, der als sechsphasiger Zyklus mit den Schritten *Informieren, Planen, Entscheiden, Durchführen, Kontrollieren* und *Bewerten* (Hahne, 2000, S. 264) beschrieben wird. Anknüpfend an den *Zyklus der allgemeinen vollständigen Handlung* sind in den unterschiedlichen Berufen spezifische Handlungsstrukturen zu eruieren, die dann als berufsaffine Strukturierungshilfe zur Konstruktion *fächerintegrativer Lernsituationen* hinzugezogen werden können.

In der Pflegedidaktik stellt der Pflegeprozess mit seinen Schritten *Informationen sammeln, Ressourcen und Probleme erkennen, Pflegeziele festlegen, Pflegemaßnahmen planen, Pflegemaßnahmen durchführen* und *Pflege beurteilen* (Fiechter & Meier, 1993) die affinste und berufsspezifischste Handlungsstruktur vor. Aber auch der Wahrnehmungszyklus mit seinen Schritten *Wahrnehmen, Beobachten, Entscheiden, Planen, Durchführen* und *Evaluieren*, der auf Vogel (1979, S. 155) zurückgeht, stellt einen Kern pflegerischen Handelns dar und wird vielfältig zur Konstruktion pflegerischer Lernsituationen hinzugezogen. Beispiele für handlungssystematische Lernsituationen, die anhand des Wahrnehmungszyklus strukturiert sind, finden sich z.B. bei Kuckeland (2014, 2019) zur Körperpflege oder bei Folz, Hötger & Rüller (2019) zum Handeln in Notfallsituationen. Lernsituationen, die dem Pflegeprozess als Handlungsstruktur folgen, sind z.B. bei Kuckeland, Loskamp, Meyer-Rentz & Rüller (2019) zum pflegeprozessorientierten Pflegen oder bei Folz, Glacza, Heinrichsdobler, Röver, Wilkens & Ziebuhr (2016) und Ziebuhr, Rüller & Folz (2016) zur Pflege von Säuglingen aufbereitet. Das zentrale Kriterium für die Auswahl einer Handlungsstruktur stellt die Affinität zum inhaltlichen Gegenstand der Lernsituation dar. Demzufolge beinhalten bestimmte zu unterrichtende Themen eine Handlungssystematik in sich selbst, die den höchsten affinen Bezug zum Thema herstellen. Als Beispiel kann der Pflegeprozess für eine Lernsituation zur pflegeprozessorientierten Pflege genannt werden. Aber auch für andere Lernsituationen ergeben sich immanente Strukturen, wie dies exemplarisch bei den Phasen des Wundmanagements (Depping, Fischer & Meyer-Rentz, 2017), bei den Phasen des Überleitungsmanagements (von Reibnitz & Kuckeland, 2015) oder beim Beratungsprozess (Bohrer, Kuckeland, Oetting-Roß, Scherpe & Schneider, 2016) der Fall ist. Schneider & Depping (2007, S. 7) geben einen Überblick über verschiedene Handlungsstrukturen, die für die Konstruktion von Pflegeunterricht genutzt werden können.

Seit 2019 findet sich der Begriff der *Handlungssystematik* erstmalig als pflegedidaktisches Leitprinzip im Rahmenlehrplan wieder. Die Fachkommission definiert (2019, S. 10–17) vier zentrale Konstruktionsprinzipien der Rahmenlehrpläne, die als Basis für pflegerische Curricula dienen: die *Orientierung an den Kompetenzen der PflAPrV*, die *Pflegeprozessverantwortung mit den vorbehaltenen Tätigkeiten*, die *Orientierung an Situationen* und die *Entwicklungslogik*. Anknüpfend am Situationsprinzip (Reetz, 1984; Reetz & Seyd, 2006) wird eindeutig die Handlungssystematik als Zielvorgabe beschrieben: „Die Inhalte der Rahmenlehrpläne sind nach dem Situationsprinzip strukturiert, um eine handlungssystematische und kompetenzorientierte Ausbildung zu unterstützen." (Fachkommission, 2019, S. 11–12).

8.3.5 Wissen über die methodische Aufbereitung von Körperpflegeinhalten (II.W 8)

Bei dieser Wissenskategorie geht es um das Wissen der Lehrenden über die sinnvolle didaktische Verknüpfung von Körperpflegeinhalten mit geeigneten Methoden. In den geführten Interviews erzählen die Lehrenden mehr, was sie konkret wie tun und weniger, welche Methoden zu welchen Inhalten passen. Dieses Wissen liegt implizit vor, wenn sie entsprechende didaktische Entscheidungen für ihr Handeln treffen. Im Folgenden werden beispielhaft Aussagen herangezogen, die das Wissen um die Bedeutung der methodischen Passung abbilden. Es lassen sich exemplarisch Aussagen zur Fallarbeit und zur Notwendigkeit praktischer Übungen anführen.

> *„Grundsätzlich finde ich es wichtig und gut, mit Fällen zu arbeiten. (...) ja klar, der Fall wird, oder ein Fall wird eingesetzt, um das so nah, wie möglich praxisorientiert zu machen." (Leh_GKP_01, Z. 670–677)*

Zwei Lehrende fokussieren die Bedeutung praktischer Übungen. Die Lehrende Leh_GKPsy_04 nimmt das Verfestigen von Inhalten durch praktisches Üben in den Blick.

> *„Ja. Also, klar, methodisch, also ich sage jetzt einmal im weitesten Sinne, irgendetwas handlungsorientiert durchzuführen, was natürlich, also Körperpflege ist ja etwas sehr Handlungsorientiertes, und ich kann natürlich durch Demonstrationen, durch praktisches Üben da auch sehr viel erreichen und sehr viel festigen." (Leh_GKPsy_02, Z. 346–349)*

Eine andere Lehrende richtet ihr Augenmerk auf die zielführenden Möglichkeiten eines Skills Lab, in dem Pflegesituationen simuliert und begründet reflektiert werden können.

> *„Ja, ich würde sagen, im Verlauf der Ausbildung muss man auf jeden Fall didaktisch noch darauf reagieren, um, dass die, ja, ein Mensch, das ist ja eben das Erfordernis, den umfassend und ganzheitlich im Blick zu haben. Und, um das zu erreichen, ja, dafür brauchen wir, also Skills Lab wäre halt toll, würde ich sagen, so, (...) weil man*

da eben wirklich Situationen simulieren kann, und in der Reflexion so eine ganzheitliche Situation betrachten kann.“ (Leh_GKiKP_01, Z. 1084–1090)

Weitere Ausführungen zur methodischen Gestaltung und deren theoretische Bezüge zur Pflegedidaktik werden in den Auswertungskapiteln zum pflegedidaktischen Professionshandeln (Kapitel 9.7) und zum Handeln wider besseres Wissen im Körperpflegeunterricht (Kapitel 10) vertieft.

8.4 Pädagogisches Wissen

Neben dem *pflegewissenschaftlichen Wissen* und dem *pflegedidaktischen Wissen* stellt das *pädagogische Wissen* den dritten Wissensbereich pflegedidaktischen Professionswissens dar. Im Gegensatz zu den anderen beiden Wissensbereichen ist das pädagogische Wissen unabhängig vom inhaltlichen Gegenstand der Körperpflege. Das pädagogische Wissen im Allgemeinen ist sehr umfassend (siehe Kapitel 3.2.3). Die aus den Interviews herausgearbeiteten Wissenskategorien beziehen sich alle auf den Lehrenden in seiner Perspektive auf sich selbst und bilden damit nur einen kleinen Ausschnitt des pädagogischen Wissens ab. Insgesamt konnten *zwei Kategorien* des pädagogischen Wissens abgeleitet werden (Tabelle 8.8). Wie die Wissenskategorien der beiden ersten Wissensbereiche werden auch die Kategorien des pädagogischen Wissens mit derselben Logik beziffert, nämlich über die römische Zahl III für den Wissensbereich, dem Buchstaben W für Wissen und die fortlaufende Nummerierung der Kategorien (siehe Kapitel 8.1).

Tabelle 8.8: Kategorien pflegedidaktischen Wissens (eigene Erstellung)

Nummerierung	Kategorien pädagogischen Wissens	Lernorte	Kurzbeschreibungen	Verweise
III.W 1	*Wissen über die Anforderungen an das Agieren in Lehrerrollen*	Schule und Praxis	Lehrende wissen, welche Anforderungen an sie als Lehrende gestellt werden und welche Lehrerrollen dementsprechend einzunehmen sind.	In diesem Kapitel
III.W 2	*Wissen über eigene Herausforderungen*	Schule und Praxis	Lehrende wissen, welche Herausforderungen sie sich im Unterricht und in der Lernortkooperation gegenüberstehen sehen. Hierzu zählen Schlüsselprobleme, Konflikte und Dilemmata.	In diesem Kapitel

8.4.1 Wissen über die Anforderungen an das Agieren in Lehrerrollen (III.W 1)

Die Kategorie *Wissen über die Anforderungen an das Agieren in Lehrerrollen* (III.W 1) beinhaltet *vier zentrale Konzepte*, die erforderliche Lehrerrollen abbilden. Aus den Ergebnissen der Auswertungen lassen sich verschiedene Rollen ableiten, die Lehrende im Unterricht und in der Lernortkooperation einnehmen (siehe Abbildung 8.5). Eine Rolle kann besonders hervorgehoben werden, die von neun Lehrenden beschrieben wird und auch als übergeordnete Rolle angesehen werden kann: Lehrende nehmen sich als *Brückenbauer* zwischen den Lernorten Theorie und Praxis wahr. Darüber hinaus erleben sich Lehrende als *Lernprozessbegleiter*, als *Advokat* und als *Vorbild*. Alle Rollen finden in beiden Lernorten (Schule und Praxis) Anwendung. Die Rolle des Brückenbauers stellt die Verbindung zwischen den zwei Welten Schule und Pflegepraxis dar.

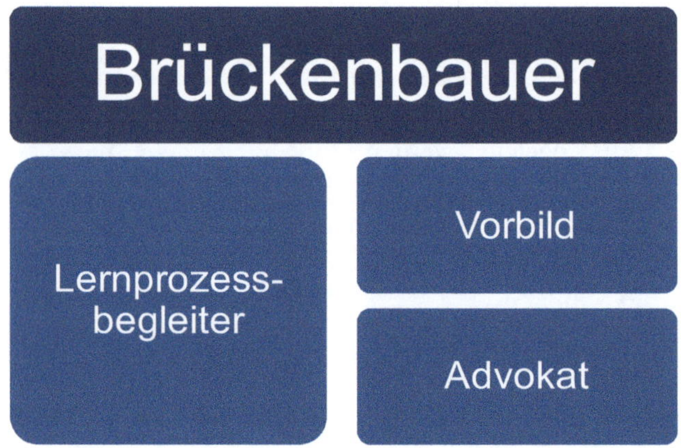

Abbildung 8.5: Rollen der Lehrenden in den Lernorten Schule und Praxis (eigene Erstellung)

8.4.1.1 Rolle des Brückenbauers (Konzept)

Lehrende sehen sich in einer vernetzenden Rolle zwischen den beiden Lernorten. Sie können daher als Brückenbauer (ein konstruierter Kode) bezeichnet werden. Einige Lehrende betonen, dass sie nicht nur „Lehrer für die Theorie" sind, sondern sich gleichermaßen für den Lernort Praxis verantwortlich fühlen, wenngleich ihnen auch bewusst ist, dass ihr Einfluss im Lernort Praxis teilweise gering ist.

> *„Das heißt, wir sind nicht Lehrer für Theorie. (...) Aber, dass da auch deutlich wird, die haben mit uns da auch einen Ansprechpartner, und nicht die heile Welt ist in der Schule und auf der Station müssen sie dann alleine zurechtkommen." (Leh_GKiKP_02, Z. 479; 498–491)*

Der Lehrende Leh_GKP_05 arbeitet am Wochenende noch regelmäßig in der Praxis. Ihm ist es sehr wichtig, nicht nur ein Theoretiker zu sein, sondern zu wissen, wie es in der Pflegepraxis aussieht.

> *„Ja, weil die ja wissen, dass ich selbst in der Praxis noch tätig bin. Ich lasse es mir nämlich nicht nehmen, also ich bin noch ein Wochenende auf der Station, und das wissen die, das nehmen die auch positiv wahr, dass ich nicht nur der Theoretiker bin, sondern selbst auch den Waschlappen halten kann und dann auch noch aus der Praxis so berichte und nicht nur, was ich irgendwo aus der Vergangenheit irgendwie hochgewühlt habe." (Leh_GKP_05, Z. 285–289)*

Lehrende nicht nur für Theorie zu sein, bedeutet auch, mit den Praxisanleitenden und den Kolleginnen und Kollegen vor Ort im kontinuierlichen Austausch zu sein und dies den Lernenden auch transparent zu machen, dass dieser Austausch existiert.

> *„Und mir persönlich ist es sehr sehr wichtig, mit der Praxis einen kommunikativen Austausch zu haben, weil nur miteinander können wir dafür sorgen, dass die Auszubildenden eine gute Grundausbildung erfahren." (Leh_GKiKP_04, Z. 410–413)*

Eine Lehrende schildert prägnant, wie sich ihre Perspektive auf den erforderlichen Austausch noch einmal verstärkt hat.

> *„(...) und dann habe ich begriffen, dass auch ich einen Perspektivenwechsel machen muss, und zwar sowohl den zum Praxisanleiter als auch den zum Auszubildenden. Wir haben gerade wieder Praxisanleiter in der Weiterbildung gehabt, und ich finde es so unendlich wichtig, dass man sich in die Situation des anderen hineinversetzen kann." (Leh_GKPsy_04, Z. 786–789)*

8.4.1.2 Rolle des Lernprozessbegleiters (Konzept)

Lehrende nehmen eine bewährte Rolle, nämlich die des Lernprozessbegleiters, ein. Auch diese Rolle findet sowohl in der Theorie als auch in der Praxis Anwendung. In Bezug auf die Lernprozessbegleitung in der Praxis, bei der es sich um die sogenannte Praxisbegleitung handelt, gibt es eine Verknüpfung zur Rolle des Brückenbauers, denn auch hier sehen sich die Lehrenden in der Rolle, die Lernenden nicht nur in der Theorie zu unterstützen, sondern sie auch bei praktischen Einsätzen zu begleiten.

> *„Das ist zum Beispiel mir sehr, sehr wichtig, dass sie, wenn sie jetzt in ihren ersten Einsatz gehen und mit der Körperpflege zu tun haben, dass sie da auch drauf vorbereitet sind, dass sie das auch wissen, (...) dass wir natürlich auch nicht nur diesen Unterricht machen und dann sage ich, ‚Ja, also jetzt ist das abgeschlossen, jetzt ist das fertig.', sondern dass wir natürlich darüber hinaus die Praxis begleiten, dass wir darüber hinaus Ansprechpartner sind." (Leh_GKPsy_02, Z. 66–72)*

Im Lernort Schule nimmt die Lernprozessbegleitung vielfältige Facetten ein. So bedeutet dies für einen Lehrenden, Lernende auf kritische Gespräche in der Praxis vorzubereiten und sie dahingehend ein Stück weit zu coachen, auch mit dem Ziel, ihnen Mut zuzusprechen und sie in ihrem Selbstbewusstsein zu stärken.

> *„Oder sie auch, von mir aus auch einmal coachen, ‚Wie würden Sie denn so ein Gespräch führen, damit?', also nicht einfach ‚Dann machen Sie das Gespräch.', sondern ‚Wie würden Sie es denn führen'„. Und dann machen wir Trockenübungen, also dann machen wir ‚Ich bin jetzt einmal der Chef.', oder so. Und dann gebe ich denen auch schon ein paar Sätze oder, also dann notieren sie sich das. (...) Und dass sie sich eben nicht mehr die Butter vom Brot nehmen lassen, selbstbewusster werden und ja, das finde ich wichtig. Also so sehe ich meine Rolle." (Leh_AP_02, Z. 750–758)*

Eine andere Lehrende sieht sich in der Rolle, den Lernenden Hilfestellung bei der Entwicklung ihrer Lernkompetenz zu geben. Ihr ist es wichtig, dass die Lernenden befähigt werden, ihren Lernprozess selbstständig zu gestalten und zu steuern.

> *„Also ich muss denen Rüstzeug mit an die Hand geben, dass die auch, wenn die fertig sind mit der Ausbildung, wissen, wie sie weiter vorgehen und eben nicht nur, also ich möchte nicht nur Schüler haben, die hier so, die können mal einen reinen Input Unterricht von mir haben, dann mache ich einen Lehrervortrag, das kann ja seine Legitimation haben, aber nicht durchweg, weil erst einmal muss ich dafür sorgen, dass die selbst für sich wissen, wie kann ich lernen, was kann ich lernen und wie steuere ich den/." (Leh_GKPsy_04, Z. 1024–1029)*

Eine zweite Lehrende wünscht sich, dass Lernende sie in der Rolle des Lernbegleiters wahrnehmen.

> *„Ich würde mir eher wünschen, dass die mich als Lernbegleiter sehen, natürlich muss ich Themen vorgeben, klar, aber eher sowas wie eine Begleitung zum eigenständigen Lernen, das wäre für mich wichtig. Professionelles Lehrerhandeln, ja, diesen Spagat zu schaffen Wissensvermittlung aber auch Selbstaneignen von Wissen durch die Schüler." (Leh_GKiKP_03, Z. 864–868)*

8.4.1.3 Rolle des Vorbildes (Konzept)

Lehrende sehen sich auch in der Rolle eines Vorbildes. Dies beinhaltet einerseits, eine wertschätzende Haltung und einen professionellen Umgang mit Konfliktsituationen vorzuleben und andererseits aber auch, die Begeisterung und die Motivation für den Pflegeberuf weiterzugeben.

> *„Ich bin auch immer der Meinung, dass man ein Vorbild sein muss und dass die Schüler oder jeder eigentlich eben an einem Vorbild gut lernen kann eigentlich. Also ich bin natürlich auch ein kommunikativer Mensch, wie Sie ja schon gemerkt haben, also ich rede ja auch viel. Das, was ich sage, sollen die natürlich auch aufnehmen, aber ich möchte eben auch wirklich so dahinterstehen und das eben auch in meiner Haltung zeigen." (Leh_GKP_03, Z. 1149–1154)*

Dem Lehrenden Leh_GKP_05 ist die Motivation für den Pflegeberuf wichtig. Da er selbst noch in der Pflegepraxis tätig ist, versucht er im Unterricht, die Freude an dem Beruf weiterzugeben.

> *„Ich mag diesen Beruf, und ich will aber so Werte und Normen, Traditionen den Auszubildenden mit auf den Weg geben, also was meine Berufserfahrung, was ich jetzt Jahre angehäuft habe an Wissen, will ich denen mitgeben. (...) Und ich will denen auch mitgeben, dass es richtig Spaß macht, die Krankenpflege, und nicht nur ein Job, sondern es macht etwas mit einem. Also, ich fühle mich gut nach so einem Wochenende, wenn ich auf Station gearbeitet habe, so ist, ja und davon erzähle ich. Ich habe jetzt letztes Wochenende wieder gearbeitet, toll, ich habe gewaschen. Ja, das ist für mich Profession." (Leh_GKP_05, Z. 950–959)*

8.4.1.4 Rolle des Advokaten (Konzept)

Der Advokat als Fürsprecher für Lernende ist eine weitere Rolle, mit der sich Lehrende identifizieren. Insbesondere beim Auftreten von Konflikten in der Praxis unterstützen Lehrende die Lernenden, wenn diese z.B. überfordert sind oder Lehrende den Eindruck haben, die Lernenden werden in der Praxis als volle Arbeitskräfte eingesetzt.

> *„Und, ein Praxisanleiter-Treffen, wenn da so, also so Konflikte bei der Körperpflege habe ich da jetzt nicht unbedingt, aber ich, manche Sachen bespreche ich schon auch mit den Praxisanleitern, wenn bei mir Schülerinnen, die noch sehr jung sind, die vielleicht wirklich noch nie in der Praxis gearbeitet haben, und mir dann berichten, dass sie sich völlig überfordert fühlen, dass ich dann auch wirklich noch einmal mit den Praxisanleitern spreche und noch einmal dahin fahre (...)." (Leh_AP_01, Z. 516–522)*

Ein Lehrender setzt sich sehr stark für seine Lernenden ein und bezeichnet sich daher auch als Löwenmutter.

> *„Da bin ich so ein bisschen Löwenmutter hier für meine Schüler, wo ich dann denke, ‚Ne, die haben es schon schwer genug.' Und wenn man sich da nicht einsetzt für die, dann werden sie verheizt. (...), und das ist auch eigentlich, wie soll ich sagen, was die Schüler schätzen. Also das melden die mir auch rück. (...) ‚Ja, Sie verlangen viel, aber Sie haben auch immer, wir sind, wir haben uns nie allein gelassen gefühlt oder so.'„ (Leh_AP_02, Z. 735–743)*

Bezug zum theoretischen Rahmen
Die Rolle des Brückenbauers nimmt in der Pflege eine herausragende Rolle ein, denn die Widersprüchlichkeiten zwischen den Lernorten Pflegeschule und Pflegepraxis sind hinreichend bekannt und wurden bereits in den vorherigen Kapiteln an verschiedenen Stellen beschrieben. Bestehende Strukturen lassen sich in der Pflegepraxis nicht einfach verändern, und Schlüsselprobleme im Sinne von

Herausforderungen nicht einfach lösen. Demnach geht es in der Pflegeausbildung darum, die Widersprüche aus der Perspektive der Pflegeschule und der Pflegepraxis aufzudecken, zu reflektieren und gemeinsam Bewältigungsstrategien für einen konstruktiven Umgang zu diskutieren. Ein Schlüssel für ein gelingendes Miteinander stellt die Lernortkooperation (Pätzold, 2003, S. 69–79) dar, die in der Pflege z. B. über die Kooperationsverträge (§ 6, Abs. 4, PflBG; § 8, Abs. 2, PflAPrV), die Praxisbegleitung (§ 6, Abs. 3, Satz 4, PflBG; § 5 PflAPrV) und die gemeinsame Abnahme von Abschlussprüfungen durch Lehrende aus der Schule und Praxisanleitenden (§ 10, PflAPrV) gefördert wird. Der für die Pflege entwickelte Rahmenlehrplan für den theoretischen und den praktischen Unterricht sowie der Rahmenausbildungslehrplan für die praktische Ausbildung durch die Fachkommission (2019) und die Forderung, daraus sowohl ein durch die Pflegeschule zu entwickelndes, schulinternes Curriculum (§ 6, Abs. 2, PflBG) als auch einen durch den Träger zu erstellenden Ausbildungsplan zu konzipieren, legt den Grundstein für eine zwischen den Lernorten abgestimmte Ausbildungskonzeption. Die Lehrenden verstehen sich in diesem Prozess als *Brückenbauer*, wie die Ergebnisse der Interviews gezeigt haben. In Bezug auf die sich verändernden Lehrerrollen beschreiben Muster-Wäbs, Ruppel & Schneider (2005, S. 64) sowie Schneider (2005b, S. 27–28) den Paradigmenwechsel der Lehrerrolle, der mit Einführung des Lernfeldkonzeptes einhergeht. Der Lehrende ist nicht mehr ausschließlich Wissensvermittler und Bewerter, sondern wird mehr zum Lernprozessgestalter und -begleiter, wie dies durch die Lehrenden auch beschrieben wird. Die Rolle des Wissensvermittler bleibt bestehen, denn Lehrende verfügen weiterhin über ein fachliches und methodisches Expertenwissen, jedoch geht die Veränderung durch das Lernfeldkonzept auch mit einem Wechsel von der Erzeugungs- zur Ermöglichungsdidaktik (Arnold, 2007, S. 38; Arnold & Schüßler, 1998, S. 120–125) einher, sodass Lehrende nicht (mehr) überwiegend Wissen durch Vorträge vermitteln, sondern auf der Basis ihres Expertenwissens geeignete Lehr-Lern-Arrangements für die Lernende konzipieren.

8.4.2 Wissen über eigene Herausforderungen (III.W 2)

Die Wissenskategorie *Wissen über eigene Herausforderungen* (III.W 2) ist die dritte Wissenskategorie, die sich auf Herausforderungen bezieht. Neben dem *Wissen über Herausforderungen in der Pflegepraxis* (Wissenskategorie I.W 4, siehe Kapitel 8.2.4) und dem *Wissen über Herausforderungen für Lernende mit Körperpflegeinhalten* (Wissenskategorie II.W 2, siehe Kapitel 8.3.2) geht es in diesem Kapitel um das Wissen der Lehrenden zu ihren eigenen Herausforderungen. Aus den Daten konnten vielfältige Herausforderungen erarbeitet werden, die sich auf verschiedene Aspekte beziehen. Wie auch in Kapitel 8.3.2 lassen sich die Herausforderungen der Lehrenden in Schlüsselprobleme, Konflikte und Dilemmata unterteilen. Mit Schlüsselproblemen sind an dieser Stelle übergeordnete Probleme der Lehrenden gemeint, die unabhängig von einzelnen Lernenden und somit lerngruppenübergreifend immer wiederkehrend auftreten. Die Tabelle 8.9 zeigt die Konzepte, die im Folgenden erläutert und belegt werden.

Tabelle 8.9: Schlüsselprobleme, Konflikte und Dilemmata als Dimensionen der Kategorie ***Wissen über eigene Herausforderungen*** (III.W 2) mit Konzepten (eigene Erstellung)

Kategorie	**Wissen über eigene Herausforderungen (III.W 2)**		
Dimensionen	**Schlüsselprobleme**	**Konflikte**	**Dilemmata**
Konzepte	*Begrenztheit unterrichtlichen Handelns → Kap. 8.4.2.1*	*Differierendes Pflege- und Bildungsverständnis im Lehrer- oder Pflegeteam → Kap. 8.4.2.5*	*Verschärfung der Diskrepanz vs. Intransparenz → Kap. 8.4.2.7*
	Didaktische Reduktion → Kap. 8.4.2.2	*Wissen über Missbrauchserleben von Lernenden → Kap. 8.4.2.6*	
	Konträre Vorstellungen um Pflegeverständnis → Kap. 8.4.2.3		
	Diskrepanz zwischen den zwei Welten → Kap. 8.4.2.4		

8.4.2.1 Schlüsselproblem: Begrenztheit unterrichtlichen Handelns (Konzept)

Für einige Lehrende stellt die Begrenztheit ihres unterrichtlichen Handelns eine große Herausforderung dar. Insbesondere die Situation, dass für sie bedeutende Inhalte in der Praxis verlorengehen, führt zu unterschiedlichem Erleben bei den Lehrenden. Eine Lehrende ringt darum, Wissen und Inhalte zu vermitteln, die über den Theorieunterricht hinaus Bestand haben, und sieht dies als sehr schwierig an.

> *„Oder auch das Wissen, was ich vermitteln möchte, ja, hat es Bestand? Also, ich sage jetzt einmal, ist es nicht dann irgendwie nächste Woche wieder vergessen oder, was weiß ich, wie Lernende, also klassisch, ich meine im schlimmsten Fall ‚Ich lerne für die Klausur und dann weiß ich halt nichts mehr', sondern ist das gerade jetzt zu diesem Bereich Körperpflege, wenn ich in der Praxis bin, abrufbar und kann ich das dann da eben einfach auch gut umsetzen? So, das ist ja eigentlich das, was ich als mein großes Ziel habe oder als Hoffnung habe, und natürlich ist es immer wieder für mich schwierig oder schon ein Konflikt vielleicht auch (...) Wie kann ich das didaktisch aufbereiten, dass es größtmöglichen Bestand vielleicht auch hat, dass es auch hängen bleibt, dass man sich daran erinnert?" (Leh_GKPsy_02, Z. 921–933)*

Zwei Lehrende (Leh_GKP_03 und Leh_GKiKP_03, Z. 325–329) nehmen die Begrenztheit ihres Handelns eher fast stoisch zur Kenntnis, obwohl es ihnen nicht gleichgültig ist.

> *„Das ist übrigens auch immer ganz spannend, weil ich erzähle denen immer ‚Sie müssen nicht mit Seife waschen.', und schon bei den praktischen Übungen kommen die an und hauen die Seife in die Schüssel rein, so, wie man es auf der Station immer wieder erlebt auch. Ganz interessant. Und dann im Examen sowieso immer, also ich merke auch, dass nichts ankommt von dem, was ich sage. Viel ist auch schnell wieder vergessen." (Leh_GKP_03, Z. 425–430)*

Für eine andere Lehrende führt die Situation zur Frustration und dazu, dass sie ihren Anspruch ein wenig reduziert, dies aber unerwünschter Weise. Interessanterweise sind die beiden ringenden Lehrenden ganz junge Lehrende und die beiden Lehrenden, die dies eher weniger emotional darstellen, älter und auch deutlich lehrerfahrener.

> *„Da habe ich, glaube ich, auch ein hohes Anspruchsniveau, aber letzten Endes ziehe ich dann immer wieder was auch für den Schüler ab, weil, da ist ja auch diese Frustration, die zum Teil ja auch ich erfahre, dass ich bestimmte Dinge vermittele, aber sie ja dennoch von den Schülern anders umgesetzt werden. Und ich habe jetzt schon den Anspruch oder die Erwartung, wenn sie nur ein wenig von dem mitnehmen können, dann habe ich vielleicht schon viel erreicht." (Leh_GKiKP_04, Z. 949–954)*

Neben dem Wissensverlust wissen Lehrende auch um die Begrenztheit der Wirkung ihres Handelns, da das theoretisch vermittelte Wissen erst in der Praxis umgesetzt werden muss, sodass nur eine begrenzte Beurteilung der im Unterricht angebahnten Kompetenzen besteht.

> *„Mir ist, natürlich sollen die auch so wissen, also theoretisch wissen, wie es praktisch durchzuführen ist, aber das muss sich natürlich in der Praxis ja dann auch als so ein Handling, muss sich ja dann eigentlich über die Erfahrung, über die Übung erst einstellen. Das kann ich hier mit meinem Unterricht nicht erreichen, aber dass die wissen, wie das mit einer Keimverschleppung auch ist ein Stück weit, dass sie deswegen wissen, wie sie vielleicht auch Waschlappen und Handtücher einmal wechseln müssen." (Leh_GKP_03, Z. 416–422)*

Den Lehrenden ist bewusst, dass viele Aspekte, die sie unterrichten, bei den Lernenden nicht hängenbleiben und häufig wiederholt werden müssen, was sie als Herausforderung im täglichen Unterricht und in der Praxisbegleitung wahrnehmen. Die Ursachen hierfür sind vielfältig. Die Schwierigkeit, das in der Schule Erlernte im Pflegealltag aufgrund struktureller Rahmenbedingungen nicht umsetzen zu können, ist gewiss ein Grund hierfür.

Bezug zum theoretischen Rahmen

Die Begrenztheit unterrichtlichen Handelns knüpft an das Konstrukt der Ermöglichungsdidaktik an, denn aus konstruktivistischer Sicht haben Lernende ihre eigenen Lernbedürfnisse und Sichtweisen auf bestimmte Inhalte, verknüpfen thematisierte Aspekte individuell unterschiedlich und lernen das, was ihnen nützlich und anwendbar erscheint. Arnold (1996) führt hierzu den Begriff der Deutungsmuster an, die sich auf der Erkenntnis der eigenen Wirklichkeit, auf der Basis eigener

Erfahrungen und mit dem Ziel der Komplexitätsreduktion entwickeln. Siebert (2009, S. 123) spricht in diesem Zusammenhang auch von Anschlussfähigkeit bzw. rekurrierend auf Glasersfeld (1997) von Viabilität (Siebert, 1998, S. 15). Demnach gibt es keine objektive Wahrheit, sondern nur subjektiv konstruierte Wirklichkeiten. Lernen muss für Lernende anschlussfähig gemacht werden, denn „Erwachsene ändern ihre Deutungsmuster nur dann, wenn sie es wollen, nicht, wenn sie es sollen." (Siebert, 2009, S. 123).

8.4.2.2 Schlüsselproblem: didaktische Reduktion (Konzept)

Lehrende sehen eine Herausforderung für sich in der Reduktion der zu unterrichtenden Inhalte, um diese zugänglich für die Lernenden zu machen. Dies zeigt sich darin, dass Inhalte nach ihrer Relevanz ausgewählt und auf das Wesentliche reduziert werden müssen.

Darüber hinaus ist es wichtig, sich bewusst zu machen, welche Inhalte an welcher Stelle und in welcher Komplexität thematisiert werden, um die Lernenden nicht zu überfordern.

> *„Und das ist eine Herausforderung, nicht nur an die Lernenden, sondern auch an uns, als Lehrende: Wie kann ich es schaffen, so ein komplexes Thema für junge Leute an einem Einstieg zu vermitteln? Aber ich finde, das ist unser Problem, das ist unsere Aufgabe als Lehrende, das zu tun. Ich finde, dass der Inhalt nicht davon abhängig sein darf, wie schwierig das jetzt erscheinen mag, sondern es muss danach, also ausgerichtet werden, was ist sinnvoll." (Leh_GKiKP_02, Z. 1063–1068)*

Lehrende müssen sich hier zurücknehmen und ihre Expertise nicht über das große Fachwissen, sondern über die Fähigkeit, Inhalte didaktisch zu reduzieren, zeigen. An dieser Stelle zeigt sich eine Nähe zu der in Kapitel 9.6 angeführten Handlungskategorie *Repräsentation der Körperpflegeinhalte*. Während es darin um die Reduktion und Strukturierung von Inhalten geht, beinhaltet dieses Kapitel das Wissen um die Herausforderung, die Lehrende an sich gestellt sehen.

> *„Und das wollte ich aber noch sagen, ich muss ja aufpassen, die kennen das ja nicht, die kennen ja noch nicht den Begriff oder kennen ja Frau Juchli noch nicht, und wenn ich dann ATL, dann muss ich wieder zu sehr ausholen, und das ist ja dann auch die didaktische Reduktion, einfach auch mal inne zu halten und nicht direkt weiter vorzupreschen." (Leh_GKP_05, Z. 255–259)*

Die Lehrenden beschreiben in der Herausforderung der didaktischen Reduktion eine übergeordnete Anforderung an das Lehrerhandeln. Die Notwendigkeit, Inhalte didaktisch zu reduzieren und für Lernende zugänglich aufzubereiten findet sich vor allem in den Professionsstandards von Lehrenden (CCSSO, 2013; KMK, 2004; Oser, 1997; PHZ, 2018; Terhart, 2002a) und in den Kriterien guten Unterrichts (Astleitner, 2002; Hattie, 2013; Helmke, 2010; Meyer, 2014a).

8.4.2.3 Schlüsselproblem: konträre Vorstellungen zum Pflegeverständnis (Konzept)

Für Lehrende stellen Situationen, in denen deutlich wird, dass entgegen ihrem subjektorientierten Pflegeverständnis gehandelt wird, eine Herausforderung dar. Dies bezieht sich einerseits auf die konträren Vorstellungen, die Lernende in Bezug auf eine vorrangig medizinorientierte Perspektive zu Beginn der Ausbildung haben, aber auch auf Situationen von Pflegenden. Eine Lehrende wurde mit einem Verständnis in der Pflegepraxis konfrontiert, in dem Körperpflege kaum eine Rolle gespielt hat. Dies stand für sie in einem starken Kontrast zu dem, was sie selbst als Pflegende erlebt und gelebt hat.

> *„Aber ich stelle dann häufig fest, das wird vollkommen den Eltern überlassen, und das wird in keiner Weise, also das wird noch nicht einmal thematisiert. Und das hat mich schon, ja, sehr gewundert, weil ich eben auch in der Praxis in dem anderen Bereich tätig war, <u>wo</u> es eben so wichtig war. Wo das auch mit den Eltern ganz stark thematisiert wird und für die Eltern sehr wichtig ist." (Leh_GKiKP_01, Z. 394–398)*

Ein Lehrender schildert von der Situation, als er selbst noch Pflegender und Praxisanleitender war und auf das funktionale Pflegeverständnis seiner Kolleginnen und Kollegen getroffen ist.

> *„Es gab eben, wenn man es jetzt sehr runterbricht, zwei Arten von Kollegen. Das waren die einen, die <u>sehr</u> funktional ein Pflegeverständnis hatten und da war wichtig, ob der Schrank aufgeräumt ist, ob dies gemacht ist, jenes gemacht ist. Und wehe, es ist etwas liegen geblieben, Kleinigkeiten. Also natürlich soll man kein Chaos hinterlassen, aber die hatten <u>wenig</u> Verständnis, wenn jetzt der Bewohner, um einmal konkret zu sein, Geburtstag hatte und ich dann, ich bin dann auch runtergegangen, und habe eine Rose unten aus dem Garten gepflückt (...). Ja, ich habe <u>völlig</u> andere Prioritäten gesetzt, und da gab es wirklich nur wenige Kollegen, die das auch so sahen und das auch gut fanden, aber die meisten fanden das nicht gut. Die meisten fanden immer so dieses Funktionale gut." (Leh_AP_02, Z. 1264–1272; 1278–1280)*

Gleichermaßen erlebt der Lehrende auch, dass die Arbeit mit Lernenden an Haltung und an einem menschenzugewandten Pflegeverständnis häufig auf Widerstände bei den Lernenden trifft und dies als Herausforderung erlebt wird.

> *„Und da braucht es <u>ganz</u> viel Begleitung, viel Diskussionen. Das klappt zwar auch, also am Ende klappt das auch, aber das ist, am Anfang merkt man so Widerstände, weil die nicht ‚Wieso muss ich mich damit jetzt auseinandersetzen?', so. Das erlebe ich tatsächlich." (Leh_AP_02, Z. 257–260)*

In Bezug auf das Pflegeverständnis fällt in einem Interview auf, dass die Versprachlichung der bedeutenden, zu vermittelnden Körperpflegeinhalte der Lehrenden schwerfällt. Sie differenziert zwischen fachlichen Inhalten, wie z. B. die Anwendung von Pflegetechniken oder Handlings und anderen Inhalten, die nicht eindeutig kategorisiert werden können. Die Lehrende nennt sie das „Zwischenmenschliche".

Das Zitat kann an dieser Stelle hinzugezogen werden, um die pflegedidaktische Sprachlosigkeit im Kontext des Pflegeverständnisses zu verdeutlichen. Lehrenden fällt es leicht, fachliche Inhalte, wie hygienische oder anatomische Grundlagen zu benennen, jedoch ringen sie darum, für Inhalte, die mehr auf die Förderung der Selbst- und der Sozialkompetenz zielen, eindeutige Begrifflichkeiten zu finden. Die Lehrende grenzt fachliche Inhalte und die Beziehungsgestaltung zum zu pflegenden Menschen voneinander ab. Auf Nachfrage relativiert sie, dass es sich bei der Beziehungsgestaltung auch um fachliche Inhalte handelt, jedoch erklärt sie, dass sie das Beschreiben schwierig findet.

> *„Fakt sind, die für meine Handlung Grundlage sind, ‚Wie muss ich die Unterstützung der Körperpflege umsetzen?' als einzelne Bereiche Hygiene, also (...) sozusagen, eine Handlungskette. Das ist so das eine, auf der anderen Seite sind natürlich, eine Reihenfolge ist nie ganz fest, also versuche ich auch meinen Schülern zu sagen, ‚Natürlich ist das nicht immer Schema F, sondern ihr sollt und dürft auch abweichen. Ihr müsst nur überlegen, wieso. Also, (...) einmal so dieses eine und dann dieses andere, ‚Wie fühlt ihr euch dabei? Was sind da neben diesen fachlichen Inhalten/', darf man das so nennen? Ich sage es jetzt einmal so, ‚Was kommt da noch zu?', also diese Beziehung zwischen dem Pflegenden und dem Patienten, was bedeutet das? (...) (I: Sind das keine fachlichen Inhalte?) Doch, deswegen habe ich das gerade irgendwie so, natürlich, aber ich weiß jetzt auch nicht so genau, wie ich das andere betiteln soll, vielleicht so diese theoretischen Grundlagen im Bereich, ja Pflegetechniken, Pflegehandlings, so, das ist so das, was ich mit der einen Seite meine, und dann dieses Zwischenmenschliche auf der anderen." (Leh_GKPsy_02, Z. 92–109)*

Wie die Ergebnisse in Kapitel 8.3.1 zeigen, haben Lehrende (Wissen über) ein ausgeprägtes menschenorientiertes Pflegeverständnis und versuchen, dieses an Lernende weiterzugeben. Die Konfrontation mit menschenignorierendem, verrichtungsbezogenem und medizinorientiertem Verständnis von Pflege stellt Lehrende vor eine große Herausforderung, die sie im Spannungsverhältnis zwischen der Akzeptanz von Andersdenken und positivem Beharren auf dem fachlich Korrekten zu bewältigen versuchen.

8.4.2.4 Schlüsselproblem: Diskrepanz zwischen den zwei Welten (Konzept)

Lehrende wissen um die Diskrepanz, die zwischen den zwei Welten, den Lernorten Schule und Praxis, besteht. Lehrende unterrichten Inhalte und wissen gleichzeitig, dass dies so in der Praxis nicht angewendet wird. Dieses Problem wird auch in der Literatur angeführt (z.B. bei Bensch, 2012, S. 188). Hier besteht ein direkter Zusammenhang zum Dilemma *Verschärfung der Diskrepanz vs. Intransparenz* (siehe weiter unten). Dennoch können die Ergebnisse aus den Daten getrennt systematisiert werden. Für einige Lehrende stellt die Diskrepanz der beiden Lernorte ein Schlüsselproblem dar. Bei anderen Lehrenden geht dies weiter, denn sie sehen sich in einer Dilemmata-Situation, die nicht lösbar ist. Die Lehrende Leh_GKPsy_04 erläutert die Situation, in der sie erstmalig das Thema Körperpflege unterrichtet und mit der Diskrepanz der zwei Welten konfrontiert wurde.

> *„Und das war so nicht mein Einstiegsthema, aber das war meine größte Herausforderung, weil ich so als, ich habe als allererste diesen Prall abbekommen ‚Ja, Frau Musterfrau, was Sie uns in der Theorie erzählen, das ist in der Praxis noch einmal ein Stück anders.'„ (Leh_GKPsy_04, Z. 174–177)*

Eine andere Lehrende war zu Beginn ihrer unterrichtlichen Tätigkeit auch erst einmal schockiert über die Erfahrungen, die Lernende frühzeitig machen und in den Unterricht mitbringen, und sie geht offen damit um und thematisiert diese Diskrepanz.

> *„Ja, das war am Anfang ganz schwierig, weil, ich habe ja in einer Einrichtung gearbeitet, wo doch noch sehr, also ich habe im Nachhinein gemerkt, dass es eine Einrichtung war, die da sehr gut aufgestellt war. Also, erst war ich schockiert, sodass ich gedacht habe, ja ich muss da erst einmal für mich auch einen Umgang damit <u>finden</u>. Das war gar nicht so einfach." (Leh_GKiKP_01, Z. 529–532)*

Der Lehrenden Leh_GKiKP_03 ist die Diskrepanz zwischen Lernort Schule und Lernort Praxis sehr bewusst. Sie versucht, einen Mittelweg abzubilden, der aber eine klare Grenze hat und den sie auch als Erwartung an Lernende indirekt artikuliert.

> *„(...), sondern ich muss einfach gucken aus unterschiedlichen <u>Perspektiven</u>, was ist möglich, und was ist nicht möglich, ich muss auch Abstriche machen in der Praxis, ohne Frage, aber bitte mit Sinn und Verstand, und nicht, dass es dann menschenunwürdig wird." (Leh_GKiKP_03, Z. 831–834)*

8.4.2.5 Konflikt: differierendes Pflege- und Bildungsverständnis im Lehrer- oder Pflegeteam (Konzept)

Neben den angeführten Schlüsselproblemen erleben Lehrende auch Konflikte. Für eine Lehrende stellt ein konträres Pflegeverständnis innerhalb ihres Lehrerteams einen Konflikt dar. Während ihr wichtig ist, Lernende für pflegerische Tätigkeiten (und nicht medizinorientierte Tätigkeiten wie Blut abnehmen) zu begeistern, sehen Kollegen dies anders und argumentieren für das Unterrichten der Blutentnahme.

> *„Und welche pflegerische/, eigentlich möchte ich sie für ganz viele andere Dinge begeistern, und es ist aber tatsächlich so, dass selbst im Kollegium darüber diskutiert wird und auch gesagt wird, ‚Wir <u>müssen</u> das machen, weil, das ist ein <u>Prestige</u>'. Und da stellen sich bei mir die Nackenhaare hoch, weil, wir können so viel mehr und ich frage mich, die Pflege jammert zum einen darüber, dass sie keine Zeit hat, aber klopft sich dann auf die Schulter, weil sie eine Stunde Blut abgenommen hat." (Leh_GKiKP_04, Z. 859–864)*

Ein anderer Lehrender thematisiert ebenfalls einen Konflikt, den er mit Kollegen hat. Hierbei geht es darum, dass die aus seiner Sicht vorhandenen Prüfungen häufig auf reine Wissensabfragen fokussiert sind. Der Lehrende würde dies gerne überarbeiten, sieht sich aber Widerständen aus dem Team gegenüber.

> *„(...), sondern das ist im Prinzip genau dasselbe, dass das Wissensabfragen sind zum zu einem bestimmten Bereich. Traurigerweise das ist, da arbeite ich gegen oder habe ich auch im Team merke ich da teilweise Widerstände." (Leh_AP_03, Z. 900–903)*

Ein weiterer Konflikt tritt zwischen dem Lehrenden Leh_AP_04 und den Kooperationspartnern in der Praxis auf, denn diese wollen, dass die Lernenden frühzeitig auf die Körperpflege vorbereitet werden, um sie dafür – trotz des Auszubildendenstatus – in der Praxis umgehend einsetzen zu können. Auch hier stehen zwei differente Pflege- und Pflegebildungsverständnisse gegenüber.

> *„Weil, also hier geht es vor allem, ich sage mal so, die auf das Waschen vorzubereiten. Also das ist so die Intention. Also ich kriege regelmäßig auch Kritik von meinen Kooperationspartnern, von den Ausbildungsbetrieben, warum das erst im zweiten Monat, also die Idee unserer Kooperationsbetriebe ist es, die sollen nach ihren drei Wochen, die sie in der Schule verbracht haben, Leute waschen können." (Leh_AP_03, Z. 1095–1100)*

8.4.2.6 Konflikt: Wissen über Missbrauchserleben von Lernenden (Konzept)

Ein anderer Konflikt betrifft die Situationen, dass Lehrende von erlebter sexueller Belästigung und Missbrauch der Lernenden erfahren und sie dies einerseits emotional sehr betroffen macht und andererseits vor herausfordernde Situationen im Umgang damit stellt. Im ersten Beispiel beschreibt der Lehrende die Situation, dass er von der sexuellen Belästigung einer Lernenden erfährt und dem Täter im Rahmen einer Praxisbegleitung in einer stationären Altenpflegeeinrichtung dann gegenübersteht.

> *„Also, schwierig wird es für mich, oder es als herausfordernd empfinde ich, wenn Schülerinnen muss man jetzt mal ganz klipp und klar mit, weil, Körperpflege ist natürlich etwas, (...) damit wird man möglicherweise konfrontiert, wenn sie dann davon berichten, dass sie in irgendeiner Form sexuell belästigt worden sind, sei es verbal oder dann auch körperlich. (...) Vor allem, wenn ich Pflege in dem Kurs unterrichte, mache ich auch die Praxisbegleitung, das heißt, ich weiß das dann. Und das ist auch ein Konflikt, der auftreten kann, dass das in der Einrichtung nicht den Raum erhält, den es haben müsste, und der Umgang damit verbesserungsbedürftig wäre, und das thematisieren die Schülerinnen dann auch. Und ich muss dann in diese Einrichtung und ich sehe diesen Menschen dann möglicherweise auch, oder erlebe ihn. Das ist für mich persönlich dann schwer." (Leh_AP_03, Z. 638–642; 648–654)*

Der zweite Konflikt besteht darin, dass Missbrauchserleben stark zunimmt und die Lernenden einen großen Redebedarf haben, der über die normalen Lernbegleitungsgespräche nicht mehr ausreichend abgedeckt werden kann.

„Missbrauch, ganz viel Missbrauch, ganz viel. Teilweise auch, dass sie mir das dann auch sagen, und darüber dann der Kontakt oder die Berührung nicht möglich ist und so. Also das hat wirklich, also das hat mich auch sehr, muss ich/ (...) Ich habe hier, gerade am Anfang habe ich mit meiner Lernberatung, in dem ersten Block und was die mir dann auch schon/, da komme ich mit meiner Zeit, die eigentlich veranschlagt ist, da komme ich meistens nicht hin. (...), die haben dann auch Redebedarf." (Leh_AP_02, Z. 124–134)

8.4.2.7 Dilemma: Verschärfung der Diskrepanz vs. Intransparenz (Konzept)

Für Lehrende stellt es eine Dilemma-Situation dar, dass sie einerseits Inhalte im Lernort Schule vermitteln, von denen sie wissen, dass diese nur unzureichend in der Praxis angewendet werden, und sie dadurch die Diskrepanz zwischen Theorie und Praxis verstärken. Andererseits fühlen sie sich verpflichtet, die Lernenden mit der realen Situation in der Berufspraxis zu konfrontieren, um sie darauf vorzubereiten. Die Lehrende Leh_GKiKP_02 sieht aufgrund der Diskrepanz die Gefahr, dass Lernende zwischen dem Qualitätsanspruch und der realen Situation zerrissen werden und verdeutlicht gleichzeitig, dass beide Perspektiven, also Anspruch und Realität, thematisiert werden müssen.

„Was ich ganz schwierig finde, jetzt auch gerade im Rahmen der Körperpflege, auch bei solchen Dingen, etwas aufzubauen im Unterricht, was nicht umsetzbar ist und woran die Leute zerbrechen müssen, wenn man diesem Anspruch nicht gerecht wird. Also, es ist wichtig, beide Sachen auch zu thematisieren." (Leh_GKiKP_02, Z. 536–540)

Auch für die Lehrende Leh_GKP_03 ist die Diskrepanz herausfordernd. Einerseits glaubt sie, die Lernenden mit dem Thematisieren der Diskrepanz zu frustrieren und zu überfordern, andererseits erachtet sie das Thematisieren der Herausforderungen in der Pflegepraxis als zwingend notwendig.

„Also ich finde es halt auch, ich finde es fatal, wenn man, Sie kennen diese Begrifflichkeiten, ‚nach Schule lernen' oder ‚nach Schule arbeiten' oder eben ‚anders arbeiten', und wenn man hier in der Schule tatsächlich nur die richtigen Sachen denen sagen würde und die damit alleine lässt und auf die Station schickt und sagt, ‚So und jetzt könnt ihr mal zusehen, wie das ist'. Also ich, ich glaube zwar, dass ich die manchmal damit überfordere, weil ich die auch schon ein bisschen frustriere möglicherweise damit. Ich finde es aber trotzdem besser, wenn man das wenigstens einmal anspricht." (Leh_GKP_03, Z. 498–502)

Auf die Frage, ob das Geschilderte für die Lehrende einen Konflikt darstellt, antwortet die Lehrende sehr eindeutig und prägnant.

„Aber hallo! Ja, das ist schon ein Konflikt, ja. Ich finde, manchmal, sage ich so, man kann gar nicht mehr guten Gewissens sich dahinstellen und tatsächlich die vermeintlich richtigen Sachen erzählen, weil man genau weiß, dass sie da oft nicht mit zurechtkommen tatsächlich." (Leh_GKP_03, Z. 510–513)

Das erlebte Dilemma der Lehrenden zeigt sich in einer weiteren Ausprägung, denn zwei Lehrende fühlen sich hin- und hergerissen zwischen der Notwendigkeit, die Situationen aus der Pflegepraxis zu thematisieren und gleichzeitig die in der Pflege arbeitenden Pflegefachkräfte nicht schlecht darstellen zu wollen.

> *„Die Fälle, genau, die ich sonst so habe, sind eigentlich mehr, also die ich jetzt nutze, sind jetzt nicht so extrem, weil ich auch einfach/. Das finde ich sehr schwierig. Zum einen möchte ich es ansprechen, möchte ich es thematisieren, zum anderen will ich aber auch nicht noch mehr Angst machen als vielleicht schon da ist, um Gottes Willen. Ich glaube auch nicht, dass jeder Angst hat und ne, alles gut, aber ich möchte natürlich jetzt mit diesen Extremfällen auch nicht sagen, ‚So schrecklich ist das dann alles in der Praxis.'" (Leh_GKPsy_02, Z. 734–739)*

Die folgende Aussage der Lehrenden Leh_AP_01 fokussiert auch noch zusätzlich die innere Zerrissenheit, auf der einen Seite die eigene Meinung und Haltung zu bestimmten Dingen zum Ausdruck bringen zu wollen oder zu müssen und auf der anderen Seite die Lernenden unterstützen zu wollen.

> *„Ja, wir reflektieren ja schon die Berufspraxis auch noch einmal und, ja, also, ich reflektiere schon mit denen, ich finde es aber auch schwierig, dass deutlich zu machen, dass es nicht die böse Praxis ist und so, sondern, dass es, ja, ich finde es echt schwer. Es ist echt richtig schwer. Das kann man nicht anders sagen, weil, manchmal höre ich Sachen, wo ich sage ‚Oh Gott.' Und trotzdem möchte ich die Schüler unterstützen, aber das hilft denen ja auch nichts, wenn ich denen auch sage ‚Oh Gott.', sondern, sie müssen ja ihren Weg finden, damit umzugehen." (Leh_AP_01, Z. 493–499)*

Bezug zum theoretischen Rahmen

Die Zerrissenheit, die Lehrende in diesem Dilemma erleben, knüpft an das Dilemma der Lernenden, im Pflegealltag zwischen Sollen und Sein (Kersting, 2013) zu überleben (Balzer, 2019), an (siehe auch Kapitel 8.3.2). Während die Lernenden jeden Tag Entscheidungen entweder für den zu pflegenden Menschen oder für einen reibungslosen Arbeitsablauf treffen, liegt das Dilemma bei den Lehrenden auf einer anderen Ebene. Sie fühlen sich dem Vermitteln eines menschenorientierten Pflegeverständnisses verpflichtet und wissen gleichzeitig, dass sie damit die Diskrepanz zur realen Praxis verschärfen und somit das Dilemma für die Lernenden verstärken. Auch das bewusste Thematisieren und das Reflektieren der Diskrepanz zwischen Anspruch und Wirklichkeit im Unterricht kann das Dilemma für die Lehrenden nur wenig abmildern, denn für sie gibt es keine Lösung. Sie müssen, genauso wie die Lernenden, damit leben und eigene Strategien zur Bewältigung ableiten.

Kellner (2011) fasst das Dilemma der Pflegelehrenden prägnant zusammen:

> „Darüber hinaus befinden sich die Pflegepädagogen derzeit selbst in einem nichtlösbaren Zielkonflikt: ‚Sollen sie weiterhin ‚gute Pflege' lehren – und sich damit maßgeblich an der Aufrechterhaltung der Normenfalle beteiligen?' oder ‚Sollen sie

> ein, auf die ökonomischen Rahmenbedingungen angepasstes und reduziertes Verständnis von Pflege lehren?'" (Kellner, 2011, S. 410)

und verweist als Antwort auf eine erforderliche „Neu-Bestimmung der Rolle der Pflegepädagogik als widerstandsfördernde und widerständige Pädagogik" (Kellner, 2011, S. 413).

Mit Bezug auf Foucault entwirft Kellner (2011, S. 379) ein Konstrukt kritisch-subversiver Pflegepädagogik, bei der die Problematisierung der Subjektivierung als pädagogisches Instrument einerseits und die Selbstsorge als widerständige Praxis der Freiheit als Zieldimension andererseits den Kern pflegepädagogischen Handelns ausmachen. Bei der Problematisierung geht es aus der Perspektive der Lehrenden darum, zum einen im Pflegeunterricht Gegebenheiten aus dem Pflegealltag oder der Pflegegeschichte mit den Lernenden zu reflektieren und zum anderen die eigene Rolle als Pflegepädagoge zu problematisieren.

> „Die Problematisierung der Subjektivierung der Pflegenden zielt auf die Reflexion und ggfls. Ablehnung einer ‚übernommenen' und allzu oft krankmachenden Subjektivierung (*Entsubjektivierung*, Hervorh. i. O.) und öffnet den Weg zur Entwicklung einer widerständigen Berufstauglichkeit (*subjectivation*, Hervorh. i. O.). Diese ‚Problematisierung' stellt eigentlich den Kern einer unter dem Leitparadigma einer kritischen Selbstsorge agierenden Pflegepädagogik dar." (Kellner, 2011, S-. 378)

Lehrende in der Pflege sollten Lernende darin unterstützen, „berufstaugliche Pflegende" zu werden, die sowohl mit ethischem als auch mit politischem Rüstzeug ausgestattet sind (Kellner, 2011, S. 387), denn „wollen wir eine menschenwürdige Pflege heute und in Zukunft sicherstellen, muss die Empörungsfähigkeit (Sensibilität) der zukünftigen Pflegenden gehegt und gepflegt werden" (Kellner, 2011, S. 385). Kellner knüpft insofern an den Reflexionen der Lehrenden an, die in den vorliegenden Interviews ihr Erleben im Spannungsgefüge des Unterrichtens zwischen ‚guter Pflege' und ‚Orientierung am Pflegealltag' beschrieben haben und herausgestellt haben, dass es ihnen wichtig ist, an dem menschenorientiertem Pflegeverständnis festzuhalten. Kellner (2011) ermutigt in diesem Sinne die Lehrenden, sich weiter für ‚gute Pflege' stark zu machen und noch viel weiter zu gehen, denn es reicht nicht nur, den Lernenden Konzepte zum Umgang an die Hand zu geben, sondern die Pflegeausbildung um eine „politisch-widerständige Dimension" anzureichern (Kellner, 2011, S. 299). Das hat umfassende Konsequenzen sowohl für die Lernenden als auch für die Lehrenden zur Folge, denn einer „Pädagogik der Problematisierung" (Kellner, 2011, S. 389) zu folgen, bedeutet:

> „Sie baut auf ‚Problematisierungen' auf und bietet keine ‚fertigen' Lösungen oder Programme an. Sie zeichnet sich durch eine besondere Aufmerksamkeit für Diskurse und Sprache aus; benützt kritisch-genealogische und kritisch-gouvernementale ‚Lektüren' und macht die verschiedenen historischen und aktuellen Formen der Subjektivierung in der Pflege zum Thema. (…) Sie destabilisiert, lüftet den Schein der Natürlichkeit, enttarnt bestimmte Machtwirkungen und macht sie da-

durch unmöglich. Sie löst Zweifel aus, verfremdet das Eigene, verunsichert das Selbstverständliche, problematisiert das was ‚problemlos' erschien; legt das uns derzeit konkret bestimmende Denk-, Erfahrung- und Handlungsmuster frei." (Kellner, 2011, S. 389)

8.5 Einbettung des pflegedidaktischen Professionswissens in Bereiche des Lehrerwissens

Die Ergebnisse zeigen insgesamt ein vielfältiges pflegedidaktisches Professionswissen der Lehrenden in Bezug auf den Körperpflegeunterricht. Die sehr umfangreichen und detaillierten Ergebnisse aus den Daten lassen sich mithilfe der übergeordneten *Struktur von Lehrerwissen* (Neuweg, 2014, S. 586, siehe auch Kapitel 3.2) in *pflegewissenschaftliches Wissen*, *pflegedidaktisches Wissen* und *pädagogisches Wissen* unterteilen, sodass ein Anschluss der Pflegedidaktik an Erkenntnisse aus der allgemeinen Didaktik und der Berufs- und Wirtschaftspädagogik gewährleistet ist. Die Abbildung 8.6 zeigt die Zuordnung der in der vorliegenden Arbeit eruierten Wissenskategorien zu den Bereichen des Lehrerwissens in Anlehnung an Bromme (2014, S. 96–97), Neuweg, (2014, S. 586) und Shulman (1986, S. 9–10) (siehe Kapitel 3.2). Der obere und graufarbig unterlegte Teil stellt die Bereiche des Lehrerwissens nach Neuweg (2014) und Bromme (2014) dar. Im unteren Teil der Grafik sind – farblich unterlegt – die Wissensbereiche (Hauptkategorien) und die Kategorien des pflegedidaktischen Professionswissens aus der vorliegenden Studie den Bereichen des Lehrerwissens zugeordnet. Das **Inhaltswissen** entspricht hierbei dem **pflegewissenschaftlichen Wissen** und beinhaltet vier Kategorien: *Erfahrungsbasiertes, generalistisches Körperpflegewissen* (I.W 1), *Wissenschaftliches, generalistisches Körperpflegewissen* (I.W 2), *Bezugswissenschaftliches Wissen* (I.W 3) und *Wissen über die Herausforderungen in der Pflegepraxis* (I.W 4).

Während Shulman (1986) das Wissen über Illustrationen und Repräsentationen und das Wissen über Schülervorstellungen dem fachdidaktischen Wissen zuordnet und das curriculare Wissen ergänzt, erweitert Bromme (2014) das **fachdidaktische Wissen** noch um die Philosophie des Faches, bei der es sich um die „bewertende Perspektive auf den Inhalt" (Bromme, 2014, S. 97) handelt. Die 12 Kategorien, die dem **pflegedidaktischen Wissen** angehören, werden in der Abbildung 8.6 der **Philosophie des Faches**, dem **fachspezifisch-pädagogischen Wissen** (PCK) und dem **curricularen Wissen** zugeordnet. Dabei werden das *Wissen über die Ziele des Körperpflegeunterrichts* (II.W 1) und das *Wissen über Herausforderungen für Lernende mit Körperpflegeinhalten* (II.W 2) der Philosophie des Faches nach Bromme (2014, S. 97) zugewiesen, da es hierbei um die Bewertung der Körperpflegeinhalte geht. Die Lehrenden nehmen eine bewertende Perspektive ein, indem sie den Inhalten eine Bedeutung verleihen und zu Zielen des Körperpflegeunterrichts deklarieren. Auch bei den Herausforderungen für die Lernenden bewerten die Lehrenden die Körperpflegeinhalte dahingehend, inwieweit sie für Lernende besondere Herausforderungen darstellen.

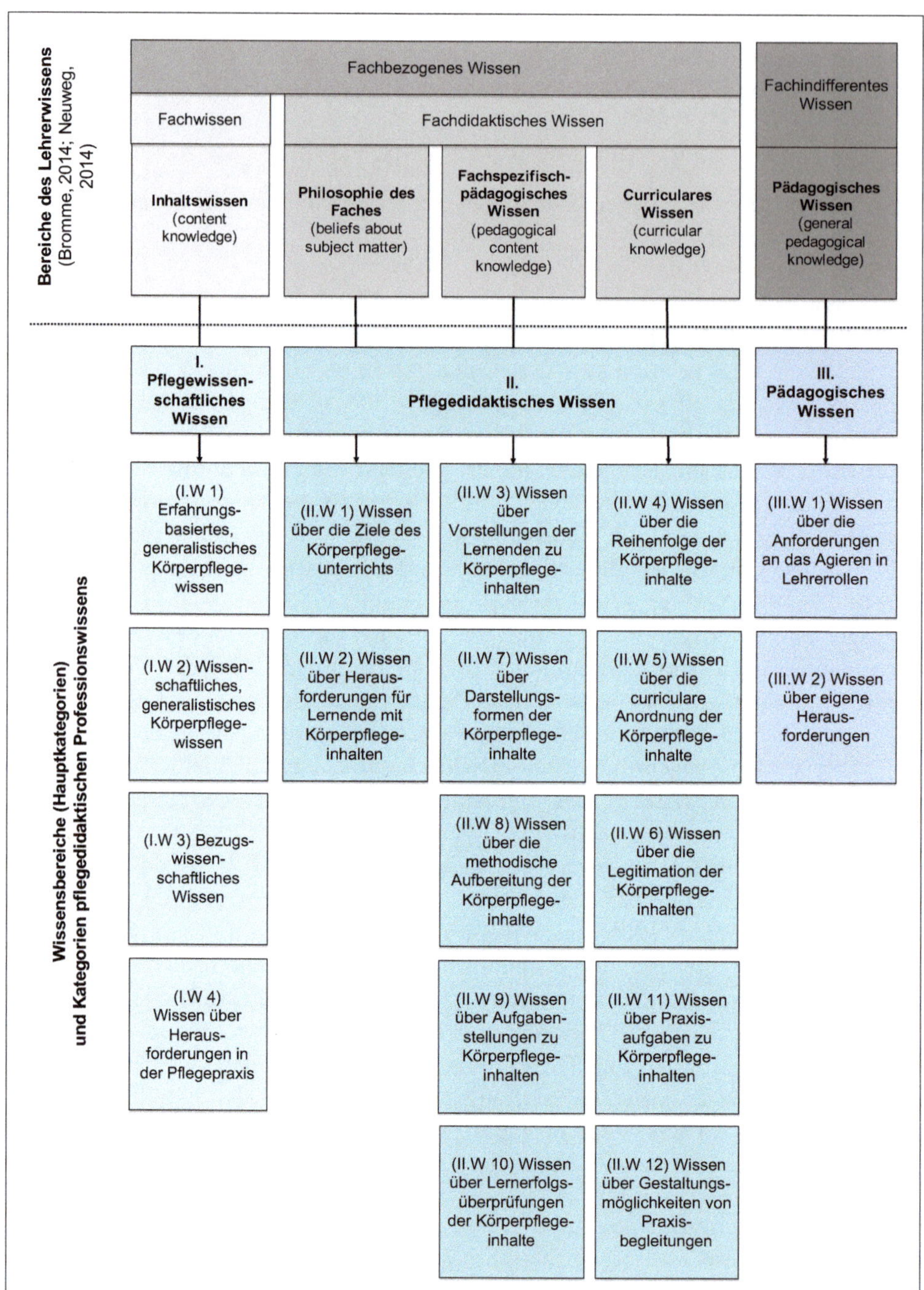

Abbildung 8.6: Zuordnung der (Haupt-)Kategorien des pflegedidaktischen Professionswissens zu den Bereichen des Lehrerwissens (Bromme, 2014, S. 96–97; Neuweg, 2014, S. 586; Shulman, 1986, S. 9–10) (eigene Erstellung)

Das fachspezifisch-pädagogische Wissen (pedagogical content knowledge, PCK) umfasst vor allem lernförderliche Wissensrepräsentationen und typische Aneignungsschwierigkeiten von Lernenden (Neuweg, 2014, S. 586). Daher wurden das *Wissen über Vorstellungen der Lernenden zu Körperpflegeinhalten* (II.W 3), das *Wissen über Darstellungsformen* (II.W 7), das *Wissen über die methodische Aufbereitung* (II.W 8), das *Wissen über Aufgabenstellungen* (II.W 9) und das *Wissen über Lernerfolgsüberprüfungen* (II.W 10) dem fachspezifisch-pädagogischen Wissen zugewiesen. Das Wissen über Vorstellungen der Lernenden sowie das Wissen über Aufgabenstellungen als Kategorien des fachdidaktischen Professionswissens wurden im deutschsprachigen Raum vor allem in der COACTIV-Studie zur Mathematik erhoben (Baumert & Kunter, 2011a, S. 32). Hierbei geht es um das Wissen der Lehrenden über das didaktische Potenzial und die kognitiven Anforderungen von Aufgaben sowie ihre didaktische Sequenzierung einerseits und um die Schwierigkeiten und typischen Fehler der Lernenden im Lösen mathematischer Aufgaben andererseits (Krauss et al., 2011, S. 139).

Das curriculare Wissen beinhaltet u.a. die Kenntnis über Lehrpläne, aber auch die Auswahl und die Aufteilung der Inhalte (Bromme, 2014, S. 97–98; Neuweg, 2014, S. 586). Dem curricularen Wissen wurden das *Wissen über die Reihenfolge* (II.W 4), das *Wissen über die curriculare Anordnung* (II.W 5), das *Wissen über die Legitimation* (II.W 6) sowie das *Wissen über die Gestaltung von Praxisaufgaben* (II.W 11) *und Praxisbegleitungen* (II.W 12) im Sinne der Lernortkooperation zugeordnet.

Der Begriff des **pädagogischen Wissens** wurde beibehalten. Zu diesem Wissensbereich wurden die beiden Kategorien *Wissen über Anforderungen an das Agieren in Lehrerrollen* (III.W 1) und *Wissen über eigene Herausforderungen* (III.W 2) zugeordnet. Das pädagogische Wissen ist viel umfangreicher und umfasst vielfältige Inhalte zu beispielsweise allgemeiner Didaktik und methodischem Vorgehen im Unterricht, Klassenführung, Diagnostik und Leistungsbeurteilung, Theorien zu Schule und dem Lehrerberuf, Bildungstheorien, Entwicklungs- und Lernpsychologie (Neuweg, 2014, S- 586; Voss et al., 2015, S. 196–197). In der vorliegenden Studie konnten zum pädagogischen Wissen leidglich die Anforderungen an Lehrende und die Herausforderungen von Lehrenden eruiert werden. Dies stellt nur einen kleinen Teil des pädagogischen Wissens dar.

Neben der Zuordnung aller eruierten Wissenskategorien zu den drei Wissensbereichen Fachwissen, fachdidaktisches Wissen und pädagogisches Wissen lassen sich die 12 generierten *Kategorien des pflegedidaktischen Wissens (II)* der differenzierten Systematisierung von Schmelzing et al. (2008, S. 645) (siehe Kapitel 3.2.2) zuordnen (Abbildung 8.7). Neun der zwölf pflegedidaktischen Wissenskategorien lassen sich den sechs Kategorien fachdidaktischen Wissens von Schmelzing et al. (2008) (in der Abbildung 8.7 fett unterlegt) zuweisen, während die Kategorien *Wissen über die Reihenfolge der Körperpflegeinhalte* (II.W 4), *Wissen über Praxisaufgaben zu Körperpflegeinhalten* (II.W 11) und *Wissen über Gestaltungsmöglichkeiten von Praxisbegleitungen* (II.W 12) keiner der sechs Kategorien von Schmelzing et al. (2008)

zugeordnet werden können. Daher wurden dem Kategoriensystem von Schmelzing et al. (2008) zwei weitere Kategorien hinzugefügt: *Wissen über die Reihenfolge der Inhalte* und *Wissen über Gestaltungsmöglichkeiten der Lernortkooperation* (in Abbildung 8.7) durch gestrichelte Linie gekennzeichnet). Beide Kategorien nehmen insbesondere in der beruflichen Bildung eine bedeutende Rolle ein. Die Anordnung der Inhalte erfolgt bei der Konstruktion von berufsbezogenen Lernsituationen nach einer Handlungssystematik (siehe Kapitel 8.3.4), um berufliches Handeln zu fokussieren. Aufgrund dieser Besonderheit sollte der Reihenfolge der Inhalte eine eigene Kategorie fachdidaktischen Wissens für die berufliche Bildung zugewiesen werden.

Aufgrund des starken Praxisbezuges und der Lernortkooperation in der beruflichen Bildung ist die Generierung einer Kategorie zum Wissen über die Gestaltungsmöglichkeiten der Lernortkooperation sinnvoll. Die Kategorien *Wissen über Praxisaufgaben zu Körperpflegeinhalten* (II.W 11) und *Wissen über die Gestaltung von Praxisbegleitungen* (II.W 12) stellen ein wesentliches Merkmal in Abgrenzung zu allgemeinbildenden Kategorien fachdidaktischen Wissens dar.

Insgesamt kann konstatiert werden, dass die abgeleiteten Kategorien pflegedidaktischen Professionswissens anschlussfähig an die bereits bestehenden Systematiken zu den Bereichen des Lehrerwissens (Baumert & Kunter, 2011a; Bromme, 2014; Neuweg, 2014; Shulman, 1986, 1987) sind. Darüber hinaus zeigt sich, dass eine viel dezidiertere Kategorisierung möglich und für die Pflegedidaktik sinnvoll ist. Inwieweit die eruierten Kategorien für andere berufliche Fachrichtungen und für weitere Forschungsarbeiten hilfreich sein können, wird in Kapitel 11 diskutiert.

Im folgenden Kapitel wird anknüpfend an die genierten Wissenskategorien pflegedidaktischen Professionswissens das pflegedidaktische Handeln betrachtet und hierzu Kategorien pflegedidaktischen Handelns erläutert, begründet und belegt.

Abbildung 8.7: Zuordnung der Kategorien pflegedidaktischen Wissens zu den Kategorien fachdidaktischen Wissens nach Schmelzing et al. (2008, S. 645) (eigene Erstellung)

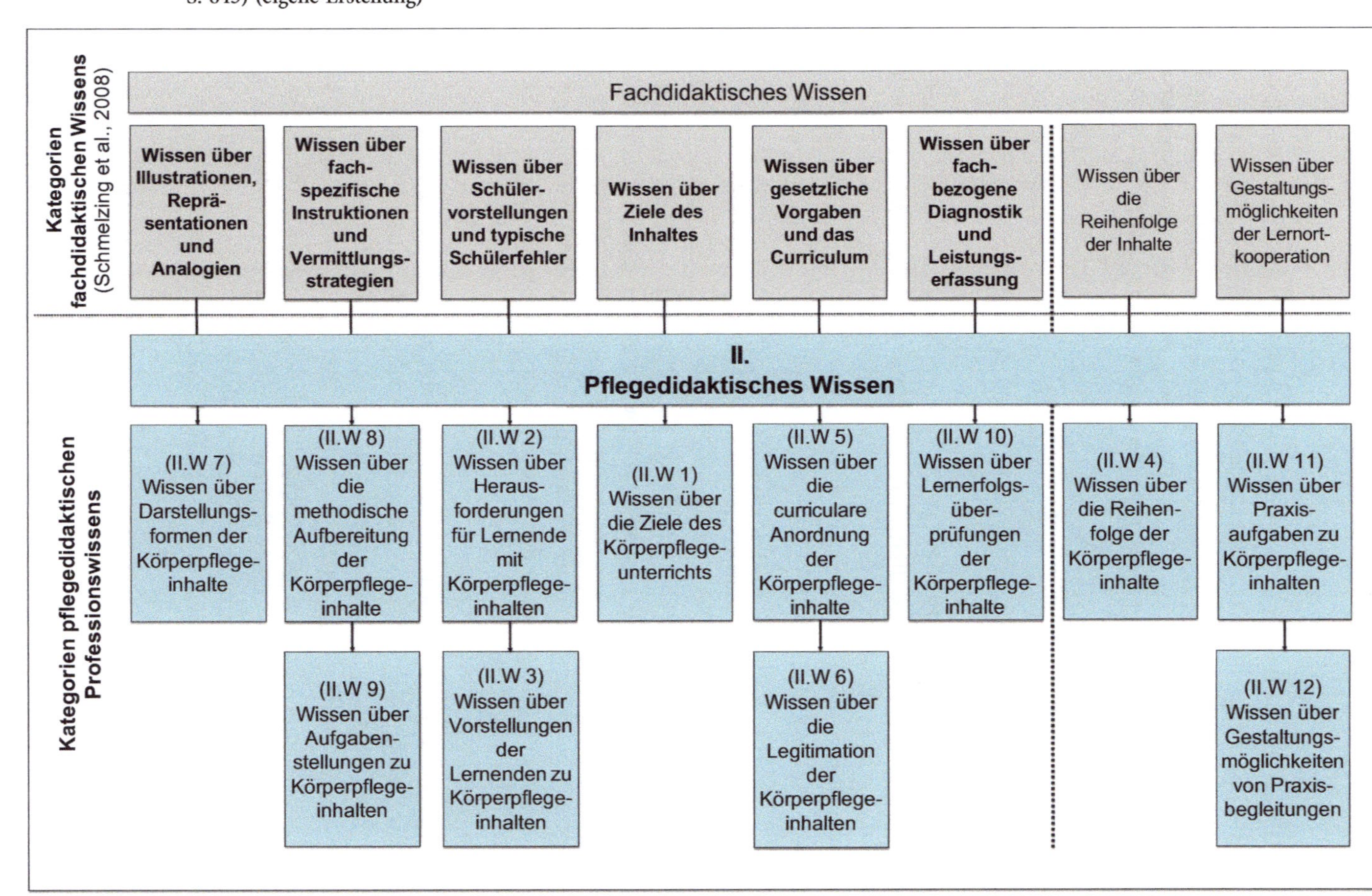

9. Pflegedidaktisches Professionshandeln

Im Rahmen des iterativen Forschungsprozesses wurde aus den Daten der Interviews deutlich, dass sich nicht nur Kategorien pflegedidaktischen Professions*wissens* der Lehrenden aus den Ergebnissen ableiten lassen, sondern auch, dass die Lehrenden ihr pflegedidaktisches Handeln in deutlichen Ausprägungen explizierten, sodass ebenfalls *Kategorien des pflegedidaktischen Professionshandelns* eruiert werden konnten.

9.1 Kategorien pflegedidaktischen Handelns

Im Gegensatz zu den 18 Kategorien des pflegedidaktischen Professions*wissens*, die den drei Wissensbereichen (Hauptkategorien) *pflegewissenschaftliches Wissen* (I.W 1–4), *pflegedidaktisches Wissen* (II.W 1–12) und *pädagogisches Wissen* (III. W 1–2) zugeordnet werden können (siehe Kapitel 8.1), werden für das pflegedidaktische Professions*handeln* *elf Kategorien* abgeleitet. Die unterschiedliche Anzahl der Kategorien ist darauf zurückzuführen, dass einige Handlungskategorien mehrere Wissenskategorien beinhalten (siehe Abbildung 9.2). Dies hat sich erst im Forschungsprozess entwickelt. Zuerst wurde der Versuch unternommen, zu jeder der insgesamt 18 Wissenskategorien eine Handlungskategorie herzuleiten. Aufgrund dann aufgetretener Doppelungen und Überschneidungen wurden letztendlich elf Handlungskategorien eruiert (siehe Kapitel 8.1). Alle Handlungskategorien sind analog zur Nummerierung der Wissenskategorien wie folgt nummeriert: Die erste Kennzeichnung erfolgt durch die Nummerierung mit der römischen Zahl I, da nur *ein* Handlungsbereich: *I. Pflegedidaktisches Handeln* expliziert wurde. Das pflegewissenschaftliche Wissen realisiert sich, ebenso wie das pflegedidaktische Wissen, in *pflegedidaktischem Handeln*, sodass kein separater Handlungsbereich analog zum pflegewissenschaftlichen Wissen abgeleitet wird. Auch zum pädagogischen Wissen wird kein separater Handlungsbereich (wie z. B. Pädagogisches Handeln) abgeleitet, da die vorliegende Studie auf *pflegedidaktisches* Wissen und Handeln ausgerichtet ist und allgemein pädagogisches Handeln nicht im Fokus der Interviews und somit auch nicht detailliert in den Daten vorhanden ist. Der Buchstabe H als zweite Kennzeichnung steht für Handeln, und die dritte Kennzeichnung erfolgt über die fortlaufende Nummerierung der Kategorien innerhalb des pflegedidaktischen Handelns mit arabischen Zahlen.

Die 11 Kategorien *pflegedidaktischen Professionshandelns* lassen sich *vier strukturgebenden Hauptkategorien* zuordnen, die eine Aussage darüber zulassen, ob die Handlungskategorien kognitives oder reales Handeln präsentieren (Kapitel 8.1).

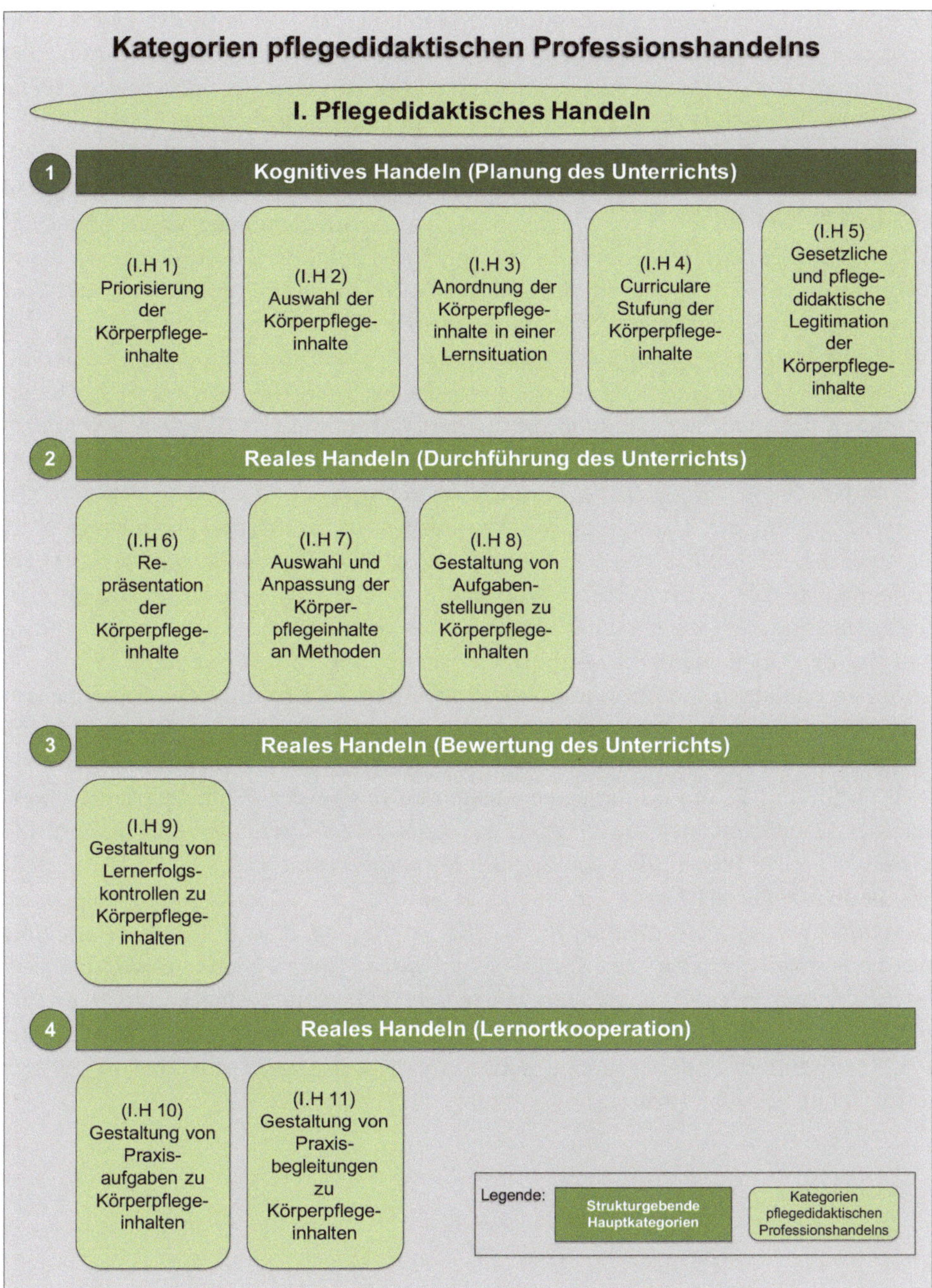

Abbildung 9.1: Kategorien pflegedidaktischen Handelns (eigene Erstellung)

Die erste strukturgebende Hauptkategorie beinhaltet das *(1) kognitive Handeln* im Sinne der Planung des Unterrichts, dem fünf Kategorien zugeordnet wurden: die *Priorisierung von Körperpflegeinhalten* (I.H 1), die *Auswahl der Körperpflegeinhalte* (I.H 2), die *Anordnung der Körperpflegeinhalte in einer Lernsituation* (I.H 3), die *curriculare Stufung der Körperpflegeinhalte (I.H 4) und die gesetzliche und pflegedidaktische Legitimation der Körperpflegeinhalte (I.H 5).* Die anderen drei Hauptkategorien (2, 3 und 4) fokussieren das reale Handeln. Die zweite Hauptkategorie umfasst das (2) reale Handeln bei der Durchführung von Unterricht, dem drei Kategorien zugehörig sind: die *Repräsentation der Körperpflegeinhalte* (I.H 6), *die Auswahl und Anpassung der Körperpflegeinhalte an Methoden* (I.H 7) und die *Gestaltung von Aufgabenstellungen zu Körperpflegeinhalten* (I.H 8). Die dritte Hauptkategorie bezieht sich auf das *(3) reale Handeln bei der Bewertung von Unterricht* und beinhaltet lediglich eine Kategorie: die *Gestaltung von Lernerfolgskontrollen zu Körperpflegeinhalten* (I.H 9). Die letzte Hauptkategorie ist ebenfalls dem realen Handeln zuzuordnen und umfasst das *(4) reale Handeln im Rahmen der Lernortkooperation* mit zwei Kategorien: der *Gestaltung von Praxisaufgaben zu Körperpflegeinhalten* (I.H 10) und der *Gestaltung von Praxisbegleitungen zu Körperpflegeinhalten* (I.H 11) (siehe Kapitel 8.1). Zum besseren Verständnis werden in Tabelle 9.1 die elf eruierten Handlungskategorien kurz skizziert, bevor ausgewählte Kategorien umfassend in den folgenden Unterkapiteln erläutert und belegt werden. Wie auch beim pflegedidaktischen Professionswissen werden in diesem Kapitel nur *ausgewählte* Handlungskategorien erläutert und begründet. Die in der Tabelle 9.1 farbig (grün) unterlegten Handlungskategorien werden nachfolgend beschrieben und belegt, während die grau unterlegten Kategorien in anderen Kapiteln erläutert werden. Der Handlungskategorie *Priorisierung der Körperpflegeinhalte* (I.H 1) wird die Wissenskategorie *Wissen über die Ziele des Körperpflegeunterrichts* (II.W 1) zugeordnet, die in Kapitel 8.3.1 sehr umfassend dargestellt wird. Die Handlungskategorien *Gestaltung von Aufgabenstellungen zu Körperpflegeinhalten* (I.H 8), *Gestaltung von Lernerfolgskontrollen zu Körperpflegeinhalten* (I.H 9) und *Gestaltung von Praxisbegleitungen zu Körperpflegeinhalten* (I.H 11) werden eingehend im Kapitel zum Handeln wider besseres Wissen (Kapitel 10.7.4; Kapitel 10.7.5 und Kapitel 10.8.5) präsentiert und begründet, sodass in diesem Kapitel auf eine detaillierte Beschreibung verzichtet wird.

Tabelle 9.1: Kategorien pflegedidaktischen Handelns (eigene Erstellung)

Nummerierung	Kategorien pflegedidaktischen Handelns	Lernorte	Kurzbeschreibungen	Verweise
1) Kognitives Handeln (Planung des Unterrichts)				
I.H 1	*Priorisierung der Körperpflegeinhalte*	Schule	Im Rahmen der Unterrichtsvorbereitung priorisieren die Lehrenden die Inhalte, indem sie ihnen eine höhere oder eine niedrigere Bedeutung zuschreiben, um die definierten Ziele des Unterrichts zu erreichen.	In Kapitel 8.3.1
I.H 2	*Auswahl der Körperpflegeinhalte*	Schule	Die Lehrenden wählen aufgrund ihrer Bedeutungszuschreibung und der zur Verfügung stehenden Unterrichtsstunden die Körperpflegeinhalte aus.	In diesem Kapitel
I.H 3	*Anordnung der Körperpflegeinhalte in einer Lernsituation*	Schule	Die Lehrenden ordnen die ausgewählten Körperpflegeinhalte in ihrer Lernsituation nach einer bestimmten Reihenfolge an.	In diesem Kapitel
I.H 4	*Curriculare Stufung der Körperpflegeinhalte*	Schule	Die Lehrenden ordnen alle Körperpflegeinhalte in verschiedenen Lernsituationen über die Ausbildung verteilt an, sodass eine Stufung der Körperpflegeinhalte über den Ausbildungsverlauf gewährleistet ist.	In diesem Kapitel
I.H 5	*Gesetzliche und pflegedidaktische Legitimation der Körperpflegeinhalte*	Schule	Die Lehrenden legitimieren ihre ausgewählten Körperpflegeinhalte einerseits über gesetzliche Vorgaben und andererseits über pflegedidaktische und bildungstheoretische Aspekte und gewährleisten somit die gesetzliche und die bildungstheoretische Legitimation.	In diesem Kapitel
2) Reales Handeln (Durchführung des Unterrichts)				
I.H 6	*Repräsentation der Körperpflegeinhalte*	Schule	Die Lehrenden repräsentieren die Körperpflegeinhalte so, dass sie für Lernende zugänglich und anwendbar werden.	In diesem Kapitel
I.H 7	*Auswahl und Anpassung der Körperpflegeinhalte an Methoden*	Schule	Die Lehrenden bereiten die Körperpflegeinhalte methodisch so auf, dass eine Passung von Inhalten und Methoden sowie didaktischen Konzepten gelingt.	In diesem Kapitel
I.H 8	*Gestaltung von Aufgabenstellungen zu Körperpflegeinhalten*	Schule	Die Lehrenden stellen den Lernenden für die Körperpflegeinhalte geeignete Aufgaben mit hohem Anteil an Eigenaktivität zur Verfügung.	In Kapitel 10.7.4
3) Reales Handeln (Bewertung von Unterricht)				
I.H 9	*Gestaltung von Lernerfolgskontrollen zu Körperpflegeinhalten*	Schule	Die Lehrenden wählen geeignete Lernerfolgskontrollen zu den Körperpflegeinhalten aus.	In Kapitel 10.7.5

4) Reales Handeln (Lernortkooperation)				
I.H 10	*Gestaltung von Praxisaufgaben zu Körperpflege-inhalten*	Praxis	Die Lehrenden stellen den Lernenden für die Körperpflegeinhalten sinnvolle Praxisaufgaben zur Realisierung im Lernort Praxis zur Verfügung.	In diesem Kapitel
I.H 11	*Gestaltung von Praxisbegleitungen zu Körperpflegeinhalten*	Praxis	Die Lehrenden führen Praxisbegleitungen mit dem inhaltlichen Schwerpunkt Körperpflege im Lernort Praxis durch.	In Kapitel 10.8.51

Obwohl Wissen und Handeln untrennbar miteinander verbunden sind, ist ein Ziel der vorliegenden Forschungsarbeit, Kategorien des pflegedidaktischen Professionswissens und des pflegedidaktischen Professionshandelns differenziert voneinander abzubilden. Zugleich lassen sich die in Kapitel 8 dargelegten Wissenskategorien den eruierten Handlungskategorien zuordnen, wie Abbildung 9.2 zeigt. Bei den meisten Handlungskategorien wurde lediglich eine Wissenskategorie zugeordnet, z. B. führt das *Wissen über die Reihenfolge der Körperpflegeinhalte* (II.W 4) zur *Anordnung der Körperpflegeinhalte in einer Lernsituation* (I.H 3) oder das *Wissen über Lernerfolgsüberprüfungen zu Körperpflegeinhalten* (II.W 10) führt zur *Gestaltung von Lernerfolgskontrollen zu Körperpflegeinhalten* (I.H 9). Der Handlungskategorie *Auswahl der Körperpflegeinhalte* (I.H 2) konnten insgesamt fünf Wissenskategorien zugeteilt werden, alle vier aus dem Wissensbereich des pflegewissenschaftlichen Wissens (I.W 1–4) und eine aus dem Wissensbereich des pflegedidaktischen Wissens, denn sowohl das Wissen über die konkreten Fachinhalte als auch das *Wissen über Herausforderungen für Lernende mit Körperpflegeinhalten* (II.W 2) führen schlussendlich zu einer Auswahl bestimmter Inhalte. Der Handlungskategorie *Repräsentation der Körperpflegeinhalte* (I.H 6) konnten zwei Wissenskategorien zugeordnet. Neben dem logisch konsequent abgeleiteten *Wissen über Darstellungsformen der Körperpflegeinhalte* (II.W 7) führt auch das *Wissen über Vorstellungen der Lernenden zu Körperpflegeinhalten* (II.W 3) zu einer gezielten Aufbereitung (Repräsentation) der Körperpflegeinhalten.

Die zwei Kategorien des *pädagogischen Wissens* liegen quer zu den Kategorien des pflegedidaktischen Handelns, denn das jeweilige Wissen kann sich in allen Handlungskategorien realisieren, z. B. kann das *Wissen über eigene Herausforderungen* (III.W 2) zu einer Veränderung der didaktischen Aufbereitung von Unterricht führen. Da die beiden Wissenskategorien des pädagogischen Wissens nicht ausschließlich zu einzelnen Handlungskategorien zugeordnet werden können, liegen sie quer zu den Kategorien pflegedidaktischen Handeln. Im Folgenden werden sieben ausgewählte Handlungskategorien exemplarisch beschrieben und belegt (siehe Tabelle 9.1; ausgewählte Kategorien sind farbig (grün) unterlegt).

Da sich in den Daten nicht nur professionelles Handeln der Lehrenden, sondern auch nicht professionelles Handeln der Lehrenden zeigt, werden im Folgenden in den Unterkapiteln zu den einzelnen Kategorien auch nicht professionelle Handlungsweisen erläutert, sofern diese aus den Daten herausgearbeitet werden konn-

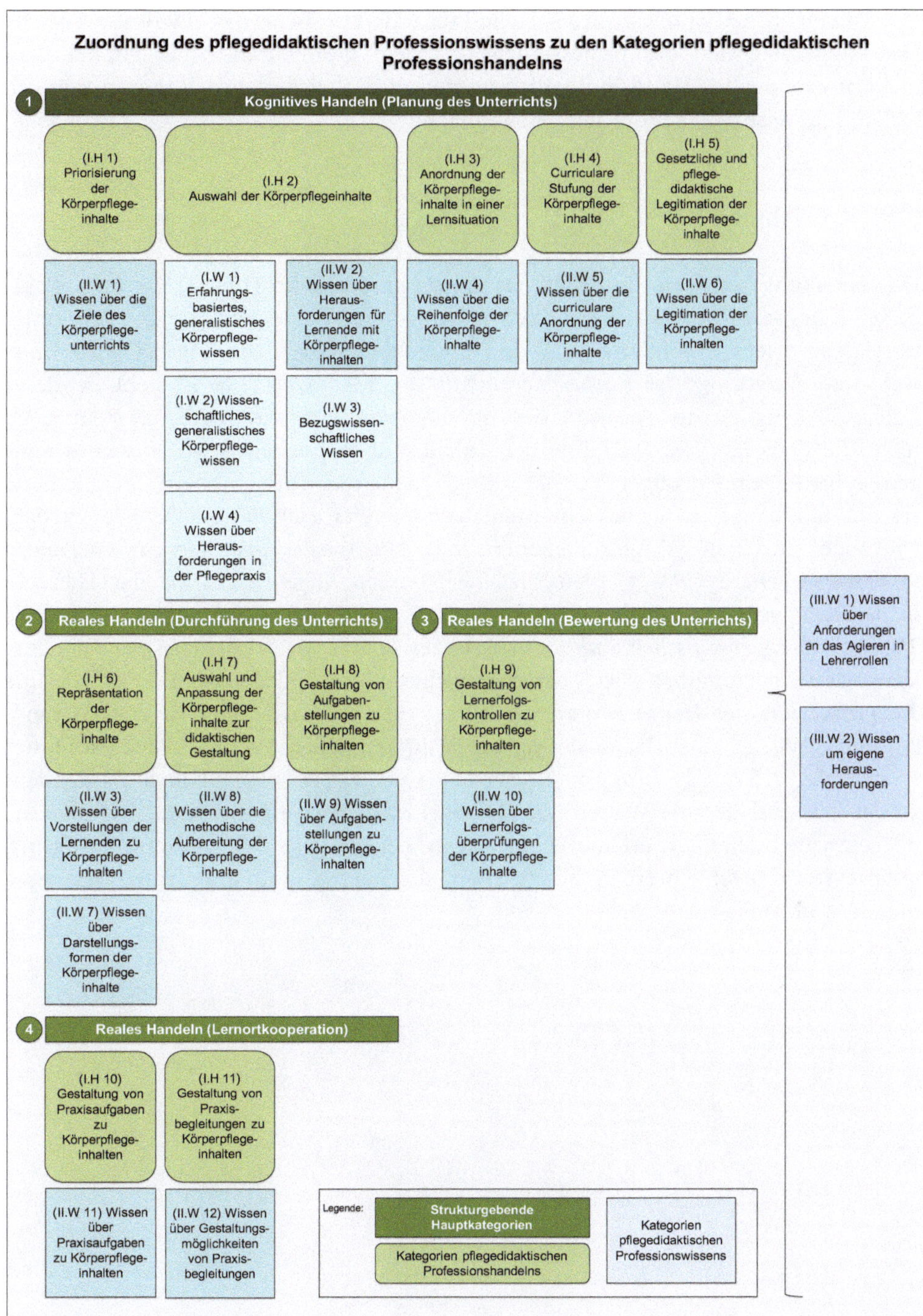

Abbildung 9.2: Zuordnung des pflegedidaktischen Professionswissens zu den Kategorien des pflegedidaktischen Handelns (eigene Erstellung)

ten. Übergeordnet kann an dieser Stelle konstatiert werden, dass in Bezug auf alle Handlungskategorien das professionelle Handeln der Lehrenden gegenüber dem nicht professionellen Handeln deutlich überwiegt. Daher finden sich nur an wenigen Stellen Hinweise auf nicht professionelles Handeln.

9.2 Auswahl der Körperpflegeinhalte (I.H 2)

Die Handlungskategorie *Auswahl der Körperpflegeinhalte* (I.H 2) ist eine komplexe Kategorie, da sich hierunter verschiedene Wissenskategorien subsumieren lassen (siehe Abbildung 9.2). In Abgrenzung zur Handlungskategorie *Auswahl und Anpassung der Körperpflegeinhalte an Methoden* (I.H 7) steht in dieser Kategorie lediglich die Auswahl der Inhalte im Fokus, das heißt, es steht noch nicht die Frage an, *wie* Lehrende den Inhalt aufbereiten, auch wenn dies in einigen aufgeführten Aussagen (weiter unten) benannt wird, sondern lediglich, *ob* sie ihn überhaupt im Unterricht thematisieren. Der Handlungskategorie werden, wie auch einzelnen Wissenskategorien, z. B. bei *Wissen über Herausforderungen in der Pflegepraxis* (I.W 4), verschiedene *Konzepte* zugewiesen, die das Handeln in der Kategorie konkretisieren. Exemplarisch wird das Handeln in Bezug auf die *Thematisierung spezifischer und generalistischer Inhalte* als Pendant zu der Wissenskategorie Erfahrungsbasiertes, generalistisches Körperpflegewissen (I.W 1), die *Thematisierung der Herausforderungen in der Pflegepraxis* analog zu der Wissenskategorie Wissen über Herausforderungen in der Pflegepraxis (I.W 4) und der *Einbezug der Herausforderungen für Lernende mit Körperpflegeinhalten* als Pendant zu der Wissenskategorie Wissen über Herausforderungen für Lernende mit Körperpflegeinhalten detailliert erläutert und belegt (siehe Tabelle 9.2). Die farblich (grün) unterlegten Konzepte werden beschrieben, die beiden grau unterlegten Konzepte hingegen nicht.

Tabelle 9.2: Konzepte der Handlungskategorie Auswahl der Körperpflegeinhalte (I.H 2) mit Zuordnung der jeweiligen Wissenskategorien (eigene Erstellung)

(1) Kognitives Handeln (Planung des Unterrichts) (Hauptkategorie)		
Handlungskategorie: *Auswahl der Körperpflegeinhalte* (I.H 2) mit Konzepten	Nummerierung	Wissensbereiche mit dazugehörigen Wissenskategorien
	I.	**Pflegewissenschaftliches Wissen**
Thematisierung spezifischer und generalistischer Körperpflegeinhalte (Konzept) → Kap. 9.2.1.1	I.W 1	*Erfahrungsbasiertes, generalistisches Körperpflegewissen (Kategorie)*
Einsatz wissenschaftlicher Literatur (Konzept)	I.W 2	*Wissenschaftliches, generalistisches Körperpflegewissen (Kategorie)*
Thematisierung bezugswissenschaftlicher Inhalte (Konzept)	I.W 3	*Bezugswissenschaftliches Wissen*
Thematisierung der Herausforderungen in der Pflegepraxis (Konzept) → Kap. 9.2.1.2	I.W 4	*Wissen über Herausforderungen in der Pflegepraxis (Kategorie)*
	II.	**Pflegedidaktisches Wissen**
Einbezug der Herausforderungen für Lernende mit Körperpflegeinhalten (Konzept) → Kap. 9.2.1.3	II.W 2	*Wissen über Herausforderungen für Lernende mit Körperpflegeinhalten (Kategorie)*

9.2.1.1 Thematisierung spezifischer und generalistischer Körperpflegeinhalte (Konzept)

Auch wenn die generalistische Ausbildung erst ab 2020 gesetzlich gefordert ist, integrieren einige Lehrende im Rahmen der Körperpflege bereits spezifische Inhalte, die sich auf unterschiedliche Altersstufen der zu pflegenden Menschen beziehen. Die bei der Wissenskategorie *Erfahrungsbasiertes, generalistisches Körperpflegewissen* (I.W 1) abgebildeten Inhalte zu Spezifika der Körperpflege (siehe Kapitel 8.2.1) finden fast alle auch im Unterricht Anwendung. An dieser Stelle werden daher nur wenige ausgewählte Belege angeführt, aus denen die Thematisierung der spezifischen Inhalte hervorgeht.

> *„Nein, das sind jetzt Fälle, die sind generalistisch ausgelegt, und die habe ich mit den Schülern auch gemacht. Und da die ja auch alle dann ihre Außeneinsätze haben, und die jetzt sogar schon wissen, wo die hinkommen, war das für die auch richtig gut. Das haben die auch zurückgemeldet, dass die auch für eine 85-jährige Dame entscheiden mussten, ja, was nehme ich denn jetzt bei ihr und kann ich der sagen ‚Das Seifenstück ist aber nicht so gut.?' Ja, also ich glaube, der Ansatz ist auch richtig."* (Leh_GKiKP_01, Z. 495–499)

Auch die Lehrende Leh_GKiKP_02 setzt verschiedene altersspezifische Fallsituationen ein, um Spezifika bei der Körperpflege abzubilden. Sie betont noch einmal, dass die generalistische Perspektive, Pflege von Menschen verschiedener Altersstufen zu betrachten, für sie nicht neu ist, sondern bereits seit der letzten Gesetzesnovellierung im Unterricht zum Gegenstand gemacht wird.

> *„Das heißt, die Fallsituation oder die Verortung der unterschiedlichen Klienten, handelt sich immer um den Säugling, um ein Kind, um einen Erwachsenen und um einen alten Menschen. Das machen wir quasi seit 2004." (Leh_GKiKP_02, Z. 634–636)*

Die Aussagen der Lehrenden zeigen, dass diese im Rahmen ihrer Lernsituation Körperpflege alle Altersstufen der zu pflegenden Menschen berücksichtigen. Dass sie für alle Altersstufen verschiedene Fälle einsetzen, ist für die vorliegende Kategorie zweitrangig, es geht darum, dass sie überhaupt pflegebedürftige Menschen aller Altersstufen im Rahmen der Lernsituation zur Körperpflege berücksichtigen.

Die folgenden Zitate belegen das Thematisieren von Spezifika der Haut beim Säugling, beim Erwachsenen und beim älteren Menschen sowie die Besonderheiten bei der Hautpflege.

> *„Was noch ein Unterschied ist, der auch mit thematisiert wird, dass eben neugeborene Säuglinge nicht schwitzen, weil die Schweißdrüsen noch nicht ausgereift sind." (Leh_GKiKP_02, Z. 716–718)*

Während die Lehrende Leh_GKiKP_02 das Spezifische der Säuglingshaut anführt, nimmt die Lehrende Leh_GKP_03 die Veränderungen der Haut von Menschen unterschiedlicher Altersstufen im Unterricht in den Blick, konkretisiert diese im Interview jedoch nicht.

> *„Bei der Hautbeobachtung rede ich über die verschiedenen, aber nur grob, Veränderungen, die ein Mensch im Laufe seines Lebens, was seine Haut betrifft, erlebt. Also kindliche Haut, jugendliche Haut, Pubertät, Erwachsenenhaut mit verschiedenen Hauttypen, <u>alte</u> Haut, ja, das wird, also kurz von mir thematisiert." (Leh_GKP_03, Z. 700–703)*

Eine andere Lehrende thematisiert die Gemeinsamkeiten potenzieller Hautprobleme, führt aber auch exemplarisch den unterschiedlichen Sprachgebrauch von Wickeln beim Säugling und dem Gebrauch von Inkontinenzmaterialien beim älteren Menschen an.

> *„Ja, also, ich erwähne es immer, (...) also im Rahmen der Körperpflege kommt dann auch irgendwann das Wickeln und die spezielle Nabelpflege bei Neugeborenen, und wenn ich vom Wickeln eines Säuglings erzähle, dann muss ich zwangläufig die Besonderheiten, was ist eigentlich, oder was sind die Probleme der Haut. Dieses Klima, dieses abgeschlossene feucht-warme Klima, was gedeiht da, wann kriegen die einen Pilz, wie erkenne ich das, wenn die dann wund sind, wie handele ich, was beachte ich beim Wickeln, also nach dem Motto, bitte kein Puder und keine Creme. Solche Dinge kommen dann automatisch, und dann ziehe ich auch immer oder beschreibe die Parallele dazu, wenn es um Inkontinenzversorgung bei älteren Menschen, schwerstkranken Menschen geht." (Leh_GKiKP_03, Z. 119–27)*

Auffällig in den Auswertungen ist, dass alle Lehrenden aus der Gesundheits- und Kinderkrankenpflege und einzelne Lehrende aus der Gesundheits- und Krankenpflege die unterschiedlichen Merkmale der Haut von zu pflegenden Menschen aller Altersstufen thematisieren, während die Lehrenden aus der Altenpflege primär den älteren Menschen im Blick haben, obgleich sie dasselbe generalistische Verständnis teilen, dass Körperpflege die Pflege von Menschen aller Altersstufen und in allen Versorgungsbereichen beinhaltet.

9.2.1.2 Thematisierung der Herausforderungen in der Pflegepraxis (Konzept)

Wie die Erläuterungen in Kapitel 8.2.4 zeigen, verfügen Lehrende über ein breites *Wissen über Herausforderungen in der Pflegepraxis* (I.W 4), denen sich Pflegende gegenüberstehen sehen. Eine zentrale Frage in den Auswertungen bezieht sich darauf, inwieweit die Lehrenden diese Herausforderungen auch in ihrem Unterricht thematisieren. Einige Lehrenden greifen z. B. das Schlüsselproblem des Bedeutungsverlustes der Körperpflege (siehe Kapitel 8.2.4) auf. Eine Lehrende thematisiert ihn als gesellschaftliches Problem im Unterricht.

> *„Man kann das ja auch nicht grundsätzlich verurteilen, wenn zwei Menschen für zwanzig Klienten verantwortlich sind, wie soll das auch gehen? Das kann ja nicht funktionieren. Ja, und dass wir aber trotzdem versuchen müssen, für die Zukunft ja, im Prinzip, ist es ja ein gesellschaftliches Problem. Ja, und darauf hinzuweisen, <u>dass</u> es ein gesellschaftliches Problem ist. Ja. (...) Ja, das würde ich auf jeden Fall so formulieren, dass ich das mache. Gesellschaftspolitisch greife ich das auf, ja." (Leh_GKiKP_01, Z. 557–567)*

Eine andere Aussage einer Lehrenden zeigt, dass sie über den Bedeutungsverlust der Körperpflege mit den Lernenden in die Diskussion geht.

> *„Ja, oder dieses Husch-Husch mal eben rein und mal eben schnell gewaschen, wo ich immer sage, <u>das,</u> das hat hier nichts mehr zu suchen oder die Argumentation, ‚Ja, man hat ja so wenig Zeit', und wo ich dann sage, ‚Man sollte erst einmal das System hinterfragen, in dem gepflegt wird, und warum müssen alle morgens früh gepflegt, gewaschen werden?'. Also, ich lasse die <u>Phrasen,</u> die dann aus der Praxis kommen, und die denen schon sehr <u>früh</u> mit auf den Weg gegeben werden. Ja, da diskutiere ich mit denen drüber, und in der Regel sagen die dann auch ‚Aha', aber die Schwierigkeit, die es einfach <u>gibt,</u> und die kann man auch nicht <u>weg reden</u>." (Leh_GKiKP_03, Z. 629–636)*

Neben dem Problem des Bedeutungsverlustes der Körperpflege wird auch die zunehmende Berührungslosigkeit als Inhalt für den Körperpflegeunterricht ausgewählt. Die Lehrende Leh_GKPsy_02 greift das häufige Handschuhtragen auf und fordert von den Lernenden die Begründung für ihr Handeln ein und zeigt auch Konsequenzen des jeweiligen Handelns auf. Dabei nimmt sie sowohl die Perspektive der Lernenden als auch die des zu pflegenden Menschen ein.

> *„Ich positioniere mich, dass die Schüler bitte darüber begründet nachdenken sollen, was sie tun und dass es auch okay ist, wenn sie jetzt für sich diese Barriere als sinnvoll erachten oder vielleicht sich auch ekeln oder so etwas, sie aber reflektiert bitte damit umgehen, ‚Warum mache ich das?', also dass sie wissen, dass sie das so tun und dass es nicht so unbewusst so ein Selbstläufer wird, ‚Ach, ich ziehe einfach, wenn ich in das Zimmer gehe, immer Handschuhe an und dann, wenn ich herausgehe, ziehe ich sie aus.', so, sondern dass natürlich auch der Patient diese Barriere wahrnimmt, dass man da wieder so diese beiden Seiten auch sieht, was heißt es denn auch dann für den Patienten?" (Leh_GKPsy_02, Z. 644–653)*

Die zweite Aussage zeigt, dass der Lehrenden das Thematisieren der Berührungslosigkeit im Unterricht wichtig ist.

> *„Ja, deswegen ist mir das persönlich wichtig und ich bin ja nun auch schon etwas länger in dem Beruf und habe halt wirklich auch noch sehr andere Grundeinstellungen, glaube ich, was diese Berührungsqualität und die Nähe so angeht auch, erlebt und auch eine Entwicklung so erlebt letztendlich. Deswegen ist mir das, glaube ich, wichtig." (Leh_GKP_03, Z. 131–135)*

9.2.1.3 Einbezug der Herausforderungen für Lernende mit Körperpflegeinhalten (Konzept)

Auch beim Thematisieren der *Herausforderungen von Lernenden mit Körperpflegeinhalten* (II.W 2) wird die Abgrenzung zur didaktischen Aufbereitung deutlich. So reagieren die Lehrenden auf die Herausforderungen der Lernenden mit gezielten methodischen und didaktischen Handlungen (siehe Kapitel 9.7). Jedoch belegen zudem verschiedene Aussagen, dass die Herausforderungen der Lernenden von den Lehrenden erst einmal im Unterricht zum Gegenstand gemacht werden. Exemplarisch für das Thematisieren der Herausforderungen für Lernende wird das **Schlüsselproblem** der *Berührungsängste in Schule und Praxis* angeführt und belegt. Verschiedene Lehrende (Leh_AP_01; Leh_GKP_03, Z. 49–51; Leh_GKPsy_02, Z. 620–624) verdeutlichen, dass sie beispielsweise die Problematik des vermehrten Handschuhtragens im Unterricht anführen.

> *„Also, ich finde, dieses Thema, sich gegenseitig zu berühren, war immer schon ein Thema. Da habe ich auch schon vor 15 Jahren mit Schülern diskutiert, ob man das jetzt macht oder nicht oder inwiefern man sich berühren lassen muss oder will oder. Gerade das Thema mit den Handschuhen, finde ich, ist vermehrt gekommen. (...) Also, ich spreche das direkt an." (Leh_AP_01, Z. 169–172; 182)*

Nicht nur die Berührungen der zu pflegenden Menschen in der Praxis, sondern auch die Berührungen der Lernenden untereinander bei praktischen Übungen im Unterricht erleben einige Lernende als herausfordernd. Auch diese Situation wird von Lehrenden thematisiert, wie exemplarisch nachfolgendes Zitat verdeutlicht. Die Lehrende thematisiert die praktischen Übungen schon lange im Voraus, um den Lernenden die Möglichkeit zu geben, sich darauf einzustellen.

> *„Also ich thematisiere diese Situation, diesen Termin schon am Anfang der theoretischen Stunden und gehe da öfter einmal drauf ein und sage dann, also lasse das so als Bemerkung fallen oder erzähle dann eben auch einmal genauer, je nach Nachfragen auch dann mehr oder weniger darüber, wie das dann durchgeführt wird. Ich gebe denen tatsächlich auch einen Zettel, wo alles draufsteht noch einmal, sodass sie das also gegebenenfalls auch noch einmal nachlesen können."* (Leh_GKP_03, Z. 83–88)

Darüber hinaus zeigen sich weitere Herausforderungen für die Lernenden, wie z. B. der Umgang mit unerwarteten Situationen oder der Umgang mit aggressiven Verhaltensweisen im Rahmen der Körperpflege, der sowohl für Lernende als auch für Pflegende herausfordern ist. Auch diese Herausforderungen werden von Lehrenden thematisiert.

> *„Als Berufseinsteiger sicherlich auch ‚Wie gehe ich mit unerwarteten Situationen, Äußerungen oder wie auch immer um, wenn ich jetzt damit nicht gerechnet habe und wie kann ich jetzt so ad hoc darauf reagieren?', (...) aber das sind gerade, denke ich da auch so Situationen, sich in den Patienten hineinzuversetzen, wie ist es für ihn. Das, denke ich, ist gerade auch aus Schülersicht anfangs vielleicht auch erst einmal schwierig. (...) Umgang mit, ja, Verhaltensweisen vielleicht auch wie Aggressionen, gerade wenn wir die Demenzen zum Beispiel uns anschauen, (...) ist ein ganz, ganz großes Thema, wie gehen Pflegende damit um? Also nicht nur Schüler, sondern natürlich auch Pflegende. (...) Ja, also es gibt immer wieder Beispiele, die zum Teil auch von den Schülern selber kommen, zum Teil natürlich auch von mir kommen, wo solche Situationen aufgegriffen werden."* (Leh_GKPsy_02, Z. 676–688; 698–700)

Zusätzlich zu dem Schlüsselproblem wird auch das **Dilemma** *Arbeitsanforderung vs. Qualitätsanspruch* von den Lehrenden aufgegriffen. Beide Lehrende thematisieren das Dilemma der Lernenden und versuchen, ihnen Bewältigungsstrategien an die Hand zu geben. Eine Lehrende versucht, die Lernenden zu ermutigen, auch in der Praxis zu sagen, dass Körperpflege nicht einfach schnell gemacht werden kann und sich diesbezüglich zu positionieren.

> *„Ich thematisiere auch, dass die Schüler Probleme bekommen werden, wenn sie versuchen, die Durchführung so zu machen, wie sie es vielleicht hier theoretisch gelernt haben, weil sie dann zu oft gesagt bekommen wahrscheinlich, dass sie zu langsam sind und zu viel Zeit brauchen, also dass sie diesen Konflikt werden aushalten müssen irgendwie. Und auch da kann ich denen ja auch nie irgendwelche Hinweise und eine Regel geben, ‚So machen Sie das jetzt immer.', dass sie halt sagen können, ‚Ich brauche aber ein bisschen länger oder ich kann das jetzt nicht in zehn Minuten hier einen Patienten einmal eben komplett durch-/runterwaschen.'"* (Leh_GKP_03, Z. 401–409)

Die Lehrende Leh_GKP_01 thematisiert das Dilemma ebenfalls und versucht, die Lernenden darin zu unterstützen, Prioritäten zu setzen und nicht jeden Tag eine komplette Körperpflege durchzuführen. Sie bietet den Lernenden Handlungsmöglichkeiten an, die in der Praxis umgesetzt werden können.

> *„Ja, das wird auf jeden Fall thematisiert, Zeit und was mache ich, wenn ich nicht so viel Zeit habe und wo mache ich Abstriche? Genau. Darüber sprechen wir auch, ja. Es kommt im Unterricht. Das kommt oft von den Schülern, manchmal kommt es auch von mir und dann trotzdem sozusagen noch professionell zu handeln, obwohl man weiß, ich mache es jetzt nicht 100 prozentig richtig, aber zum Beispiel, was weiß ich, haben wir dann den Schülern gesagt, ‚Ja, also Intimpflege ist immer wichtig. Mundpflege ist immer wichtig.' Und ja, alles andere guckt man, dass man es vielleicht nur alle zwei Tage macht oder also sich da irgendwie anders organisiert, wenn die Zeit knapp ist." (Leh_GKP_01, Z. 528–536)*

Auch **Konflikte** der Lernenden werden durch die Lehrenden in ihrem Unterricht thematisiert. Das nachfolgende Beispiel greift den Konflikt des Umgangs mit unprofessionellem Handeln auf. Eine Auszubildende erlebt mit, wie grenzüberschreitend eine Pflegende mit einer Mutter umgeht, die – aus ihrer Sicht – das Kind nicht richtig hält und mit dem Kind nicht richtig umgeht und es ihr daher, ohne Ankündigung, aus dem Arm nimmt. Die Auszubildende ist erschüttert darüber und spricht dies im Unterricht an. Gemeinsam diskutieren die Lernenden Möglichkeiten, wie man mit einer solchen Situation umgehen kann. Schlussendlich führt die betroffene Lernende mit der Pflegekraft ein Gespräch. Die Lehrende erklärt in ihrer Aussage die hohe Bedeutung des Thematisierens der Konflikte für die Lernenden, indem sie dies durch den Ausdruck des „Überlebens" verdeutlicht, wie herausfordernd bestimmte Situationen für Lernende in der Pflegepraxis sind.

> *„Und damit ist das Ganze nicht geglättet, ich glaube aber, damit, wenn wir so, solche Sachen viel mehr machen, können Menschen, die gerne in der Pflege arbeiten, überleben in Anführungsstrichen, weil sie eine Möglichkeit haben, Dinge zu artikulieren und merken, dass sie an kleinen Stellen Sachen eben doch verändern können, und dass sie vor sich selbst gerade stehen können." (Leh_GKiKP_02, Z. 532–536)*

Bezug zum theoretischen Rahmen

Das Thematisieren von Herausforderungen der Pflegepraxis im Pflegeunterricht wird mittlerweile in der pflegedidaktischen Literatur breit rezipiert und findet sich auch im Rahmenlehrplan der Fachkommission (2019) wieder. Darin werden vor allem Konflikt- und Dilemmata-Situationen angeführt. Richtungsweisend für das Thematisieren von Herausforderungen sind vor allem die Arbeiten von Darmann (2000, 2005) und Greb (2003). Darmann (2005) beschreibt das Konzept der pflegeberuflichen Schlüsselprobleme. Diese sollen zum Ausgangspunkt von Lernsituationen gemacht werden, sodass interdisziplinäre und multidimensionale Problemstellungen der Pflegepraxis im Unterricht reflektiert und bearbeitet werden (Darmann, 2005, S. 333). Das Ziel ist, dass „sich die Lernenden anhand von Lernsituationen, die auf Schlüsselproblemen aufbauen, außerdem Deutungskompetenz und emanzipatorische Einsichten in paradoxe und restriktive gesellschaftliche Strukturen erarbeiten" (Darmann, 2005, S. 333). Auch Greb (2003) setzt bei der Konstruktion von Pflegeunterricht an pflegerischen Widersprüchen an. Die Paradoxien pflegerischen Handelns und die daraus resultierenden Konsequenzen von Pflegenden sind für den

Pflegeunterricht zentral und müssen zum inhaltlichen Gegenstand von Unterricht gemacht werden (Greb, 2003, S. 82). Dies setzt voraus, dass Lehrende bei der Vorbereitung ihres Unterrichts die pflegerischen Inhalte kritisch reflektieren (Greb, 2003, S. 42). Hierzu entwickelt Greb (2003, S. 71) ein Strukturgitter, mit dessen Hilfe Widersprüche der Pflegepraxis aufgefunden werden sollen.

9.3 Anordnung der Körperpflegeinhalte in einer Lernsituation (I.H 3)

Nach der Auswahl der zu unterrichtenden Inhalte steht in dieser Kategorie die *Anordnung der Körperpflegeinhalte* (I.H 3) im Fokus, die sich auf die Wissenskategorie *Wissen über die Reihenfolge der Körperpflegeinhalte* (II.W 4) bezieht. In der Handlungskategorie zeigen sich zwei *Konzepte*, zum einen der *Einstieg in die Lernsituation* und zum anderen die *Integration bezugswissenschaftlicher Inhalte* (Tabelle 9.3).

Tabelle 9.3: Konzepte der Handlungskategorie Anordnung der Körperpflegeinhalte in einer Lernsituation (I.H 3) mit Zuordnung der Wissenskategorie (eigene Erstellung)

(1) Kognitives Handeln (Planung des Unterrichts) (Hauptkategorie)		
Handlungskategorie: *Anordnung der Körperpflegeinhalte in einer Lernsituation* (I.H 3) mit Konzepten	**Nummerierung**	**Wissensbereiche mit dazugehörigen Wissenskategorien**
	II.	**Pflegedidaktisches Wissen**
Einstieg in die Lernsituation (Konzept) → Kap. 9.3.1.1	II.W 4	*Wissen über die Reihenfolge der Körperpflegeinhalte (Kategorie)*
Integration bezugswissenschaftlicher Inhalte (Konzept) → Kap. 9.3.1.2	II.W 4	*Wissen über die Reihenfolge der Körperpflegeinhalte (Kategorie)*

9.3.1.1 Einstieg in die Lernsituation (Konzept)

In Kongruenz zu den Zielen des Körperpflegeunterrichts geht bei vielen Lehrenden der Einstieg in die Körperpflege-Lernsituation mit der Anbahnung der pflegerischen Haltung durch Sensibilisierung für die Bedeutung der Körperpflege, für die Berührung und für die eigenen und fremden Körperpflegegewohnheiten einher. Zwei Lehrende steigen mit Berührung ein. Eine Lehrende fokussiert dabei die Bedeutung der Hände in der Pflege.

> *„Ich steige in der Regel in das Thema auch über (…), ja über Berührung, über die Bedeutung der Hände in der Pflege, über Beziehungsgestaltung, Basale Stimulation ein, und, ja ich denke, unbewusst merken die Schüler schon, was ich damit aussagen möchte, dass es halt um Beziehungsgestaltung geht innerhalb der Körperpflege." (Leh_AP_01, Z. 83–86)*

Die Lehrende Leh_GKP_03 thematisiert zu Beginn die Initialberührung und die Basale Stimulation.

> *„Ich fange an mit den, tatsächlich mit der kurzen und knappen Einführung in die basale Stimulation, und um da auf Berührung halt zu kommen letztendlich darüber so. (...), und kommen dann darüber eigentlich auf eine Berührungsqualität letztendlich, dann auf die Schutzzonen, der Scham auch, so, dass man eben dann auch darüber reden kann, wo darf man und wie Leute anfassen und so." (Leh_GKP_03, Z. 285–286; 295–297)*

Fünf Lehrende steigen in die Lernsituation mit der Reflexion der eigenen Körperpflege-Gewohnheiten sowie dem sich daran anschließenden Transfer auf die Bedeutung der Gewohnheiten bei der Körperpflege für den zu pflegenden Menschen ein.

> *„(...), das heißt vom Ablauf her ist es hier jetzt auch ähnlich, oder habe ich es immer ähnlich durchgeführt, dass es erstmal über die Eigenreflexion ging, das Bewusstmachen, was tue ich eigentlich bei meiner eigenen Körperpflege und welche, welchen Stellenwert hat die, welche Produkte benutze ich, worauf lege ich Wert bei Kleidung, gibt es bestimmte Dinge, auf die ich nicht verzichten möchte und was wäre, wenn mich plötzlich jemand waschen würde, weil ich dazu nicht mehr in der Lage bin, wie würde ich mich fühlen, also erstmal so diese Eigenreflexion." (Leh_GKiKP_03, Z. 7–14)*

Eine Lehrende stellt den Lernenden eine Reflexionsaufgabe außerhalb des Körperpflegeunterrichts, noch bevor dieser startet. Die Lernenden reflektieren ihre Gewohnheiten zu Hause und bringen ihre Ergebnisse in die Lernsituation mit.

> *„Also, ich fange in der Regel damit an, dass ich den Auszubildenden einen Auftrag gebe, (...) dann bitte ich sie, dass sie zu Hause einmal über das Wochenende, so zwei Tage lang, für sich selbst einmal gucken, wenn wir uns jetzt demnächst mit dem Thema der Körperpflege beschäftigen, dass die selbst mal schauen, was sie so täglich an Verrichtungen haben, wo sie sagen, ‚Ach, das gehört für mich zur Körperpflege dazu'. (...), sondern sie sollen einfach die Zielsetzung verfolgen, ein Gefühl dafür zu bekommen, welche Abläufe sie selbst für sich ganz wichtig finden und was für sie ein Ritual ist oder was sie, wo sie Sachen auch, gerade was Intimsphäre angeht also, dass sie einfach so ein Gespür für sich noch einmal entwickeln." (Leh_GKPsy_04, Z. 11–23)*

Der Lehrende Leh_AP_03 beginnt im Unterricht mit der Reflexion der Bedeutung von Körperpflege und von eigenen und fremden Körperpflegeritualen. Es geht um Assoziation bereits gemachter (auch pflegerischer) Erfahrungen, da viele Lernende in dieser Schule bereits vor Ausbildungsbeginn in der Pflege gearbeitet haben, wie der Lehrende an anderer Stelle im Interview erläutert.

> *„Gut, Körperpflege bei uns, ich steige dann in der Regel damit ein, dass es erstmal um Bedeutung Körperpflege, was bedeutet Körperpflege für mich persönlich, welche Assoziationen habe ich, welche Rituale habe ich persönlich und auch, welchen Ritu-*

alen oder welchen Eigenarten von Klienten bin ich in meiner Praxis schon mal begegnet in irgendeiner Form, was habe ich erlebt." (Leh_AP_03, Z. 42–46)

Zwei Lehrende, die dem Pflegeprozess als zentrale Handlung eine hohe Bedeutung zuschreiben, steigen in die Lernsituation Körperpflege mit dem Pflegeprozess ein. Unter der Perspektive, die Kernaufgabe professioneller Pflege (siehe Kapitel 8.3.1) von Beginn an transparent zu machen, wird das pflegeprozesshafte Denken und Handeln als handlungsleitendes Prinzip zum Einstieg thematisiert.

> *„Und entsprechend steige ich jetzt auch ein mit einem Unterrichtseinstieg, der mehr, ja, die Entwicklung eines beruflichen Selbstverständnisses fördern möchte. (...) Aber, mir war dann ganz wichtig, als ich mich eben mit Literatur auseinandergesetzt habe, dass man ja erst einmal den neuen Auszubildenden vermitteln muss ‚Was ist denn Pflege überhaupt?'. Und dann gucken wir uns im Anschluss daran an, was definiert denn professionelle Pflege. Das ist der Einstieg. Ja, und (...) professionelle Pflege zeichnet sich ja durch den Pflegeprozess aus. Da steigen wir im Prinzip dann ein, dann erarbeite ich mit denen die Schritte des Pflegeprozesses und dann steigen wir ein in die handlungsleitenden Prinzipien, also was leitet unser Handeln als professionell Pflegende?" (Leh_GKiKP_01, Z. 15–21; 31–37)*

Eine Lehrende bezieht sich auf die neue Gesetzesnovellierung und fühlt sich durch die im Pflegeberufegesetz definierten vorbehaltenen Tätigkeiten darin bestätigt, mit dem Pflegeprozess in die Lernsituation Körperpflege einzusteigen mit dem Ergebnis, dass der Unterricht aus ihrer Sicht an Qualität gewonnen hat.

> *„Ich sage mal, wir haben uns darauf geeinigt, dass wir mit dem Pflegeprozess beginnen, als einen Ausgangspunkt für beruflich qualifiziertes Handeln. Also mich bestätigt das jetzt noch einmal ganz besonders, wenn ich an das neue Gesetz denke: Es ist eine Alleinstellungsaufgabe, andere dürfen nicht so arbeiten, das heißt, es ist ein Ausgangspunkt auch für die Leute, die in den ersten Block kommen, gleich am Anfang mit einer professionellen Pflege und Sichtweise auf Pflege konfrontiert zu werden. Und das ist etwas, was, glaube ich, dann auch die Perspektive auf Pflege und die Körperpflege völlig verändert, weil das ein strukturierter Prozess ist, weil das etwas ist, was begründbar ist, was ableitbar ist, überprüfbar ist, und das ist etwas für mich, seitdem wir das so entschieden haben, so auch zu unterrichten, eine andere Qualität nochmal ausmacht." (Leh_GKiKP_02, Z. 17–27)*

Eine Lehrende steigt in die Lernsituation mit der Bedeutung der Haut für den Menschen ein und leitet dann über zur Hautbeobachtung in der Pflege.

> *„Beginnend ist für mich erstmal das Ganze mit einer Einführung, das heißt ich frage erstmal ab, ‚Was bedeutet überhaupt die Haut?', also ‚Welche Bedeutung hat sie für uns als Menschen, was können wir daran erkennen?'. (...) Und mir geht es eher darum, die Beobachtungskriterien der Haut den Schülern nahe zu bringen." (Leh_GKiKP_04, Z. 22–24; 12–13)*

Zwei weitere Lehrende steigen in die Lernsituation Körperpflege mit anatomischen Inhalten ein. Da ihnen bewusst ist, das dies nicht sinnvoll ist, werden diese

Unterrichtseinstiege im Rahmen des Phänomens des *Handelns wider besseres Wissen* in Kapitel 10.7.2 näher erläutert.

9.3.1.2 Integration bezugswissenschaftlicher Inhalte (Konzept)

Auch wenn nicht alle Lehrenden mit der Anatomie und Physiologie der Haut (und der Zelle) in die Lernsituation Körperpflege einsteigen, so laufen doch häufig die anatomischen Inhalte isoliert vorab oder parallel zur Lernsituation Körperpflege und werden nicht miteinander verschränkt. Drei Lehrende integrieren jedoch anatomische Inhalte, z.B. zur Haut in ihre Lernsituation Körperpflege und binden sie im Rahmen der Hautbeobachtung ein.

> *„Ja, zur Vorbereitung auf das Säuglingsbad kommen natürlich auch, fließen anatomische Grundkenntnisse ein. Also, das halten wir aber zuerst im ersten Block ziemlich straff, weil einfach diese praktischen Dinge haben bei uns den Vorrang. Nachher im weiteren Blockunterricht thematisieren wir auch noch einmal Zelle und Zellteilung und diese Dinge. Aber im ersten Block fokussieren wir uns auf die Haut. Und dann machen wir Anatomie der Haut, also wie ist die Haut aufgebaut, welche Besonderheiten gibt es bei der Säuglingshaut, welche Besonderheiten bei der Altershaut." (Leh_GKiKP_01, Z. 136–142)*

Die Interviewpassage der zweiten Lehrenden zeigt ihre Begründung für ihr Vorgehen den Lernenden gegenüber, die zu Beginn häufig irritiert sind, dass nicht mit Anatomie und Physiologie begonnen wird.

> *„Also, manche Reaktionen sind dann ‚Wann machen wir denn Krankheitslehre?', ‚Wann machen wir <u>Anatomie</u>?'. Und dann auch zurückzumelden, ‚Wissen Sie, Anatomie und Krankheitslehre ist eine <u>Hilfs</u>wissenschaft für uns, die uns unterstützt, als Pflegende so zu arbeiten, dass es für den Patienten gut ist. Und so wird das hier im Unterricht auch sein, dass wir das als Unterstützung dafür nachher nutzen, damit Sie gut pflegen können.' Das brauchen sie <u>absolut</u>. Es ist ganz wichtig, sie müssen die Hautschichten kennen, damit sie nachher Körperpflegemittel einschätzen können, total wichtig, sie müssen auch Krankheitsbilder kennenlernen, um nachher das auch abzuleiten, wie sie pflegerisch vorgehen, aber das alles für den Patienten, der steht im Mittelpunkt. (...) Ja, nach einiger Zeit kommen auch die Nachfragen nicht mehr, wann kommt jetzt Anatomie oder Krankheitslehre. Das ist natürlich, im ersten Block, weil, die erwarten etwas anderes, die müssen jetzt Vokabeln auswendig lernen und dann zu merken, die Vokabeln sind <u>jetzt</u> nicht wichtig. Die sind erst in einem nächsten Moment wichtig. Ich stehe aber auch dafür, dass es auch ganz wichtig ist, nachher in einer Fachsprache zu sprechen. Ich sage ihnen auch ganz deutlich, natürlich müssen sie das auch lernen, aber sie müssen immer wissen, <u>wozu</u>. Sie lernen nicht Anatomie, um die Anatomie zu lernen, sondern, um nachher etwas umsetzen zu können. Bei der Mobilisation, wie bewege ich das Bein, das muss ich dann wissen. Oder auch die Rezeptoren, damit sie einschätzen können, wie ist das denn bei der Basalen Stimulation, was <u>bewirke</u> ich dabei? Wie ist es mit der Hirnentwick-*

> *lung bei so einem frühgeborenen Kind, wenn sie es eincreme?" (Leh_GKiKP_02, Z. 377–399)*

Eine Lehrende startet mit Berührung und Basaler Stimulation® und fährt dann mit Wahrnehmung und Beobachtung fort. Danach werden Anatomie und Physiologie der Haut thematisiert.

> *„Dann kommen, also, wie gesagt, es sind ja erst so Berühren, Berührt-Werden, Basale Stimulation, Wahrnehmung und Beobachtung der Haut. Dann gehören da bei uns auch so ein Stück weit die Hauterkrankungen noch einmal dazu. Oder halt auch Anatomie, Physiologie der Haut, Hauterkrankungen." (Leh_AP_01, Z. 238–241)*

Bezug zum theoretischen Rahmen

Neben der Auswahl ist auch die Reihenfolge der Inhalte im Pflegeunterricht entscheidend für die Entwicklung eines professionellen Pflegeverständnisses. Forschungsarbeiten (u.a. Darmann-Finck, 2010a; Fichtmüller & Walter, 2007) weisen darauf hin, dass Pflegeunterricht noch immer zu stark medizinorientiert ausgerichtet ist und pflegerische Handlungssituationen nicht zum Ausgangspunkt des Unterrichts gemacht werden. So konstatieren Fichtmüller & Walter (2007, S. 313), dass medizinisch-naturwissenschaftliches Wissen von Lehrenden als vordringlich angesehen wird und genuin pflegerisches Wissen über Pflegekonzepte eher vernachlässigt wird. Darmann-Finck führt an, dass Lehrende mit Fällen arbeiten, diese aber häufig nur typische Symptome einer Erkrankung beschreiben, und die „Situationsauffassung lediglich in der Ermittlung der Erkrankung des Patienten" besteht (Darmann-Finck, 2010a, S. 103). Die dann in der Bearbeitung des Falles entwickelten Pflegemaßnahmen zielen primär auf die Unterstützung bei der medizinischen Therapie (Darmann-Finck, 2010a, S. 105).

In der vorliegenden Studie finden sich zur Anordnung der Inhalte entgegengesetzte Positionen wieder: Einige Lehrende erachten es als wichtig, pflegerische Inhalte voranzustellen und bezugswissenschaftliche Inhalte situationsgebunden zu integrieren, während andere Lehrende bewusst bezugswissenschaftliche Inhalte zu Beginn thematisieren, um so genannte Grundlagen zu schaffen (siehe Kapitel 10.7.2 und Kapitel 10.8.2).

9.4 Curriculare Stufung der Körperpflegeinhalte (I.H 4)

Die Handlungskategorie *Curriculare Stufung der Körperpflegeinhalte* (I.H 4) bezieht sich auf die Wissenskategorie *Wissen über die curriculare Anordnung der Körperpflegeinhalte* (II.W 5) und beinhaltet insgesamt *drei Konzepte*, die nachfolgend näher erläutert und belegt werden. Die Konzepte fokussieren, wann und in welchem Umfang die Lernsituation Körperpflege unterrichtet wird und inwieweit die Inhalte zu Körperpflege in der dreijährigen Ausbildung erneut aufgegriffen und somit gestuft über drei Jahre thematisiert werden (siehe Tabelle 9.4).

Tabelle 9.4: Konzepte der Handlungskategorie Curriculare Stufung der Körperpflegeinhalte (I.H 4) mit Zuordnung der Wissenskategorie (eigene Erstellung)

(1) Kognitives Handeln (Planung des Unterrichts) (Hauptkategorie)		
Handlungskategorie: *Curriculare Stufung der Körperpflegeinhalte* (I.H 4) mit Konzepten	Nummerierung	Wissensbereiche mit dazugehörigen Wissenskategorien
	II.	**Pflegedidaktisches Wissen**
Zeitpunkt und Umfang der Lernsituation Körperpflege (Konzept) → Kap. 9.4.1.1	II.W 5	*Wissen über die curriculare Anordnung der Körperpflegeinhalte (Kategorie)*
Stufung der Lernsituation Körperpflege (Konzept) → Kap. 9.4.1.2	II.W 5	*Wissen über die curriculare Anordnung der Körperpflegeinhalte (Kategorie)*
Körperpflege als wiederkehrender Inhalt (Konzept) → Kap. 9.4.1.3	II.W 5	*Wissen über die curriculare Anordnung der Körperpflegeinhalte (Kategorie)*

9.4.1.1 Zeitpunkt und Umfang der Lernsituation Körperpflege (Konzept)

Alle Lehrenden mit einer Ausnahme unterrichten die Lernsituation im ersten Ausbildungsjahr direkt im ersten Block. Ein Lehrender unterrichtet die Lernsituation Körperpflege erst im zweiten Monat.

> *„Also Körperpflegeunterricht bei uns an der Schule findet im zweiten Monat der Ausbildung statt. Also es ist nicht das Erste was wir in, wir nennen es jetzt einfach mal Pflege, unterrichten, sondern findet etwas später statt." (Leh_AP_03, Z. 7–9)*

Alle anderen Lehrenden beginnen zeitnah mit der Körperpflege, sodass diese eine der ersten Lernsituationen innerhalb des ersten Blocks ist, die zu Ausbildungsbeginn unterrichtet werden.

> *„Dieser Unterricht Körperpflege findet immer im Unterkurs statt, in unserem ersten Schulblock. Die Auszubildenden, also unser Ausbildungsstart ist immer der August, und wir fangen an, also der erste Schultag, das ist erst einmal so Kennenlernen. Und wir starten aber dann häufig auch schon am zweiten und dritten Schultag mit dem Unterricht." (Leh_GKP_05, Z. 7–10)*

Einige Lehrende erläutern, dass ganz zu Beginn ein Kennenlernen stattfindet, dann die Körperpflege aber bereits schon eine der ersten inhaltlichen Lernsituationen darstellt.

> *„Haut- und Körperpflege der Unterricht ist bei allen Kursen im allerersten Theorieblock. Das heißt, da sind die Schüler gerade erst angefangen, noch total neugierig, kennen sich untereinander noch nicht richtig und ja. Und gleichzeitig ist es ja auch durchaus eben ein fachlicher Einstieg in das Thema Pflege." (Leh_GKP_01, Z. 7–10)*

Die Lehrende Leh_AP_01 beschreibt eine eindeutige Abfolge der ersten inhaltlichen Themen, die im ersten Block stattfinden. Hierunter fallen auch zu Beginn das Kennenlernen und die Gruppenfindung sowie die Arbeit an der Entwicklung von Lernkompetenzen. Nach Klärung des Pflegebegriffes und Einführung in ein erstes Pflegemodell folgt die Lernsituation Körperpflege.

> *„Ne, nicht ganz so früh. Wir haben schon immer noch ein paar Tage, wo die Gruppe sich erst einmal findet, und wo wir eher so zum Thema ‚Lernen lernen' ein bisschen etwas machen und Gruppenarbeit und Gruppenfindung. (...) Ja, es ist schon am Anfang, aber eigentlich fangen wir immer so mit Gesundheit, Krankheitsverständnis so ein bisschen, überhaupt was Pflege ist und was dazu gehört, ein bisschen Krohwinkel als erstes Pflegemodell, Pflegeprozess, und dann kommen wir irgendwann zur Körperpflege." (Leh_AP_01, Z. 202–209)*

In Bezug auf den Umfang der Lernsituation zur Körperpflege kann eine starke Varianz bei den einzelnen Lehrenden wahrgenommen werden (Tabelle 9.5).

Tabelle 9.5: Übersicht über den Stundenumfang und die Verteilung der Körperpflege-Lernsituation aller Lehrenden (eigene Erstellung)

Lehrende	Umfang der Lernsituation Körperpflege	Verortung der 1. Lernsituation	Stufung der Lernsituation
Leh_GKiKP_04	22–28 Stunden	1. Block	Verteilung über 3 Blöcke
Leh_GKiKP_03	40 Stunden	1. Block	Abgeschlossen
Leh_GKiKP_01	50 Stunden	1. Block	Verteilung über 3 Blöcke
Leh_GKiKP_02	78 Stunden	1. Block	Verteilung über 2 Blöcke
Leh_AP_02	30 Stunden	1. Block	Abgeschlossen
Leh_AP_03	30 Stunden	1. Monat	Über das 1. Jahr verteilt
Leh_AP_01	36 Stunden	1. Block	Abgeschlossen
Leh_GKP_03	46 Stunden	1. Block	Abgeschlossen
Leh_GKP_05	46 Stunden	1. Block	Abgeschlossen
Leh_GKPsy_04	48 Stunden	1. Block	Verteilung über 2 Blöcke
Leh_GKP_01	50 Stunden	1. Block	Abgeschlossen
Leh_GKPsy_02	62 Stunden	1. Block	Abgeschlossen

Den geringsten Umfang hat die Körperpflege-Lernsituation bei der Lehrenden Leh_GKiKP_04 mit 22 bis max. 28 Stunden (variiert je nach Vorankommen). Im Gegensatz dazu weist die Lernsituation bei der Lehrenden Leh_GKiKP_02 mit 78 Stunden den größten Umfang auf. Dazwischen liegt der Stundenumfang bei drei Lehrenden um etwa 30 Stunden (zweimal 30 und einmal 36 Stunden). Die meisten Lehrenden unterrichten Körperpflege im Umfang von 40–50 Stunden (einmal 40 Stunden, zweimal 46 Stunden, einmal 48 Stunden und zweimal 50 Stunden). Die Lehrende Leh_GKPsy_02 hat ebenfalls 46 Stunden angegeben, jedoch kommen zusätzlich noch zwei Tage mit 16 Stunden hinzu, da die Lernsituation Körperpflege mit zwei Praxistagen endet, sodass insgesamt 62 Stunden verwendet werden. Die große Differenz der Stunden ist darauf zurückzuführen, dass die einzelnen Lehrenden unterschiedlich viele weitere Inhalte integrieren, wie z. B. Ekel und Scham oder ausgewählte Hauterkrankungen wie Hautpflege bei Lausbefall. Hinzu kommt außerdem, dass sich bei einigen Lehrenden die Körperpflege auf mehrere Theorieblöcke verteilt und die Stundenzahl somit für mehrere Blöcke angegeben ist. Bei der Angabe der Lehrenden Leh_GKiKP_04 handelt es sich bei den 22–28 Stunden um die Stunden für die erste Einheit im ersten Block. Im zweiten und dritten Block folgenden noch andere Lerneinheiten mit Bezügen zur Körperpflege, wie z. B. die Thematisierung von Herausforderungen bei der Körperpflege im dritten Block.

9.4.1.2 Stufung der Lernsituation Körperpflege (Konzept)

Insgesamt erstreckt sich die Körperpflege bei fünf Lehrenden über zwei oder drei Theorieblöcke. Bei einer Lehrenden ist es davon abhängig, wie die Blöcke und deren Stunden aufgeteilt sind, jedoch favorisiert sie die Teilung der Lernsituation und realisiert dies, um mit den Lernenden ihre in der Praxis gesammelte Erfahrungen zur Körperpflege auszuwerten.

> *„Bis in den zweiten Block hinein. Ich habe jetzt also die restlichen Schwerpunkte dann abgearbeitet, sozusagen. Manchmal ist es auch, je nachdem, wie die Blöcke sozusagen verteilt sind, dass man im ersten Semester das abgeschlossen haben kann. Das ist aber nicht so sinnvoll, (…) weil es gut ist, wenn die erst ein paar praktische Erfahrungen sammeln und man das dann nachher eben auch entsprechend auswerten kann. Also, das ist aber nicht immer gleich. Meistens ist das dann halt entsprechend geteilt." (Leh_GKiKP_02, Z. 184–190)*

Die Inhalte, die sich über die Lernsituationen zur Körperpflege auf zwei oder drei Blöcke beziehen, variieren stark. Bei zwei Lehrenden ist die Lernsituation so unterteilt, dass jeweils die Herausforderungen, sofern sie noch nicht im ersten Block aufgrund der Bedarfe der Lernenden thematisiert wurden, im zweiten oder dritten Block unterrichtet werden. Auch die Lehrende Leh_GKPsy_04 findet es sinnvoll, die Lernsituation zu teilen, um die Herausforderungen nach dem praktischen Einsatz noch einmal aufgreifen zu können.

> *„In den Kursen, in denen ich das unterrichtet habe, habe ich das ganz bewusst so gestaltet, damit ich die einfach nach dem Einsatz noch einmal wieder mit ihren Erfahrungen dann auch sehe und die mir das dann sagen können." (Leh_GKPsy_04, Z. 199–201)*

Bei einer Lehrenden ist die Körperpflege über drei Blöcke verteilt. Während im ersten Block die Körperpflege bei Säuglingen und Erwachsenen und im zweiten Block die Hautbeobachtung und die Hauptpflege im Fokus stehen, geht es im dritten Block z. B. um die Hautpflege bei Scabies und den Umgang mit Windeldermatitis.

> *„Also meistens brauche ich die ersten drei Blöcke, um die Unterrichtseinheit abzuschließen. (...) Im ersten Block ist auf jeden Fall, da sind diese praktischen Dinge, wie Wickeln, Säuglingsbad, Ganzkörperwäsche der Schwerpunkt. (...) Der zweite Block, da ist oft ein Schwerpunkt, wo noch einmal Hautbeobachtung, Hautpflege und da auch die Anatomie, zum Beispiel von der Zelle, um da zu starten, Wasserhaushalt und diese Sachen gemacht werden. Und im dritten Block geht es dann schon, also wir greifen da ein bisschen vor auf die Krankheitslehre, weil in der Kinderklinik sehr häufig mit Scabies und Läusen Schwierigkeiten bestehen, und da haben wir schon so einen Fokus auf, ja das geht ja schon in Richtung des Viererbereichs, also Krankheiten, aber wir ziehen das eben vor. (...) Und, aber auch noch einmal einen Schwerpunkt auf Pflege bei Windeldermatitis." (Leh_GKiKP_01, Z. 205–206; 217–221; 227)*

Bei sieben Lehrenden ist die Lernsituation zur Körperpflege im ersten Block abgeschlossen, wie die beispielhafte Aussage zeigt.

> *„Ist in der Regel auch immer abgeschlossen, ja. Also abgeschlossen heißt, Entschuldigung, heißt, der Unterricht ist als solcher abgeschlossen, ganz ist er nicht, weil die kriegen von mir am Ende dann eine Praxisaufgabe." (Leh_AP_02, Z. 365–367)*

Eine Ausnahme macht die Lehrende Leh_AP_01, die es nicht immer schafft, die Lernsituation im ersten Block abzuschließen, sodass einige Inhalte in den zweiten Block übertragen werden.

> *„Schaffe ich nicht immer. Aber so Ende ersten Block, oder Anfang zweiten Block. Dass man noch so Unterthemen vielleicht noch mit in den zweiten Block nimmt. Ja." (Leh_AP_01, Z. 231–232)*

9.4.1.3 Körperpflege als wiederkehrender Inhalt (Konzept)

Neben den Aussagen zur Stufung der Körperpflege-Lernsituation kann aus den Daten abgeleitet werden, inwieweit der Inhalt Körperpflege über die drei Jahre der Ausbildungszeit erneut aufgegriffen wird. Einige Lehrende führen hierzu an, dass der inhaltliche Gegenstand der Körperpflege in anderen Lernsituationen erneut und mit einem anderen Schwerpunkt thematisiert wird, wie folgende Aussage belegt.

> *„Nicht direkt als Körperpflege, sondern dann integrativ in andere Bereiche. Ich unterrichte ‚Pflege von Menschen mit Störungen im zentralen Nervensystem', und da kommt die Körperpflege auch noch einmal wieder vor. Dann aber unter der entsprechenden situativen Perspektive des Klienten nach einem Schädel-Hirn-Trauma. (...) Die Patienten, also, die Fallsituation, die ich dann habe, ist ein Patient, der sich selbst nicht mehr ausdrücken kann. Das heißt, es fällt ein ganz wichtiger Punkt weg, den ich vorher im ersten Block hatte. Ich kann den Klienten fragen. Der Patient ist in seinen Bewegungen sehr stark eingeschränkt. Die Ganzkörperwaschung im Bett*

mache ich auch am Anfang, aber das ist kein wahrnehmungseingeschränkter Patient. Das ist ein Patient, der hat eine leichte Gehirnerschütterung und muss im Bett ruhig liegen blieben. So. Jetzt ist eine andere Qualität. Der Patient kann sich nicht äußern, es ist schwierig, dass eine Bewegung stattfindet. Es ist ein Mensch nach einem Verkehrsunfall mit einer Beckenfraktur. Das heißt, auch da sind andere Kompetenzen gefragt, wie kriege ich den Patienten auf die Seite, wie muss ich jetzt die Reihenfolge der Körperpflege der Situation des Klienten anpassen. Und, das ist ein ganz anderer Schwierigkeitsgrad. (...) Und damit, ja, ich sage mal so, wir haben das nicht aufgebaut wie ein Spiralcurriculum. Da gucke ich nur bei meinen Unterrichtseinheiten, die dann so aufeinander aufbauen, dass ich gucke, dass der Lernprozess sich auch entsprechend entwickelt, und dass dann auch andere Schwierigkeitsgrade entsprechend da sind." (Leh_GKiKP_02, Z. 735–739; 744–762)

Die Lehrende Leh_GKiKP_02 stuft den Inhalt Körperpflege insofern, als sie zu Beginn der Ausbildung die Körperpflege bei Menschen mit wenigen Einschränkungen thematisiert und im weiteren Verlauf die Komplexität steigert. Sie bearbeitet dann mit den Lernenden eine Situation, in der ein stark wahrnehmungseingeschränkter zu pflegender Mensch Hilfe bei der Körperpflege benötigt. Die Lehrende zeigt mit ihrer Aussage aber auch auf, dass die Stufung von Inhalten in ihrer Komplexität von einzelnen Lehrenden abhängig ist und dass es kein gemeinsames Spiralcurriculum gibt. Eine ähnliche Aussage trifft die Lehrende Leh_GKP_03, denn auch sie greift die Körperpflege in von ihr unterrichteten Lernsituationen erneut auf, kann aber nicht einschätzen, ob ihrer Kollegen dies ebenfalls tun.

„Also, ich mache ja dieses Thema und habe dann ‚Ekel und Scham', da kommt man noch einmal auf Intimpflege vielleicht, also automatisch zu sprechen und dann mache ich ‚Schwangere und Wöchnerinnen', da ist natürlich auch noch einmal wieder ein Anteil, so sprich zum Beispiel ein Abspülen des Genitals nach einer Geburt zum Beispiel, oder Hilfe bei der Körperpflege nach einer Sectio, also da entsprechend auch Anteile der Hilfe postoperativ. Aber da wird nur noch einmal so kurz darauf hingewiesen, ja und dann mache ich noch die gynäkologischen Erkrankungen und da ist das Gleiche dann wieder: Vaginale Operationen, Abspülen so, Duschen gehen können, Baden, ja, wann ‚ja', wann ‚nein', so, also da würde man dann kurz noch einmal darauf kommen, aber das ist, glaube ich, eine individuelle Sache, weil ich diese Lerneinheiten so mache und ich weiß es tatsächlich nicht, ob es bei dem Kollegen auch drin vorkommt." (Leh_GKP_03, Z. 758–770)

Die Lehrende Leh_GKiKP_01 argumentiert zweideutig. Einerseits sagt sie, dass die Inhalte curricular nicht wieder aufgegriffen werden, andererseits benennt sie einige Lernsituationen, in denen die Körperpflege dennoch einfließt. Der Widerspruch in der Aussage kann darauf zurückgeführt werden, dass es keine einheitliche curriculare Verortung gibt, in welchen Lernsituationen welcher Inhalt zur Körperpflege in welchem Umfang in den drei Jahren erneut vorkommt. Hier kann interpretiert werden, dass die Integration von Körperpflegeinhalten in andere Lernsituationen auch wieder von einzelnen Lehrenden abhängt.

> *„Curricular würde ich sagen weniger, wobei es ja immer wieder einfließt. Also, je nachdem, welche Pflegemaßnahmen. Also einfließen tut es schon, wenn ich jetzt denke, Ausscheiden, das hat ja auch etwas mit Körperpflege zu tun. Sich bewegen, die Lerneinheit, wenn wir über Dekubitus sprechen, da kommt natürlich auch, spielt ja die Hautpflege auch eine Rolle, also es fließt schon immer wieder ein, würde ich sagen. Aber curricular wird es nicht mehr aufgegriffen. Nicht so, ja. (I: Nicht so geplant.). Nicht geplant. Wobei ich denke, dass, es spielt ja, es schwingt ja überall mit. Oder bei Vielem schwingt es mit." (Leh_GKiKP_01, Z. 245–252)*

Auch die Lehrende Leh_GKiKP_03 unterrichtet Inhalte zur Körperpflege im weiteren Verlauf. Sie führt auf die Frage nach einer curricularen Stufung an, dass die Schule kein Curriculum hat, sondern die Unterrichte den Lerneinheiten der NRW-Richtlinie folgen. Demnach ist Körperpflege im ersten Block abgeschlossen, wird aber dann im dritten Ausbildungsjahr bei der Thematisierung von Erkrankungen erneut aufgegriffen. Etwas unklar bleibt an dieser Stelle, ob es sich dann um eine reine Wiederholung handelt oder ob spezifische Inhalte wie die Ganzkörperwaschung nach dem Bobath-Konzept (Bobath & Bobath, 2005) neu eingeführt werden.

> *„Dazu muss ich sagen, dass wir aktuell hier die Situation haben, dass wir kein Curriculum haben, sondern letztendlich eine Abfolge der Lerneinheit aus der verbindlichen Richtlinie für Nordrhein-Westfalen. <u>Körperpflege</u> als solches kommt nicht mehr, die Körperpflege wird im ersten Blockunterricht abgeschlossen, beziehungsweise die Haarpflege als Sonderbereich eventuell auch im zweiten. Ansonsten wird Körperpflege insofern nochmal thematisiert, dass man es ja nicht außen vorlassen kann, wenn man dann im dritten Ausbildungsjahr diese etwas speziellere Situationen benennt. Krankheitsbedingte Einschränkungen, wenn ich dann den Apoplex behandele, dann muss ich natürlich noch einmal die Pflege nach Bobath, dann bin ich ja mal bei der basalen Stimulation, und dann wird das sicherlich auch noch einmal zugrunde gelegt oder die Schüler müssen es wiederholen." (Leh_GKiKP_03, Z. 316–325)*

Die Lehrende Leh_GKPsy_04 führt anhand von zwei Beispielen eine Wiederkehr der Körperpflegeinhalte an, zum einen im Rahmen von Beratung im zweiten Ausbildungsjahr und zum anderen in Bezug auf die Pflegeplanung ebenfalls im zweiten Ausbildungsjahr. Die Lehrende erläutert, dass sie bewusst ein Beispiel zur Pflegeplanung gewählt hat, indem die Körperpflege Gegenstand ist, um den Lernenden eine Transferleistung zu ermöglichen.

> *„Das Thema Körperpflege kommt im zweiten Ausbildungsjahr noch einmal zum Thema Beratung, wenn wir ‚Zu pflegefachlichen Inhalten beraten' anbieten, dann ist das noch einmal wieder ein Thema, das aufgegriffen werden kann. (...) Aber sie haben einen ersten Berührungspunkt damit schon einmal gehabt, und das greife ich dann, weil ich den Pflegeprozess dann auch im Rahmen Pflegeplanung den unterrichte ich, und da greife ich das noch einmal auf, weil, da habe ich <u>extra</u> und bewusst ein Fallbeispiel im zweiten Ausbildungsjahr gewählt, wo es aber auch um Grundpflegeunterstützung geht, jetzt haben wir das da auch, haben <u>doch</u> noch einmal eine Verknüpfung." (Leh_GKsyP_04, Z. 279–281, 599–604)*

Die Aussage eines anderen Lehrenden zeigt einerseits, dass Körperpflege an verschiedenen Stellen sowohl in der Theorie als auch in der Praxis in Prüfungssituationen erneut aufgegriffen wird, jedoch wird in der Aussage auch deutlich, dass die Inhalte in der Theorie nur kurz angerissen werden. Der Lehrende spricht hier von einem „Nebensatz". Es scheint auch hier nicht der Fall zu sein, dass es sich um eine systematische, curriculare Stufung der Körperpflegeinhalte handelt.

> *„Es kommt im, ja im Zwischenexamen kommt das vor, (...) das haben wir ja in der Mitte ungefähr, aber es kommt vor in den Lernstanderhebungen. Das sind unsere praktischen Zwischenprüfungen, ja als praktische Einheit. Aber es kommt auch noch im dritten Schulblock beim Pflegeplanungs-Seminar drin vor, also wenn dann so die Pflege geplant wird (...), da kommt es da auch nochmal vor. Natürlich dann wird nochmal aktiviert, aha welches Pflegeprodukt kann ich bei der und der Situation Hautpflege Creme, Salbe, kann da angewendet werden oder auch nicht. Aber sonst, ne, ach doch, vielleicht wenn ich das bei Leber, Galle, Pankreas im Oberkurs, 11. Schulblock, wenn über Juckreiz gesprochen wird, da wird es noch mit verortet, aber auch nur so, ach fast in einem Nebensatz. Ja, und ich spreche das auch bei Leber, Galle, Pankreas an, wenn also Aszites, Gelbsucht und so etwas beobachtet wird." (Leh_GKP_05, Z. 726–737)*

Bei zwei Lehrenden (Leh_GKiKP_04; Leh_GKP_05, Z. 520–521) wird zudem deutlich, dass Körperpflege im Rahmen der Pflege von Neugeborenen und Säuglingen noch einmal als separate Lerneinheit thematisiert wird.

> *„Sie hatten ja auch gesagt wie das, wie ich mir das vorstelle von der generalistischen Ausbildung, ich unterrichte ja jetzt auch hier schon Neugeborene und kranke Kinder pflegen. Im Zuge dessen gehe ich insbesondere in diesen Themenbereichen auch nochmal auf die Hautpflege bei Kindern ein und auch Hautveränderung, insbesondere bei Infektionskrankheiten, die Kinder ja nun mal häufiger haben als Erwachsene und die auch sehr häufig in Kombination mit Hautausschlägen auftreten." (Leh_GKiKP_04, Z. 722–728)*

Zusammenfassend lässt sich festhalten, dass eine große Differenz im zeitlichen Umfang der Körperpflege-Lernsituation vorherrscht. Im Kontext der curricularen Stufung lassen sich aus den Daten nur wenige prägnante und begründete Aussagen zu einem systematischen curricularen Aufbau herleiten. Vielmehr zeigen die Ergebnisse, dass eine Stufung eher personengebunden als institutionell verankert ist.

9.5 Gesetzliche und pflegedidaktische Legitimation der Körperpflegeinhalte (I.H 5)

Lehrende orientieren sich bei der Auswahl an den Körperpflegeinhalten häufig in erster Linie an den gesetzlichen Vorgaben und legitimieren ihre Inhalte in Nordrhein-Westfalen über die empfehlende Richtlinie für die staatlich anerkannten Kranken- und Kinderkrankenpflegeschulen in NRW (MGSFF, 2003). Darüber hinaus führen Lehrende für die curriculare Legitimation die schulinternen Konzepte an. Aus den Ergebnissen geht hervor, dass einige Schulen kein schulinternes Curriculum haben, sondern in ihrer Abfolge des Unterrichtens den Vorgaben der NRW-Richtlinie folgen. Wenige Lehrende legitimieren ihre Inhalte (pflege-)didaktisch. Im Folgenden werden die *zwei Konzepte gesetzliche und curriculare Legitimation* und *didaktische Legitimation* (Tabelle 9.6) näher erläutert und belegt.

Tabelle 9.6: Konzepte der Handlungskategorie Gesetzliche und pflegedidaktische Legitimation der Körperpflegeinhalte (I.H 5) mit Zuordnung der Wissenskategorie (eigene Erstellung)

(1) Kognitives Handeln (Planung des Unterrichts) (Hauptkategorie)		
Handlungskategorie: *Gesetzliche und pflegedidaktische Legitimation der Körperpflegeinhalte* (I.H 5) mit Konzepten	**Nummerierung**	**Wissensbereiche mit dazugehörigen Wissenskategorien**
	II.	**Pflegedidaktisches Wissen**
Gesetzliche und curriculare Legitimation (Konzept) → Kap. 9.5.1.1	II.W 6	*Wissen über die Legitimation der Körperpflegeinhalte (Kategorie)*
Didaktische Legitimation (Konzept) → Kap. 9.5.1.2	II.W 6	*Wissen über die Legitimation der Körperpflegeinhalte (Kategorie)*

9.5.1.1 Gesetzliche und curriculare Legitimation (Konzept)

Einige Lehrende führen auf die Frage nach der Legitimation ihrer Inhalte einerseits die Richtlinie für NRW und andererseits ihr schulinternes Curriculum an. Da die Aussagen häufig direkt miteinander verknüpft sind, werden die Aussagen in diesem Abschnitt als gemeinsames Konzept: *gesetzliche und curriculare Legitimation* zusammengefasst. Inwieweit sich das schulinterne Curriculum von der empfehlenden Richtlinie abgrenzt, kann aus den Daten nicht geschlussfolgert werden. Die Aussage des Lehrenden Leh_AP_02 offenbart allerdings eine unpräzise Verwendung der Begrifflichkeiten. Es wird zum einen von Lehrplan und Curriculum als zwei sich unterscheidende Konstrukte gesprochen und zum anderen wird der Begriff „unser Lehrplan“ stellvertretend für Curriculum genutzt. Dieses Phänomen, dass die

Begriffe Lehrplan[49] und Curriculum[50] unscharf im pädagogischen Sprachgebrauch verwendet werden, tritt nicht selten auf.

> *„Das eine ist der Lehrplan, dann natürlich das Curriculum, also da ist jetzt nichts, was ich hier mache, was nicht im Curriculum, also von der also der Richtlinie NRW, was darinsteht, also so, das ist der Rahmen. Das habe ich auch immer als Erstes, habe ich als Folie, das zeige ich denen auch immer, ‚Das sagt die Richtlinie. Das sagt unser Lehrplan.' Das sind so grob/, ich sage jetzt einmal grob die Themenbereiche." (Leh_AP_02, Z. 989–993)*

Die folgende Aussage belegt ebenfalls die Orientierung der Legitimation an der Richtlinie sowie am eigenen Curriculum.

> *„Also zum einen, natürlich haben wir unser Curriculum, wo die Inhalte drinstehen. Natürlich haben wir unser Curriculum, was sich auf die Ausbildungsrichtlinie stützt in den Inhalten und Zielen und haben natürlich da auch viele Vorgaben, die ich natürlich auch abhandle und natürlich gibt es einen Spielraum für mich im Unterrichten, sozusagen, den ich dann noch darüber hinaus ausbauen kann, ich nenne es einmal so." (Leh_GKPsy_02, Z. 87–92)*

Darüber hinaus führen einige Lehrende explizit an, dass sie kein eigenes schulinternes Curriculum haben, sondern die Lerneinheiten in der Abfolge der in der Richtlinie für NRW vorgegebenen Lerneinheiten unterrichten.

> *„Dazu muss ich sagen, (...) dass wir kein Curriculum haben, sondern letztendlich eine Abfolge der Lerneinheit aus der verbindlichen Richtlinie für Nordrhein-Westfalen." (Leh_GKiKP_03, Z. 316–318)*

Auch die Lehrende Leh_GKP_03 verweist darauf, dass die Schule kein eigenes Curriculum hat, sondern sich an den Lerneinheiten der Richtlinie für NRW orientiert.

> *„Also der erste Weg ist tatsächlich ja Curriculum, Richtlinie, sage ich einmal, wir haben gar kein richtiges Curriculum, ‚Psst', nicht verraten. Ist die Richtlinie, also da stehen ja nun einmal Inhalte drin. Das ist so der erste Blick eigentlich, sage ich einmal." (Leh_GKP_03, Z. 806–808)*

Der Lehrende Leh_AP_03 spricht in diesem Zusammenhang noch von einem Stoffverteilungsplan.

> *„Im Moment ist es bei uns so an der Schule, man muss de facto sagen, wir haben kein Curriculum, wir haben einen Stoffverteilungsplan, und das war es." (Leh_AP_04, Z. 1449–1450)*

---

49 Ein (Rahmen-)Lehrplan ist eine gesetzliche Vorgabe auf Landes- und/oder Bundesebene, der einen Rahmen für die curriculare Arbeit stellt. In einem Lehrplan werden Inhalte, Ziele und verfügbare Stunden aufgelistet, die in keiner logischen Reihenfolge abgebildet werden.

50 Ein Curriculum ist eine systematische und entwicklungslogische Anordnung von konstruierten Lernsituationen, in denen mehr als Inhalte, Ziele und Stunden abgebildet sind. Der Lehrplan dient als Vorgabe, aus dem ein schulinternes Curriculum von den Lehrenden entwickelt werden muss (Bader & Müller, 2002; Tramm, 2002).

9.5.1.2 Didaktische Legitimation (Konzept)

Neben der gesetzlichen und curricularen Legitimation finden sich in den Ergebnissen der Daten auch vereinzelt Hinweise auf die didaktische Legitimation der Inhalte. Jedoch gibt es überwiegend Aussagen dazu, dass die Inhalte nicht pflegedidaktisch oder berufspädagogisch legitimiert werden. Das erste Zitat bezieht sich auf die Frage durch die Interviewerin, ob neben den pflegewissenschaftlichen Inhalten auch pflegedidaktische Konstrukte hinzugezogen werden. Die Frage wird verneint, jedoch scheint die Frage einen Anreiz zur weiteren Arbeit anzuregen, wie die Lehrenden auch nach dem Interview erklärt.

> *„Nö. (...) Ja, sehr gute Frage, da kann ich ja noch einmal etwas, ja." (Leh_GKiKP_02, Z. 611, 621)*

Die Lehrende Leh_GKP_03 wird gefragt, inwieweit sie pflegewissenschaftliche oder pflegedidaktische Studien zur Planung des Unterrichts hinzuzieht. Sie verneint dies und fühlt sich unangenehm exponiert, woraufhin das Gespräch durch eine fokussierte Frage der Interviewerin erweitert wird. Die Lehrende bestätigt die Vermittlung ihres Erfahrungswissens und räumt ein, dass es möglicherweise zu den Inhalten Studien gibt, die sie aber nicht nutzt.

> *„I: Oder ich kann, ich stelle die Frage ein bisschen anders. Sie haben vorhin ja <u>ganz</u> viel zum Beispiel darüber gesprochen, was Ihnen wichtig ist in Bezug auf Körperpflege: die <u>Nähe</u>, die körperliche Nähe, die <u>Sensibilisierung</u> dafür. Da haben ja, gibt es ja zum Beispiel Ergebnisse oder Kolleginnen, die sich damit beschäftigt haben, ich sage einmal Stichwort ‚Leiblichkeit oder so, das wäre ja ein/, das ist ja <u>eigentlich</u> das, was Sie auch <u>machen</u>, aber Sie thematisieren es nicht auf einer theoretischen Ebene. Kann ich das so/"*
>
> *„Leh_GKP_03: Das haben Sie jetzt schön gesagt, ja. Ja, würde ich, würde ich, ja, ja, ja, ja, ich habe tatsächlich, das mag ja auf irgendeiner Studienlage <u>beruhen</u> so bestimmte Artikel, die man tatsächlich findet." (Leh_GKP_03, Z. 971–981)*

Der Lehrende Leh_AP_03 führt in Bezug auf die Frage, was ihn bei der Auswahl der Inhalte leitet, an, dass ihn keine pflegedidaktischen Konstrukte bei der Auswahl leiten. Er benennt die Arbeit von Annerose Bohrer (2013) zum Selbstständigwerden in der Praxis ebenso wie die pflegedidaktischen Werke von Karin Wittneben (z. B. 2003) und Ingrid Darmann-Finck (z. B. 2010a), macht aber deutlich, dass diese ihn (noch) nicht leiten. Er selbst gibt als Grund hierfür an, dass er sich erst seit letztem Jahr mit pflegedidaktischen Arbeiten beschäftigt.

> *„Ich kann nicht von mir behaupten, dass mich pflegedidaktische Studien, pflegedidaktische Qualifikationsarbeiten hierbei in irgendeiner Form geleitet <u>hätten</u>. Ich finde so Aspekte davon teilweise wieder, <u>Bohrer</u>, Selbstständigwerden in der Praxis, die Idee dahinter finde ich hier auch wieder, auch wenn Bohrer eigentlich eher in der Praxis unterwegs ist, aber die sind dann eher so von hinten raus da rein gearbeitet worden. Das mag auch daran liegen, dass ich mich eigentlich erst in diesem Jahr oder seit Ende letzten Jahres mit pflegedidaktischen Arbeiten beschäftige oder be-*

schäftigt habe, aber dass ich hier eine Wittneben hier zugrunde gelegt hätte oder Darmann-Finck oder sowas, kann ich von mir nicht behaupten, kann ich wirklich nicht behaupten." (Leh_AP_03, Z. 1416; 1420–1421; 1427–1435)

Der Lehrende Leh_GKP_05 erläutert auf die Frage nach der theoretischen Orientierung, dass er sich auf zwei Konstrukte beruft, einerseits auf das pflegedidaktische Modell des Strukturgitteransatzes von Ulrike Greb (2003) und andererseits auf das allgemeindidaktische Modell der kritisch-konstruktiven Didaktik von Wolfgang Klafki (2007). Beides leitet ihn dazu, sich mit aktuellen Themen und Fragestellungen auseinanderzusetzen. Bei Klafki (2007, S. 271) ist dies der Gegenwartsbezug und bei Greb (2003, S. 69) sind es die gesellschaftlichen Widersprüche der Pflege. Der Lehrende äußert, die Modelle im Hinterkopf zu haben. Auf Nachfrage, welche konkreten Aspekte der Modelle er hinzuzieht, bleibt die Antwort übergeordnet. Vielmehr argumentiert der Lehrende, die Modelle gut zu finden, im Hinterkopf zu haben, aber nicht mehr aus der Schublade zu holen.

> *„Das ist Greb mit dem Netz, mit dem Gitter, das habe ich so im Hinterkopf, und da gucke ich so, da ist er auch, das aktuelle was dann da gefragt wird. Und den Klafki habe ich auch noch im Hinterkopf, weil ich immer so nach Klafki auch so Lerneinheiten auseinandergepflückt habe und der auch das Aktuelle noch in das Geschehen mit rein, und das mache ich ja, wenn ich dann so überlege und dann, weil das gefällt mir aus diesem Modell besonders gut, (...) ich hole es aber nicht mehr aus der Schublade, ich habe das so für mich verortet, weil ich viele Übungen, weil ich das einfach gut finde, also das ist auch nach Mustermann modifiziert, also da gucke ich so mit meiner Brille auch nochmal drauf und habe da auch nur, also so einen Teilaspekt nehme ich dann." (Leh_GKP_05, Z. 890–896)*

Die Orientierung an der Gegenwart und an den aktuellen pflegerischen und gesellschaftlichen Herausforderungen zeigt sich bei dem Lehrenden Leh_GKP_05 darin, dass er aktuelle Inhalte in die Lernsituation einfließen lässt, auch wenn diese (noch) nicht im Curriculum verankert sind, wie das Beispiel zu Missbrauch zeigt. Der Lehrende zeigt in seiner Erklärung, dass er sich mit verschiedenen Informationskanälen beschäftigt, um zeitgemäße Inhalte in seinem Unterricht aufzugreifen.

> *„Und, was so nicht im Curriculum steht, aber Curriculum ist ja auch Lesenssache, was ich mittlerweile drin habe ist Kindesmisshandlung, das ist für mich noch einmal wichtig geworden (I: Warum?). Weil ich selbst schon im Krankenhaus erlebt habe, Kindesmisshandlung, wir haben hier eine große Kinderklink, und da kriegt man natürlich Dinge mit und da bin ich auch wieder durch meinen Alltag, also ich lese die Tageszeitung, die FAZ, und wenn ich dann so etwas mitbekomme oder die Tagesschau, also das sind solche Impulse die ich mitbekomme, und wenn ich mir prekäre Situationen oder Lebenssituationen von jungen Eltern angucke, oder die Zahl, dass solche Missbrauchsfälle eben steigen (...)." (Leh_GKP_05, Z. 195–202)*

Ein weiteres Indiz für die geringe Nutzung pflegedidaktischer und berufspädagogischer Konstrukte zur Legitimation zeigt sich darin, dass Lehrende auf die Frage, was sie theoretisch bei der Auswahl der Inhalte leitet, ausschließlich pflegewissenschaftliche Konzepte und ein Pflegemodell anführen.

> *„Das Konzept der Basalen Stimulation finde ich ausschlaggebend. Oder finde ich einen guten Ausgangspunkt dazu. Naja, so viele Konzepte gibt es dazu gar nicht. Jetzt spezielle Konzepte der Körperpflege, da würde mir gar nicht so viel einfallen. (...) Und die aktivierende Pflege als ein Teilkonzept ist natürlich, oder finde ich auch immer wichtig, einzubeziehen, auch als handlungsleitendes Prinzip, Ressourcenförderung. Krohwinkel setzen wir meistens auch so mit an den Anfang, damit man diesen Teilbereich, dieses Bedürfnis, sich waschen oder sich pflegen auch noch einmal erst definiert, was es überhaupt bedeutet." (Leh_AP_01, Z. 561–568)*

Zusammenfassend zeigen die Ergebnisse zeigen, dass Lehrende ihre Inhalte überwiegend über die gesetzlichen Vorgaben legitimieren. Eine systematische, pflegedidaktische Legitimation der ausgewählten Inhalte findet wenig statt. Die Lehrenden verfügen über ein differenziertes *Wissen über die Ziele des Körperpflegeunterrichts* (siehe Kapitel 8.3.1), die implizit viele Anforderungen der Pflegedidaktik wiedergeben (Walter & Dütthorn, 2019), jedoch belegen die Lehrenden dies nicht unter Zuhilfenahme pflegedidaktischer Arbeiten und Begrifflichkeiten.

9.6 Repräsentation der Körperpflegeinhalte (I.H 6)

Nachdem in den vorherigen Kapiteln die Handlungskategorien zur Planung des Unterrichts und somit kognitive Handlungskategorien beschrieben und belegt wurden, wird in diesem Kapitel die Handlungskategorie *Repräsentation der Körperpflegeinhalte* (I.H 6) als erste der drei Kategorien des realen Handelns im Kontext der Durchführung von Unterricht fokussiert.

Bei der Repräsentation der Inhalte geht es um die verschiedenen Darstellungsformen von Inhalten, die es Lehrenden ermöglichen, die Körperpflegeinhalte für die Lernenden zugänglich und nachvollziehbar abzubilden. An dieser Stelle werden exemplarisch die zentralsten Darstellungsformen erläutert und belegt. Hierzu zählen die *Konzepte Analogien, Filme, Bilder und Modelle* sowie *Demonstrationen.*

Tabelle 9.7: Konzepte der Handlungskategorie Repräsentation der Körperpflegeinhalte (I.H 6) mit Zuordnung der Wissenskategorie (eigene Erstellung)

(2) Reales Handeln (Durchführung des Unterrichts) (Hauptkategorie)		
Handlungskategorie: *Repräsentation der Körperpflegeinhalte* (I.H 6) mit Konzepten	Nummerierung	Wissensbereiche mit dazugehörigen Wissenskategorien
	II.	**Pflegedidaktisches Wissen**
Analogien (Konzept) → Kap. 9.6.1.1	II.W 7	*Wissen über Darstellungsformen der Körperpflegeinhalte (Kategorie)*
Filme (Konzept) → Kap. 9.6.1.2	II.W 7	*Wissen über Darstellungsformen der Körperpflegeinhalte (Kategorie)*
Bilder und Modelle (Konzept) → Kap. 9.6.1.3	II.W 7	*Wissen über Darstellungsformen der Körperpflegeinhalte (Kategorie)*
Demonstrationen (Konzept) → Kap. 9.6.1.4	II.W 7	*Wissen über Darstellungsformen der Körperpflegeinhalte (Kategorie)*

9.6.1.1 Analogien (Konzept)

Wenige Lehrende arbeiten mit Analogien, um Körperpflegeinhalte für Lernende verständlich zu machen. In den Daten konnte eine prägnante Analogie einer Lehrenden eruiert werden. Die Lehrende Leh_GKiKP_01 nutzt für das anatomische und physiologische Verständnis der Zelle und ihrer Zellorganellen die Analogie der Stadt, die sie prägnant darstellt.

> *„Ja, im weiteren Verlauf fließt auch zum Beispiel Anatomie ein, und das ist ja <u>sehr</u> theoretisch, zum Beispiel Zellorganellen, und da habe ich etwas ganz Gutes gefunden. Das erarbeite ich mit den Schülern anhand einer Analogie. Da gibt es, das ist die Analogie zu einer Stadt. Da müssen die Schüler sich überlegen, was braucht denn eine Stadt, damit sie funktionieren kann. Und dann finden die natürlich recht schnell, dass das ja eben ein Rathaus braucht, das alles steuert oder Müllabfuhr und solche Sachen. Und dann übertragen wir das auf die Zelle. Die Zelle funktioniert auch <u>nur</u>, wenn es eben einen Zellkern gibt, der alles steuert. Oder die Zellmembran entspricht einer Stadtmauer. Und so versuche ich eben, zum einen, dass sie sich das besser merken können, aber auch um dieses ganz Abstrakte irgendwie ein bisschen umzusetzen." (Leh_GKiKP_01, Z. 665–675)*

9.6.1.2 Filme (Konzept)

Mehrere Lehrende setzen Filme zu verschiedenen Körperpflegeinhalten ein. Drei Lehrende setzen einen Film zur basalen Stimulation ein. Dabei wird deutlich, dass dieses Material jeweils auf die spezifische Altersgruppe der zu pflegenden Menschen abgestimmt ist. Demzufolge setzen zwei Lehrende aus der Gesundheits- und Kinderkrankenpflege jeweils einen Film zur Basalen Stimulation eines Kindes ein.

> *„Genau, also wir bereiten das vor, da zeigen wir noch einmal einen Film zur Basalen Stimulation, wo eben beispielhaft ein Kind gewaschen wird basalstimulierend. Dann reflektieren wir die Filmsequenz, dann arbeiten die noch einmal eine Handlungskette aus." (Leh_GKiKP_01, Z. 635–637)*

In allen Fällen werden die Filme als positive Beispiele, z.B. für eine wertschätzende Haltung wie die Aussage verdeutlicht, herangezogen und nicht zur Fehleranalyse eingesetzt.

> *„Ein weiteres Beispiel wäre für mich jetzt im Rahmen, zum Beispiel Basaler Stimulation, anhand von Fallsituationen eben auch zu diskutieren, wie sieht das aus bei diesem Kind. Da, ich habe eine Filmsequenz von einem Kind mit einer mehrfachen Behinderung, das, wo eine Körperpflege durchgeführt wird, und man sieht sehr deutlich, dass es dem Kind gut damit geht. Und dann auch so zu diskutieren, was hat die Pflegende denn gemacht, was für eine Haltung hatte die denn, dass das Kind sich da wohl fühlen kann. Das kann man daran sehr gut sehen." (Leh_GKiKP_02, Z. 354–360)*

Eine Lehrende aus der Altenpflege setzt einen Film zur Basalen Stimulation in der Altenpflege ein.

> *„Und ich habe einen sehr schönen Film, finde ich, den ich immer noch einmal einsetze: Basale Stimulation in der Altenpflege, der das Thema auch noch einmal aufgreift. Und der berührt auch viele Schüler, weil der, ja wirklich auch direkt konkrete Pflegesituationen zeigt und auch die Auswirkungen von Berührung." (Leh_AP_01, Z. 114–117)*

Ein Lehrender setzt einen Film zu Kindesmisshandlung ein, um die Lernenden für diese Art Situationen zu sensibilisieren. Im Rahmen der Körperpflege können Anzeichen von Misshandlung wahrgenommen, da hierbei eine zielgerichtete Hautbeobachtung durchgeführt wird und z.B. auffällige blaue Flecken identifiziert werden können. Die Lernenden reagieren sehr geschockt auf den Film, vor allem, wenn Auszubildende aus der Gesundheits- und Kinderkrankenpflege zugegen sind, wie der Lehrende erläutert.

> *„Weil ich selbst schon, also im Krankenhaus erlebt habe Kindesmisshandlung, wir haben hier eine große Kinderklink, und da kriegt man natürlich Dinge mit und da (...) habe ich einen ziemlich guten Film gefunden, den ich gerne zeige, um auch so ein bisschen aufmerksam zu machen. (...) Je nachdem, ob ich noch Kinderkrankenpflegende mit in der Klasse habe, also die sind von dem Film schon sehr geschockt. Es ist eine Dokumentation, seriös in der ARD gelaufen, wo zwei Kriminalbeamte aus Berlin bei ihrer Arbeit begleitet werden, und dann sieht man eben auch eine Gerichtsmedizinerin, die auch Bilder zeigt und dann auch so Verletzungsmuster." (Leh_GKP_05, Z. 197–204; 213–216)*

Eine weitere Lehrende setzt im Rahmen der Lernsituation zur Körperpflege zwei Filme zu Hautpflege und Hautbeobachtung ein. Der erste Film fokussiert die Bedeutung der Haut und der Hautpflege sowie Intimzonen und den Umgang damit und ist aus der Serie Quarks und Co.

> *„Da geht es nochmal allgemein, was ist das Besondere an der Haut, also es ist eigentlich eine Wiederholung auch thematisch zu dem, was wir schon besprochen haben. Die Bedeutung Hautpflegeprodukte. Ich mag die Dokumentarfilme von Quarks und Co. sehr gerne, weil die auch sehr informativ sind. Kommunikationsmittel werden da auch nochmal aufgegriffen, Intimzonen, gerade was das Sexuelle angeht, weil das finde ich, ist auch ein wichtiger Bereich der eigentlich viel zu selten auch in der Pflegeausbildung thematisiert wird." (Leh_GKiKP_04, Z. 231–236)*

Der zweite Film nimmt auch die Hautbeobachtung in den Blick aber unter der Perspektive des Alterungsprozesses der Haut. Zusätzlich werden kulturelle Aspekte bezüglich verschiedener Hauttypen thematisiert. Die Lehrende schildert, dass insbesondere der zweite Film sehr einprägsam ist.

> *„Ich zeige im Zuge dessen auch immer ein Video, das ist von einem plastischen Chirurgen, aber ich finde das sensationell. Da wird eine asiatische Frau gezeigt, die vom Säugling an her altert, und anhand dieser Spanne sieht man auch, wie sich im Alter die Haut verändert. Und auch die Schüler geben mir, insbesondere bei diesem Video, die Rückmeldung, dass sie zwar schon viele gesehen haben, die in diese Richtung geht, das ist ja jetzt auch keine Besonderheit, die jetzt heraussticht, aber der Altersprozess geht so minimal, dass man wirklich gespannt drauf gucken muss, und natürlich verändert sich das Bild dann schon massiv zu dem Ursprungsbild. Aber es ist so langsam fortschreitend, dass man genau hingucken muss. Und man muss natürlich sagen, das ist dann noch mal ein kulturelles Thema, das greift man dann natürlich dann auch auf. Asiaten haben dickere Haut als wir Europäer und dementsprechend ist auch die Faltengebung eine andere als bei uns." (Leh_GKiKP_04, Z. 691–702)*

9.6.1.3 Bilder und Modelle (Konzept)

Mehrere Lehrende setzen verschiedene Bilder zu Körperpflegeinhalten in Formen von Grafiken, Schaubildern oder Piktogrammen ein. Eine Lehrende verwendet beispielsweise Bilder zu anatomischen Begebenheiten der Intimbereiche.

> *„Wissensinput auch mithilfe von unterstützenden Bildern ist die Intimpflege, dass sie noch einmal ganz genau klarkriegen, was ist was, Überblick. (I: Mit anatomischen Modellen oder machen Sie es mit Bildern?) Ich mache es mit Bildern." (Leh_GKiKP_03, Z. 1030–1033)*

Eine andere Lehrende nutzt ein Schaubild, um die Häufigkeit von Berührungen von zu pflegenden Menschen durch Pflegende im Intensivbereich abzubilden.

> *„Jetzt habe ich vorgeschaltet und starte dann aber, wenn wir in die eigentliche Unterrichtseinheit kommen damit, dass wir Berührungen thematisieren. Ich habe ein*

> *Schaubild, zum Beispiel wie häufig ein Patient auf der Intensivstation berührt wird. Das habe ich von einer Kollegin bekommen, die das lange Jahre unterrichtet hat und fand selbst dieses sehr beeindruckend, wenn man sieht, wie viele Berührungen für einen Menschen jedes Mal also so erfolgen." (Leh_GKPsy_04, Z. 27–31)*

Neben Bildern setzen Lehrende auch Modelle zur Verdeutlichung ein. Eine Lehrende nutzt Modelle von weiblichen und männlichen Genitalien und erläutert daran die anatomischen Strukturen. Aufgrund der potenziellen Scham oder wegen Gelächters erläutert die Lehrende beim Zeigen der Modelle die anatomischen Strukturen sachlich und benennt sowohl deutsche als auch lateinische Fachbegriffe.

> *„Wir haben eine Krankenpflegepuppe, die sowohl weibliche als auch männliche Genitalien auswechselbar hat, und was schon mal eine erste Hilfe ist, so erlebe ich es im Unterricht, so, dass ich eben diese einzelnen ja Teile der Puppe in den Unterricht mitnehmen kann, und damit scheint die Situation sich schon ein Stück weit zu entschärfen. Und durch meine Sachlichkeit dann auch einfach das ganz klare Benennen von den, ja sage ich jetzt, von den Teilen der Puppe, ja der Intimregion, das die Intimregion eben mit Fachbegriffen auch/ Ich benutze auch ganz gewusst lateinische Begriffe in der Kopplung mit dem deutschen Begriff." (Leh_GKPsy_04, Z. 880–887)*

9.6.1.4 Demonstrationen (Konzept)

Als letzte Darstellungsform lässt sich aus den Daten die Demonstration durch den Lehrenden eruieren. Prinzipiell handelt es sich bei der Demonstration um eine Methode. Jedoch geht es in dieser Kategorie darum, inwieweit Körperpflegeinhalte den Lernenden durch die Repräsentation zugänglich gemacht werden können. Eine Form beinhaltet, dass der Lehrende den Körperpflegegegenstand demonstriert. Vier Lehrende (Leh_GKiKP_03; Leh_GKPsy_04; Leh_GKP_05 und Leh_AP_03) berichten von der Durchführung einer Lehrerdemonstrationen. Die meisten Demonstrationen beziehen sich auf die Körperpflege, wie z. B. Duschen, Rasieren, Waschen.

> *„(...), ja die Demonstration unten, die Puppen, da sind wir ja flexibel, da haben wir ja beide Geschlechter. Da zeigen wir es dann noch einmal am Modell. (I: Und Sie machen auch Demonstrationen, Sie demonstrieren auch die Handlung?) Ja. Je nachdem, wie sich das gerade so aufteilt, manchmal ist es auch so, dass der eine Kollege sagt, ‚So, ich machen jetzt die die Demo Erwachsene.', so, und ich bin dann immer prädestiniert dafür, ja, wie wasche ich ein Baby. Ich kann mir, ist auch okay, ich kann ja auch beides, also, ich demonstriere auch beides." (Leh_GKiKP_03, Z. 1033–1039)*

Eine Lehrende erläutert, dass mithilfe der Lehrerdemonstration an einer Puppe die Intimpflege sehr gut für die Lernenden nachvollziehbar gemacht werden kann.

> *„Ich habe ja die Möglichkeit, nachher eine Grundpflegeübung einfach an der Demonstration in unserem Demo-Raum durchzuführen, indem ich als Lehrende vorführe.“ (Leh_GKPsy_04, Z. 70–71)*

> *„Tja, ich hoffe, dass mir ein Stück weit der Transfer dadurch gelingt, dass ich tatsächlich nachher in der Demonstration die Puppe ja tatsächlich dann auch nochmal, dann lasse ich die Intimpflege nicht aus.“ (Leh_GKPsy_04, Z. 905–907)*

Bezug zum theoretischen Rahmen

Die Ergebnisse zeigen, dass Lehrende verschiedene Repräsentationsformen im Unterricht einsetzen. Die abgeleitete Handlungskategorie *Repräsentation der Körperpflegeinhalte* (I.H 6) findet sich auch in der allgemeinen fachdidaktischen Literatur wieder. Shulman (1986, S. 9) führt das Wissen über Illustrationen, Repräsentationen und Analogien als zentralen Bestandteil fachdidaktischen Wissens an.

> „Within the category of pedagogical content knowledge I include, for the most regularly taught topics in one's subject area, the most useful forms of representation of those ideas, the most powerful analogies, illustrations, examples, explanations, and demonstrations – in a word, the ways of representing and formulating the subject that make it comprehensible to others.“ (Shulman, 1986, S. 9)

Anknüpfend an Shulman findet sich die Repräsentation von Inhalten als wesentlicher Bestandteil fachdidaktischen Wissens von Lehrenden bei zahlreichen anderen Autoren (u. a. Baumert & Kunter, 2006, S. 495; Grossman, 1990, S. 9; Hashweh, 2005, S. 284; Magnusson, Krjcik & Borko, 1999, S. 111; Marks, 1990, S. 5; Park & Oliver, 2008, S. 281; Tamir, 1988, S. 105). Neben den von Shulman angeführten Repräsentationsformen wie *Analogien*, *Illustrationen*, *Beispielen*, *Erklärungen* und *Demonstrationen* ergänzen Grossman (1990, S. 9) und Park & Oliver (2008, S. 281) *Metaphern* und Magnusson, Krajcik & Borko (1999, S. 111) *Modelle* als weitere Darstellungsformen. Park & Oliver (2008, S. 281) führen zudem *Erzählungen* wie (biografische) Geschichten als Repräsentationsformen an.

Für die Aufbereitung und Repräsentation pflegerischer Inhalte ist es erforderlich, die zu thematisierenden Inhalte strukturlogisch abzubilden und in Beziehung zueinander zu setzen (Roth, Schneider & Kuckeland, 2014, S. 2). Hierzu dienen so genannte *Wissensstrukturen*. „Wissensstrukturen stellen Inhalte mit ihren logischen Zusammenhängen grafisch dar. Sie helfen dabei, verschiedene Wissensarten aufzunehmen und mentale Repräsentationen sowohl beim Lehrenden als auch beim Lernenden aufzubauen.“ (Schneider & Roth, 2017, S. 177). Wissensstrukturen können sowohl grafisch als auch schriftsprachlich visualisiert werden und werden als Makro- und Mikrostrukturen aufbereitet (Roth, Schneider & Kuckeland, 2014, S. 3–4). Makrostrukturierungen dienen dazu, einen Inhalt in seiner Gesamtheit zu erfassen, während Mikrostrukturen die Zusammenhänge der Makrostrukturen vertiefen und detailliert abbilden (Schneider & Welling, 2005, S. 365). Hierbei gilt, „den Balanceakt zwischen dem ‚Zerfließen in Einzelbestandteile‘ und dem ‚geringen Konkretisierungsgrad‘ zu halten, indem je nach Bedürfnis die eine oder andere Abstraktionsebene mehr in den Vordergrund rückt.“ (Schneider & Welling, 2005, S. 365)

Die hohe Bedeutung von Bildmaterialien für den Pflege- und Gesundheitsunterricht belegen Schneider & Walter (1992) in ihrer Forschungsarbeit. Die Arbeit zielt darauf, „lernfördernde Vernetzungsgrade“ von Bild und Text in Lernmaterialien für unterschieidliche Zielgruppen zu analysieren und zu entwickeln (Schneider & Walter, 1992, S. 79). Die Autorinnen konzipieren Versuchsmaterial auf der Basis zweier Grundtypen: Redundanz und Komplementarität (Schneider & Walter, 1992, S. 79) und führen ein pädagogisches Experiment durch (Schneider & Walter, 1992, S. 191): Sie lassen über 1100 Lernende aus 89 Klassen berufsbildender Schulen aus dem hauswirtschaftlichen Bereich, dem pflegerischen Bereich und dem gewerblich-kaufmännischen Bereich entwickelte Informationsblätter zum Thema „Salmonellose“ bearbeiten. Hierzu wird die Gesamtstichprobe in drei Teilstichproben unterteilt: Jede Gruppe erhält ein anders aufbereitetes Informationsblatt. Im Anschluss an die Bearbeitung des Informationsblattes findet eine Bildabfrage, eine Textabfrage und eine Bild- und Textabfrage zu den Inhalten statt. Nach ca. 4 Wochen wird ein Rekognitionstext durchgeführt (Schneider & Walter, 1992, S. 198). Als zentrales Ergebnis kann zusammengefasst werden, dass „bildliche Abfragen für das Lernergebnis günstiger sind als Textabfragen“ (Schneider & Walter, 1992, S. 328). Darüber hinaus stellt die sinnvolle Verknüpfung von Bildern und Texten als Informationsgrundlage eine lernförderliche Bedingung dar. „Werden Bild und Text so aufeinander bezogen, daß [sic] der Lerner bewußt [sic] oder unbewußt [sic] aus beiden die Gesamtinformation entnimmt, ist hier ein Lernmaterial geschaffen worden, das den Lese- und Lernprozeß [sic] wesentlich erleichtert.“ (Schneider & Walter, 1992, S. 327).

9.7 Auswahl und Anpassung der Körperpflegeinhalte an Methoden (I.H 7)

Die Handlungskategorie *Auswahl und Anpassung der Körperpflegeinhalte an Methoden* (I.H 7) ist die umfassendste Kategorie aller Wissens- und Handlungskategorien, da hierzu die meisten Ergebnisse aus den Daten eruiert werden konnten. Die Lehrenden haben breitgefächert darüber berichtet, wie sie ausgewählte Körperpflegeinhalte didaktisch im Unterricht aufbereiten und welche Methoden sie hierfür heranziehen. Die folgende Tabelle 9.8 zeigt eine Übersicht zu den häufigsten beschriebenen Methoden. Die farblich unterlegten *drei Konzepte* werden in diesem Kapitel exemplarisch erläutert und belegt. Die Auswahl erfolgt nach der Anzahl der Ergebnisse aus den Interviews. Zusammenfassend findet sich am Ende dieses Kapitels die Tabelle 9.9, in der die Ergebnisse zu allen sieben Konzepten gebündelt dargestellt sind.

Tabelle 9.8: Konzepte der Handlungskategorie Auswahl und Anpassung der Körperpflegeinhalte an Methoden (I.H 7) mit Zuordnung der Wissenskategorie (eigene Erstellung)

(2) Reales Handeln (Durchführung des Unterrichts) (Hauptkategorie)		
Handlungskategorie: *Auswahl und Anpassung der Körperpflegeinhalte an Methoden* (I.H 7) mit Konzepten	Nummerierung	Wissensbereiche mit dazugehörigen Wissenskategorien
	II.	**Pflegedidaktisches Wissen**
Praktische Übungen (Konzept) → Kap. 9.7.1.1	II.W 8	*Wissen über die methodische Aufbereitung der Körperpflegeinhalte (Kategorie)*
Fallarbeit (Konzept) → Kap. 9.7.1.2	II.W 8	*Wissen über die methodische Aufbereitung der Körperpflegeinhalte (Kategorie)*
Methoden zur Reflexion (Konzept) → Kap. 9.7.1.3	II.W 8	*Wissen über die methodische Aufbereitung der Körperpflegeinhalte (Kategorie)*
Lehrervortrag (Konzept)	II.W 8	*Wissen über die methodische Aufbereitung der Körperpflegeinhalte (Kategorie)*
Textarbeit (Konzept)	II.W 8	*Wissen über die methodische Aufbereitung der Körperpflegeinhalte (Kategorie)*
Rollenspiele (Konzept)	II.W 8	*Wissen über die methodische Aufbereitung der Körperpflegeinhalte (Kategorie)*
Kollegiale Beratung (Konzept)	II.W 8	*Wissen über die methodische Aufbereitung der Körperpflegeinhalte (Kategorie)*

9.7.1.1 Praktische Übungen (Konzept)

Die praktischen Übungen nehmen einen besonderen Stellenwert im Rahmen der Lernsituationen zur Körperpflege ein, da alle Lehrenden praktische Übungen durchführen. Hierbei können *drei inhaltliche Gegenstände* herausgestellt werden: am häufigsten, nämlich bei jeweils zehn Lehrenden, finden *praktische Übungen zur Berührung* und *praktische Übungen zur Körperpflege* statt. Einen kleineren Anteil machen die praktischen Übungen zur Hautpflege aus, die nur von zwei Lehrenden umgesetzt werden.

Entsprechend des Ziels des Körperpflegeunterrichts, die Lernenden für Berührungen sowie für Nähe und Distanz zu sensibilisieren, führen die meisten Lehrenden praktische Übungen zu Berührung durch. Zu Beginn des Unterrichts haben Lernende häufig Hemmungen, jedoch bauen sie diese im Verlauf ab und melden zurück, dass sie froh sind, praktische Übungen im Unterricht zu erleben, wie Lehrende Leh_GKiKP_01 berichtet.

> *„Das ist, glaube ich, das Allerbeste, auch diese Nähe-Distanz-Übung. Da sagen die auch immer, die sind so froh, wenn die mal, also erst ist vielleicht eine Hemmschwelle da, aber letztendlich sind die froh, wenn die praktisch, etwas praktisch machen konnten.“ (Leh_GKiKP_01, Z. 1157–1159)*

Praktische Übungen zur Berührung werden von den Lehrenden (Leh_GKiKP_03; Leh_AP_01, Z. 106–111) vielfach mit Aspekten der Basalen Stimulation kombiniert, z. B. indem verschiedene Berührungsqualitäten erprobt und reflektiert werden.

> *„Dann auch über Selbsterfahrung, Übung, praktische Übungen dazu zu dem Thema, was ist basal stimulierend, wie fühlt sich das an, zumindest so an den Armen könnte man das mal im Unterrichtsgeschehen ganz gut festmachen um zu gucken, was ist eigentlich zu fest, was ist eher streichen statt richtige Berührung, was heißt eindeutige Berührung." (Leh_GKiKP_03, Z. 17–21)*

Eine weitere Variante von Berührungsübungen stellt die Berührung mit und ohne Handschuhe dar.

> *„(...) aber in der Regel ist das so, dass ich eine ganz einfache Übung mache mit Handstreicheln, dass die sich jemanden aussuchen können und dann eben sich berühren an den Händen und das mit Handschuhen machen, ohne Handschuhe machen, so diese Varianten." (Leh_GKPsy_04, Z. 35–40)*

Im Kontext der Berührung initiieren die Lehrenden eine Reflexion darüber, was Nähe und Distanz für die Lernenden selbst bedeutet.

> *„Mache mit denen auch entsprechende Berührungsübungen, die dann auch ausgewertet werden, wo man dann eben auch gemeinsam guckt, wie leiten wir daraus pflegerisches Handeln und Berühren ab. Das ist immer eine sehr spannende Stunde, weil die jungen Leute selbst für sich erfahren, wie viel Berührung würde ich, möchte ich zulassen und wie viel nicht." (Leh_GKiKP_02, Z. 248–252)*

Ergänzend zum eigenen Erleben von Nähe und Distanz wird auch der Transfer zu der Perspektive des zu pflegenden Menschen hergestellt.

> *„Wir machen das erst grundsätzlich, da versuche ich durch eine, durch Selbsterfahrung ihnen noch einmal darzustellen, ‚Wie nah darf mir jemand kommen?', ‚Wie empfinde ich das selbst?', ‚Wo werden vielleicht meine Grenzen überschritten?', ‚Wo lasse ich das auch selber zu?', ‚Wie kann ich das vielleicht auch als Dritter bei zwei Menschen beobachten?'" (Leh_GKiKP_01, Z. 49–53)*

Neben praktischen Übungen zur Berührung werden verschiedene *praktische Übungen zur Körperpflege* umgesetzt. Es wird deutlich, dass den Lehrenden und den Lernenden das praktische Üben besonders wichtig ist.

> *„Dann finde ich wichtig, dass man immer wieder praktische Übungen auch einbezieht, dass wir in den Demo-Raum gehen, Sachen einmal praktisch ausprobieren, wie das rein praktisch ist." (Leh_AP_01, Z. 279–281)*

Die Lehrenden erhalten zu den praktischen Übungen zur Körperpflege häufig positive Rückmeldungen durch die Lernenden.

> *„Ja, positive Rückmeldung kriegen wir immer zu den Lernstationen, weil das ein praktisches Üben ist, dann zu dem, was wir jetzt das erste Mal gemacht haben, eben*

auf die Station gehen und dort was machen, vor Ort." (Leh_GKiKP_01, Z. 1154–1156)

Einige Lehrende arbeiten mit der Methode des Stationenlernens und ermöglichen den Lernenden das Erproben des Säuglingsbades, die Durchführung einer Körperpflege und z. B. die Durchführung der Mundpflege, wie folgende Aussage beispielhaft zeigt.

> *„Also sie wandern und gehen verschiedenen Stationen durch, und eine Station ist die Säuglingspflege, Säuglingsbad, das ist in dem Kinderdemoraum und das machen dann die Kinderkrankenpflege/ ja, -dozenten oder auch die Praxisanleiter der Kinderkrankenpflege, die das dann sozusagen praktisch noch einmal mit den Schülern durchführen, was sie vorher theoretisch schon erarbeitet haben. (I: Was gibt es noch für Stationen?) Dann gibt es eine Station Mundpflege. Das ist ein Teil, den ich nicht unterrichte. Das ist sozusagen dann eine andere Unterrichtskraft. Dann gibt es noch eine Station, also eine wichtige Station, wo ich immer sitze, ist im großen Demo-Raum. Da sind vier oder fünf Betten, und da, ja, (...) machen sie dann Haut- und Körperpflege an sich selbst." (Leh_GKP_01, Z. 158–171)*

Während bei einigen Lehrenden die praktischen Übungen innerhalb der Lernsituation umgesetzt werden, finden bei anderen Lehrenden die praktischen Übungen zur Körperpflege am Ende der Lernsituation als sogenannte Praxistage statt. Auch hier findet die Methode des Stationenlernens häufig Anwendung.

> *„Zum Schluss mündet diese ganze Lerneinheit hier zumindest in dem sogenannten praktischen Tag, das ist so etwas wie Stationenlernen, bevor die in die Praxis gehen, das heißt, die müssen sich gegenseitig waschen, also Badebekleidung ist angesagt, dann eine Station das Säuglingsbad zusammen eben klar beziehungsweise Waschen eines Säuglings auf der Wickelkommode verbunden eben mit Wickeln." (Leh_GKiKP_03, Z. 142–146)*

An den Praxistagen werden teilweise Inhalte aus verschiedenen Lernsituationen bearbeitet, so findet z. B. auch das Messen der Vitalzeichen an einer Station statt.

> *„Und wir haben dann zum Ende dieses ersten Theorieblockes der Schüler im Unterkurs zwei Praxistage, und in diesen Praxistagen werden, sozusagen komprimiert, viele dieser praktischen Durchführungen finden eben an diesen zwei Tagen statt, wo zum Beispiel gerade eben die Körperpflege in Kleingruppen begleitet durch Lehrkräfte, Mund- und Zahnpflege gegenseitig, Vitalzeichenkontrolle gehört dann auch dazu als praktischer Anteil." (Leh_GKPsy_02, Z. 196–201)*

Wie bei den praktischen Übungen zur Berührung initiieren Lehrende auch bei den Übungen zur Körperpflege das Erleben von Berührung mit und ohne Handschuhe. Damit reagieren die Lehrenden auf die Problematik der zunehmenden Berührungslosigkeit und des vermehrten Tragens von Handschuhen im Rahmen der Körperpflege (siehe Kapitel 8.2.4). Die Lehrenden fördern durch die verschiedenen Erlebnisformen im Umgang mit Handschuhen bei der Körperpflege die Sensibilität der Lernenden.

> *„Also, dann wird das von hier gestellt, und dann sollen die sich gegenseitig zumindest die Unterarme, also sollen T- Shirt anziehen, die Arme berühren, waschen, und zwar unterschiedlich, das heißt, einmal mit der Haarwuchsrichtung, einmal entgegen. Dann, mein Lieblingsthema habe ich dann noch vergessen, mit Handschuhen und ohne Handschuhe, wie fühlt sich das an, das Waschen und das Abtrocknen, Eincremen mit den Handschuhen." (Leh_GKiKP_03, Z. 522–526)*

Die praktischen Übungen werden von manchen Lernenden auch als Herausforderung erlebt (siehe Kapitel 8.3.2), sodass die Lehrenden sich mit der Frage auseinandersetzen, wie sie z. B. mit der Ablehnung des gegenseitigen Berührens umgehen. Eine Lösung hierzu stellt das gegenseitige Waschen der Arme und eventuell der Beine dar. Das heißt, die Lehrenden bieten den Lernenden an, die Erfahrung von Berührung oder das Erproben von Körperpflege an einem relativ öffentlichen und beschränkten Bereich durchzuführen. Gleichzeitig verdeutlicht sie, dass selbst das Waschen der Arme und Beine Lernende vor Herausforderungen stellen kann. Die Lehrende Leh_GKP_03 nimmt Abstand davon, dass Lernende sich das Gesicht waschen, da es sich hier um eine sehr intime Zone handelt.

> *„Ich habe zum Beispiel auch schon, davon abgesehen, dass sie sich gegenseitig das Gesicht waschen, weil, das ist ja auch noch einmal wieder sehr, sehr nahe Zone, wo man ja natürlich nicht jeden gerne dranlässt. Arme und Beine finde ich persönlich relativ weit entfernt, relativ öffentlich, aber, da muss man, finde ich eben auch, die Individualität oder die individuellen Vorlieben, Wünsche, auch Schwierigkeiten dann auch durchaus respektieren. Ich thematisiere das aber auch immer." (Leh_GKP_03, Z. 60–66)*

Eine andere Lösung im Umgang mit dem Hemmnis des gegenseitigen Waschens erläutert Lehrende Leh_GKPsy_04, die es den Lernenden freistellt, die Körperpflege entweder an einer Puppe oder an einem Mitlernenden zu erproben, der sich freiwillig zur Verfügung stellt.

> *„Wir haben zwei Krankenpflegepuppen, die benutzt werden können, es gibt aber auch die Möglichkeit, so sind die Fallbeispiele auch konzipiert, dass sie sich selbst waschen lassen können, wenn sie das möchten, unter der Prämisse, was brauchen sie dazu, dass ihnen das, dass sie das möchten, dann kommt ganz häufig, es sind immer Schüler dabei, die sagen, ‚Also, wenn ich ein T-Shirt anhabe und eine Shorts, dann ist das überhaupt kein Problem.'" (Leh_GKPsy_04, Z. 81–86)*

Der Aspekt der Freiwilligkeit nimmt einen großen Stellenwert bei den praktischen Übungen ein. Viele Lehrende wollen keinen Zwang ausüben und stellen die praktischen Übungen als freiwillige Lernangebote zur Verfügung.

> *„Und ich versuche das dann immer unter der Prämisse ‚Alles kann, nichts muss', also der Schüler, der darf auch sagen, ‚Ich möchte das jetzt für mich erst einmal nicht.'" (Leh_GKPsy_04, Z. 35–36)*

Darüber hinaus überlassen die Lehrenden es häufig bewusst den Lernenden, sich in Neigungsgruppen zu finden und somit die Hemmschwelle der Berührung zu reduzieren. Hier zeigt sich für Lehrende ein Konflikt, denn einerseits möchten sie den Lernenden die praktischen Übungen in einer geschützten Atmosphäre ermöglichen, andererseits spiegelt die Realität der Pflegepraxis wieder, dass Lernende auch Menschen, die ihnen nicht so sympathisch sind, professionell pflegen müssen. Die Lehrende Leh_GKP_03 zeigt diese Schwierigkeit auf, argumentiert aber letztendlich für den Vorrang der freien Gruppeneinteilung, da praktische Übungen schon schwierig genug umzusetzen sind.

> *„(...) und ich mache da auch eine freie Gruppeneinteilung, also das teile ich nicht ein, sondern das geht nach Neigungsgruppen, weil das fänd ich sonst auch noch viel schwieriger für die Auszubildenden, wenn die sich da mit Menschen, die sie auch nicht so gut leiden können, vielleicht dann auseinandersetzen müssen, wobei, das würde die ganze Sache noch wieder realistischer machen, weil in dem Krankenhaus hat man auch nicht irgendwie die Leute, die man kennt und mag, die man dann behandeln muss. Aber das wäre mir dann für hier tatsächlich zu viel. Das ist schon so manchmal schwierig, ja." (Leh_GKP_03, Z. 69–76)*

Der Lehrende Leh_GKP_05 ist ebenfalls im Zwiespalt. Er möchte eigentlich die Lernenden immer durchmischen, um typische Gruppenbildungen zu vermeiden. Bei der praktischen Übung nimmt er davon Abstand, bietet aber keine direkte Begründung, weil er dann über die Gruppenbildung spricht. Auf Nachfrage gibt er an, dass die Lernenden sich in den Gruppen finden, in denen sie gerne zusammenarbeiten möchten.

> *„Die teilen sich selbst zu, also ich gebe nur die Stärke vor, also dass es dann Fünfergruppen, damit man sich nicht auf die Füße rumtrampelt und ja, ich bin da auch immer so ein bisschen im Zwiespalt, ich ordne die am Anfang gerne einfach so mit Abzählen durch, weil die sich noch nicht, die können häufig noch nicht diese Entscheidung treffen. Und ich möchte, dass die immer so ein bisschen gut durchmischt sind, dass da mal so andere Ideen und, weil sonst hat man so was so Gruppen und Grüppchenbildung angeht." (Leh_GKP_05, Z. 533–538)*

Zwei Lehrende sprechen im Rahmen der didaktischen Gestaltung noch die praktischen Übungen zur Hautpflege an, die jedoch – im Gegensatz zur Körperpflege – als kleine Übungen deklarieret werden.

> *„Im Großen wie im Kleinen, ich sage jetzt einmal, ganz groß diese Praxistage, ich habe gerade schon gesagt, direkt das Umsetzen im Demo-Raum, dass wir da etwas ausprobieren, aber auch wirklich im Kleinen, wenn wir über Pflegemittel sprechen, Körperpflegemittel, dann habe ich Wasser-in-Öl- und Öl-in-Wasser-Emulsionen und dann, ‚Wie fühlt sich das eigentlich an?', also die bringe ich auch mit und da dann/ (I: Also Selbsterfahrung?) Genau. Die üben das, die cremen sich die Hände ein, zum Beispiel." (Leh_GKPsy_02, Z. 355–361)*

Die Lehrende Leh_GKiKP_01 beschreibt in ihrer Aussage, dass die praktische Hautpflegeübung in eine problemorientierte Fragestellung integriert ist. Die Lehrende verknüpft das theoretische Wissen zu Inhaltsstoffen von Hautpflegeprodukten mit dem eigenen Ausprobieren vor dem Hintergrund einer problemorientierten Ausgangsfrage.

> *„Und die Fragestellung ist dann, ‚Kann man ein Pflegemittel für alle, also eins für alle?', (...) so problemorientierter Ansatz, und dann haben die erst einmal die Möglichkeit, sich alles anzugucken und darüber in der Gruppe zu diskutieren. Und das ist schon einmal gut, weil, dann sind die schon einmal in Aktion, die sind neugierig, die probieren auch alle Mittelchen aus, das machen die ja sowieso gerne. Ja, und dann treffen wir uns dann quasi wieder im Plenum und dann finde ich, dass, die können dann auch sofort sagen, ‚Nee, eins für alle, also wir müssen ja erst einmal wissen, was ist denn da drin? Was hat denn der Mensch, jeder braucht ja ein anderes Hautpflegemittel.'" (Leh_GKiKP_01, Z. 898–906)*

Die Aussagen einer Lehrenden sind in Bezug auf die fachliche Korrektur bei den praktischen Übungen bedeutsam. Die Lehrende Leh_GKP_01 verfolgt mit den praktischen Übungen zur Körperpflege ausschließlich das Ziel, Lernenden eine Selbsterfahrung zu ermöglichen sowie ihre Sensibilität zu fördern. Das fachlich korrekte Arbeiten steht hingegen nicht im Vordergrund und wird an die Praxis delegiert. Hierzu argumentiert die Lehrende mit der nicht realen Situation der Körperpflege im Rahmen des Lernortes Schule.

> *„Überhaupt nicht, genau, und ich gehe auch nicht irgendwie, also es sei denn, also, wenn mir so etwas auffällt, wie, dass die Wäsche auf dem Boden liegt, das sage ich dann schon, (...) warum das nicht so gut, nicht, ja, nicht empfohlen ist, aber ich sage dann, ich gucke dann zum Beispiel nicht genau, keine Ahnung, wie gut die Füße gewaschen werden, ob da die Zwischenräume irgendwie berücksichtig werden." (Leh_GKP_01, Z. 175–180)*

Das beschriebene pflegedidaktische Handeln muss an dieser Stelle als *nicht professionell* benannt werden, da fachlich inkorrektes Handeln immer von Lehrenden korrigiert werden muss. Lehrende haben die zwingende Rolle der Korrigierenden, der sie nachkommen müssen. Zudem steigert sich bei einer Nicht-Korrektur und Delegation der Verantwortung an die Praxis die Gefahr, dass sich eingeschliffene Fehler auch in der Praxis schlecht korrigieren lassen. Die praktischen Übungen zur Körperpflege werden mithilfe der Methode Rollenspiel realisiert. Auf die Frage, ob Lernende spezifische Rollen zugeordnet bekommen oder die Rollenspiele in einer Form systematisch angelegt sind, verneint die Lehrende dies. Im Interview wird noch einmal nachgefragt, ob die fachliche Korrektur kein Ziel der Übung ist und dies wird bestätigt, wie die zweite Aussage der Lehrenden zeigt.

> *„Ne, genau. Das ist nicht, das ist nicht wirklich das Ziel, sondern das Ziel ist da auch wieder Selbsterfahrung. Also so ‚Wie ist das, wenn ich im Bett liege und wenn jemand kommt und mich wäscht oder so oder an mir irgendetwas macht?' Und viele haben zum Beispiel auch nur bei dem Haarewaschen gesagt, ‚Das ist so komisch' und ‚Dass das jetzt jemand anderes macht, und dass ich das so, selber nicht also so, ja, selber nicht mache. Da geht es mir gar nicht gut mit.', so. So die, ich meine, es gibt ja auch viele Patienten, die sich plötzlich ganz schuldig oder schlecht fühlen*

einfach, wenn sie merken, sie können bestimmte Dinge nicht so und so da. Das ist, glaube ich, das Hauptziel, und die eigentliche korrekte Durchführung, die passiert dann in der Praxis. Also mit unseren Praxisanleitern, die die Schüler ja auch begleiten und natürlich in der hoffentlich auch mit den Kollegen aus der Praxis. Weil da ist es, ja, ist ja auch eine bisschen andere Situation, das sind ja, sage ich mal, echte/, und ich will mal so sagen, also zum Beispiel finde ich besonders wichtig, dass eine Intimpflege gut durchgeführt wird, und das kommt ja da gar nicht vor bei der Selbsterfahrung." (Leh_GKP_01, Z. 219–231)

Bezug zum theoretischen Rahmen

Das Durchführen praktischer Übungen in der Pflegeausbildung hat eine lange Tradition und wird unterschiedlich diskutiert, wie die Ergebnisse zeigen. Die Lehrenden sind häufig in einem Dilemma zwischen der Umsetzung praktischer Übungen, um die Ziele des Körperpflegeunterrichts wie Sensibilisierung zu erreichen und der Akzeptanz der Ablehnung praktischer Übungen durch Lernende. Lehrende sprechen sich in den Interviews eindeutig für die Freiwilligkeit praktischer Übungen aus, auch wenn einzelne Lernende dann die praktischen Übungen nicht durchführen. Wie aus den Interviews hervorgeht wünschen sich einige Lehrende ein Skills Lab als dritten Lernort (Landwehr, 2002, 2003), um ein Handeln in realitätsnahen Pflegesituationen zu erproben (siehe hierzu Kapitel 10.8.4). Ein Skills Lab liegt jedoch in den wenigsten Pflegeschulen vor. Das Handeln in komplexen Pflegesituationen wird häufig nicht systematisch unterrichtet, sondern Lehrende führen einzelne praktische Übungen durch (Darmann, 2004, S. 202), wie auch die vorliegenden Ergebnisse der Arbeit zeigen. „Üblicherweise werden zunächst Handlungsregeln besprochen, anschließend führen die Ausbildungsteilnehmer die betreffende Tätigkeit in Partnerarbeit wechselseitig aneinander durch." (Darmann, 2004, S. 202) Auch wenn die Selbsterfahrungsanteile durch praktische Übungen eine wichtige Funktion in der Pflegeausbildung haben, haben sie nicht das Potenzial eines Skills Lab, in dem Lernende in einem geschützten Lernraum systematisch auf immer zunehmend komplexere Pflegesituationen vorbereitet werden können (Darmann, 2004, S. 202–203), in denen vielfältige Kompetenzen der Lernenden gefördert werden (Darmann, 2004; Feilhuber, 2018).

9.7.1.2 Fallarbeit (Konzept)

Neben praktischen Übungen findet Fallarbeit zu unterschiedlichen inhaltlichen Gegenständen (siehe hierzu die zusammenfassende Tabelle 9.9) im Körperpflegeunterricht statt. Einige Lehrende setzen, nach eigenen Aussagen, kleine Fälle, wie Fallbeispiele ein. Das erste Zitat steht beispielhaft für den Einsatz kleinerer Fälle, bei denen es darum geht, entsprechende Hautpflegeprodukte den in den Fallbeispielen beschriebenen zu Pflegenden zuzuordnen.

> *„Und dann haben die noch eine Lernaufgabe dazu, da geht es um Körperpflege hinsichtlich des Gebrauchs von Waschzusätzen und anderen Kosmetikartikeln, also wann nehme ich Wasser-in-Öl- oder Öl-in-Wasser-Lotion. Bestimmte kleine Fälle sind geschildert, wie gehe ich da vor, welche Materialien brauche ich und was für Pflegemittel brauche ich." (Leh_GKiKP_03, Z. 149–152)*

Auch die zweite Lehrende setzt ein Fallbeispiel zu einer muslimischen zu Pflegenden ein und spricht von „einem kleinen Einstieg in die Fallarbeit". Hier liegt die Idee einer sukzessiven Hinführung zur Fallarbeit dahinter, und gleichzeitig wählt die Lehrende mit der Perspektive auf kulturelle Besonderheiten bei der Körperpflege einen inhaltlichen Gegenstand, der für die Pflegepraxis eine hohe Relevanz darstellt.

> *„(...) und habe abweichend von meinem bisherigen Vorgehen immer dann so einen kleinen Einstieg in Fallarbeit gemacht und habe eben die Besonderheiten, wenn es um interkulturelle Pflege geht, auch anhand einer muslimischen Patientin beispielsweise mit einem Fallspiel aufgegriffen, um eben da auch noch einmal das aufzubereiten, was für die Schüler eine Thematik war, die denen häufig begegnet in den Krankenhäusern. (Leh_GKPsy_04, Z. 459–464)*

Eine Lehrende setzt eine Fallsituation zur Intimpflege ein, die für die Auszubildende in diesem Fall eine Herausforderung darstellt, da die zu pflegende Frau die Beine fest aneinanderpresst und somit die Intimpflege nicht zulässt. Die Lehrende Leh_AP_01 bearbeitet mit der Fallsituation eine herausfordernde Situation, die im Pflegealltag gegenwärtig ist und wählt zur Bearbeitung des Falles hierzu die ethische Fallreflexion nach Marianne Rabe (2005, 2017). Auch wenn die Lehrende von einer kleinen Fallsituation spricht, ist diese Fallarbeit umfangreicher als der Einsatz kleiner Fallbeispiele, da hierbei durch das Modell der ethischen Reflexion eine fallspezifische Phasierung für den unterrichtlichen Ablauf vorgenommen wird.

> *„Für die eine oder andere Situation habe ich eine kleine Fallsituation. Also, zur Intimpflege gibt es eine Fallsituation, wo die Bewohnerin die Beine ganz fest aneinanderpresst und die Schülerin hilflos ist und da gucken. Oder da machen wir das anhand von einer ethischen Fallreflexion, dass wir mal gucken, wie kann man damit umgehen? Und was sind so Situationen?" (Leh_AP_01, Z. 543–547)*

Ein anderer Lehrender setzt ebenfalls Fälle zu herausfordernden Situationen in der Pflege ein, indem er Traumatisierungen von zu pflegenden Menschen aufgreift und diese mithilfe von Fällen bearbeiten lässt. Hier gibt es eine Parallele zur vorherigen Aussage, da das Zusammenpressen der Beine bei der Intimpflege nicht selten einen Reflex sexuell traumatisierter Menschen darstellt. Ziel dieser Fallarbeit ist einerseits, die Lernenden für die Existenz dieser extrem sensiblen Situationen im Rahmen der Körperpflege zu sensibilisieren. Andererseits verfolgt dieser Lehrende das Ziel, indirekt das Thema Missbrauch zu thematisieren, da auch Lernende mit Missbrauchserfahrungen in der Ausbildung sind. So kann in diesem Fall der Lehrende Leh_AP_02 mit Bezug auf einen zu pflegenden Bewohner in einer Altenpflegeeinrichtung das Missbrauchserleben von Bewohnern und dessen Auswirkungen für Pflegende im Rahmen der Körperpflege ansprechen, ohne die Erfahrungen der Lernenden in diesem Fall einzubeziehen. Der Lehrende erklärt in dem Gespräch, dass er auch Hilfsangebote einfließen lässt, wenn es die Situation zulässt, die indirekt auch an betroffene Lernende adressiert sind.

> *„Aber ich kann das ja gut über die Bewohner dann, also über Fälle von den Bewohnern dann, also das heißt, Traumatisierungen der Bewohner und so weiter, ‚Was glauben Sie denn?'. Aus der Kriegsgeneration und so, da hat man ja gut Anschluss, wo man auch dann über diese Fälle etwas, also generell noch einmal, sodass ich auch Schüler noch einmal dann auch erst einmal die Problematik klarmache, also wo das Fingerspitzengefühl ‚Mit was haben Sie eventuell in der Pflege zu tun?', ‚Worauf müssen Sie sich einstellen?', und das andere dann auch ‚Ja, was macht man denn dann?' so. Und dann lasse ich da, obwohl das ja für Bewohner jetzt nicht relevant ist, also in dem, aber dass ich dann auch schon einmal, ja, Selbsthilfegruppen beziehungsweise Beratungsstellen und so etwas, dass ich dann auch, je nachdem, wie das Gespräch dann ist, dass ich das dann auch noch nenne und so." (Leh_AP_02, Z. 145–154)*

Neben Fällen, die zur Bearbeitung von herausfordernden Situationen eingesetzt werden, und somit an die Herausforderungen für Lernende mit Körperpflegeinhalten anknüpfen (siehe Kapitel 8.3.2), setzt eine Lehrende explizit Fälle ein, die keine Herausforderungen, sondern die Ressourcen und Probleme der zu pflegenden Menschen in den Blick nimmt. Diese Fallarbeit kann in den Kontext des Pflegeprozesses eingeordnet werden, da hierbei ein Schritt des Pflegeprozesses bearbeitet wird. Inwieweit diese Einordnung in den Pflegeprozess an dieser Stelle stattfindet, geht aus dem Interview nicht hervor. Die Lehrende begründet die Auswahl des Inhaltes damit, dass sie keine „extremen Fälle" mit Herausforderungen einsetzen möchte, um die Praxis nicht schlecht dastehen zu lassen und um den Lernenden keine Angst vor der Praxis machen zu wollen.

> *„Die Fälle, genau, die ich sonst so habe, sind eigentlich mehr, also die ich jetzt nutze, sind jetzt nicht so extrem (...). Das finde ich sehr schwierig. Zum einen möchte ich es ansprechen, möchte ich es thematisieren, zum anderen will ich aber auch nicht noch mehr Angst machen als vielleicht schon da ist. Ich glaube auch nicht, dass jeder Angst hat und ne, alles gut, aber ich möchte natürlich jetzt mit diesen Extremfällen auch nicht sagen, ‚So schrecklich ist das dann alles in der Praxis.', so. Von daher habe ich in schriftlichen Fällen eigentlich eher, ja nicht so herausfordernde Situationen, (...) sondern da dann wirklich mehr ‚Was hat der Patient für Ressourcen?', ‚Was hat der für Defizite?' und so, dass man wirklich in diesem Rahmen dann guckt." (Leh_GKPsy_02, Z. 734–743)*

Bezug zum theoretischen Rahmen

Die Fallarbeit nimmt in der Pflegedidaktik eine besondere Stellung ein (Böhnke, 2016; Darmann-Finck, 2009b; Dütthorn & Busch, 2016; Hundenborn, 2007). Es werden im Pflegeunterricht zunehmend vielfältige fallbezogene Methoden eingesetzt (Darmann-Finck, 2009b, S. 25). Ein zentrales Ziel der Fallarbeit stellt die Förderung des hermeneutischen Fallverstehens dar (Böhnke, 2016; Darmann-

Finck, 2009b; Dütthorn & Busch, 2016), das sich in der Pflegepraxis im Kontext jeder einzelnen Pflegesituation realisiert. „Den Kern der professionellen praktischen Könnerschaft bildet das pflegerische Fallverstehen, das eine Urteilsbildung in der unmittelbaren Pflegesituation bei Wahrung der Vulnerabilität des Leibkörpers von beruflich Pflegenden und zu Pflegenden erst ermöglicht." (Böhnke, 2016, S. 33) Pflegerisches Handeln basiert auf einer doppelten Handlungslogik (Remmers, 2000, S. 170), das bedeutet, dass die pflegerische Urteilsbildung einerseits auf wissenschaftlichem Regelwissen und andererseits auf einer hermeneutischen Kompetenz des Fallverstehens beruht (Dewe, Ferchhoff & Radtke, 1992b, S. 14; Remmers, 2000, S. 170).

Im Rahmen der pflegedidaktischen Fallarbeit findet der Begriff der rekonstruktiven Fallarbeit Anwendung (Böhnke, 2016; Darmann-Finck, 2009b; Dütthorn & Busch, 2016).

Beim fallrekonstruktiven Lernen wird ausschließlich auf authentisches Fallmaterial (z.B. Narrative, Interviewausschnitte oder biografische Texte) zurückgegriffen (Darmann-Finck, 2009b, S. 28; Dütthorn & Busch, 2016, S. 196). Der Vorteil authentischer Fälle gegenüber konstruierten Fällen liegt in der Glaubwürdigkeit und ihrem stärkeren Aufforderungscharakter (Dütthorn & Busch, 2016, S. 195). Demgegenüber stehen Fälle, die didaktisch konstruiert werden. Diese sollten sich stets auf reale Praxissituationen beziehen (Reetz, 1988, S. 149–150) und können auch auf der Grundlage von authentischem Fallmaterial konstruiert werden. Der Vorteil didaktisch konstruierter Fälle liegt in der Fokussierung ausgewählter Aspekte und zu fördernder Kompetenzen sowie der dadurch unterschiedlich gestalteten Komplexität der Fallsituationen. Authentische Fallsituationen wie z.B. Interviewauszüge können sehr komplex und aufgrund der Sprache für Lernende nicht einfach zu analysieren sein. Zudem bietet ein didaktisch aufbereiteter oder bearbeiteter Fall, der auf der Grundlage eines authentischen Fallgeschehens basieren sollte, stärker die Möglichkeit, die Fallbearbeitung gezielter zu gestalten, indem z.B. ausgewählte Aspekte einer pflegerischen Handlungssituation (siehe hierzu Kuckeland & Schneider, 2016, S. 6; Schneider, Kuckeland & Hatziliadis, 2019a, S. 21; Fachkommission, 2019, S. 11–12) berücksichtigt werden.

Die variable Ausrichtung von Fallarten und Fallsorten (Muster-Wäbs, Ruppel & Schneider, 2011) lässt sich bei didaktisch konstruierten Fällen zudem einfacher realisieren. Die in den Interviews beschriebenen Fälle basieren zum Teil auf authentischen Fällen, wurden jedoch didaktisch bearbeitet und aufbereitet.

Fallarbeit folgt im Unterricht stets einer didaktischen Phasierung, wie dies z.B. beim problembasierten Lernen nach dem Siebensprung (Weber, 2007) oder bei der ethischen Fallreflexion nach Marianne Rabe (2017) umgesetzt wird.

Auch gesetzlich ist die Fallarbeit verankert. Sowohl in der schriftlichen als auch in der mündlichen Abschlussprüfung sind nach der Ausbildungs- und Prüfungsverordnung von 2018 Fallbearbeitungen durchzuführen (§ 14, § 15 PflAPrV). Im Rahmenlehrplan der Fachkommission (2019) finden sich in den didaktischen Kommentaren Hinweise auf Fallarbeit.

9.7.1.3 Methoden zur Reflexion (Konzept)

Fast alle Lehrenden berichten von Reflexionen, die sie initiieren, um die Reflexions- und Evaluationsfähigkeiten der Lernenden zu fördern. Hierzu reflektieren die Lernenden u. a. ihre eigenen Körperpflegegewohnheiten aber auch insbesondere das Erleben der praktischen Übungen zur Berührung und zur Körperpflege.

> *„(...) dass es erstmal über die Eigenreflexion geht, das Bewusstmachen, was tue ich eigentlich bei meiner eigenen Körperpflege und welchen Stellenwert hat die, welche Produkte benutze ich, worauf lege ich Wert bei Kleidung, gibt es bestimmte Dinge, auf die ich nicht verzichten möchte und was wäre, wenn mich plötzlich jemand waschen würde, weil ich dazu nicht mehr in der Lage bin, wie würde ich mich fühlen, also erstmal so diese Eigenreflexion." (Leh_GKiKP_03, Z. 9–14)*

Die Lehrende Leh_GKiKP_02 verdeutlicht in ihrer Aussage den Bezug zu den Zielen des Körperpflegeunterrichts, indem sie argumentiert, dass „an Haltung arbeiten" bedeutet, Situationen zu erleben und anschließend das eigene Verhalten in diesen Situationen zu reflektieren, um daraus Konsequenzen für das weitere berufliche Handeln abzuleiten.

> *„Das heißt, wenn wir dieses Beispiel der Berührung nehmen, hat das selbst ganz viel damit zu tun, die berühren sich ja selbst, in den Übungen und auch den anderen. Wie trete ich dem anderen gegenüber? Und das nachher zu reflektieren. ‚Wie war denn das, als du den anderen berührt hast? Warum hast du ihn an bestimmten Stellen berührt, an anderen nicht?' Wie reagiert man aufeinander? Und das hat etwas damit zu tun, auch nachher in der Auswertung, dass man sein eigenes Verhalten auch in dieser Situation reflektiert und das auch formuliert. Also, an der Haltung arbeiten heißt für mich, Situationen, in die man auch durch den Unterricht hineingebracht wird, analysiert, formuliert und reflektiert." (Leh_GKiKP_02, Z. 335–343)*

Methodisch werden die Reflexionen unterschiedlich gestaltet, häufig sind es mündliche Rückmeldungen einzelner Lernender. Manchmal werden Karten eingesetzt, auf die Erlebnisse notiert und im Plenum vorgestellt und gesammelt werden. Einige Lehrende ziehen das pädagogische Prinzip des wechselseitigen Lehrens und Lernens (Bernhart & Bernhart, 2012, S. 10) im Rahmen von Reflexionen hinzu, um den Lernenden zu Beginn die eigene Reflexion in Einzelarbeit zu ermöglichen, um dann in den Austausch mit anderen in Partner- oder Gruppenarbeit zu gehen und somit eine Perspektivverschränkung zu fördern. Das nachfolgende Zitat zeigt den Einsatz des wechselseitigen Lehrens und Lernens zur Reflexion eigener Körperpflegegewohnheiten. Besonderen Wert legt der Lehrende Leh_AP_03 auf die Einzelarbeitsphase, indem er betont, dass das alleinige Nachdenken über und Notieren von Körperpflegegewohnheiten auch damit verknüpft ist, dass die Lernenden selbst entscheiden dürfen, was sie (später) mitteilen möchten. Dies wird zu Beginn transparent gemacht.

> *„Also ich lasse die das per Brainstorming machen, (...) in der Regel mache ich es so, dass die das selbst aufschreiben für sich selbst, einfach ohne großartig drüber nach-*

> *zudenken und das zu begründen, runter schreiben und sich dann so in der klassischen Think-Pair-Share-Geschichte erstmal zu zweit austauschen ihre eigenen Erfahrungen, zumindest einmal was das Persönliche angeht, wie gehe ich mit mir mit der Körperpflege um und auch das, was ich teilen will. Also es geht ja durchaus auch mal an Individualität und Intimsphäre, ob da dann irgendwie jemand auch sagt, ‚Ne, das möchte ich euch jetzt aber nicht erzählen, wie ich damit umgehe', oder so. Das ist dann in diesem Think zumindest mal erstmal in der Phase bei dem Schüler. (...) Und dann sollen die sich in einer Partner/ austauschen, das so ein bisschen zusammentragen und dann geht es ins Plenum. Und dann wird das vorgestellt, das sind so die eigenen Erfahrungen und auch die Erfahrungen, die man aus der Praxis bereits hat." (Leh_AP_03, Z. 121–132)*

Eine Lehrende führt an, dass sie die Reflexion der praktischen Übungen unregelmäßig macht und nur dann, wenn noch Zeit bleibt. Sie begründet, dass hierzu von der Stundenplanung keine Stunden explizit vorgegeben sind und dass sie aber stattdessen eine Evaluation ihrer Lernsituation durchführt.

> *„Gute Frage (nachdenklich). (...) ich glaube, es ist ein bisschen unterschiedlich, eigentlich ist es vom Stundenplan nicht vorgesehen, dann kommt direkt die Klausur danach. Was ich aber schon mache, dass ich nach jeder Kleingruppe, also wenn die dann fertig sind, das Bett bezogen ist und so. Und dann sind meistens, ist meistens noch Zeit, dass ich schon frage, so ‚Wie war es für Sie?' und, beziehungsweise ich habe nicht jedes Mal, aber ich mache dann auch so eine Evaluation überhaupt von der ganzen Einheit, dass ich da die Schüler frage, ja, ob sie sich bereit fühlen, jetzt Haut- und Körperpflege durchzuführen und ob sie Verbesserungsvorschläge haben und so etwas." (Leh_GKP_01, Z. 203–210)*

Die Evaluation der Lernsituation ersetzt nicht die Reflexion der praktischen Durchführung. Diese ist für die Erreichung der Ziele des Körperpflegeunterrichts erforderlich und muss systematisch so im Unterricht angelegt sein.

Bezug zum theoretischen Rahmen

Die Förderung der Reflexionsfähigkeit ist ein zentrales Ziel der Pflegeausbildung, wie dies auch die Ergebnisse zu den Zielen des Körperpflegeunterrichts (siehe Kapitel 8.3.1) gezeigt haben, die die Lehrenden definiert haben. Die Förderung der Reflexionsfähigkeit als ein zentrales Ziel des Körperpflegeunterrichts wird in Kapitel 8.3.1 detailliert beschrieben und im Kontext der pflegedidaktischen und berufs- und wirtschaftspädagogischen Literatur zur Entwicklung der Reflexionsfähigkeit von Lernenden diskutiert, sodass an dieser Stelle der Arbeit nur auf das Kapitel verwiesen werden soll.

Im Folgenden wird eine Übersicht über die zentralsten von den Lehrenden genutzten Methoden abgebildet (siehe Tabelle 9.9). Hierzu werden auch die im Vorfeld der Interviews zugeschickten Unterrichtsplanungen der einzelnen Lehrenden berücksichtigt. Da die Lehrenden in den Interviews nicht alle Methoden zu ihren Inhalten beschreiben konnten, diese aber dennoch von ihnen zur Körperpflege genutzt werden, finden sich die Ergänzungen der Methoden aus den Unterrichtsübersichten wieder. Diese Aspekte sind in der Tabelle jeweils grau unterlegt.

Tabelle 9.9: Übersicht über ausgewählte Methoden und Körperpflegeinhalte aller Interviews (eigene Erstellung)

Umgesetzte Methoden	**Inhaltliche Gegenstände**	**Lehrende**
Praktische Übungen	**Berührung**: Aufeinander zugehen, Berühren mit und ohne Handschuhe, Berührungsqualitäten wahrnehmen	Leh_GKiKP_01, Leh_GKiKP_02, Leh_GKiKP_03, Leh_GKiKP_04, Leh_AP_01, Leh_AP_02, Leh_GKP_01, Leh_GKPsy_02, Leh_GKPsy_04, Leh_GKP_05
	Körperpflege: Säuglingsbad, gegenseitiges Waschen von Armen und Beinen, Waschen einer Puppe	Leh_GKiKP_01, Leh_GKiKP_03, Leh_GKiKP_04, Leh_AP_01, Leh_AP_03, Leh_GKP_01, Leh_GKPsy_02, Leh_GKP_03, Leh_GKPsy_04, Leh_GKP_05
	Hautpflege: Pflegeprodukte ausprobieren und reflektieren, Hände eincremen	Leh_GKiKP_01, Leh_GKPsy_02,
Fallarbeit	**Hautpflege**: Konflikt mit Angehörigen zu Hautpflegeprodukt; Hautpflegemittel für verschiedene zu pflegende Menschen	Leh_GKIKP_01, Leh_GKiKP_02, Leh_GKIKP_03
	Kultursensible Körperpflege: Fallarbeit zur Körperpflege von muslimischen Patientinnen	Leh_GKPsy_04, Leh_GKP_05
	Intimpflege: Ethische Fallreflexion zu Herausforderung bei der Intimpflege	Leh_AP_01
	Traumatisierte Bewohner: Fallarbeit zum Umgang mit traumatisierten Bewohnern	Leh_AP_02
	Ressourcen: Fallarbeit zu Ressourcen von zu Pflegenden	Leh_GKPsy_02
	Ablehnung der Körperpflege: Fallarbeit zum Umgang mit Menschen mit Demenz, die die Körperpflege ablehnen	Leh_AP_03
	Sexuelle Belästigung: Fallarbeit zu sexueller Belästigung im Rahmen der Körperpflege	Leh_GKiKP_02
Methoden zur Reflexion	**Reflexion praktischer Übungen (Berührung, Körperpflege)**: Blitzlicht, reflexiver Dialog, Austausch in Partnerarbeit, Präsentation im Plenum	Leh_GKiKP_01, Leh_GKiKP_02, Leh_GKiKP_03, Leh_AP_01, Leh_AP_03, Leh_GKPsy_04, Leh_GKP_05
	Reflexion eigener Körperpflegegewohnheiten: Auf Karten schreiben, Liste erstellen, Austauschen, Zusammentragen	Leh_GKiKP_02, Leh_GKiKP_03, Leh_AP_02, Leh_AP_03, Leh_GKP_01, Leh_GKPsy_02

Legende: Ergänzungen aus den im Vorfeld der Interviews zugeschickten Unterrichtsübersichten der Lehrenden

Umgesetzte Methoden	Inhaltliche Gegenstände	Lehrende
Lehrervortrag	**Handlungsketten zu Körperpflege**	Leh_GKiKP_03, Leh_GKiKP_04, Leh_GKPsy_02, Leh_GKP_03, Leh_GKPsy_04
	Hautbeobachtung, Hautpflege	Leh_GKiKP_01, Leh_GKiKP_03, Leh_GKiKP_04, Leh_GKPsy_02, Leh_GKP_03
	Intertrigoprophylaxe	Leh_AP_02, Leh_AP_03, Leh_GKPsy_02, Leh_GKP_03
	Anatomie und Physiologie der Haut	Leh_GKiKP_03, Leh_GKPsy_02, Leh_GKP_05
	Basale Stimulation	Leh_AP_01, Leh_GKP_03, Leh_GKP_05
	Merkmale professioneller Pflege	Leh_GKiKP_01, Leh_GKiKP_02
	Bedürfnispyramide	Leh_AP_02, Leh_GKP_05
	Zytologie: Zellorganellen	Leh_GKPsy_02
Textarbeit	**Ziele der Körperpflege**	Leh_GKiKP_01, Leh_AP_02, Leh_GKPsy_02, Leh_GKPsy_04,
	Distanzzonen nach Hall	Leh_GKiKP_01, Leh_GKiKP_03, Leh_GKPsy_04
	Bedürfnispyramide nach Maslow	Leh_GKiKP_01, Leh_GKiKP_02, Leh_GKP_05
	Hautbeobachtung, Hautpflegeprodukte, Hautpflege	Leh_GKiKP_01, Leh_GKiKP_04
	Handlungsketten	Leh_GKP_01
	Basale Stimulation	Leh_GKiKP_02
Rollenspiele	**Rollenspiele zur Kommunikation** im Rahmen der Informationssammlung zur Körperpflege	Leh_GKiKP_01
	Rollenspiele zu Scham im Rahmen der Auswertung der Praxisaufgabe	Leh_GKiKP_01
	Rollenspiele zu Berührung im Rahmen der Auswertung der praktischen Übungen	Leh_AP_01
	Rollenspiele zu Körperpflege im Rahmen der Praxistage	Leh_GKP_01
Kollegiale Beratung	Kollegiale Beratung zu **herausfordernden Situationen** der Lernenden in der Pflegepraxis	Leh_AP_01, Leh_AP_03

Legende: Ergänzungen aus den im Vorfeld der Interviews zugeschickten Unterrichtsübersichten der Lehrenden

9.8 Gestaltung von Praxisaufgaben zu Körperpflegeinhalten (I.H 10)

Als letzte Handlungskategorie wird an dieser Stelle die *Gestaltung von Praxisaufgaben zu Körperpflegeinhalten* (I.H 10) stellvertretend für das reale Handeln im Rahmen der Lernortkooperation erläutert. Die zweite Handlungskategorie *Gestaltung von Praxisbegleitungen zu Körperpflegeinhalten* (I.H 11) sowie die Handlungskategorie *Gestaltung von Lernerfolgskontrollen zu Körperpflegeinhalten* (I.H 9), die der Bewertung des Unterrichts (3) zugeordnet sind, werden im Kontext des *Handelns wider besseres Wissen* (siehe Kapitel 10.7.5 und 10.8.5) thematisiert.

Alle Lehrenden setzen Praxisaufgaben zur Körperpflege ein. Das zeigt den hohen Stellenwert, der Körperpflege von den Lehrenden zugesprochen wird. Jedoch unterscheiden sich die Praxisaufgaben darin, ob sie vor- oder nachbereitend eingesetzt werden, wer die Praxisaufgabe vorgibt, welchen inhaltlichen Gegenstand sie umfasst und wer die Praxisaufgaben auswertet. Die Tabelle 9.10 zeigt *zwei zentrale Konzepte* zur Gestaltung von Praxisaufgaben, die nachfolgend erläutert werden.

Tabelle 9.10: Konzepte der Handlungskategorie Gestaltung von Praxisaufgaben zu Körperpflegeinhalten (I.H 10) mit Zuordnung der Wissenskategorie (eigene Erstellung)

(4) Reales Handeln (Lernortkooperation) (Hauptkategorie)		
Handlungskategorie: *Gestaltung von Praxisaufgaben zu Körper-pflegeinhalten* (I.H 10) mit Konzepten	**Nummerierung**	**Wissensbereiche mit dazugehörigen Wissenskategorien**
	II.	**Pflegedidaktisches Wissen**
Art und Gegenstände der Praxisaufgabe (Konzept) → Kap. 9.8.1.1	II.W 11	*Wissen über Praxisaufgaben zu Körperpflegeinhalten (Kategorie)*
Vorgabe der Praxisaufgabe (Konzept) → Kap. 9.8.1.2	II.W 11	*Wissen über Praxisaufgaben zu Körperpflegeinhalten (Kategorie)*

9.8.1.1 Art und Gegenstände der Praxisaufgabe (Konzept)

Alle Lehrenden – mit einer Ausnahme – setzen ihre Praxisaufgaben nachbereitend ein. Das heißt, die Lernsituation zur Körperpflege ist abgeschlossen und die Lernenden gehen mit einer Praxisaufgabe in ihre praktischen Einsätze. Die Lehrende Leh_GKiKP_01 setzt sowohl eine vorbereitende als auch eine nachbereitende Praxisaufgabe ein, je nachdem, wie weit die Lernsituation in dem Theorieblock fortgeschritten ist. Entweder erhalten die Lernenden die Aufgabe, eine Hautbeobachtung durchzuführen (vorbereitend), und die Hautbeobachtung wird anschließend thematisiert oder die Lernenden bekommen die nachbereitende Aufgabe, eine schambehaftete Situation wahrzunehmen und zu reflektieren.

> *„Ja, es ist immer etwas abhängig davon, zu welchem Zeitpunkt ich die Schüler in die Praxis schicke. Beim letzten Unterkurs, beim vorletzten, da war es so, dass ich vor der Hautbeobachtung aufgehört habe, also es kommt ja immer darauf an, wie viele Stunden können wir in so einen Block packen, und wann das dann aufhört. Das ist leider manchmal etwas unterschiedlich, auch krankheits-, urlaubsbedingt und. Wir hatten auch die Blöcke schon unterschiedlich: vier und fünf Wochen. Und als der Block dann aufgehört hat, und Hautbeobachtung war das nächste Thema, habe ich denen einen Praxisauftrag mitgegeben, dass sie sich einen Klienten, den sie betreuen, rausgreifen, ganz kurz notieren, welches Alter, welche Erkrankung, ohne dass sie viel dazu wissen müssen und dann einfach einmal die Haut beschreiben. Was beobachten sie? Und damit haben wir dann wieder weitergearbeitet. (I: Also, das war sozusagen vorbereitend?) Ja, vorbereitend, das war vorbereitend, genau. (I: Gibt es auch nachbereitende?) Ja, aber das ist dann zum Thema Scham. Da gebe ich denen immer die Praxisaufgabe, wir erarbeiten im Prinzip dann so, wie kann man Scham erkennen und wie kann ich mit den Schamgefühlen umgehen. (...) Und, da haben die den Auftrag bekommen, zu gucken, wo in ihrem Pflegealltag ist es ihnen ihrer Meinung nach gelungen, so mit Schamgefühlen umzugehen, dass es für sie selbst und für den Klienten gut ist." (Leh_GKiKP_01, Z. 1099–1121)*

Auch die Lehrenden Leh_AP_02 und Leh_GKiKP_02 variieren ihre Praxisaufgaben, jedoch sind beide jeweils nachbereitend. Entweder steht auch hier die Hautbeobachtung im Mittelpunkt oder die Praxisaufgabe besteht darin, eine praktische Handlungskette für eine Teilkörperpflege zu erstellen.

> *„(...) die kriegen von mir am Ende dann eine Praxisaufgabe, wo ich denen dann, also gibt es unterschiedliche Sachen, entweder geht es um Beobachtung und ich gebe ihnen einen Auftrag, sie sollen ganz bewusst bestimmte Dinge, (...) wie zum Beispiel Haut beobachten, was erleben sie jetzt auf Station für Hautkrankheiten, für Hautbeobachtungen etc. Oder die kriegen von mir zum Beispiel, dass sie Handlungsketten, also, wenn es dann um die Bartpflege, eine Teilkörperpflege aktivierend am Waschbecken, eine Ganzkörpflege im Bett oder sonstige Dinge geht, wo ich denen dann sage, ‚Dann schreiben Sie bitte eine Handlungskette in der Praxis.', also so, dass sie noch einmal ihre Schritte überdenken." (Leh_AP_02, Z. 366–375)*

Bei der zweiten Lehrenden geht es entweder um die Beobachtung und Reflexion oder die Durchführung einer Körperpflege.

> *„Eine Praxisaufgabe, in dem Sinne, das gesagt wird, also eine Körperpflege durchzuführen bei einem Klienten, egal welche Altersgruppe. Quasi zu überprüfen, wie werden die Dinge umgesetzt. Also, die müssen die nicht selbst durchführen unbedingt, sie können auch zuschauen, wie werden die Dinge umgesetzt, was fehlt ihnen, was ist richtig gut. Also, das quasi zu analysieren. Und das bringen sie dann mit, und das werten wir dann aus." (Leh_GKiKP_02, Z. 981–985)*

Zusätzlich zu den bereits beschriebenen Praxisaufgaben mit den inhaltlichen Gegenständen der Hautbeobachtung, Beobachtung einer Körperpflege oder Durchführung einer Körperpflege fokussieren zwei Lehrende im Rahmen der Praxisaufgabe die Informationssammlung als einen Schritt des Pflegeprozesses.

„Sie machen eine Informationssammlung, diese Informationssammlung müssen sie analysiert mit hierherbringen, das muss aber gegengezeichnet werden von dem Praxisanleiter, weil ich die Patienten ja nun nicht kenne. Und da sie noch nicht so in dem Prozess, in der Pflegeplanung verankert sind, haben sie den Auftrag, Problembereiche darzustellen und sollen eben auch ganz konkret beschreiben, wo der Patient denn eine Einschränkung hat, die in der Körperpflege eben eine Auswirkung zeigt. Und damit begründen sie dann auch, ob sie eine Unterstützung oder eine teilweise Übernahme oder eine vollständige Übernahme, also das Ausmaß der Pflegeunterstützung." (Leh_GKPsy_04, Z. 821–828)

Im nächsten Zitat wird eine Wahlmöglichkeit deutlich, den Pflegeprozess mit unterschiedlichen anderen Lernsituationen zu verbinden. Hinzu kommt, dass die praktische Aufgabe zur Durchführung einer Körperpflege in der Praxis mit den Praxisanleitenden durchgeführt wird.

„Also, wenn der Pflegeprozess, der wird ja ziemlich parallel dann unterrichtet, dann sagen wir, die sollen ein Anamnesegespräch, eine Infosammlung machen, von den Dingen, die sie hier schon gelernt haben. Dazu gehört eben Haut und Körperpflege, also das wäre dann ‚Sich pflegen können', ‚Vitalzeichen kontrollieren', vielleicht haben sie auch schon ‚Sich Bewegen' in irgendeiner Form gehabt, dass sie wissen, worauf sie da achten können. (...) Hintergrund ist, dass sie mit dieser Infosammlung wieder in den Unterricht kommen, und da dann erst einmal ausgehend von dem Fall, den sie mitbringen, die erste Pflegeplanung geschrieben wird. Die Körperpflege in der Praxis, da gibt es auch eine praktische Aufgabe zu, aber meiner Meinung nach wird die von den Praxisanleitern den Schülern auf der Station gegeben, und die machen es dann, also so ergänzen wir uns." (Leh_GKiKP_03, Z. 953–966)

9.8.1.2 Vorgabe der Praxisaufgabe (Konzept)

Während sieben Lehrende den Lernenden die Praxisaufgabe am Ende der Lernsituation zur Körperpflege austeilen, gibt es an anderen Schulen ein anders System: Dort erhalten die Lernenden einen Pool an Praxisaufgaben und wählen dann im Einsatzort, welche sie davon realisieren. Interessanterweise wählen die meisten Lernenden auch direkt zu Beginn die Praxisaufgabe zur Körperpflege.

„Wir haben (...) Praxisaufgaben für viele verschiedene Bereiche hier auch und zwar dann eben auch, bietet sich an, sage ich jetzt einmal, gerade für diese ersten Einsätze das natürlich auch zu nutzen, was auch sehr häufig umgesetzt wird von den Schülern, dass sie, wenn sie auf die Station kommen, wo eben auch Körperpflege durchgeführt wird, sehr oft auch gerade die ersten Einsätze, diese Körperpflege auswählen, diese Praxisaufgabe auswählen. Das ist bei uns so, wir haben so einen Pool an Praxisaufgaben und die können schauen, was passt jetzt hier auch auf Station." (Leh_GKPsy_02, Z. 1065–1072)

Auch an der Pflegeschule der Lehrenden Leh_GKiKP_04 gibt es einen Pool an Praxisaufgaben, wobei die erste Praxisaufgabe zur Körperpflege im ersten praktischen Einsatz verpflichtend ist.

„Ja, wir haben einen (...) Ordner. Das ist ein praktischer Arbeitsnachweis, da sind mehrere Lernaufgaben drin, die sind von der Auswahl her sehr vielseitig, Atmen, Ausscheiden, geriatrische Patienten betreuen, Schwangere und Wöchnerinnen pflegen. Haut und Körperpflege ist aber als erste Lernaufgabe Pflicht. Die Schüler müssen in dem ersten Praxisblock diese Aufgabe bearbeiten. Alle anderen Aufgaben sind danach in ihrem Ermessen. Sie müssen pro praktischen Einsatz eine Lernaufgabe absolvieren, können das stationsspezifisch dann auswählen. (...) Aber Haut und Körper pflegen setzen wir als Pflichtlernaufgabe im ersten Praxisblock an, weil wir glauben, dass sie sich dann nochmal anders damit auseinandersetzen können mit dem Input, den sie natürlich dann bekommen haben, theoretisch vermittelt und das ja in erster Linie dann im ersten Block ihren Hauptaufgaben-Bereich betrifft." (Leh_GKiKP_04, Z. 968–980)

Darüber hinaus gibt es für die unterschiedlichen praktischen Einsätze festgelegte Praxisaufgaben, die nicht von den einzelnen Lehrenden bestimmt werden. Auch hierbei steht neben einer Praxisaufgabe zur Hygiene die Praxisaufgabe zur Durchführung einer Körperpflege im Mittelpunkt des ersten Einsatzes.

„Ja, aber nicht wir individuell, sondern es gibt so schulfestgelegte Praxisaufgaben und tatsächlich gibt es zwei für den ersten praktischen Einsatz. Der eine ist die Körperpflege und der andere ist, geht um Hygienemaßnahmen, wobei aber mehr so etwas Organisatorisches, ‚Wo findet ihr Hygienepläne?', ‚Wer ist im Haus für die Hygiene zuständig?'. Ganzkörperpflege ist tatsächlich der Auftrag, sich Material zusammenzustellen, den Patienten auszusuchen, Probleme im Vorfeld zu isolieren, eine Körperpflege durchzuführen, das Ganze zu reflektieren." (Leh_GKP_03, Z. 659–665)

Die folgende Tabelle 9.11 zeigt zusammenfassend eine Übersicht über alle von den Lehrenden gestellten Praxisaufgaben.

Tabelle 9.11: Übersicht der gestellten Praxisaufgaben aller Lehrenden (eigene Erstellung)

Lehrende	Art der Praxisaufgabe	Vorgabe der Praxisaufgabe	Gegenstand der Praxisaufgabe	Auswertende Personen
Leh_GKiKP_01	vorbereitend oder	Vom Lehrenden vorgegeben	Hautbeobachtung oder	Lehrende in der Schule
	nachbereitend		Wahrnehmen von und Umgang mit schambehafteten Situationen	
Leh_GKiKP_02	nachbereitend	Vom Lehrenden vorgegeben	Beobachtung oder Durchführung einer Körperpflege	Lehrende in der Schule
Leh_GKiKP_03	nachbereitend	Vom Lehrenden vorgegeben	Informationssammlung	Lehrende in der Schule
Leh_GKiKP_04	nachbereitend	Pool an Praxisaufgaben, 1. PA Pflicht	Durchführung einer Körperpflege	Lehrende in der Schule
Leh_AP_01	nachbereitend	Vom Lehrenden vorgegeben	Durchführung einer Ganzkörperpflege mit Informationssammlung	Praxisanleitende in der Praxis
Leh_AP_02	nachbereitend	Vom Lehrenden vorgegeben	Hautbeobachtung oder Handlungskette für Teilkörperpflege erstellen	Lehrende in der Schule
Leh_AP_03	nachbereitend	Auswahl aus Pool an Praxisaufgaben	Durchführung einer Ganzkörperpflege	Praxisanleitende in der Praxis
Leh_GKP_01	nachbereitend	Auswahl aus Pool an Praxisaufgaben	Durchführung einer Ganzkörperpflege	Praxisanleitende in der Praxis
Leh_GKPsy_02	nachbereitend	Auswahl aus Pool an Praxisaufgaben	Durchführung einer Körperpflege	Lehrende in der Schule
Leh_GKP_03	nachbereitend	Festgelegte Praxisaufgaben durch Schule	Durchführung einer Ganzkörperpflege mit Informationssammlung	Keine Angabe
Leh_GKPsy_04	nachbereitend	Vom Lehrenden vorgegeben	Informationssammlung	Lehrende in der Schule
Leh_GKP_05	nachbereitend	Vom Lehrenden vorgegeben	Durchführung einer Körperpflege	Praxisanleitenden in der Praxis

Bezug zum theoretischen Rahmen

Der Einsatz von Praxisaufgaben (oder Lernaufgaben für die Praxis) hat in der Pflegeausbildung eine hohe Bedeutung und stellt ein wichtiges Merkmal der Lernortkooperation dar. Dabei charakterisieren die Praxisaufgaben einen Bildungsprozess, der „die Entwicklung von Kompetenzen fokussiert und nicht nur den Erwerb von klinischen Fähigkeiten anstrebt" (Müller, 2013, S. 278). Praxisaufgaben beziehen sich auf typische Handlungssituationen in der Pflege und werden für das Lernen in der Praxis gezielt aufbereitet (Müller, 2013, S. 278).

> „Die besonderen Potenziale der betrieblichen Ausbildung liegen in ihrer unmittelbaren Verortung in der Berufswirklichkeit. Lerninhalte können in realen Handlungen erlernt, vorhandenes Wissen kann angewendet werden. Für den Erwerb von Kompetenzen stellt sich die Reflexion über das eigene Handeln und seine Bedingungsfaktoren einerseits sowie über die eigene Person als handelndem Subjekt andererseits als förderlich dar. Zur Gestaltung der betrieblichen Ausbildung erscheint es deshalb sinnvoll, methodische Instrumente zu entwickeln, die den vorrangigen lernkonstitutiven Faktoren Rechnung tragen, indem sie Lernen in realen Kontexten verorten, deren Wahrnehmung und Konstruktion transparent machen, entsprechende Vorerfahrungen bewusst machen und aufgreifen, Wissen abfragen und Schlussfolgerungen für zukünftiges Handeln einfordern." (Müller, 2009, S. 64)

Die Praxisaufgaben werden somit zu einem Instrument zielgerichteten und intendierten Lernens und dienen als Ergänzung zum „learning by doing" (Bohrer, 2014, S. 133).

Praxisaufgaben zielen auf selbstorganisierte Lernprozesse, durch die Lernende an die Bewältigung komplexer beruflicher Aufgabenstellungen systematisch herangeführt werden (Bohrer, 2014, S. 133; Müller, 2009, S. 67). Dabei sollten Praxisaufgaben an der vollständigen Handlung orientiert sein, das heißt, die Lernenden sind am Prozess der Planung, der Durchführung und der Reflexion der Aufgabe aktiv beteiligt (Bohrer, 2014, S. 134). Je weniger eindeutig die Aufgaben hinsichtlich einer Lösung oder Handlungsstrategie erstellt sind, umso lernförderlicher sind sie für die Lernenden (Müller, 2013, S. 279).

Ein wesentliches Merkmal von Praxisaufgaben ist ihre systematische Struktur. Hierzu können verschiedene Kriterien genutzt werden. Müller (2013, S. 279) zufolge können Praxisaufgaben anhand von fünf Kriterien gestaltet werden: *Kommentierung, Ziele, Annäherung, Durchführung* und *Reflexion*. Bohrer (2007, S. 2; 2014, S. 135–137) führt als Kriterien das *Thema*, eine *Einstimmung, organisatorische Aspekte*, die konkrete *Aufgabenstellung, zu fördernde Kompetenzen, Reflexionsfragen* und *ergänzende Informationen* an.

Im Kontext der Lernortkooperation ist die gemeinsame Entwicklung von Praxisaufgaben durch Lehrende aus dem Lernort Pflegeschule und Praxisanleitende aus dem Lernort Pflegepraxis wichtig (Bohrer, 2014, S. 138), um Praxisaufgaben am aktuellen Stand der Pflegepraxis auszurichten und gleichzeitig die „Förderung der beruflichen Mündigkeit" zu gewährleisten (Müller, 2013, S. 279). Die kooperative Entwicklung fördert zudem ein tieferes Verständnis der beiden Lernorte füreinander (Bohrer, 2014, S. 138).

9.9 Einbettung der pflegedidaktischen Handlungskategorien in den FQR Pflegedidaktik

Ausgehend von den Kategorien des pflegedidaktischen Professions*wissens* konnten aus den Daten *elf Kategorien pflegedidaktischen Professionshandelns* eruiert werden. Die Ergebnisse zeigen insgesamt ein vielfältiges pflegedidaktisches Professionshandeln der Lehrenden in Bezug auf den Körperpflegeunterricht. Die umfangreichen Ergebnisse aus den Daten lassen sich in die Struktur des *Fachqualifikationsrahmens Pflegedidaktik* (Walter & Dütthorn, 2019) einordnen und sind somit anschlussfähig an die pflegedidaktische Diskussion professioneller Lehrerbildung. Der Fachqualifikationsrahmen (FQR) Pflegedidaktik, der im Rahmen der Sektion Bildung und Sektion Hochschullehre Pflegewissenschaft der Deutschen Gesellschaft für Pflegewissenschaft e. V. erarbeitet wurde, stellt einen Referenzrahmen für die Lehrerbildung im Bereich Pflege dar. Der auf den deutschen Hochschulqualifikationsrahmen (HRK & KMK, 2017), den europäischen Qualifikationsrahmen (Europäische Kommission, 2008), den deutschen Qualifikationsrahmen (Arbeitskreis Deutscher Qualifikationsrahmen, 2011) und den Fachqualifikationsrahmen Pflege (Hülsken-Giesler & Korporal, 2013) rekurrierender FQR Pflegedidaktik zielt darauf, eine Grundlage für die Konzeption pflegedidaktischer Studienanteile in der pflegebezogenen Lehrerbildung auf Bachelor- und Masterniveau abzubilden, um „die pflegedidaktische Disziplinentwicklung zu stärken und weiterzuentwickeln" (Walter & Dütthorn, 2019, S. 6). Der Referenzrahmen ist demzufolge als Orientierung und nicht als „rigide Normierung von Studienprogrammen" zu verstehen (Walter & Dütthorn, 2019, S. 6).

Er orientiert sich weiter an den *Standards für die Lehrerbildung: Bildungswissenschaften* der KMK (2019a) und an dem Dokument *Ländergemeinsame inhaltliche Anforderungen für die Fachwissenschaften und Fachdidaktiken in der Lehrerbildung* der KMK (2019b). In Letzterem werden für die fachrichtungsbezogene Didaktik Pflege konkrete Aussagen getroffen, die das Besondere der Pflegedidaktik skizzieren und die erforderlichen Perspektiven in der Ausbildung der Lehrenden im Bereich Pflege aufzeigen (siehe Kapitel 2.2).

Der Fachqualifikationsrahmen Pflegedidaktik bildet ein Strukturmodell ab, das sich „einerseits über den bereits skizzierten Anschluss an die Ordnungsmittel [EQR, DQR, HQR, H.K.] und andererseits über eine Bezugnahme auf Eckpunkte der wissenschaftlichen Disziplin Pflegedidaktik" legitimiert (Walter & Dütthorn, 2019, S. 16). In Anlehnung an Ertl-Schmuck & Fichtmüller (2009, S. 16–20) stellt die Rahmung des FQR Pflegedidaktik Handlungs- und Reflexionsfelder auf Makro-, Meso- und Mikroebene dar. Die erforderlichen Kompetenzen der Lehrenden werden für das Bachelor- und das Masterniveau konkretisiert und den Handlungs- und Reflexionsfeldern zugewiesen (siehe Tabelle 9.12).

Tabelle 9.12: Struktur des Fachqualifikationsrahmens Pflegedidaktik (Walter & Dütthorn, 2019)

	Handlungs- und Reflexionsfelder	Kompetenzen	
Ebenen		Bachelor	Master
Makroebene	**Berufs- und Bildungssystem**	Die Absolvent/innen – identifizieren Wechselwirkungen zwischen Gesundheits- und Bildungssystemen im Kontext gesellschaftlicher (z. B. berufs-, bildungs- oder gesundheitspolitischer) Wandlungsprozesse und bewerten diese. – …	Die Absolvent/innen – ermitteln theorie- und methodengeleitet sich verändernde Anforderungen der gesundheitlichen und pflegerischen Versorgung sowie des Gesundheits-/Pflegesystems und leiten daraus Schlussfolgerungen für die Pflegebildung ab.
	…	…	…
Mesoebene	**Curriculumentwicklung**	Die Absolvent/innen – verstehen die Bedeutung von Curricula im Kontext berufsbildungspolitischer Ordnungsmittel sowie gesellschaftlicher und pflegeberuflicher Antinomien. – …	Die Absolvent/innen – verfügen über ein differenziertes Wissen zur Curriculumtheorie und -entwicklung. – …
	…	…	…
Mikroebene	**Theoriegeleitete Vorbereitung von Lehr-Lernsituationen**	Die Absolvent/innen – reflektieren ihre subjektiven Theorien hinsichtlich ihres Lehr-Lernverständnisses. – …	Die Absolvent/innen – reflektieren verschiedene pflegedidaktische Ansätze für die Planung von Lehr-Lernsituationen und loten deren Chancen und Grenzen sowie Reichweite aus. – …
	…	…	…

Die in der vorliegenden Arbeit abgeleiteten *Kategorien pflegedidaktischen Professionshandelns* lassen sich dem *FQR Pflegedidaktik* zuordnen (siehe Abbildung 9.3). Hierbei wird deutlich, dass alle eruierten Kategorien auf der Meso- und der Mikroebene liegen, wobei die Mikroebene mit acht zugewiesenen Kategorien den Hauptteil ausmacht. Die ersten beiden Spalten in der Abbildung 9.3 stellen die drei Ebenen und die Handlungs- und Reflexionsfelder aus dem FQR Pflegedidaktik dar. Diese sind in der Grafik grau unterlegt. Die rechte Spalte zeigt die Zuordnung aller elf Handlungskategorien zu den Handlungs- und Reflexionsfeldern und ist farblich grün unterlegt. Einen Schwerpunkt weisen die Handlungsfelder *Theoriegeleitete Vorbereitung von Lehr-Lernsituationen* mit vier zugeordneten Handlungskategorien, *Lehr-Lernsituationen* mit drei Handlungskategorien und *Lernortgestaltung und Lernortkooperation* mit zwei zugewiesenen Handlungskategorien auf.

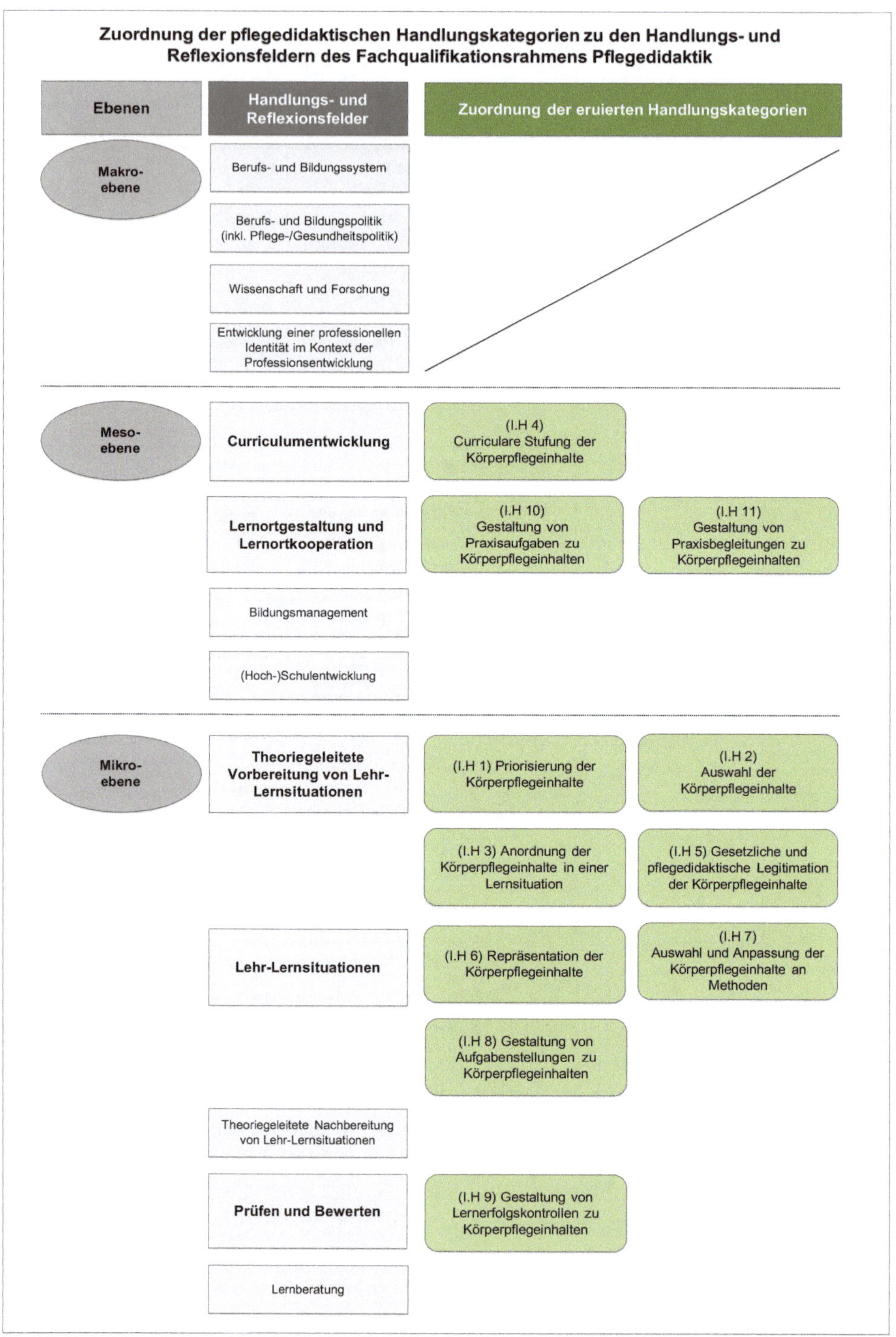

Abbildung 9.3: Zuordnung der pflegedidaktischen Handlungskategorien zu den Handlungs- und Reflexionsfeldern des FQR Pflegedidaktik (Walter & Dütthorn, 2019) (eigene Erstellung)

10. Handeln wider besseres Wissen im Modell des pflegedidaktischen Handelns im Körperpflegeunterricht

Nachdem in den beiden vorangegangenen Kapiteln die Ergebnisse zu den eruierten *Kategorien zum pflegedidaktischen Professionswissen* (Kapitel 8) und den *Kategorien zum pflegedidaktischen Professionshandeln* (Kapitel 9) umfassend erläutert wurden, wird im Folgenden der Schwerpunkt der Ergebnisauswertung dargestellt: die *Kernkategorie Pflegedidaktisches Handeln im Kontext des Körperpflegeunterrichts* und das darin enthaltende *zentrale Phänomen: Handeln wider besseres Wissen der Lehrenden im Körperpflegeunterricht.*

Im Laufe des iterativen Forschungsprozesses konnte bei der Auswertung eine Diskrepanz zwischen dem *pflegedidaktischen Professionswissen* und dem *pflegedidaktischen Professionshandeln* der Lehrenden herausgearbeitet werden, die als *Handeln wider besseres Wissen* beschrieben wird. Dass Lehrende über ein breites pflegedidaktisches Professionswissen verfügen, konnte in Kapitel 8 umfassend und systematisch dargelegt werden. Jedoch kristallisierten sich bei der Analyse und Interpretation der pflegedidaktischen Handlungen Brüche zum Professionswissen heraus. Lehrende handeln trotz besseren Wissens und entgegen ihrem eigenen (besseren) Urteil nicht professionell oder tun und unterlassen Dinge, die sie nicht für die richtige Handlung halten.

Die Gesamtergebnisse führen zu einer *verdichteten Theorie* des *Handelns wider besseres Wissen im Körperpflegeunterricht*, da die insgesamt *18* eruierten *Kategorien des pflegedidaktischen Professionswissens* und die *elf* erhobenen *Kategorien des pflegedidaktischen Professionshandelns* die Grundlage für die Theorie darstellen. Die Theorie des *Handelns wider besseres Wissen im Körperpflegeunterricht* stellt eine *Theorie mittlerer Reichweite* dar, die sich „mit überprüfbaren Generalisierungsansprüchen auf umschriebene, eingegrenzte soziale Phänomenbereiche" (Breurer, Muckel & Dieris, 2019, S. 7) bezieht. Die vorliegende Theorie konkretisiert das Handeln wider besseres Wissen von Lehrenden in der Pflegeausbildung und fokussiert damit einen eingegrenzten sozialen Bereich (Pflegeunterricht am Beispiel der Körperpflege). Gleichwohl lassen sich aus der hergeleiteten Theorie Generalisierungen für Lehrende anderer Disziplinen ableiten. Breuer, Muckel & Dieris (2019, S. 315) unterteilen in Anlehnung an Strauss (1998, S. 304) zwei Grounded-Theory-Theorietypen: die bereichsbezogenen und die formalen Theorien. Die *Theorie des Handelns wider besseres Wissen im Körperpflegeunterricht* kann eindeutig den bereichsbezogenen Theorien zugeordnet werden, die im Unterschied zu den formalen Theorien für ein empirisches Forschungsgebiet, wie z. B. die Gesundheits- und Krankenpflege entwickelt wird. Formale Theorien werden auch als allgemeine Theorien bezeichnet und für konzeptuelle Forschungsgebiete wie z. B. Stigmatisierung generiert (Strauss, 1998, S. 304).

10.1 Pflegedidaktisches Handeln im Kontext des Körperpflegeunterrichts (Kernkategorie)

Die Rahmung der verdichteten Theorie des Handelns wider besseres Wissen stellt die Kernkategorie dar. Alle Ergebnisse verweisen finalisierend auf das *pflegedidaktische Handeln im Kontext des Körperpflegeunterrichts*, das zur *Kernkategorie* wird. Pflegedidaktisches Handeln entfaltet sich in *drei Handlungsstrategien*, das heißt, Lehrende handeln entweder *pflegedidaktisch professionell*, *pflegedidaktisch nicht professionell* oder sie handeln *pflegedidaktisch wider besseres Wissen*. Die Basis sowohl des professionellen, pflegedidaktischen Handelns als auch des Handelns wider besseres Wissen ist *pflegedidaktisches Professionswissen*, denn beiden Handlungen unterliegen eine Bewusstheit und eine Reflexivität als Bedingung. Hingegen sich das nicht professionelle pflegedidaktische Handeln auf der Grundlage von Nichtwissen entfaltet. Die Reflexivität ist demnach zwingendes Merkmal des Handelns wider besseres Wissen (Abbildung 10.1).

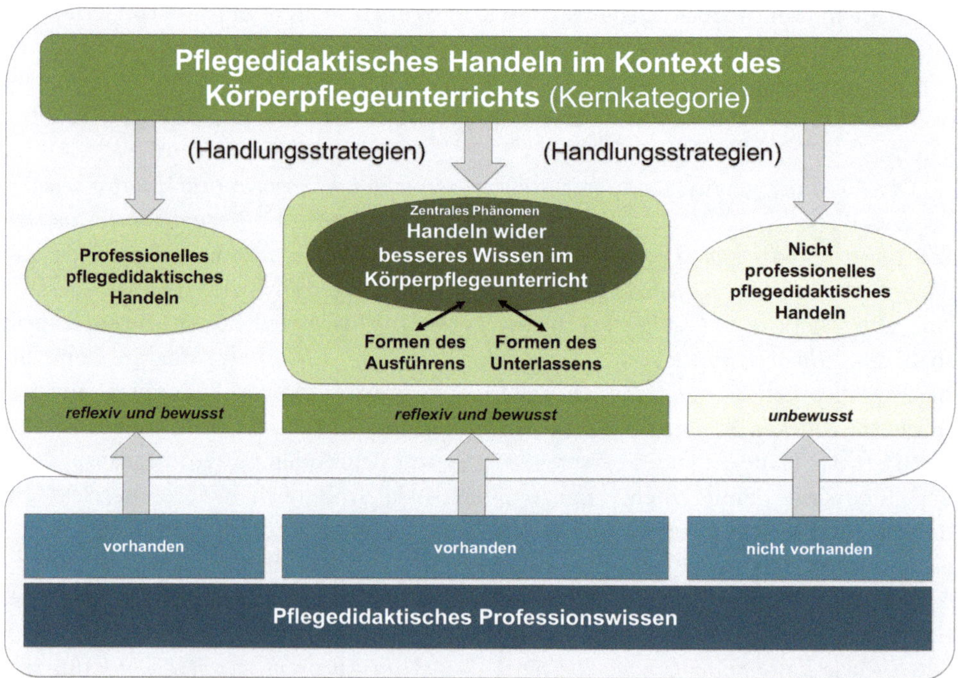

Abbildung 10.1: Kernkategorie: pflegedidaktisches Handeln im Kontext des Körperpflegeunterrichts mit drei möglichen Handlungsstrategien auf der Basis von Professionswissen (eigene Erstellung)

Im Kodierparadigma von Strauss & Corbin (1996, S. 94) werden die Begriffe Kernkategorie und Phänomen synonym verwendet. Die Kernkategorie wird definiert als „das zentrale Phänomen, um das herum alle anderen Kategorien integriert sind." (Strauss & Corbin, 1996, S. 94). Das Phänomen wird beschrieben als „die zentrale Idee, das Ereignis, Geschehnis, der Vorfall, auf den eine Reihe von Handlungen oder Interaktionen gerichtet ist, um ihn zu kontrollieren oder zu bewältigen oder zu dem die Handlungen in Beziehung stehen" (Strauss & Corbin, 1996, S. 75). In der vorliegenden Arbeit kristallisierte sich sowohl eine Kernkategorie als auch ein mit der Kernkategorie nicht identisches zentrales Phänomen heraus. Die *Kernkategorie Pflegedidaktisches Handeln im Kontext des Körperpflegeunterrichts* stellt die übergeordnete (strukturelle) Rahmung dar, die sich in den *drei Handlungsstrategien* (professionelles pflegedidaktisches Handeln, Handeln wider besseres Wissen im Körperpflegeunterricht, nicht professionelles pflegedidaktisches Handeln) entfaltet.

Von den drei Handlungsstrategien entwickelt sich das *Handeln wider besseres Wissen* als das interessanteste und für die Pflegedidaktik am wenigsten bekannte *Phänomen*, sodass im Verlauf des Kodierverfahrens zunehmend das Handeln wider besseres Wissen untersucht und tiefergehend ausgearbeitet wurde. Das *zentrale Phänomen Handeln wider besseres Wissen* ist – im Gegensatz zur Kernkategorie, die in dieser Arbeit eine übergeordnete Systematisierung der Handlungsstrategien abbildet – die zentrale Idee, die im Sinne eines abduktiven Geistesblitzes den Schlüsselmoment der Auswertung darstellt. Aufgrund der Ergebnisse aus den Daten wird demzufolge begründet vom klassischen Kodierparadigma von Strauss & Corbin (1996) abgewichen und sowohl eine (strukturgebende) Kernkategorie als auch ein zentrales Phänomen herausgearbeitet.

Um die generierte Theorie mit ihren einzelnen Kategorien und deren konsistenten Zusammenhängen auch grafisch abzubilden, wird das *Modell des pflegedidaktischen Wissens und Handelns im Körperpflegeunterricht* um das *zentrale Phänomen des Handelns wider besseres Wissen im Körperpflegeunterricht* konzipiert (siehe Abbildung 10.2). Aufgrund der Komplexität des Modells werden die Kategorien in der Gesamtübersicht mit einzelnen, ausgewählten Beispielen unterlegt (z. B. werden zu den Kategorien des pflegedidaktischen Professionswissens nur drei Beispiele für die Kategorien zu den Herausforderungen abgebildet). In diesem Kapitel (10.1) wird das Modell übergeordnet als Gesamtkonstrukt beschrieben, ohne dabei ins Detail zu gehen. In den nachfolgenden Kapiteln werden dann die jeweiligen Ausschnitte des Modells in ihrer Vollständigkeit umfassend erläutert und belegt. Der Aufbau dieses Kapitels dient somit der besseren Nachvollziehbarkeit.

Modell des pflegedidaktischen Wissens und Handelns im Körperpflegeunterricht

Das Modell des *pflegedidaktischen Wissens und Handelns im Körperpflegeunterricht* stellt übergeordnet ein Handlungsmodell dar, das auf der Basis des Kodierparadigmas (paradigmatisches Modell) von Strauss & Corbin (1996, S. 78–85) entfaltet wurde.

Der Kern des Modells des *pflegedidaktischen Wissens und Handelns* beschreibt mit seiner *Kernkategorie Pflegedidaktisches Handeln im Kontext des Körperpflegeunterrichts* das soziale Handeln der Lehrenden in der Pflegeausbildung in seinem Bedingungsgefüge (Breuer, Muckel & Dieris, 2019, S. 288). Das Modell um das *zentrale Phänomen* des *Handelns wider besseres Wissen im Körperpflegeunterricht* bildet eine Theorie des sozialen Handelns ab.

Aufgrund der eruierten Ergebnisse beinhaltet das vorliegende Handlungsmodell eine weitere theoretische Systematik, die in das Modell integriert ist. Das Handlungsmodell folgt einer prozessualen Logik (Breuer, Muckel & Dieris, 2019, S. 295–296), die durch die Handlungsschritte Wissen, Urteilen und Handeln gekennzeichnet ist (siehe Abbildung 10.2). Damit stellt das entwickelte Modell keine Reinform des paradigmatischen Modells, sondern eine Mischform aus Kodierparadigma und prozessualer Abfolge dar. Dementsprechend finden sich in dem Handlungsmodell nicht alle Originalbegriffe des Kodierparadigmas von Strauss & Corbin (1996, S. 78). Zum besseren Verständnis und zur Transparenz zeigt die Tabelle 10.1 eine Übersicht über die Begrifflichkeiten aus dem *Modell des pflegedidaktischen Wissens und Handelns im Körperpflegeunterricht* mit der jeweiligen Zuordnung zum paradigmatischen Modell nach Strauss & Corbin (1996, S. 78–85).

Ausgehend von verschiedenen Kategorien des Professionswissens, die als Basis für das pflegedidaktische Handeln fungieren, fällen Lehrende hinsichtlich ihres pflegedidaktischen Handelns ein Urteil. Insgesamt werden *vier Kategorien von Urteilen* hergeleitet: *Erforderliches Thematisieren, Erforderliches Planen, Erforderliches didaktisches Handeln* und *Erforderliche Haltung.* Die Urteile knüpfen jeweils an einer Wissenskategorie an. In dem abgebildeten Modell wird beispielhaft für ein Urteil das *Thematisieren von Herausforderungen als erforderlich* bewertet. Dieses Urteil knüpft z. B. an der *Wissenskategorie Wissen über Herausforderungen in der Pflegepraxi*s (II.W 4) an.

Von den insgesamt *18 Wissenskategorien pflegedidaktischen Professionswissens* finden *zehn* im Kontext des Handelns wider besseres Wissens Berücksichtigung (siehe Abbildung 10.2), sodass nur diese zehn Kategorien in der Abbildung 10.2 aufgenommen wurden. Nach dem Urteil entscheiden sich Lehrende für eine *Handlungsstrategie.* Das *professionelle pflegedidaktische Handeln* und das *Handeln wider besseres Wissen* stellen hierbei ein bewusstes und reflexive Handeln dar, während das *nicht professionelle pflegedidaktische Handeln* unbewusst bleibt (siehe Abbildung 10.1). Das *Handeln wider besseres Wissen* ist das *zentrale Phänomen* und entfaltet sich in dem Modell in den zwei *Dimensionen* des Ausführens wider besseres Wissen und des Unterlassens wider besseres Wissen, die durch verschiedene Konzepte ausgestaltet sind. In Bezug auf das *Wissen über Herausforderungen in der Pflegepraxis* (II.W 4) könnte dies bedeuten, dass Lehrende z. B. das *Thematisieren von Herausforderungen von den Lernenden abhängig machen* (Handeln wider besseres Wissen), obwohl sie das Thematisieren der Herausforderungen als wichtig erachten (Urteil). In diesem Fall handelt der Lehrende wider besseres Wissen durch *Unterlassen.* Alle Handlungen wider besseres Wissen (Ausführen und Unterlassen) lassen sich *sieben* der in Kapitel 9.1 eruierten *Kategorien pflegedidaktischen Handelns* zuordnen (siehe Abbildung 10.2). Aufgrund von Übersichtlichkeit werden in der Abbildung 10.2 die Handlungskategorien nur mit ihrer Nummerierung (z. B. I.H 2) angeführt.

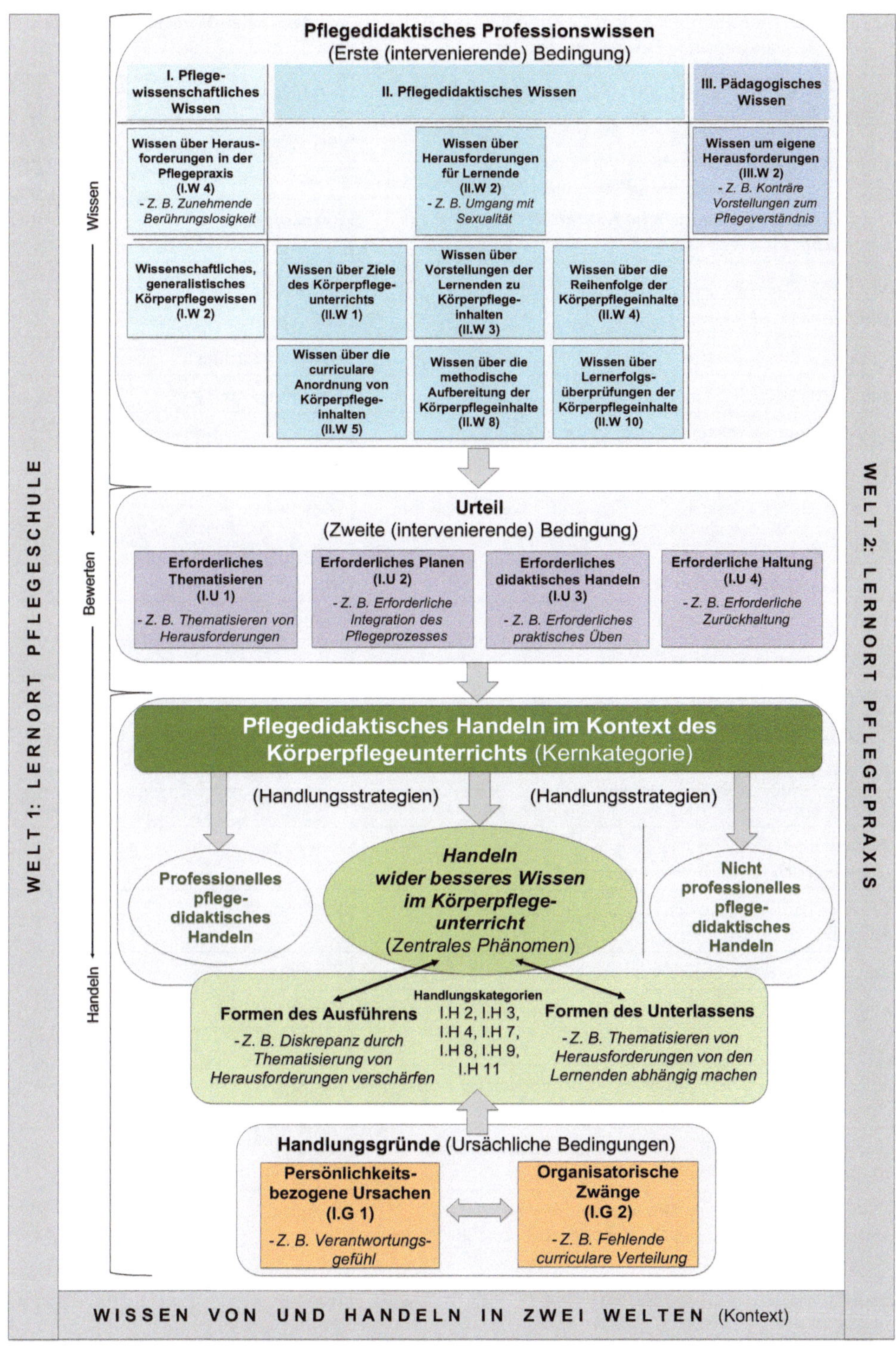

Abbildung 10.2: Modell des pflegedidaktischen Wissens und Handelns im Körperpflegeunterricht (eigene Erstellung)

Tabelle 10.1: Zuordnung der Begriffe aus dem Modell des pflegedidaktischen Wissens und Handelns zu Begriffen des Kodierparadigmas (eigene Erstellung)

Begriffe und Oberbegriffe aus dem Modell des pflegedidaktischen Wissens und Handelns im Körperpflegeunterricht	**Begriffe des Kodierparadigmas und aus dem Prozess des Kodierens (Strauss & Corbin, 1996, S. 78, 43)**
(Strukturgebende) Kernkategorie	
Pflegedidaktisches Handeln im Kontext des Körperpflegeunterrichts	***Kernkategorie***
Übergeordnete Handlungsstrategien (HS)	
Handeln wider besseres Wissen	***Phänomen***
Professionelles Handeln	Handlungsstrategie
Nicht professionelles Handeln	Handlungsstrategie
Dimensionen (konkrete HS des Phänomens)	
Formen des Ausführens	Dimension
Formen des Unterlassens	Dimension
Kontext	
Welt 1: Lernort Pflegeschule	Kontext
Welt 2: Lernort Pflegepraxis	Kontext
Bedingungen	
Pflegedidaktisches Professionswissen (Erste Bedingung)	Intervenierende Bedingung
Urteil (Zweite Bedingung)	Intervenierende Bedingung
Handlungsgründe	Ursächliche Bedingung
Kategorien	
Wissen über Herausforderungen in der Pflegepraxis (I.W 4) (exemplarisch für Wissenskategorien)	Kategorie
Erforderliches Thematisieren (I.U 1) (exemplarisch für Urteilskategorien)	Kategorie
Persönlichkeitsbezogene Ursachen (I.G 1) (Handlungsgründe)	Kategorie
Organisatorische Zwänge (I.G 2) (Handlungsgründe)	Kategorie
Konzepte	
Zunehmende Berührungslosigkeit (exemplarisch für Konzepte der jeweiligen Wissenskategorien)	Konzept
Thematisieren von Herausforderungen (exemplarisch für Konzepte gefällter Urteile)	Konzept
Diskrepanz durch Thematisierung von Herausforderungen verschärfen (exemplarisch für Konzepte des Ausführens wider besseres Wissen)	Konzept
Verantwortungsgefühl (exemplarisch für Konzepte der Handlungsgründe)	Konzept

Das Handeln wider besseres Wissen der Lehrenden unterliegt immer bestimmten Handlungsgründen. Aus den Daten konnten *zwei Kategorien von Handlungsgründen* eruiert werden, die sich in verschiedenen Konzepten konkretisieren lassen: *persönlichkeitsbezogene Ursachen* und *organisatorische Zwänge*. Im angeführten Beispiel kann das Unterlassen wider besseres Wissen (also das Thematisieren von Herausforderungen von den Lernenden abhängig machen) auf organisatorische Zwänge zurückgeführt werden, wenn das Thematisieren von Herausforderungen nicht curricular strukturell in der jeweiligen Lernsituation verankert ist. Der Grund für das Unterlassen wider besseres Wissen kann hier beispielsweise die *fehlende curriculare Verteilung* (Konzept) sein.

Eingebettet ist pflegedidaktisches Handeln im Kontext des Körperpflegeunterrichts in *zwei Welten*: den *Lernorten Pflegeschule* und *Pflegepraxis*.

Die folgende Beschreibung des Modells in seinen Facetten folgt der Handlungsabfolge (Wissen, Urteilen, Handeln), sodass nachfolgend erst das pflegedidaktische Professionswissen (Kapitel 10.2), die Kategorien des Urteilens (Kapitel 10.3), die Handlungsstrategien und Handlungsgründe (Kapitel 10.4), die zwei Welten als Rahmung (Kapitel 10.5) und anschließend das Phänomen des Handelns wider besseres Wissen (Kapitel 10.6) mit seinen Formen des Ausführens (Kapitel 10.7) und Unterlassens (Kapitel 10.8) beschrieben und begründet werden.

10.2 Pflegedidaktisches Professionswissen (erste intervenierende Bedingung)

Der *Kernkategorie Pflegedidaktisches Handeln im Kontext des Körperpflegeunterrichts* liegen zwei Bedingungen zugrunde. Die erste Bedingung bezieht sich auf das *pflegedidaktische Professionswissen*, das Lehrende benötigen und über das sie auch verfügen, wie die Ergebnisse der Datenauswertung zeigen. Es konnten insgesamt 18 Kategorien pflegedidaktischen Professionswissens abgeleitet werden (siehe Kapitel 8). Diese wurden unter Bezugnahme auf die Forschungsliteratur (vor allem Bromme, 2014; Neuweg, 2014) in die drei Wissensbereiche *pflegewissenschaftliches Wissen*, *pflegedidaktisches Wissen* und pädagogisches Wissen unterteilt, wie dies auch in dem *Modell des pflegedidaktischen Wissens und Handelns im Körperpflegeunterricht* abgebildet ist. Da in dem Modell (siehe Abbildung 10.2) zur besseren Lesbarkeit nur jeweils einzelne Beispiele aufgeführt sind, werden nachfolgend sukzessive die einzelnen Elemente des Modells in ihrer Gesamtheit abgebildet und erläutert. Von den 18 Kategorien pflegedidaktischen Professionswissens, die in Kapitel 8 umfassend dargestellt sind, beziehen sich die eruierten Handlungen wider besseres Wissen der Lehrenden insgesamt lediglich auf zehn Wissenskategorien, wie die Abbildung 10.3 zeigt.

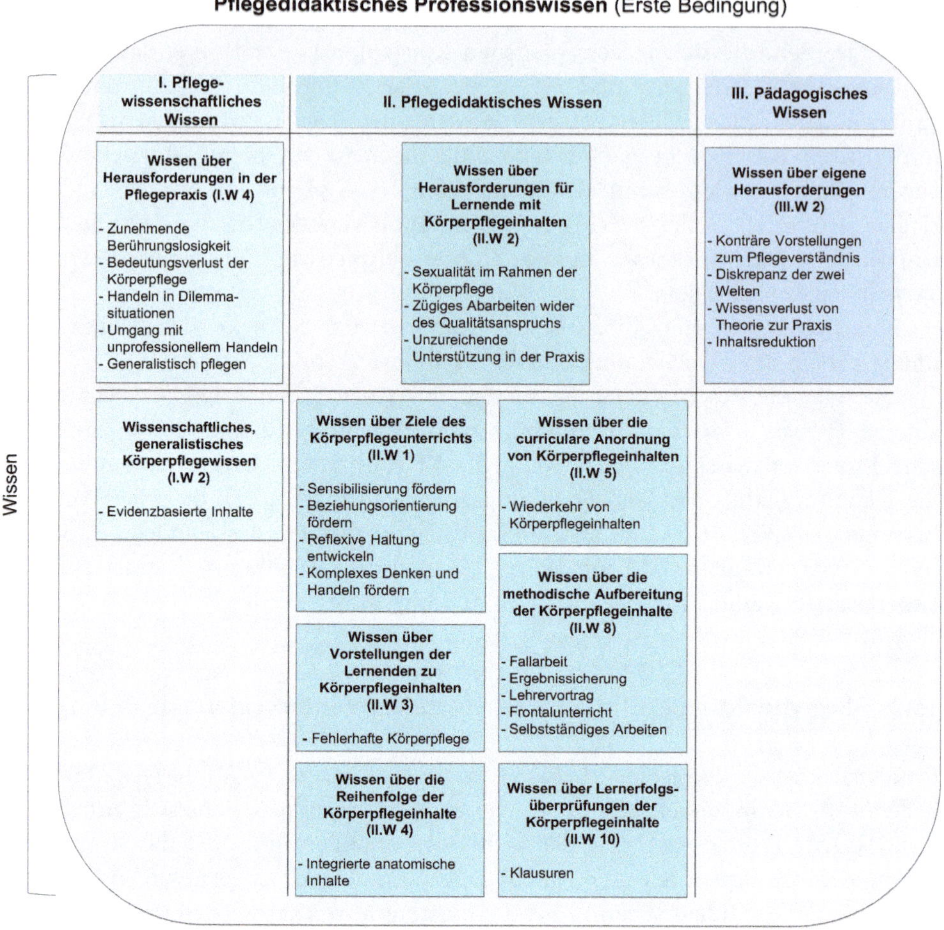

Abbildung 10.3: In den akratischen Handlungen der Lehrenden berücksichtigte Wissenskategorien mit ihren dazugehörigen Konzepten (eigene Erstellung)

Ein großer Anteil der Handlungen wider besseres Wissen bezieht sich auf das *Wissen über die Herausforderungen in der Pflegepraxis* (I.W 4), das *Wissen über Herausforderungen für Lernende mit Körperpflegeinhalten* (II.W 2) und das *Wissen über eigene Herausforderungen* (III.W 2). Darüber hinaus finden weitere Kategorien, vor allem des pflegedidaktischen Wissens (II.W 1, II.W 3, II.W 4, II.W 5, II.W 8 und II.W 10), Anwendung. Die Abbildung 10.3 gibt einen Überblick über die Wissenskategorien mit ihren jeweiligen Konzepten, die dem Handeln wider besseres Wissen im Körperpflegeunterricht in dieser Arbeit zugrunde liegen.

10.3 Urteilsbildung (zweite intervenierende Bedingung)

Auf der Basis des Professionswissens kommt es im Übergang zwischen Wissen und Handeln zu einem *Urteil*. Die Lehrenden *bewerten* das Wissen, das sie in Bezug auf den Körperpflegeunterricht haben, dahingehend, inwieweit ein *pflegedidaktisches Handeln* erforderlich ist. Sowohl das *pflegedidaktische Professionswissen* als auch das *Urteil* stellen jeweils eine *zentrale Bedingung* für die *Kernkategorie*, das pflegedidaktische Handeln im Körperpflegeunterricht, dar, denn Handeln im Körperpflegeunterricht basiert auf pflegedidaktischem Professionswissen und erfordert eine Bewertung im Sinne eines Urteils.

Insgesamt konnten aus den Daten *vier Kategorien an Urteilen* abgeleitet werden (Abbildung 10.4). Diese werden wie auch die Wissens- und die Handlungskategorien nach derselben Systematik nummeriert. Die erste Kennzeichnung erfolgt mit der römischen Zahl I, da es keine Differenzierung in Urteilsbereiche gibt: *I. Urteile*. Der Buchstabe U als zweite Kennzeichnung steht für Urteil, und die dritte Kennzeichnung erfolgt über die fortlaufende Nummerierung der Kategorien innerhalb der Urteile mit arabischen Zahlen. Die vier hergeleiteten Kategorien von Urteilen sind: *Erforderliches Thematisieren* (I.U 1), *erforderliches Planen* (I.U 2), *erforderliches didaktisches Handeln* (I.U 3) und *erforderliche Haltung* (I.U 4) (siehe Abbildung 10.4). Die Kategorien der Urteile lassen sich weiter in *16 Konzepten* konkretisieren. Sowohl die Kategorien als auch die Konzepte werden als Erfordernisse formuliert, die Lehrende aus ihrer Sicht erfüllen müssen. Dabei bildet die erste Kategorie das Erfordernis, bestimmte Situationen und Erfahrungen im Unterricht zu thematisieren (I.U 1).

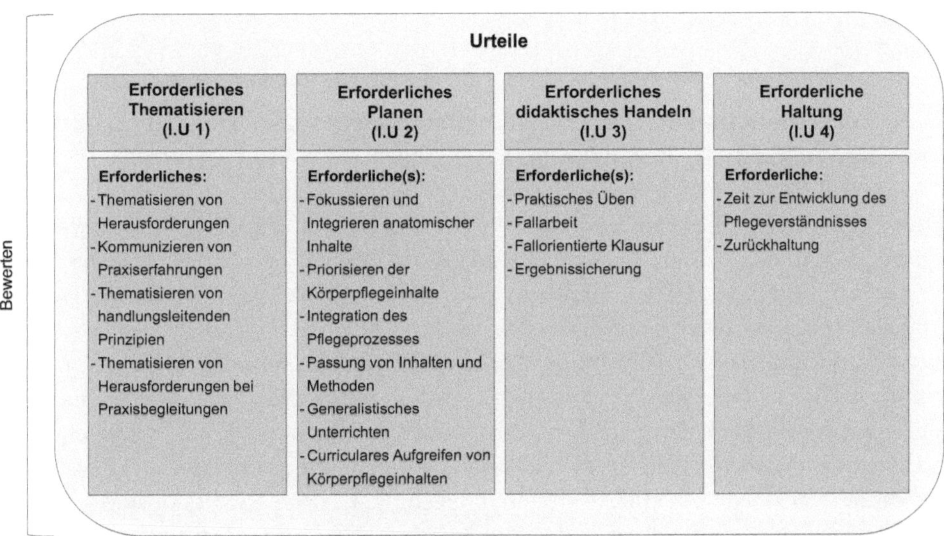

Abbildung 10.4: Kategorien und Konzepte von Urteilen, die Lehrende in Bezug auf die Wissenskategorien gefällt haben (eigene Erstellung)

Die in den Daten eine hohe Bedeutung aufweisenden Herausforderungen (z. B. in der Pflegepraxis und die Herausforderungen für Lernende) finden sich in dem Urteil *Erforderliches Thematisieren* (I.U 1) wieder (siehe Abbildung 10.4). Eine weitere Kategorie bildet das *Erforderliche Planen* (I.U 2). Hierbei stehen zentrale Planungsentscheidungen vor dem eigentlichen Unterricht im Mittelpunkt, wie z. B. das Fokussieren und Integrieren anatomischer Inhalte als Frage nach der Reihenfolge der Körperpflegeinhalte.

Die dritte Kategorie verweist auf Urteile, die sich auf die konkrete didaktische Gestaltung (*Erforderliches didaktisches Handeln*, I.U 3) beziehen, wie z. B das Erfordernis, praktische Übungen im Unterricht zu realisieren. Die vierte Kategorie beinhaltet nur zwei Urteile und fokussiert die *erforderliche Haltung* (I.U 4), die Lehrende beim pflegedidaktischen Handeln vorleben sollen.

In Bezug auf das Kodierparadigma stellen die erste Bedingung (Professionswissen) und die zweite Bedingung (Urteilsbildung anhand der vier Urteilskategorien) aus dem Modell die *intervenierenden Bedingungen* im paradigmatischen Modell dar, die als breite und allgemeine Bedingungen auf die Handlungsstrategien und interaktionalen Strategien einwirken (Strauss & Corbin, 1996, S. 82). Das *pflegedidaktische Professionswissen* ist die Grundbedingung für die *Kernkategorie Pflegedidaktisches Handeln im Kontext des Körperpflegeunterrichts* und konstituiert sich aus zehn Kategorien pflegedidaktischen Professionswissens. Das Fällen eines Urteils ist die zweite zwingende Bedingung für zwei der drei Handlungsstrategien des pflegedidaktischen Handelns, denn auf der Basis des *bewusst* gefällten Urteils realisieren sich das *professionelle pflegedidaktische Handeln* und das *Handeln wider besseres Wissen im Körperpflegeunterricht*. Das nicht professionelle Handeln basiert auf Nichtwissen (siehe Abbildung 10.1), demzufolge findet auch kein bewusstes Treffen eines Urteils statt.

10.4 Pflegedidaktisches Handeln und Handlungsgründe (Handlungsstrategien und ursächliche Bedingungen)

Dem Urteil folgt die Handlung. Das *Pflegedidaktische Handeln im Kontext des Körperpflegeunterrichts* als strukturgebende *Kernkategorie* beinhaltet *drei Handlungsstrategien* pflegedidaktischen Handelns. Das *professionelle pflegedidaktische Handeln* und das *Handeln wider besseres Wissen* basieren auf dem *pflegedidaktischen Professionswissen* und der *Urteilsbildung*. Da professionelles pflegedidaktisches Handeln einen zufriedenstellenden und weniger diskussionsbedürftigen Status quo darstellt, entwickelt sich das *Handeln wider besseres Wissen im Körperpflegeunterricht* als *zentrales Phänomen* zu einem hochbedeutenden pflegedidaktischen Phänomen. Lehrende verfügen über ein breites pflegedidaktisches Professionswissen, aber sie handeln oder unterlassen pflegedidaktische Handlungen entgegen ihres besseren Wissens und entgegen ihres Urteils. In Anlehnung an Davidson (2015, S. 43–46) bedeutet Handeln wider besseres Wissen, dass für eine Person in einer

Situation zwei Handlungsmöglichkeiten bestehen. Die Person wägt zwischen beiden Handlungsmöglichkeiten ab und fällt das Alles-in-Allem-Urteil, dass nach Berücksichtigung aller Umstände die Handlung A besser ist als Handlung B. Obwohl die Person Handlung A für besser oder richtiger hält, führt sie Handlung B aus und handelt wider besseres Wissen und wider besseres Urteil, die Person handelt akratisch. Das Handeln wider besseres Wissen ist deshalb möglich, weil die Person *auch* für die Handlung B *gute Gründe* hat, wenngleich sie urteilt, dass es *bessere Gründe* für die Handlung A gibt (siehe Handeln wider besseres Urteil bei Davidson, Kapitel 5.2.3).

In den vorliegenden Interviews zeigt sich dieser prototypische Ablauf von Wissen über das Urteil zur Handlung im Sinne des Handelns wider besseres Wissen selten. Vielmehr musste dies akribisch aus den Interviews herausgearbeitet werden. Demnach finden sich nicht zu allen akratischen Handlungen ausformulierte bzw. zuzuordnende Urteile.

Das Handeln wider besseres Wissen lässt sich in zwei *Dimensionen* untergliedern: *Formen des Ausführens* und *Formen des Unterlassens*, das bedeutet, Lehrende handeln oder unterlassen wider besseres Wissen (Kapitel 10.7 und 10.8). Beide Dimensionen können im Kodierparadigma den *Handlungsstrategien* zugeordnet werden, da sie konkrete Ausführungen des Phänomens abbilden (Strauss & Corbin, 1996, S. 83). Es handelt sich bei den beiden Dimensionen nicht um Strategien, um das Phänomen zu bewältigen oder mit ihm umzugehen, sondern die Handlungsformen bezeichnen zielgerichtete Konkretisierungen des *Phänomens Handeln wider besseres Wissen*. Strauss & Corbin (1996, S. 83) weisen darauf hin, dass neben den sichtbaren Handlungen auch nach ausbleibenden Handlungen (und deren Ursachen) in den Daten gesucht werden soll. Im Rahmen des Phänomens Handeln wider besseres Wissen stellen dies die Formen des Unterlassens dar.

Für das Handeln wider besseres Wissen lassen sich *konkrete Handlungsgründe* ableiten, die im Verständnis des Kodierparadigmas den *ursächlichen Bedingungen* (Strauss & Corbin, 1996, S. 79–80) zugeordnet werden können. Für das Handeln wider besseres Wissen beschreiben die Lehrenden unterschiedliche Gründe. Diese *Handlungsgründe* lassen sich in *zwei Kategorien* unterteilen: *persönlichkeitsbezogene Ursachen* (I.G 1) und *organisatorische Zwänge* (I.G 2). Die Nummerierung erfolgt genauso wie die der Wissens- und Handlungskategorien sowie der Kategorien zu den Urteilen. Die römische Ziffer I gibt an, dass es keine Unterteilung der Gründe in Bereiche gibt, sondern lediglich zwei Kategorien, die fortlaufend arabisch nummeriert werden. Der Buchstabe G dazwischen kennzeichnet, dass es sich um Kategorien von Gründen handelt. Beide Kategorien werden durch weitere Konzepte ausdifferenziert (Abbildung 10.5).

Von den insgesamt 57 akratischen Handlungen (siehe Kapitel 10.6) entfallen knapp zwei Drittel (37) der Gründe auf persönlichkeitsbezogene Ursachen, während nur etwa ein Drittel (20) der Gründe organisatorischen Zwängen zugewiesen werden. Die Abbildung 10.5 zeigt alle erhobenen Gründe mit der jeweiligen Anzahl ihres Vorkommens. Dabei kann es sein, dass innerhalb eines Interviews eine Ursache mehrfach auftritt. In Klammern wird die Häufigkeit der jeweiligen Konzepte beziffert.

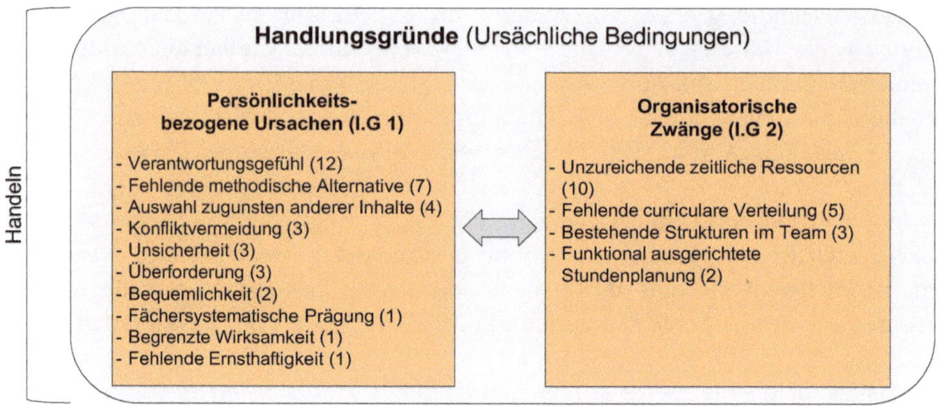

Abbildung 10.5: Gründe für das Handeln wider besseres Wissen (eigene Erstellung)

10.5 Zwei Welten als Rahmung (Kontext)

Eingebettet ist der Prozess vom Wissen über das Urteilen zum Handeln mit der *Kernkategorie des Pflegedidaktischen Handelns im Kontext des Körperpflegeunterrichts* und dem *Phänomen* des *Handelns wider besseres Wissen* in das Konstrukt der *zwei Welten.* Darmann-Finck (2012) führt den Begriff des Zwei-Weltenmodells im Kontext der Auseinandersetzung mit Wissensformen im Pflegeunterricht an. Sie verdeutlicht, dass der Widerspruch zwischen dem Regelwissen und dem erfahrungsbasierten Wissen über Einzelfälle zwingend in der Pflegeausbildung thematisiert werden muss, um die Kluft zwischen Theorie und Praxis nicht weiter zu verstärken. „Wird der Widerspruch zwischen den Wissensformen nicht transparent gemacht und reflektiert, hat dies gravierende Folgen für die Kompetenzentwicklung der Schüler. Die Schüler entwickeln ein Zwei-Weltenmodell mit einem Wissen für die Schule und einem Wissen für die Praxis, Theorie und Praxis bleiben unverbunden nebeneinander stehen." (Darmann-Finck, 2012, S. 154) Der Begriff des Zwei-Weltenmodells ist in diesem Kontext negativ konnotiert, weil die beiden Lernorte Schule und Praxis als unvereinbare Welten beschrieben werden.

In der vorliegenden Arbeit entfaltete sich das wahrgenommene Handeln der Lehrenden auch in *zwei Welten*, den *Lernorten Pflegeschule* und *Pflegepraxis*, und auch die Diskrepanz der beiden Lernorte offenbart sich in den Ausführungen (Kapitel 8.4.2), sodass der Begriff der zwei Welten im *Modell des pflegedidaktischen Wissens und Handelns im Körperpflegeunterricht* aufgenommen wird (Abbildung 10.2). Er ist in der Arbeit weder positiv noch negativ konnotiert, sondern bildet die Realität aus Sicht der Lehrenden ab.

Das *pflegedidaktische Wissen* und das *pflegedidaktische Handeln* beziehen sich einerseits auf die Lernorte Pflegeschule (Welt 1) und Pflegepraxis (Welt 2), und andererseits realisiert sich das pflegedidaktische Handeln in beiden Lernorten. Die Lehrenden verfügen über Wissen über das Lehren und Lernen in den verschiedenen Welten, was wiederum ihr pflegedidaktisches Handeln in beiden Welten beeinflusst. Von hoher Bedeutung für die Lehrenden sind die Diskrepanzen zwischen den beiden Welten, verbunden mit dem Wunsch und dem Anspruch, beide Welten wahrzunehmen und zu verstehen sowie bei der bestmöglichen Vernetzung beider Lernorte mitzuwirken. Die beiden Welten, in denen sich pflegedidaktisches Handeln realisiert, bilden den *Kontext* ab. „Gleichzeitig stellt Kontext auch den besonderen Satz von Bedingungen dar, innerhalb dessen Handlungs- und Interaktionsstrategien stattfinden, um ein spezifisches Phänomen zu bewältigen, damit umzugehen, es auszuführen und darauf zu reagieren." (Strauss & Corbin, 1996, S. 80) Im vorliegenden Modell stellt der Kontext die äußeren Rahmenbedingungen des pflegedidaktischen Wissens und Handelns dar, da sich die Kernkategorie *Pflegedidaktisches Handeln im Kontext des Körperpflegeunterrichts* in den beiden Welten realisiert und sich darauf bezieht.

10.6 Handeln wider besseres Wissen im Körperpflegeunterricht (Phänomen)

Anknüpfend an vielfältige Herausforderungen, mit denen sich Lehrende im Körperpflegeunterricht konfrontiert sehen, weisen Lehrende verschiedene Handlungsstrategien auf. Ein Teil des *pflegedidaktischen Handelns* zeigt sich in professionellen Handlungen, die sowohl die Priorisierung und Auswahl bedeutender Inhalte, eine mit den Zielen des Körperpflegeunterrichts übereinstimmende Gestaltung der Unterrichtseinstiege, geeignete Repräsentationen der Inhalte sowie gelungene Passungen zwischen den Körperpflegeinhalten und deren methodischer Aufbereitung umfassen (siehe Kapitel 9). Ein anderer – geringerer – Teil pflegedidaktischen Handelns weist nicht professionelles Handeln auf, wenn Inhalte eher willkürlich und nicht didaktisch legitimiert ausgewählt werden, die Reihung der Inhalte in einer Lernsituation organisatorischen Strukturen anstelle pflegedidaktisch begründeter Argumente unterworfen wird, pflegewissenschaftliche und pflegedidaktische Literatur unzureichend hinzugezogen wird oder methodische Aufbereitungen von Unterricht unsystematisch erfolgen (siehe Kapitel 9).

Zwischen diesen polarisierenden Handlungsstrategien steht das *zentrale Phänomen Handeln wider besseres Wissen*, ein Handeln, dass auf Professionswissen beruht, aber entweder nicht der Logik dieses Wissens folgt oder den eigenen Urteilen widerspricht. Handeln wider besseres Wissen zeichnet sich durch eine bewusste Entscheidung für eine Handlung A auf der Basis aller verfügbaren Argumente aus, obwohl die Lehrende eine Handlung B für richtiger, sinnvoller oder geeigneter hält (siehe Kapitel 5.2.3). Diese muss nicht zwingend auch objektiv (fachlich) richtig sein, sondern es geht um die Bewertung der Handlungsalternativen durch die Lehrenden. Handeln wider besseres Wissen setzt demnach eine Bewusstheit der Lehrenden über die Erfordernisse im Körperpflegeunterricht voraus, sodass Handeln wider besseres Wissen nicht grundsätzlich negativ konnotiert ist.

Vielmehr findet Handeln *aus* Gründen statt. Wenn Lehrende *aus Gründen* eine Handlung A für besser halten als ein Handlung B, und dennoch die Handlung B ausführen, liegt es daran, dass sie auch für die Handlung B (gute) Gründe haben. Es sind folglich die verschiedenen Gründe (siehe Abbildung 10.5), die dazu führen, dass Lehrende entgegen ihrem Wissen oder ihren Überzeugungen handeln, näher zu analysieren, um das Phänomen in seiner Komplexität zu erfassen.

Zentrales Phänomen
Handeln wider besseres Wissen im Körperpflegeunterricht

Formen des Ausführens	Handlungs-kategorien	Formen des Unterlassens	Handlungs-kategorien
1. Anatomische Inhalte zu detailreich unterrichten	I.H 2	1. Thematisieren von Herausforderungen von den Lernenden abhängig machen	I.H 2
2. Gegen eigene Überzeugungen Verständnis aufbringen	I.H 2	2. Bedeutende Inhalte zu wenig berücksichtigen	I.H 2
3. Diskrepanz durch Thematisierung von Herausforderungen verschärfen	I.H 2	3. Unterrichtskonzept nicht überarbeiten	I.H 2
4. Lernsituation Körperpflege mit anatomischen Inhalten beginnen	I.H 3	4. Lernsituationen nicht handlungssystematisch ausrichten	I.H 3
5. Anatomische Inhalte vor Pflege unter	I.H 3	5. Körperpflegeinhalte nicht wiederkehrend aufgreifen	I.H 4
6. Herausforderungen unsystematisch thematisieren	I.H 7	6. Zu wenig praktische Übungen einsetzen	I.H 7
7. Fallarbeit nicht prägnant umsetzen	I.H 7	7. Zu wenig Fallarbeit einsetzen	I.H 7
8. Lehrerzentriert unterrichten	I.H 7	8. Zu wenig aktivierende Methoden einsetzen	I.H 7
9. Praktische Übungen zeitverzögert anwenden	I.H 7	9. Ergebnissicherung unzureichend umsetzen	I.H 7
10. Unpassende Lernaufgaben einsetzen	I.H 8	10. Zu wenig Praxisbegleitungen durchführen	I.H 11
11. Fachsystematische, reproduktive Klausur einsetzen	I.H 9		

Legende zu den Handlungskategorien:
I.H 2: Auswahl der Körperpflegeinhalte; **I.H 3:** Anordnung der Körperpflegeinhalte in einer Lernsituation; **I.H 4:** Curriculare Stufung der Körperpflegeinhalte; **I.H 7:** Auswahl und Anpassung der Körperpflegeinhalte an Methoden; **I.H 8:** Gestaltung von Aufgabenstellungen zu Körperpflegeinhalten; **I.H 9:** Gestaltung von Lernerfolgskontrollen zu Körperpflegeinhalten; **I.H 11:** Gestaltung von Praxisbegleitungen

Abbildung 10.6: Dimensionen des zentralen Phänomens: Formen des Ausführens und Formen des Unterlassens wider besseres Wissen im Körperpflegeunterricht mit den jeweiligen Konzepten (eigene Erstellung)

Das aus den Daten eruierte zentrale Phänomen, das *Handeln wider besseres Wissen im Körperpflegeunterricht*, entfaltet sich in *zwei Dimensionen*: den *Formen des Ausführens* und den *Formen des Unterlassens* (Abbildung 10.6). Akratische Handlungen der Lehrenden zeigen sich einerseits dadurch, dass Handlungen wider besseres Wissen ausgeführt und andererseits, dass erforderliche Handlungen unterlassen werden. Insgesamt konnten *elf Konzepte* zum Ausführen wider besseres Wissen und *neun Konzepte* zum Unterlassen wider besseres Wissen eruiert werden. Die einzelnen Konzepte lassen sich den *Kategorien des pflegedidaktischen Professionshandelns* (I.H 1-I.H 11) zuordnen (Abbildung 10.6).

Die Abbildung 10.6 stellt keine geschlossene Liste dar. Vielmehr zeigt sie die in dieser Arbeit aufgetretenen akratischen Handlungen, die jedoch erweitert werden können.

Die beiden Dimensionen mit ihren jeweiligen Konzepten werden in Kapitel 10.7 und Kapitel 10.8 näher analysiert, um die Widersprüchlichkeit im Handeln aufzudecken. Übergeordnet konnten zu den *20 Konzepten* insgesamt *57 akratische Handlungen* der Lehrenden in Bezug auf den Körperpflegeunterricht aus den Interviews herausgearbeitet werden, da einige akratische Handlungen mehrfach vorkamen. Von den 57 akratischen Handlungen beziehen sich je *28 Handlungen* auf die *Form des Ausführens* und *29 Handlungen* auf die *Form des Unterlassens*. Das bedeutet, dass in 29 Situationen eine Handlung aus Sicht der Lehrenden richtig gewesen wäre, sie diese aber unterlassen haben. Insofern handeln die Lehrenden wider besseres Wissen, indem sie eine Handlung nicht ausführen, z. B. wenn sie bedeutende Körperpflegeinhalte zu wenig berücksichtigen (Abbildung 10.6). In den anderen 28 Situationen handeln die Lehrenden insofern akratisch, als sie eine Handlung ausführen, die sie nicht für die richtige oder beste halten, z. B. anatomische Inhalte vor Pflege zu unterrichten (Abbildung 10.6). Sie glauben, dass es eine andere, geeignetere pflegedidaktische Handlung gibt, die sinnvoller ist.

Das Handeln wider besseres Wissen, das aus den einzelnen Interviews eruiert wurde, variiert bei den einzelnen Lehrenden von einer bis acht akratischen Handlungen (siehe Tabelle 10.2). Die Anzahl der akratischen Handlungen gibt keinen generellen Aufschluss darüber, wie gut oder nicht gut die Lehrenden ihren Körperpflegeunterricht pflegedidaktisch gestalten. Die gesamte Auswertung der Interviews zeigt vielmehr, dass je offener und selbstkritischer die Lehrenden über ihren Unterricht gesprochen haben, desto häufiger konnten akratische Handlungen abgeleitet werden. In Bezug auf die Berufszugehörigkeit zu Altenpflege, Gesundheits- und Kinderkrankenpflege und Gesundheits- und Krankenpflege können keine eindeutigen Aussagen zu Häufigkeiten und Formen akratischer Handlungen (Ausführen oder Unterlassen) gemacht werden. Die Ergebnisse zeigen, dass Lehrende aus allen Berufsgruppen und in allen Altersstufen sowohl eher akratische Handlungen ausführen (z. B. Leh_AP_03, Leh_GKPsy_02, Leh_GKiKP_01) als auch Handlungen wider besseres Wissen unterlassen (z. B. Leh_AP_02, Leh_GKP_03, Leh_GKiKP_02) (Tabelle 10.2). Die Lehrende Leh_GKiKP_03 ist die einzige Lehrende, die gleichviele akratische Handlungen in Form des Ausführens und Unterlassens zeigt (jeweils drei).

Auch die Jahre der Berufserfahrung in der Pflege und als Lehrende weisen keinen direkten Einfluss auf die Ergebnisse akratischer Handlungen auf. So zeigen die Lehrenden mit viel pflegeberuflicher Erfahrung, wie die Lehrenden Leh_GKP_01, Leh_GKP_03, Leh_GKPsy_04, Leh_GKiKP_01 und Leh_GKiKP_03, sowohl mehr akratische Handlungen des Ausführens als auch mehr akratische Handlungen des Unterlassens sowie insgesamt gleich viele Handlungen (siehe Tabelle 10.2). In Bezug auf langjährige unterrichtliche Erfahrungen wird deutlich, dass auch hier Lehrende sowohl Handeln wider besseres Wissen im Sinne des Ausführens als

Tabelle 10.2: Übersicht über die Anzahl akratischer Handlungen (Ausführen und Unterlassen wider besseres Wissen) aller Lehrenden (eigene Erstellung)

Lehrende / **Formen akratischen Handelns**	**Leh_ AP_ 03**	**Leh_ AP_ 02**	**Leh_ AP_ 01**	**Leh_ GKPsy_ 02**	**Leh_ GKP_ 03**	**Leh_ GKP_ 01**	**Leh_ GKPsy_ 04**	**Leh_ GKP_ 05**	**Leh_ GKiKP_ 01**	**Leh_ GKiKP_ 03**	**Leh_ GKiKP_ 02**	**Leh_ GKiKP_ 04**	**gesamt**
Anzahl akratischer Handlungen ***des Ausführens***	*5*	*1*	*2*	*4*	*1*	*3*	*1*	*1*	*6*	*3*	*0*	*1*	***28***
Anzahl akratischer Handlungen ***des Unterlassens***	*2*	*4*	*0*	*3*	*6*	*2*	*2*	*0*	*2*	*3*	*3*	*2*	***29***
Anzahl akratischer Handlungen gesamt	**7**	**5**	**2**	**7**	**7**	**5**	**3**	**1**	**8**	**6**	**3**	**3**	**57**
Alter	35-44	35-44	45-54	25-34	45-54	55-65	45-54	35-44	45-54	55-65	45-54	25-34	
Berufserfahrung Pflege	--	+	+	-	++	++	+	+	++	++	--	-	
Berufserfahrung Lehre	-	+	++	-	+	-	+	+	-	++	++	--	

Legende: ++ = sehr viel Berufserfahrung (mind. 15 Jahre); + = viel Berufserfahrung (mind. 7 Jahre); - = wenig Berufserfahrung (3-6 Jahre); -- = sehr wenig Berufserfahrung (bis 2 Jahre) auch im Sinne des Unterlassens beschreiben. Bei den Lehrenden, die über wenig Unterrichtserfahrung verfügen (Leh_AP_03, Leh_GKP_01, Leh_GKiKP_01, Leh_GKiKP_04), überwiegen mit leichter Tendenz akratische Handlungen des Ausführens. In den folgenden Kapiteln 10.7 und 10.8 werden die akratischen Handlungen nach den Formen des Ausführens und des Unterlassens systematisch erläutert und belegt.

Die in Kapitel 10.4 dargestellten Gründe für das akratische Handeln lassen sich nicht nur in die Kategorien der Handlungsgründe: *persönlichkeitsbezogene Ursachen* (I.G 1) und *organisatorische Zwänge* (I.G 2) unterteilen, sondern auch den beiden Dimensionen des Handelns wider besseres Wissen (Formen des Ausführens und Formen des Unterlassens) zuordnen (Tabelle 10.3). Insgesamt existieren acht Gründe, die sowohl beim Ausführen als auch beim Unterlassen angeführt werden. Dazu gehören auch die beiden häufigsten Gründe der persönlichkeitsbezogenen Ursachen und der organisatorischen Zwänge: das Verantwortungsgefühl und die unzureichenden zeitlichen Ressourcen. Es wird deutlich, dass einerseits vielfach genannte Gründe und andererseits auch einige Einzelgründe für das akratische Handeln der Lehrenden vorliegen.

Bei Betrachtung der Gründe fällt auf, dass akratische Handlungen der Lehrenden vorwiegend durch unzureichende zeitliche Ressourcen und ein Verantwortungsgefühl vorrangig gegenüber den Lernenden begründet werden. Darüber hinaus zeigt sich, dass Lehrende aufgrund fehlender methodischer Alternativen und fehlender curricularer Abstimmungen wider besseres Wissen handeln. Zudem formulieren die Lehrenden Konfliktvermeidung, Überforderung und Unsicherheiten, die sie zu akratischem Handeln leiten. Aus den vielfältigen Gründen lassen sich Konsequenzen für die Lehrerbildung und die Lehrerfort- und Weiterbildung ableiten (siehe hierzu Kapitel 11.3).

Tabelle 10.3: Handlungsgründe für das Ausführen und Unterlassen wider besseres Wissen (eigene Erstellung)

Gründe für das Ausführen	Anzahl	Gründe für das Unterlassen	Anzahl	Gesamt
Verantwortungsgefühl	*5*	*Verantwortungsgefühl*	*7*	12
Unzureichende zeitliche Ressourcen	*2*	*Unzureichende zeitliche Ressourcen*	*8*	10
Fehlende methodische Alternative	*7*			7
		Fehlende curriculare Verteilung	*5*	5
Auswahl zugunsten anderer Inhalte	*1*	*Auswahl zugunsten anderer Inhalte*	*3*	4
Konfliktvermeidung	*2*	*Konfliktvermeidung*	*1*	3
Überforderung	*2*	*Überforderung*	*1*	3
Unsicherheit	*1*	*Unsicherheit*	*2*	3
Bestehende Strukturen im Team	*3*			3
Bequemlichkeit	*1*	*Bequemlichkeit*	*1*	2
Funktional ausgerichtete Stundenplanung	*1*	*Funktional ausgerichtete Stundenplanung*	*1*	2
Fächersystematische Prägung	*1*			1
Begrenzte Wirksamkeit	*1*			1
Fehlende Ernsthaftigkeit	*1*			1
Gesamt	***28***	***Gesamt***	***29***	***57***

10.7 Formen des Ausführens wider besseres Wissen (Dimension)

Aus den Interviews konnten insgesamt 28 akratische Handlungen herausgearbeitet werden, die der Form des Ausführens zugeordnet werden können. Mit Formen des Ausführens als akratische Handlung ist gemeint, dass Lehrende eine Handlung A ausführen, obwohl sie der Meinung sind, dass eine andere Handlung B besser geeignet ist. In den Interviews wird jedoch selten die alternative Handlung (B) aufgezeigt, vielmehr äußern die Lehrenden, dass „man es besser machen könnte oder müsste" und erklären, dass sie mit der gewählten und durchgeführten Handlung nicht zufrieden sind. Unter den Formen des Ausführens konnten schlussendlich *zehn Konzepte akratischer Handlungen* eruiert werden, die wiederum den Kategorien des pflegedidaktischen Professionshandelns zugeordnet werden können (siehe Tabelle 10.4). Interessanterweise tangieren die akratischen Handlungen nur fünf (grün) der elf Kategorien des pflegerischen Professionshandelns (Abbildung 10.7). Die meisten akratischen Handlungen zeigen sich bei der *Auswahl der Körperpflegeinhalte* (I.H 2) und bei der *Auswahl und Anpassung der Körperpflegeinhalte an Methoden* (I.H 7). Darüber hinaus konnten Handlungen wider besseres Wissen in den Kategorien *Anordnung der Körperpflegeinhalte in einer Lernsituation* (I.H 3), *Gestaltung von Aufgabenstellungen zu Körperpflegeinhalten* (I.H 8) und *Gestaltung von Lernerfolgskontrollen zu Körperpflegeinhalten* (I.H 9) ermittelt werden (siehe Tabelle 10.4).

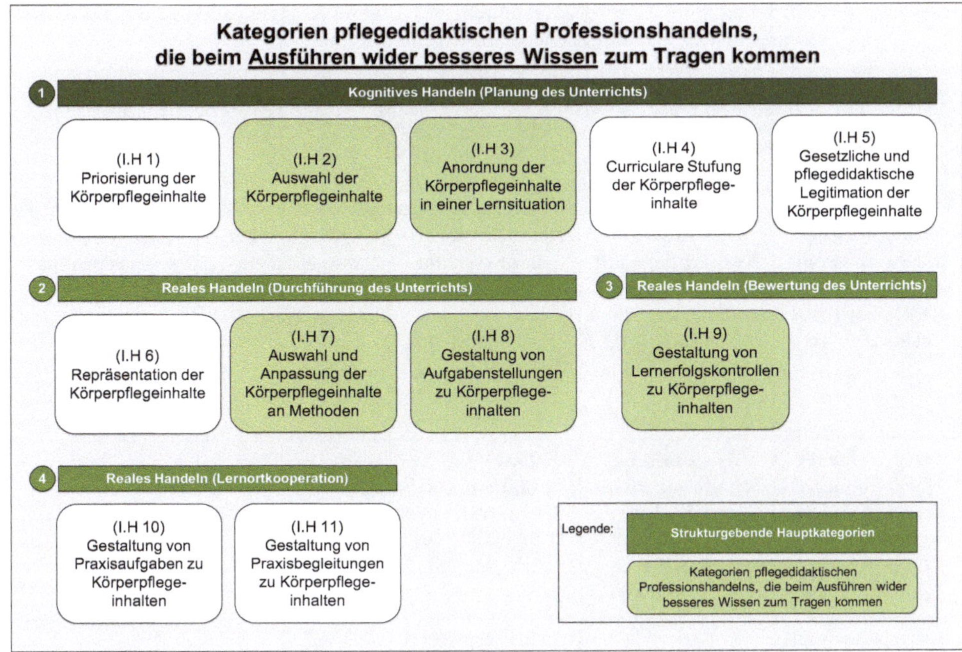

Abbildung 10.7: Kategorien pflegedidaktischen Professionshandelns, die beim Ausführen wider besseres Wissen vorkommen (grüne Unterlegung) (eigene Erstellung)

Um die einzelnen akratischen Handlungen aus allen Interviews systematisch zu erfassen und aufzubereiten, wurde eine Auswertungsmatrix angelegt, die der prozessualen Ablaufstruktur des Handlungsmodells pflegedidaktischen Wissens und Handelns im Körperpflegeunterricht folgt. Für jedes Interview wurde eine separate Matrix angelegt, in der alle akratischen Handlungen (in Form des Ausführens und des Unterlassens) beschrieben und belegt sind. Die Tabelle ist so angelegt, dass die prozessuale Ablaufstruktur in der Vertikalen und die Kategorien, Konzepte und Interviewbelege in der Horizontalen abgebildet werden (siehe beispielhaft Tabelle 10.5). Die folgenden Auswertungen beinhalten in Kapitel 10.7 die *Formen des Ausführens wider besseres Wissen* und Kapitel 10.8 die *Formen des Unterlassens wider besseres Wissen*. Es werden alle Konzepte erläutert und belegt, wobei zu jedem Konzept immer nur eine Tabelle für einen Lehrenden exemplarisch abgebildet wird, auch wenn das Handeln wider besseres Wissen bei mehreren Lehrenden eruiert wurde. Weitere Ergebnisse werden im Text ergänzt.

Da sich das Handeln wider besseres Wissen auf die beschriebenen *Kategorien pflegedidaktischen Professionswissens* (Kapitel 8) und *Kategorien pflegedidaktischen Professionshandelns* (Kapitel 9) bezieht, werden nachfolgend nur die Ergebnisse erläutert und belegt und kein weiterer theoretischer Rahmen abgebildet. Die jeweiligen Theoriebezüge wurden in Kapitel 8 und Kapitel 9 umfassend hergeleitet.

Tabelle 10.4: Zuordnung der Formen des Ausführens wider besseres Wissen aller Lehrenden zu den entsprechenden Handlungskategorien (eigene Erstellung)

I.H 2 Auswahl der Körperpflege-inhalte	*I.H 3 Anordnung der Körperpflege-inhalte in einer Lernsituation*	*I.H 7 Auswahl und Anpassung der Körperpflege-inhalte an Methoden*	*I.H 8 Gestaltung von Aufgabenstellungen zu Körperpflegeinhalten*	*I.H 9 Gestaltung von Lernerfolgs-kontrollen zu Körperpflegeinhalten*
Anatomische Inhalte zu detailreich unterrichten (Leh_GKiKP_01, Leh_GKP_01)	**Lernsituation Körperpflege mit anatomischen Inhalten beginnen** (Leh_GKPsy_02, Leh_GKP_05)	**Herausforderungen unsystematisch thematisieren** (Leh_GKiKP_03, Leh_GKiKP_01, Leh_GKPsy_04, Leh_AP_03)	**Unpassende Lernaufgaben einsetzen** (Leh_GKiKP_01)	**Fachsystematische, reproduktive Klausur einsetzen** (Leh_GKP_01, Leh_GKPsy_02, Leh_GKiKP_01, Leh_AP_03)
Gegen eigene Überzeugungen Verständnis aufbringen (Leh_AP_01, Leh_GKiKP_03)	**Anatomische Inhalte vor Pflege unterrichten** (Leh_GKP_01, Leh_AP_02, Leh_AP_03)	**Fallarbeit nicht prägnant umsetzen** (Leh_GKiKP_01, Leh_AP_03)		
Diskrepanz durch Thematisierung von Herausforderungen verschärfen (Leh_AP_01)		**Lehrerzentriert unterrichten** (Leh_GKiKP_04, Leh_GKPsy_02, Leh_GKP_03, Leh_AP_03)		
		Praktische Übungen zeitverzögert anwenden (Leh_GKPsy_02)		

Legende: Die grau unterlegten Lehrenden werden beispielhaft tabellarisch in den folgenden Auswertungskapiteln präsentiert (siehe Tabelle 10.5)

Tabelle 10.5: Struktur der Auswertungen zu den Formen des Handelns wider besseres Wissen (eigene Erstellung)

Aspekte / Prozess-schritte	**Kategorien**	**Konzepte**	**Belege aus dem Interview**
Wissen ↓	**z. B. Wissen über eigene Herausforderungen (III.W 2)**	z. B. Inhaltsreduktion	
Urteilen ↓	**z. B. Erforderliches Planen**	z. B. Erforderliches Fokussieren und Integrieren anatomischer Inhalte	
Akratisch Handeln	**z. B. Auswahl der Körperpflegeinhalte (I.H 2)**	z. B. Anatomische Inhalte zu detailreich unterrichten	
↑ **Handlungs-gründe**	**z. B. Personen-bezogene Ursachen**	z. B. Fächersystematische Prägung	

10.7.1 Akratische Handlungen bei der Auswahl der Körperpflegeinhalte (I.H 2)

Es lassen sich aus den Daten *drei zentrale Konzepte* akratischer Handlungen bei der Form des Ausführens ausmachen, die der Handlungskategorie *Auswahl der Körperpflegeinhalte* (I.H 2) zugeordnet werden können (Tabelle 10.6). Das erste Konzept bezieht sich darauf, dass Lehrende wider besseres Wissen *anatomische Inhalte zu detailliert unterrichten*. Das zweite Konzept umfasst das *Aufbringen von Verständnis gegen die eigene Überzeugung* und das dritte Konzept beinhaltet das *Verschärfen der Diskrepanz zwischen den beiden Lernorten durch das Thematisieren von Herausforderungen*. Alle Konzepte beeinflussen direkt oder indirekt die Auswahl der Körperpflegeinhalte.

Tabelle 10.6: Konzepte des Ausführens wider besseres Wissen zur Handlungskategorie Auswahl der Körperpflegeinhalte (I.H 2) (eigene Erstellung)

Form des Ausführens wider besseres Wissen			
Handlungs-kategorie	**Auswahl der Körperpflegeinhalte (I.H 2)**		**Verweise**
Konzepte	*Anatomische Inhalte zu detailliert unterrichten*	Exemplarisch bei Leh_GKiKP_01	Kap. 10.7.1.1
	Gegen eigene Überzeugungen Verständnis aufbringen	Exemplarisch bei Leh_AP_01	Kap. 10.7.1.2
	Diskrepanz durch Thematisierung der Herausforderungen verschärfen	Exemplarisch bei Leh_AP_01	Kap. 10.7.1.3

10.7.1.1 Anatomische Inhalte zu detailliert unterrichten (Konzept)

Das Handeln wider besseres Wissen im Kontext der Auswahl anatomischer Inhalte wurde bei zwei Lehrenden aus der Gesundheits- und Kinderkrankenpflege und der Gesundheits- und Krankenpflege sichtbar. In beiden Fällen beschreiben die Lehrenden die Notwendigkeit, anatomische Inhalte für den Pflegeunterricht auf das Wesentliche zu reduzieren, um die Inhalte einerseits für die Lernenden zugänglich zu machen, aber vor allem, um andererseits nur Inhalte auszuwählen, die eine zentrale Relevanz für das berufliche Handeln in der Pflegepraxis darstellen. Die Tabelle 10.7 zeigt beispielhaft die Auswertung der Lehrenden Leh_GKiKP_01 zu der akratischen Handlung *Anatomische Inhalte zu detailliert unterrichten*. Die Lehrende verfügt über das Wissen, dass anatomische Inhalte reduziert werden müssen. Es stellt sich für sie als Herausforderung dar, denn sie äußert, dass es ihr aufgrund ihrer fächersystematischen Prägung nicht leichtfällt, anatomische Inhalte zu reduzieren. Zudem erweitert sie ihre Aussage dahingehend, dass es nicht nur für sie schwierig, sondern auch für das Kollegium nicht leicht ist.

> *„Das fällt mir aber selber sehr schwer, weil ich eben noch anders ausgebildet wurde, und das ist auch, glaube ich, etwas, das haben wir hier im Lehrerkollegium festgestellt, da tun wir uns* <u>*alle*</u> *schwer mit. (Leh_GKiKP_01, Z. 1232–1234)*

Tabelle 10.7: Akratische Handlung (Ausführen wider besseres Wissen) der Lehrenden Leh_GKiKP_01: anatomische Inhalte zu detailreich unterrichten (eigene Erstellung)

Aspekte / Prozessschritte	Kategorien	Konzepte	Belege aus dem Interview
Wissen ↓	**Wissen über eigene Herausforderungen (III.W 2)**	**Inhaltsreduktion** Wissen über die Notwendigkeit der Inhaltsreduktion anatomischer Inhalte.	*„Also, das sollte, könnte man durchaus begrenzen und wirklich fragen, wie viel Wissen müssen die haben." (Leh_GKiKP_01, Z. 1234–1235)*
Urteilen ↓	**Erforderliches Planen**	**Erforderliches Fokussieren und Integrieren anatomischer Inhalte** Es ist wichtig, anatomische Inhalte auf die wesentlichen Aspekte zu reduzieren, die eine Relevanz für die Praxis haben.	*„(...) also, das sollte man auf jeden Fall, ja, auf wirklich wichtige und wesentliche Inhalte begrenzen, die dann eben auch Relevanz für die Praxis haben." (Z. 1230–1232)*
Akratisch Handeln	**Auswahl der Körperpflegeinhalte (I.H 2)**	**Anatomische Inhalte zu detailreich unterrichten** Es werden zu viele und zu detaillierte anatomische Inhalte unterrichtet, obwohl man diese auf das Wesentliche reduzieren sollte.	*„(...) aber ich glaube, ich mache <u>immer</u> noch zu viel oder zu tief (...)" (Z. 1243–1244)*
↑ Handlungsgründe	**Personenbezogene Ursachen**	**Fächersystematische Prägung** Lehrende wurde selbst noch in Fächersystematik ausgebildet und denkt, dass Anatomie ein zentraler Inhalt ist. Die Veränderung der Perspektive ist für die Lehrende aufgrund der Prägung schwierig.	*„Ja, da ich ja noch in Fächersystematik groß geworden bin, sozusagen, denkt man ja immer, es wäre die <u>Anatomie.</u>" (Z. 1228–1229)* *„Das fällt mir aber selber sehr schwer, weil ich eben noch anders ausgebildet wurde, und das ist auch, glaube ich, etwas, das haben wir hier im Lehrerkollegium festgestellt, da tun wir uns <u>alle</u> schwer mit." (Z. 1232–1234)*

Auf die Herausforderung reagiert die Lehrende insofern, als sie versucht, sich in Bezug auf die Inhalte kritisch selbst zu prüfen. Die Lehrende erkennt für sich, dass sie noch immer zu viel macht und erläutert, dass andere Inhalte, wie Beziehungsgestaltung, für sie eine höhere Gewichtung haben, sodass hier eine Priorisierung stattfindet.

> *„Und da würde ich sagen, könnte ich auch noch selber meine Unterrichtsinhalte besser darauf abstimmen, und ich habe schon deutlich von den ersten Unterrichten Inhalte abgespeckt (...) und dann finde ich eben andere Dinge, wo es um Beziehungs-*

> *aufbau geht, ja, Basale Stimulation, also die Sachen sind, glaube ich, wesentlich wichtiger." (Leh_GKiKP_01, Z. 1241–1243; 1235–1237)*

Aufgrund ihres Wissens über die Bedeutung und die Notwendigkeit der Inhaltsreduktion anatomischer Inhalte kommt sie zu der Bewertung, dass es erforderlich ist, die Inhalte im Kontext der Praxisrelevanz zu betrachten und entsprechend zu fokussieren. Das Wissen und die Bewertung, dass die Reduktion anatomischer Inhalte für den Pflegeunterricht eine hohe Bedeutung haben, wird von der Lehrenden nur durch eine Teilreduktion berücksichtigt. Sie handelt weiterhin akratisch, da sie immer noch zu viel und zu tief unterrichtet, obwohl sie es besser weiß und obwohl sie ein entgegengesetztes Urteil gefällt hat.

Die Lehrende ist hochgradig reflektiert, sie erkennt, was erforderlich ist und arbeitet auch daran, sich weiterzuentwickeln. Dennoch setzt sie ihre Vorstellungen in der Auswahl der Inhalte zum Thema Körperpflege nicht entsprechend um. In diesem Fall liegen personenbezogene Ursachen zugrunde, nämlich die Ausbildung in der Fächersystematik, die die Lehrende so stark geprägt hat, dass sie dies trotz hoher Reflexionsfähigkeit nicht einfach verändern kann, sondern über einen längeren Prozess daran arbeitet.

Es zeigt sich, wie verfestigt die Denkstrukturen in der Fächersystematik ausgeprägt sind, denn auf die Frage, was zentrale zu unterrichtende Inhalte bei der Körperpflege sind, erläutert die Lehrende, dass „man immer denkt, es wäre die Anatomie". Die Unmittelbarkeit des Gedankens an Anatomie und die Wortwahl „immer" zeigen, wie intensiv fachsystematische Denkstrukturen verankert sind.

Auch die zweite Lehrende Leh_GKP_01 handelt akratisch bei der Reduktion anatomischer Inhalte, da ihr einerseits bewusst ist, dass Inhalte praxisrelevant sein müssen und auch für die Lernenden zugänglich gemacht werden müssen und andererseits beschreibt, dass sie sehr viele anatomische Inhalte vermittelt und nicht weiß, wie sie diese reduzieren soll.

> *„(…) also es ist schon richtig viel Stoff. Und <u>da</u> sozusagen, da bin ich eigentlich <u>immer</u> noch nicht, weiß ich noch nicht so richtig, wie viel reduziere ich da. Also was davon ist <u>wirklich</u> wichtig, dass sie das wissen. Und was ist eben nicht wichtig." (Leh_GKP_01, Z- 302–304)*

Die Inhaltsreduktion zeigt sich bei der Lehrenden Leh_GKP_01 auch als eigene Herausforderung, die sie zu bewältigen versucht, indem sie um die Reduktion ringt und abwägt, welche Inhalte praxisrelevant sind.

> *„Jetzt kommt es, kommen noch Inhalte, und mit denen tue ich mich am <u>schwersten</u> und andererseits sind das Inhalte, die ich auch <u>liebe</u>, aber <u>die</u> sozusagen, also und zwar geht es um Anatomie, Physiologie, erst von <u>Gewebe</u> und dann von der Haut." (Leh_GKP_01, Z. 293–295)*

Die Lehrende fällt das Urteil, dass Inhalte einen Bezug zur Pflegepraxis haben, dennoch fällt es ihr schwer, die Inhalte entsprechend zu reduzieren.

> *„Also, das ist halt wichtig, natürlich so oft, wie möglich einen Bezug zu der Praxis herzustellen, zum Beispiel, keine Ahnung, die Epidermis, dass die bei dem Baby noch ganz dünn ist und bei alten Menschen auch ganz dünn ist und das es natürlich auch für uns Folgen hat, weil dann die Hautverletzungen viel schneller passieren und solche Sachen, also das schon, also das versuche ich auch immer wieder zu erklären." (Leh_GKP_01, Z. 434–438)*

Gleichzeitig bereitet es der Lehrenden Sorge, dass einige Lernende aufgrund der Menge und der Komplexität der anatomischen Inhalte dem Unterrichtsgeschehen nicht mehr folgen können.

> *„(...) und ich habe, genau und weil es, die Gefahr ist einfach, dass sie erschlagen werden von diesen ganzen Inhalten, und dass sie irgendwann abschalten und nicht mehr mitkommen oder es ihnen egal ist oder sie, quatschen ist eigentlich selten, aber dass sie so ein bisschen müde werden einfach, das ist so die Gefahr." (Leh_GKP_01, Z. 320–324)*

Die Handlungsgründe liegen bei der Lehrenden Leh_GKP_01 auch in der eigenen Person begründet und können dem Konzept der Unsicherheit zugeordnet werden. Die Lehrende ist unsicher in der Differenzierung von relevanten und irrelevanten Inhalten und sie weiß nicht, wie und an welchen Inhalten sie die didaktische Reduktion am sinnvollsten vornimmt.

Insgesamt kann zusammengefasst werden, dass beide Lehrende um die Notwendigkeit der Reduktion anatomischer Inhalte wissen, diese aber nicht so umsetzten, wie sie es für erforderlich halten und somit akratisch handeln. Die Ursachen liegen jeweils in der Person begründet, einmal aufgrund der fächersystematischen Prägung und einmal aufgrund von Unsicherheit. Beide Lehrende weisen eine lange pflegerische, aber wenig unterrichtliche Berufserfahrung auf.

10.7.1.2 Gegen eigene Überzeugungen Verständnis aufbringen (Konzept)

Das zweite Konzept akratischen Handelns innerhalb der Handlungskategorie Auswahl der Körperpflegeinhalte beinhaltet das Aufbringen von Verständnis entgegen der eigenen Überzeugung. Insgesamt handeln zwei Lehrende wider besseres Wissen, da sie beide um die zunehmende Berührungslosigkeit in der Pflegepraxis wissen, die durch das vermehrte Waschen mit Handschuhen gekennzeichnet ist, und diese Entwicklung besorgniserregend finden. Obwohl sie aus eigener Überzeugung das vollständige Waschen mit Handschuhen ablehnen, versuchen sie, Verständnis für die Lernenden zu entwickeln, die zu pflegende Menschen nicht so gern berühren möchten. Auf eine Formel gebracht kann das akratische Handeln wie folgt beschrieben werden: Die Lehrenden wissen um die zunehmende Berührungslosigkeit in der Pflegepraxis durch das Waschen mit Handschuhen. Sie urteilen, dass Berührung einen zentralen Stellenwert in der Pflege hat und somit das ausschließliche Waschen und Berühren mit Handschuhen einer menschenorientierten Pflege widerspricht.

Dennoch versuchen beide Lehrende, Verständnis für die Lernenden entgegen ihrer eigenen Überzeugung aufzubringen und Kompromisse auszuhandeln. Dieses Handeln wurde der Kategorie Auswahl der Körperpflegeinhalte zugeordnet, da die Lehrenden diesen Konflikt zum inhaltlichen Gegenstand im Unterricht machen. Das Handeln wider besseres Wissen wird für die Lehrende Leh_AP_01 in Tabelle 10.8 dargestellt.

Auch die Lehrende Leh_GKiKP_03 weiß um die zunehmende Berührungslosigkeit in der Pflegepraxis und die Zunahme des Waschens mit Handschuhen. Sie erläutert, dass sie diese Entwicklung nicht gutheißt und verdeutlicht ihr Pflegeverständnis.

> *„(…) wie fühlt es sich eigentlich an, wenn mich jemand mit Handschuhen eincremt, was empfinde ich dabei, weil, diese Frage stelle ich dann auch immer, weil es wohl im Moment zunehmend ist in der Praxis, mit Handschuhen zu waschen, und ich der Überzeugung bin, dass unsere therapeutischen Werkzeuge sind unsere Hände, wenn ich als Pflegekraft sage, ich will pflegen, dann muss ich auch meine Hände dazu nutzen. (…) aber bitte, wenn ich doch jemanden die Arme, den Brustkorb und den Rücken einreibe und habe jemanden, der nicht mehr viel an Berührung hat, ja, dann versuche ich eben so auch dem zu sagen, dass diese Berührung durchaus schon tröstliche und therapeutische Aspekte haben kann. Das ist mir immer sehr wichtig." (Leh_GKiKP_03, Z. 532–536; 539–542)*

Die Lehrende Leh_GKiKP_03 versucht, die Herausforderung für sich zu bewältigen, indem sie einerseits versucht, anzuerkennen, dass sie bestimmte Aspekte nicht ändern kann. Sie handelt entgegen ihrer Überzeugung und zwingt sich, das Handschuhtragen trotz eines anderen Pflegeverständnisses zu akzeptieren.

> *„Ja, ich muss es so stehen lassen, es kommt immer darauf an, wie das argumentiert wird. Ich kann, es kann durchaus sein, dass mir im Laufe der Jahre mal irgendwann der Satz herausgerutscht ist mit der Frage, ‚Sie sollten dann in der Praxis mal testen, ob Sie wirklich in der Pflege richtig sind.'" (554–557)*

Andererseits versucht die Lehrende, das vermehrte Handschuhtragen mit sachlichen Argumenten zu verringern, indem sie auf handschuhbedingte Hauterkrankungen verweist und somit Argumente gegen das Handschuhtragen einbringt.

> *„Auf der anderen Seite, was ich denen schon mit auf den Weg gebe, sie sollen sich doch einmal kundig machen, wenn sie im Internet unterwegs sind oder vielleicht habe ich dann auch gerade in meinem Ordner noch ein paar Zeilen, der Anstieg von berufsbedingten Hauterkrankungen, gerade Schädigungen an den Händen und zwar bedingt durch Handschuhe, das sollten sie sich auch überlegen, es geht auch um ihre eigene Gesundheit." (Leh_GKiKP_03, Z. 564–568)*

Tabelle 10.8: Akratische Handlung (Ausführen wider besseres Wissen) der Lehrenden Leh_AP_01: gegen eigene Überzeugungen Verständnis aufbringen (eigene Erstellung)

Aspekte / Prozessschritte	Kategorien	Konzepte	Belege aus dem Interview
Wissen ↓	**Wissen über Herausforderungen in der Pflegepraxis (I.W 4)**	**Zunehmende Berührungslosigkeit** Wissen über die zunehmende Berührungslosigkeit und Berührungsdistanz durch Handschuhtragen in der Pflegepraxis.	*„Und, Handschuhe, ist auch immer ein zunehmendes Thema. (...) Ja, ich weiß auch manchmal nicht, was es ist, aber ich finde, das nimmt zu in der Praxis, dass Handschuhe getragen werden für die komplette Körperpflege." (Leh_AP_01, Z. 130–133)*
Urteilen ↓	**Erforderliche Haltung**	**Erforderliche Zeit zur Entwicklung des Pflegeverständnisses** Es ist wichtig, den Lernenden Zeit für die Entwicklung des eigenen Pflegeverständnisses zu geben, vor allem, wenn Lernende mit anderen Erwartungen in die Pflegeausbildung kommen.	*„Also, ich sehe schon, dass das Thema manche erreicht, manche gar nicht erreicht und manche für sich überlegen müssen, wo stehe ich eigentlich. (...) Und die sehen dann, wir fangen aber mit solchen Sachen an und sind irritiert vielleicht. Und müssen ihr Berufs- oder ihr Pflegeverständnis einfach noch finden." (Z. 159–164)*
Akratisch Handeln	**I.H 2 Auswahl der Körperpflegeinhalte**	**Gegen eigene Überzeugungen verstehen** Es wird versucht, den massiven Handschuhgebrauch bei der Körperpflege zu verstehen, obwohl die Lehrende ein gänzlich anderes Pflegeverständnis hat.	*„Am Anfang hatte ich wirklich auch manchmal so, dass mich das so in meinem Berufsverständnis irritiert hat, wenn Menschen jemand anderen überhaupt nicht mehr ohne Handschuhe anfassen können, dass ich gedacht habe, das kann ich gar nicht so stehen lassen. Ich muss denen sagen, die sind hier verkehrt oder sonst irgendwas. Aber inzwischen, ja, versuche ich mit denen eigentlich mehr zu erarbeiten, was sie denn noch können ohne Handschuhe." (Z. 183–188)*
↑ **Handlungsgründe**	**Personenbezogene Ursachen**	**Verantwortungsgefühl** Die Lehrende weiß, dass einige Lernende sich nicht berühren lassen möchten und mit Berührungen generell Schwierigkeiten haben. Die Lehrende versucht, das Verhalten der Lernenden zu verstehen und nicht zu verurteilen.	*„Es gibt auch Schüler, die entsetzt sind, so in Form von ‚Wie, keine Handschuhe?'" (Z. 129–130) „Ich weiß nicht, wo dran es/also, ich weiß nicht, ob Handschuhe auch etwas mit Professionalität zusammenhängt, also, dass ich mich da auch klarer zeigen will. (...) Oder wenn ich für mich sage, ‚Ich mache das so, weil ich besonders viel Wert auf Hygiene lege.'" (Z. 170–177)*

Der Grund für die akratische Handlung liegt bei der Lehrenden Leh_GKIKP_03 im Wissen und Erleben einer begrenzten Wirksamkeit. Die Lehrende sieht wenig Möglichkeiten der Einflussnahme in der Pflegepraxis und fühlt sich ein Stück weit zur Akzeptanz genötigt.

> *„(…) manchmal lasse ich es auch einfach so stehen, weil nur mir, wenn ich nur von meiner Seite aus was sage, wird es einfach schwierig, weil es in der Praxis anders gelebt wird. Ich glaube, im Moment rennt jeder da mit Handschuhen rum, ich finde das ganz furchtbar. (…) Aber da kommt man einfach manchmal nicht ran, und dann frage ich mich auch, mit was für einer Haltung, mit was für einer Idee, mit was für einem Verständnis fangen die so eine Ausbildung an." (Leh_GKiKP_03, Z. 561–564; 568–570)*

10.7.1.3 Diskrepanz durch Thematisierung von Herausforderungen verschärfen (Konzept)

Das dritte Konzept beim Handeln wider besseres Wissen im Kontext der Auswahl der Körperpflegeinhalte beinhaltet das Erleben einer Diskrepanz zwischen Theorie und Praxis, die durch das Thematisieren von Herausforderungen verschärft wird. Den Ausgangspunkt stellt das *Wissen über die Herausforderungen für Lernende mit Körperpflegeinhalten* (II.W 2) dar. Die Lehrende Leh_AP_01 weiß, dass Lernende in der Pflegepraxis zügig arbeiten müssen, auch wenn dies nicht selten konträr zu den pflegerischen Qualitätsanforderungen steht, die im Lernort Schule vermittelt werden (siehe Tabelle 10.9). Sie fällt das Urteil, dass es wichtig ist, Situationen aus der Pflegepraxis sowie Praxiserfahrungen der Lernenden im Unterricht zu thematisieren. Das akratische Handeln besteht nun darin, dass die Lehrende um die Notwendigkeit des Thematisierens herausfordernder Situationen im Pflegealltag weiß und diese auch thematisiert, obwohl sie gleichzeitig die Praxis nicht negativ darstellen will und weiß, dass durch das Thematisieren der Herausforderungen die Diskrepanz zwischen den beiden Lernorten Schule und Praxis verschärft wird. Sie handelt demnach wider besseres Wissen, da sie trotz des Wissens über die Auswirkungen des Thematisierens von Herausforderungen schwierige pflegeberufliche Situationen im Unterricht aufgreift. Als Grund fungiert auch hier das Verantwortungsgefühl, denn die Lehrende fühlt sich verantwortlich, die Lernenden auf die Pflegepraxis vorzubereiten.

Tabelle 10.9: Akratische Handlung (Ausführen wider besseres Wissen) der Lehrenden Leh_AP_01: Diskrepanz durch Thematisierung von Herausforderungen verschärfen (eigene Erstellung)

Aspekte / Prozessschritte	Kategorien	Konzepte	Belege aus dem Interview
Wissen ↓	**Wissen über Herausforderungen für Lernende (II.W 2)**	**Zügiges Abarbeiten wider dem Qualitätsanspruch** Wissen über die hohen Arbeitsanforderungen an Lernende, die zu pflegende Menschen schnell waschen müssen entgegen den gelernten Qualitätskriterien.	*„Tja, manchmal, der Zeitdruck, dass das, was sie in der Schule gelernt haben, nicht so hergibt. Dass sie nicht genügend Zeit haben (…), sondern, dass die nur den Druck sehen, ‚Ich muss jetzt ganz schnell fertig werden', und da vielleicht auch oft mit einer anderen Sprache noch einmal konfrontiert werden, da wird dann gesagt, ‚Wie viel hast du denn schon gemacht?', ‚Wie viel Leute sind denn schon fertig gemacht?' Und so." (Leh_AP_01, Z. 478–479; 483–486)*
Urteilen ↓	**Erforderliches Thematisieren**	**Erforderliches Thematisieren von Praxiserfahrungen** Es ist wichtig, Situationen aus der Pflegepraxis im Unterricht abzubilden und die Lernenden auf die Praxis vorzubereiten.	*„Also, diese Praxisreflexion, finde ich, sind eine Entlastung. (…) Und dass sie so die Möglichkeit haben, das einmal auszusprechen. Dass sie noch einmal zusammen gucken, welche Alternativen habe ich, wie kann ich vorgehen (…)." (Z. 509–515)*
Akratisch Handeln	**I.H 2 Auswahl der Körperpflegeinhalte**	**Diskrepanz durch Thematisierung der Herausforderungen verschärfen** Die Lehrende thematisiert Herausforderungen der Pflegepraxis, obwohl sie die Praxis nicht negativ darstellen möchte und weiß, dass durch das Thematisieren die Diskrepanz eher verschärft wird.	*„Ja, wir reflektieren ja schon die Berufspraxis auch noch einmal und, ja, also, ich reflektiere schon mit denen, ich finde es aber auch schwierig, dass deutlich zu machen, dass es nicht die böse Praxis ist und so, sondern, dass es, ja, ich finde es echt schwer. Es ist echt richtig schwer. Das kann man nicht anders sagen (…)." (Z. 493–496)*
↑ **Handlungsgründe**	**Personenbezogene Ursachen**	**Verantwortungsgefühl** Die Lehrende möchte die Lernenden unterstützen und sie bestmöglich auf Situationen in der Pflegepraxis vorbereiten.	*„(...) manchmal höre ich Sachen, wo ich sage, ‚Oh Gott.' Und trotzdem möchte ich die Schüler unterstützen, aber das hilft denen ja auch nichts, wenn ich denen auch sage, ‚Oh Gott.', sondern, sie müssen ja ihren Weg finden, damit umzugehen." (Z. 496–499)*

10.7.2 Akratische Handlungen bei der Anordnung der Körperpflegeinhalte (I.H 3)

Bei der Handlungskategorie Anordnung der Körperpflegeinhalte in einer Lernsituation (I.H 3) lassen sich aus den Daten *zwei Konzepte* herausarbeiten (Tabelle 10.10), die entscheidend für den Körperpflegeunterricht und die Ausrichtung pflegeberuflicher Ausbildungen sind: *Lernsituationen mit anatomischen Inhalten beginnen* und *anatomische Inhalte vor Pflege unterrichten*. Fünf der zwölf befragten Lehrenden reihen die Körperpflegeinhalte in einer Lernsituation so, dass anatomische Inhalte vor pflegerischen Inhalten (zu Beginn oder innerhalb der Lernsituation) unterrichtet und nicht integriert werden, obwohl die Lehrenden wissen, dass dies nicht sinnvoll ist. In allen Fällen ist der Ausgangspunkt des akratischen Handelns das Wissen über die sinnhafte Reihenfolge der Körperpflegeinhalte. Dennoch handeln die Lehrenden wider besseres Wissen und steigen entweder mit anatomischen Inhalten in die Gesamtlernsituation ein, wie dies bei den Lehrenden Leh_GKPsy_02, Leh_GKP_05 und Leh_AP_02 der Fall ist, oder sie stellen die anatomischen Inhalte zur Haut der pflegerischen Hautbeobachtung voran, anstatt sie zu integrieren, wie dies die Lehrenden Leh_GKP_01 und Leh_AP_03 tun. Die Integration der Inhalte in die pflegerische Handlung wäre für die Lernenden bedeutsam und zwingend erforderlich, damit sie die pflegeberufliche Handlung der Hautbeobachtung mit dem erforderlichen Begründungswissen (Anatomie und Physiologie der Haut) miteinander verknüpfen können. Im Folgenden werden beide Konzepte im Text erläutert und belegt, jedoch nur das erste Konzept exemplarisch als Tabelle 10.11 für die Lehrende Leh_GKPsy_02 abgebildet.

Tabelle 10.10: Konzepte des Ausführens wider besseres Wissen zur Handlungskategorie Anordnung der Körperpflegeinhalte (I.H 3) (eigene Erstellung)

Form des Ausführens wider besseres Wissen			
Handlungs-kategorie	**Anordnung der Körperpflegeinhalte (I.H 3)**		**Verweise**
Konzepte	*Lernsituation Körperpflege mit anatomischen Inhalten beginnen*	Exemplarisch bei Leh_GKPsy_02	Kap. 10.7.2.1
	Anatomische Inhalte vor Pflege unterrichten	--	Kap. 10.7.2.2

Tabelle 10.11: Akratische Handlung (Ausführen wider besseres Wissen) der Lehrenden Leh_GKPsy_02: Lernsituation Körperpflege mit anatomischen Inhalten beginnen (eigene Erstellung)

Aspekte / Prozess-schritte	Kategorien	Konzepte	Belege aus dem Interview
Wissen ↓	**Wissen über die Reihenfolge der Körperpflegeinhalte (II.W 5)**	**Integrierte anatomische Inhalte** Wissen über die Unstimmigkeit zwischen Zelllehre vorab und sich anschließenden Inhalten zur Körperpflege.	*„Ich, also in dem Bereich, ich steige tatsächlich sehr faktenorientiert ein mit der Zytologie und der Histologie." (Leh_GKPsy_02, Z. 118–119)*
Urteilen ↓	**Erforderliches Planen**	**Erforderliches Priorisieren der Körperpflegeinhalte** Es ist wichtig, die eigenen Körperpflegegewohnheiten zu reflektieren, um daran anschließend die Perspektive des zu pflegenden Menschen einnehmen zu können.	*„Ein großer Punkt ja auch so ein bisschen diese, ich sage einmal, Perspektivverschränkung oder das ist mir vielleicht auch sehr <u>wichtig</u>, häufig so ein bisschen zu überlegen, wie mache ich das eigentlich <u>selber</u> bei mir, wie sind meine eigenen, ich nenne es einmal, <u>Pflegerituale</u> (...) und dann so diese Perspektive zu verändern, wie ist das denn jetzt für meinen Pflegebedürftigen, den ich jetzt zukünftig vielleicht ja versorgen muss (...)." (Z. 40–47)*
Akratisch Handeln	**I.H 3 Anordnung der Körperpflegeinhalte in einer Lernsituation**	**Anatomische Inhalte vor Pflege unterrichten** Die Lehrende steigt mit Zytologie in die Lernsituation ein, obwohl sie immer wieder darüber nachdenkt, erfahrungsorientiert einzusteigen. Der Einstieg macht für sie Sinn, jedoch spürt sie ein Unbehagen und schämt sich, dass sie es so macht.	*„Ich (...) steige tatsächlich sehr faktenorientiert ein mit der Zytologie und der Histologie (...), ja, fange eigentlich bei der klassischen Körperpflege, wenn wir jetzt einmal so diese Zelllehre und so etwas vorne wegnehmen, das ist <u>vorab</u>, aber dann komme ich in diesen Körperpflegebereich. Da fange ich an mit den eigenen Pflegeritualen (...)." „I: Darf ich noch einmal nachfragen, Sie fangen mit der Zytologie oder mit der Zelle an?" „Ja (lacht beschämt)." (Z. 118–131)*
↑ **Handlungsgründe**	**Personenbezogene Ursachen**	**Fehlende (methodische) Alternative** Der Einstieg mit Anatomie dient der Lehrenden selbst als sinnvolle Grundlage und als Struktur. Sie findet den Einstieg mit Erfahrungen auch gut (oder besser). Es fehlt ihr jedoch an Ideen, an welche Stelle anatomische Inhalte gerückt werden könnten.	*„Ich habe da schon oft drüber nachgedacht, ob ich das tausche, für mich macht es aber häufig doch Sinn, mit diesen Sachen anzufangen, um bei der Körperpflege zum Beispiel darauf zurückzugreifen. (...) Das ist so mein Gedanke dabei, wobei ich <u>immer</u> <u>wieder</u> überlege, ob ich nicht (...) erfahrungsorientiert einsteige in diese Lerneinheit und habe aber für mich persönlich noch nicht so diesen, die Durchführung gefunden, wo ich sage, wo packe ich die anderen Sachen unter." (Z. 136–146)*

10.7.2.1 Lernsituation Körperpflege mit anatomischen Inhalten beginnen (Konzept)

Die Lehrende Leh_GKPsy_02 steigt in die Lernsituation Körperpflege mit Zytologie ein, obwohl sie weiß, dass dies nicht sinnvoll ist. Sie schämt sich im Gespräch, als sie die Nachfrage, ob sie mit der Zelle einsteigt, bejahen muss. Die Lehrende scheint hin- und hergerissen zu sein zwischen dem Wissen darum, dass ein körperpflegespezifischer Einstieg in die Lernsituation (z. B. erfahrungsorientiert zu den Körperpflegegewohnheiten der Lernenden) sinnvoller erscheint, sie aber merkt, dass der Einstieg mit anatomischen Grundlagen ihr selbst eine Struktur gibt. Sie betont, dass sie immer wieder darüber nachdenkt, die Reihenfolge zu tauschen und offenbart einen zentralen Grund für ihr akratisches Handeln, dies bislang nicht zu tun: Es fehlt ihr an einer überzeugenden Alternative, die Inhalte sinnhaft an einer anderen Stelle zu platzieren (siehe Tabelle 10.11).

Das akratische Handeln zeigt sich in diesem Beispiel nicht so eindeutig wie in anderen Fällen, da die Lehrende nicht gänzlich die Handlung, mit Anatomie zu beginnen, als falsch deklariert, sondern vielmehr zerrissen ist. Dennoch wird in dem Interview deutlich, dass sie von ihrem Handeln selbst nicht vollständig überzeugt ist und sogar Alternativen (erfahrungsorientierter Einstieg) skizziert. Der Grund für das akratische Handeln stellt hier die persönlichkeitsbezogene Ursache *fehlende methodische Alternative* bezüglich einer Umstellung der Reihenfolge dar, sodass die anatomischen Inhalte integriert werden.

So wie die Lehrende Leh_GKPsy_02 steigt auch der Lehrende Leh_GKP_05 mit Anatomie und Physiologie in die Körperpflegelernsituation ein, obwohl er weiß, dass dies nicht sinnvoll ist. Er möchte erst einmal Grundlagen mit den Bezugswissenschaften schaffen und erläutert gleichzeitig, dass er eine bessere Alternative kennt, dieser aber nicht folgt, da er sich selbst hierfür zu „festgefahren" beschreibt. Als Grund kann hierfür das Konzept der *Bequemlichkeit* aus der Kategorie der persönlichkeitsbezogenen Ursachen angeführt werden, da der Lehrende trotz besseren Wissens keine Motivation zur Veränderung erkennen lässt.

> *„So ganz klassisch, ich glaube, das ist gar nicht gut, aber mit Anatomie und Physiologie. Ich bin der Anatom und Physiologe, also ich, erst einmal so diese Basics zu der Haut werden geschaffen. Ich weiß, das kann man auch andersherum machen, aber da bin ich irgendwie so ein bisschen festgefahren (...)". (Leh_GKP_05, Z. 72–75)*

Im weiteren Verlauf liefert der Lehrende zwei weitere Erklärungen für sein Handeln, da er sich einerseits dafür verantwortlich fühlt, die Lernenden an die Arbeit mit einem Lehrbuch heranzuführen und andererseits die Lernenden nicht zu Beginn mit intimen Inhalten konfrontieren möchte, so lange diese sich auch noch nicht so gut kennengelernt haben, wenn er mit zu intimen Inhalten wie den Tabuzonen in die Lernsituation einsteigt.

> *„Ich will die vom Internet wegbekommen, vom Handy, sodass die, Lehrbuch sollen die sehen, wenn ich dann die Haut habe, kann ich die damit schon einmal an das Buch dran gewöhnen, weil, damit sie schon einmal den Umgang mit dem Buch erlernen für andere Lerneinheiten. Also, da sehe ich mich so ein bisschen in der Pflicht, ja, so den Auftakt zu machen, deshalb fange ich dann mit Anatomie und Physiologie an." (Leh_GKP_05, Z. 78–82)*

Auf die Nachfrage, ob eine Heranführung an die Arbeit mit einem Lehrbuch nicht auch mit einem Pflegelehrbuch erfolgen kann (I: Wenn Sie die Schüler heranführen wollen an den Umgang mit dem Lehrbuch, könnten Sie natürlich auch ein pflegerisches Thema und ein pflegerisches Lehrbuch nehmen.), argumentiert der Lehrende, dass ein pflegerisches Lehrbuch die (anatomische) Struktur so nicht aufgreifen würde und daher nicht so geeignet ist. Zudem führt auch der Lehrende Leh_GKP_05 das Argument an, dass sich auf der Grundlage der Anatomie später die Pflege besser vermitteln lässt.

> *„Ja, ja, das stimmt, wenn ich aber das ‚Pflege Heute'-Buch nehme, das würde mir vielleicht in anderen Büchern eher gelingen, aber es gelingt mir nicht, weil das ‚Pflege Heute'-Buch nicht diese Struktur hat wie zum Beispiel das ‚Thieme', wo dann noch einmal kurz die Anatomie und Physiologie mit beschrieben wird. Das kommt in dem anderen Buch zu knapp, und deshalb nehme ich diesen Umweg mit dem Buch. Weil ich finde, also meine Auffassung ist, wenn die sich vorher so ein bisschen mit der Haut und mit der Zelle, dann gelingt es mir vielleicht auch besser, wenn ich so mit Pflegeprodukten und so was ankomme." (Leh_GKP_05, Z. 95–101)*

Eine zweite persönlichkeitsbezogene Ursache für das akratische Handeln beinhaltet das Verantwortungsgefühl, da der Lehrende glaubt, die Lernenden in der Orientierungsphase zu Beginn der Ausbildung nicht direkt mit sensiblen Themen konfrontieren zu können, da sich die Lernenden untereinander noch nicht gut kennen. Für den Lehrenden ist die Vermittlung anatomischer Inhalte unverfänglicher als das Thematisieren von Tabuzonen.

> *„(...) und ich möchte auch nicht direkt mit der Tür in das Haus fallen, wenn ich direkt frage: ‚Wo ist denn Ihre Tabuzone?'. Also, ich muss erst einmal die Schüler, ich muss erst einmal so ein bisschen pädagogische Diagnostik betreiben, was für Leute. Die kennen sich erst einmal in der Gruppe noch nicht, die sind, kennen sich erst zwei drei Tage, und ich muss mit meinem wachen Blick überhaupt darum gucken, wie kriege ich die. (...) Ja, deshalb mache ich das über diesen Umweg. Da weiß ich nicht, ob ich das über ein Pflegebuch so hinbekommen würde, wie über die Anatomie, habe ich noch nie ausprobiert (Leh_GKP_05, Z. 99–112)*

10.7.2.2 Anatomische Inhalte vor Pflege unterrichten (Konzept)

Die Lehrenden Leh_GKP_01 und Leh_AP_03 handeln bei der Anordnung der Körperpflegeinhalte ebenfalls wider besseres Wissen, da auch sie anatomische Inhalte vor Pflege unterrichten. Jedoch steigen sie nicht mit Anatomie in die Lernsituation ein, sondern sie vermitteln im Kontext der Hautbeobachtung innerhalb der Lernsituation erst anatomische Grundlagen zur Haut, bevor sie die pflegerische Handlung der Hautbeobachtung thematisieren. Beide Lehrende verdeutlichen, dass dieses Vorgehen nicht das sinnvollste ist. Der Lehrende Leh_AP_03 reflektiert, dass eine Systematisierung nach einer beruflichen Handlung sinnhaft und auch der Anspruch der Pflegepädagogik ist. Dennoch reiht er seine Inhalte additiv und beginnt mit Anatomie und Physiologie der Haut anstatt beides miteinander zu verknüpfen.

> *„Anatomie, Physiologie und dann die Hautbeobachtung. Ja, also es ist genau diese Systematik. Wenn man Beobachtungszyklus zugrunde legen würde, würde man es anders machen, (...) aber dann ist mir klar geworden, dass das eigentlich ja übergreifender und eigentlich so dem entspricht, was so moderne Pflegepädagogik insbesondere auch möchte, dieses miteinander Verknüpfende und dass ich eben Körperpflege nicht losgelöst unterrichten kann von Anatomie, Physiologie, und das es sinnvoll ist, miteinander zu verknüpfen und zwar in der Situation zu verknüpfen und nicht sagen, ‚Ja, und morgen machen wir dann mal Hautbeobachtung mit Frau Dr. XY, so'. Aber, es ist tatsächlich dieser Übergang, ist es sinnvoll jeden Tag ständig zu Waschen, Hautschutzmantel, Anatomie, Physiologie der Haut, was kann sich verändern, also so die Systematik liegt da zugrunde, wenn man jetzt Vogel nimmt oder so, passt das nicht, das ist mir durchaus klar." (Leh_AP_03, Z. 176–178, 192–200)*

Als Grund für das akratische Handeln kann die personenbezogene Ursache *Überforderung* herangezogen werden. Einerseits verdeutlicht der Lehrende, dass das Unterrichten „funktioniert" hat, so wie er es gemacht hat und die Lernenden seiner Struktur folgen konnten. Gleichzeitig führt er an, dass er selbst „damit klarkam", was wiederum zeigt, dass ein anderes – vielleicht ungewohntes – Vorgehen ihn in seiner didaktischen Strukturierung überfordert hätte.

> *„Also ich habe mich für die für dieses Vorgehen ich habe diese Lernsituation drei Mal unterrichtet, ich habe sie drei Mal, dass das erste Mal, da war ich im Bachelor Anfang, das war mehr aus der Hüfte als, aber das war schon grundsätzlich war das schon, weil das funktioniert oder weil ich damit klarkam." (Leh_AP_03, Z. 213–216)*

Die Lehrende Leh_GKP_01 berichtet ebenfalls darüber, dass sie erst Gewebe und Haut unterrichtet und dann die Hautbeobachtung thematisiert. In ihrer Erläuterung wird nicht umgehend deutlich, dass sie von vorneherein die Reihenfolge ‚Anatomie vor Pflege' ungünstig findet, es aber dennoch macht. Vielmehr variiert sie beide Abfolgen und erklärt, dass sie, wenn sie es andersherum (also Pflege vor Anatomie) durchführt, dies meist aus organisatorischen und nicht aus inhaltslogischen Gründen umsetzt. Zum Schluss ihrer Betrachtung kommt sie zu dem Ergebnis, dass die Reihenfolge ‚Pflege vor Anatomie' sinnvoller ist, da es um das praxisrelevante berufliche Handeln geht. Es handelt sich hierbei um indirektes akratisches Handeln, da sich die Lehrende nicht im Vorfeld explizit bewusst macht, welche Reihenfolge sinnvoll ist, sondern dies erst im Interview durch Nachfragen expliziert wird. Der Grund für die akratische Handlung liegt ebenso wie bei der Lehrenden Leh_GKPsy_02 in der *fehlenden (methodischen) Alternative*. Die Lehrende beschreibt, dass sie es sinnvoll findet, erst Hautbeobachtung zu unterrichten, jedoch nicht weiß, ob und wie danach anatomische Inhalte thematisiert werden können.

> *„Ich glaube, ich mache erst Gewebe und Haut, also Gewebe, dann Haut und dann gehe ich in die Hautbeobachtung. (...) Ich kann es mir auch anders herum vorstellen. Ich (...) mache sowas auch manchmal anders herum, aber dann mehr aus organisatorischen Gründen, weil wir, das beides geht ja mit einem Arbeitsauftrag einher, Gewebe und Haut, und je nachdem, wo die Randstunde gerade ist oder so, also das kann schon sein, dass ich das deshalb manchmal umändere, (...) und das ist insofern eigentlich auch sinnvoll, mit Hautbeobachtung zu beginnen, weil das Naheliegender ist. (...) Und dass die Schüler also damit eher etwas anfangen können, aber wenn sie jetzt danach die Anatomie lernen, ich weiß es nicht. Weil, also für mich ist diese Anatomie Physiologie immer so ein bisschen ja, speziell und bis auf das, was ich jetzt eben gesagt habe, ist es für mich schwer, dieses ‚Warum', ‚Warum lerne ich das eigentlich?'." (Leh_GKP_01, Z. 392–409)*

In der Altenpflegeschule des Lehrenden Leh_AP_02 ist die Reihenfolge der anatomischen Inhalte durch die Stundenplanung festgelegt. Die anatomischen und physiologischen Inhalte werden von einem Fremddozenten im Vorfeld der Lernsituation Körperpflege unterrichtet. Insofern führt der Lehrende keine direkte akratische Handlung durch, da er selbst Anatomie nicht als Einstieg in seiner Lernsituation unterrichtet. Jedoch wird in seiner Aussage deutlich, dass er es sinnvoller findet, wenn Anatomie und Physiologie in die Lernsituationen integriert werden. Hierzu führt er die Haut bei Körperpflege und das Herz an. Er handelt insofern akratisch, als dass er zulässt, dass weiterhin Anatomie vor Pflege unterrichtet wird, obwohl er sie selbst lieber in seine Lernsituation integrieren würde. Im ersten Abschnitt der Aussage gibt es zudem einen Widerspruch zum unteren Teil, da er beschreibt, dass sie als Lehrende versuchen, die Anatomie durch den Fremddozenten vorher laufen zu lassen, dieses jedoch nicht immer gewährleisten können. Im zweiten Abschnitt der Aussage wird dann deutlich, dass er die Integration anatomischer Inhalte sinnvoller findet als diese voranzustellen. Das Handeln wider besseres Wissen fußt in diesem Fall auf einem organisatorischen Zwang, nämlich der *funktional ausgerichteten Stundenplanung*.

> *„So ist es immer geplant, aber manchmal läuft es parallel, das kriegen wir nicht immer hin. Ganz selten, dass es tatsächlich auch schon einmal, da fange ich schon an hier mit Sachen, (...) aber und dann kommt dann der Kollege oder die Kollegin erst später dann da rein, das ist, wenn die, je nachdem, wenn die nicht können, das ist also wieder, nicht, dass wir das nicht wollen, also wir wissen schon oder Frau Musterfrau macht das ja dann, die Planung, aber das lässt sich nicht immer so bewerkstelligen. Wo es immer ganz schwierig ist tatsächlich, also hier bei Haut geht das ja noch, da ist es jetzt nicht ganz so, also, aber weil ich ja dann auch wirklich bei der Körperpflege meistens später bin. Aber wenn ich jetzt so mit Herz oder so, das ist, das habe ich schon oft thematisiert, wo ich dann sage, ‚Also dann mach/, dann lasst,*

> *gebt mir doch die Anatomie jetzt auch noch bitte, dann mache ich es gleich zusammen, weil, das macht einfach keinen Sinn'.“ (Leh_AP_02, Z. 1203–1213)*

Im weiteren Verlauf untermauert der Lehrende dann seine Auffassung, dass die Integration anatomischer Inhalte sinnvoll ist. Dies belegt er mit einem Beispiel, das sich auf die Lernsituation zur Bewegung bezieht, sodass trotz des Widerspruchs von einem Handeln wider besseres Wissen ausgegangen werden kann.

> *„(...) da ist der Dozent ausgefallen, oder beziehungsweise konnte nicht, und ich habe dann die Stunden über die Einheit übernommen, und das war eigentlich richtig gut, weil ich nämlich dann, ich habe keinen klassischen Anatomie/, sage ich jetzt einmal, so, wie die das dann, zack, zack, zack, das dann so, sondern wir haben dann tatsächlich erst einmal die Erkrankungen und so weiter sind wir dann ‚So, was brauchen wir denn jetzt, wenn wir jetzt bei dem Knie, bei der Arthrose oder so etwas?'. (...) Das hat auch Spaß gemacht. (I: Ja, also hast du den Eindruck gehabt, das war für die Lernenden auch/?) Ja, weil das direkt an dem Modell und das statt mit irgendwelchen Power-Point-Folien, das rauscht dann vier Stunden an denen vorbei, da haben die nichts von, also das ist nicht mein Verständnis, sondern wirklich dann zu gucken, so, was muss ich denn jetzt wissen.“ (Leh_AP_02, Z. 1214–1234)*

10.7.3 Akratische Handlungen bei der Auswahl und Anpassung der Körperpflegeinhalte an Methoden (I.H 7)

So wie die Handlungskategorie *Auswahl und Anpassung der Körperpflegeinhalte an Methoden* (I.H 7) die umfangreichste Kategorie des Professionshandelns ist, finden sich auch beim Handeln wider besseres Wissen vielfältige akratische Handlungen in der konkreten didaktischen Umsetzung der Körperpflegeinhalte wieder. Insgesamt lassen sich *vier Konzepte* des Handelns wider besseres Wissen unter dieser Kategorie subsummieren, die bei sieben der 12 Lehrenden eruiert werden konnten (Tabelle 10.12). Akratische Handlungen zeigen sich dadurch, dass *Herausforderungen unsystematisch thematisiert* werden, die *Fallarbeit nicht prägnant umgesetzt* wird, *lehrerzentriert unterrichtet* wird und *praktische Übungen erst zeitverzögert angewendet* werden. Die Konzepte werden im Folgenden erklärt und belegt. Die ersten drei Konzepte werden zudem tabellarisch beispielhaft für die Lehrenden Leh_GKPsy_04, Leh_GKiKP_01 und Leh_GKiKP_04 aufbereitet. Aufgrund der Menge werden nicht immer alle akratischen Handlungen aller Lehrenden skizziert. Die Auswahl erfolgt so, dass bei Ähnlichkeiten der akratischen Handlungen der Lehrenden der Versuch unternommen wird, wenig Redundanzen aufzuführen.

Tabelle 10.12: Konzepte des Ausführens wider besseres Wissen zur Handlungskategorie Anordnung der Körperpflegeinhalte (I.H 3) (eigene Erstellung)

Form des Ausführens wider besseres Wissen			
Handlungskategorie	**Anordnung der Körperpflegeinhalte (I.H 3)**		**Verweise**
Konzepte	*Herausforderungen unsystematisch thematisieren*	Exemplarisch bei Leh_GKPsy_04	Kap. 10.7.3.1
	Fallarbeit nicht prägnant umsetzen	Exemplarisch bei Leh_GKiKP_01	Kap. 10.7.3.2
	Lehrerzentriert unterrichten	Exemplarisch bei Leh_GKiKP_04	Kap. 10.7.3.3
	Praktische Übungen zeitverzögert anwenden	--	Kap. 10.7.3.4

10.7.3.1 Herausforderungen unsystematisch thematisieren (Konzept)

Wie schon in den Kapiteln 8.2.4, 8.3.2 und 9.2 beschrieben wurde, haben die herausfordernden Situationen im Körperpflegeunterricht eine besondere Stellung. Das zeigt sich in den Kapiteln zum *Wissen über die Herausforderungen in der Pflegepraxis* (I.W 3) und zum *Wissen über Herausforderungen für Lernende* (II.W 2). Im Kontext des pflegedidaktischen Handelns finden die Herausforderungen vor allem bei der *Auswahl der Körperpflegeinhalte* (I.H 2) Berücksichtigung. Im Rahmen der *Auswahl und Anpassung der Körperpflegeinhalte an Methoden* (I.H 7) können aus den Daten akratische Handlungen bei vier Lehrenden eruiert werden, die dadurch charakterisiert sind, dass die Lehrenden um die Herausforderungen wissen, diese im Unterricht auch thematisieren, jedoch unsystematisch, obwohl sie urteilen, dass eine systematische Thematisierung zielführender wäre.

Die Lehrende Leh_GKiKP_03 handelt akratisch, da sie *Herausforderungen unsystematisch thematisiert.* Sie weiß um die Ängste der Lernenden in Bezug auf Sexualität im Rahmen der Körperpflege und urteilt, dass es wichtig ist, den Lernenden Strategien im Umgang mit den Herausforderungen mitzugeben. Trotz des Urteils handelt die Lehrende wider besseres Wissen, da sie die Ängste im Unterrichtsgespräch unsystematisch bearbeitet, je nach Aufkommen von Fragen und Bedarfen, obwohl es ihr wichtig ist, die Lernenden gezielt auf den Umgang mit Sexualität im Rahmen der Körperpflege vorzubereiten (siehe Tabelle 10.13). Als Grund liegt einerseits ein *Verantwortungsgefühl* zugrunde, bei Bedarf der Lernenden die Inhalte situativ anzupassen und die Herausforderungen an der jeweiligen Stelle mit den Lernenden zu thematisieren. Andererseits zeigt sich als Grund für das akratische Handeln eine *fehlende methodische Alternative.* Die Lehrende handelt akratisch, da ihr bewusst ist, dass die methodische Aufbereitung (noch) nicht so gelungen ist, vor allem in der Planung und Systematisierung der Thematisierung von Herausforderungen, und sie äußert im Gespräch Verbesserungsabsichten.

Tabelle 10.13: Akratische Handlung (Ausführen wider besseres Wissen) der Lehrenden Leh_GKiKP_03: Herausforderungen unsystematisch thematisieren (eigene Erstellung)

Aspekte / Prozess-schritte	Kategorien	Konzepte	Belege aus dem Interview
Wissen ↓	**Wissen über Herausforderungen für Lernende (II.W 2)**	**Sexualität im Rahmen der Körperpflege** Wissen über die Ängste der Lernenden im Umgang mit Sexualität bei der Körperpflege und bei der Intimpflege im Besonderen sowie über die eigene Scham und die Scham des zu Pflegenden.	*„(...) die Überwindung der Scham, Schamgefühle auf beiden Seiten und was passiert mit der Sexualität der Patienten. Häufig wird es festgemacht, kamen die Fragen dann von den Schülern oder Schülerinnen, die häufig sehr jung sind, ‚Um Gottes Willen und wenn ich dann einen Mann waschen muss, wie geht das und da habe ich Angst'". (Leh_GKiKP_03, Z. 24–27)*
Urteilen ↓	**Erforderliches Thematisieren**	**Erforderliches Thematisieren von Herausforderungen** Es ist wichtig, auf Ängste der Lernenden wahrzunehmen und auf diese einzugehen.	*„Dann nehme ich diese Ängste sehr wohl wahr und thematisiere die. So ganz außen vorbleiben kann das nicht (...)." (Z. 35–36)*
Akratisch Handeln	**I.H 7 Auswahl und Anpassung der Körperpflegeinhalte an Methoden**	**Herausforderungen unsystematisch thematisieren** Die Lehrende thematisiert die Ängste der Lernenden und den Umgang damit bei der Intimpflege unsystematisch in einem Unterrichtsgespräch, obwohl es der Lehrenden wichtig ist, dass die Lernenden Handlungsstrategien bekommen.	*„(...) dann versuche ich im Gespräch oder die Methoden habe ich meistens dann nicht vorbereitet, weil es ziemlich spontan kommt, mithilfe von Tafeln dann noch einmal mit der Tafel dann noch einmal zu gucken, wie kann man solchen Situationen begegnen." (Z. 49–51)*
↑ **Handlungs-gründe**	**Personenbezogene Ursachen**	**Verantwortungsgefühl** Die Lehrende ändert situativ die Inhalte aufgrund der Bedarfe der Lernenden und der Überzeugung, dass die Lernenden Handwerkszeug im Umgang mit Herausforderungen bekommen.	„Dann muss ich den Unterrichtsablauf schon mal etwas ändern, aber ich denke, ich vertrete eben die Ansicht, die Schülerinnen und Schüler brauchen Handwerkszeug für die Praxis, und das kann ich denen nur so vermitteln, wenn die auch solche optionalen Handlungsweisen kennen." (Leh_GKIKP_03, Z. 54–57)

„Wenn ich darüber rede, dann denke ich immer darüber nach, dass die ganze Lerneinheit (...) noch einmal methodisch vollkommen überarbeitet werden muss, so. (I: Warum?) Weiß ich nicht, das ist für mich noch nicht an einigen Stellen glaube noch nicht schlüssig. Ich könnte Ihnen aber auch jetzt nicht sagen, welche Ideen ich dazu habe, ich finde immer nur, es geht bestimmt noch <u>besser</u>, so von der Schlüssigkeit her, dass man vielleicht noch einmal <u>Methoden</u> überdenkt, wie man Ängste und

> *Dinge, weil es ja immer wieder kommt, wie man die noch einmal, ja, strukturierter erfassen kann, und vielleicht das Ganze so einmal im Unterricht mit einplant. Ja, ich glaube, da muss man noch einmal kreativ werden." (Leh_GKiKP_03, Z. 1094–1102)*

Auch der Lehrende Leh_AP_03 weiß um die Herausforderungen für die Lernenden im Umgang mit Sexualität bei der Körperpflege und thematisiert die Schwierigkeiten unsystematisch, obwohl es auch wichtig ist, dass die Lernenden Strategien zum Umgang mit Sexualität im Rahmen der Körperpflege erhalten. Der Lehrende artikuliert, dass das Thema der sexuellen Belästigung auch für ihn selbst ein herausforderndes Thema ist, wenn weibliche Lernende in der Klasse davon berichten, dass sie sexuell belästigt wurden.

> *„Also schwierig wird es für mich, oder es als herausfordernd empfinde ich, wenn Schülerinnen muss man jetzt mal ganz klipp und klar mit, weil, Körperpflege ist natürlich etwas, damit wird man möglicherweise konfrontiert, wenn sie dann davon berichten, dass sie in irgendeiner Form sexuell belästigt worden sind, sei es verbal oder dann auch körperlich." (Z. 638–642)*

Der Lehrende thematisiert diese Herausforderungen im Unterricht, meistens bringen die Lernenden ihre Erlebnisse schon ein. Im Interview wird deutlich, dass es keine eindeutige systematische Vorgehensweise hierzu gibt, auch wenn der Lernende eine Gruppenarbeit zum Austausch initiiert. Die Lernenden sollen im Anschluss an den Austausch Handlungsmöglichkeiten ableiten, die dann im Plenum wieder lehrerzentriert zusammengetragen werden. Die Arbeit an den Strategien wird intuitiv von den Lernenden vorgenommen. Das unsystematische Vorgehen wird dadurch sichtbar, dass der Lehrende keine erkennbaren Bezüge zwischen den Herausforderungen, die die Lernenden nennen, und den Strategien zum Umgang damit, herstellt.

> *„So, dann kriegen die den Arbeitsauftrag auch wieder in kleinen Gruppen, beziehungsweise erstmal ich und dann zu zweit oder zu viert, (...) sich Gedanken dazu zu machen, welche herausfordernden Situationen haben sie erlebt. Aber in der Regel brauche ich das gar nicht, weil die werden von den Schülern schon gebracht, und dann wird auch gefragt, ‚Wie soll ich denn damit umgehen, dass der heute abgelehnt hat, was mache ich denn da?' oder so, ‚Oder, dass ich da dann beschimpft worden bin oder in irgendeiner Form'." (...) Das sollen die Schüler machen, also das ist wieder diese Kleingruppensystematik. (...) Und dann entwickeln wir gemeinsam, auch wieder lehrerzentriert, tatsächlich Handlungsstrategien, um damit umzugehen." (Leh_AP_03, Z. 755–770)*

Die Grund für das unsystematische und lehrerzentrierte Vorgehen liegt in der *fehlenden methodischen Alternative* begründet. Der Lehrende hat Sorge, dass die Lernenden nicht alle wichtigen Aspekte zum Umgang mit Herausforderungen zusammentragen und sich nicht tief genug und umfassend mit den Strategien beschäftigen.

> *„Also es ist nicht so, dass da Methoden jetzt nicht bekannt wären oder (I: Aber du entscheidest dich für die Lehrerzentrierung?), ja, ja. (I: Warum?) Weil ich Schwie-*

> *rigkeiten damit habe, weil ich Sorge habe, meine Agenda nicht durchzukriegen, weil ich Sorge habe, dass die Schüler in der Gruppe oder dann im Plenum festgestellt haben, die und die Methode läuft bei der und der herausfordernden Situation, und kann das hilfreich sein, dass dann nicht der Blick offen ist für noch weitere. Deswegen gehe ich da, stelle ich mich da mehr in den Mittelpunkt als ich müsste." (Leh_AP_03, Z. 796–802)*

Die Lehrende Leh_GKPsy_04 handelt beim Thematisieren von Herausforderungen ebenfalls akratisch, da sie die Auswertungen der Praxiseinsätze zu unsystematisch gestaltet, obwohl sie der Überzeugung ist, dass man dies besser machen könnte. Hier basiert das akratische Handeln auf dem *Wissen über Herausforderungen für Lernende* (II.W 2), die sich hierbei jedoch auf den Lernort Pflegepraxis beziehen. Der Lehrenden ist das Thematisieren der Erlebnisse, die Lernende in den Praxiseinsätzen machen, sehr wichtig.

> *„Also, ich habe gelernt, dass der Unterricht nicht mit der Einheit hier aufhört, sondern gerade bei der Körperpflege, (...) wenn die aus dem ersten Praxiseinsatz kommen, und dann thematisieren wir noch einmal Problematiken. (...) Einfach das auch noch einmal zu reflektieren, das finde ich ganz wichtig." (Leh_GKPsy_04, Z. 182–185804–805)*

Dennoch schafft sie es nicht, die Auswertung systematisch und ausführlich zu machen, da ihr nur ein Vormittag zur Verfügung steht. Als Grund kann hier die *Auswahl zugunsten anderer Inhalte* angeführt werden, da der Praxisauswertung nicht der Stellenwert und der zeitliche Umfang zugeschrieben wird, der erforderlich wäre. Es werden demnach die für die Praxisauswertung notwendigen Stunden mit anderen Inhalten gefüllt.

> *„Da hätte ich auch gerne im Alltag der Schule mehr Zeit zu, muss ich ehrlich sagen. Also so eine Blockeinführung, die kann man deutlich intensiver noch gestalten, wenn man noch die Zeit dazu hat (...)." (Leh_GKPsy_04, Z. 805–807)*

10.7.3.2 Fallarbeit nicht prägnant umsetzen (Konzept)

Das *zweite Konzept* in der Handlungskategorie *Auswahl und Anpassung der Körperpflegeinhalte an Methoden* (I.H 7) fokussiert das Handeln wider besseres Wissen im Rahmen der Fallarbeit. Hier zeigen zwei Lehrende akratisches Handeln. Die Lehrende Leh_GKiKP_01 setzt einen Fall zum handlungsleitenden Prinzip *Nähe und Distanz ausbalancieren* ein, obwohl sie erläutert, dass sie diesen Fall nicht als klassisch für die Thematik Nähe und Distanz einordnet (siehe Tabelle 10.14). Mit dem Begriff „klassisch" kann im Rahmen der Fallarbeit das exemplarische Arbeiten verbunden werden, da Fälle eingesetzt werden, um daran einen inhaltlichen Gegenstand exemplarisch für etwas Übergeordnetes abzubilden. Da die Lehrende das handlungsleitende Prinzip *Nähe und Distanz ausbalancieren* zum Gegenstand macht, könnte dies exemplarisch für andere Situationen stehen, in denen z. B. Distanzzonen überschritten werden. Der Lehrenden ist bewusst, dass sie einen Fall einsetzt, der nicht dazu dient, die Exemplarität daran abzubilden. Sie handelt akratisch, da sie eine Handlung durchführt, die sie selbst als wenig gelungen einschätzt.

Tabelle 10.14: Akratische Handlung (Ausführen wider besseres Wissen) der Lehrenden Leh_GKiKP_01: Fallarbeit nicht prägnant umsetzen (eigene Erstellung)

Aspekte / Prozessschritte	Kategorien	Konzepte	Belege aus dem Interview
Wissen ↓	**Wissen über Herausforderungen in der Pflegepraxis (I.W 3)**	**Gezwungene Grenzüberschreitung** Wissen darum, dass es im Rahmen der Körperpflege zu Grenzüberschreitungen kommt und dass Nähe und Distanz in der Pflege professionell ausbalanciert werden müssen.	*„(...) oder ich lenke das dann in den Bereich Haut- und Körperpflege, wo werden dort, wo muss man da Nähe und Distanz ausbalancieren, wo kann ich da vielleicht, wo kommt es dazu, dass ich da vielleicht Grenzen überschreite bei jemandem. ‚Lässt der das zu?', ‚Setzt der Signale, dass das für ihn zu nah ist?', ‚Wie kann ich damit umgehen?'" (Leh_GKiKP_01, Z. 56–60)*
Urteilen ↓	**Erforderliches Thematisieren**	**Erforderliches Thematisieren von handlungsleitenden Prinzipien** Es ist wichtig, dass handlungsleitende Prinzipien wie ‚Nähe und Distanz ausbalancieren' im Unterricht thematisiert werden.	*„Ja, zum Beispiel Nähe und Distanz ausbalancieren. Wir machen das erst grundsätzlich, da versuche ich durch eine, durch Selbsterfahrung ihnen noch einmal darzustellen, ‚Wie nah darf mir jemand kommen?', (...) ‚Wo werden vielleicht meine Grenzen überschritten?', (...) ‚Wie kann ich das vielleicht auch als Dritter bei zwei Menschen beobachten?' Und anhand des Fallbeispiels übertragen wir das dann auf die Körperpflege." (Z. 49–55)*
Akratisch Handeln	**I.H 7 Auswahl und Anpassung der Körperpflegeinhalte an Methoden**	**Fallarbeit nicht prägnant umsetzen** Die Lehrende setzt einen Fall zu Nähe und Distanz ein, obwohl dies aus ihrer Sicht kein klassisches (und demnach exemplarisches) Beispiel für Nähe und Distanz darstellt.	*„Und Nähe und Distanz, das ist kein ganz klassisches Beispiel für Nähe und Distanz, aber ich beziehe das dann eben auch auf die Bereiche Kommunikation, also dass man eben auch mit Kommunikation Grenzen überschreiten könnte." (Z. 82–84)*
↑ **Handlungsgründe**	**Personenbezogene Ursachen**	**Fehlende (methodische) Alternative** Die Lehrende macht die potenzielle Grenzüberschreitung anhand von Kommunikation (Anklopfen) im Fall deutlich. Der Fall ist nicht spezifisch auf Nähe und Distanz ausgerichtet, weil er über die gesamte Lernsituation gelegt wird.	*„Dann die Eltern sind bei ihrem Kind im Zimmer, das heißt, das sind ganz einfache Dinge, wie, dass ich eben anklopfen muss, wenn ich ein Zimmer betrete, das hat ja auch mit Nähe und Distanz bewahren etwas zu tun. Also, an diesem Beispiel machen wir das fest. Aber ich habe dann, also das Beispiel zieht sich halt durch den ganzen Haut- und Körperpflegeunterricht. (...) Also, ich erweitere das schon noch, weil da gibt das Fallbeispiel leider nicht ganz so viel her." (Z. 85–91)*

Der Lehrende Leh_AP_03 setzt ebenfalls Fälle ein, jedoch besteht seine akratische Handlung darin, dass er trotz des Wissens um Kriterien echter Fallarbeit keine systematische Bearbeitung der Fälle umsetzt. Der Lehrende weiß um die erforderliche falldidaktische Bearbeitung von Fällen, setzt diese aber nicht um. Er beschreibt selbst, dass er aus seiner Sicht keine „echte Fallarbeit" macht, da er keine falldidaktische Systematik hinzuzieht, sondern eher Wissensfragen über den Fall generiert. Zudem handelt es sich bei den eingesetzten Fällen meist um kürzere Texte, die nicht mehr als 10 Zeilen umfassen. Ob der Lehrende auch die Fallkonstruktion unpassend findet, da die Fälle konstruiert und nicht empirisch erhoben wurden, wird aus dem Interview nicht deutlich.

> *„Das sind keine empirisch erhobenen Fälle oder so, sondern das sind konstruierte Fälle, komplett <u>konstruierte</u> Fälle auf Basis von Erlebnissen aus meiner Praxis oder von Kollegen. (...) Ansonsten ist die Lernsituation nicht und <u>Fallarbeit</u>, du hast jetzt nach Fallarbeit gefragt, Hand aufs Herz, das ist keine Fallarbeit, das ist ein <u>Fall</u>, anhand dessen machen sie was, das ist jetzt keine systematisierte Fallarbeit im Sinne von <u>Falldialog</u> oder so etwas." (Leh_AP_03, Z. 846–848; 856–859)*

Als Grund für das akratische Handeln kann die personenbezogene Ursache *Überforderung* herangezogen werden. Einerseits hat der Lehrende Sorge vor einer Überforderung der Lernenden, wenn komplexe Fallbearbeitungskonzepte, wie z. B der Siebensprung eingeführt werden. Er traut es seinen Lernenden in der Form auch nicht zu. Andererseits offenbart der Lehrende auch selbst eine eigene Überforderung, da er seine eigenen Grenzen bei der didaktischen Realisierung echter Fallarbeit wahrnimmt und auch artikuliert. Ein weiterer Aspekt, den der Lehrende anspricht, ist die curriculare Einbindung von Fallarbeit. Es muss hierzu innerhalb der Schulteams vereinbart werden, in welche Lernsituationen Fallarbeit mit welchen falldidaktischen Konzepten (z. B. Siebensprung nach Weber, 2007) eingebettet wird und an welcher Stelle die Lernenden sukzessive an die Fallarbeit herangeführt werden.

> *„(...) bei <u>Fallarbeit</u> sehe ich für <u>meine</u> Schüler die Problematik, aber das ist vielleicht auch ein vorgeschobenes Argument, mag sein. Fallarbeit ist ganz schön anspruchsvoll, finde ich, (...) da sind Anteile Forschung drin oder zumindest die Gedanken oder Haltung dahinter sind da drin. Und ich muss dazu sagen, ich traue wenigen Schülern von mir zu, das so zu machen. Wobei ich auch zugeben muss, ich habe es <u>nie</u> wirklich probiert. Man muss dazu sagen, meine Schüler haben, also wenn ich einen Abiturienten in meinem Kurs drin habe, ist das <u>viel</u>. Die meisten haben Hauptschulabschluss plus eine Ausbildung gemacht, die dürfen dann auch in die Altenpflegeausbildung gehen. Aber das mag auch ein vorgeschobenes Argument sein, eine systematisierte Fallarbeit oder auch PBL also wirklich nach Siebensprung Schritte <u>abzuarbeiten</u> in dem Sinne, <u>denke</u> ich, <u>käme</u> ich an meine Grenzen mit den Schülern einfach auch. Ich glaube, um das umzusetzen, und ich denke, das ist bei Fallarbeit ähnlich, das sind ja schon relativ durchkonstruierte <u>Verfahren</u>, wo Schritte teilweise auch kleine Schritte, bei PBL sind es ja ganz kleine Schritte, <u>aufeinander</u> aufbauen müssen. Das müssen die Schüler erstmal lernen, also du müsstest für PBL, und ich glaube auch für Fallarbeit, um das wirklich umsetzen zu können, müsstest du erstmal den Schülern die Methodik näherbringen. Und dann müsstest du das*

nicht nur in der Lernsituation Körperpflege machen, (...) also das würde Schulentwicklung bedeuten, das würde größere Veränderungen bedeuten.“ (Leh_AP_03, Z. 869–890)

10.7.3.3 Lehrerzentriert unterrichten (Konzept)

Ein weiteres zentrales Konzept im Rahmen des Ausführens wider besseres Wissen im Kontext der Auswahl und Anpassung der Körperpflegeinhalte an Methoden (I.H 7) ist das *lehrerzentrierte Unterrichten*. Insgesamt reflektieren vier Lehrende, dass ihr unterrichtliches Vorgehen zu lehrerzentriert ist, obwohl sie um die Nachteile der Lehrerzentrierung und die erforderliche Passung zwischen Methoden und Inhalten wissen.

Die Lehrende Leh_GKiKP_04 weiß um die Nachteile der Lehrerfokussierung, denn sie stellt in Frage, wie viel bei den Lernenden hängenbleibt, wenn diese primär frontal unterrichtet werden. Die Lehrende handelt akratisch, da sie um die Nachteile weiß und auch methodische Alternativen zur Verfügung hat, und dennoch stark lehrerzentriert unterrichtet. Die Gründe basieren auf organisatorischen Zwängen, nämlich auf *unzureichende zeitliche Ressourcen*. Im Gegensatz zu allen anderen befragten Lehrenden stehen der Lehrenden Leh_GKiKP_04 lediglich 22 bis max. 28 Stunden für die komplexe Lernsituation Körperpflege zur Verfügung. Das Handeln wider besseres Wissen der Lehrenden Leh_GKiKP_04 wird in Tabelle 10.15 zusammenfassend dargestellt.

Der Lehrende Leh_AP_03 handelt wie die Lehrende Leh_GKiKP_04 akratisch, da er ebenso um die Nachteile der Lehrerzentrierung weiß und merkt, dass er damit einzelne Lernende aus dem Blick verliert und dennoch stark frontal ausgerichtet unterrichtet.

> *„Und das wird mir dabei deutlich, so in der Erfahrung, und man sieht es eben auch, wenn man eineinhalb Stunden vorne stand, und dieses im Gespräch zwar war, aber man spricht eigentlich immer mit denselben, und man verliert einfach Leute. Das wird mir klar, und da arbeite ich dran, das zu verändern, aber gelingen tut das nicht.“ (Leh_AP_03, Z. 235–238)*

Im Gegensatz zu der Lehrenden Leh_GKiKP_04, die aufgrund unzureichender zeitlicher Ressourcen akratisch handelt, liegen dem Handeln wider besseres Wissen bei dem Lehrenden Leh_AP_03 ganz andere Ursachen zugrunde, die der Lehrende sehr offen kommuniziert. Der Grund kann dem Konzept der *Konfliktvermeidung* zugeordnet werden, denn der Lehrende erläutert, dass es für ihn viel leichter ist, dem häufig aufkommenden Wunsch der Lernenden, keine Gruppenarbeiten zu machen und stattdessen dem Lehrervortrag zuzuhören, nachzukommen, um sich nicht dem Konflikt mit den Lernenden auszusetzen.

Tabelle 10.15: Akratische Handlung (Ausführen wider besseres Wissen) der Lehrenden Leh_GKiKP_04: Lehrerzentriert unterrichten (eigene Erstellung)

Aspekte / Prozess-schritte	Kategorien	Konzepte	Belege aus dem Interview
Wissen ↓	**Wissen über die methodische Aufbereitung der Körperpflege-inhalte (II.W 8)**	**Frontalunterricht** Wissen über die Nachteile der Lehrerzentrierung. Lehrende stellt sich die Frage nach dem Wissenstransfer bei den Lernenden.	*„Wie viel dann letzten Endes bei den Schülern dann auch hängenbleibt oder ankommt, sei jetzt mal dahingestellt. Auch da habe ich unterschiedliche Erfahrungen gemacht (...)" (Leh_GKiKP_04, Z. 27–28)*
Urteilen ↓	**Erforderliches Thematisieren**	**Erforderliches Thema-tisieren von (Praxis-) Erfahrungen** Es ist wichtig, dass Ler-nende ihre persönlichen und bereits erworbenen beruflichen Erfahrun-gen in den Unterricht einbringen können.	*„Gleichzeitig versuche ich auch Erfah-rungen in den Unterricht mit einzubin-den, weil ich auch in den Austausch mit den Schülern gehen möchte. Man muss sich vorstellen, das sind Schüler, die kommen gerade entweder aus anderen Schulen oder aber auch Schüler, die auch schon eine gewisse Lebenserfahrung haben, eigene Patientenerfahrung schon auch mit sich tragen, vielleicht auch selbst Hauterkrankungen haben. Und da ist es mir auch ganz wichtig, neben dem Inhalt, auch einen gewissen Beziehungs-bau aufzubauen (...)" (Z. 55–60)*
Akratisch Handeln	**I.H 7 Auswahl und Anpassung der Körper-pflegeinhalte an Methoden**	**Lehrerzentriert unter-richten** Der Unterricht der Lehrenden ist stark vortragsorientiert, was sie zugeben muss. Und dies, obwohl methodi-sche Alternativen besser wären und die Lehrende über ein Methodenre-pertoire verfügt.	*„Beginnend ist für mich erstmal das Ganze mit einer Einführung, das heißt ich frage erstmal ab, ‚Was bedeutet überhaupt die Haut?', also ‚Welche Be-deutung hat sie für uns als Mensch, was können wir daran erkennen?'. Sehr offen gestellt, obwohl mein Unterricht immer dennoch sehr vortragsmäßig gestaltet ist, das muss ich in dem Zusammenhang zugeben, weil es inhaltlich so viel zu vermitteln gibt, dass ich das daran so ein bisschen sicherstelle." (Z. 22–27)*
↑ **Handlungs-gründe**	**Organisatorische Zwänge**	**Unzureichende zeit-liche Ressourcen** Die Lehrende fühlt sich aufgrund der zu vermittelnden Inhalte und dem eng getak-teten Zeitfenster (von 22–28 Stunden) für die komplexe Lernsituation gehetzt.	*„Es gibt Alternativen, davon gehe ich fest aus, aber ich kann diese Methoden-vielfalt, die mir eigentlich zur Verfü-gung steht, nicht ausleben aufgrund der eng getakteten Stunden, obwohl es jetzt schon eine Menge angesetzt ist. Bei uns im Schulcurriculum sind es 22 Stunden, bestenfalls habe ich aber auch 28 Stun-den zur Verfügung." (Z. 43–46)*

> *„Also in der Situation wird mir das, ist mir das immer mal wieder bewusst, aber ich kann nicht sagen, dass es in dieser lehrerzentrierten Situation, dass ich dann darüber denke, was machst du hier eigentlich, das ist ja eigentlich pädagogisch eigentlich nicht mehr modern, sondern da bist du dann beim Nürnberger Trichter irgendwo unterwegs oder so. Das ist aber nicht durchgängig der Fall, sondern häufig ist es so, dass ich durchaus Angebote versuche zu machen für eine Gruppenarbeit, dann aber merke, die Schüler sind da nicht unbedingt übermäßig begeistert von, und dann nehme ich deren Angebot dankend an.“ (Z. 256–262)*

Der Lehrende reflektiert selbstkritisch, dass es ihm häufig nicht gelingt, die Rolle des Lernbegleiters einzunehmen und er stattdessen in alte Rollenmuster verfällt.

> *„In der Körperpflege sehe ich da bei mir persönlich Optimierungspotenzial, ich sehe nicht nur da Optimierungspotenzial, sondern, das macht auch das Studium mit mir und so die Entwicklung und auch die Erfahrung mit den Schülern, ich bin noch zu frontal. Also ich habe diesen Wandel in der Lehrerrolle zum Lernbegleiter, das gelingt ab und an ganz vernünftig, aber dann komme ich aber auch an meine Grenzen, einmal persönlich aber auch was meine Schüler angeht. Also die wollen, oder die, wie oft habe ich es, Gruppen kennt man, Gruppenarbeit finden sie alle nicht gut, und dass die sich wünschen, ‚Ach können Sie nicht einfach mal wieder vorne stehen und das mit uns zusammen machen?‘.“ (Leh_AP_03, Z. 223–231)*

Die Lehrende Leh_GKP_03 handelt im Kontext der Lehrerzentrierung ebenfalls wider besseres Wissen, da sie um die erforderliche Passung zwischen Methoden und Inhalten weiß und dennoch ihren Unterrichtseinstieg zum Konzept der Basalen Stimulation mit einem Lehrervortrag gestaltet, obwohl das Thema eine hohe Bedeutung für sie hat und sie weiß, dass dies nicht stimmig ist. Die Lehrende führt hierzu zwei Gründe an, einerseits verweist sie auf die unzureichenden zeitlichen Ressourcen, um an dieser Stelle praktische Übungen zur basalen Stimulation durchzuführen.

> *„Das finde ich grundsätzlich schon wichtig, und es ist tatsächlich manchmal auch ganz pragmatisch ein Zeitproblem. Also man könnte ja auch durchaus da schon praktische Anteile mit hereinnehmen und dann wird es aber schwierig, dass man hinterher noch seinen restlichen Stoff durchkriegen muss, so sage ich einmal.“ (Leh_GKP_03, Z. 356–359)*

Andererseits verdeutlicht die Lehrende auch, dass das lehrerzentrierte Unterrichten zu ihrer Persönlichkeit passt, da sie ein kommunikativer Mensch ist. Sie argumentiert, dass es wichtig ist, dass die Methoden auch zum Lehrenden passen müssen, demzufolge ist ihr trotz des Wissens um die Grenzen der Lehrerzentrierung die eigene Authentizität wichtig. Insofern handelt die Lehrende nur in Teilen akratisch, nämlich dann, wenn sie ihr Handeln über das Zeitproblem begründet, woraus sich schließen lässt, dass sie bei einem größeren Zeitkontingent auch früher praktische Übungen einbringen würde, da sie diese Passung zwischen Inhalten (Basale Stimulation) und Methode (praktische Übungen) sinnvoller findet. Nicht akratisch handelt sie dann, wenn sie davon überzeugt ist, dass ihr lehrerzentriertes Handeln authentisch und absolut stimmig ist. Dies ist im Interview nicht eindeutig erfassbar.

> *„Außerdem liegt mir mehr das Quatschen. Ich mag auch gerne praktische Sachen, also muss ich schon sagen, aber ich bin, also ich finde immer, Methoden müssen ja auch irgendwie zu dem Lehrer passen und. Also ich finde es auch gut, mit Schülern in die Kommunikation zu gehen und das bedingt aber irgendwo schon, dass ich da vorne stehe und mit denen in das Gespräch komme, so, sage ich einmal." (Leh_GKP_03, Z. 360–364)*

Neben der Lehrenden Leh_GKP_03 unterrichtet auch die Lehrende Leh_GKPsy_02 lehrerzentriert, obwohl sie um die verschiedenen Methoden wie Lehrervortrag und Erfahrungsaustausch mit ihren jeweiligen unterschiedlichen Zielsetzungen weiß. Die Lehrende handelt insofern akratisch als sie Lehrervorträge macht, die aber meistens in Unterrichtsgespräche münden und sie spürt, dass dies nicht zweckmäßig ist.

> *„(...) als Beispiel bei jetzt diesen Dingen der Zytologie, die Zelle und die <u>Zellorganellen</u> als Beispiel, mache ich Lehrervorträge. Teilweise dann unterstützt mit Power-Point, mit <u>Bildern</u> dann häufig auch, wo ich zum Beispiel sage, ‚Es gibt verschiedene <u>Vorerfahrungen</u>.', Lehrervortrag ist das Eine, es ist eigentlich doch mehr häufiger so ein Schüler-Lehrer-<u>Gespräch</u>, also nicht so ein reiner Vortrag. Es gibt ja viele Vorerfahrungen, (...) <u>Biologie</u>, da hatte das jeder einmal, aber es ist noch unterschiedlich <u>bewusst</u>, aber um das dann auf ein Level zu bringen, um gerade vielleicht dann auch mit einer Power-Point das bildlich einfach zu hinterlegen, dass man es einfach gut daran auch erklären und zeigen kann." (Leh_GKPsy_02, Z. 1343–1351)*

Die Lehrende verdeutlicht, dass ihr wichtig ist, die Erfahrungen der Lernenden zur Zelle einzubinden und entscheidet sich daher eher für ein Unterrichtsgespräch. Im Verlauf des Gesprächs fügt die Lehrende noch hinzu, dass sie zur Thematik Hautpflegemittel auch reale Gegenstände mitbringt, um nicht nur Lehrervortrag zu machen. Die Bedeutung anderer methodischer Zugänge für die Lernenden ist der Lehrenden durchaus bewusst. Die Mischung aus Lehrervortrag und Gespräch wird im folgenden Zitat noch einmal deutlich. Zusammenfassend kann das Handeln dem ursächlichen Konzept *Fehlende methodische Alternative* zugeordnet werden, da die Lehrende keine alternativen methodischen Ideen hat, wie ein Abfragen von Erfahrungen und ein Lehrervortrag zu Hautpflegemitteln in einer Unterrichtssequenz zusammen umgesetzt werden können.

> *„(...) ja gut, aber auch in anderen Bereichen, Vorstellungen von Körperpflegemitteln, ‚Welche gibt es denn überhaupt?', da starte ich zum Beispiel auch mit einem <u>Lehrervortrag</u>, wo dann auch überlegt wird, ‚Was sind <u>Unterschiede</u>?', und ‚Was sind jetzt die Funktionen der verschiedenen Mittel?', (...) das ist natürlich etwas, wenn ich die Sachen <u>da</u> habe, dann bringe ich die auch <u>mit</u>, um natürlich nicht <u>nur</u> diesen reinen Vortrag, zu machen, sondern auch eben die Materialien, auszuprobieren oder in der Hand zu haben." (Leh_GKPsy_02, Z. 1353–1360)*

10.7.3.4 Praktische Übungen zeitverzögert anwenden (Konzept)

Das vierte Konzept beim Handeln wider besseres Wissen im Kontext der Auswahl und Anpassung der Körperpflegeinhalte an Methoden beinhaltet das zeitverzögerte Anwenden praktischer Übungen. Hierzu konnte aus den Daten lediglich eine akratische Handlung einer Lehrenden abgeleitet werden. Die Lehrende Leh_GKsyP_02 strukturiert ihren Körperpflegeunterricht so, dass zuerst theoretische Aspekte thematisiert werden, bevor am Ende der Lernsituation praktische Übungen erfolgen.

> *„Ja, dazu muss ich vielleicht noch einmal so organisatorisch kurz sagen, diese Unterrichtseinheit ist erst einmal relativ theoretisch, wo einige Dinge praktisch schon auch im Demoraum umgesetzt werden, (...) und wir haben dann zum Ende dieses ersten Theorieblockes der Schüler im Unterkurs zwei Praxistage, und in diesen Praxistagen werden sozusagen komprimiert viele dieser praktischen Durchführungen (...) oder finden eben an diesen zwei Tagen statt." (Leh_GKPsy_02, Z. 189–202)*

Der Lehrenden ist bewusst, dass es schnell zu einem Verlust von Wissen kommen kann, wenn das Gelernte nicht angewendet wird, sondern als träges Wissen verschüttet bleibt. Sie verdeutlicht, dass es ihr Ziel ist, den Lernenden praxisnahes Wissen zu vermitteln, das von den Lernenden im Pflegealltag abgerufen werden kann.

> *„(...) oder auch das Wissen, was ich vermitteln möchte, ja, hat es Bestand? (...) ist es nicht dann irgendwie nächste Woche wieder vergessen oder, wie Lernende, also klassisch, ich meine im schlimmsten Fall, ‚Ich lerne für die Klausur und dann weiß ich halt nichts mehr', sondern ist das gerade jetzt zu diesem Bereich Körperpflege, wenn ich in der Praxis bin, abrufbar und kann ich das dann da eben einfach auch gut umsetzen? So, das ist eigentlich mein großes Ziel, (...) und natürlich ist es immer wieder für mich schwierig oder schon ein Konflikt vielleicht auch, ‚Wie gelingt mir das?'" (Leh_GKPsy_02, Z. 921–928)*

Daher ist es für die Lehrende nicht stimmig, die praktischen Übungen erst am Ende der Lernsituation durchzuführen, und dennoch tut sie es. Als Grund führt sie *unzureichende zeitliche Ressourcen* an, dass es ihr einerseits schwerfällt, die praktischen Übungen in die laufenden Unterrichtsstunden zu integrieren, und andererseits die Organisation verschiedener kleiner Lerngruppen eine Herausforderung für sie darstellt, denn wenn eine Kleingruppe praktische Übungen im Demoraum durchführt, muss den anderen Lernenden eine geeignete Lernaufgabe gestellt werden. Da die Lehrende im Demoraum bei den praktischen Übungen unterstützt und korrigiert, kann sie nicht parallel die anderen Lernenden in ihrer Arbeitsphase unterstützen.

> *„(...) auf der anderen Seite ist es manchmal auch schwierig, dass dann so diese praktischen Inhalte so geballt an diesen zwei Tagen kommen. A) ist ja der theoretische Unterricht zum Teil schon ein bisschen her, also, ich sage jetzt einmal zwei Wochen, drei Wochen liegt es zurück und dann fangen wir da mit der Praxis an, wiederholen das noch einmal. Gut, als Wiederholung okay, aber es ist natürlich teilweise schon ein bisschen weiter weg. Es wäre natürlich schöner direkt im Anschluss." (Leh_GKPsy_02, Z. 204–209)*

10.7.4 Akratische Handlungen bei der Gestaltung von Aufgabenstellungen (I.H 8)

Ein weiteres Handeln wider besseres Wissen konnte der Handlungskategorie *Gestaltung von Aufgabenstellungen zu Körperpflegeinhalten* (I.H 8) zugeordnet werden. Hierzu konnte lediglich das Konzept *Unpassende Lernaufgaben einsetzen* eruiert werden, das nur bei einer Lehrenden im Interview sichtbar wurde. Die Lehrende Leh_GKiKP_01 weiß um das Ziel des Körperpflegeunterrichts, komplexes Denken und Handeln bei den Lernenden zu fördern. Sie fällt das Urteil, dass es wichtig ist, vom regelgeleiteten Lernen wegzukommen und die Lernenden für die Mehrdimensionalität pflegerischer Situationen zu sensibilisieren.

Im Sinne des professionellen Handelns hat die Lehrende zur Thematik Haut- und Körperpflege Lernaufgaben entwickelt, die gestuft sind. Hierbei kommen sowohl reproduktive Aufgaben als auch Transferaufgaben zum Tragen. Im Rahmen des Transfers wurden die Lernenden mit einer authentischen Fallsituation konfrontiert, in der Eltern ein Kind in der Kurzzeitpflege unterbringen und darauf bestehen, dass das Kind weiterhin mit der Schuhcreme eingecremt wird, die die Eltern bislang benutzen. Ziel der Lernaufgabe ist es, die Pflegesituation umfassend zu analysieren und geeignete pflegerische Handlungen abzuleiten.

> *„Wenn zum Beispiel die Kommunikation auch eine Rolle spielt, dann merkt man, die wurde dann aber vernachlässigt. Also, die haben vielleicht einen Punkt gut bearbeitet, also, die wissen im Prinzip worum es geht, aber den kommunikativen Anteil, worauf es da ankommt, der ist, naja (…) Ja, in der Lernaufgabe war das ja so, mit dieser Schuhcreme, wo die Eltern gesagt haben, unser Kind bekommt aber auf die und die Stellen diese Schuhcreme. Alle haben sich sehr fokussiert auf die Inhaltsstoffe, das fand ich auch gut, weil die haben wir ja auch bearbeitet, die sind auch wichtig. Aber, dass man eben da auch im Gespräch mit den Eltern sein muss, das haben viele erst sehr <u>spät</u> erkannt. Und es geht <u>natürlich</u> um die Inhaltsstoffe, aber es geht eben auch um die Beziehung, und es geht um die Kommunikation, und da habe ich gemerkt, dieses, vom regelgeleiteten Lernen wegzukommen, ist natürlich auch im Unterkurs noch eine ganz hohe Herausforderung (...). Aber da liegt die Schwierigkeit, und das stellen wir ja auch im Verlauf der Ausbildung immer wieder fest, dass das, so dieses <u>Umfassende</u> einzubinden, das macht den Schülern Schwierigkeiten.“ (Leh_GKiKP_01, Z. 1061–1076)*

Trotz besseren Wissens und der Entwicklung gestufter Lernaufgaben bei der Körperpflege setzt die Lehrende im Unterricht immer noch vorwiegend Lernaufgaben ein, die eher auf Reproduktion denn auf Transfer abzielen, und dass, obwohl sie außerdem um die Schwierigkeiten der Lernenden mit Transferaufgaben weiß.

> *„Ich würde sagen, noch zu wenig. Es ist viel Reproduktion. (I: Okay, also auch im Unterricht, in den unterrichtlichen/) Ja. (I: Lernaufgaben oder unterrichtlichen Sequenzen?) Ja, würde ich sagen. Da ist noch Luft nach oben.“ (Leh_GKiKP_01, Z. 1215–1217)*

Darüber hinaus ist sie mit der Transferaufgabe an sich auch nicht ganz zufrieden, obwohl diese authentisch aus der Pflegepraxis abgeleitet ist. Sie erläutert, dass es ihr zudem schwergefallen ist, zum Thema Körperpflege eine geeignete Transferaufgabe zu gestalten.

> *„Ja, also, ich war, also ich sehe die Aufgabe nach wie vor etwas skeptisch, aber (...) in der Entwicklung erst einmal für Transfer zu dem Thema, war das schwierig, etwas zu finden." (1011–1013)*

Als Grund für das akratische Handeln kann die personenbezogene Ursache *Fehlende methodische Alternative* genannt werden, da sie beschreibt, dass ihr die Konzeption der Lernaufgaben nicht leicht gefallen ist und sie sich aller Voraussicht nach aufgrund besserer Alternativen für diese Variante entschieden hat. Die Lehrende ist trotz des akratischen Handelns sehr reflektiert und strebt an, ihre bisherigen Lernaufgaben weiterhin zu optimieren.

> *„Und, ja, da habe ich jetzt die Erfahrung gemacht, das habe ich eben vorher noch nicht so durchgeführt, aber das ist jetzt mein Ziel, alle Lernaufgaben auch noch einmal anzugucken, dass es wirklich Lernaufgaben sind und nicht nur irgendwelche Aufgaben, die etwas, ja, die sicherlich etwas vermitteln, aber ich glaube, da ist noch ganz viel Verbesserungspotenzial, auch bei meinen Lernaufgaben." (Leh_GKiKP_01, Z. 847–851)*

10.7.5 Akratische Handlungen bei der Gestaltung von Lernerfolgskontrollen (I.H 9)

Neben den bislang dargestellten Handlungen wider besseres Wissen zu den Handlungskategorien, die der Planung und der Durchführung von Unterricht zugeordnet werden, konnte aus den Daten auch ein *Konzept* akratischen Handelns bei der Bewertung von Unterricht eruiert werden: Das *Einsetzen einer fächersystematischen, reproduktiven Klausur zur Körperpflege*. Insgesamt handeln vier Lehrende hierzu akratisch, da sie sowohl die Prüfungsform Klausur an sich zum Thema Körperpflege ungeeignet finden als auch die konkrete Umsetzung in Bezug auf die Aufgabenstellungen und die jeweiligen Fallbezüge als unpassend bewerten und die Klausuren dennoch einsetzen. Die Klausur der Lehrenden Leh_GKP_01 besteht zu einem großen Teil aus naturwissenschaftlichen Fragen, die keinen Bezug zur pflegerischen Praxis haben. Darüber hinaus fehlt der Lehrenden ein Fall, anhand dessen pflegespezifische Aufgabenstellungen bearbeitet werden können. Es mangelt der Klausur an einem grundsätzlichen Bezug zur Pflegepraxis wie die Lehrende mehrfach verdeutlicht. Als Grund fungiert in diesem Fall die *Konfliktvermeidung*. Die Klausur wurde im Schulteam entwickelt, bevor die Lehrende in der Schule angefangen hat. Sie artikuliert ganz deutlich, dass sie die Klausur nicht gut findet und zeigt Verbesserungsvorschläge auf. Im Team kommuniziert sie diese jedoch nicht, weil sie nicht zu viel kritisieren möchte. Die Lehrende handelt eindeutig akratisch aufgrund der personenbezogenen Ursache Konfliktvermeidung.

Tabelle 10.16: Akratische Handlung (Ausführen wider besseres Wissen) der Lehrenden Leh_GKP_01: Fachsystematische, reproduktive Klausur einsetzen (eigene Erstellung)

Aspekte / Prozessschritte	Kategorien	Konzepte	Belege aus dem Interview
Wissen ↓	**Wissen über Lernerfolgsüberprüfungen der Körperpflegeinhalte (II.W 11)**	**Klausuren** Wissen über die Notwendigkeit fallorientierter Klausuren mit pflegerischen Bezügen in den Aufgabenstellungen.	*„Dass man so ein bisschen mehr so eine runde Klausur erschafft, die wirklich zeigt, okay, da habe ich einen Fall, und um diesen Fall vollständig zu verstehen und da handeln zu können, brauche ich das und das Wissen und dementsprechend sind die Fragen aufgebaut." (Leh_GKP_01, Z. 648–651)*
Urteilen ↓	**Erforderliches didaktisches Gestalten**	**Erforderliche fallorientierte Klausur** Es ist wichtig, dass in den Klausuren Bezüge zu Fällen und zur pflegerischen Praxis hergestellt werden und nicht die Hälfte der Fragen naturwissenschaftliche Fragen beinhalten.	*„(…), weil die Klausur also sehr, obwohl die Naturwissenschaft, diese Unterrichtsstunden vielleicht acht bis zehn Stunden umfassen plus die von dem Biochemiker noch einmal, ja, es sind auch noch einmal acht Stunden, immerhin. Sagen wir 16 Stunden von 50, aber es ist immerhin nur ein Drittel, ist da bestimmt die Hälfte sind so naturwissenschaftliche Fragen, und sie sind vollkommen losgelöst von einem Fall (..). Also da ist kein, da ist kein einziges Fallbeispiel." (Z. 638–643)*
Akratisch Handeln	**I.H 9 Gestaltung von Lernerfolgskontrollen zu Körperpflegeinhalten**	**Fachsystematische, reproduktive Klausur einsetzen** Es gibt eine fächersystematische Klausur ohne Fälle, die von der Lehrenden eingesetzt wird, obwohl sie diese nicht gut findet.	*„Was ich eben, also vor allen Dingen nicht gut finde, ist die Klausur, (…) Also einmal in einer Frage ist ein kleines Fallbeispiel, dies finde ich auch richtig gut, aber ansonsten ist überhaupt kein, ja kein Fallbeispiel. Das heißt, da ist null Bezug zur Praxis und das finde ich mager." (Z. 637–638; 643–646)*
↑ **Handlungsgründe**	**Personenbezogene Ursachen**	**Konfliktvermeidung** Die Klausur existiert bereits, und die Lehrende möchte nicht zu viel Kritik üben. Sie findet die Klausur nicht gut, hält sich aber mit Verbesserungsvorschlägen zurück, um ihre Kollegen nicht zu kritisieren.	*„Also, ich glaube schon, dass es jetzt nicht so ganz, also ich will jetzt auch nicht zu viel kritisieren, es ist jetzt nicht gesetzesfremd, aber ich finde es praxisfremd, so, irgendwie. Also das ist, das ist, glaube ich, meine größte Kritik." (Z. 656–658)*

Auch der Lehrende Leh_AP_03 ist mit der bestehenden Klausur nicht zufrieden und setzt sie dennoch ein. Er weiß gleichermaßen um die Notwendigkeit eines durchgängigen Pflegebezugs in den Aufgabenstellungen von Klausuren sowie um die Anforderungen an Fragestellungen in Klausuren. Es gibt teamübergreifend Abschlussklausuren, die eher krankheitsorientiert als pflegefokussiert sind.

> *„Aber es ist für mich keine Fallarbeit, sondern das sind Abfragen, und die Fälle sind auch nicht offen in irgendeiner Form, sondern dann steht am Ende, der Schüler muss darauf kommen, dass das eine hypoglykämische Stoffwechsellage ist, oder dass es eine akinetische Krise ist oder. (...) Und das ist bei uns in den Abschlussarbeiten auch nicht der Fall, sondern das ist im Prinzip genau dasselbe, dass das Wissensabfragen sind zu einem bestimmten Bereich. Traurigerweise das ist, da arbeite ich gegen oder habe ich auch im Team merke ich da teilweise Widerstände, also die Frage ist, im Moment arbeitet die Kollegin ihre Abschlussarbeiten für ihren Kurs aus und ‚Ja, ich wollte Parkinson machen in meiner Pflegeklausur am Ende'. Also das ist immer irgendein Krankheitsbild und nicht Pflege.“ (Leh_AP_03, Z. 894–906)*

In Bezug auf die Körperpflegeklausur wird im Interview deutlich, dass der Lehrende generell mit dem Prüfungsformat Klausur zur Thematik Körperpflege nicht konform ist, da er eine praktische Überprüfung der Kompetenzen im Rahmen einer Begleitung sinnvoller findet. Der Grund für das akratische Handeln liegt hier in der *Konfliktvermeidung*, weil er versucht, im Team Dinge anzusprechen, aber auf Widerstände stößt. Ob der Lehrende sich diesbezüglich hartnäckig weiter für veränderte Abschlussarbeiten einsetzt, bliebt unklar.

Die Lehrende Leh_GKPsy_02 handelt bei der Gestaltung von Lernerfolgskontrollen insofern akratisch, als sie eine Klausur zur Körperpflege schreiben lässt, obwohl sie, wie der Lehrende Leh_AP_03, das Format der Klausur als ungeeignet bewertet. Die Lehrende weiß um die Passung zwischen Lernerfolgskontrollen und zu überprüfenden Inhalten. Sie erläutert, dass z. B. Sensibilisierung, Emotionen oder Beziehungsgestaltung wichtige Inhalte bei der Körperpflege sind, diese in einer Klausur aber nicht überprüfbar sind. Die Klausur als Prüfungsformat widerspricht so den Zielen ihres Körperpflegeunterrichts. Ursächlich für das akratische Handeln sind organisatorische Zwänge, die *bestehenden Strukturen im Team*, da es festgelegte Probezeitklausuren gibt, in denen auch Körperpflegeinhalte abgefragt werden.

> *„Also es gibt die Klausur, (...) wir haben ja eine Probezeitabschlussklausur, in der mehrere Lerneinheiten gemeinsam einfließen und im Vorfeld, also in diesen sechs Monaten Probezeit haben wir auch einzelne Klausuren zu speziellen Lerneinheiten. Also es werden Lerneinheiten ausgewiesen und zu diesen werden dann eben Klausuren geschrieben unter anderem ‚Haut- und Körperpflege', wo, ja, klassisch schriftlich abgefragt wird, ja. Das ist natürlich auch etwas, was irgendwo schwierig ist. Ich rede jetzt was sind eigentlich meine obersten Ziele oder was sind meine Prioritäten und so weiter und ich erzähle hier von Individuellem und Emotionen und Beziehungen zu dem Patienten aufbauen und so weiter, und dann kommt natürlich die Klausur, buff. Ich muss da irgendetwas Schriftliches abfragen, was natürlich teilweise auch schwierig dann ist, irgendwie zu vereinen, (...) diese Punkte der Sensibilisierung sind natürlich in einer Klausur schwierig abzufragen.“ (Leh_GKPsy_02, Z. 1015–1026; 1031–1032)*

Auch bei der Lehrenden Leh_GKiKP_01 stellen *bestehende Strukturen im Team* den Grund für das akratische Handeln dar. Die Lehrende setzt eine Klausur ein, die noch viel zu viel reproduktives Wissen abfragt und kaum Transferaufgaben beinhaltet, obwohl die Klausur dahingehend verbessert werden müsste. Die Lehrende weiß um das Ziel der Förderung komplexen Denkens und Handelns im Körperpflegeunterricht und stellt dennoch zu viele reproduktive Aufgaben, obwohl das ihrem eigenen besseren Urteil widerspricht. Da sich das ganze Team in Klausuren aktuell (noch) stark an Reproduktion anstelle von Analyse und Transfer orientiert, orientiert sich auch die Lehrende daran und handelt somit akratisch.

> *„Das ist eine Klausur, und letztendlich läuft das darauf hinaus, dass wir die Probezeitabschlussprüfung haben nach ungefähr fünfeinhalb Monaten. Da ist ‚Haut und Körper pflegen' halt auch ein Schwerpunkt. (…) das haben wir nämlich jetzt überprüft und wir haben festgestellt, dass wir in den Klausuren viel zu viel Reproduktion machen und viel zu wenig Transfer. Und da müssen wir uns noch deutlich verbessern." (Leh_GKiKP_01, Z. 1174–1176, 1208–1211)*

10.8 Formen des Unterlassens wider besseres Wissen (Dimension)

Neben den Formen des Ausführens lassen sich aus den Daten Handlungen wider besseres Wissen ableiten, die den *Formen des Unterlassens* zugeordnet werden können. Mit akratischen Handlungen des Unterlassens ist gemeint, dass Lehrende eine Handlung A für sinnvoll halten, diese aber nicht durchführen, sondern unterlassen. Sie handeln in diesem Fall ebenfalls wider besseres Wissen, obwohl sie etwas nicht tun. Insgesamt konnten 29 akratische Handlungen zum Unterlassen eruiert werden. Wie bei den Formen des Ausführens werden zumindest in den vorliegenden Daten dieser Studie nur fünf der elf Kategorien des pflegerischen Professionshandelns tangiert (Abbildung 10.8). Ebenso wie bei den Formen des Ausführens findet sich das Unterlassen wider besseres Wissen in den Kategorien *Auswahl der Körperpflegeinhalte* (I.H 2), *Anordnung der Körperpflegeinhalte in einer Lernsituation* (I.H 3) und *Auswahl und Anpassung der Körperpflegeinhalte an Methoden* (I.H 7). Zusätzlich zeigt sich das Unterlassen wider besseres Wissen in der Kategorie *Curriculare Stufung der Körperpflegeinhalte* (I.H 4) und *Gestaltung von Praxisbegleitungen zu Körperpflegeinhalten* (I.H 11). Diese beiden Kategorien konnten beim Ausführen wider besseres Wissen nicht identifiziert werden.

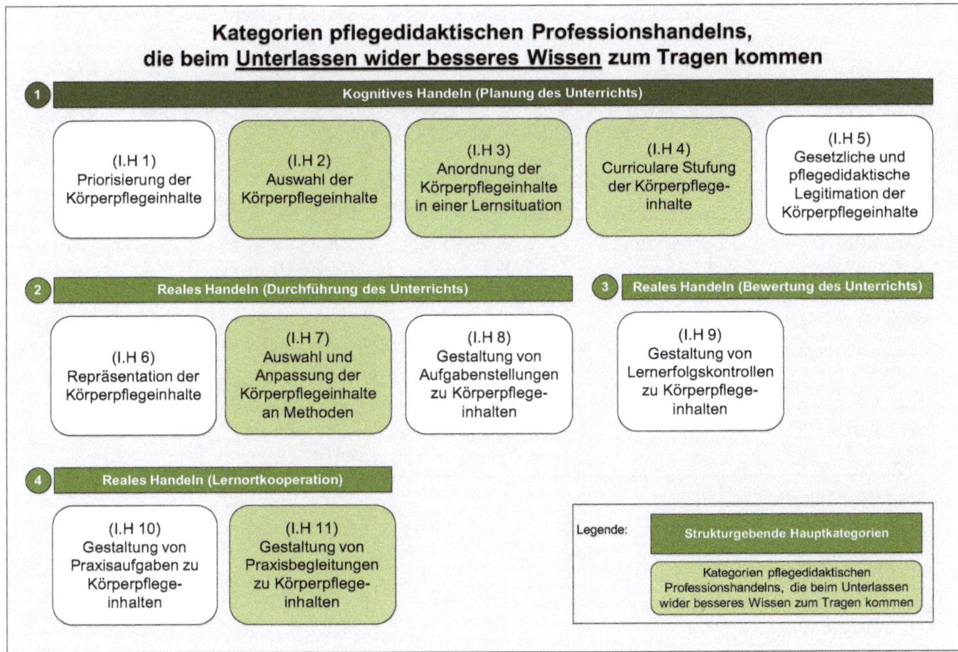

Abbildung 10.8: Kategorien pflegedidaktischen Professionshandelns, die beim Unterlassen wider besseres Wissen vorkommen (grüne Unterlegung) (eigene Erstellung)

Die insgesamt 29 akratischen Handlungen zum Unterlassen wider besseres Wissen werden bei zehn der zwölf Lehrenden gezeigt (siehe Tabelle 10.17). Auch beim Unterlasen finden sich die meisten akratischen Handlungen bei der Auswahl der Körperpflegeinhalte (I.H 2) und bei der methodischen Gestaltung (I.H 7) (siehe Tabelle 10.17).

Die systematische Erfassung aller akratischen Handlungen im Sinne des Unterlassens wider besseres Wissen von allen Lehrenden wird mit derselben Auswertungsmatrix wie für das Ausführen wider besseres Handeln konzipiert (siehe Tabelle 10.7). Aufgrund der besseren Lesbarkeit werden auch im folgenden Kapitel die einzelnen Ergebnisse aus den Interviews als Tabellen abgebildet, sodass die prozessuale Ablaufstruktur in der Vertikalen und die Kategorien, Konzepte und Interview-Belege in der Horizontalen dargestellt werden. Die Systematisierung der akratischen Handlungen erfolgt wie in Kapitel 10.7 anhand der Handlungskategorien. Aufgrund der Fülle der Ergebnisse werden im folgenden Kapitel nicht alle akratischen Handlungen aller Lehrenden aufgeführt, sondern die zentralen Konzepte des Unterlassens wider besseres Wissen werden exemplarisch herausgegriffen und belegt. Dabei wird zu jedem Konzept – wie beim Ausführen wider besseres Wissen – eine akratische Handlung tabellarisch für einen Lehrenden dargestellt. Weitere Ergebnisse von anderen Lehrenden werden in Textform ergänzt.

Tabelle 10.17: Zuordnung der Formen des Unterlassens wider besseres Wissen aller Lehrenden zu den entsprechenden Handlungskategorien (eigene Erstellung)

I.H 2 Auswahl der Körperpflegeinhalte	*I.H 3 Anordnung der Körperpflegeinhalte in einer Lernsituation*	*I.H 4 Curriculare Stufung der Körperpflegeinhalte*	*I.H 7 Auswahl und Anpassung der der Körperpflegeinhalte an Methoden*	*I.H 11 Gestaltung von Praxisbegleitungen zu Körperpflegeinhalten*
Thematisieren von Herausforderungen von den Lernenden abhängig machen (Leh_GKPsy_04, Leh_GKPsy_02, Leh_GKP_03, Leh_GKiKP_03, Leh_GKiKP_01)	**Lernsituation nicht handlungssystematisch ausrichten** (Leh_AP_03, Leh_GKiKP_04)	**Körperpflegeinhalte nicht wiederkehrend aufgreifen** (Leh_AP_02, Leh_GKPsy_02)	**Zu wenig praktische Übungen einsetzen** (Leh_GKiKP_02, Leh_AP_02, Leh_GKP_03, Leh_GKPsy_04)	**Zu wenig Praxisbegleitungen durchführen** (Leh_GKP_03, Leh_GKiKP_02)
Bedeutende Inhalte zu wenig berücksichtigen (Leh_AP_02, Leh_GKiKP_01, Leh_GKiKP_02, Leh_GKP_03, Leh_GKiKP_03			**Zu wenig Fallarbeit einsetzen** (Leh_GKP_01, Leh_GKPsy_02)	
Unterrichtskonzept nicht überarbeiten (Leh_GKP_03)			**Ergebnissicherung unzureichend umsetzen** (Leh_GKiKP_04, Leh_GKP_01)	

Legende: Die grau unterlegten Lehrenden werden beispielhaft tabellarisch in den folgenden Auswertungskapiteln präsentiert.

10.8.1 Akratische Handlungen bei der Auswahl der Körperpflegeinhalte (I.H 2)

Zu den akratischen Handlungen in Bezug auf die Handlungskategorie *Auswahl der Körperpflegeinhalte* (I.H 2) lassen sich *drei zentrale Konzepte* zuordnen: das *Thematisieren von den Lernenden abhängig machen, Bedeutende Inhalte zu wenig berücksichtigen* und das *Unterrichtskonzept nicht überarbeiten.* Das erste Konzept bezieht sich darauf, dass Lehrende Herausforderungen nicht von sich aus thematisieren, auch wenn sie die Thematisierung für bedeutsam erachten. Beim zweiten Konzept berücksichtigen Lehrende bedeutende Inhalte nicht oder unzureichend, obwohl sie diese für relevant halten. Das dritte Konzept beinhaltet das Nicht-Überarbeiten des Unterrichtskonzeptes, auch wenn dies aus der Sicht der Lehrenden erforderlich wäre. Insgesamt können akratische Handlungen des Unterlassens bei der Auswahl der Körperpflegeinhalte (I.H 2) bei sieben Lehrenden beschrieben werden.

Tabelle 10.18: Konzepte des Unterlassens wider besseres Wissen zur Handlungskategorie Auswahl der Körperpflegeinhalte (I.H 2) (eigene Erstellung)

Form des Unterlassens wider besseres Wissen			
Handlungs-kategorie	**Auswahl der Körperpflegeinhalte (I.H 2)**		**Verweise**
Konzepte	*Thematisieren von Herausforderungen von den Lernenden abhängig machen*	Exemplarisch bei Leh_GKPsy_04	Kap. 10.8.1.1
	Bedeutende Inhalte zu wenig berücksichtigen	Exemplarisch bei Leh_AP_02	Kap. 10.8.1.2
	Unterrichtskonzept nicht überarbeiten	Exemplarisch bei Leh_GKP_03	Kap. 10.8.1.3

10.8.1.1 Thematisieren von Herausforderungen von Lernenden abhängig machen (Konzept)

Einen Kern des Unterrichtens einer Lernsituation mit dem Gegenstand Körperpflege stellt für viele Lehrende der Umgang mit Herausforderungen dar. Insbesondere die Herausforderungen, die in der pflegerischen Praxis (I.W 4) häufig zu finden sind, und die spezifischen Herausforderungen der Auszubildenden (II.W 2) mit dem Thema Körperpflege sind den Lehrenden bewusst. Dennoch zeigt sich in den Auswertungen, dass Lehrende das Thematisieren dieser Herausforderungen aus unterschiedlichen Gründen unterlassen oder nur darauf reagieren, wenn es von den Lernenden eingebracht wird. Sie machen in diesem Fall das Thematisieren von den Lernenden abhängig. Das ist in Anbetracht der Tatsache, dass den Lehrenden die Herausforderungen der Pflegepraxis sehr bewusst sind und viele urteilen, dass es wichtig ist, sie zu thematisieren, bemerkenswert. Die Lehrende Leh_GKPsy_04 unterlässt das umfassende Thematisieren von Herausforderungen, die in der ambulanten Pflege bedeutsam sind, bevor die Lernenden in den praktischen ambulanten Einsatz gehen, obwohl sie dies wichtig findet und ihr die Problematik im Vorfeld auch bewusst ist (Tabelle 10.19).

Im Nachhinein wertet sie die Erlebnisse der Lernenden aus und macht die Erfahrung, dass ein hoher Bedarf bei den Lernenden besteht, die Herausforderungen in der ambulanten Pflege separat zu fokussieren, da diese teilweise von denen der stationären Pflege abweichen. Das Unterlassen wider besseres Wissen unterliegt dem Handlungsgrund der *fehlenden curricularen Verteilung*. Die Lehrende ist zwar davon überzeugt, dass die Vorbereitung zur Körperpflege auf den ambulanten Einsatz durch sie selbst und ihre Kollegen ausreichend war, jedoch wird deutlich, dass die curriculare Verteilung der Inhalte insofern ungünstig ist, als spezifische Inhalte zur ambulanten Pflege in einer separaten Lernsituation nach dem Einsatz in der ambulanten Pflege unterrichtet werden.

Tabelle 10.19: Akratische Handlung (Unterlassen wider besseres Wissen) der Lehrenden Leh_GKPsy_04: Thematisieren von Herausforderungen von den Lernenden abhängig machen (eigene Erstellung)

Aspekte / Prozessschritte	Kategorien	Konzepte	Belege aus dem Interview
Wissen ↓	**Wissen über Herausforderungen in der Pflegepraxis (I.W 4)**	**Dilemma: fachlich korrektes Handeln vs. Achtung der Autonomie** Wissen über das Dilemma, dass zu pflegende Menschen Bedürfnisse haben, die den hygienischen Prinzipien widersprechen, sodass eine Dilemmasituation entsteht, sich zwischen fachlich korrektem Handeln oder der Wahrung der Autonomie zu entscheiden.	*„(...) und sie da wirklich Schwierigkeiten haben, da auch ihre Hygieneregeln beispielsweise genauso anzuwenden wie sie das (...) bis dahin (...) verinnerlicht haben." (GKPsy_04, Z. 262–264)* *„Mir fällt jetzt (...) aktuell ambulante Pflegesituationen noch einmal wieder ein, (...) wenn ich daran denke, wie viele Pflegemittel mir zur Verfügung stehen, (...) und ich jetzt eine korrekte Benutzung der Handtücher jetzt im Unterricht thematisiere und das auch begründe, und der Auszubildenden würde in der Situation konfrontiert mit der Tatsache, dass der Patient sagt, ‚Ich wasche aber nicht so häufig und dieses Handtuch, das nehme ich jetzt die ganze Woche, und das nehme ich auch von Kopf bis Fuß.'" (Z. 379–385)*
Urteilen ↓	**Erforderliches Thematisieren**	**Erforderliches Thematisieren von Herausforderungen** Es ist wichtig, Herausforderungen im Unterricht zu thematisieren, um Lernende für solche Situationen zu sensibilisieren und sie in ihrem reflexiven Umgang damit zu fördern.	*„Er muss ja Lösungen für sich finden, er soll ja nicht alles das, was er in der Schule mit als Rüstzeug auf den Weg bekommt, einfach nur repetieren, sondern er muss das ja wirklich fachpraktisch für sich anwenden können. Und die Warum-Frage muss er sich stellen, er muss sein Handeln immer wieder hinterfragen und begründen, wenn er eben jetzt für sich davon abweicht." (Z. 391–395)*
Akratisch Handeln	**I.H 2 Auswahl der Körperpflegeinhalte**	**Thematisieren von Herausforderungen von den Lernenden abhängig machen** Herausfordernde Situationen im ambulanten Bereich werden nicht vor dem praktischen Einsatz in der ambulanten Pflege thematisiert, obwohl dies sinnvoll ist, da die Problematik im Vorfeld bekannt ist, sondern erst nach dem Einsatz.	*„Und ansonsten, (...), was anderes mache ich nicht, (...), es sei denn, es ergibt sich vorher die Frage schon in der Unterrichtseinheit, bevor die überhaupt in die Praxis gehen." (Z. 438–443)* *„Die andere Variante ist natürlich, ist so einzustilen, dass man diese Problematik, die ist einem ja bewusst eigentlich schon, also das man die, bevor die in den Ambulanzeinsatz gehen, auch noch einmal thematisieren." (Z. 433–435)*

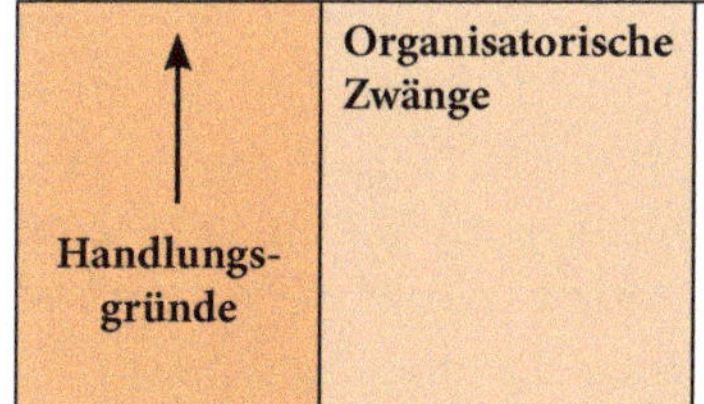 **Handlungs-gründe**	**Organisatorische Zwänge**	**Fehlende curriculare Verteilung von Inhalten** Es existiert eine curriculare Einheit zur ambulanten Pflege, die erst nach dem ambulanten Einsatz unterrichtet wird.	*„Und dann versuchen wir wirklich, auch curricular das im Stundenplan immer in den zweiten Theorieblock einzubinden, so spezielle Unterrichtseinheiten, wie ambulante Pflege, die jetzt eben dann an den Einsatz angepasst sind, und da wird das ein Thema." (Z. 438–441)*

Die Besonderheiten bei der Körperpflege in der ambulanten Pflege müssten idealerweise bereits in der Lernsituation Körperpflege unterrichtet werden. Es zeigt sich an dieser Stelle eine fehlende curriculare Verteilung, die darauf ausgerichtet ist, Spezifika zu pflegerischen Kernaufgaben (wie die Besonderheiten in der ambulanten Pflege beim Unterstützen bei der Körperpflege) in die jeweiligen Lernsituationen zu integrieren.

Neben der Lehrenden Leh_GKPsy_04 unterlassen auch andere Lehrende das Thematisieren von Herausforderungen. Bei der Lehrenden Leh_GKPsy_02 wird die Herausforderung der sexuellen Belästigung im Rahmen der Körperpflege nur dann systematisiert, wenn sie von den Lernenden eingebracht wird. Hier handelt die Lehrende akratisch im Sinne des Unterlassens, da ihr die Ängste und Sorgen der Lernenden zum Thema sexuelle Belästigung bewusst sind, sie das Aufgreifen aber von den Lernenden abhängig macht und nicht bei der Auswahl der Inhalte als eigenen Inhalt deklariert. Auch hier liegt der Grund in der *fehlenden curricularen Verteilung*, da die sexuelle Belästigung in einer anderen Lernsituation vertieft besprochen wird.

> *„(...) auch das wird dann noch einmal in einer anderen Lerneinheit gezielt umgesetzt, aber ich spreche das mit an (...), sondern schon eben die Punkte, ‚Wo sind Ansprechpartner?' und so wird es mit angerissen. Es kommt noch einmal im Detail etwas später, aber auch das ist mit Thema und das sind häufig Erfahrungen, die Schüler mitbringen schon, dass zumindest sexuelle Äußerungen, verbal, dass sie es schon einmal mitbekommen haben oder gehört haben auf irgendwelchen Stationen, wo sie im Praktikum oder so schon einmal waren." (Leh_GKPsy_02, Z. 824–834)*

An dieser Stelle wird deutlich, dass es curricular Sinn macht, Herausforderungen, die an eine pflegerische Tätigkeit wie die Körperpflege gebunden sind, auch in der Lernsituation Körperpflege gezielt zu planen und nicht nur bei Nachfragen durch die Lernenden aufzugreifen. Es fehlt demnach in Bezug auf die Körperpflege eine curriculare Ausrichtung, um einerseits Inhalte wie sexuelle Belästigung in einer Lernsituation vertieft zu bearbeiten und gleichermaßen spezifische Inhalte zu besonderen Situationen der sexuellen Belästigung in entsprechende Lernsituationen zu integrieren. Das Konzept der Basislernsituationen und integrierten Lernsituationen (Kuckeland & Schneider, 2009, S. 10) kann für die curriculare Gestaltung hinzugezogen werden.

Die Lehrende Leh_GKP_03 handelt bei der Auswahl der Körperpflegeinhalte auch akratisch, da sie, genau wie die Lehrende Leh_GKPsy_02, um die aufkommenden Fragen und Ängste der Lernenden in Bezug auf Sexualität im Rahmen der Körperpflege weiß und dennoch die Inhalte im Vorfeld nicht plant, sondern im Prozess auf sich zukommen lässt. Die Lehrende beschreibt, dass ihr inhaltlicher Vortrag, den sie vorbereitet hat, stets gleichbleibt und die Inhalte zum Thema Sexualität im Unterricht situativ entwickelt werden. Als Handlungsgrund führt die Lehrende an, dass sie im Sinne der Schülerorientierung die Fragen der Lernenden einbinden und sich darauf einlassen möchte. Sie handelt aufgrund eines *Verantwortungsgefühls* für die Lernenden.

> *„Also (...), die haben ja ganz oft so Probleme mit tatsächlich dem Intimbereich, mit dem Waschen des Intimbereiches. Die haben immer die Frage, ob natürlich (...) im Waschen der männliche Patient dann nicht irgendeinen Erregungszustand erreichen könnte, und ob sie sich dann belästigt fühlen, wie sie damit umgehen sollen, das sind ganz oft Probleme von denen. (...) Also es ist jetzt nicht so, also tatsächlich mein Inhalt ist ja, ich bin keine sehr professionelle Lehrerin, weil ich mache ganz viel Power-Point-Präsentationen, einen sehr lehrerzentrierten Unterricht. Da steht eigentlich meistens immer das Gleiche drin, aber natürlich entwickelt man ja, also ich versuche natürlich immer ein Unterrichtsgespräch daraus auch werden zu lassen, und da kommen natürlich dann schon einmal so Nachfragen, da kommen andere Inhalte mit rein, die aber nicht irgendwo schon sozusagen im Vorhinein festgelegt da irgendwo rumliegen, sondern die entwickeln sich erst durch die Unterrichtstätigkeit. Und da versuche ich natürlich, mich darauf einzulassen, auch darauf einzugehen.“ (Leh_GKP_03, Z. 242–267)*

10.8.1.2 Bedeutende Inhalte zu wenig berücksichtigen (Konzept)

Im Rahmen der Auswahl der Körperpflegeinhalte zeigt sich neben dem Unterlassen von Thematisierungen gegenwärtiger Herausforderungen eine unzureichende Fokussierung von Inhalten, denen die Lehrenden jedoch eine hohe Bedeutung beimessen. Insgesamt konnten akratische Handlungen des Unterlassens bei fünf Lehrenden herausgearbeitet werden. Das in Tabelle 10.20 exemplarisch für dieses Konzept dargestellte Beispiel beinhaltet die akratische Handlung des Lehrenden Leh_AP_02, der es unterlässt, im Rahmen der Körperpflege generalistische Perspektiven zu integrieren, obwohl er ein „Verfechter der Generalistik“ ist und ihr auch eine hohe Bedeutung zuschreibt. Er unterrichtet bislang die Körperpflege ausschließlich im Kontext der Pflege älterer und alter Menschen, obwohl ihm Besonderheiten und spezifische pflegerische Erfordernisse auch bei Menschen anderer Altersstufen bewusst sind. Das bisherige Unterlassen basiert auf *unzureichenden zeitlichen Ressourcen* einerseits, da die Lernsituation zur Körperpflege aktuell nur 30 Stunden umfasst und dies aus (berechtigter) Sicht des Lehrenden zu wenig ist. Andererseits zeigen sich die unzureichenden zeitlichen Ressourcen darin, dass er zwar eine Fortbildung zur Generalistik absolviert hat, aber aufgrund „anderer Baustellen“ keine Zeit hatte, sich weiter vertieft mit generalistischen Inhalten zu beschäftigen, um diese dann auch in die Lernsituationen zur Körperpflege zu integrieren.

Tabelle 10.20: Akratische Handlung (Unterlassen wider besseres Wissen) der Lehrenden Leh_AP_02: Bedeutende Inhalte zu wenig berücksichtigen (eigene Erstellung)

Aspekte / Prozess-schritte	Kategorien	Konzepte	Belege aus dem Interview
Wissen ↓	**Wissen über Herausforderungen in der Pflegepraxis (I.W 4)**	**Generalistisch pflegen** Wissen über die vielen gemeinsamen Pflegeanforderungen an Menschen aller Altersstufen bei gleichzeitigen spezifischen Erfordernissen aufgrund individueller Situationen mit unterschiedlichen zu pflegenden Menschen.	*„Ja, das heißt für mich, ist Pflege egal, ob es ein Kind, Erwachsener oder alter Mensch ist oder behinderter Mensch, es sind immer die Pflegeanforderungen, es sind bestimmte Krankheitsbilder, natürlich sind, je nachdem, welche Richtung, Geriatrie sind andere Krankheitsbilder als bei Kindern und so. Aber ich sage einmal, die grundsätzlich pflegerische Anforderung ist relativ ähnlich." (Leh_AP_02, Z. 1084–1088)*
Urteilen ↓	**Erforderliches Planen**	**Erforderliches generalistisches Unterrichten** Es ist unumgänglich und wichtig, generalistisch auszubilden.	*„Also, mein Verständnis ist für mich, (...) für generalistisch demnächst, ist eigentlich nur zu machen, am liebsten allerdings vier Jahre und nicht drei Jahre, sage ich auch." (Z. 1082–1084)*
Akratisch Handeln	**I.H 2 Auswahl der Körperpflegeinhalte**	**Bedeutende Inhalte zu wenig berücksichtigen** Körperpflege wird mit dem Schwerpunkt Altenpflege unterrichtet, obwohl der Lehrende ein Verfechter der Generalistik ist und diese in 2020 verbindlich umgesetzt werden muss.	*„Da müsste ich hier schon, also oder wie auch immer, also so, was sind jetzt die Besonderheiten da. (I: Im Moment machst du es also nicht? Du machst Körperpflege/) Ne, nein, auf Kind? Nein, ist rein in der Altenpflege." (Z. 1102–1104)* *„(...) deswegen bin ich auch ein Verfechter für generalistisch demnächst (...)." (Z. 1082–1083)*
↑ Handlungsgründe	**Organisatorische Zwänge**	**Unzureichende zeitliche Ressourcen** Die generalistische Ausrichtung in der Lernsituation Körperpflege erfordert mehr als die aktuell zugeordneten 30 Stunden. Zudem hat der Lehrende nach einer Fortbildung zur Generalistik nicht weiter an den Inhalten gearbeitet, da andere Schwerpunkte Vorrang hatten. In diesem Fall findet eine Priorisierung zugunsten anderer Inhalte statt.	*„Also das ist mein Verständnis von generalistisch, und das muss ich dann eben, wenn ich jetzt rein generalistisch Körperpflege betreiben würde, dann muss ich das natürlich hier, würde ich auch schon einmal direkt sagen, kann es wahrscheinlich auch nicht mit 30 Stunden hinkommen." (Z. 1099–1102)* *„Ansonsten habe ich mich da jetzt weiterhin nicht theoretisch, sage ich jetzt einmal, mit Generalistik jetzt weiter auseinandergesetzt. Also ich hatte andere Baustellen." (Z. 1080–1082)*

Ein anderes Beispiel soll noch angeführt werden, da die Lehrende Leh_GKP_03 über Wissen um die Notwendigkeit, Lernende an die Arbeit mit Fachartikeln heranzuführen, verfügt, jedoch den systematischen Einsatz von Studien oder Fachzeitschriftenartikeln unterlässt, obwohl sie dies sinnvoll findet. Im Interview fühlt sich die Lehrende betroffen, als nachgefragt wurde, warum sie eher keine Studien verwendet.

> *„Oh Gott, ich fühle mich ganz, ganz, ganz furchtbar, defizitär und schlecht. Oh Gott, oh Gott, oh Gott, warum ich keine Studien?!“ (Leh_GKP_03, Z. 966–968)*

Auch bei dieser Lehrenden liegt der Grund in der *Auswahl zugunsten anderer Inhalte*, denn es bleibt zu wenig Zeit, die Lernenden an die Arbeit mit Artikeln heranzuführen, da noch andere wichtige Inhalte vermittelt werden müssen. An dieser Stelle fehlt auf curricularer Ebene eine Vereinbarung, in welchen Lernsituationen diese Lernkompetenzen systematisch gefördert werden. Hierfür muss in den Lernsituationen jeweils ein Stundenkontingent zur Verfügung stehen (z.B. 4 Unterrichtsstunden, um das Lesen wissenschaftlicher Texte zu bearbeiten).

> *„Nein, gerade zu dem Thema Körperpflege kann ich, würde ich nicht sagen, also ich meine auch sonst eigentlich eher weniger Studien. Das einzige, was ich tatsächlich mache, ist, Artikel aus Fachzeitschriften zu finden und die auch oder wenn die mir begegnen, dass ich die dann auch in den Unterricht einbringe. Allerdings, muss ich auch sagen, vielleicht aus Zeitgründen manchmal, also ich möchte schon auch Schüler dazu bringen, dass sie selber in der Lage sind, Artikel zu lesen, dass ich denen nicht den Inhalt vorkaue und schon vorbereite und hinlege, aber Artikel, die ich denen gebe, nutze ich eher so als Unterfütterung, als Zusatzwissen, wo ich dann aber auch nicht mehr unbedingt hinterher eine Ergebnissicherung versuche zu machen. Also sozusagen versuche ich nicht mehr, verzweifelt nachzuprüfen, ob die Schüler alle auch den Artikel richtig verstanden haben, die wichtigen, die ich als wichtig empfinde die Sachen, die versuche ich, ihnen über meinen Unterricht näherzubringen, mitzugeben und das wäre noch so ein Zusatzangebot, eine Auseinandersetzung mit einem Artikel.“ (Leh_GKP_03, Z. 947–962)*

10.8.1.3 Unterrichtskonzept nicht überarbeiten (Konzept)

Ein drittes Konzept lässt sich beim Unterlassen wider besseres Wissen bei der Auswahl der Inhalte eruieren, das von einer Lehrenden thematisiert wird. Die Lehrende weiß um die Notwendigkeit der Aktualisierung der zu unterrichtenden Inhalte, unterlässt es jedoch, ihren Unterricht zur Körperpflege zu überarbeiten und sich in neue Fachliteratur einzulesen. Die Lehrende ist sehr offen im Interview und führt zwei Handlungsgründe an. Zum einen führt sie ihr Unterlassen auf organisatorische Zwänge zurück, die vorherrschenden *unzureichenden zeitlichen Ressourcen*. Zum anderen führt sie auf der personenbezogenen Ebene ihre *Bequemlichkeit* als Grund an und verdeutlicht, dass sie sich nicht herausreden möchte und benennt die Bequemlichkeit auch explizit.

„Also, ich will mich nicht rausreden, manchmal ist es tatsächlich, sind die Bedingungen einfach eher schlecht, sodass man also schon ein bisschen reduziert auch dann ist, aber das ist wirklich auch ein bisschen rausgeredet, weil ich tatsächlich wenig mit Studien arbeite ganz allgemein. Also, dass ich auch jetzt eigentlich für die Einheiten, die ich ja auch zum Teil schon relativ lange mache, auch gar nicht mehr gezielter jetzt noch einmal recherchiere neu, zum Beispiel, weil, das steht ja alles, das Konzept, ist ja alles da. (...) Ja, aber Sie merken, also es ist ja durchaus etwas, wo ich auch selber drüber nachdenke, sonst würde ich Ihnen das ja so nicht auch erzählen, aber manchmal ist man einfach auch bequem natürlich." (Leh_GKP_03, Z. 991–1002)

10.8.2 Akratische Handlungen bei der Anordnung der Körperpflegeinhalte (I.H 3)

Wie bei den Dimensionen des Ausführens gibt es auch beim Unterlassen wider besseres Wissen *ein Konzept* zu der Handlungskategorie Anordnung der Körperpflegeinhalte in einer Lernsituation: *Lernsituationen nicht handlungssystematisch ausrichten*. Dieses zeigt sich bei zwei Lehrenden und ist für die Gestaltung von Lernsituationen von zentraler Bedeutung.

10.8.2.1 Lernsituation nicht handlungssystematisch ausrichten (Konzept)

In Bezug auf das *Konzept Lernsituationen nicht handlungssystematisch auszurichten* finden sich bei drei Lehrenden Aussagen darüber, dass sie ihre Inhalte nicht nach einer inhaltslogischen Reihenfolge anordnen, obwohl sie dies für sinnvoll erachten. Der Lehrende Leh_AP_03 unterlässt es, die Lernsituation Körperpflege nach einer Handlungssystematik (wie zum Beispiel dem Pflegeprozess oder dem Wahrnehmungszyklus nach Vogel, 1979) zu strukturieren, obwohl er dies sinnvoll findet, da hierdurch ein zentraler Bezug zur pflegerischen Praxis hergestellt werden kann (siehe Tabelle 10.21).

Tabelle 10.21: Akratische Handlung (Unterlassen wider besseres Wissen) der Lehrenden Leh_AP_03: Lernsituation nicht handlungssystematisch ausrichten (eigene Erstellung)

Aspekte / Prozessschritte	**Kategorien**	**Konzepte**	**Belege aus dem Interview**
Wissen	**Wissen über die Reihenfolge der Körperpflegeinhalte (II.W 4)**	**Integrierte anatomische Inhalte** Wissen um die Notwendigkeit, Inhalte einer Lernsituation nach einer Handlungssystematik zu strukturieren, um auch einen direkten Praxisbezug herzustellen.	*„Die bessere Variante ist aus meiner Sicht, tatsächlich wirklich Vogel darunter zu legen und sich daran zu orientieren. Wobei also den Übergang kriegen die Schüler hin. Die folgen mir, die Frage ist nur und deswegen plädiere ich für Vogel, Handlungssystematik dahinter legen, weil in der Praxis sieht das anders aus. Also im Unterricht können die mir folgen, da ist der Übergang auch sinnvoll, da kommen die mit, das merke ich auch, verstehen sie. Aber in der Praxis wird das anders laufen und da sehe ich die Problematik drin.“ (Leh_AP_03, Z. 238–244)*
Urteilen	**Erforderliches Planen**	**Erforderliches Fokussieren anatomischer Inhalte** Es ist wichtig, Lernsituationen nach einer Handlungssystematik zu strukturieren.	
Akratisch Handeln	**I.H 3 Anordnung der Körperpflegeinhalte in einer Lernsituation**	**Lernsituation nicht handlungssystematisch ausrichten** Es ist besser, die Inhalte nach einer Handlungssystematik zu strukturieren, um einen Praxisbezug zu verdeutlichen. Obwohl dem Lehrenden dies bewusst und wichtig ist, macht er es bislang nicht.	*„Aber, es ist tatsächlich dieser Übergang, ist es sinnvoll jeden Tag ständig zu Waschen, Hautschutzmantel, Anatomie, Physiologie der Haut, was kann sich verändern, also so die Systematik liegt da zugrunde, wenn man jetzt Vogel nimmt oder so, passt das nicht, das ist mir durchaus klar.“ (Z. 197–200) „Um diesen Bezug herzustellen würde ich, (...) ich würde da eine Handlungssystematik hinterlegen, also und mich dann auch wirklich an den Beobachtungskriterien langhangeln. Das habe ich für mich mittlerweile so beschlossen das so zu machen, weil ich das auch für besser erachte. (...) In der Körperpflege sehe ich da bei mir persönlich Optimierungspotenzial.“ (Z. 218–224)*
Handlungsgründe	**Personenbezogene Ursachen**	**Fehlende Ernsthaftigkeit** Der Lehrende hat die Lernsituation erst dreimal unterrichtet und beschreibt, dass er dies zu Beginn eher unstrukturiert gemacht hat und keine Systematik genutzt hat, um die Inhalte in eine logische Reihenfolge zu bringen. Der Ausdruck „mehr aus der Hüfte“ lässt auf eine fehlende Ernsthaftigkeit in Bezug auf die Bedeutung des Unterrichtens schließen.	*„Geboren ist diese Lernsituation letztendlich mehr aus der Hüfte als dass da, also der Ursprung, das erste Mal, dass ich sie unterrichtet habe, weniger aus einem pädagogischen, fachlichen gegründeten Ansatz heraus, sondern eher aus ‚Joar, könnte so funktionieren‘“. (Z. 1383–1386) „Also ich habe mich für dieses Vorgehen, ich habe diese Lernsituation drei Mal unterrichtet, (...) das erste Mal, da war ich im Bachelor Anfang, das war mehr aus der Hüfte als, aber das war schon grundsätzlich war das schon, weil das funktioniert oder weil ich damit klarkam.“ (Z. 213–216)*

Auch die Lehrende Leh_GKiKP_04 handelt akratisch, da sie es ebenfalls unterlässt, die Inhalte ihrer Lernsituation nach einer inhaltslogischen Reihenfolge zu ordnen, obwohl dies aus ihrer Sicht erforderlich ist. Vielmehr unterliegt die Reihung der Inhalte organisatorischen Zwängen, da die Reihenfolge durch die *funktional ausgerichtete Stundenplanung* bestimmt wird und nicht durch eine sinnhafte Struktur.

> *„Ja, das ist tatsächlich hier auch strukturell abhängig davon, wie der Stundenplan, wie ausgelastet die jeweiligen Kollegen sind. Es gibt Situationen (...), wo es parallel läuft, also in Form von, dass es auch in derselben Woche stattfindet, oder in denselben Wochen, das geht über, das kann ich ja nicht in einer Woche alles unterrichten. Es gibt aber auch Fälle, da unterrichte ich zuerst oder die Kollegin mit Anatomie und dann wechselt das. (...), also entweder beginnt sie mit Anatomie und ich steige dann mit Pflege ein oder ich beginne mit Pflege und sie kommt mit der Anatomie. (I: Okay. Aber das ist sozusagen aufgrund von Rahmenbedingungen) Genau. (...) (I: Es ist keine inhaltslogische Reihenfolge?) Ne, es wäre schön, wenn man das immer so umsetzen könnte tatsächlich, also wir versuchen das natürlich, aber wir sind da ein Stück weit natürlich dann auch gebunden. (I: Und wenn Sie es sich frei aussuchen dürften, wie würden Sie es denn am liebsten anordnen?) (...) Der Einstieg wäre ich mit der Pflege, weil ich die Bedeutung der Haut einfach nochmal ganz anders herausstelle. Das kann die Anatomie ja klar physisch dann auch darstellen, aber der Hintergrund dahinter ist halt, finde ich essenzieller für uns als Pflegekräfte (Leh_GKiKP_04, Z. 605–630)*

10.8.3 Akratische Handlungen bei der curricularen Stufung der Körperpflegeeinhalte (I.H 4)

Die dritte Kategorie, in der Lehrende Handlungen wider besseres Wissen unterlassen, ist die *Curriculare Stufung von Körperpflegeinhalten* (I.H 4). Zwei Lehrende handeln hierbei akratisch, da sie die Thematik Körperpflege curricular in der Ausbildung nicht wieder aufgreifen, obwohl sie dies als sinnvoll erachten. In beiden Fällen steht als Handlungsgrund die *fehlende curriculare Verteilung der Körperpflegeinhalte* im Fokus, da beide Lehrende berichten, dass in ihrer Ausbildung die Körperpflege schulorganisatorisch jeweils im ersten Block der Ausbildung abgeschlossen ist und andere Lernsituationen die Körperpflege nicht mehr explizit ausweisen.

Der Lehrende Leh_AP_02 bedauert das und macht deutlich, dass im zweiten Block im Rahmen der Lernsituation zur Bewegung ein Integrieren ausgewählter Körperpflegeinhalte Sinn machen würde (siehe Tabelle 10.22).

Tabelle 10.22: Akratische Handlung (Unterlassen wider besseres Wissen) der Lehrenden Leh_AP_02: Körperpflegeinhalte nicht wiederkehrend aufgreifen (eigene Erstellung)

Aspekte / Prozess-schritte	Kategorien	Konzepte	Belege aus dem Interview
Wissen ↓	**Wissen über die curriculare Anordnung von Körperpflegeinhalten (II.W 5)**	**Curriculare Wiederkehr von Körperpflegeinhalten** Wissen über die Sinnhaftigkeit und Notwendigkeit der Wiederkehr von Körper-pflegeinhalten im Verlauf der Ausbildung.	*„Also die Pflege, die Körperpflege wäre nur, also da, wo sie auf jeden Fall Sinn macht, ist natürlich bei den, bei dem Bewegungsapparat noch einmal im Sinne der Aktivierung, also aktivieren, Bewegung. Es geht ja um Bewegung und so, da noch einmal, also Ressourcenorientierung und so weiter, (...) worauf muss man jetzt hier achten? Da noch einmal die Körperpflege noch einmal mit reinzunehmen (...)" (Leh_AP_02, Z. 399–403)*
Urteilen ↓	**Erforderliches Planen**	**Erforderliches curriculares Aufgreifen von Körperpflegeinhalten** Es ist wichtig, spezifische Inhalte zur Körperpflege in anderen Lernsituationen curricular wieder aufzugreifen.	
Akratisch Handeln	**I.H 4 Curriculare Stufung von Körperpflegeinhalten**	**Körperpflegeinhalte nicht wiederkehrend aufgreifen** Aspekte der Körperpflege werden nicht wieder aufgegriffen, obwohl der Lehrende dies für sinnvoll erachtet. Der Lehrende äußert Bedauern darüber, dass Körperpflege nicht curricular aufgenommen ist und gestuft in anderen Lernsituationen zum Tragen kommt.	*„(...) und der zweite Block ist dann zum Beispiel ‚Erkrankungen des Bewegungsapparates', da kann es aufgrund von, wenn wir dann Dinge besprechen in der neuen Einheit, kann es dann, dadurch, dass die Fälle berichten von wem, wo ich dann da die ein oder andere Körperpflege, also das noch einmal thematisiere, aber in der Regel, muss ich ganz klar sagen, ist es eher nicht. (Z. 392–398) „Kaum. Leider, muss ich, also bin ich jetzt ganz, ich weiß, ich finde das auch blöd (...)" (Z. 392)*
↑ **Handlungsgründe**	**Organisatorische Zwänge**	**Fehlende curriculare Verteilung von Inhalten** Die Körperpflege ist schulorganisatorisch im ersten Block abgeschlossen. Es findet eine Orientierung am Lehrplan mit vorgegebenen Lernsituationen statt, in dem eine Stufung nicht umgesetzt wird.	*„(...) Also wir haben ja die, laut unserem Lehrplan oder so vorgegeben, die verschiedenen Einheiten (...)" (Z. 393–394)*

Auch die Lehrende Leh_GKPsy_02 beschreibt, dass Aspekte der Körperpflege nicht wieder aufgegriffen werden, obwohl sie dies erforderlich findet und auch klare Vorstellungen davon hat, wie Körperpflegeinhalte in der Ausbildung gestuft integriert werden können. Sie artikuliert inhaltliche Ideen zur Realisierung.

„Nein (Ad hoc). Die Lerneinheit ‚Körperpflege' ist dann auch von dem zeitlichen Umfang da abgeschlossen. Also, außer in diesen Bereichen oder, dass man natürlich vielleicht einmal bei Besonderheiten noch einmal darauf zurückkommt, aber nicht von der Lerneinheit ausgewiesen, jetzt kommt noch einmal was zu der Körperpflege, das nicht. (I: Können Sie sich vorstellen, dass das für bestimmte Lerneinheiten Sinn macht?) Auf jeden Fall. Also, ich könnte mir das auch hier ganz gut vorstellen, dass man noch einmal bestimmte Bereiche in späteren Blöcken oder auch in dem späteren Ausbildungsjahr aufgreift und vielleicht spezieller in bestimmte Inhalte noch einmal zu gucken. (I: Welche wären das?) Zum Beispiel, dass man das jetzt in die Kinästhetik oder so etwas mit integrieren kann, dass man mehr, ja inhaltlich dann zum Beispiel die Körperpflege da noch einmal als ein eine, ja, einen Bereich mit hat. So etwas könnte ich mir schon gut vorstellen und dass man da einfach dann noch einmal Schwerpunkte vom Thema ‚Körperpflege', sozusagen, mit aufgreift, auf jeden Fall." (Z. 264–276)

10.8.4 Akratische Handlungen bei der Auswahl und Anpassung der Körperpflegeinhalte an Methoden (I.H 7)

Im Rahmen des Unterlassens wider besseres Wissen bei der *Auswahl und Anpassung der Körperpflegeinhalte an Methoden (I.H 7)* konnten wie beim Ausführen wider besseres Wissen aus den Daten insgesamt *drei Konzepte* akratischen Handelns abgeleitet werden (Tabelle 10.23). Bei der Dimension des Unterlassens zeigen sich die akratischen Handlungen dadurch, dass Handlungen zu wenig oder unzureichend ausgeführt werden, obwohl dies erforderlich wäre. Insgesamt zeigen acht Lehrende akratisches Handeln im Sinne des Unterlassens, indem sie *zu wenig praktische Übungen einsetzen*, *zu wenig Fallarbeit einsetzen* oder *die Ergebnissicherung unzureichend umsetzen*. Im Folgenden werden die Konzepte wieder exemplarisch erläutert und belegt.

Tabelle 10.23: Konzepte des Unterlassens wider besseres Wissen zur Handlungskategorie Auswahl und Anpassung der Körperpflegeinhalte an Methoden (I.H 7) (eigene Erstellung)

Form des Unterlassens wider besseres Wissen			
Handlungs-kategorie	**Auswahl und Anpassung der Körperpflegeinhalte an Methoden (I.H 7)**		**Verweise**
Konzepte	*Zu wenig praktische Übungen einsetzen*	Exemplarisch bei Leh_GKiKP_02	Kap. 10.8.4.1
	Zu wenig Fallarbeit einsetzen	Exemplarisch bei Leh_GKP_01	Kap. 10.8.4.2
	Ergebnissicherung unzureichend ein-setzen	Exemplarisch bei Leh_GKiKP_04	Kap. 10.8.4.3

10.8.4.1 Zu wenig praktische Übungen einsetzen (Konzept)

Vier Lehrende aus allen drei beruflichen Bereichen (Altenpflege, Gesundheits- und Kinderkrankenpflege und Gesundheits- und Krankenpflege) erläutern, dass sie aus ihrer Sicht innerhalb des Körperpflegeunterrichts zu wenig praktische Übungen einsetzen, obwohl sie dies zwingend erforderlich finden. Zudem gehen die Ziele der Lehrenden in Bezug auf den Körperpflegeunterricht, z. B. die Sensibilität der Lernenden zu fördern, mit der didaktischen Gestaltung von praktischen Übungen zu Berührung oder Nähe und Distanz einher. Die Lehrende Leh_GKiKP_02 findet praktische Übungen sehr wichtig, sowohl der Lernenden selbst, um z. B. Berührungen von anderen zu erleben und zu reflektieren, als auch an der Puppe, um die Körperpflege praktisch zu üben und Routine in den Handlungsabläufen zu entwickeln. Da die Schule nicht über ein Skills Lab verfügt und die Übungen an der Puppe meist wenig realitätsnah durchgeführt werden können, verzichtet die Lehrende vernunftgesteuert auf die praktischen Übungen mit der Puppe.

> *„Da wünschte ich mir so etwas wie ein Skills Lab, wo man wirklich etwas hat, was eine Realitätsnähe zur Praxis hat. Aber wenn dann der Arm abfällt oder ich sage mal, alles nicht passt, dann wird es merkwürdig.“ (Leh_GKiKP_02, Z. 928–930)*

Übungen zur Berührung führt die Lehrende durch, aber zu auch wenig. Der Grund liegt hierbei in dem *Verantwortungsgefühl* der Lehrenden gegenüber den Lernenden, da sie eine gegenseitige verpflichtende Berührung der Lernenden als Grenzüberschreitung wahrnimmt und dies nicht unterstützt (siehe Tabelle 10.24).

Tabelle 10.24: Akratische Handlung (Unterlassen wider besseres Wissen) der Lehrenden Leh_GKiKP_02: Zu wenig praktische Übungen einsetzen (eigene Erstellung)

Aspekte / Prozessschritte	Kategorien	Konzepte	Belege aus dem Interview
Wissen ↓	**Wissen über die Ziele des Körperpflegeunterrichts (II.W 1)**	**Pflegerische Haltung entwickeln** Wissen über die Notwendigkeit praktischer Übungen zur Förderung von Sensibilität als wesentlicher Aspekt einer pflegerischen Haltung.	*„Und ich glaube, dass diese Sachen, diese praktischen Übungen total wichtig wären, aber dass dann auch das entsprechende Equipment da sein muss, darum habe ich darauf verzichtet, mache jetzt solche Übungen, dass sie zum Beispiel sich selbst den Arm waschen, um Berührung nachzuempfinden am Anfang bei der Basalen Stimulation und Berührung." (Leh_GKiKP_02, Z. 931–934)*
Urteilen ↓	**Erforderliches didaktisches Gestalten**	**Erforderliches praktisches Üben** Es ist wichtig, praktische Übungen zu machen, um den Lernenden das Erleben von Berührung zu ermöglichen.	*„Praktische Umsetzungen von Übungen sind auch total wichtig." (Z. 924)*
Akratisch Handeln	**I.H 7 Auswahl und Anpassung der Körperpflegeinhalte an Methoden**	**Zu wenig praktische Übungen einsetzen** Vernunftgesteuerter Verzicht auf praktische Übungen an der Puppe und nur wenig praktische Übung der Körperpflege, obwohl praktische Übungen sehr wichtig sind.	*„Das hat aber nur dann eine hohe Relevanz, wenn es wirklich praxisnah ist. Ich sage mal ein Beispiel. Lange Zeit habe ich mit den jungen Leuten also so als Aufgabe gehabt, eine Puppe waschen. Und das war sehr sehr schwierig, weil, unsere Puppen sind nicht toll, wo die auch gesagt haben, ‚Also, die Bewegung ist anders. Die Berührung hat keine Konsequenz.'" (Z. 924–928)* *„Und dann zu gucken, wo kann ich die praktischen Sachen halt eben einbauen, und da gibt es bei mir in der Körperpflege-Einheit viel zu wenig." (Z. 955–957)*
↑ **Handlungsgründe**	**Personenbezogene Ursachen**	**Verantwortungsgefühl** Es werden nur wenige praktische Übungen gemacht, weil die Lernenden sich nicht berühren lassen wollen. Ein Dem-Zuwider-Handeln wäre für die Lehrende eine Grenzüberschreitung und nicht vertretbar.	*„Manche mögen das gar nicht. Manche mögen auch das Gesicht waschen nicht. Sie müssen es dann nicht, weil, das ist ein Eingriff in die Tabuzone, und ich finde, dass das wichtig ist, muss man beim Patienten akzeptieren, das müssen wir auch gegenseitig bei uns akzeptieren. Sonst überschreiten wir da auch andere Grenzen, auch da bei den praktischen Übungen. Ich weiß von einer Freundin von mir, die waschen sich gegenseitig in der Krankenpflegeschule. Das ist etwas, das möchte ich nicht, weil ich finde, das sind Grenzüberschreitungen." (Z. 960–968)*

Auch der Lehrende Leh_AP_02 erachtet praktische Übungen als bedeutsam, um ein wichtiges Ziel des Körperpflegeunterrichts, eine reflexive Haltung zu entwickeln, zu erreichen, denn aus seiner Sicht gehört die Körpererfahrung im Körperpflegeunterricht dazu, um an Haltung zu arbeiten. Der Lehrende Leh_AP_02 richtet seinen Unterricht mittlerweile eher theoretisch aus und nicht mehr praktisch, wie er das früher gemacht hat, obwohl er eine starke Praxisorientierung präferiert und dies auch als Ziel des Körperpflegeunterrichts ansieht.

> *„Ich muss dazu sagen, (...) nach dem zweiten Mal habe ich es dann schon deutlich verändert. Also ein Punkt ist ganz elementar. Ich habe bei den ersten Malen viel mehr praktisch gearbeitet, also das heißt, tatsächlich wir haben ja einen Demo-Raum und wir haben sogar noch einen Klassenraum so mit zwei Betten und so. Das heißt, da war ich dann so orientiert oder fokussiert darauf, ‚Also das müssen wir auch praktisch machen.', und zwar teilweise sogar erst praktisch machen und dann theoretisch drüber sprechen, also so halt in der Art und Weise. Davon bin ich leider weg." (Leh_AP_02, Z. 11–18)*

Der Lehrende verdeutlicht, dass er diese Entscheidung bewusst getroffen hat, aber bedauert. Im weiteren Verlauf des Gespräches erläutert er, dass die Gründe für sein Handeln ebenso wie bei der Lehrenden Leh_GKiKP_02 im *Verantwortungsgefühl* begründet liegen. Der Lehrende verzichtet weitestgehend auf praktische Übungen zum Schutz der Lernenden, die häufig nicht berührt werden möchten oder können. Nicht selten haben die Lernenden Missbrauchserfahrungen gemacht, die es ihnen unmöglich machen, sich von anderen Lernenden berühren oder waschen zu lassen.

> *„Das hat, ich muss es direkt sagen, mit der Schülerklientel zu tun. (...) aber wenn es an das Waschen geht, wir haben immer mehr Menschen hier mit wirklich, ich sage es jetzt einmal so, psychischen Problemen, wo ich das, gerade weil es ja der erste Block ist, ich gemerkt habe, da fühle ich mich unwohl. (...) Missbrauch, ganz viel Missbrauch, ganz viel. Teilweise auch, dass sie mir das dann auch sagen, und darüber dann der Kontakt oder die Berührung nicht möglich ist und so." (Leh_AP_02, Z. 20–21, 31–33, 124–126)*

Der Lehrende hat zudem die Erfahrung gemacht, dass durch Berührungsübungen innerhalb eines Kurses Konflikte auftreten können, die im Nachhinein schwierig zu bearbeiten waren, sodass er sich dazu entschieden hat, sehr vorsichtig mit praktischen Übungen zu sein, um Konflikte innerhalb der Gruppe zu vermeiden. Hier kommt ein zweiter Handlungsgrund zum Tragen, nämlich die Konfliktvermeidung. In diesem Fall steht für ihn ein Abwägen zwischen dem Nutzen, das Pflegeverständnis zu entwickeln, und den Konsequenzen einer langwierigen Konfliktbearbeitung im Fokus.

> *„Also (...), das ist so meine, auch meine Erfahrung, was am Anfang dann in der Beziehung in einem Kurs schiefgelaufen ist, das dauert unheimlich, bis das sich aufgearbeitet hat. Und deswegen bin ich da sehr vorsichtig, und weil ich das nicht provozieren will, dass da in den Gruppen dann, weil da auch das Lernen behindert wird,*

> *wenn dann gruppenmäßig da Konflikte entstehen. Deswegen mache ich das nicht.“ (Leh_AP_02, Z. 113–118)*

Auch die Lehrenden Leh_GKP_03 und Leh_GKPsy_04 handeln bei der Gestaltung von praktischen Übungen akratisch. Genauso wie die Lehrenden Leh_GKiKP_02 und Leh_AP_02 wissen sie um die Ziele des Körperpflegeunterrichts und finden praktische Übungen zur Förderung der Sensibilität der Lernenden ganz bedeutsam. Als Handlungsgründe liegen bei beiden Lehrenden *unzureichende zeitliche Ressourcen* vor. Die Lehrende Leh_GKPsy_04 lässt teilweise nur einen Teil der Lerngruppe die praktischen Übungen durchführen, während die andere Teilgruppe einen Arbeitsauftrag bearbeitet.

> *„So, und dann wäre der nächste, das ist von den Stunden her auch der größte Part in dem Demo-Raum, und da läuft in der Regel parallel dazu, wenn die kleinen Gruppen im Demo-Raum sind, noch einmal ein Arbeitsauftrag dann zur Hautpflege, der dann von denen, die sich gerade eben nicht in der praktischen Übung befinden, ausgearbeitet werden muss. Wenn wir das zeitlich nicht schaffen, weil es vielleicht personell nicht möglich ist, dann ist es tatsächlich so, dass wir nicht mit allen Schülern in den Demo-Raum gehen können.“ (Leh_GKPsy_04, Z. 547–552)*

Auch zu der Situation, dass Lernende sich nicht berühren lassen möchten, nimmt die Lehrende Leh_GKPsy_04 Stellung. Ihr ist es wichtig, dass alle Lernenden praktische Übungen ausführen, um in einem geschützten Raum wertvolle Erfahrungen für die Durchführung in der Praxis zu sammeln. Dabei bietet sie den Lernenden verschiedene Varianten an, da auch sie nicht gegen den Willen der Lernenden ein gegenseitiges Waschen einfordert.

> *„Das ist genau wie wir immer wieder mal die Diskussion führen, die führen wir auch hier im Team, ob es notwendig ist, Erfahrungsübungen in der Körperpflege im Demo-Raum hinten zu machen. Das ist eine Diskussion, die stellt sich für mich nicht, mache ich mit, aber wichtig ist es, den Schüler mitentscheiden zu lassen, wie will der lernen. Der muss die Möglichkeit haben, diese Wahrnehmungsübungen zu machen und sagen ja oder nein, er muss auch die Möglichkeit haben, sie können ja jederzeit aussteigen, so. Und dem muss ich aber die Möglichkeit geben zu sagen, es gibt die Variante a) b) c) und suche dir die für dich in der Situation und die für dich zutreffende beste Variante aus, in der du jetzt lernen kannst. Wenn ich ihnen diese Erfahrung aber nehme, in diesem Demonstrationsraum, dann verweigere ich ihnen das, was in der Praxis als erstes von ihnen erwartet wird, und es sind ja diese Kleinigkeiten, ich kann doch zehnmal predigen Vorbereitung, Durchführung, Nachbereitung. Ich muss doch selbst das Erleben gehabt haben, dass ich mir meine Struktur selbst aufgebaut habe, dass ich ein Tablett oder einen Wagen für mich gerichtet habe und dann stelle ich fest, ein Handtuch zu wenig, ich habe die Seife vergessen, ich renne dreimal aus dem Zimmer raus. Den lasse ich doch lieber dreimal aus dem Demo-Raum rauslaufen und lasse ihn diese wertvolle Erfahrung mitnehmen.“ (Leh_GKsyP_04, Z. 1044–1058)*

Die Lehrende Leh_GKP_03 führt auch zu wenige praktische Übungen aufgrund von unzureichenden zeitlichen Ressourcen durch. Sie würde sich wünschen, mehr machen zu können, denn sie findet es auch wegen der Bedeutung der zunehmenden Berührungslosigkeit notwendig, den Lernenden im Rahmen eines fachpraktischen Unterrichts Sensibilisierungsübungen zu ermöglichen.

> *„(...) und deswegen finde ich das wichtig, dass die hier diese Vorerfahrung zumindest einmal so ansatzweise machen können, um so eine gewisse Sensibilität hinzukriegen. Ich würde mir da noch mehr Zeit für wünschen oder auch vielleicht noch einmal eine Wiederholung der Situation. So, aber das geht aus Zeitgründen oftmals nicht." (Leh_GKP_03, Z. 120–125)*

Wie auch die anderen Lehrenden lehnt die Lehrende Leh_GKP_03 Berührungsübungen unter Zwang ab. Sie thematisiert das mit den Lernenden und artikuliert, warum sie praktische Übung für wichtig erachtet. Dennoch überlässt sie den Lernenden die Entscheidung.

> *„Ich sage denen ganz klar, dass es kein Muss ist, dass ich sie natürlich nicht zwingen kann, dass sie sich in irgendeiner Art und Weise da ausziehen oder präsentieren oder eben gegenseitig anfassen, dass ich aber mir und ihnen wünschen würde, dass sie es in irgendeiner Art und Weise zulassen können, dass sie eben zum Beispiel dann nur noch die Arme nehmen, also dass man so eine Reduzierung macht, so eine Reduktion der ganzen am liebsten genommene Geschichte. Es hat auch wirklich schon welche gegeben, die es gar nicht gemacht haben." (Leh_GKP_03, Z. 94–100)*

10.8.4.2 Zu wenig Fallarbeit einsetzen (Konzept)

In Ergänzung zur professionellen Arbeit mit Fällen, wie dies in Kapitel 9.7 dargestellt wurde, konnten auch bei zwei Lehrenden akratische Handlungen in Bezug auf die Fallarbeit herausgearbeitet werden, da diese aus ihrer Sicht zu wenig Fallarbeit einsetzen, obwohl sie um die Bedeutung der Fallarbeit in der pflegerischen Ausbildung wissen. Die Lehrende Leh_GKP_01 setzt kaum Fallarbeit ein, obwohl sie ihr wichtig ist, vor allem zu bedeutsamen Themen wie Nähe und Distanz oder Berührung. Sie argumentiert, dass sie viel Selbsterfahrungsübungen mit den Lernenden durchführt und diese dann stellvertretend für Fälle stehen (siehe Tabelle 10.25). Die Argumentation wirkt wie eine Rechtfertigung und kann nicht als Grund deklariert werden. Vielmehr scheint bei der Lehrenden eine *Unsicherheit* in Bezug auf die differenzierenden Ziele von Selbsterfahrungsübungen und Fallarbeit vorzuliegen.

Tabelle 10.25: Akratische Handlung (Unterlassen wider besseres Wissen) der Lehrenden Leh_GKP_01: zu wenig Fallarbeit einsetzen (eigene Erstellung)

Aspekte / Prozess-schritte	Kategorien	Konzepte	Belege aus dem Interview
Wissen ↓	**Wissen über die methodische Aufbereitung der Körper-pflegeinhalte (II.W 8)**	**Fallarbeit** Wissen um die Bedeutung der Fallarbeit, dass es zentral ist, so praxisnah wie möglich zu unterrichten, und dass dies u. a. mit Fallarbeit gewährleistet werden kann.	*„Grundsätzlich finde ich es wichtig und gut, mit Fällen zu arbeiten. (I: An welcher Stelle würde sich das jetzt bei Ihrer Lerneinheit Körper-pflege anbieten?) Also ich habe zum Beispiel, wenn es um Intertrigo geht, da habe ich einen kleinen Fall einge-baut." (Leh_GKP_01, Z. 670–772)*
Urteilen ↓	**Erforderliches didaktisches Ge-stalten**	**Erforderliche Fallarbeit** Es ist wichtig, mehr Fall-arbeit zu bedeutenden Themen wie Nähe und Distanz oder Berührung einzusetzen.	*„Klar, man kann bei Nähe und Distanz könnte man einen Fall einbauen, auf jeden Fall oder auch Berührung, gut, ja, da und wenn, genau, da kann man natürlich Fälle einbauen (...), ja klar, der Fall wird, oder ein Fall wird eingesetzt, um das so nah, wie möglich praxisorientiert zu machen, also so theoretisch zu-mindest." (Z. 673–677)*
Akratisch Handeln	**I.H 7 Auswahl und Anpassung der Körper-pflegeinhalte an Methoden**	**Zu wenig Fallarbeit ein-setzen** Die Lehrende setzt kaum Fallarbeit ein, obwohl sie Fallarbeit wichtig findet und auch glaubt, dies noch optimieren zu können. Zudem findet sie eine fallorientierte Klau-sur gewichtig.	*„Sehr wenig, sehr wenig und da wür-de ich aber jetzt sagen, dass ich das damit begründe, dass wir ja sehr viel Selbsterfahrung machen, also dass es sozusagen, die Fälle sind die Schüler selbst." (Z. 668–670)*
↑ **Handlungs-gründe**	**Personenbezoge-ne Ursachen**	**Unsicherheit** Die Lehrende macht viele Selbsterfahrungen mit den Lernenden und be-trachtet die Lernenden dann stellvertretend als Fälle. Sie ist unsicher in der didaktischen Gestal-tung von Fällen, denn sie weiß, dass Fallarbeit und Selbsterfahrungsübungen unterschiedliche Konzep-te sind und argumentiert über das Ziel der Sensi-bilisierung durch Selbst-erfahrung und blendet die umfassenden Ziele der Fallarbeit hier aus.	*„Und wenn ich jetzt sage, sie machen viel Selbsterfahrung, geht es mir viel-leicht dann um die Betroffenheit, um die Sensibilisierung für das Thema, und dass sie dann mit dieser Sensi-bilität in die Praxis gehen können. Das, also so würde ich das jetzt ein-mal begründen. Und trotzdem kann könnte ich mir, glaube ich, kann ich da noch optimieren und trotzdem, also neben der Selbsterfahrung noch mehr Fälle, auch Fälle einbauen, das glaube ich schon, ja." (Z. 677–682)*

Die Lehrende Leh_GKPsy_02 setzt auch zu wenig Fallarbeit ein, obwohl sie um die Notwendigkeit von Fallarbeit zu Problemen in der Praxis Bescheid weiß, dies jedoch aus einem anderen Grund. Sie fühlt sich *verantwortlich*, keine Extremfälle einzusetzen, die herausfordernde Situationen thematisieren, um die Angst vor der Praxis nicht zu schüren und die Praxis schlecht aussehen zu lassen. Sie fokussiert eher Ressourcen von zu pflegenden Menschen in den Fällen, anstatt herausfordernde Situationen zu thematisieren.

> *„Die Fälle, genau, die ich sonst so habe, sind eigentlich mehr, also die ich jetzt nutze, sind jetzt nicht so extrem, weil ich auch einfach/. Das finde ich sehr schwierig. Zum einen möchte ich es ansprechen, möchte ich es thematisieren, zum anderen will ich aber auch nicht noch mehr Angst machen als vielleicht schon da ist, um Gottes Willen. Ich glaube auch nicht, dass jeder Angst hat und ne, alles gut, aber ich möchte natürlich jetzt mit diesen Extremfällen auch nicht sagen, ‚So schrecklich ist das dann alles in der Praxis.', so. Von daher habe ich in schriftlichen Fällen eigentlich eher, ja nicht so herausfordernde Situationen, sage ich jetzt einmal so, sondern da dann wirklich mehr, ‚Was hat der Patient für Ressourcen?', ‚Was hat der für Defizite?' und so, dass man wirklich in diesem Rahmen dann guckt." (Leh_GKPsy_02, Z. 734–742)*

Die Lehrende unterscheidet zwischen Fallbeispielen und Praxisbeispielen und argumentiert, dass sie Herausforderungen im Unterricht schon thematisiert, aber dann eher als Praxisbeispiele, die sie einbringt. Dazu gibt es keine didaktisch aufbereiteten Fallsituationen.

> *„Genau, die sollen in den Unterricht und genau, durch Beispiele oder Praxisbeispiele kommen sie ja auch da rein oder durch Fallbeispiele, auch die ich persönlich natürlich auch hereinbringe (...)." (Leh_GKPsy_02, Z. 753–755)*

10.8.4.3 Ergebnissicherung unzureichend umsetzen (Konzept)

Trotz besseren Wissens führen die Lehrenden Leh_GKP_01 und Leh_GKiKP_04 die Ergebnissicherung in bestimmten Situationen unzureichend aus. Beide wissen, dass die Ergebnissicherung von großer Bedeutung ist, insbesondere dann, wenn die Lerngruppe arbeitsteilig gearbeitet hat. Die Lehrende Leh_GKiKP_04 weiß um die Notwendigkeit der Ergebnissicherung und führt diese im Rahmen eines Strukturlegeplans nicht ausreichend durch (siehe Tabelle 10.26). Sie muss aufgrund *unzureichender zeitlicher Ressourcen* die Gruppe ihrer Lernenden teilen, um die praktischen Übungen zu realisieren. Eine Hälfte der Lernenden wird bei den praktischen Übungen bei ihr begleitet, während die andere Gruppe unbegleitet einen Strukturlegeplan erarbeitet und die Lernenden sich diese untereinander vorstellen, ohne dass die Lehrende korrigieren oder unterstützen kann. Die Lehrende weiß um dieses Defizit, sieht aber keine andere Möglichkeit. Als „Sicherung" schaut sie sich nach dem Unterricht die Plakate an und fotografiert diese ab.

Tabelle 10.26: Akratische Handlung (Unterlassen wider besseres Wissen) der Lehrenden Leh_GKiKP_04: Ergebnissicherung unzureichend umsetzen (eigene Erstellung)

Aspekte / Prozess-schritte	Kategorien	Konzepte	Belege aus dem Interview
Wissen ↓	**Wissen über die methodische Aufbereitung der Körperpflegeinhalte (II.W 8)**	**Ergebnissicherung** Wissen um die Notwendigkeit einer begleiteten Ergebnissicherung.	*„Ach genau und oben, um da auch eine Ergebnissicherung auch einzuführen, die Gruppe oben macht nicht nur, guckt nicht nur den Film, sondern bekommt auch die Aufgabe eines Strukturlegeplans. Und muss sich das gegenseitig vorstellen." (Leh_GKiKP_04, Z. 209–211)*
Urteilen ↓	**Erforderliches didaktisches Gestalten**	**Erforderliche Ergebnissicherung** Es ist wichtig, Ergebnissicherungen im Unterricht umzusetzen.	
Akratisch Handeln	**I.H 7 Auswahl und Anpassung der Körperpflegeinhalte an Methoden**	**Ergebnissicherung unzureichend umsetzen** Die Ergebnissicherung eines Strukturlegeplans wird nicht über das Präsentieren und Korrigieren im Plenum umgesetzt, sondern die Lehrende schaut sich lediglich die erstellten Plakate der Lernenden an, obwohl sie weiß, dass das nicht ausreichend ist.	*„(...) ich habe dazu Umschläge vorbereitet mit den jeweiligen Wörtern, habe Flipcharts oben vorbereitet, auf die sie zurückgreifen können. Wir haben eine sehr große Bibliothek wo sie sich auch sehr ausleben können kreativ, und da stelle ich die Ergebnissicherung quasi fest, obgleich ich natürlich unten in den Demoräumen bin. Also es ist nicht begleitend, (...) und dennoch müssen sie mir danach die Plakate im Klassenraum aufhängen, sodass ich zumindest sehe, was sie geleistet haben, und ich mache da auch Fotografien und lasse sie auch per Mail zukommen für ihre Unterlagen." (Z. 213–222)*
↑ **Handlungs-gründe**	**Organisatorische Zwänge**	**Unzureichende zeitliche Ressourcen** Die Lehrende muss aus zeitlichen Gründen die Gesamtgruppe aufteilen, sodass eine Hälfte die praktischen Übungen unter Begleitung durchführt und die andere Hälfte unbegleitet einen Strukturlegeplan zur Hautpflege erstellt.	*„Und die eine Gruppe befindet sich dann in der Klasse, guckt einen Dokumentarfilm über Haut- und Körperpflege, bekommt dazu auch ein Skript, weil die müssen ja mitarbeiten und sich nicht nur berieseln lassen und der andere Teil ist unten bei mir und darf dann praktisch üben, mit mir in Begleitung." (Z. 205–208)*

Auch die Lehrende Leh_GKP_01 handelt akratisch durch Unterlassen, denn sie verteilt zur Ergebnissicherung eine Kopie an die Lernenden und hofft, dass es reicht, wenn verschiedene Gruppen an unterschiedlichen Themen gearbeitet haben und am Ende jede Gruppe die Kopien der anderen Gruppen zur Sicherung erhält. Gleichzeitig ahnt sie, dass eine Kopie als Ergebnissicherung nicht ausreicht, um bei den Lernenden die vermittelten Inhalte zu festigen.

> *„Ja, also vielleicht auch die Vielfalt der Themen sozusagen, ‚Wie schaffe ich es, die Vielfalt der Themen zu vermitteln?', und da finde ich es durchaus angebracht, themenunterschiedliche Gruppenarbeiten zu machen, und die auch interessengesteuert sind (...). Natürlich ist dann, also ich finde es auch interessant, wenn die, wenn so unterschiedliche Gruppen unterschiedliche Themen vorstellen. Ich hoffe natürlich, dass dann die Ergebnissicherung, indem die Folie kopiert wird, reicht, dass die Schüler dann, auch die, die nicht in der Gruppe waren, irgendwie da lernen können und sich erinnern, an das, was die anderen vorgestellt haben." (Leh_GKP_01, Z. 764–774)*

Für die Lehrende ist das Erarbeiten und Sichern vielfältiger Themen eine Herausforderung. Aus diesem Grund erachtet sie arbeitsteilige Gruppenarbeiten als eine sinnvolle Lösung, nur *fehlen ihr methodische Alternativen*, die Ergebnissicherung so zu gestalten, dass ein Festigen der Unterrichtsinhalte bei den Lernenden gegeben ist.

10.8.5 Akratische Handlungen bei der Gestaltung von Praxisbegleitungen (I.H 11)

Die letzte Handlungskategorie, in der sich Unterlassen wider besseres Wissen gezeigt hat, bezieht sich auf die Gestaltung von Praxisbegleitungen und fokussiert den Lernort Pflegepraxis. Zwei Lehrende erläutern, dass sie entgegen ihrer Überzeugung zu wenig Praxisbegleitungen durchführen, obwohl sie beide diese für dringend erforderlich halten.

Die Lehrende Leh_GKP_03 weiß um die vielfältigen Fehler, die Lernende in der Pflegepraxis machen. Häufig werden diese für die Lehrenden nur in praktischen Prüfungen sichtbar, da sie zu wenig Praxisbegleitungen durchführen (siehe Tabelle 10.27). Die Lehrende erläutert die für sie schwierige Situation, dass die Lernenden auch zu wenig Anleitung und Unterstützung in der Pflegepraxis von den Pflegenden und Praxisanleitenden vor Ort erhalten und häufig eher allein zurechtkommen müssen, statt gezielt angeleitet und auf Fehler hingewiesen zu werden. Sie handelt akratisch aufgrund *unzureichender zeitlicher Ressourcen*.

Tabelle 10.27: Akratische Handlung (Unterlassen wider besseres Wissen) der Lehrenden Leh_GKP_03: Zu wenig Praxisbegleitungen durchführen (eigene Erstellung)

Aspekte / Prozessschritte	Kategorien	Konzepte	Belege aus dem Interview
Wissen ↓	**Wissen über Vorstellungen der Lernenden (II.W 3)**	**Fehlerhafte Körperpflege** Wissen um vielfältige Fehler, die Lernende in der Pflegepraxis machen und die für Lehrenden häufig in praktischen Zwischenprüfungen und Examensprüfungen offenbar werden.	*„(...) und sehen die Schüler dann tatsächlich erst zu dem praktischen Probeexamen, so relativ zum Ende der Ausbildung, noch einmal wieder in der Pflegesituation und da muss man tatsächlich manchmal die Hände über dem Kopf zusammenschlagen, wenn man so denkt, ‚Was haben die jetzt drei Jahre lang hier gemacht?', praktisch, so. Ja, deswegen ist mir das persönlich wichtig." (Leh_GKP_03, Z. 127–131)*
Urteilen ↓	**Erforderliches Thematisieren**	**Erforderliches Thematisieren von Herausforderungen bei Praxisbegleitungen** Es ist wichtig, schwierige Situationen und wiederkehrende Fehler im Rahmen der Praxisbegleitung zu besprechen, da Lernende häufig unbegleitet und mit wenig Unterstützung in der Pflegepraxis zurechtkommen müssen.	*„Erfahrungsgemäß glaube ich, dass Schüler in der praktischen Ausbildung tatsächlich, zumindest von unseren Erfahrungen her hier, zu wenig an die Hand genommen werden und zu schnell alleine in Situationen reingestoßen oder reingelassen werden, wenig begleitet, wenig behütet, wenig mit, ja, wenig Menschen, die ihnen da wirklich bei helfen können." (Z. 111–115)*
Akratisch Handeln	**I.H 11 Gestaltung von Praxisbegleitungen zu Körperpflegeinhalten**	**Zu wenig Praxisbegleitungen durchführen** Die Lehrende macht viel zu wenig Praxisbegleitungen, obwohl sie dies als zwingend erforderlich findet.	*„Ich habe manchmal auch den Eindruck, dass die in der Praxis ja, wie gesagt, wirklich oftmals hereingeschmissen werden in die Situation und leider machen wir relativ wenig Praxisbegleitung." (Z. 125–127)*
↑ **Handlungsgründe**	**Organisatorische Zwänge**	**Unzureichende zeitliche Ressourcen** Die Lehrende muss aufgrund fehlender zeitlicher Ressourcen auf regelmäßige Praxisbegleitungen in der Pflegepraxis verzichten.	*„So, aber das geht aus Zeitgründen oftmals nicht." (Z. 124–125)*

Auch die Lehrende Leh_GKiKP_02 führt entgegen ihrer Überzeugung und ihrem Wissen viel zu wenige Praxisbegleitungen durch. Den Ausgangspunkt stellt hierbei nicht das Wissen über die Vorstellungen der Lernenden zu Körperpflegeinhalten (II.W 3) dar, sondern das *Wissen über die Herausforderungen in der Pflegepraxis* (I.W 4). Die Lehrende beschreibt das Dilemma der Pflegenden, sich immer zwischen hohen Arbeitsanforderungen einerseits und dem Qualitätsanspruch andererseits zu bewegen. Daher hat die Praxisbegleitung für die Lehrende eine hohe Bedeutung, denn Lehrende sind nicht nur Lehrende für die Theorie, sondern gleichermaßen für die Praxis da.

> *„Und was ich sehr gut finde, ist, dass wir quasi immer im ersten Block (...), dass auch deutlich wird im Unterricht, dass die Diskrepanz auf den Stationen, zu dem was wir machen, da ist, damit die nicht sofort in ein Dilemma geraten und dann gesagt wird, ‚Och, das wird jetzt so auch auf der Station.', sondern auch zu sagen, dass ist total wichtig, das ist der Anspruch, aber es gibt Situationen, wo sie das nicht so umsetzen werden und nicht so vorfinden werden auf der Station. Das ist ein Dilemma in der Pflege." (Leh_GKiKP_02, Z. 442–448)*

Das Thematisieren von Herausforderungen zur Körperpflege bei der Praxisbegleitung ist der Lehrenden sehr wichtig. Dennoch finden aus ihrer Sicht zu wenig Praxisbegleitungen statt, obwohl auch die Kooperation der beiden Lernorte von entscheidender Bedeutung ist. Als Grund für das akratische Handeln werden auch bei der Lehrenden Leh_GKiKP_02 *unzureichende zeitliche Ressourcen* angegeben, die es den Lehrenden unmöglich machen, neben den vielen Unterrichten regelmäßig Praxisbegleitungen durchzuführen.

> *„Viel, viel zu wenig, also pro Einsatz einmal. Wir begleiten dann aber nicht die ganze Zeit, sondern wir gehen auf die Stationen und, oder im ersten Einsatz zweimal, und führen eben auch Gespräche. Wir schaffen das überhaupt nicht, bei dem ganzen Unterrichtsaufwand eben auch noch mehrere Praxisbegleitungen an sich zu machen. Und bei Bedarf, wenn wir angefragt werden, sind wir am nächsten Tag da. Also, das ist etwas, das machen wir dann auch sofort. Aber dass da auch deutlich wird, die haben mit uns da auch einen Ansprechpartner, und nicht die heile Welt ist in der Schule und auf der Station müssen sie dann alleine zurechtkommen. Was ich wichtig finde, und, warum ich das auch wichtig finde, dass wir das im Unterricht thematisieren, ist, dass die, dass eine Verbindung zwischen Theorie und Praxis da auch hergestellt wird, und dass die wissen, dass wir miteinander sprechen." (Leh_GKiKP_02, Z. 484–493)*

10.9 Einbettung des Handelns wider besseres Wissen in Typen akratischen Handelns

Neben den umfangreichen Ergebnissen zum pflegedidaktischen Professions*wissen* in Kapitel 8 und zum pflegedidaktischen Professions*handeln* in Kapitel 9 konnte in diesem Kapitel das Handeln wider besseres Wissen in den Formen des Ausführens und des Unterlassens der Lehrenden umfangreich abgebildet werden. Obwohl Lehrende über ein breites *pflegedidaktisches Professionswissen* verfügen und auch entsprechende *Urteile* (siehe Kapitel 10.3) fällen, dass ein bestimmtes *pflegedidaktisches Handeln* erforderlich ist, handeln sie ihrem Wissen entgegen. Hierfür konnten verschiedene *Handlungsgründe* (siehe Kapitel 10.4) abgeleitet werden, die entweder an der eigenen Person (*personenbezogene Ursachen*) oder auf organisatorischer Ebene (*organisatorische Zwänge*) ansetzen. Die Handlungsgründe weisen vielfältige Ursachen auf, sodass nicht generell geschlussfolgert werden kann, dass jedes Handeln wider besseres Wissen in den vorliegenden Ergebnissen pflegedidaktisch nicht professionelles Handeln der einzelnen Lehrenden darstellt. Zum einen liegen nachvollziehbare strukturelle Gründe vor (hier vor allem *unzureichende zeitliche Ressourcen*), die es Lehrenden erschweren, nach ihrem besten Urteil zu handeln, zum anderen weist der Handlungsgrund *Verantwortungsgefühl* eine positive Ausrichtung des Handelns auf. Die Lehrenden handeln wider besseres Wissen und Urteil, wenn sie z. B. auf praktische Übungen im Körperpflegeunterricht verzichten, obwohl sie es für wichtig erachten, um die Bedürfnisse der Lernenden (keine gezwungene Berührung im Unterricht) zu akzeptzieren. Dennoch zeigen die Ergebnisse auch weitreichenden Handlungsbedarf, wenn Lehrende aufgrund von weiter bestehenden *fachsystematischen Prägungen, fehlenden (methodischen) Alternativen, Unsicherheiten, fehlenden curricularen Verteilungen* der Inhalte sowie aufgrund von *Überforderung, Konfliktvermeidung* oder *Bequemlichkeit* pflegedidaktisch wider besseres Wissen handeln.

Das eruierte *pflegedidaktische Handeln wider besseres Wissen* wurde in die beiden *Formen des Ausführens und Unterlassens* wider besseres Wissen (siehe Kapitel 10.7 und Kapitel 10.8) unterteilt. Diese Aufteilung findet sich in der theoretischen Diskussion um Handeln und Handeln wider besseres Wissen (siehe hierzu auch Kapitel 5.1) wieder.

Bottek (2014, S. 132) differenziert in seiner intentionalen Handlungs- und Unterlassungstheorie *Ausführungshandlungen* und *Unterlassungshandlungen*. Handlungen werden als Ereignisse verstanden, die auf eine Intention bzw. Absicht des Akteurs zurückgeführt werden können und beinhalten eine Pro-Einstellung einerseits und Überzeugungen andererseits (siehe auch Kapitel 5.1) (Bottek, 2014, S. 133). Ein Nicht-Ausführen einer Handlung, das absichtlich unterlassen wird, kann dem Spektrum der Handlungen zugewiesen werden.

Davidson (2015, S. 21) verweist ebenfalls darauf, dass alles, was eine Person absichtlich tut, als Handlung deklarieret werden kann. Dazu gehören auch Unterlassungen.

Auch von Wright (1977, S. 107) bezeichnet Unterlassen als eine Art von Handlung, denn genauso wie Handeln stellt Unterlassen eine Verhaltensweise dar, für die ein Akteur verantwortlich gemacht werden kann. Auch aus Unterlassungen resultieren Konsequenzen (von Wright, 1977, S. 197).

Das Unterlassen kann jedoch nur dann als Unterlassungshandlung angesehen werden, wenn der Handelnde die Handlung auch hätte ausführen können. Dies ist eine grundlegende Bedingung für eine Unterlassungshandlung (Birnbacher, 1995, S. 24–25; Bottek, 2014, S. 158; von Wright, 1977, S. 108). Im Kontext des Handelns wider besseres Wissen formuliert Rorty (2013, S. 196) eindeutig die beiden Ausrichtungen des akratischen Handelns: „Die betreffende Handlung kann sowohl ein Tun als auch ein Unterlassen sein."

Im Anschluss an Bottek (2014), Davidson (2015), Rorty (2013) und von Wright (1977) impliziert Handeln wider besseres Wissen in der vorliegenden Arbeit zwei Formen: das *Ausführen* und das *Unterlassen wider besseres Wissen.*

Neben dieser für die Ergebnisdarstellung (siehe Kapitel 10.6) handlungsleitende Unterteilung des *Handelns wider besseres Wissen* in die *Formen des Ausführens und des Unterlassens* lässt sich im Anschluss an die philosophische Diskussion um Kategorisierungsmöglichkeiten des akratischen Handelns eine weitere Systematisierung vornehmen. Hierzu treffen Rorty (1988) und Hofmann (2015) die Unterscheidung, *zu welchem Zeitpunkt* im Verlauf des Handlungsprozesses die akratische Handlung stattfindet (siehe Kapitel 5.3).

Die in den Daten eruierten akratischen Handlungen der Lehrenden mit ihren jeweiligen Handlungsgründen lassen sich den beiden Typen von Willensschwäche nach Hofmann (2015, S. 29) zuordnen (Abbildung 10.9). Die komprimierte Klassifikation von akratischem Handeln mit nur zwei Ausprägungen wird in Rückgriff auf Hofmann (2015, S. 29) übernommen (siehe Kapitel 5.3). Da in dieser Arbeit der Begriff Handeln wider besseres Wissen (oder als Synonym akratisches Handeln) verwendet und nicht von Willensschwäche gesprochen wird (Kapitel 5.3), erfolgt eine Umbenennung der Typen hinsichtlich *Motivationales Handeln wider besseres Wissen* und *Exekutives Handeln wider besseres Wissen.*

Beide *Typen von akratischem Handeln* (motivationales und exekutives Handeln) entfalten sich in den *Dimensionen des Ausführens und Unterlassens* (Abbildung 10.9). Die Zuordnung erfolgt ausschließlich zu den in den Kapiteln 10.7 und 10.8 skizzierten akratischen Handlungen, die in den Tabellen beispielhaft für das jeweilige Handeln wider besseres Wissen abgebildet wurden. Diese Entscheidung wurde getroffen, um eine Übersichtlichkeit und Nachvollziehbarkeit zu gewährleisten. Alle weiteren Beispiele zum Handeln wider besseres Wissen, die in Textform in den jeweiligen Kapiteln beschrieben wurden, sind nicht in der Abbildung 10.9 berücksichtigt.

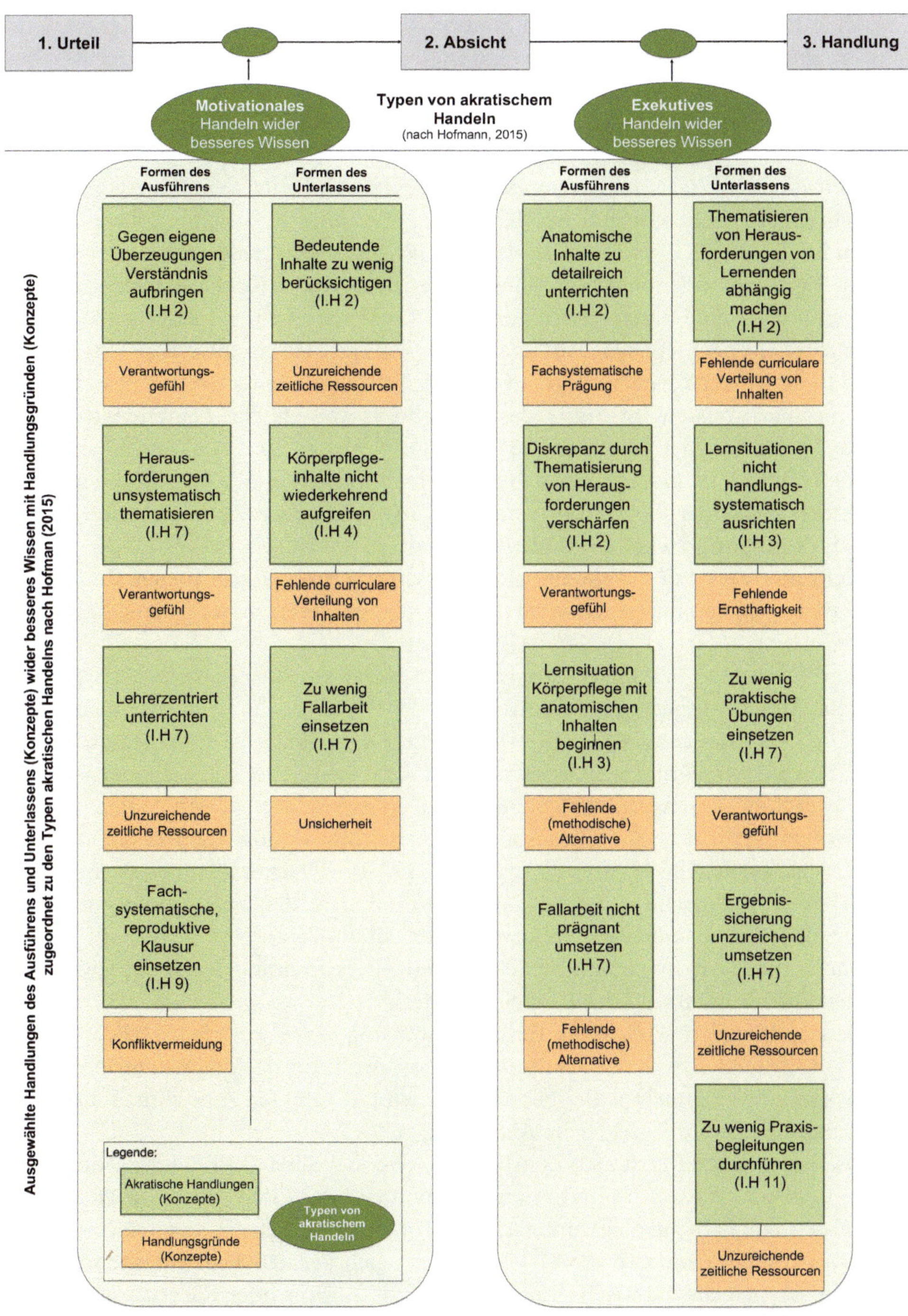

Abbildung 10.9: Zuordnung ausgewählter Handlungen des Ausführens und Unterlassens wider besseres Wissen mit Handlungsgründen zu den Typen akratischen Handelns nach Hofmann (2015) (eigene Erstellung)

Die Zuordnung erfolgt unter der Prämisse, das jeweilige Handeln wider besseres Wissen entweder aufgrund einer veränderten Absicht oder einer veränderten konkreten Handlung zu systematisieren. Dabei wird die bereits vorgenommene Unterteilung nach den Formen des Ausführens und Unterlassens wider besseres Wissen beibehalten.

Motivationales Handeln wider besseres Wissen beinhaltet Situationen, in denen die Lehrenden gegen ein gefälltes Urteil eine veränderte Absicht explizieren. Die Lehrende Leh_GKiKP_04 beispielsweise weiß, dass stark lehrerzentriertes Unterrichten Nachteile z. B. hinsichtlich des Wissenstransfers bei den Lernenden bringt. Sie urteilt, dass eine aktive Beteiligung der Lernenden sehr wichtig ist. Dennoch unterrichtet sie nach eigenen Aussagen stark lehrerzentriert, obwohl sie sogar über methodische Alternativen verfügt. In diesem Fall liegt ein motivationales Handeln wider besseres Wissen im Sinne des Ausführens vor, da die Lehrende trotz des Urteils (besser weniger lehrerzentriert zu unterrichten) keine konkrete Absicht äußert, den Unterricht anders auszurichten. Vielmehr fühlt sie sich aufgrund der unzureichenden zeitlichen Ressourcen veranlasst, lehrerzentriert zu unterrichten anstatt ihre zur Verfügung stehende Methodenvielfalt einzubringen (siehe Tabelle 10.15). Alle dem motivationalen Handeln wider besseres Wissen zugeordneten akratischen Handlungen zeigen eine fehlende direkte Absicht, entgegen dieser gehandelt werden könnte.

Dem gegenüber beinhaltet das *exekutive Handeln wider besseres Wissen* eine konkrete Absicht, gegen die die Lehrenden dann aber schlussendlich zuwiderhandeln. Die Lehrende Leh_GKiKP_02 weiß um die zwingende Notwendigkeit, praktische Übungen zur Förderung der Sensibilität als wesentlicher Aspekt einer pflegerischen Handlung durchzuführen. Sie urteilt, dass es wichtig ist, den Lernenden das Erleben von Berührung im Körperpflegeunterricht zu ermöglichen und formuliert die Absicht, praktische Übungen zu integrieren. Im Unterricht führt sie hingegen unzureichend praktische Übungen durch, da die Lernenden sich zunehmend weniger berühren lassen möchten. Sie handelt aus einem Verantwortungsgefühl für die Lernenden heraus, denn sie möchte keine Grenzüberschreitungen durch gezwungene Berührungen veranlassen (siehe Tabelle 10.24).

Die Handlungsgründe spielen für die Bewertung der akratischen Handlung eine Rolle, jedoch zeigt sich in der Zuordnung, dass sowohl für das *motivationale* als auch für das exekutive Handeln wider besseres Wissen mit wenigen Ausnahmen dieselben Handlungsgründe vorliegen (siehe Abbildung 10.9).

Zusammenfassend lässt sich konstatieren, dass bei allen Lehrenden Handlungen wider besseres Wissen eruiert werden konnten, die sich im *Ausführen* und *Unterlassen* entfalten und auf unterschiedlichste Handlungsgründe zurückzuführen sind. Das Handeln wider besseres Wissen lässt sich zusätzlich dahingehend unterscheiden, ob sich die akratische Handlung auf die *Absicht* oder die *reale Umsetzung* bezieht

11. Diskussion der Arbeit und Forschungsdesiderata

Die Forschungsarbeit stellt eine Grundlagenforschung im Bereich der Pflegedidaktik dar. Die Studie fokussiert das *pflegedidaktische Professionswissen* und das *pflegedidaktische Professionshandeln* sowie das *Handeln wider besseres Wissen im Körperpflegeunterricht* von Lehrenden in der Pflegeausbildung. Es werden Kategorien pflegedidaktischen Professionswissens und Professionshandelns von Lehrenden in der Pflegeausbildung eruiert. Die relationale Beziehung zwischen Wissen und Handeln ist für diese Arbeit bedeutsam und zeigt sich sowohl in den direkten Bezügen der Wissenskategorien zu den Handlungskategorien als auch in der teils schwierigen Abgrenzung geäußerter Aspekte der Lehrenden. Diese können dem Wissen und dem Handeln gleichermaßen zugeordnet werden, da *Wissen in Handeln immer immanent* ist. Darüber hinaus stellt das *zentrale Phänomen*, das *Handeln wider besseres Wissen*, eine starke Verknüpfung zwischen Wissen und Handeln dar, denn hierbei handeln Lehrende ihrem pflegedidaktischen Professionswissen zuwider. Im Folgenden werden der Forschungsprozess und gebündelte Forschungsergebnisse reflektiert und diskutiert. Daran anschließend werden Konsequenzen für die Lehrerausbildung und die Lehrerfortbildung sowie Weiterbildung erörtert.

11.1 Reflexion des Forschungsprozesses

Aufgrund bislang fehlender Generierung und Systematisierung pflegedidaktischen Professionswissens war *ein* Ziel der Arbeit, auf der Grundlage der Grounded-Theory-Methodologie im Anschluss an die pragmatistische GTM nach Strauss (1998), Strauss & Corbin (1996) sowie die reflexive GTM nach Breuer (2009) eine verdichtete Theorie zum pflegedidaktischen Professionswissen zu generieren. Im Verlauf des iterativ-zyklischen Forschungsprozesses, der auf einer pragmatistisch ausgerichteten Forschungslogik (Strübing, 2014, 2018a) mit induktiven, abduktiven und deduktiven Schleifen basiert, wurden sukzessive *drei Forschungsgegenstände* eruiert: (1) *pflegedidaktisches Professionswissen*, (2) *pflegedidaktisches Professionshandeln* und (3) *Handeln wider besseres Wissen*.

Zu Beginn des Forschungsprozesses konnten aus den Interviews, die mit *zwölf Lehrenden* aus den Ausbildungsbereichen der Gesundheits- und Kinderkrankenpflege, der Gesundheits- und Krankenpflege sowie der Altenpflege geführt wurden, insgesamt *18 Kategorien pflegedidaktischen Professionswissens* abgeleitet werden, die sich den drei Wissensbereichen: *pflegerisches Fachwissen*, *pflegedidaktisches Wissen* und *pädagogisches Wissen* zuordnen lassen (Kapitel 8.1).

Aufgrund vielfältiger Explikationen der Lehrenden zu ihrem Körperpflegeunterricht konnten neben den Kategorien pflegedidaktischen Professions*wissens* in weiteren Forschungsschritten *elf Kategorien pflegedidaktischen Handelns* abgeleitet werden, die sich auf die Kategorien des Professionswissens beziehen (Kapitel 9.1).

Im Zuge eines abduktiven Blitzes (Peirce, 1970; Reichertz, 2013) wurde in den darauffolgenden Schritten des Forschungsprozesses eine Diskrepanz zwischen pflegedidaktischem Professionswissen und pflegedidaktischem Professionshandeln offenbar, die das *Phänomen Handeln wider besseres Wissen im Körperpflegeunterricht* hervorbrachte. Das Handeln wider besseres Wissen ist, neben dem professionellem und dem nicht professionellem pflegedidaktischen Handeln, die dritte Handlungsstrategie der *Kernkategorie Pflegedidaktisches Handeln im Kontext des Körperpflegeunterrichts*. Es zeigte sich, dass Lehrende ihrem pflegedidaktischen Professionswissen zuwiderhandeln. Um dieses interessante Phänomen tiefergehend zu analysieren, wurden im weiteren Forschungsverlauf bei der Datenerhebung und der Datenauswertung das Handeln wider besseres Wissen und vor allem dessen Ursachen fokussiert. Dabei stellte sich vor allen Dingen die Frage, aus welchen Gründen Lehrende gegen ihr pflegedidaktisches Professionswissen handeln.

Die intensive Beschäftigung mit dem Phänomen des *Handelns wider besseres Wissen im Körperpflegeunterricht* stellte den Schlüsselmoment der Forschungsarbeit dar und führte dazu, dass auf der Grundlage des umfassend hergeleiteten pflegedidaktischen Professionswissens und -handelns eine komplexe und verdichtete *materiale* (bereichsbezogene) *Theorie* (Strauss, 1998, S. 304) *des Handelns wider besseres Wissen im Körperpflegeunterricht* generiert werden konnte. Die Theorie fußt auf den drei Kapiteln der Ergebnisauswertung: Kapitel 8 (zum pflegedidaktischen Professionswissen), Kapitel 9 (zum pflegedidaktischen Professionshandeln) und Kapitel 10 (zum Handeln wider besseres Wissen) und wird über das *Modell des pflegedidaktischen Wissens und Handeln im Körperpflegeunterricht* (Abbildung 10.2, Kap. 10.1) grafisch abgebildet.

Im gesamten Forschungsprozess war die Reflexivität rekurrierend auf die reflexive GTM nach Breuer (2009) das zentrale Leitmotiv. Das theoretische Vorverständnis (z. B. zum fachdidaktischen Wissen, Kapitel 3.2.2) wurde kontinuierlich im Forschungsprozess reflektiert und vor allem bei der Datenerhebung in den Interviews und bei der Datenauswertung selbstkritisch hinterfragt. Interpretationen im Rahmen der Datenauswertung und der Entwicklung der Kategorien zum Professionswissen und zum Professionshandeln sowie zum Handeln wider besseres Wissen wurden in vielfältigen Forschungskolloquien und Besprechungen reflektiert, diskutiert, verworfen und erweitert. Die intersubjektive Nachvollziehbarkeit stellt für die Arbeit ein wesentliches Gütekriterium des Forschungsvorgehens und der Forschungsergebnisse dar, das in den Kapiteln 7 (Methodisches Vorgehen), 8 (pflegedidaktisches Professionswissen), 9 (pflegedidaktisches Professionshandeln) und 10 (Handeln wider besseres Wissen) eingelöst wird.

11.2 Reflexion der Forschungsergebnisse

Die Forschungsergebnisse der vorliegenden Arbeit sind mehr als umfangreich. Zur besseren Nachvollziehbarkeit werden ausgewählte Ergebnisse analog zum Forschungsprozess im Folgenden nacheinander zusammengefasst und strukturiert dargestellt. Hierzu werden zuerst zentrale übergeordnete Ergebnisse zum pflegedidaktischen Professionswissen erläutert und diskutiert. Anschließend werden die Ergebnisse zum pflegedidaktischen Professionshandeln gebündelt betrachtet. Zum Schluss wird das Phänomen Handeln wider besseres Wissen reflektiert und bedeutende Ergebnisse zusammengefasst.

11.2.1 Ergebnisse zum pflegedidaktischen Professionswissen

Insgesamt verfügen die Lehrenden über ein vielfältiges pflegedidaktisches Professionswissen (Kapitel 8). Dieses wird in Kapitel 8 anhand der *drei Wissensbereiche* (I. *Pflegewissenschaftliches Wissen, II. Pflegedidaktisches Wissen und III. Pädagogisches Wissen*) strukturiert dargestellt. Die zu den Wissensbereichen (insgesamt 18) zugehörigen *Kategorien pflegedidaktischen Professionswissens* werden anhand der Struktur der drei Wissensbereiche präsentiert. Hierbei zeigt sich, dass die Lehrenden in Bezug auf das *pflegedidaktische Wissen* (II) ein ausgeprägtes *Wissen über die Ziele des Körperpflegeunterrichts* haben und alle Lehrende die Förderung von Reflexionsfähigkeit als ein wesentliches Ziel des Körperpflegeunterrichts bezeichnen. Besonders die Arbeit an einer pflegerischen Haltung, die mit der Entwicklung eines am zu pflegenden Menschen und an Beziehungsgestaltung orientierten Pflegeverständnisses einhergeht, streben die Lehrenden an. Dabei zeigt sich, dass bei der Anbahnung einer pflegerischen Haltung der Körperpflegeunterricht eine bedeutende Stellung einnimmt.

Neben dem *Wissen über die Ziele des Körperpflegeunterrichts* (II.W 1) zeigen die Ergebnisse umfassendes *Wissen der Lehrenden über Herausforderungen*, die sich sowohl auf die Pflegepraxis (*Wissen über Herausforderungen in der Pflegepraxis*, I.W 1), auf die Lernenden (*Wissen über Herausforderungen für Lernende mit Körperpflegeinhalten*, II.W 2) als auch auf sich selbst (*Wissen über eigene Herausforderungen*, III.W 2) beziehen. Das Wissen über Herausforderungen wie Schlüsselprobleme, Konflikte und Dilemmata nimmt in den Interviews einen hohen Stellenwert ein. Es werden beispielhaft die *zunehmende Berührungslosigkeit in Pflege und Gesellschaft*, der *Bedeutungsverlust der Körperpflege* oder die *unzureichende Unterstützung der Lernenden in der Pflegepraxis* umfassend thematisiert. Dieses Wissen der Lehrenden über die vielfältigen Herausforderungen bei gleichzeitigem Wissen über die Ziele (und den Anspruch) einer Pflegeausbildung führt bei vielen Lehrenden zu Unsicherheiten, emotionaler Betroffenheit, Hilflosigkeit, aber auch zu Motivation und Engagement.

Dass Lehrende Herausforderungen aus der Pflegepraxis in ihren Unterricht integrieren und einen Bezug zur Berufspraxis herstellen, wie dies vor allem Greb (2003) und Darmann-Finck (2005, 2010a) schon lange fordern und auch im Rahmenlehrplan (Fachkommission, 2019) aufgegriffen wird, kann mit den Ergebnissen bestätigt werden. Optimierungsbedarf besteht dennoch in hohem Maße, da auch beim Thematisieren der Herausforderungen im Unterricht vielfältiges Handeln wider besseres Wissen zu verzeichnen ist (Kapitel 11.2.3).

Weiterhin verfügen Lehrende über ein breites *Wissen über Darstellungsformen der Körperpflegeinhalte* (II.W 7) und über *Wissen über die methodische Aufbereitung von Körperpflegeinhalten* (II.W 8). Dieses Wissen realisiert sich im pflegedidaktischen Handeln und wird daher erst nachfolgend angeführt (Kapitel 11.2.2).

Darüber hinaus verfügen Lehrende im Kontext des pflegewissenschaftlichen Wissens über ein breites *erfahrungsbasiertes Körperpflegewissen* (I.W 1) sowie *bezugswissenschaftliches Wissen* (I.W 3). Im Hinblick auf die generalistische Pflegeausbildung werden verschiedene Spezifika bei der Körperpflege herausgestellt. Allerdings wurde dieses berufsspezifische Wissen vor allem von den Lehrenden aus der Gesundheits- und Kinderkrankenpflege thematisiert. Ein umfassendes, systematisches als auch generalistisches Pflegeverständnis lässt sich aus den Daten nicht ableiten. Auffällig ist, dass hinsichtlich des wissenschaftlichen Körperpflegewissens deutliche Lücken nachzuweisen sind. Es werden wenige Studien und Forschungsergebnisse zur Vorbereitung und Durchführung von Körperpflegeunterricht hinzugezogen. Diese Ergebnisse ergänzen die bereits von Darmann-Finck (2010a), Fichtmüller & Walter (2007) oder Simon (2019) eruierten Erkenntnisse einer teils unzureichenden wissenschaftlichen Fundierung des Pflegeunterrichts.

Übergeordnet lassen sich die abgeleiteten Kategorien pflegedidaktischen Professionswissens den drei Bereichen des Lehrerwissens (Fachwissen, fachdidaktisches Wissen und pädagogisches Wissen) in Anlehnung an Shulman (1986, 1987), Bromme (1992, 1997) und Neuweg (2014) zuordnen (Kapitel 8.5) und sind somit anschlussfähig an die Expertiseforschung und die Lehrerprofessionsforschung.

Auch wenn die Kategorien am Beispiel des Körperpflegeunterrichts hergeleitet wurden, dienen sie als übergeordnete und spezifizierte Systematisierung von pflegedidaktischem Professionswissen und lassen sich auf andere pflegerische Unterrichte übertragen. Ein Lehrender, der beispielsweise einen Pflegeunterricht zum Thema „Schmerzmanagement" aufbereitet, benötigt *wissenschaftliches, generalistisches Wissen* (I.W 2) über Studien, die beispielsweise Erkenntnisse zum Erleben von Schmerz unterschiedlicher Zielgruppen (z. B. Kinder, Menschen mit Demenz) oder zur Wirksamkeit ausgewählter pflegerischer Interventionen liefern.

Darüber hinaus lassen sich die eruierten Kategorien, die spezifischer sind als die allgemeinen Kategorien des Lehrerwissens, aus Sicht der Autorin auch auf andere berufliche Fachrichtungen übertragen, denn das *Wissen* beispielsweise *über die Reihenfolge der Inhalte* (II.W 4) oder das *Wissen über Praxisaufgaben zu Unterrichtsinhalten* (II.W 11) sind für alle beruflichen Bildungen bedeutend.

11.2.2 Ergebnisse zum pflegedidaktischen Professionshandeln

Unter Bezugnahme auf das pflegedidaktische Professionswissen zeigt sich in den Ergebnissen auch ein breites professionelles pflegedidaktisches Handeln der Lehrenden (Kapitel 9). Insgesamt wurden *elf Kategorien zum pflegedidaktischen Handeln* abgeleitet. Diese wurden in *vier strukturgebende Hauptkategorien* eingeteilt: (1) Kognitives Handeln (*Planung des Unterrichts*), (2) Reales Handeln (*Durchführung des Unterrichts*), (3) Reales Handeln (*Bewertung des Unterrichts*) und (4) Reales Handeln (*Lernortkooperation*). Die Kategorien werden entsprechend dieser Struktur präsentiert und erörtert. Da Wissen in Handeln immer integriert ist, können die 18 Kategorien des pflegedidaktischen Professions*wissens* den elf Kategorien des pflegedidaktischen Professions*handelns* zugeordnet werden (Kapitel 9.1).

Analog zum *Wissen über die Ziele des Körperpflegeunterrichts* (II.W 1) wählen die Lehrenden zielgerichtet und praxisorientiert Inhalte aus (*Auswahl der Körperpflegeinhalte*, I.H 2), die sie im Körperpflegeunterricht thematisieren. Einen großen Anteil der Ergebnisse zum pflegedidaktischen Professionshandeln stellen die *Repräsentationen der Körperpflegeinhalte* (I.H 6) sowie die *Auswahl und Anpassung der Inhalte an Methoden* (I.H 7) dar. Die Lehrenden verknüpfen sinnvoll und adäquat methodisches Vorgehen mit ausgewählten Inhalten, und setzen diese dann im Unterricht um. Lehrende führen beispielsweise praktische Übungen zu Berührung und zur Körperpflege durch, um Lernende für das Erleben zu sensibilisieren. Um Inhalte für die Lernenden verständlich zu machen, setzen Lehrende Fallarbeit, Filme, Bilder sowie Modelle ein. Darüber hinaus führen sie Lehrerdemonstrationen durch, um den Lernenden ausgewählte pflegerische Tätigkeiten in ihrer Handlungslogik vorzustellen. Außerdem verknüpfen die Lehrenden die Lernorte Theorie und Pflegepraxis, indem sie Praxisaufgaben zur Körperpflege zur Verfügung stellen.

Bei der *Anordnung der Inhalte in einer Lernsituation* (I.H 3) beginnen einige Lehrende mit pflegeprozessorientiertem Handeln, Berührung oder der Reflexion von eigenen Körperpflegegewohnheiten.

Eine *curriculare Stufung von Körperpflegeinhalten* (I.H 4) findet wenig statt. Einige Lehrende beschreiben, dass sie Körperpflegeinhalte in anderen Lernsituationen erneut aufgreifen, dies ist jedoch durchgängig individuell von den einzelnen Lehrenden abhängig; eine vom Team entwickelte entwicklungslogische curriculare Reihung findet sich nicht. Hinzu kommt, dass einige Lehrende äußern, kein schulinternes Curriculum zu haben, sondern stattdessen die Abfolge der Lerneinheiten aus der empfehlenden Richtlinie NRW (MGSFF, 2003) als Struktur für die dreijährige Pflegeausbildung zu nutzen. Curriculare Arbeit zeichnet sich in den Ergebnissen als entwicklungsbedürftig ab.

Im Kontext des pflegedidaktischen Professionshandelns zeigt sich eine gering ausgeprägte *pflegedidaktische Legitimation der Lernsituation* (I.H 5). Die Lehrenden legitimieren ihre Inhalte gesetzlich, jedoch ziehen sie zur Legitimation ihrer Inhalte kaum pflegedidaktische Publikationen hinzu. Diese Ergebnisse korrespondieren mit denen zum pflegewissenschaftlichen Wissen. Da Lehrende eher wenige Studien zur

Körperpflege (pflegewissenschaftliche oder pflegedidaktische Arbeiten) nutzen, führen sie auch keine zur pflegedidaktischen Legitimation an.

11.2.3 Ergebnisse zum Handeln wider besseres Wissen

In der Auseinandersetzung mit dem pflegedidaktischen Professionswissen, das in pflegedidaktischem Handeln inkorporiert ist, und dem pflegedidaktischen Professionshandeln zeigt sich in den Ergebnissen eine *Diskrepanz zwischen Wissen und Handeln.* Diese kann nicht auf das Konzept des trägen Wissens[51] (Gruber, Mandl & Renkl, 2000) reduziert werden, da es vielfältige Gründe umfasst, die über das träge Wissen hinausgehen.

Das Handeln wider besseres Wissen offenbart sich darin, dass Lehrende einerseits über umfangreiches Professionswissen verfügen, in bestimmten Situationen jedoch pflegedidaktisch ihrem Professionswissen zuwiderhandeln. Es zeigt sich einerseits im Ausführen und andererseits im Unterlassen pflegedidaktischer Handlungen.

Die Ergebnisse zeigen, dass pflegedidaktisches Handeln wider besseres Wissen im Körperpflegeunterricht vor allem bei der *Auswahl der Körperpflegeinhalte* (I.H 2), bei der *Anordnung der Inhalte in einer Lernsituation* (I.H 3) und bei der *Auswahl und Anpassung der Inhalte an Methoden* (I.H 7) auftritt. Darüber hinaus handeln Lehrende auch bei der *curricularen Stufung* (I.H 4), bei der *Gestaltung von Aufgabenstellungen* (I.H 8), bei der *Gestaltung von Lernerfolgskontrollen* (I.H 9) und bei der *Gestaltung von Praxisbegleitungen* (I.H 11) akratisch.

Im Rahmen der *Auswahl der Inhalte* (I.H 2) zeigt sich, dass Lehrende vor allem die Herausforderungen in der Pflegepraxis trotz der hohen Bedeutung zu wenig oder unsystematisch pflegedidaktisch aufbereiten. Den Lehrenden ist bewusst und sie urteilen, dass sie das nicht für angemessen erachten. Dennoch handeln sie ihrem Wissen zuwider.

Bei der *Anordnung der Inhalte* (I.H 3) werden fachsystematische Inhalte in der Lernsituationen teilweise nicht in pflegerisches Handeln integriert; vielmehr läuft *klassischer Anatomieunterricht* parallel zum Pflegeunterricht oder anatomische Inhalte werden in der Lernsituation zur Körperpflege den pflegerischen Inhalten vorangestellt. Bei den zwölf interviewten Lehrenden zeigte sich, dass zwei Lehrende

51 Das Konstrukt des trägen Wissens aus der Kognitionspsychologie weist eine starke Nähe zum philosophisch geprägten Phänomen des *Handelns wider besseres Wissen* auf, das für die vorliegende Arbeit handlungsleitend ist. Auch das „träge Wissen" wird in der Literatur damit erklärt, dass eine Person über Wissen verfügt und dieses in der Handlungssituation nicht anwendet. Jedoch unterscheidet sich das Konzept des trägen Wissens vom Phänomen des Handelns wider besseres Wissen darin, dass es sich beim „trägen Wissen" um nicht abrufbares Wissen handelt, das zur Lösung komplexer Probleme hinzugezogen werden kann. Als Ursache hierfür liegt meist eine wenig anwendungsbezogene Wissensvermittlung vor (Gruber, Mandl & Renkl, 2000, S. 139). Das *Handeln wider besseres Wissen* ist viel umfangreicher als das „träge Wissen", denn es basiert auf vielfältigen Handlungsgründen, die im Fokus der Betrachtung des Phänomens liegen. Träges Wissen kann hierbei *eine* Ursache für *Handeln wider besseres Wissen* darstellen, aber es ist nicht mit diesem Phänomen gleichzusetzen.

den Unterricht zur Körperpflege mit anatomischen und physiologischen Grundlagen der Zelle beginnen. Beiden Lehrenden ist bewusst, und sie artikulieren es explizit, dass sie glauben, dass dies nicht die sinnvolle Reihenfolge ist. Dennoch handeln sie ihrem Wissen und ihrem Urteil zuwider. Innerhalb der Lernsituationen werden von (anderen) Lehrenden anatomische Inhalte der Haut den pflegerischen Inhalten zu Hautbeobachtung und Hautpflege vorangestellt. Auch diesen Lehrenden ist bewusst, dass eine Fokussierung der Pflege den Kern des Pflegeunterrichts ausmachen sollte, dennoch bleiben sie in ihren tradierten Unterrichtsmustern verhaften.

Im Kontext der *methodischen Gestaltung* (I.H 7) zeigt sich, dass Lehrende wider besseres Wissen sehr lehrerzentriert unterrichten. Die Lehrenden wissen um die Vorteile und die Notwendigkeiten aktivierenden Unterrichts und bearbeiten Inhalte trotzdem überwiegend mithilfe von Lehrervorträgen. Zudem setzen die Lehrenden wenig praktische Übungen ein, obwohl sie um die Notwendigkeit der Förderung von Sensibilität, Perspektivverschränkung und Empathiefähigkeit durch praktische Übungen wissen und dem *Körperpflegeunterricht als Schlüssel zur Anbahnung einer pflegerischen Haltung* eine hohe Bedeutung beimessen. Auch die Bedeutung von Fallarbeit ist Lehrenden bewusst. Dennoch setzen einige Lehrende aus ihrer Sicht zu wenige Fälle ein oder führen eine unsystematische Bearbeitung der Fälle durch.

Auffällig ist bei der *Gestaltung von Lernerfolgskontrollen* (I.H 9), dass alle Lehrenden eine Klausur zur Körperpflege einsetzen. Einige Lehrende erläutern, dass sie eine Klausur zum Thema Körperpflege nicht geeignet finden, dass die für die Thematik Körperpflege wesentlichen zu fördernden personalen und sozialen Kompetenzen nicht in einer Klausur abgefragt werden können. Zudem wird angeführt, dass die Klausuren fachsystematisch ausgerichtet sind, wenig Fälle beinhalten und überwiegend reproduktives Wissen abfragen.

Insgesamt kann bei allen Lehrenden pflegedidaktisches Handeln wider besseres Wissen beschrieben werden. Allen akratischen Handlungen liegen verschiedenste Ursachen zugrunde. Die Lehrenden handeln wider besseres Wissen, jedoch handeln sie *aus* Gründen. Eine umfassende Analyse der Handlungsgründe ist bedeutsam für die Interpretation der Gesamtergebnisse. Es kann konstatiert werden, dass pflegedidaktisches Handeln wider besseres Wissen nicht per se negativ konnotiert ist. Insbesondere dann, wenn Lehrende sowohl gute (und fachlich nachvollziehbare) Gründe für eine Handlung A und ebenso gute Gründe (ebenfalls fachlich nachvollziehbare) für eine Handlung B haben, ist Handeln wider besseres Wissen anders zu interpretieren als akratisches Handeln aus einem Grund, der aus pflegedidaktischer Sicht wenig überzeugend ist.

Als zentrale Handlungsgründe für Handeln wider besseres Wissen können das *Verantwortungsgefühl* als *personenbezogene Ursachen* und die *unzureichenden zeitlichen Ressourcen* als *organisatorische Zwänge* für vielfältige akratische Handlungen angeführt werden.

Wenn z.B. zwischen inhaltlichem Anspruch (Thematisieren von Herausforderungen) und pädagogischem Verantwortungsbewusstsein für die Lernenden (Schutz vor Überforderung) abgewogen wird, kollidieren im Handeln wider besseres

Wissen teilweise verschiedene Normen von Professionalität. Lehrende handeln demzufolge wider besseres Wissen, aber aufgrund eines *Verantwortungsgefühls*, hier vor allem für die Lernenden. Darüber hinaus zeigen die Ergebnisse, dass Lehrende aus *unzureichenden (methodischen) Alternativen* wider besseres Wissen handeln, z. B. fehlen ihnen Ideen zur Systematisierung der Herausforderungen, um das Thematisieren besser zu strukturieren. Oder ihnen fehlen konkrete Alternativen, wie anatomische Inhalte besser integriert werden können. Bei den personenbezogenen Ursachen lassen sich weiterhin *Unsicherheit* und *Überforderung*, vor allem bei Lehrenden mit weniger unterrichtlicher Erfahrung, eruieren. Darüber hinaus geben die Ergebnisse Hinweise darauf, dass Lehrende aus dem Grund der *Konfliktvermeidung* wider besseres Wissen handeln, indem sie z. B. Klausuren einsetzen, die sie selbst für nicht geeignet halten, einen Konflikt auf Teamebene aber vermeiden wollen. Ebenso wird ein Konflikt mit Lernenden vermieden, der durch aktivierende Methoden ausgelöst werden könnte, wenn Lernende z. B. keine Gruppenarbeiten machen möchten und stattdessen einen Lehrervortrag einfordern. Lehrende handeln dann wider besseres Wissen, wenn sie den Konflikt meiden und den Wünschen der Lernenden nachkommen, obwohl aus pflegedidaktischer Sicht eine aktive Lernform indiziert wäre.

Neben den personenbezogenen Gründen handeln Lehrende aufgrund *organisatorischer Zwänge* wider besseres Wissen. Die *unzureichenden zeitlichen Ressourcen* liegen häufig in den Strukturen der Bildungseinrichtungen (z. B. zu wenig Stunden für die Lernsituation) begründet. Weitere Gründe für akratisches Handeln stellen die *unzureichende curriculare Verteilung von Inhalten*, *bestehende Strukturen im Team* und die *funktional ausgerichtete Stundenplanung* dar.

Die Ergebnisse zeigen insgesamt ein vielseitiges Handeln wider besseres Wissen, das auf unterschiedlichsten Handlungsgründe[52] basiert.

---

52 Mit dem Handeln wider besseres Wissen beschäftigt sich auch Barth (2002) in ihrer Habilitation. Sie untersucht im Rahmen des Forschungsprogrammes der Subjektiven Theorien das Verhalten von Lehrenden während des Gruppenunterrichts in der Orientierungsstufe (5. und 6. Klasse). Barth (2002, S. 91, 162) stellt fest, dass die Subjektiven Theorien der Lehrenden mit dem realen Handeln in den Phasen des Arbeitsauftrages, der Gruppenarbeit und der Auswertung teilweise nicht übereinstimmen. Hierfür liegen verschiedene Ursachen (methodologischer und inhaltlicher Art) zugrunde (Barth, 2002, S. 161–162, 169). Für die vorliegende Arbeit sind nur die inhaltlichen Ursachen interessant. Diese bündelt Barth unter dem Begriff „Belastungssituationen". Ein Grund für das Abweichen liegt darin, dass die Lehrenden in einem Konflikt zwischen zwei konkurrierenden „Subjektiven Imperativen" stehen (Barth, 2002, S. 163). Als Beispiel wird der Konflikt bei der Gruppenarbeit genannt, in der Lehrende hin- und hergerissen sind zwischen einer engmaschigen Begleitung der Gruppen (Imperativ 1: Aufgabe von Lehrenden) bei gleichzeitigem Wissen darum, dass Lernende selbstständig arbeiten sollen (Imperativ 2: Förderung von Selbstständigkeit) (Barth, 2002, S. 165). Zudem beschreibt Barth (2002, S. 165) das Abweichen aufgrund eines Konfliktes der Lehrenden zwischen der vorgefundenen Realität und einem „Subjektiven Imperativ". Dies zeigt sich z. B. darin, dass Lehrende, obwohl sie Zeitvorgaben für die Gruppenarbeit wichtig finden (Imperativ), keine Vorgaben machen, um die Lernenden in der Situation nicht unter Zeitdruck zu setzen (Realität). Diese Ursachen knüpfen insofern an der vorliegenden Arbeit an, als sie eine Ähnlichkeit zu der Ursache des *Verantwortungsgefühls* aus der vorliegenden Arbeit aufweisen. Da die Ergebnisse bei Barth auf die Situation von Gruppenunterricht beschränkt sind, bieten sie für die vorliegende Arbeit darüber hinaus wenig weiterführende Erkenntnisse.

Zusammenfassend kann konstatiert werden, dass Lehrende über vielfältiges pflegedidaktisches Wissen verfügen, das in zahlreichen pflegedidaktischen Handlungen professionell umgesetzt wird. Dennoch existiert das Phänomen des akratischen Handelns, dass Lehrende ihrem Professionswissen zuwiderhandeln. Das liegt sowohl in den Lehrenden selbst als auch in organisatorischen Zwängen, die vorrangig institutioneller Art sind, begründet. Die vielfältigen Handlungsgründe sind entscheidend, um Interpretationen vorzunehmen und daraus Konsequenzen für die Lehrerbildung abzuleiten.

11.3 Konsequenzen für die Lehrerbildung

Die Forschungsarbeit liefert Erkenntnisse zur Lehrerprofessionalität in der Pflegeausbildung, die für die erste und zweite Phase der Lehrerausbildung genutzt werden können. Die *Kategorien pflegedidaktischen Wissens* und die *Kategorien pflegedidaktischen Handelns* können als Anforderungskriterien für die Lehrerausbildung in der beruflichen Fachrichtung Gesundheit und Pflege Berücksichtigung finden. Außerdem liefern sie eine Systematisierung für die Konstruktion von Lernsituationen, sodass sich strukturierte Vorgehensweisen ableiten lassen.

Zudem bieten die eruierten Kategorien einen Reflexionsrahmen für den eigenen und hospitierten Unterricht angehender (und bereits ausgebildeter) Lehrender in der Pflegeausbildung hinsichtlich des eigenen professionellen Wissens und Handelns. Für hospitierten Unterricht, z.B. in Form von Lehrproben könnten die Kategorien eine Möglichkeit bilden, um strukturierte Beobachtungsbögen zu entwickeln. Die Existenz des *Phänomens des Handelns wider besseres Wissen* im Kontext von Lehrerprofessionalität bietet ein Potenzial in der Lehrerbildung, z.B. für die eigene kritische Reflexion, für die prospektive Planung von Unterricht und für die konstruktive Zusammenarbeit im Team.

Dem Handeln wider besseres Wissen liegt eine Bewusstheit und eine Reflexionsfähigkeit zugrunde, die stetig ausgebaut werden sollte. Die hohe Bedeutung der Reflexionsfähigkeit wird bereits vielfach beschrieben (u.a. Darmann-Finck, 2010a; Dütthorn, 2014; Fichtmüller & Walter, 2007; Gillen, 2006, 2007; Neuweg, 1999a). In Bezug auf das *Phänomen des Handelns wider besseres Wissen* müssen die an der Lehrerausbildung Beteiligte (Hochschullehrende, Fachseminarleitende usw.) angehende Lehrende motivieren, ihren Unterricht selbstkritisch zu betrachten und ihre Handlungsgründe zu artikulieren. Dies ist bei der Erstellung von Unterrichtsentwürfen von besonderer Relevanz, in denen angehende Lehrende ihre theoretischen Entscheidungen darlegen und begründen müssen.

Durch das Explizieren der Handlungsgründe besteht für die Lehrenden die Möglichkeit, in eine pflegedidaktische Diskussion zu Lehrerprofessionalität zu treten und sich darüber kontinuierlich weiterzuentwickeln.

Das im *Handeln wider besseres Wissen* enthaltene Abwägen von konkreten pflegedidaktischen Handlungsmöglichkeiten sollte offen kommuniziert und reflektiert werden. Ebenso wie die Lernenden einen hohen Redebedarf über herausfordernde Situationen in der Pflegepraxis zeigen, kann aus den Ergebnissen der Studie ein hoher Bedarf an reflexivem Austausch der Lehrenden über herausfordernde Situationen in der professionellen Gestaltung von Pflegeunterricht abgeleitet werden, dem in der Lehrerbildung vielschichtiger begegnet werden sollte.

Darüber hinaus müssen mit angehenden Lehrenden pflegedidaktisch begründete konzeptionelle Vorgehensweisen reflektiert werden, die an den konkreten inhaltlichen zu unterrichtenden Gegenständen und den zu fördernden Kompetenzen ansetzen.

Wie die Ergebnisse zeigen, spielen das Pflegeverständnis und das Pflegebildungsverständnis sowohl beim *pflegedidaktischen Professionswissen und -handeln* als auch beim *Handeln wider besseres Wissen* eine zentrale Rolle, und dieses ist unabhängig von der generalistischen Pflegeausbildung. Im Kontext der Lehrerausbildung muss eine handlungssystematische Vorgehensweise bei der Konstruktion von Lernsituationen zum Gegenstand gemacht werden.

Die immer noch ausgeprägte fachsystematische Prägung von angehenden Lehrenden muss stärker in der Lehrerausbildung thematisiert werden. Im Rahmen der hochschulischen und der praktischen Lehrerausbildung müssen zudem pflegewissenschaftliche und pflegedidaktische Inhalte enger miteinander verbunden werden, um die Bedeutung des pflegewissenschaftlichen Wissens für die professionelle Gestaltung von Pflegeunterricht zu fokussieren.

Brinker-Meyendriesch (2020, S. 12) konstatiert, dass aufgrund der neuen Pflegeberufe-Ausbildungs- und Prüfungsverordnung sowie des neuen Rahmenlehrplans eine vertiefte Beschäftigung mit dem Pflegeberuf erfolgen muss. Der Anspruch an professionelles Lehrerhandeln in der Pflege ist durch die gesetzlichen Vorgaben und den Rahmenlehrplan berechtigterweise gestiegen. Problematisch bleibt, dass die Bedingungen in der Pflegepraxis den Anforderungen teilweise diametral entgegenstehen. Die Aufgabe in der Lehrerausbildung sowie in der Lehrerfortbildung und Weiterbildung besteht darin, Lehrerprofessionalität in der Pflege immer wieder neu zu diskutieren und zu reflektieren. In Bezug auf die generalistische Pflegeausbildung sind vielfältige didaktische Systematiken erforderlich, die es Lehrenden ermöglichen, allgemeine und spezifische Inhalte begründet auszuwählen und so aufzubereiten, dass zuerst Lehrende und dann Lernende ein umfangreiches generalistisches Pflegeverständnis entwickeln können.

Anknüpfend an die Konsequenzen für die Lehrerausbildung lassen sich aus den Ergebnissen Forschungsdesiderata ableiten, die nachfolgend skizziert werden.

11.4 Forschungsdesiderata

Die Studie liefert eine Abbildung und Systematisierung von *Kategorien pflegedidaktischen Professionswissens und Professionshandelns*. Darüber hinaus wurde das *Phänomen des Handelns wider besseres Wissen* mit den darin zugrunde liegenden *Handlungsgründen* hergeleitet. Die Ergebnisse wurden beispielhaft für den *Körperpflegeunterreicht* hergeleitet. Weitere Forschungsarbeiten könnten diese Systematik erweitern, indem andere pflegedidaktische Themen zum Forschungsgegenstand gemacht werden.

Da nur Lehrende in der Pflegeausbildung einbezogen wurden, könnte die Studie sowohl zum *pflegedidaktischen Professionswissen* und *-handeln* als auch zum Handeln wider besseres Wissen auf den Bereich der *berufsbildenden Schulen* ausgeweitet werden. Hierzu könnte pflege- und gesundheitsdidaktisches Wissen und Handeln im Kontext verschiedener Themen und Bildungsgänge (wie z.B. Bildungsgänge der Heilerziehungspflege oder der Sozialassistenten) weiter untersucht werden. Das *pflegedidaktische Professionshandeln* und das *Handeln wider besseres Wissen* kann in Unterrichtsbeobachtungen, z.B. durch Videos mit anschließender Reflexion weiter untersucht werden.

Da bislang keine systematisierten Ergebnisse zum *pflegedidaktischen Professionswissen und -handeln* vorlagen, wurden die Erkenntnisse anhand eines qualitativen Forschungsdesigns erhoben und hergeleitet. Mit Anschluss an die allgemeine Unterrichtsforschung könnte pflegedidaktisches Professionswissen für das Thema Körperpflege oder andere Themen weiter operationalisiert und durch verschiedene Tests (z.B. Paper-Pencil-Tests) breiter erhoben werden. Hierbei könnten Kombinationstests aus pflegewissenschaftlichem Wissen und pflegedidaktischem Wissen eingesetzt werden, wie dies auch z.B. für den Bereich Mathematik (Baumert & Kunter, 2011b; Döhrmann, Kaiser & Blömeke, 2010), Biologie (Jüttner & Neuhaus, 2013) oder Chemie (Dollny, 2011) gemacht wird. Es könnten Vergleichsstudien zum Professionswissen durchgeführt werden, die sich entweder mit verschiedenen Lehrenden (an Pflegeschulen und an berufsbildenden Schulen) und/oder verschiedenen Bildungsgängen beschäftigen.

Im Kontext der Berufsbiografieforschung könnte pflegedidaktisches Professionswissen von angehenden Lehrenden, Berufsanfängern und Berufserfahrenen explizit in den Blick genommen werden. Erste Ansatzpunkte hierzu liefert die Studie von Reiber et al. (2015).

Zusammenfassend kann konstatiert werden, dass aus der vorliegenden Arbeit vielfältige Ansatzpunkte für weitere Forschungsvorhaben abgeleitet werden können. Erkenntnisse aus der Literatur verweisen darauf, dass die pflegedidaktische Unterrichtsforschung bislang unzureichend ist (Darmann-Finck, 2010b, 2015, 2017; Reiber 2015). In diesem Kontext bietet die Forschung zu Lehrerprofessionalität und Expertise von Lehrenden in der Pflege ein breites Potenzial für weitere Forschungsvorhaben, um die Professionalisierung der Pflegedidaktik weiterzuentwickeln.

12. Literatur

Ackrill, J. L. (1985). *Aristoteles. Eine Einführung in sein Philosophieren*. Berlin: de Gruyter.

Adam-Paffrath, R. (2014). *Würde und Demütigung aus der Perspektive professioneller Pflege. Eine qualitative Untersuchung zur Ethik im ambulanten Pflegebereich*. Frankfurt am Main: Mabuse.

Aebli, H. (1971). *Grundformen des Lernens. Ein Beitrag zur psychologischen Grundlegung der Unterrichtsmethode* (7. Aufl.). Stuttgart: Klett.

Aigner, C. (2009). *Berührung in der Pflege. Die Bedeutung von Berührung durch Pflegepersonen für alte Menschen in Alten- und Pflegeheimen*. Magisterarbeit am Institut für Pflegewissenschaft der Privaten Universität für Gesundheitswissenschaften, Medizinische Informatik und Technik. Hall in Tirol.

Aktion Saubere Hände (2016). *Handschuhe und Händedesinfektion in der ambulanten Medizin*. Verfügbar unter https://www.aktion-sauberehaende.de/ash/module/ambulante-medizin/fortbildungsmaterialien/ (Abruf am 26.11.2019).

Anscombe, G. E. M. (2011). *Absicht*. Berlin: Suhrkamp.

Arbeitskreis Deutscher Qualifikationsrahmen (AK DQR) (2011). *Deutscher Qualifikationsrahmen für lebenslanges Lernen*. Verfügbar unter: https://www.dqr.de/media/content/Der_Deutsche_Qualifikationsrahmen_fue_lebenslanges_Lernen.pdf (Abruf am 31.03.2020).

Arens, F. (2016). Lehrerausbildung in den Fachrichtungen Gesundheit und Pflege: Entwicklungsstand und berufliche Perspektiven. In: E. Brinker-Meyendriesch & F. Arens (Hrsg.), *Diskurs Berufspädagogik Pflege und Gesundheit. Wissen und Wirklichkeiten zu Handlungsfeldern und Themenbereichen* (S. 154–186). Berlin: wvb.

Arens, F. & Brinker-Meyendriesch, E. (2018). *Spektrum Lehrerbildung Pflege und Gesundheit. Zeitzeugen einer Disziplinentwicklung*. Berlin: wvb.

Aristoteles (2013). Auszug aus Buch VII der Nikomachischen Ethik. In: T. Spitzley (Hrsg.), *Willensschwäche* (2., erweiterte und korrigierte Aufl.; S. 36–51). Münster: mentis.

Aristoteles (2018). *Nikomachische Ethik* (übersetzt und herausgegeben von Ursula Wolf) (7. Aufl.). Reinbek: Rowohlt.

Arnold, R. (1996). Deutungslernen in der Erwachsenenbildung. Grundlinien und Illustrationen zu einem konstruktivistischen Lernbegriff. *Zeitschrift für Pädagogik*, 42 (5), 719–730.

Arnold, R. (2007). *Ich lerne, also bin ich. Eine systemisch-konstruktive Didaktik*. Heidelberg: Auer.

Arnold, R. & Schüßler, I. (1998). *Wandel der Lernkulturen. Ideen und Bausteine für ein lebendiges Lernen*. Darmstadt: Wissenschaftliche Buchgesellschaft.

Astleitner, H. (2002). Prinzipien guten Unterrichts. Verfügbar unter: http://www.sqa.at/pluginfile.php/1805/course/section/932/astleitner_unterrichtsqualität.pdf (Abruf am 17.12.2019).

Avenarius, H., Ditton, H., Döbert, H., Klemm, K., Klieme, E. Rürup, M. (…) & Weiß, M. (2003). *Bildungsberichterstattung für Deutschland: Konzeption*. Frankfurt am Main: DIPF.

Backes, V. M. S., Moya, J. L. M., Prado, M. L., Menegaz, J. C., Cunha, A. P. & Fransisco, B. S. (2013). Expressions of pedagogical content knowledge of an experienced nursing teacher. *Text Context Nursing*, 22 (3), 804–810.

Bader, R. (2003). Lernfelder konstruieren – Lernsituationen entwickeln. Eine Handreichung zur Erarbeitung didaktischer Jahresplanungen für die Berufsschule. *Die berufsbildende Schule*, 7–8, 210–217.

Bader, R. & Müller, M. (2002). Fachdidaktische Professionalität zur Gestaltung des Lernfeldkonzeptes – Anforderungen an die Lehrenden und schulorganisatorische

Rahmenbedingungen. In: R. Bader & P. F. E. Sloane (Hrsg.), *Bildungsmanagement im Lernfeldkonzept. Curriculare und organisatorische Gestaltung* (S. 63–73). Paderborn: Eusl.

Balzer, S. (2009). (Aus-)Bildung in der Gesundheits- und Krankenpflege – Reflexion auf der Grundlage des fachdidaktischen Strukturgitters von Greb. In: S. Balzer & B. Kühme (Hrsg.), *Anpassung und Selbstbestimmung in der Pflege. Studien zum (Aus-) Bildungserleben von PflegeschülerInnen* (S. 39–149). Frankfurt am Main: Mabuse.

Balzer, S. (2019a). *Chamäleonkompetenz. Eine Studie in der pflegepraktischen Ausbildung.* Frankfurt am Main: Mabuse.

Balzer, S. (2019b). Chamäleonkompetenz oder Rebellen und Fügsame in der Pflegeausbildung. *PADUA*, 14 (4), 215–219.

Barnett, K. (1972). A survey of the current utilization of touch by health team personnel with hospitalized patients. *International Journal of Nursing Studies*, 9 (4), 195–209.

Barre, K. (2013). *Evidence-based Nursing in der pflegedidaktischen Vermittlung.* Frankfurt am Main: Mabuse.

Barrick, A. L. & Rader, J. (2011). Menschen mit Demenz bei der Körperpflege unterstützen – allgemeine Richtlinien. In. A. L. Barrick et al. (Hrsg.), *Körperpflege ohne Kampf. Personenorientierte Pflege von Menschen mit Demenz* (S. 43–51). Bern: Huber.

Barrick, A. L., Rader, J., Hoeffer, B., Sloane, P. D. & Biddle, S. (2011). *Körperpflege ohne Kampf. Personenorientierte Pflege von Menschen mit Demenz.* Bern: Huber.

Barrick, A. L., Rader, J. & Mitchell, M. (2011). Das Verhalten einschätzen. In. A. L. Barrick et al. (Hrsg.), *Körperpflege ohne Kampf. Personenorientierte Pflege von Menschen mit Demenz* (S. 53–73). Bern: Huber.

Barth, A.-R. (2002). *Handeln wider (besseres) Wissen? Denken und Handeln von Lehrkräften während des Gruppenunterrichts.* Hamburg: Kovac.

Bastian, J. & Helsper, W. (2000). Professionalisierung im Lehrberuf – Bilanzierung und Perspektiven. In: J. Bastian, W. Helsper, S. Reh & C. Schelle (Hrsg.), *Professionalisierung im Lehrerberuf. Von der Kritik der Lehrerrolle zur pädagogischen Professionalität* (S. 167–192). Opladen: Leske + Budrich.

Bauer, K.-O. (2000). Konzepte pädagogischer Professionalität und ihre Bedeutung für die Lehrerarbeit. In: J. Bastian, W. Helsper, S. Reh & C. Schelle (Hrsg.), *Professionalisierung im Lehrerberuf. Von der Kritik der Lehrerrolle zur pädagogischen Professionalität* (S. 55–72). Opladen: Leske + Budrich.

Bauer, K.-O., Kopka, A. & Brindt, S. (1996). *Pädagogische Professionalität und Lehrerarbeit. Eine qualitative empirische Studie über professionelles Handeln und Bewußtsein.* Weinheim: Juventa.

Bauer, W. & Grollmann, P. (2006). Berufsbildungsforschung zur Professionalisierung von Berufsschullehrern. In: F. Rauner (Hrsg.), *Handbuch Berufsbildungsforschung* (2., aktualisierte Aufl.; S. 270–277). Bielefeld: Bertelsmann.

Baumert, J. & Kunter, M. (2006). Stichwort: Professionelle Kompetenz von Lehrkräften. *Zeitschrift für Erziehungswissenschaft*, 9 (4), 469–520.

Baumert, J. & Kunter, M. (2011a). Das Kompetenzmodell von COACTIV. In: M. Kunter, J. Baumert, W. Blum, U. Klusmann, S. Krauss & M. Neubrand (Hrsg.), *Professionelle Kompetenz von Lehrkräften. Ergebnisse des Forschungsprogramms COACTIV* (S. 29–53). Münster: Waxmann.

Baumert, J. & Kunter, M. (2011b). Das mathematikspezifische Wissen von Lehrkräften, kognitive Aktivierung im Unterricht und Lernfortschritte von Schülerinnen und Schülern. In: M. Kunter, J. Baumert, W. Blum, U. Klusmann, S. Krauss & M. Neubrand (Hrsg.), *Professionelle Kompetenz von Lehrkräften. Ergebnisse des Forschungsprogramms COACTIV* (S. 163–192). Münster: Waxmann.

Baumert, J., Kunter, M., Blum, W., Klusmann, U., Krauss, S. & Neubrand, M. (2011). Professionelle Kompetenz von Lehrkräften, kognitiv aktivierender Unterricht und die mathematische Kompetenz von Schülerinnen und Schülern (COACTIV) – Ein Forschungsprogramm. In: M. Kunter, J. Baumert, W. Blum, U. Klusmann, S. Krauss & M. Neubrand (Hrsg.), *Professionelle Kompetenz von Lehrkräften. Ergebnisse des Forschungsprogramms COACTIV* (S. 7–25). Münster: Waxmann.

Baumgartner, P. (2000). Handeln und Wissen bei Schütz. Versuch einer Rekonstruktion. In: G. H. Neuweg (Hrsg.), *Wissen. Können. Reflexion* (S. 9–26). Innsbruck: Studienverlag.

Beckermann, A. (Hrsg.) (1985). *Analytische Handlungstheorie. Band 2. Handlungserklärungen*. Frankfurt am Main: Suhrkamp.

Benner, P. (2017). *Stufen zur Pflegekompetenz. From Novice to Expert* (3., unveränderte Auflage). Bern: Hogrefe.

Bensch, S. (2012). Ausbildungswissen und praktisches Handeln – zwei Handeln. Die Theorie-Praxis-Differenz als Herausforderung für Pflegende. *PADUA*, 7 (4), 188–194.

Bensch, S. (2016). Zum Verhältnis von Pflegewissenschaft, Pflegedidaktik und Pflegepraxis für eine Berufspädagogik der Gesundheitsberufe. In: E. Brinker-Meyendriesch & F. Arens (Hrsg.), *Diskurs Berufspädagogik Pflege und Gesundheit. Wissen und Wirklichkeiten zu Handlungsfeldern und Themenbereichen* (S. 132–153). Berlin: wvb.

Berliner, D. C. (2001). Learning about and learning from expert teachers. *International Journal of Educational Research*, 35, 463–482.

Bernhart, A. & Bernhart, D. (2012). *Methodentraining. Kooperatives Lernen. Ein Praxisbuch zum wechselseitigen Lehren und Lernen (WELL)* (3. Aufl.). Donauwörth: Auer.

Besser, M. & Krauss, S. (2009). Zur Professionalität als Expertise. In: O. Zlatkin-Troitschanskaia, K. Beck, D. Sembill, R. Nickolaus & R. Mulder (Hrsg.), *Lehrerprofessionalität. Bedingungen, Genese, Wirkungen und ihre Messung* (S. 71–82). Weinheim: Beltz.

Beywl, W. & Zierer, K. (2014). „Visible Learning" wird zu „Lernen sichtbar machen". Ein Kommentar zur Übersetzung und Überarbeitung der Hattie-Studie. In: E. Terhart (Hrsg.), *Die Hattie-Studie in der Diskussion. Probleme sichtbar machen* (2. Aufl., S. 147–162). Seelze: Kallmeyer.

Bienstein, C. & Fröhlich, A. (2016). *Basale Stimulation in der Pflege®. Die Grundlagen* (8., durchgesehene und ergänzte Aufl.). Bern: Huber.

Birnbacher, D. (1995). *Tun und Unterlassen*. Stuttgart: Reclam.

Bischoff-Wanner, C. (2008). Die Lehrerbildung in der Pflege im Zeichen von „Bologna". In: C. Bischoff-Wanner & K. Reiber (Hrsg.), *Lehrerbildung in der Pflege. Standortbestimmung, Perspektiven und Empfehlungen vor dem Hintergrund der Studienreformen* (S. 11–40). Weinheim: Juventa.

Bischoff-Wanner, C. & Reiber, K. (2008). Kompetenzorientierung und Standards in der Ausbildung für Pflegelehrer/-innen. In: C. Bischoff-Wanner & K. Reiber (Hrsg.), *Lehrerbildung in der Pflege. Standortbestimmung, Perspektiven und Empfehlungen vor dem Hintergrund der Studienreformen* (S. 99–132). Weinheim: Juventa.

Blömeke, S. (2002). *Universität und Lehrerausbildung*. Bad Heilbrunn: Klinkhardt.

Blömeke, S., Felbrich, A. & Müller, C. (2008). Theoretischer Rahmen und Untersuchungsdesign. In: S. Blömeke, G. Kaiser & R. Lehmann (Hrsg.), *Professionelle Kompetenz angehender Lehrerinnen und Lehrer. Wissen, Überzeugungen und Lerngelegenheiten deutscher Mathematikstudierender und -referendare. Erste Ergebnisse zur Wirksamkeit der Lehrerausbildung* (S. 15–48). Münster: Waxmann.

Blömeke, S., Kaiser, G. & Lehmann, R. (2010). TEDS-M 2008 Sekundarstufe I: Ziele, Untersuchungsanlage und zentrale Ergebnisse. In: S. Blömeke, G. Kaiser & R. Lehmann (Hrsg.), *TEDS-M 2008. Professionelle Kompetenz und Lerngelegenheiten angehender*

Mathematiklehrkräfte für die Sekundarstufe I im internationalen Vergleich (S. 11–37). Münster: Waxmann.

Blömeke, S. & König, J. (2010). Messung des pädagogischen Wissens: Theoretischer Rahmen und Teststruktur. In: S. Blömeke, G. Kaiser & R. Lehmann (Hrsg.), *TEDS-M 2008. Professionelle Kompetenz und Lerngelegenheiten angehender Mathematiklehrkräfte für die Sekundarstufe I im internationalen Vergleich* (S. 239–263). Münster: Waxmann.

Blömeke, S., Seeber, S., Lehmann, R., Kaiser, G., Schwarz, B., Felbrich, A. & Müller, C. (2008). Messung des fachbezogenen Wissens angehender Mathematiklehrkräfte. In: S. Blömeke, G. Kaiser & R. Lehmann (Hrsg.), *Professionelle Kompetenz angehender Lehrerinnen und Lehrer. Wissen, Überzeugungen und Lerngelegenheiten deutscher Mathematikstudierender und -referendare. Erste Ergebnisse zur Wirksamkeit der Lehrerausbildung* (S. 49–88). Münster: Waxmann.

Bobath, B. & Bobath, K. (2005). *Die motorische Entwicklung bei Zerebralparesen* (6. Aufl.). Stuttgart: Thieme.

Bobbert, M. (2012). Entscheidungen Pflegender zwischen Expertise, Patientenselbstbestimmung und Fürsorge. In: S. Monteverde (Hrsg.), *Handbuch Pflegeethik. Ethisch denken und handeln in den Praxisfeldern der Pflege* (S. 58–73). Stuttgart: Kohlhammer.

Böhnke, U. (2010). Dem Leibkörper auf der Spur. Theoretischer Begründungsrahmen professioneller reflexiver Könnerschaft im Berufsfeld Pflege. Verfügbar unter: http://elib.suub.uni-bremen.de/edocs/00103599-1.pdf (Abruf am 10.02.2020).

Böhnke, U. (2016). Rekonstruktive Fallarbeit in Pflege und Gesundheit. Theoretische Begründungslinien einer reflexiven Könnerschaft. In: M. Hülsken-Giesler, S. Kreutzer & N. Dütthorn (Hrsg.), *Rekonstruktive Fallarbeit in der Pflege. Methodologische Reflexionen und praktische Relevanz für Pflegewissenschaft, Pflegebildung und die direkte Pflege* (S. 33–59). Osnabrück: V & R Unipress.

Bohn, C. (2015). *Macht und Scham in der Pflege. Beschämende Situationen erkennen und sensibel damit umgehen.* München: Reinhardt.

Bohrer, A. (2007). Lernaufgaben für die praktische Ausbildung. *Forum Ausbildung*, 1 (1), 2–3.

Bohrer, A. (2013). *Selbstständigwerden in der Pflegepraxis. Eine empirische Studie zum informellen Lernen in der praktischen Pflegeausbildung.* Berlin: wvb.

Bohrer, A. (2014). *Lernort Praxis. Kompetent begleiten und anleiten* (3., aktualisierte und erweiterte Aufl.). Brake: Prodos.

Bohrer, A., Kuckeland, H., Oetting-Roß, C., Scherpe, M. & Schneider, K. (2016). *Beratung gestalten. Grundlagen der Pflege für die Aus-, Fort- und Weiterbildung. Heft 25* (3., überarbeitete Aufl.). Brake: Prodos.

Bombe, M. (1995). Die Wahrung der Intimsphäre bei der Waschung des Intimbereichs. Eine Studie zu einem Tabuthema. *Pflegezeitschrift*, 9, 3–11.

Bonnet, A. & Hericks, U. (2014). Professionalisierung und Deprofessionalisierung im Lehrer/innenberuf. *Zeitschrift für interpretative Schul- und Unterrichtsforschung*, 3, 3–8.

Bornschein, U. (1998). Der Schuß ins Waschwasser … Eine pflegerische Studie über die Wirkung von Badeöl. *Die Schwester/der Pfleger*, 37 (12), 1018–1021.

Bottek, C, (2014). *Unterlassungen und ihre Folgen. Handlungs- und kausalitätstheoretische Überlegungen.* Tübingen: Mohr Siebeck.

Braunschmidt, B. & Müller, G. (2011). Berührung in der Pflege. Eine Literaturübersicht. *Pflegewissenschaft*, 13 (10), 517–524.

Breuer, F. (2003). Subjekthaftigkeit der sozial-/wissenschaftlichen Erkenntnistätigkeit und ihre Reflexion: Epistemologische Fenster, methodische Umsetzungen. *Forum Qualitative Sozialforschung*, 4 (2), Art. 25.

Breuer, F. (2009). *Reflexive Grounded Theory. Eine Einführung für die Forschungspraxis.* Wiesbaden: VS.

Breuer, F. & Muckel, P. (2016). Die Fokussierung von Subjektivität, Selbstreflexivität und Kreativität des/der Forschenden. In: C. Equit & C. Hohage (Hrsg.), *Handbuch Grounded Theory. Von der Methodologie zur Forschungspraxis* (S. 67–85). Weinheim: Beltz.

Breuer, F., Muckel, P. & Dieris, B. (2018). *Reflexive Grounded Theory. Eine Einführung in die Forschungspraxis* (3., vollständig überarbeitete und erweiterte Aufl.). Wiesbaden: Springer.

Breuer, F., Muckel, P. & Dieris, B. (2019). *Reflexive Grounded Theory. Eine Einführung in die Forschungspraxis* (4., durchgesehene und aktualisierte Aufl.). Wiesbaden: Springer.

Brinker-Meyendriesch, E. (2016). Von der Idee zur Tat: Anmerkungen zum Diskurs Berufspädagogik Pflege und Gesundheit. In: E. Brinker-Meyendriesch & F. Arens (Hrsg.), *Diskurs Berufspädagogik Pflege und Gesundheit. Wissen und Wirklichkeiten zu Handlungsfeldern und Themenbereichen* (S. 11–29). Berlin: wvb.

Brinker-Meyendriesch, E. (2020). Produktive Irritationen für mehr berufswissenschaftliche Forschung – Pflegeberufegesetz und Fridays for Future. Ein Plädoyer. *Pädagogik der Gesundheitsberufe*, 7 (1), 11–17.

Bromme, R. (1992). *Der Lehrer als Experte. Zur Psychologie des professionellen Wissens.* Bern: Huber.

Bromme, R. (1995). Was ist „pedagogical content knowledge"? Kritische Anmerkungen zu einem fruchtbaren Forschungsprogramm. In: S. Hopmann & K. Riquarts (Hrsg.), *Didaktik und/oder Curriculum. Grundprobleme einer international vergleichenden Didaktik.* Zeitschrift für Pädagogik. Beiheft 33 (S. 105–113). Weinheim: Beltz.

Bromme, R. (1997). Kompetenzen, Funktionen und unterrichtliches Handeln des Lehrers. In: F. E. Weinert (Hrsg.), *Psychologie des Unterrichts und der Schule* (S. 177–212). Göttingen: Hogrefe.

Bromme, R. (2008). Lehrerexpertise. Teacher's Skill. In: W. Schneider & M. Hasselhorn (Hrsg.), *Handbuch der Pädagogischen Psychologie* (S. 159–167). Göttingen: Hogrefe.

Bromme, R. (2014). *Der Lehrer als Experte. Zur Psychologie des professionellen Wissens.* Münster: Waxmann.

Brühe, R. (2013). Berufseinmündung von Pflegelehrern. Eine empirische Untersuchung zur Situation und zum Erleben von Pflegelehrenden an Pflegebildungseinrichtungen in der Phase der Berufseinmündung. Verfügbar unter: https://kidoks.bsz-bw.de/frontdoor/deliver/index/docId/104/file/Bruehe_2013_Dissertation_Berufseinmuendung_von_Pflegelehrern.pdf (Abruf am 03.03.2020).

Büssing, A., Herbig, B. & Ewert, T. (2002). Implizites Wissen und erfahrungsgeleitetes Arbeitshandeln. Entwicklung einer Methode zur Explikation in der Krankenpflege. *Zeitschrift für Arbeits- und Organisationspsychologie*, 46 (1), 2–21.

Buxel, H. (2011). *Jobverhalten, Motivation und Arbeitsplatzzufriedenheit von Pflegepersonal und Auszubildenden in Pflegeberufen. Ergebnisse dreier empirischer Untersuchungen und Implikationen für das Personalmanagement und -marketing von Krankenhäusern und Altenpflegeeinrichtungen.* Verfügbar unter: https://www.fh-muenster.de/oecotrophologie-facility-management/downloads/holger-buxel/2011_Studie_Zufriedenheit_Pflegepersonal.pdf (Abruf am 10.12.2019).

Carlsen, W. S. (1999). Domains of Teacher Knowledge. In: J. Gess-Newsome & N. G. Lederman (Hrsg.), *Examining Pedagogical Content Knowledge* (S. 133–144). Dordrecht: Kluwer.

Cassier-Woidasky, A.-K. (2007). *Pflegequalität durch Professionsentwicklung. Eine qualitative Studie zum Zusammenhang von professioneller Identität, Pflegequalität und Patientenorientierung.* Frankfurt am Main: Mabuse.

Cassier-Woidasky, A.-K. (2011). Professionsentwicklung in der Pflege und neue Formen der Arbeitsteilung im Gesundheitswesen. Hindernisse und Möglichkeiten patientenorientierter Versorgungsgestaltung aus professionssoziologischer Sicht. In U. Bauer et al. (Hrsg.), *Zur Kritik schwarz-gelber Gesundheitspolitik* (S. 163–184). Hamburg: Argument.

CCSSO. Council of Chief State School Officers (2013). *InTASC. Model Core Teaching Standards and Learning Progressions for Teachers 1.0.* Verfügbar unter: https://ccsso.org/sites/default/files/2017-12/2013_INTASC_Learning_Progressions_for_Teachers.pdf (Abruf am 17.12.2019).

Charmaz, K. (2000). Grounded Theory. Objectivist and Constructivist Methods. In: N. M. Denzin & Y. Lincoln (Hrsg.), *Handbook of Qualitative Research* (2. Aufl.; S. 509–535). Thousand Oaks: Sage.

Charmaz, K. (2006). *Constructing Grounded Theory. A practical Guide through Qualitative Analysis*. London: Sage.

Charmaz, K. (2011). Den Standpunkt verändern: Methoden der konstruktivistischen Grounded Theory. In: G. Mey & K. Mruck (Hrsg.), *Grounded Theory Reader* (2., aktualisierte und erweiterte Aufl.; S. 181–205). Wiesbaden: VS.

Charmaz, K. (2014). *Constructing Grounded Theory* (2. Edition). Los Angeles: Sage.

Charmaz, K. (2016). Shifting the Grounds. Constructivist Grounded Theory Methods. In: J. M. Morse, P. N. Stern, J. Corbin, B. Bowers, K. Charmaz und A. E. Clarke (Hrsg.), *Developing Grounded Theory. The second Generation* (S. 127–154). London: Routledge.

Clarke, A. E. (2003). Situational Analyses: Grounded Theory Mapping After the Postmodern Turn. *Symbolic Interaction*, 26 (4), 553–576.

Clarke, A. E. (2005). *Situational Analysis. Grounded Theory After the Postmodern Turn.* London: Sage.

Clarke, A. E. (2011). Von der Grounded-Theory-Methodologie zur Situationsanalyse. In: G. Mey & K. Mruck (Hrsg.), *Grounded Theory Reader* (2., aktualisierte und erweiterte Aufl.; S. 207–229). Wiesbaden: VS.

Clarke, A. E. (2012). *Situationsanalyse. Grounded Theory nach dem Postmodern Turn.* Wiesbaden: Springer VS.

Corbin, J. (2011). Eine analytische Reise unternehmen. In: G. Mey & K. Mruck (Hrsg.), *Grounded Theory Reader* (2., aktualisierte und erweiterte Aufl.; S. 163–180). Wiesbaden: VS.

Corbin, J. & Strauss, A. L. (1990). Grounded Theory Research: Procedures, Canons and Evaluative Criteria. *Zeitschrift für Soziologie*, 19 (6), 418–427.

Corbin, J. & Strauss, A. L. (2008). *Basics of Qualitative Research. Techniques and Procedures for Developing Grounded Theory* (3. Aufl.). Los Angeles: Sage.

Corbin, J. & Strauss, A. L. (2015). *Basics of Qualitative Research. Techniques and Procedures for Developing Grounded Theory* (4. Aufl.). Los Angeles: Sage.

Cramer, C. (2012). *Entwicklung von Professionalität in der Lehrerbildung. Empirische Befunde zu Eingangsbedingungen, Prozessmerkmalen und Ausbildungserfahrungen Lehramtsstudierender*. Bad Heilbrunn: Klinkhardt.

Dann, H.-D. & Haag, L. (2017). Lehrerkognitionen und Handlungsentscheidungen. In: M. K. W. Schweer (Hrsg.), *Lehrer-Schüler-Interaktion. Inhaltsfelder, Forschungsperspektiven und methodische Zugänge* (3., überarbeitete und aktualisierte Aufl.; S. 89–120). Wiesbaden: Springer.

Dannemann, S., Gillen, J., Krüger, A., Oldenburg, M., von Roux, Y. & Sterzik, L. (2019). Zur Entwicklung des Leitbilds der Reflektierten Handlungsfähigkeit – Herausforderungen und Chancen für die erste Phase der Lehrer*innenbildung. In: S. Dannemann, J. Gillen, A. Krüger & von Roux, Y. (Hrsg.), *Reflektierte Handlungsfähigkeit in der Lehrer*innenbildung. Leitbild, Konzepte und Projekte* (S. 15–36). Berlin: Logos.

Darmann, I. (2000). *Kommunikative Kompetenz in der Pflege. Ein pflegedidaktisches Konzept auf der Basis einer qualitativen Analyse der pflegerischen Kommunikation*. Stuttgart: Kohlhammer.

Darmann, I. (2004). Theorie-Praxis-Transfer in der Pflegeausbildung. Anforderungen an die verschiedenen Lernorte. *PrInterNet*, 5 (4), 197–203.

Darmann, I. (2005). Pflegeberufliche Schlüsselprobleme als Ausgangspunkt für die Planung von fächerintegrativen Unterrichtseinheiten und Lernsituationen. *PrInterNet*, 6 (5), 329–335.

Darmann-Finck, I. (2009a). Interaktionistische Pflegedidaktik. In: C. Olbrich (Hrsg.), *Modelle der Pflegedidaktik* (S. 1–21). München: Elsevier.

Darmann-Finck, I. (2009b). Professionalisierung durch Fallrekonstruktives Lernen? In: I. Darmann-Finck, U. Böhnke & K. Straß (Hrsg.), *Fallrekonstruktives Lernen. Ein Beitrag zur Professionalisierung in den Berufsfeldern Pflege und Gesundheit* (S. 11–36). Frankfurt am Main: Mabuse.

Darmann-Finck, I. (2010a). *Interaktion im Pflegeunterricht*. Frankfurt am Main: Peter Lang.

Darmann-Finck, I. (2010b). Pflegedidaktisch relevante empirische Forschung. *Pflegewissenschaft*, 12 (11), 604–612.

Darmann-Finck, I. (2010c). Eckpunkte einer Interaktionistischen Pflegedidaktik. In: R. Ertl-Schmuck & F. Fichtmüller (Hrsg.), *Theorien und Modelle der Pflegedidaktik. Eine Einführung* (S. 13–54). Weinheim: Juventa.

Darmann-Finck, I. (2012). „Ich hab' das aber auch anders erlebt" – Wissensformen im Pflegeunterricht. In: A. Hanses & K. Sander (Hrsg.), *Interaktionsordnungen. Gesundheit als soziale Praxis* (S. 145–158). Wiesbaden: VS.

Darmann-Finck, I. (2015). Berufsbildungsforschung in den Gesundheitsfachberufen – auf dem Weg zu einer Agenda. *bwp@ Berufs- und Wirtschaftspädagogik Spezial 10, 1–15.*

Darmann-Finck, I. (2017). Pflegeausbildung stärker auf wissenschaftliche Grundlagen stellen. Ein Plädoyer für curriculare Reformen und mehr Pflegebildungsforschung. *Pflege*, 30 (3), 165–167.

Darmann-Finck, I. & Ertl-Schmuck, R. (2008). Strukturmodelle der Lehrerbildung im Bachelor-/Master-Studiensystem. In: C. Bischoff-Wanner & K. Reiber (Hrsg.). *Lehrerbildung in der Pflege. Standortbestimmung, Perspektiven und Empfehlungen vor dem Hintergrund der Studienreformen* (S. 65–84). Weinheim: Juventa.

Darmann-Finck, I. & Friesacher, H. (2009). Professionalisierung muss am Kern des Pflegerischen ansetzen! Institut für Public Health und Pflegeforschung. *IPP-Info*, 5 (7), S. 1–2.

Davidson, D. (1969). How is weakness of the will possible? In: J. Feinberg (Hrsg.), *Moral Concepts* (S. 93–113). London: Oxford University.

Davidson, D. (2010). Handlungen, Gründe und Ursachen. In: C. Horn & G. Löhrer (Hrsg.), *Gründe und Zwecke. Texte zur aktuellen Handlungstheorie* (S. 46–69). Berlin: Suhrkamp.

Davidson, D. (2013). Paradoxien der Irrationalität. In: T. Spitzley (Hrsg.), *Willensschwäche* (2., erweiterte und korrigierte Aufl.; S. 89–106). Münster: mentis.

Davidson, D. (2015*). Handlung und Ereignis* (4. Aufl.). Frankfurt am Main: Suhrkamp.

Davin, L., Thistlethwaite, J., Bartle, E. & Russel, K. (2019). Touch in health professional practice: a review. *The Clinical Teacher*, 16 (6), 559–564.

Dehnbostel, P. (2001). Perspektiven für das Lernen in der Arbeit. In: AG QUEM (Hrsg.), *Kompetenzentwicklung 2001. Tätigsein – Lernen – Innovation* (S. 53–93). Münster: Waxmann.

De Jong, T. & Ferguson-Hessler, M. G. M. (1996). Types and Qualities of Knowledge. *Educational Psychologist*, 31 (2), 105–113.

Demand, J. (1992). Freiheit zur Verwahrlosung. *Soziale Psychiatrie*, 59, 8–14.

Depping, D., Fischer, D. & Meyer-Rentz, M. (2017). Prozessorientiertes Wundmanagement. *Grundlagen der Pflege für die Aus-, Fort- und Weiterbildung. Heft 18* (6. Aufl.) Brake: Prodos.

Dewe, B., Ferchhoff, W. & Radtke, F. O. (1992a). Das „Professionswissen" von Pädagogen. Ein wissenstheoretischer Rekonstruktionsversuch. In: B. Dewe, W. Ferchhoff & F.-O. Radtke (Hrsg.), *Erziehen als Profession. Zur Logik professionellen Handelns in pädagogischen Feldern* (S. 70–91). Wiesbaden: Springer.

Dewe, B., Ferchhoff, W. & Radtke, F. O. (1992b). Auf dem Wege zu einer aufgabenzentrierten Professionstheorie pädagogischen Handelns. Einleitung. In: B. Dewe, W. Ferchhoff & F.-O. Radtke (Hrsg.), *Erziehen als Profession. Zur Logik professionellen Handelns in pädagogischen Feldern* (S. 7–20). Wiesbaden: Springer.

Dewe, B. & Radtke, F. O. (1993). Was wissen Pädagogen über ihr Können? Professionstheoretische Überlegungen zum Theorie-Praxis-Problem in der Pädagogik. In: J. Oelkers & H.-E. Tenorth (Hrsg.), *Pädagogisches Wissen* (S. 143–162). Weinheim: Beltz.

Dewey, J. (2002). *Logik. Die Theorie der Forschung.* Frankfurt am Main: Suhrkamp.

Diehl, T. & Krüger, J. (2011). Anforderungen an die Lehrerbildung und die Gestaltung von Übergängen aus professionstheoretischer Perspektive. *bwp@ Berufs- und Wirtschaftspädagogik Spezial* 5, 1–12.

Döhrmann, M., Kaiser, G. & Blömeke, S. (2010). Messung des mathematischen und mathematikdidaktischen Wissens: Theoretischer Rahmen und Teststruktur. In: S. Blömeke, G. Kaiser & R. Lehmann (Hrsg.), *TEDS-M 2008. Professionelle Kompetenz und Lerngelegenheiten angehender Mathematiklehrkräfte für die Sekundarstufe I im internationalen Vergleich* (S. 169–196). Münster: Waxmann.

Döring, N. & Bortz, J. (2016). *Forschungsmethoden und Evaluation in den Sozial- und Humanwissenschaften* (5., vollständig überarbeitete, aktualisierte und erweiterte Aufl.). Berlin: Springer.

Döring, R. (1995). Schlüsselqualifikationen – Transferwissen und pädagogische Denkhaltung. *Zeitschrift für Berufs- und Wirtschaftspädagogik*, 91 (2), 117–133.

Dollny, S. (2011). *Entwicklung und Evaluation eines Testinstruments zur Erfassung des fachspezifischen Professionswissens von Chemielehrkräften.* Berlin: Logos.

Dresing, T. & Pehl, T. (2018). *Praxisbuch Interview, Transkription & Analyse. Anleitungen und Regelsysteme für qualitativ Forschende* (8. Aufl.). Marburg: Eigenverlag.

Dreyfus, H. L. & Dreyfus, S. E. (1987). *Künstliche Intelligenz. Von den Grenzen der Denkmaschine und dem Wert der Intuition.* Reinbek: Rowohlt.

Dütthorn, N. (2014). *Pflegespezifische Kompetenzen im europäischen Bildungsraum.* Osnabrück: V&R Unipress.

Dütthorn, N. & Busch, J. (2016). Rekonstruktive Fallarbeit in pflegedidaktischer Perspektive. In: M. Hülsken-Giesler, S. Kreutzer & N. Dütthorn (Hrsg.), *Rekonstruktive Fallarbeit in der Pflege. Methodologische Reflexionen und praktische Relevanz für Pflegewissenschaft, Pflegebildung und die direkte Pflege* (S. 187–214). Osnabrück: V & R Unipress.

Dütthorn, N., Walter, A. & Arens, F. (2013). Was bietet die Pflegedidaktik? Ein Analyseinstrument zur standortbestimmenden Untersuchung pflegedidaktischer Arbeiten. *PADUA*, 8 (3), 168–175.

Duppel, S. (2005). *Nähe und Distanz als gesellschaftliche Grundlegung in der ambulanten Pflege.* Hannover: Schlütersche.

Edwards, S. C. (1998). An anthropological interpretation of nurses' and patients' perceptions of the use of space and touch. *Journal of Advanced Nursing*, 28 (4), 809–817.

Eisele, E. & Reiber, K. (2013). Die Bedeutung von Lehrbüchern der Pflege für die Unterrichtsvorbereitung. Welche Aufgaben müssen Lehrbücher der Pflege erfüllen, dass sie eine Unterstützung für die Unterrichtsvorbereitung sind? *PADUA*, 8 (4), 249–251.

Elsbernd, A. (2000). *Pflegesituationen. Erlebnisorientierte Situationsforschung in der Pflege.* Bern: Huber.

Elsbernd, A. & Bader, K. (2018). Entwicklung von Curricula für die Pflegeausbildung. Kohärenz zwischen strukturgebenden Konstruktionsprinzipien. *PADUA*, 13 (5), 343–348.

Elsbernd, A. & Glane, A. (1996). *Ich bin doch nicht aus Holz. Wie Patienten verletzende und schädigende Pflege erleben.* Berlin: Ullstein Mosby.

Elsholz, U. (2002). Kompetenzentwicklung zur reflexiven Handlungsfähigkeit. In: P. Dehnbostel, U. Elsholz, J. Meister & J. Meyer-Menk (Hrsg.), *Vernetzte Kompetenzentwicklung. Alternative Positionen zur Weiterbildung* (S. 31–43). Berlin: sigma.

Enke, A. (2009). Bewegungskompetenz auch im Sterbeprozess. Wie kann Kinaesthetics in der Palliativpflege angewendet werden? *lebensqualität*, 4, 24–28.

Equit, C. & Hohage, C. (2016). Ausgewählte Entwicklungen und Konfliktlinien der Grounded Theory Methodology. In: C. Equit & C. Hohage (Hrsg.), *Handbuch Grounded Theory. Von der Methodologie zur Forschungspraxis* (S. 9–46). Weinheim: Beltz.

Ertl-Schmuck, R. (2000). *Pflegedidaktik unter subjekttheoretischer Perspektive.* Frankfurt am Main: Mabuse.

Ertl-Schmuck, R. (2010). Subjektorientierte Pflegedidaktik. In: R. Ertl-Schmuck & F. Fichtmüller (Hrsg.), *Theorien und Modelle der Pflegedidaktik. Eine Einführung* (S. 55–90). Weinheim: Juventa.

Ertl-Schmuck, R. & Fichtmüller, F. (2009). *Pflegedidaktik als Disziplin. Eine systematische Einführung.* Weinheim: Juventa.

Ertl-Schmuck, R. & Fichtmüller, F. (2010). Theorien und Modelle der Pflegedidaktik – Synopse, Diskussion und Resümee. In: R. Ertl-Schmuck & F. Fichtmüller (Hrsg.), *Theorien und Modelle der Pflegedidaktik. Eine Einführung* (S. 203–231). Weinheim: Juventa.

Ertl-Schmuck, R. & Greb, U. (2013). Synopse und Ausblick. In: R. Ertl-Schmuck & U. Greb (Hrsg.), *Pflegedidaktische Handlungsfelder* (S. 424–434). Weinheim: Juventa.

Europäische Kommission (2008). Der europäische Qualifikationsrahmen für lebenslanges Lernen. Verfügbar unter: https://ec.europa.eu/ploteus/sites/eac-eqf/files/brochexp_de.pdf (Abruf am 31.03.2020).

Evers, T. (2012). *Die besondere Ungewissheit im Handeln. Schlüsselprobleme gerontopsychiatrischer Pflegepraxis.* Frankfurt am Main: Peter Lang.

Fachkommission (2019). *Rahmenlehrpläne für den theoretischen und praktischen Unterricht. Rahmenausbildungspläne für die praktische Ausbildung.* Verfügbar unter: https://www.bibb.de/dokumente/pdf/geschst_pflgb_rahmenplaene-der-fachkommission.pdf (Abruf am 16.12.2019).

Feilhuber, M. M. (2018). Simulation in der Pflegeausbildung. Entwicklung und Förderung von Pflegekompetenzen durch die Methode der Simulation. *PADUA*, 13 (2), 129–132.

Fichtmüller, F. & Walter, A. (2007). *Pflegen lernen. Empirische Begriffs- und Theoriebildung zum Wirkgefüge von Lernen und Lehren beruflichen Pflegehandelns.* Osnabrück: V&R Unipress.

Fichtmüller, F. & Walter, A. (2010). Pflege gestalten lernen – pflegedidaktische Grundlagenforschung. In: R. Ertl-Schmuck & F. Fichtmüller (Hrsg.), *Theorien und Modelle der Pflegedidaktik. Eine Einführung* (S. 91–123). Weinheim: Juventa.

Fiechter, V. & Meier, M. (1993). *Pflegeplanung. Eine Anleitung für die Praxis* (9. Aufl.). Kassel: Recom.

Flick, U. (2006). *Qualitative Sozialforschung. Eine Einführung* (4. Aufl.). Reinbek: Rowohlt.

Flick, U. (2016). *Qualitative Sozialforschung. Eine Einführung* (7. Aufl.; vollständig überarbeitete und erweiterte Neuausgabe 2007). Reinbek: Rowohlt.

Folz, K. (2016). Reformbestrebungen in der Pflegeausbildung – Eine Übersicht zu Modellprojekten der integrierten, integrativen und generalistischen Pflegeausbildung. *Unterricht Pflege*, 21 (3), 36–47.

Folz, K., Glacza, H., Heinrichsdobler, S., Röver, I. Wilkens, U. & Ziebuhr, S. (2016). Pflege von Säuglingen am Beispiel Neugeborener. *Grundlagen der Pflege für die Aus-, Fort- und Weiterbildung*, Heft 40. Brake: Prodos.

Folz, K., Hötger, A. & Rüller, H. (2019). Kommentar zur Lernsituation „In Notfallsituationen sicher handeln". *Unterricht Pflege*, 24 (4), 2–7.

Frey, A. (2014). Kompetenzmodelle und Standards in Lehrerbildung und Lehrerberuf. In: E. Terhart, H. Bennewitz & M. Rothland (Hrsg.), *Handbuch der Forschung zum Lehrerberuf* (2., überarbeitete und erweiterte Aufl.; S. 712–744). Münster: Waxmann.

Frey, A. & Jung, C. (2011). *Kompetenzmodelle, Standardmodelle und Professionsstandards in der Lehrerbildung: Stand und Perspektiven*. Landau: Verlag Empirische Pädagogik.

Friebertshäuser, B. & Langer, A. (2013). Interviewformen und Interviewpraxis. In: B. Friebertshäuser, A. Langer & A. Prengel (Hrsg.), *Handbuch qualitative Forschungsmethoden in der Erziehungswissenschaft* (4. Auflage; S. 437–455). Weinheim: Beltz.

Friesacher, H. (2008). *Theorie und Praxis pflegerischen Handelns. Begründung und Entwurf einer kritischen Theorie der Pflegewissenschaft*. Osnabrück: V&R Unipress.

Friesacher, H. (2015). Wider die Abwertung der eigentlichen Pflege. *Intensiv*, 23 (4), 200–214.

Friese, M. (2015). Gender in Care-Berufen. In: R. Ertl-Schmuck & U. Greb (Hrsg.), *Pflegedidaktische Forschungsfelder* (S. 15–32). Weinheim: Juventa.

Fröhlich, A. (2016). *Basale Stimulation® in der Pflege. Das Arbeitsbuch* (3., umfassend überarbeitete und ergänzte Aufl.). Bern: Hogrefe.

Fry, S. T. (1995). *Ethik in der Pflegepraxis. Anleitung für ethische Entscheidungsfindungen*. Eschborn: DBfK.

Gess-Newsome, J. (1999). Pedagogical Content Knowledge: An Introduction and Orientation. In: J. Gess-Newsome & N. G. Lederman (Hrsg.), *Examining Pedagogical Content Knowledge* (S. 3–17). Dordrecht: Kluwer.

Gillen, J. (2006). *Kompetenzanalysen als berufliche Entwicklungschance. Eine Konzeption zur Förderung beruflicher Handlungskompetenz*. Bielefeld: Bertelsmann.

Gillen, J. (2007). Reflexion im beruflichen Handeln. Zur Funktion und Differenzierung des Reflexionsbegriffs. *Zeitschrift für Berufs- und Wirtschaftspädagogik*, 103 (4), 525–537.

Gillen, J. (2013). Kompetenzorientierung als didaktische Leitkategorie in der beruflichen Bildung – Ansatzpunkte für eine Systematik zur Verknüpfung curricularer und methodischer Aspekte. *bwp@ Berufs- und Wirtschaftspädagogik online*, Ausgabe 24, 1–14.

Glaser, B. G. (1978). *Theoretical Sensitivity: Advances in the Methodology of Grounded Theory*. Mill Valley: Sociology Press.

Glaser, B. G. (1992). *Emergence vs. Forcing: Basics of Grounded Theory Analysis*. Mill Valley: Sociology Press.

Glaser, B. G. (2004). Remodeling Grounded Theory. *Forum Qualitative Sozialforschung*, 5 (2), Art. 4.

Glaser, B. G. (2011a). Der Umbau der Grounded-Theory-Methodologie. In: G. Mey & K. Mruck (Hrsg.), *Grounded Theory Reader* (2., aktualisierte und erweiterte Auflage; S. 137–161). Wiesbaden: VS.

Glaser, B. G. (2011b). Vierzig Jahre nach „The Discovery": Grounded Theory weltweit. Barney G. Glaser im Gespräch mit Massimiliano Tarozzi. In: G. Mey & K. Mruck (Hrsg.), *Grounded Theory Reader* (2., aktualisierte und erweiterte Auflage; S. 53–67). Wiesbaden: VS.

Glaser, B. G. & Strauss, A. L. (1965). *Awareness of Dying*. London: Routledge.

Glaser, B. G. & Strauss, A. L. (1967). *The Discovery of Grounded Theory: Strategies for Qualitative Research*. Chicago: Aldine.

Glaser, B. G. & Strauss, A. L. (2005). *Grounded Theory. Strategien qualitativer Forschung* (2., korrigierte Auflage). Bern: Huber.

Glasersfeld, E. v. (1997). *Radikaler Konstruktivismus. Ideen, Ergebnisse, Probleme*. Frankfurt am Main: Suhrkamp.

Glissmann, G. (2009). Wissenschaftlich fundierte Pflegeausbildung zwischen Anspruch und Wirklichkeit. Eine qualitative Studie. *Pflegewissenschaft*, 2, 69–80.

Görres, S. (2013). Orientierungsrahmen: Gesellschaftliche Veränderungen, Trends und Bedarfe. In: Robert Bosch Stiftung, *Gesundheitsberufe neu denken, Gesundheitsberufe neu regeln. Grundsätze und Perspektiven – Eine Denkschrift der Robert Bosch Stiftung* (S. 19–49). Verfügbar unter: https://www.bosch-stiftung.de/sites/default/files/publications/pdf_import/2013_Gesundheitsberufe_Online_Einzelseiten.pdf (05.04.2020).

Görres, S. & Friesacher, H. (1998). Pflegewissenschaft in Deutschland – Gegenwärtiger Stand und Entwicklungsperspektiven. *Zeitschrift für Gerontologie und Geriatrie*, 31 (3), 157–169.

Görres, S., Stöver, M., Schmitt, S., Bomball, J. & Schwanke, A. (2009). *Qualitätskriterien für Best Practice in der Pflegeausbildung. Synopse evaluierter Modellprojekte.* Abschließender Projektbericht. Verfügbar unter: http://bildungsrat-pflege.de/wp-content/uploads/2014/10/2010-01-19-IPP_Abschlussbericht_Qualit__tskriterien-f__r-Best-Practice-in-der-Pflegeausbildung-Synopse-evaluierter-Modellprojekte.pdf (05.04.2020).

Gosepath, S. (1999). Praktische Rationalität. Eine Problemübersicht. In: S. Gosepath (Hrsg.), *Motive, Gründe, Zwecke. Theorien praktischer Rationalität* (S. 7–53). Frankfurt am Main: Fischer.

Grahmann, R. & Gutwetter, A. (1996). *Konflikte im Krankenhaus. Ihre Ursachen und ihre Bewältigung im pflegerischen und ärztlichen Bereich*. Bern: Huber.

Greb, U. (2003). *Identitätskritik und Lehrerbildung. Ein hochschuldidaktisches Konzept für die Fachdidaktik Pflege*. Frankfurt am Main: Mabuse.

Greb, U. (2009). Der Strukturgitteransatz in der Pflegedidaktik. In: C. Olbrich (Hrsg.), *Modelle der Pflegedidaktik* (S. 23–43). München: Elsevier.

Greb, U. (2010). Die Pflegedidaktische Kategorialanalyse. In: R. Ertl-Schmuck & F. Fichtmüller (Hrsg.), *Theorien und Modelle der Pflegedidaktik. Eine Einführung* (S. 124–165). Weinheim: Juventa.

Greb, U. (2015). Erkenntnistheoretische Zugänge und synoptischer Überblick. In: R. Ertl-Schmuck & U. Greb (Hrsg.), *Pflegedidaktische Forschungsfelder* (S. 284–302). Weinheim: Juventa.

Greb, U. & Ertl-Schmuck, R. (2015). Synopse und Ausblick. In: R. Ertl-Schmuck & U. Greb (Hrsg.), *Pflegedidaktische Forschungsfelder* (S. 258–283). Weinheim: Juventa.

Griesbacher, M. (2016). Kodierparadigma und Temporal Sensitivity in der Grounded Theory. Bemerkungen zu den „Methodological Assumptions" von A. Strauss und J. Corbin. In C. Equit & C. Hohage (Hrsg.), *Handbuch Grounded Theory. Von der Methodologie zur Forschungspraxis* (S. 141–157). Weinheim: Beltz.

Gröning, K. (2014). *Entweihung und Scham. Grenzsituationen in der Pflege alter Menschen* (6., umfassend überarbeitete Aufl.). Frankfurt am Main: Mabuse.

Großebrahm, N. S. (2014). *Elemente fachdidaktischen Wissens in der universitären Ausbildung angehender Chemielehrkräfte. Ein Beitrag zur Standardentwicklung.* Dissertation an der Fakultät für Chemie, Universität Duisburg-Essen. Verfügbar unter: https://d-nb.info/1057837199/34 (Abruf am 10.12.2019).

Grossman, P. L. (1990). *The Making of a Teacher. Teacher Knowledge & Teacher Education.* Amsterdam: Teachers College Press.

Gruber, H., Mandl, H. & Renkl, A. (2000) Was lernen wir in der Schule und Hochschule: Träges Wissen? In: H. Mandl & J. Gerstenmaier (Hrsg.), *Die Kluft zwischen Wissen und Handeln. Empirische und theoretische Lösungsansätze* (S. 139–156). Göttingen: Hogrefe.

Gruber, H. & Renkl, A. (2000). Die Kluft zwischen Wissen und Handeln: Das Problem des trägen Wissens. In: G. H. Neuweg (Hrsg.), *Wissen. Können. Reflexion* (S. 155–174). Innsbruck: Studienverlag.

Gruschka, A. (1994). *Bürgerliche Kälte und Pädagogik. Moral in Gesellschaft und Erziehung.* Wetzlar: Büchse der Pandora.

Gutzeit-Boldt, M. (1998). Arbeit mit Handschuhen in der Pflege. *Die Schwester/der Pfleger*, 37 (9). 748–754.

Hacker, W. (1998). *Allgemeine Arbeitspsychologie. Psychische Regulation von Arbeitstätigkeiten.* Bern: Huber.

Häcker, H. & Stapf, K. H. (1998). *Dorsch Psychologisches Wörterbuch* (13., überarbeitete und erweiterte Aufl.). Bern: Huber.

Hänel, J. (2015). Film-Bildung: Ein pflegedidaktisches Forschungsfeld. In: R. Ertl-Schmuck & U. Greb (Hrsg.), *Pflegedidaktische Forschungsfelder* (S. 230–257). Weinheim: Juventa.

Hahne, K. (2000). Die Lernfelddiskussion und der Bezug zum handlungsorientierten Lernen. *Die berufsbildende Schule*, 52 (9), 259–267.

Hall, E. T. (1988). *The Hidden Dimension.* New York: Doubleday.

Hamshire, S. & Hart, H. L. A. (1977). Entscheidung, Absicht und Gewißheit. In: G. Meggle (Hrsg.), *Handlungstheorie Band 1. Handlungsbeschreibungen* (S. 169–185). Frankfurt am Main: Suhrkamp.

Hare, R. M. (2013). Das Problem der Willensschwäche. In: T. Spitzley (Hrsg.), *Willensschwäche* (2., erweiterte und korrigierte Aufl.; S. 52–66). Münster: mentis.

Harms, U. & Riese, J. (2018). Professionelle Kompetenz und Professionswissen. In: D. Krüger, I. Parchmann & H. Schecker (Hrsg.), *Theorien in der naturwissenschaftsdidaktischen Forschung* (S. 283–298). Heidelberg: Springer.

Hashweh, M. Z. (1987). Effects of subject-matter knowledge in the Teaching of Biology and Physics. *Teacher and Teacher Education*, 3 (2), 109–120.

Hashweh, M. Z. (2005). Teacher pedagogical constructions: a reconfiguration of pedagogical content knowledge. *Teachers and Teaching: theory and practice*, 11 (3), 273–292.

Hasler Roumois, U. (2013). *Studienbuch Wissensmanagement. Grundlagen der Wissensarbeit in Wirtschafts-, Non-Profit- und Public-Organisationen* (3., überarbeitete und erweiterte Aufl.). Zürich: Orell Füssli.

Hatch, F. & Maietta, L. (1999). *Kinästhetik – Gesundheitsentwicklung und Menschliche Funktionen.* Wiesbaden: Ullstein Medical.

Hatch, F., Maietta, L. & Schmidt, S. (1992). *Kinästhetik. Interaktion durch Berührung und Bewegung in der Krankenpflege.* Eschborn: Deutscher Berufsverband für Pflegeberufe.

Hattie, J. (2009). *Visible Learning. A synthesis of over 800 meta-analyses relating to achievement.* London: Routledge.

Hattie, J. (2012). *Visible Learning for Teachers. Maximizing impact on Learning.* London: Routledge.

Hattie, J. (2013). *Lernen sichtbar machen.* Baltmannsweiler: Schneider Verlag Hohengehren.

Heckhausen, H. (1980). *Motivation und Handeln.* Berlin: Springer.

Heimerl, B. (2006). Choreographie der Entblößung: Geschlechterdifferenz und Personalität in der klinischen Praxis. *Zeitschrift für Soziologie*, 35 (5), 372–391.

Helfferich, C. (2011). *Die Qualität qualitativer Daten. Manual für die Durchführung qualitativer Interviews* (4. Auflage). Wiesbaden: VS.

Hellweg, M. (2017). Pflegeausbildungsliteratur zwischen pflegewissenschaftlichem Anspruch und traditionellen medizinorientierten Wissensbeständen. *PADUA*, 12 (4), 249–256.

Helmbold, A. (2007). *Berühren in der Pflegesituation. Intentionen, Botschaften und Bedeutung*. Bern: Huber.

Helmke, A. (2010). *Unterrichtsqualität und Lehrerprofessionalität. Diagnose, Evaluation und Verbesserung des Unterrichts* (3. Aufl.). Seelze-Velber: Kallmeyer.

Helmke, A. & Reinhard, V. (2013). Interview mit Prof. Dr. Andreas Helmke zur Hattie-Studie interviewt von Prof. Dr. Volker Reinhardt. *Lehren und Lernen*, 7, 8–15.

Helsper, W. (1996). Antinomien des Lehrerhandelns in modernisierten pädagogischen Kulturen. Paradoxe Verwendungsweisen von Autonomie und Selbstverantwortlichkeit. In: A. Combe & W. Helsper (Hrsg.), *Pädagogische Professionalität. Untersuchungen zum Typus pädagogischen Handel*ns (S. 521–569). Frankfurt am Main: Suhrkamp.

Helsper, W. (2002). Lehrerprofessionalität als antinomische Handlungsstruktur. In: M. Kraul, W. Marotzki & C. Schweppe (Hrsg.), *Biographie und Profession* (S. 64–102). Bad Heilbrunn: Klinkhardt.

Helsper, W. (2004). Antinomien, Widersprüche, Paradoxien: Lehrerarbeit – ein unmögliches Geschäft? Eine strukturtheoretisch-rekonstruktive Perspektive auf das Lehrerhandeln. In: B. Koch-Priewe, F.-U. Kolbe & J. Wildt (Hrsg.), *Grundlagenforschung und mikrodidaktische Reformansätze zur Lehrerbildung* (S. 49–98). Bad Heilbrunn: Klinkhardt.

Helsper, W. (2007). Eine Antwort auf Jürgen Baumerts und Mareike Kunters Kritik am strukturtheoretischen Professionsansatz. *Zeitschrift für Erziehungswissenschaft*, 10 (4), 567–579.

Helsper, W. (2014). Lehrerprofessionalität – der strukturtheoretische Professionsansatz zum Lehrberuf. In: E. Terhart, H. Bennewitz & M. Rothland (Hrsg.), *Handbuch der Forschung zum Lehrerberuf* (2., überarbeitete und erweiterte Aufl.; S. 216–240). Münster: Waxmann.

Hensge, K., Görmar, G., Lorig, B., Molitor, H. & Schreiber, D. (2008). Kompetenzstandards in der Berufsbildung. Zwischenbericht. Verfügbar unter: https://www.bibb.de/tools/dapro/data/documents/pdf/zw_43201.pdf (Abruf am 02.03.2020).

Hensge, K., Lorig, B. & Schreiber, D. (2009). Kompetenzstandards in der Berufsbildung. Abschlussbericht. Verfügbar unter: https://www.bibb.de/tools/dapro/data/documents/pdf/eb_43201.pdf (Abruf am 02.03.2020).

Hericks, U. (2006). *Professionalisierung als Entwicklungsaufgabe*. Wiesbaden: VS.

Hericks, U. & Kunze, I. (2002). Entwicklungsaufgaben von Lehramtsstudierenden, Referendaren und Berufseinsteigern. Ein Beitrag zur Professionalisierungsforschung. *Zeitschrift für Erziehungswissenschaft*, 5 (3), 401–416.

Hericks, U. & Stelmaszyk, B. (2010). Professionalisierungsprozesse während der Berufsbiographie. In: T. Bohl, W. Helsper, H. G. Holtappels & C. Schelle (Hrsg.), *Handbuch Schulentwicklung* (S. 231–237). Bad Heilbrunn: Klinkhardt.

Herzog, S. (2014). Über den Berufseinstieg hinaus: Berufsbiografien von Lehrerinnen und Lehrern im Blickfeld der Forschung. In: E. Terhart, H. Bennewitz & M. Rothland (Hrsg.), *Handbuch der Forschung zum Lehrerberuf* (2., überarbeitete und erweiterte Aufl.; S. 408–432). Münster: Waxmann.

Hill, H. C., Blunk, M. L., Charalambous, C. Y., Lewis, J. M., Phelps, G. C., Sleep, L. & Loewenberg Ball, D. (2008). Mathematical Knowledge for Teaching and the Mathematical Quality of Instruction: An Exploratory Study. *Cognition and Instruction*, 26 (4), 430–511.

Hill, H. C., Rowan, B. & Loewenberg Ball, D. (2005). Effects of Teachers' Mathematical Knowledge for Teaching on Student Achievement. *American Educational Research Journal*, 42 (2), 371–406.

Hill, T. E. (2013). Willensschwäche und Charakter. In: T. Spitzley (Hrsg.), *Willensschwäche* (2., erweiterte und korrigierte Aufl.; S. 168–190). Münster: mentis.

Hillje, M. (2012). Fachdidaktisches Wissen von Lehrerinnen und Lehrern und die didaktische Strukturierung von Mathematikunterricht. Fallanalysen zur kognitiven Aktivierung in Unterrichtsplanungen und realisiertem Unterricht. Verfügbar unter: http://oops.uni-oldenburg.de/1603/1/hilfac12.pdf (Abruf am 25.02.2002)

Hoffmann, D. (1996). Sexualität in der Pflegeausbildung – ein Thema? *PflegePädagogik*, 1, 4–7.

Hofmann, R. P. (2015). *Willensschwäche. Eine handlungstheoretische und moralphilosophische Untersuchung*. Berlin: de Gruyter.

Hohenstein, F., Köller, O. & Möller, J. (2015). „Pädagogisches Wissen von Lehrkräften". *Zeitschrift für Erziehungswissenschaft*, 18, 183–186.

Holton, R. (1999). Intention and Weakness of Will. *The Journal of Philosophy*, 96, 241–262.

Holtsch, D. (2011). Fachdidaktische Kompetenz (künftiger) Lehrender im kaufmännischen Bereich. In: U. Faßhauer, B. Fürstenau & E. Wuttke (Hrsg.), *Grundlagenforschung zum Dualen System und Kompetenzentwicklung in der Lehrerbildung* (S. 21–34). Opladen: Budrich.

Hoops, W. (2015). Bildanalyse: Zur Darstellung des Pflegerischen. In: R. Ertl-Schmuck & U. Greb (Hrsg.), *Pflegedidaktische Forschungsfelder* (S. 199–229). Weinheim: Juventa.

Hopf, C. (1979). Soziologie und qualitative Sozialforschung. In: C. Hopf & E. Weingarten (Hrsg.), *Qualitative Sozialforschung* (S. 11–37). Stuttgart: Klett.

Hopf, C. (2015). Forschungsethik und qualitative Forschung. In: U. Flick, E. v. Kardorff & I. Steinke (Hrsg.), *Qualitative Forschung. Ein Handbuch* (11. Aufl.; S. 589–600). Reinbek: Rowohlt.

Horn, C. & Löhrer, G. (2010). Einleitung. Die Wiederentdeckung teleologischer Handlungserklärungen. In: C. Horn & G. Löhrer (Hrsg.), *Gründe und Zwecke. Texte zur aktuellen Handlungstheorie* (S. 7–45). Berlin: Suhrkamp.

HRK & KMK (Hochschulrektorenkonferenz und Kultusministerkonferenz) (2017). *Qualifikationsrahmen für deutsche Hochschulabschlüsse*. Verfügbar unter: https://www.kmk.org/fileadmin/Dateien/veroeffentlichungen_beschluesse/2017/2017_02_16-Qualifikationsrahmen.pdf (Abruf am 31.03.2020).

Hubermann, M. (1991). Der berufliche Lebenszyklus von Lehrern: Ergebnisse einer empirischen Untersuchung. In: E. Terhart (Hrsg.), *Unterrichten als Beruf. Neuere amerikanische und englische Arbeiten zur Berufskultur und Berufsbiographie von Lehrern und Lehrerinnen* (S. 249–267). Köln: Böhlau.

Hülsken-Giesler, M. (2008). *Der Zugang zum Anderen. Zur theoretischen Rekonstruktion von Professionalisierungsstrategien pflegerischen Handelns im Spannungsfeld von Mimesis und Maschinenlogik*. Osnabrück: V&R Unipress.

Hülsken-Giesler, M. & Böhnke, U. (2007). Professionelles Pflegehandeln in Gesundheit und Pflege – eine Herausforderung für Reformprozesse. *Pflege & Gesellschaft*, 12 (2), 165–187.

Hülsken-Giesler, M. & Korporal, J. (2013). *Fachqualifikationsrahmen Pflege für die hochschulische Bildung*. Berlin: Purschke & Hensel.

Hug, M., Reiner, S. & Surina, G. (1987). Routinierte Berührungen. Sexualität und Krankenpflege. *Krankenpflege*, 80 (8), 84–88.

Hundenborn, G. (2007). *Fallorientierte Didaktik in der Pflege. Grundlagen und Beispiele für Ausbildung und Prüfung*. München: Elsevier.

Immenschuh, U. & Marks, S. (2014). *Scham und Würde in der Pflege*. Frankfurt am Main: Mabuse.

Isfort, M., Weidner, F., Rottländer, R., Gehlen, D., Hylla, J. & Tucman, D. (2018). *Pflege-Thermometer 2018. Eine bundesweite Befragung von Leitungskräften zur Situation der Pflege und Patientenversorgung in der teil-/vollstationären Pflege*. Verfügbar unter:

https://www.dip.de/fileadmin/data/pdf/projekte/Pflege_Thermometer_2018.pdf (Abruf am 10.12.2019)

Jüttner, M. & Neuhaus, B. J. (2013). Das Professionswissen von Biologielehrkräften – Ein Vergleich zwischen Biologielehrkräften, Biologen und Pädagogen. *Zeitschrift für Didaktik der Naturwissenschaften*, 19, 31–49.

Käppeli, S. (1999). Was für eine Wissenschaft braucht die Pflege? *Pflege*, 12, 153–157.

Kaiser, A. (1985). *Sinn und Situation*. Bad Heilbrunn: Klinkhardt.

Kamleitner, D. & Mayer, H. (2019). *Berühren in der Pflege – ein alltägliches Pflegephänomen phänomenologisch betrachtet.* Vortrag auf dem Pflegekongress am 2. und 3. Oktober 2019 in Wien. Verfügbar unter: https://www.pflegekongress.at/html/publicpages/144732847945299.pdf (Abruf am 26.11.2019)

Kelle, U. (2007). The Development of Categories: Different Approaches in Grounded Theory. In: A. Bryant & K. Charmaz (Hrsg.), *The Sage Handbook of Grounded Theory* (S. 191–213). London: Sage.

Kelle, U. (2011). „Emergence" oder „Forcing"? Einige methodologische Überlegungen zu einem zentralen Problem der Grounded-Theory. In: G. Mey & K. Mruck (Hrsg.), *Grounded Theory Reader* (2., aktualisierte und erweiterte Auflage; S. 235–260). Wiesbaden: VS.

Keller-Schneider, M. (2008). *Herausforderungen im Berufseinstieg von Lehrpersonen. Beanspruchungswahrnehmung und Zusammenhänge mit Merkmalen der Persönlichkeit.* Verfügbar unter: https://www.zora.uzh.ch/id/eprint/163790/1/20090475_002195110.pdf (Abruf am 31.03.2020).

Keller-Schneider, M. (2009). Was beansprucht wen? – Entwicklungsaufgaben von Lehrpersonen im Berufseinstieg und deren Zusammenhang mit Persönlichkeitsmerkmalen. *Unterrichtswissenschaft*, 37 (2), 145–163.

Keller-Schneider, M. (2014). Kompetenz von Lehrpersonen in der Berufseinstiegsphase. Die Bedeutung von zwei methodisch unterschiedlichen Erfassungszugängen. *Zeitschrift für Bildungsforschung*, 4, 101–117.

Keller-Schneider, M. & Hericks, U. (2014). Forschungen zum Berufseinstieg. Übergang von der Ausbildung in den Beruf. In: E. Terhart, H. Bennewitz & M. Rothland (Hrsg.), *Handbuch der Forschung zum Lehrerberuf* (2., überarbeitete und erweiterte Aufl.; S. 386–407). Münster: Waxmann.

Keller-Schneider, M. & Hericks, U. (2017), Professionalisierung von Lehrpersonen – Berufseinstieg als Gelenkstelle zwischen Aus- und Weiterbildung. *Beiträge zur Lehrerinnen- und Lehrerbildung*, 35 (2), 301–317.

Kellner, A. (2011). *Von Selbstlosigkeit zur Selbstsorge. Eine Genealogie der Pflege*. Berlin: LIT.

Kersting, K. (2013). *„Coolout" in der Pflege. Eine Studie zur moralischen Desensibilisierung* (3. Aufl.). Frankfurt am Main: Mabuse.

Keuchel, R. (2005). *Bildungsarbeit in der Pflege. Bildungs- und lerntheoretische Perspektiven in der Pflegeausbildung*. Lage: Jacobs.

Kirchner, V. (2016). *Wirtschaftsunterricht aus der Sicht von Lehrpersonen. Eine qualitative Studie zu fachdidaktischen teacher's beliefs in der ökonomischen Bildung*. Wiesbaden: Springer.

Klafki, W. (2007). *Neue Studien zur Bildungstheorie und Didaktik. Zeitgemäße Allgemeinbildung und kritisch-konstruktive Didaktik* (6., neu ausgestattete Aufl.). Weinheim: Beltz.

Kleickmann, T., Richter, D., Kunter, M., Elsner, J., Besser, M., Krauss, S. & Baumert, J. (2013). Teachers' Content Knowledge and Pedagogical Knowledge: The Role of Structural Differences in Teacher Education. *Journal of Teacher Education*, 64 (1), 90–106.

Kleining, G. (2011). Der qualitative Forschungsprozess. In: G. Naderer & E. Balzer (Hrsg.), *Qualitative Marktforschung in Theorie und Praxis. Grundlagen – Methoden – Anwendungen* (2., überarbeitete Aufl.; S. 198–240). Wiesbaden: Gabler.

Klieme, E., Avenarius, H., Blum, W., Döbrich, P., Gruber, H., Prenzel, M. (…) & Vollmer, H. J. (2007). *Zur Entwicklung nationaler Bildungsstandards. Expertise*. Bonn: Bundesministerium für Bildung und Forschung.

Klieme, E. & Leutner, D. (2006). Kompetenzmodelle zur Erfassung individueller Lernergebnisse und zur Bilanzierung von Bildungsprozessen. Beschreibung eines neu eingerichteten Schwerpunktprogramms der DFG. *Zeitschrift für Pädagogik*, 6, 876–903.

KMK (Sekretariat der Ständigen Konferenz der Kultusminister der Länder in der Bundesrepublik Deutschland). (1996). Handreichungen für die Erarbeitung von Rahmenlehrplänen der Kultusministerkonferenz für den berufsbezogenen Unterricht in der Berufsschule und ihre Abstimmung mit Ausbildungsordnungen des Bundes für anerkannte Ausbildungsberufe.

KMK. Sekretariat der Kultusministerkonferenz (2004). *Standards der Lehrerbildung: Bildungswissenschaften*. https://www.kmk.org/fileadmin/veroeffentlichungen_beschluesse/2004/2004_12_16-Standards-Lehrerbildung.pdf (Abruf am 17.12.2019).

KMK (Sekretariat der Kultusministerkonferenz) (2018). *Handreichungen für die Erarbeitung von Rahmenlehrplänen der Kultusministerkonferenz für den berufsbezogenen Unterricht in der Berufsschule und ihre Abstimmung mit Ausbildungsordnungen des Bundes für anerkannte Ausbildungsberufe*. Verfügbar unter https://www.kmk.org/fileadmin/Dateien/veroeffentlichungen_beschluesse/2011/2011_09_23-GEP-Handreichung.pdf (Abruf am 16.12.2019).

KMK. Sekretariat der Kultusministerkonferenz (2019a). *Standards der Lehrerbildung: Bildungswissenschaften*. Verfügbar unter: https://www.kmk.org/fileadmin/veroeffentlichungen_beschluesse/2004/2004_12_16-Standards-Lehrerbildung-Bildungswissenschaften.pdf (Abruf am 03.03.2020).

KMK. Sekretariat der Kultusministerkonferenz (2019b). *Ländergemeinsame Anforderungen für die Fachwissenschaften und die Fachdidaktiken in der Lehrerbildung*. Verfügbar unter: https://www.kmk.org/fileadmin/Dateien/veroeffentlichungen_beschluesse/2008/2008_10_16-Fachprofile-Lehrerbildung.pdf (Abruf am 16.03.2020).

Knigge-Demal, B. & Hundenborn, G. (1998). *Curriculare Rahmenkonzeption. Zum Begriff von Pflegesituationen und ihren konstitutiven Merkmalen. Ausdifferenzierung von Berufssituationen und Generierung von Qualifikationen*. Teil 5 des Zwischenberichts der Landeskommission zur Erstellung eines landeseinheitlichen Curriculums als empfehlende Ausbildungsrichtlinie für die Kranken- und Kinderkrankenpflegeausbildung im Auftrag des Landes NRW.

Köhlen, C. (2015). Family Nursing. In: R. Ertl-Schmuck & U. Greb (Hrsg.), *Pflegedidaktische Forschungsfelder* (S. 33–56). Weinheim: Juventa.

Köller, O. (2014). What works best in school? Hatties Befunde zu Effekten von Schul- und Unterrichtsvariablen auf Schulleistungen. In: E. Terhart (Hrsg.), *Die Hattie-Studie in der Diskussion. Probleme sichtbar machen* (2. Aufl., S. 24–37). Seelze: Kallmeyer.

König, J. & Blömeke, S. (2009). Pädagogisches Wissen von angehenden Lehrkräften. Erfassung und Struktur von Ergebnissen der fachübergreifenden Lehrerausbildung. *Zeitschrift für Erziehungswissenschaft*, 12, 499–527.

König, J., Doll, J., Buchholtz, N. Förster, S., Kaspar, K., Rühl, A.-M. (…) & Kaiser, G. (2018). Pädagogisches Wissen versus fachdidaktisches Wissen? Struktur des professionellen Wissens bei angehenden Deutsch-, Englisch-, und Mathematiklehrkräften im Studium. *Zeitschrift für Erziehungswissenschaft*, 21 (3), 611–648.

König, J., Kaiser, G. & Felbrich, A. (2012). Spiegelt sich pädagogisches Wissen in den Kompetenzselbsteinschätzungen angehender Lehrkräfte? Zum Zusammenhang von

Wissen und Überzeugungen am Ende der Lehrerausbildung. *Zeitschrift für Pädagogik*, 58 (4), 476–491.

König, J. & Klemenz, S. (2015). Der Erwerb von pädagogischem Wissen bei angehenden Lehrkräften in unterschiedlichen Ausbildungskontexten: Zur Wirksamkeit der Lehrerausbildung in Deutschland und Österreich. *Zeitschrift für Erziehungswissenschaft*, 18, 247–277.

Kohlberg, L. (1996). *Die Psychologie der Moralentwicklung*. Frankfurt am Main: Suhrkamp.

Kohler, M., Mullis, J., Burgstaller, M., Schwarz, J. & Saxer, S. (2018), Auswirkungen von Basaler Berührung auf das herausfordernde Verhalten während der Körperpflege bei Menschen mit Demenz: eine Mixed Methods Studie. *Klinische Pflegeforschung*, 13 (4), 13–26.

Krauss, S. & Bruckmaier, G. (2014). Das Experten-Paradigma in der Forschung zum Lehrerberuf. In: E. Terhart, H. Bennewitz & M. Rothland (Hrsg.), *Handbuch der Forschung zum Lehrerberuf* (2. überarbeitete und erweiterte Aufl.; S. 241–261). Münster: Waxmann.

Krauss, S., Blum, W., Brunner, M., Neubrand, M., Baumert, J. Kunter, M. (…) & Elsner, J. (2011). Konzeptualisierung und Testkonstruktion zum fachbezogenen Professionswissen von Mathematiklehrkräften. In: M. Kunter, J. Baumert, W. Blum, U. Klusmann, S. Krauss & M. Neubrand (Hrsg.), *Professionelle Kompetenz von Lehrkräften. Ergebnisse des Forschungsprogramms COACTIV* (S. 135–161). Münster: Waxmann.

Krell, J., Worofka, I., Simon, J., Wittmann, E. & Purwins, C. (2015). Herausfordernde Situationen in unterschiedlichen Settings der Pflege älterer Menschen. *bwp@ Berufs- und Wirtschaftspädagogik online*, Ausgabe 28, S. 1–24.

Kremer, H.-H. (2003). Handlungs- und Fachsystematik im Lernfeldkonzept. *bwp@ Berufs- und Wirtschaftspädagogik online*, Ausgabe 4, 1–13.

Krey, H. (2003). *Ekel ist okay. Ein Lern- und Lehrbuch zum Umgang mit Emotionen in Pflegeausbildung und Pflegealltag*. Hannover: Kunz.

Krey, H. (2004). Gefühlsregulierung in der Pflegeausbildung – Eine Untersuchung zum Ekelempfinden von Auszubildenden in der Pflege im 3. Ausbildungsjahr. *Forum Qualitative Sozialforschung*, 5 (1), Art. 8.

Krüger, J. (2014). *Perspektiven pädagogischer Professionalisierung. Lehrerbildner/-innen im Vorbereitungsdienst für das Lehramt an beruflichen Schulen*. Wiesbaden: Springer.

Kruse, J. (2015). *Qualitative Interviewforschung. Ein integrativer Ansatz* (2., überarbeitete und ergänzte Aufl.). Weinheim: Beltz.

Kuckartz, U. (2010). *Einführung in die computergestützte Analyse qualitativer Daten* (3., aktualisierte Aufl.). Wiesbaden: VS.

Kuckartz, U. (2016). *Qualitative Inhaltsanalyse. Methoden, Praxis, Computerunterstützung* (3., überarbeitete Aufl.). Weinheim: Betz.

Kuckeland, H. (2014). Didaktische Kommentierung einer Lernsituation „Bei der Körperpflege unterstützen“. *Unterricht Pflege*, 19 (1), 2–7.

Kuckeland, H. (2017). Wissensaufbereitung für den Unterricht – ein Aspekt von Lehrerprofessionalität. *PADUA*, 12 (3), 167–176.

Kuckeland, H. (2018). Professionalität von Lehrenden in den Pflege- und Gesundheitsberufen – Ein Blick auf Gemeinsamkeiten und Unterschiede in der Lehrerausbildung. *PADUA*, 13 (3), 167–172.

Kuckeland, H. (2019). Curriculare Gestaltung einer generalistisch ausgerichteten Lernsituation: „Bei der Körperpflege unterstützen“. *Unterricht Pflege*, 24 (3), 2–7.

Kuckeland, H., Loskamp, B. R., Meyer-Rentz, M. & Rüller, H. (2019). *Prozessorientiert pflegen. Grundlagen der Pflege für die Aus-, Fort- und Weiterbildung,* Heft 13 (4., überarbeitete Aufl.). Brake: Prodos.

Kuckeland, H., Pongrac, L., Roth, C. & Borchard, K. (2017). Bei der Körperpflege unterstützen. *Grundlagen der Pflege für die Aus-, Fort- und Weiterbildung,* Heft 37 (2., korrigierte Aufl.). Brake: Prodos.

Kuckeland, H., Pongrac, L., Roth, C. & Borchard, K. (2019). Bei der Körperpflege unterstützen. *Grundlagen der Pflege für die Aus-, Fort- und Weiterbildung.* Heft 37 (3., ergänzte Aufl.). Brake: Prodos.

Kuckeland, H. & Schneider, K. (2009). Forschendes Lernen curricular einbinden. *Unterricht Pflege,* 14 (3), 7–13.

Kuckeland, H. & Schneider, K. (2016). Schulnahe Curriculumentwicklung in der Pflegeausbildung. *Unterricht Pflege,* 17 (3), 2–16.

Kuckeland, H. & Schneider, K. (2017). Kernaufgaben als Grundlage für Ausbildungspläne. *Forum Ausbildung,* 12 (2), 18–21.

Kühme, B. (2009). Selbstbestimmung und Fremdbestimmung – eine Diskussion der Pflegewirklichkeit von Pflegeschülerinnen zwischen Teamarbeit und Konkurrenz. In: S. Balzer & B. Kühme (Hrsg.), *Anpassung und Selbstbestimmung in der Pflege. Studien zum (Aus-)Bildungserleben von PflegeschülerInnen* (S. 151–261). Frankfurt am Main: Mabuse.

Kugler, G. (2015). *Lesefördertypen: Wissen von Berufsschullehrkräften zur Lesekompetenzförderung. Eine qualitativ-empirische Studie.* Verfügbar unter: https://publications.rwth-aachen.de/record/481097/files/481097.pdf (01.04.2020).

Kuhn, C. (2014). *Fachdidaktisches Wissen von Lehrkräften im kaufmännisch-verwaltenden Bereich. Modellbasierte Testentwicklung und Validierung.* Landau: Verlag Empirische Pädagogik.

Kuhn, C. & Brückner, S. (2013). Analyse des fachdidaktischen Wissens von (angehenden) Lehrkräften in der kaufmännisch-verwaltenden Bildung mit der Methode des lauten Denkens. *bwp@ Berufs- und Wirtschaftspädagogik online,* Ausgabe 24, 1–20.

Kuhn, C., R. Happ, Zlatkin-Troitschanskaia, O., Beck, K., Förster, M. & Preuße, D. (2014). Kompetenzentwicklung angehender Lehrkräfte im kaufmännisch-verwaltenden Bereich – Erfassung und Zusammenhänge von Fachwissen und fachdidaktischem Wissen. *Zeitschrift für Erziehungswissenschaften,* 17 (1), 149–167.

Kumbruck, C. (2010). Das Erleben von Wertschätzung und Anerkennung in Pflegeeinrichtungen. In: C. Kumbruck, M. Rumpf & E. Senghaas-Knobloch (Hrsg.), *Unsichtbare Pflegearbeit. Fürsorgliche Praxis auf der Suche nach Anerkennung* (S. 209–233). Berlin: LIT.

Kumbruck, C., Rumpf, M. & Senghaas-Knobloch, E. (2010). *Unsichtbare Pflegearbeit. Fürsorgliche Praxis auf der Suche nach Anerkennung.* Berlin: LIT.

Kunina-Habenicht, O., Lohse-Bossenz, H., Kunter, M., Dicke, T., Förster, D. Gößling, J. (…) & Terhart, E. (2012). Welche bildungswissenschaftlichen Inhalte sind wichtig für die Lehrerbildung? Ergebnisse einer Delphi-Studie. *Zeitschrift für Erziehungswissenschaften,* 15, 649–682.

Kunter, M. & Baumert, J. (2011). Das COACTIV-Forschungsprogramm zur Untersuchung professioneller Kompetenz von Lehrkräften – Zusammenfassung und Diskussion. In: M. Kunter, J. Baumert, W. Blum, U. Klusmann, S. Krauss & M. Neubrand (Hrsg.), *Professionelle Kompetenz von Lehrkräften. Ergebnisse des Forschungsprogramms COACTIV* (S. 345–366). Münster: Waxmann.

Kunter, M., Klusmann, U. & Baumert, J. (2009). Professionelle Kompetenz von Mathematiklehrkräften: Das COACTIV-Modell. In: O. Zlatkin-Troitschanskaia, K. Beck, D. Sembill, R. Nickolaus & R. Mulder (Hrsg.), *Lehrerprofessionalität. Bedingungen, Genese, Wirkungen und ihre Messung* (S. 153–165). Weinheim: Beltz.

Kurtz, T. (2009). Professionalität aus soziologischer Perspektive. In: O. Zlatkin-Troitschanskaia, K. Beck, D. Sembill, R. Nickolaus & R. Mulder (Hrsg.), *Lehrerprofes-*

sionalität. Bedingungen, Genese, Wirkungen und ihre Messung (S. 45–54). Weinheim: Beltz.

Lamnek, S. & Krell, C. (2016). *Qualitative Sozialforschung* (6., überarbeitete Auflage). Weinheim: Beltz.

Landwehr, N. (2002). Der dritte Lernort. In W. Goetze, P. Gonon, A. Gresele, S. Kübler, H. Landolt, N. Landwehr, R. Marty, U. Renold & P. Egger (Hrsg.), *Der dritte Lernort. Bildung für die Praxis, Praxis für die Bildung* (S. 37–71). Bern: hep.

Landwehr, N. (2003). Der dritte Lernort und seine Bedeutung für ein transferwirksames Lernen. *Pflegepädagogik, 12*, 254–263.

Lash, S. (1996). Reflexivität und ihre Dopplungen: Struktur, Ästhetik und Gemeinschaft. In: U. Beck, A. Giddens & S. Lash (Hrsg.), *Reflexive Modernisierung. Eine Kontroverse* (S. 195–286). Frankfurt am Main: Suhrkamp.

Lauber, A. (2017). *Von Könnern lernen. Lehr-/Lernprozesse im Praxisfeld Pflege aus der Perspektive von Lehrenden und Lernenden*. Münster: Waxmann.

Lauxen, O. (2009). Moralische Probleme in der ambulanten Pflege – eine deskriptive pflegeethische Untersuchung. *Pflege*, 22, 421–430.

Legewie, H. (2006). Rezension: Jörg Strübing (2004). Grounded Theory. Zur sozialtheoretischen und epistemologischen Fundierung des Verfahrens der empirisch begründeten Theoriebildung. *Forum: Qualitative Sozialforschung*, 7 (2), Abs. 1–63.

Lenk, H. (Hrsg.) (1978). *Handlungstheorien interdisziplinär II. Handlungserklärungen und philosophische Handlungsinterpretation. Erster Halbband*. München: Fink.

Lenk, H. (Hrsg.) (1979). *Handlungstheorien interdisziplinär II. Handlungserklärungen und philosophische Handlungsinterpretation*. Zweiter *Halbband*. München: Fink.

Lenk, H. (Hrsg.) (1980). *Handlungstheorien interdisziplinär I. Handlungslogik, formale und sprachwissenschaftliche Handlungstheorien*. München: Fink.

Lenk, H. (Hrsg.) (1981). *Handlungstheorien interdisziplinär III. Verhaltenswissenschaftliche und psychologische Handlungstheorien. Erster Halbband*. München: Fink.

Lenk, H. (Hrsg.) (1984). *Handlungstheorien interdisziplinär III. Verhaltenswissenschaftliche und psychologische Handlungstheorien. Zweiter Halbband*. München: Fink.

Leuchter, M., Reusser, K., Pauli, C. & Klieme, E. (2008). Zusammenhänge zwischen unterrichtsbezogenen Kognitionen und Handlungen von Lehrpersonen. In: M. Gläser-Zikuda & J. Seifried (Hrsg.), *Lehrerexpertise. Analyse und Bedeutung unterrichtlichen Handelns* (S. 165–185). Münster: Waxmann.

Lipowsky, F. (2006). Auf den Lehrer kommt es an. Empirische Evidenzen für Zusammenhänge zwischen Lehrerkompetenzen, Lehrerhandeln und dem Lernen der Schüler. In: C. Allemann-Ghionda & E. Terhart (Hrsg.), *Kompetenzen und Kompetenzentwicklung von Lehrerinnen und Lehrern*. Zeitschrift für Pädagogik, Beiheft 51 (S. 47–70). Weinheim: Beltz.

Löhrer, G. (2008). Editorial. Handlungserklärungen – kausal oder irreduzibel teleologisch? *Internationale Zeitschrift für Philosophie*, 17 (1), 3–8.

Loewenberg Ball, D., Thames, M. H. & Phelps, G. (2008). Content Knowledge for Teaching. What makes it special? *Journal of Teacher Education*, 59 (5), 389–407.

Lohse-Bossenz, H., Holzberger, D., Kunina-Habenicht, O., Seidel, T. & Kunter, M. (2018). Wie fach(un)abhängig ist bildungswissenschaftliches Wissen? Messinvarianz und fachspezifische Unterschiede. *Zeitschrift für Erziehungswissenschaften*, 21, 991–1019.

Longo, J. (2015). Difficulties of bachelor of nursing students in clinical practice – teacher's perspectives. *Biomedical and Biopharmaceutical Research*, 12 (1), 21–32.

Loughran, J., Berry, A. & Mulhall, P. (2012). *Understanding and Developing Science Teachers' Pedagogical Content Knowledge* (2. Aufl.). Rotterdam: Sense.

Magnusson, S., Krajcik, J. & Borko, H. (1999). Nature, Sources, and Development of Pedagogical Content Knowledge for Science Teaching. In: J. Gess-Newsome & N. G.

Lederman (Hrsg.), *Examining Pedagogical Content Knowledge* (S. 95–132). Dordrecht: Kluwer.

Maietta, L. & Hatch, F. (2011). *Kinaesthetics Infant Handling* (2., durchgesehene und aktualisierte Aufl.). Bern: Huber.

Mandl, H., Friedrich, H. F. & Hron, A. (1986). Psychologie des Wissenserwerbs. In: B. Weidenmann, A. Krapp, M. Hofer, G. L. Huber & H. Mandl (Hrsg.), *Pädagogische Psychologie. Ein Lehrbuch* (S. 143–218). München: Urban und Schwarzenberg.

Marks, R. (1990). Pedagogical Content Knowledge: From a Mathematical Case to a Modified Conception. *Journal of Teacher Education*, 41 (3), 3–11.

Maslow, A. H. (2014). *Motivation und Persönlichkeit* (13. Aufl.). Reinbek: Rowohlt.

Maturana, H. R. & Varela, F. J. (1990). *Der Baum der Erkenntnis. Die biologischen Wurzeln menschlichen Erkennens* (12. Aufl.). München: Goldmann.

McCann, K. & McKenna, H. P. (1993). An examination of touch between nurses and elderly patients in a continuing care setting in Nothern Ireland. *Journal of Advanced Nursing*, 18 (5), 838–846.

Meggle, G. (Hrsg.) (1977). *Handlungstheorie Band 1. Handlungsbeschreibungen.* Frankfurt am Main: Suhrkamp.

Mele, A. R. (1987). *Irrationality. An Essay on Akrasia, Self-Deception, and Self-Control.* New York: Oxford University Press.

Mele, A. R. (2010). Zielgerichtetes Handeln: Teleologische Erklärungen, Kausaltheorien und Abweichung. In: C. Horn & G. Löhrer (Hrsg.), *Gründe und Zwecke. Texte zur aktuellen Handlungstheorie* (S. 191–224). Berlin: Suhrkamp.

Mey, G. (2000). Erzählungen in qualitativen Interviews: Konzepte, Probleme, soziale Konstruktion. *Sozialer Sinn*, 1, 135–151.

Mey, G. & Mruck, K. (2009). Methodologie und Methodik der Grounded Theory. In: W. Kempf & M. Kiefer (Hrsg.), *Forschungsmethoden der Psychologie. Zwischen naturwissenschaftlichem Experiment und sozialwissenschaftlicher Hermeneutik. Band 3: Natur und Kultur* (S. 100–152). Berlin: Regener.

Mey, G. & Mruck, K. (2011). Grounded-Theory-Methodologie: Entwicklung, Stand, Perspektiven: In: G. Mey & K. Mruck (Hrsg.), *Grounded Theory Reader* (2., aktualisierte und erweiterte Auflage; S. 11–48). Wiesbaden: VS.

Meyer, H. (2014a). *Was ist guter Unterricht?* (10. Aufl.). Berlin: Cornelsen.

Meyer, H. (2014b). Auf den Unterricht kommt es an! Hatties Daten deuten lernen. In: E. Terhart (Hrsg.), *Die Hattie-Studie in der Diskussion. Probleme sichtbar machen* (2. Aufl., S. 117–133). Seelze: Kallmeyer.

MGSFF. Ministerium für Gesundheit, Soziales, Frauen und Familie des Landes Nordrhein-Westfalen (2003). *Ausbildungsrichtlinie für die staatlich anerkannten Kranken- und Kinderkrankenpflegeschulen in NRW.* Verfügbar unter: https://www.dip.de/fileadmin/data/pdf/material/ausbildungsrichtlinie%2520krankenpflegeausbildung%2520nrw.pdf (Abruf am 17.12.2019).

Migge, B. (2007). *Handbuch Coaching und Beratung* (2. Auflage). Weinheim: Beltz.

Mindnich, A., Berger, S. & Fritsch, S. (2013). Modellierung des fachlichen und fachdidaktischen Wissens von Lehrkräften im Rechnungswesen – Überlegungen zur Konstruktion eines Testinstruments. In: U. Faßhauer, B. Fürstenau & E. Wuttke (Hrsg.), *Jahrbuch der berufs- und wirtschaftspädagogischen Forschung* (S. 61–72). Opladen: Budrich.

Moers, M. (2012). Leibliche Kommunikation, Krankheitserleben und Pflegehandeln. *Pflege & Gesellschaft*, 17 (2), 111–119.

Mohr, P. (2015). Seltener Handschuhe tragen! *Die Schwester/der Pfleger*, 54 (11), 36–37.

Monteverde, S. (2013). Pflegeethik und die Sorge um den Zugang zu Pflege. *Pflege*, 26 (4), 271–280.

Morse, J. M. (2009). Tussles, Tensions, and Resolutions. In: J. M. Morse, P. Noerager Stern, J. Corbin, B. Browers, K. Charmaz & A. E. Clarke (Hrsg.), *Developing Grounded Theory. The Second Generation* (S. 13–22). London: Routledge.

Muckel, P. (2011). Die Entwicklung von Kategorien mit der Methode der Grounded Theory. In: G. Mey & K. Mruck (Hrsg.), *Grounded Theory Reader* (2., aktualisierte und erweiterte Auflage; S. 333–352). Wiesbaden: VS.

Mührel, E. (2019). *Verstehen und Achten. Professionelle Haltung als Grundlegung Sozialer Arbeit* (4., überarbeitete Aufl.). Weinheim: Beltz.

Müller, K. (2009). *Implementierung eines Lernaufgabenkonzeptes in die betriebliche Pflegeausbildung.* Verfügbar unter: https://elib.suub.uni-bremen.de/diss/docs/00011476.pdf (Abruf am 11.02.2020)

Müller, K. (2013). Lernaufgaben. In: R. Ertl-Schmuck & U. Greb (Hrsg.), *Pflegedidaktische Handlungsfelder* (S. 278–291). Weinheim: Beltz.

Muster-Wäbs, H., Ruppel, A. & Schneider, K. (2005). *Lernfeldkonzept verstehen und umsetzen.* Neue Pädagogische Reihe – Band 2. Brake: Prodos.

Muster-Wäbs, H., Ruppel, A. & Schneider, K. (2011). *Lernen fallbezogen und problemorientiert gestalten.* Neue Pädagogische Reihe – Band 4. Brake: Prodos.

Muster-Wäbs, H. & Schneider, K. (1999). *Vom Lernfeld zur Lernsituation. Strukturierungshilfe zur Analyse, Planung und Evaluation von Unterricht.* Bad Homburg: Bildungsverlag EINS.

Muster-Wäbs, H. & Schneider, K. (2001). Umsetzung des Lernfeldkonzeptes am Beispiel der handlungstheoretischen Aneignungsdidaktik. *Berufsbildung in Wissenschaft und Praxis*, 1, 44–49.

Nagl, L. (1998). *Pragmatismus.* Frankfurt am Main: Campus.

Narbei, E. & Uschok, A. (2003). Der Körper in Theorie und Praxis der Pflege. In: Deutscher Verein für Pflegewissenschaft (Hrsg.), *Das Originäre der Pflege entdecken. Pflege beschreiben, erfassen, begrenzen.* Pflege & Gesellschaft Sonderausgabe. (S. 181–194). Frankfurt am Main: Mabuse.

Neander, K.-D. (2014). *„Sich als Mann oder Frau fühlen ...". Zum Umgang mit Geschlecht und Sexualität in der Pflege.* Brake: Prodos.

Neuweg, G. H. (1999a). *Könnerschaft und implizites Wissen. Zur lehr-lerntheoretischen Bedeutung der Erkenntnis- und Wissenstheorie Michael Polanys.* Münster: Waxmann.

Neuweg, G. H. (1999b). Erfahrungslernen in der Lehrerbildung. Potenziale und Grenzen im Lichte des Dreyfus-Modells. *Erziehung und Unterricht*, 5/6, 363–372.

Neuweg, G. H. (2000). Können und Wissen. Eine alltagssprachphilosophische Verhältnisbestimmung. In: G. H. Neuweg (Hrsg.), *Wissen. Können. Reflexion* (S. 65–82). Innsbruck: Studienverlag.

Neuweg, G. H. (2014). Das Wissen der Wissensvermittler. Problemstellungen, Befunde und Perspektiven der Forschung zum Lehrerberuf. In: E. Terhart, H. Bennewitz & M. Rothland (Hrsg.), *Handbuch der Forschung zum Lehrerberuf* (2. überarbeitete und erweiterte Aufl., S. 583–614). Münster: Waxmann.

Neuweg, G. H. (2015). *Das Schweigen der Könner. Gesammelte Schriften zum impliziten Wissen.* Münster: Waxmann.

Neuweg, G. H. (2018). *Distanz und Einlassung. Gesammelte Schriften zur Lehrerbildung.* Münster: Waxmann.

Nickolaus, R. (2015). Das Verhältnis von Wissen und Handeln – berufspädagogische Perspektiven und Erkenntnislagen. In: A. Dietzen, J. J. W. Powell, A. Bahl & L. Lassnigg (Hrsg.), *Soziale Inwertsetzung von Wissen, Erfahrung und Kompetenz in der Berufsbildung* (S. 64–88). Weinheim: Beltz.

Niermann, A. (2017). *Professionswissen von Lehrerinnen und Lehrern des Mathematik- und Sachunterrichts. „... man muss schon von der Sache wissen."* Bad Heilbrunn: Klinkhardt.

Numminen, O., Leino-Kilpi, H., van der Arend, A. & Katajisto, J. (2011). Comparison of nurse educators' and nursing students' descriptions of teaching codes of ethics. *Nursing ethics*, 18 (5), 710–724.

Nydahl, P. & Bartoszek, G. (2012). *Basale Stimulation – Neue Wege in der Pflege Schwerstkranker* (6. Aufl.). München: Urban & Fischer.

Oelke, U. & Scheller, I. (2009). Szenisches Spiel in der Pflege. In: C. Olbrich (Hrsg.), *Modelle der Pflegedidaktik* (S. 45–61). München: Elsevier.

Oevermann, U. (1996). Theoretische Skizze einer revidierten Theorie professionellen Handelns. In: A. Combe & W. Helsper (Hrsg.), *Pädagogische Professionalität. Untersuchungen zum Typus pädagogischen Hand*elns (S. 70–182). Frankfurt am Main: Suhrkamp.

Oevermann, U. (2000). Die Methode der Fallrekonstruktion in der Grundlagenforschung sowie der klinischen und pädagogischen Praxis. In: K. Kraimer (Hrsg.), *Die Fallrekonstruktion. Sinnverstehen in der sozialwissenschaftlichen Forschung* (S. 58–156). Frankfurt am Main: Suhrkamp.

Oevermann, U. (2002). Professionalisierungsbedürftigkeit und Professionalisiertheit pädagogischen Handelns. In: M. Kraul, W. Marotzki & C. Schweppe (Hrsg.), *Biographie und Profession* (S. 19–63). Bad Heilbrunn: Klinkhardt.

Oevermann, U. (2008). Profession contra Organisation? Strukturtheoretische Perspektiven zum Verhältnis von Organisation und Profession in der Schule. In: W. Helsper, S. Busse, M. Hummrich & R.-T. Kramer (Hrsg.), *Pädagogische Professionalität in Organisationen. Neue Verhältnisbestimmungen am Beispiel der Schule* (S. 55–78). Wiesbaden: VS.

Olbrich, C. (1999). *Pflegekompetenz*. Bern: Huber.

Olbrich, C. (2009a). Einleitung. In: C. Olbrich (Hrsg.), *Modelle der Pflegedidaktik* (S. V-VI). München: Elsevier.

Olbrich, C. (2009b). Kompetenztheoretisches Modell der Pflegedidaktik. In: C. Olbrich (Hrsg.), *Modelle der Pflegedidaktik* (S. 63–85). München: Elsevier.

Olbrich, C. (2010). *Pflegekompetenz* (2., vollständig überarbeitete und erweiterte Aufl.). Bern: Huber.

Oliver, S. & Redfern, S. J. (1991). Interpersonal communication between nurses and elderly patients: refinement of an observation schedule. *Journal of Advanced Nursing*, 16 (1), 30–38.

Oser, F. (1997). Standards in der Lehrerbildung. Teil 1: Berufliche Kompetenzen, die hohen Qualitätsmerkmalen entsprechen. *Beiträge zur Lehrerbildung*, 15 (1), 26–37.

Pädagogische Hochschule Schwyz. (2018). *Professionsstandards. Steuerungselement in der Ausbildung.* Verfügbar unter: https://www.phsz.ch/ausbildung/studium/berufspraxis/ (Abruf am 21.03.2020).

Pätzold, G. (2000). Lernfeldorientierung – Berufliches Lehren und Lernen zwischen Handlungs- und Fachsystematik. In R. Bader & P. F. E. Sloane (Hrsg.), *Lernen in Lernfeldern. Theoretische Analysen und Gestaltungsansätze zum Lernfeldkonzept* (S. 123–139). Markt Schwaben: Eusl.

Pätzold, G. (2003). *Lernfelder – Lernortkooperation. Neugestaltung beruflicher Bildung* (2. Auflage). Bochum: Projekt.

Papp, K. K., Huang, G. C., Lauzon Clabo, L. M., Delva, D., Fischer, M. Konopasek, L. (…) & Gusic, M. (2014). Milestones of Critical Thinking: A Developmental Model for Medicine and Nursing. *Academic Medicine*, 89 (5), 715–720.

Park, S. & Oliver, J. S. (2008). Revisiting the Conceptualisation of Pedagogical Content Knowledge (PCK): PCK as a Conceptual Tool to Understand Teachers as Professionals. *Research in Science Education*, 38, 261–284.

Paseka, A., Schratz, M. & Schrittesser, I. (2011). Professionstheoretische Grundlagen und thematische Annäherung. In: M. Schratz, A. Paseka & I. Schrittesser (Hrsg.), *Pädagogische Professionalität: quer denken – umdenken – neu denken. Impulse für next practice im Lehrerberuf* (S. 8–45). Wien: facultas.

Peirce, C. S. (1970). *Schriften II vom Pragmatismus und Pragmatizismus. Mit einer Einführung herausgegeben von Karl-Otto Apel.* Frankfurt am Main: Suhrkamp.

Peirce, C. S. (2015). *Schriften zum Pragmatismus und Pragmatizismus. Herausgegeben von Karl-Otto Apel* (2. Aufl.). Frankfurt am Main: Suhrkamp.

Pentzold, C., Bischof, A. & Heise, N. (2018). Einleitung: Theoriegenerierendes empirisches Forschen in medienbezogenen Lebenswelten. In: C. Pentzold, A. Bischof & N. Heise (Hrsg.), *Praxis Grounded Theory. Theoriegenerierendes empirisches Forschen in medienbezogenen Lebenswelten. Ein Lehr- und Arbeitsbuch* (S. 1–24). Wiesbaden: Springer.

PHZ. Pädagogische Hochschule Zug (2018). *Professionsstandards.* Verfügbar unter: https://www.zg.ch/behoerden/direktion-fur-bildung-und-kultur/phzg/ausbildung/studium/ausbildungsstandards?searchterm=professionsstandards (Abruf am 21.03.2020).

Platon (1969). *Sämtliche Werke 1. Apologie. Kriton. Protagoras. Ion. Hippias II. Charmides. Laches. Euthyphron. Gorgias. Briefe.* Hamburg: Rowohlt.

Platon (1982). *Sämtliche Werke 3. Phaidon. Politeia.* Hamburg: Rowohlt.

Polanyi, M. (2016). *Implizites Wissen* (2. Aufl.). Frankfurt am Main: Suhrkamp.

Rabe, M. (2005). Strukturierte Falldiskussion anhand eines Reflexionsmodells. In: Arbeitsgruppe ‚Pflege und Ethik' der Akademie für Ethik in der Medizin e. V. (Hrsg.), *„Für alle Fälle …" Arbeit mit Fallgeschichten in der Pflegeethik* (S. 129–144). Hannover: Kunz.

Rabe, M. (2006). Ethik in der Pflegeausbildung. *Ethik in der Medizin*, 4, 379–384.

Rabe, M. (2017). *Ethik in der Pflegeausbildung. Beiträge zur Theorie und Didaktik* (2., überarbeitete und ergänzte Aufl.). Bern: Hogrefe.

Rauner, F. (2007). Praktisches Wissen und berufliche Handlungskompetenz. *Europäische Zeitschrift für Berufsbildung*, 40 (1), 57–72.

Rebentisch, J. (2009). Der Demokrat und seine Schwächen. Eine Lektüre von Platons Politeia. *Deutsche Zeitschrift für Philosophie*, 57 (1), 15–36.

Rebentisch, J. & Setton, D. (2009). Schwerpunkt: Willensschwäche – Epistemologie und Politik irrationalen Handelns. *Deutsche Zeitschrift für Philosophie*, 57 (1), 13–14.

Reetz, L. (1984). *Wirtschaftsdidaktik. Eine Einführung in Theorie und Praxis wirtschaftsberuflicher Curriculumentwicklung und Unterrichtsgestaltung.* Bad Heilbrunn: Klinkhardt.

Reetz, L. (1988). Fälle und Fallstudien im Wirtschaftslehre-Unterricht. *Wirtschaft & Erziehung*, 40 (5), 148–156.

Reetz, L. & Seyd, W. (2006). Curriculare Strukturen beruflicher Bildung. In R. Arnold & A. Lipsmeier (Hrsg.), *Handbuch der Berufsbildung* (2., überarbeitete und aktualisierte Aufl., S. 227–259). Wiesbaden: VS.

Reh, S. (2004). Abschied von der Profession, von Professionalität oder vom professionellen? Theorien und Forschungen zur Lehrerprofessionalität. *Zeitschrift für Pädagogik*, 3, 358–372.

Reh, S. (2005). Die Begründung von Standards in der Lehrerbildung. *Zeitschrift für Pädagogik*, 2, 259–265.

Reiber, K. (2007). Pflegepädagogik in erziehungswissenschaftlich-berufspädagogischer Perspektive am Beispiel Lehrerbildungsstandards. *Zeitschrift für Berufs- und Wirtschaftspädagogik*, 103 (2), 291–296.

Reiber, K. (2008). Zum Stand der Pflegelehrerbildung – Deutsche Verhältnisse in europäischer Perspektive. In: C. Bischoff-Wanner & K. Reiber (Hrsg.), *Lehrerbildung in der Pflege. Standortbestimmung, Perspektiven und Empfehlungen vor dem Hintergrund der Studienreformen* (S. 41–63). Weinheim: Juventa.

Reiber, K. (2011). Evidenzbasierte Pflegeausbildung – ein systematisches Review zur empirischen Forschungslage. *Zeitschrift für Medizinische Ausbildung*, 28 (2), S. 1–12.

Reiber, K., Winter, M. H.-J. & Mosbacher-Strumpf, S. (2015). *Berufseinstieg in die Pflegepädagogik. Eine empirische Analyse von beruflichem Verbleib und Anforderungen*. Lage: Jacobs.

Reichertz, J. (1993). Abduktives Schlußfolgern und Typen(re)konstruktionen. In: T. Jung & S. Müller-Doohm (Hrsg.), *„Wirklichkeit" im Deutungsprozeß. Verstehen und Methoden in den Kultur- und Sozialwissenschaften* (S. 258–282). Frankfurt am Main: Suhrkamp.

Reichertz, J. (2011). Abduktion: Die Logik der Entdeckung der Grounded Theory. In: G. Mey & K. Mruck (Hrsg.), *Grounded Theory Reader* (2., aktualisierte und erweiterte Auflage; S. 279–297). Wiesbaden: VS.

Reichertz, J. (2013). *Die Abduktion in der qualitativen Sozialforschung. Über die Entdeckung des Neuen* (2., aktualisierte und erweiterte Aufl.). Wiesbaden: Springer.

Reichertz, J. (2015). Abduktion, Deduktion und Induktion in der qualitativen Forschung. In: U. Flick, E. v. Kardorff & I. Steinke (Hrsg.), *Qualitative Forschung. Ein Handbuch* (11. Aufl., S. 276–286). Reinbek: Rowohlt.

Reichertz, J. & Wilz, S. (2016). Welche Erkenntnistheorie liegt der GT zugrunde? In: C. Equit & C. Hohage (Hrsg.), *Handbuch Grounded Theory. Von der Methodologie zur Forschungspraxis* (S. 48–66). Weinheim: Beltz.

Reinisch, H. (2009). „Lehrerprofessionalität" als theoretischer Term – Eine begriffssystematische Analyse. In: O. Zlatkin-Troitschanskaia, K. Beck, D. Sembill, R. Nickolaus & R. Mulder (Hrsg.), *Lehrerprofessionalität. Bedingungen, Genese, Wirkungen und ihre Messung* (S. 33–43). Weinheim: Beltz.

Reinmann-Rothmeier, G. (2001). *Wissen managen: Das Münchner Modell*. Verfügbar unter: https://core.ac.uk/download/pdf/12161774.pdf (Abruf am 19.02.2020)

Remmers, H. (1999). Pflegewissenschaft und ihre Bezugswissenschaften. Fragen pflegewissenschaftlicher Zentrierung interdisziplinären Wissens. *Pflege*, 12, 367–376.

Remmers, H. (2000). *Pflegerisches Handeln. Wissenschafts- und Ethikdiskurse zur Konturierung der Pflegewissenschaft*. Bern: Huber.

Remmers, H. (2011). Pflegewissenschaft als transdisziplinäres Konstrukt. Wissenschaftssystematische Überlegungen – Eine Einleitung. In: H. Remmers (Hrsg.), *Pflegewissenschaft im interdisziplinären Dialog. Eine Forschungsbilanz* (S. 7–47). Göttingen: V&R Unipress.

Riedel, A. (2013). Ethische Reflexion und Entscheidungsfindung im professionellen Pflegehandeln realisieren. *Ethik in der Medizin*, 25 (1), 1–4.

Riedel, A. (2015). Vertiefung von Ethik-Kompetenzen. Die Entwicklung einer Ethik-Leitlinie als methodisch-didaktische und strukturierende Rahmung. *PADUA*, 10 (5), 321–327.

Riedel, A. & Lehmeyer, S. (2011). Konzeptentwicklung: Theoretische Fundierung und Prämissen zur Konzeptualisierung ethischer Fallbesprechungen. In: A. Riedel, S. Lehmeyer & A. Elsbernd (Hrsg.), *Einführung von ethischen Fallbesprechungen – Ein Konzept für die Pflegepraxis. Ethisch begründetes Handeln praktizieren* (2., korrigierte und überarbeitete Aufl., S. 39–138). Lage: Jacobs.

Riedel, A., Lehmeyer, S. & Elsbernd, A. (2011). *Einführung von ethischen Fallbesprechungen – Ein Konzept für die Pflegepraxis. Ethisch begründetes Handeln praktizieren* (2., korrigierte und überarbeitete Aufl.). Lage: Jacobs.

Riese, J. & Reinhold, P. (2010). Empirische Erkenntnisse zur Struktur professioneller Handlungskompetenz von angehenden Physiklehrkräften. *Zeitschrift für Didaktik der Naturwissenschaften*, 16, 167–187.

Riese, J. & Reinhold, P. (2012). Die professionelle Kompetenz angehender Physiklehrkräfte in verschiedenen Ausbildungsformen. *Zeitschrift für Erziehungswissenschaft*, 15 (1), 111–143.

Ringel, D. (2000). *Ekel in der Pflege – eine „gewaltige" Emotion*. Frankfurt am Main: Mabuse.

Robert Bosch Stiftung (1992). *Pflege braucht Eliten. Denkschrift zur Hochschulausbildung für Lehr- und Leitungskräfte in der Pflege*. Gerlingen: Bleicher.

Roes, M. (2004). *Wissenstransfer in der Pflege. Neues Lernen in der Pflegepraxis*. Bern: Huber.

Rolff, H.-G. (2013). Die Hattie-Studie: Ein Rorschach-Test. *PÄDAGOGIK*, 4, 46–49.

Rorty, A. O. (1980). Where does the akratic break take place? *Australian Journal of Philosophy*, 58 (4), 333–346.

Rorty, A. O. (1988). *Mind in action. Essays in the Philosophy of Mind*. Boston: Beacon.

Rorty, A. (2013). Die gesellschaftlichen Quellen des akratischen Konflikts. In: T. Spitzley (Hrsg.), *Willensschwäche* (2., erweiterte und korrigierte Aufl.; S. 191–216). Münster: mentis.

Rosen, E. S. (2011). *Lehrhandeln in der Pflegeausbildung kompetent gestalten. Rekonstruktion und Modifikation Subjektiver Theorien über Kooperatives Lernen von Pflegelehrenden für die Entwicklung eines Lehrerweiterbildungskonzeptes*. Verfügbar unter: https://d-nb.info/1011487977/34 (Abruf am 23.01.2020).

Roth, C., Schneider, K. & Kuckeland, H. (2014). Die Relevanz von Strukturformen für den Pflegeunterricht am Thema „Pflege von Menschen mit chronischen Wunden". *Unterricht Pflege*, 19 (2), 2–10.

Routasalo, P. (1996). Non-necessary touch in the nursing care of elderly people. *Journal of Advanced Nursing*, 23 (5), 904–911.

Routasalo, P. (1998). Touching by Skilled Nurses in Elderly Nursing Care. *Scandinavian Journal of Caring Sciences*, 12 (3), 170–178.

Routasalo, P. & Isola, A. (1996). The right to touch and be touched. *Nursing Ethics*, 3 (2), 165–176.

Rundqvist, E. M. & Severinsson, E. I. (1999). Caring relationships with patients suffering from dementia – an interview study. *Journal of Advanced Nursing*, 29 (4), 800–807.

Ryle, G. (2000). *The Concept of Mind*. London: Penguin.

Ryle, G. (2015). *Der Begriff des Geistes*. Stuttgart: Reclam.

Sahmel, K.-H. (2013). „Lehrer zweiter Klasse" – ein Rückblick. In: R. Ertl-Schmuck & U. Greb (Hrsg.), *Pflegedidaktische Handlungsfelder* (S. 26–44). Weinheim: Beltz.

Sahmel, K.-H. (2014). Kritische Debatte zur Generalistischen Pflegeausbildung. Einspruch gegen den Versuch, eine grundlegende und kritische Debatte über die „Generalistische Pflegeausbildung" zu unterbinden. *PADUA*, 9 (1), 19–26.

Sauter, D. (2011a). Körperbezogene Interventionen. In: D. Sauter, C. Abderhalden, I. Needham & S. Wolff (Hrsg.), *Lehrbuch Psychiatrische Pflege* (3., vollständig überarbeitete und erweiterte Aufl., S. 455–467). Bern: Huber.

Sauter, D. (2011b). Missbrauchs- und Traumaerfahrungen. In: D. Sauter, C. Abderhalden, I. Needham & S. Wolff (Hrsg.), *Lehrbuch Psychiatrische Pflege* (3., vollständig überarbeitete und erweiterte Aufl., S. 827–842). Bern: Huber.

Schaeffer, D. (1992). Tightrope Walking. Handeln zwischen Pädagogik und Therapie. In: B. Dewe, W. Ferchhoff & F.-O. Radtke (Hrsg.), *Erziehen als Profession. Zur Logik professionellen Handelns in pädagogischen Feldern* (200–229). Wiesbaden: Springer.

Schmelzing, S., Fuchs, C., Wüsten, S., Sandmann, A. & Neuhaus, B. (2009). Entwicklung und Evaluation eines Instruments zur Erfassung des fachdidaktischen Reflexionswissens von Biologielehrkräften. In: N. Schaper, A. H. Hilligus & P. Reinhold (Hrsg.), *Kompetenzmodellierung und -messung in der der Lehrerbildung* (S. 57–81). Landau: Verlag Empirische Pädagogik.

Schmelzing, S., Wüsten, S., Sandmann, A. & Neuhaus, B. (2008). Evaluation von zentralen Inhalten der Lehrerbildung: Ansätze zur Diagnostik des fachdidaktischen Wissens von Biologielehrkräften. *Lehrerbildung auf dem Prüfstand*, 1 (2), 641–663.

Schmidt, M. (2015). *Professionswissen von Sachunterrichtslehrkräften. Zusammenhangsanalyse zur Wirkung von Ausbildungshintergrund und Unterrichtserfahrung auf das fachspezifische Professionswissen im Unterrichtsinhalt „Verbrennung“*. Berlin: Logos.

Schneider, K. (2001). Von Lernfeldern zu konkreten Lernsituationen – Konstruktionsprinzipien für die Entwicklung einer Lernsituation. *Unterricht Pflege*, 6 (5), 2–11.

Schneider, K. (2003a). Fächerübergreifender und fächerverbindender Unterricht – im Widerspruch zwischen Notwendigkeit und lästigem Übel. *Unterricht Pflege*, 8 (2), 2–6.

Schneider, K. (2003b). Von Pflegesituationen zu fächerverbindenden Lernsituationen – eine curriculare Aufgabe von Lehrenden. *Unterricht Pflege*, 8 (2), 23–32.

Schneider, K. (2005a). Das Lernfeldkonzept zwischen theoretischen Erwartungen und praktischen Realisierungsmöglichkeiten. In: K. Schneider, E. Brinker-Meyendriesch & A. Schneider (Hrsg.), *Pflegepädagogik* (2., überarbeitete und erweiterte Aufl., S. 79–113). Heidelberg: Springer.

Schneider, K. (2005b). Anforderungen an Pflegeausbildungen. In: K. Schneider, S. Herrgesell & C. Drude (Hrsg.), *Pflegeunterricht konkret. Grundlagen – Methoden – Tipps* (S. 4–32). München: Elsevier.

Schneider, K. & Depping, D. (2007). Anforderungen an fall- und fachsystematisch orientierte schriftliche Prüfungen. *Unterricht Pflege*, 12 (4), 2–10.

Schneider, K., Kuckeland, H. & Hatziliadis, M. (2018). Berufsfeldanalyse für eine generalistische Pflegeausbildung. Ausgewählte Ergebnisse am Beispiel des Forschungsschwerpunktes „Konflikte“. *berufsbildung*, 172, 44–46.

Schneider, K., Kuckeland, H. & Hatziliadis, M. (2019a). Berufsfeldanalyse in der Pflege. Ausgangspunkt für die curriculare Entwicklung einer generalistischen Pflegeausbildung. *Zeitschrift für Berufs- und Wirtschaftspädagogik*, 115 (1), 6–38.

Schneider, K., Kuckeland, H. & Hatziliadis, M. (2019b). Pflegerische Handlungssituationen als Basis für die generalistische Curriculumentwicklung. Ein Beitrag zur Berufsfeldanalyse im Forschungsprojekt KraniCH. *Pädagogik der Gesundheitsberufe*, 6 (2), 126–138.

Schneider, K. & Martens, M. (1996). Pflegedidaktische Prinzipien. In: M. Martens, K. Sander & K. Schneider (Hrsg.), *Didaktisches Handeln in der Pflegeausbildung* (S. 96–137). Brake: Prodos.

Schneider, K. & Roth, C. (2017). Wissensstrukturen – eine wichtige Basis für Lehrende und Lernende. *PADUA*, 12 (3), 177–190.

Schneider, K. & Walter, U. (1992). *Lernfördernde Gestaltung von Bild- und Textmaterialien für den Gesundheitsbereich. Eine empirische Untersuchung unter Berücksichtigung verschiedener Zielgruppen*. Frankfurt am Main: Lang.

Schneider, K. & Welling, K. (2005). Wissensaufbereitung und Wissenserwerb. In: M. Poser & K. Schneider (Hrsg.), *Leiten, Lehren und Beraten. Fallorientiertes Lehr- und Arbeitsbuch für PflegemanagerInnen und PflegepädagogInnen* (S. 337–384). Bern: Huber.

Schön, D. A. (1983). *The Reflective Practitioner. How Professionals Think in Action*. New York: Basic Books.

Schopf, C. & Zwischenbrugger, A. (2015). Verständliche Erklärungen im Wirtschaftsunterricht. Eine Heuristik basierend auf dem Verständnis der Fachdidaktiker/innen des Wiener Lehrstuhls für Wirtschaftspädagogik. *Zeitschrift für ökonomische Bildung*, 3, 1–31.

Schratz, M., Schrittesser, I., Forthuber, P., Pahr, G., Paseka, A. & Seel, A. (2008). Domänen von Lehrer/innen/professionalität. Rahmen einer kompetenzorientierten Lehrer/innen/

bildung. In: C. Kraler & M. Schratz (Hrsg.), *Wissen erwerben, Kompetenzen entwickeln. Modelle zur kompetenzorientierten Lehrerbildung* (S. 123–137). Münster: Waxmann.

Schützendorf, E. (1996). Ekel und Erregung. Konfrontation mit Sexualität in der Altenpflege. *Altenpflege*, 5, 348–255.

Schützendorf, E. (1997). Soll man Tabus in der Pflege brechen? *Die Schwester/der Pfleger*, 36 (7), 551–552.

Schwarz-Govaers, R. (2005). *Subjektive Theorien als Basis von Wissen und Handeln. Ansätze zu einem handlungstheoretisch fundierten Pflegedidaktikmodell*. Bern: Huber.

Schwarz-Govaers, R. (2009). Fachdidaktikmodell Pflege. In: C. Olbrich (Hrsg.), *Modelle der Pflegedidaktik* (S. 87–104). München: Elsevier.

Schwarz-Govaers, R. (2010). Bewusstmachen der Subjektiven Theorien als Voraussetzung für handlungsrelevantes berufliches Lernen. In: R. Ertl-Schmuck & F. Fichtmüller (Hrsg.), *Theorien und Modelle der Pflegedidaktik. Eine Einführung* (S. 166–202). Weinheim: Juventa.

Schwarz-Govaers, R. & Mühlherr, L. (2001). *Fachdidaktikmodell Pflege* (4., überarbeitete Auflage). Aarau: Weiterbildungszentrum für Gesundheitsberufe SRK.

Seifried, J. & Baumgartner, A. (2009). Lernen aus Fehlern in der betrieblichen Ausbildung – Problemfeld und möglicher Forschungszugang. *bwp@ Berufs- und Wirtschaftspädagogik online*, Ausgabe 17, 1–20.

Seifried, J. & Ziegler, B. (2009). Domänenbezogene Professionalität. In: O. Zlatkin-Troitschanskaia, K. Beck, D. Sembill, R. Nickolaus & R. Mulder (Hrsg.), *Lehrerprofessionalität. Bedingungen, Genese, Wirkungen und ihre Messung* (S. 13–32). Weinheim: Beltz.

Sektion Berufs- und Wirtschaftspädagogik der Deutschen Gesellschaft für Erziehungswissenschaft (2003). *Basiscurriculum für das universitäre Studienfach Berufs- und Wirtschaftspädagogik*. Verfügbar unter: https://www.dgfe.de/fileadmin/Ordner Redakteure/Sektionen/Sek07_BerWiP/2003_Basiscurriculum_BWP.pdf (Abruf am 31.03.2020).

Seltrecht, A. (2015). Der „doppelte Fallbezug" – Herausforderung in der Lehramtsausbildung in der beruflichen Fachrichtung Gesundheit und Pflege. In: K. Jenewein & H. Henning (Hrsg.), *Kompetenzorientierte Lehrerbildung. Neue Handlungsansätze für die Lernorte im Lehramt an berufsbildenden Schulen* (S. 209–227). Bielefeld: Bertelsmann.

Setton, D. (2009). Das Medea-Prinzip. Vom Problem der Akrasia zu einer Theorie des Un-Vermögens. *Deutsche Zeitschrift für Philosophie*, 57 (1), 97–117.

Sexl, M. (2001). Pflege zwischen Kunst und Wissenschaft – Berufserfahrung und Probleme ihrer sprachlichen Formulierung in der Pflege. *Pflege*, 14 (2), 85–91.

Shulman, L. S. (1986). Those Who Understand: Knowledge Growth in Teaching. *Educational Researcher*, 2, 4–14.

Shulman, L. S. (1987). Knowledge and Teaching: Foundations of the New Reform. *Harvard Educational Review*, 1, 1–21.

Siebert, H. (1998). *Konstruktivismus. Konsequenzen für Bildungsmanagement und Seminargestaltung*. Frankfurt am Main: Deutsches Institut für Erwachsenenbildung (DIE).

Siebert, H. (2005). *Pädagogischer Konstruktivismus. Lernzentrierte Pädagogik in Schule und Erwachsenenbildung* (3., überarbeitete und erweiterte Aufl.). Weinheim: Beltz.

Siebert, H. (2009). *Didaktisches Handeln in der Erwachsenenbildung. Didaktik aus konstruktivistischer Sicht* (6., überarbeitete Aufl.). Augsburg: ZIEL.

Sikes, P. J., Measor, L. & Woods, P. (1991). Berufslaufbahn und Identität im Lehrerberuf. In: E. Terhart (Hrsg.), *Unterrichten als Beruf. Neuere amerikanische und englische Arbeiten zur Berufskultur und Berufsbiographie von Lehrern und Lehrerinnen* (S. 231–248). Köln: Böhlau.

Simon, J. (2019). *Pflegewissenschaftliche Ansprüche in der Unterrichtsplanung. Eine empirische Untersuchung.* Verfügbar unter: https://fis.uni-bamberg.de/bitstream/uniba/45148/1/SSOWI36SimonDissopusse_A3a.pdf (Abruf am 07.02.2020).

Sowinski, C. (1999). Nähe und Distanz – Schamgefühl und Ekel. *Dr. med. Mabuse*, 121 (9/10), 43–46.

Sowinski, C. (2000). Mit gemischten Gefühlen. Für den Umgang mit peinlichen und schamverletzenden Situationen gibt es keine Pflegestandards, *Pflegen ambulant*, 11 (2), 16–20.

Sowinski, C. (2004). Intimpflege. Das unterschiedliche Erleben von PatientInnen und Pflegenden. *Dr. med. Mabuse*, 150 (7/8), 34–36.

Sowinski, C. (2011). Sexualität in der Pflege. Keine Frage des Alters. *Die Schwester/der Pfleger*, 50 (9), 840–844.

Spada, H. & Mandl, H. (1988). Wissenspsychologie: Einführung. In: H. Mandl & H. Spada (Hrsg.), *Wissenspsychologie* (S. 1–16). München: Psychologie Verlags Union.

Spitzley, T. (1992). *Handeln wider besseres Wissen. Eine Diskussion klassischer Positionen.* Berlin: de Gruyter.

Spitzley, T. (2013). Einleitung. In: T. Spitzley (Hrsg.), *Willensschwäche* (2., erweiterte und korrigierte Aufl.; S. 7–27). Münster: mentis.

Steffens, U. & Höfer, D. (2011). Zentrale Befunde aus der Schul- und Unterrichtsforschung – Eine Bilanz aus über 50.000 Studien. *SchulVerwaltung*, Ausgabe Hessen/Rheinland-Pfalz, 10, 267–271.

Stemmer, R. (2001). Sexualität in der Pflege. Der Umgang mit Grenzen. *Dr. med. Mabuse*, 134 (11/12), 22–25.

Sternberg, R. J. & Horvarth, J. A. (1995). A Prototype View of Expert Teaching. *Educational Researcher*, 24 (6), 9–17.

Stoecker, R. (2002). Einleitung. In: R. Stoecker (Hrsg.), *Handlungen und Handlungsgründe* (S. 7–32). Paderborn: mentis.

Stöver, M. (2010). *Die Neukonstruierung der Pflegeausbildung in Deutschland. Eine vergleichende Studie typischer Reformmodelle zu Gemeinsamkeiten und Differenzen sowie deren Nachhaltigkeit.* Lage: Jacobs.

Strauss, A. L. (1987). *Qualitative Analysis for Social Scientists.* Cambridge: University Press.

Strauss, A. L. (1991). *Grundlagen qualitativer Sozialforschung.* München: Fink.

Strauss, A. L. (1998). *Grundlagen qualitativer Sozialforschung* (2. Aufl.). München: Fink.

Strauss, A. L. (2004). „Forschung ist harte Arbeit, es ist immer ein Stück Leiden damit verbunden. Deshalb muss es auf der anderen Seite Spaß machen." Anselm L. Strauss im Interview mit Heiner Legewie und Barbara Schervier-Legewie. *Forum Qualitative Sozialforschung*, 5 (3), Art. 22.

Strauss, A. L. (2011). „Forschung ist harte Arbeit, es ist immer ein Stück Leiden damit verbunden. Deshalb muss es auf der anderen Seite Spaß machen." Anselm L. Strauss im Gespräch mit Heiner Legewie und Barbara Schervier-Legewie. In: G. Mey & K. Mruck (Hrsg.), *Grounded Theory Reader* (2., aktualisierte und erweiterte Auflage; S. 69–78). Wiesbaden: VS.

Strauss, A. L. & Corbin, J. (1990). *Basics of Qualitative Research: Grounded Theory Procedures and Techniques.* Newbury Park: Sage.

Strauss, A. L. & Corbin, J. (1994). Grounded Theory Methodology. An Overview. In: N. K. Denzin & Y. S. Lincoln (Hrsg.), *Handbook of Qualitative Research* (S. 273–285). London: Sage.

Strauss, A. L. & Corbin, J. (1996). *Grounded Theory: Grundlagen qualitativer Sozialforschung.* Weinheim: Psychologie Verlags Union.

Strauss, A. L. & Corbin, J. (2016). Methodological Assumptions. In: C. Equit & C. Hohage (Hrsg.), *Handbuch Grounded Theory. Von der Methodologie zur Forschungspraxis* (S. 128–140). Weinheim: Beltz.

Strübing, J. (2004). Prozess und Perspektive. Von der pragmatistischen Sozialphilosophie zur soziologischen Analyse von Wissenschaft und Technik. *Zeitschrift für qualitative Bildungs-, Beratungs- und Sozialforschung (ZBBS)*, 5 (1), 213–238.

Strübing, J. (2007a). Glaser Vs. Strauss? Zur methodologischen und methodischen Substanz einer Unterscheidung zweier Varianten von Grounded Theory. *Historical Social Research*, 19, 157–173.

Strübing, J. (2007b). Pragmatisch-interaktionistische Wissenssoziologie. In: R. Schützeichel (Hrsg.), *Handbuch Wissenssoziologie und Wissensforschung* (S. 127–138). Konstanz: UVK.

Strübing, J. (2011). Zwei Varianten von Grounded Theory? Zu den methodologischen und methodischen Differenzen zwischen Barney Glaser und Anselm Strauss. In: G. Mey & K. Mruck (Hrsg.), *Grounded Theory Reader* (2., aktualisierte und erweiterte Auflage; S. 261–277). Wiesbaden: VS.

Strübing, J. (2014). *Grounded Theory. Zur sozialtheoretischen und epistemologischen Fundierung eines pragmatischen Forschungsstils* (3. Auflage). Wiesbaden: Springer.

Strübing, J. (2017). Where is the Meat/d? Pragmatismus und Praxistheorien als reziprokes Ergänzungsverhältnis. In: H. Dietz, F. Nungesser & A. Pettenkofer (Hrsg.), *Pragmatismus und Theorien sozialer Praktiken. Vom Nutzen einer Theoriedifferenz* (S. 41–75). Frankfurt am Main: Campus.

Strübing, J. (2018a). Grounded Theory: Methodische und methodologische Grundlagen. In: C. Pentzold, A. Bischof & N. Heise (Hrsg.), *Praxis Grounded Theory. Theoriegenerierendes empirisches Forschen in medienbezogenen Lebenswelten. Ein Lehr- und Arbeitsbuch* (S. 27–52). Wiesbaden: Springer.

Strübing, J. (2018b). *Qualitative Sozialforschung. Eine komprimierte Einführung* (2., überarbeitete und erweiterte Aufl.). Oldenbourg: De Gruyter.

Strübing, J., Hirschauer, S., Ayaß, R., Krähnke, U. & Scheffer, T. (2018). Gütekriterien qualitativer Sozialforschung. Ein Diskussionsanstoß. *Zeitschrift für Soziologie*, 47 (2), 83–100.

Suddaby, R. (2006). What Grounded Theory is not. *Academy of Management Journal*, 49 (4), 633–642.

Tamir, P. (1988). Subject Matter and Related Pedagogical Knowledge in Teacher Education. *Teaching & Teacher Education*, 4 (2), 99–110.

Tenorth, H.-E. (2006). Professionalität im Lehrerberuf. Ratlosigkeit der Theorie, gelingende Praxis. *Zeitschrift für Erziehungswissenschaft*, 9 (4), 580–597.

Terhart, E. (1994). *Berufsbiografien von Lehrerinnen und Lehrern*. Frankfurt am Main: Lang.

Terhart, E. (1996). Berufskultur und professionelles Handeln bei Lehrern. In: A. Combe & W. Helsper (Hrsg.), *Pädagogische Professionalität. Untersuchungen zum Typus pädagogischen Handel*ns (S. 448–471). Frankfurt am Main: Suhrkamp.

Terhart, E. (2002a). *Standards für die Lehrerbildung. Eine Expertise für die Kultusministerkonferenz. Institut für Schulpädagogik und Allgemeine Didaktik*. Westfälische Wilhelms-Universität, Münster.

Terhart, E. (2002b). Was müssen Lehrer wissen und können? In: Zentrum für Schulforschung und Fragen der Lehrerbildung Halle (Hrsg.), *Die Lehrerbildung der Zukunft – eine Streitschrift* (S. 17–23). Opladen: Leske und Budrich.

Terhart, E. (2005). Standards für die Lehrerbildung – ein Kommentar. *Zeitschrift für Pädagogik*, 2, 275–279.

Terhart, E. (2011). Lehrerberuf und Professionalität. Gewandeltes Begriffsverständnis – neue Herausforderungen. In: W. Helsper & R. Tippelt (Hrsg.), *Pädagogische Professionalität. Zeitschrift für Pädagogik, Beiheft 57* (S. 202–224). Weinheim: Beltz.

Terhart, E. (2012). Was wissen wir über Lehrerinnen und Lehrer? *PÄDAGOGIK*, 1, 43–47.

Terhart, E. (2014). Der Heilige Gral der Schul- und Unterrichtsforschung – gefunden? Eine Auseinandersetzung mit Visible Learning. In: E. Terhart (Hrsg.), *Die Hattie-Studie in der Diskussion. Probleme sichtbar machen* (2. Aufl., S. 10–23). Seelze: Kallmeyer.

Theobald, H. (2018). *Pflegearbeit in Deutschland, Japan und Schweden. Wie werden Pflegekräfte mit Migrationshintergrund und Männer in die Pflegearbeit einbezogen?* Eine Studie der Hans-Böckler-Stiftung. Verfügbar unter: https://www.boeckler.de/pdf/p_study_hbs_383.pdf (Abruf am 10.12.2019)

Thiersch, H. (2012). Herausforderndes Verhalten. Zum Verständnis des Begriffs „herausforderndes Verhalten". In: Färber, H.-P., Seyfarth, T., Blunck, A., Vahl-Seyfarth, E. & Leibfritz, J. (Hrsg.), *Herausforderndes Verhalten in Pädagogik, Therapie und Pflege* (S. 13–28). Mössingen: Stiftung KBF.

Tramm, T. (2002). Zur Relevanz der Geschäftsprozessorientierung und zum Verhältnis von Wissenschafts- und Situationsbezug bei der Umsetzung des Lernfeldansatzes im kaufmännischen Bereich. In: R. Bader & P. F. E. Sloane (Hrsg.), *Bildungsmanagement im Lernfeldkonzept. Curriculare und organisatorische Gestaltung* (S. 41–62). Paderborn: Eusl.

Treptow, R. (2012). „Schwierigkeiten machen, Schwierigkeiten haben". Wer sieht sich wodurch herausgefordert. In Färber, H.-P., Seyfarth, T., Blunck, A., Vahl-Seyfarth, E. & Leibfritz, J. (Hrsg.), *Herausforderndes Verhalten in Pädagogik, Therapie und Pflege* (S. 29–48). Mössingen: Stiftung KBF.

Uzarewicz, C. (2003). Das Konzept der Leiblichkeit und seine Bedeutung in der Pflege. In: Deutscher Verein für Pflegewissenschaft (Hrsg.), *Das Originäre der Pflege entdecken. Pflege beschreiben, erfassen, begrenzen.* Pflege & Gesellschaft Sonderausgabe. (S. 13–26). Frankfurt am Main: Mabuse.

Uzarewicz, C. & Moers, M. (2012). Leibphänomenologie für Pflegewissenschaft – eine Annäherung. *Pflege & Gesellschaft, 17* (2), 101–110.

Uzarewicz, C. & Uzarewicz, M. (2005). *Das Weite suchen. Einführung in eine phänomenologische Anthropologie für Pflege.* Stuttgart: Lucius und Lucius.

Van Dijk, E. M. & Kattmann, U. (2010). Evolution im Unterricht: Eine Studie über fachdidaktisches Wissen von Lehrerinnen und Lehrern. *Zeitschrift für Didaktik der Naturwissenschaften*, 16, 7–21.

Vogel, A. (1979). *Krankenpflegeunterricht. Didaktik und Methodik.* Stuttgart: Thieme.

Volpert, W. (1974). *Handlungsstrukturanalyse als Beitrag zur Qualifikationsforschung.* Köln: Pahl-Rugenstein.

Von Cranach, M. (1992). The Multi-Level Organisation of Knowledge and Action – An Integration of Complexity. In: M. von Cranach, W. Doise & G. Mugny (Hrsg.), *Social Representations and the Social Bases of Knowledge* (S. 10–22). Lewiston: Hogrefe & Huber.

Von Cranach, M. & Bangerter, A. (2000). Wissen und Handeln in systemischer Perspektive. Ein komplexes Problem. In: H. Mandl & J. Gerstenmaier (Hrsg.), *Die Kluft zwischen Wissen und Handeln. Empirische und theoretische Lösungsansätze* (S. 221–252). Göttingen: Hogrefe.

Von Reibnitz, C. & Kuckeland, H. (2015). *Entlassungsmanagement/Überleitungsmanagement prozessorientiert gestalten. Grundlagen der Pflege für die Aus-, Fort- und Weiterbildung. Heft 38.* Brake: Prodos.

Von Thadden, E. (2018). *Die berührungslose Gesellschaft.* München: Beck.

Von Wright, G. H. (1977). *Handlung, Norm und Intention.* Berlin: de Gruyter.

Voss, T., Kunina-Habenicht, O., Hoehne, V. & Kunter, M. (2015). Stichwort Pädagogisches Wissen von Lehrkräften: Empirische Zugänge und Befunde. *Zeitschrift für Erziehungswissenschaften*, 18, 187–223.

Voss, T. & Kunter, M. (2011). Pädagogisch-psychologisches Wissen von Lehrkräften. In: M. Kunter et al. (Hrsg.), *Professionelle Kompetenz von Lehrkräften. Ergebnisse des Forschungsprogramms COACTIV* (S. 193–214). Münster: Waxmann.

Wagenschein, M. (1959). *Zum Begriff des Exemplarischen Lehrens*. Weinheim: Beltz.

Wagner, H.-J. (1998). *Eine Theorie pädagogischer Professionalität*. Weinheim: Beltz.

Walter, A. (2013). Schulnahe Curriculumentwicklung. In: R. Ertl-Schmuck, R. & U. Greb (Hrsg.), *Pflegedidaktische Handlungsfelder* (S. 124–151). Weinheim: Beltz.

Walter, A., Altmeppen, S., Arens, F., Bohrer, A., Brinker-Meyendriesch, E., Dütthorn, N. (…) & Welling, K. (2013). Was bietet die Pflegdidaktik? Analyseergebnisse pflegedidaktischer Arbeiten im Überblick (Teil 2 von Dütthorn et al., 2013). *PADUA*, 8 (5), 302–310.

Walter, A. & Dütthorn, N. (2019). *Fachqualifikationsrahmen Pflegedidaktik*. Verfügbar unter: https://dg-pflegewissenschaft.de/wp-content/uploads/2019/03/2019_02_20-FQR-Veröffentlichung_ES.pdf (Abruf am 10.02.2020)

Weber, A. (2007). *Problem-Based Learning. Ein Handbuch für die Ausbildung auf der Sekundarstufe II und der Tertiärstufe* (2., überarbeitete Aufl.). Bern: h.e.p.

Weidner, F. (2011). *Professionelle Pflegepraxis und Gesundheitsförderung. Eine empirische Untersuchung über Voraussetzungen und Perspektiven des beruflichen Handelns in der Krankenpflege*. Frankfurt am Main: Mabuse.

Weinert, F. E. (1996). ‚Der gute Lehrer', ‚die gute Lehrerin' im Spiegel der Wissenschaft. Was macht Lehrende wirksam und was führt zu ihrer Wirksamkeit? *Beiträge zur Lehrerbildung*, 14 (2), 141–151)

Weinert, F. E. (2001). Vergleichende Leistungsmessung in Schulen – eine umstrittene Selbstverständlichkeit. In: F. E. Weinert (Hrsg.), *Leistungsmessungen in Schulen* (S. 17–32). Weinheim: Beltz.

Weinert, F. E. & Helmke, A. (1996). Der gute Lehrer: Person, Funktion oder Fiktion? In: A. Leschinsky (Hrsg.), *Die Institutionalisierung von Lehren und Lernen. Beiträge zu einer Theorie der Schule* (S. 223–233). Weinheim: Beltz.

Weschenfelder, E. (2014). *Professionelle Kompetenz von Politiklehrkräften. Eine Studie zu Wissen und Überzeugungen*. Wiesbaden: Springer.

Wesselborg, B. (2016). Videobasierte Unterrichtsforschung: Einführung und Perspektiven zur Erforschung von Lehr-Lern-Prozessen am Beispiel der Pflegeausbildung. In: E. Brinker-Meyendriesch & F. Arens (Hrsg.), *Diskurs Berufspädagogik Pflege und Gesundheit. Wissen und Wirklichkeiten zu Handlungsfeldern und Themenbereichen* (S. 114–131). Berlin: wvb.

Wettreck, R. (2001). *„Am Bett ist alles anders" – Perspektiven professioneller Pflegeethik*. Münster: LIT.

Wigger, L. (1983). *Handlungstheorie und Pädagogik. Eine systematisch-kritische Analyse des Handlungsbegriffs als pädagogischer Grundkategorie*. Sankt Augustin: Richarz.

Wittneben, K. (1994). *Pflegekonzepte in der Weiterbildung zur Pflegelehrkraft. Über Voraussetzungen und Perspektiven einer kritisch-konstruktiven Didaktik der Krankenpflege* (3. Auflage). Frankfurt am Main: Lang.

Wittneben, K. (2003). *Pflegekonzepte in der Weiterbildung für Pflegelehrerinnen und Pflegelehrer. Leitlinien einer kritisch-konstruktiven Pflegelernfelddidaktik*. Frankfurt am Main: Lang.

Wittneben, K. (2009). Leitlinien einer kritisch-konstruktiven Pflegelernfelddidaktik. In: C. Olbrich (Hrsg.), *Modelle der Pflegedidaktik* (S. 105–121). München: Elsevier.

Witzel, A. (1982). *Verfahren der qualitativen Sozialforschung. Überblick und Alternativen.* Frankfurt am Main: Campus.

Witzel, A. (1985). Das problemzentrierte Interview. In: G. Jüttemann (Hrsg.), *Qualitative Forschung in der Psychologie. Grundfragen, Verfahrensweisen, Anwendungsfelder* (S. 227–255). Weinheim: Beltz.

Witzel, A. (2000). Das problemzentrierte Interview. *Forum Qualitative Sozialforschung*, 1 (1), Art. 22.

Witzel, A. & Reiter, H. (2012). *The problem-centred Interview.* Los Angeles: Sage.

Wolf, U. (1999). Zum Problem der Willensschwäche. In: S. Gosepath (Hrsg.), *Motive, Gründe, Zwecke. Theorien praktischer Rationalität* (S. 232–245). Frankfurt am Main: Fischer.

Wolff, S. (2011). Selbstvernachlässigung. In: D. Sauter, C. Abderhalden, I. Needham & S. Wolff (Hrsg.), *Lehrbuch Psychiatrische Pflege* (3., vollständig überarbeitete und erweiterte Aufl., S. 933–948). Bern: Huber.

Wolff, S. (2015). Dokumenten- und Aktenanalyse. In: U. Flick, E. v. Kardorff & I. Steinke (Hrsg.), *Qualitative Forschung. Ein Handbuch* (11. Aufl.; S. 502–513). Reinbek: Rowohlt.

Yura, H. & Walsh, M. B. (1988). *The nursing process: Assessing, Planning, Implementing, Evaluating* (5. Aufl.). Norwalk: Appleton & Lange.

Zegelin, A. (2013). *„Festgenagelt sein". Der Prozess des Bettlägerigwerdens* (2., ergänzte Aufl.). Bern: Huber.

Ziebuhr, S., Rüller, H. & Folz, K. (2016). Lernsituation: Pflege von Säuglingen. *Unterricht Pflege*, 21 (4), 2–7.

Zierer, K. (2014). *Kernbotschaften aus John Hatties Visible Learning.* Sankt Augustin: Konrad-Adenauer-Stiftung e. V.

Zlatkin-Troitschanskaia, O., Beck, K., Sembill, D., Nickolaus, R. & Mulder, R. (2009). Perspektiven auf „Lehrerprofessionalität" – Einleitung und Überblick. In: O. Zlatkin-Troitschanskaia, K. Beck, D. Sembill, R. Nickolaus & R. Mulder (Hrsg.), *Lehrerprofessionalität. Bedingungen, Genese, Wirkungen und ihre Messung* (S. 13–32). Weinheim: Beltz.

Zlatkin-Troitschanskaia, O., Beck, K., Sembill, D., Nickolaus, R. & Mulder, R. (2010). Professionelles Handeln von Lehrenden in Qualifizierungs-, Selektions-, und Allokationsprozessen. In: K. Beck & O. Zlatkin-Troitschanskaia (Hrsg.), *Lehrerprofessionalität. Was wir wissen und was wir wissen müssen* (S. 14–51). Landau: Verlag Empirische Pädagogik.

13. Anhang

13.1 Interviewleitfaden

Tabelle 13.1: Entwickelter Leitfaden für das problemzentrierte Interview (eigene Erstellung)

Übergeordnete Themenkomplexe	**Konkrete Fragestellungen**
Einleitende Frage	– Sie unterrichten das Thema Körperpflege. Erzählen Sie mir doch einmal bitte von Ihrem Körperpflege-Unterricht.
Planung	– Wie gehen Sie bei der Planung Ihres Körperpflege Unterrichtes vor? – Was beeinflusst die Planung Ihres Körperpflege-Unterrichts? – Inwieweit unterscheiden Sie theoretischen und fachpraktischen Unterricht? – Inwieweit bedingen sich Theorie und Praxis bei der Unterrichtsgestaltung zum Thema Körperpflege?
Bedeutung	– Welche Bedeutung hat das Thema für Sie? – Unterrichten Sie es gerne? Warum oder warum nicht? – Worin unterscheidet sich Körperpflege-Unterricht von anderen Unterrichten?
Ziele	– Welche Anforderungen werden an Lernende gestellt? – Was müssen Lernende aus theoretischer Sicht lernen? – Was müssen Lernende aus praktischer Sicht lernen?
Theoretische und fachpraktische Inhalte	– Welche konkreten Inhalte unterrichten Sie? – Was sind Motive für die Auswahl Ihrer Inhalte? – Was ist Ihnen inhaltlich besonders wichtig und warum? – Worauf legen Sie Ihren Schwerpunkt? – Was ist das Besondere am Thema Körperpflege für die AP/KP/KIKP/Psych (je nach Interview-Partner) – Inwieweit berücksichtigen Sie geschlechtsspezifische Aspekte? – Inwieweit berücksichtigen Sie alle Altersstufen? (Generalistik) – Inwieweit berücksichtigen Sie unterschiedliche Settings? – Welches theoretische Hintergrundwissen ziehen Sie hinzu?
Methodisches Vorgehen	– Wie beginnen Sie die Lernsituation? – Welche Methoden setzen Sie für den theoretischen und fachpraktischen Unterricht ein? Was hat sich bewährt? – Zu welchen Inhalten machen Sie einen Vortrag? – Was motiviert die Lernenden? – Welche Materialien/Medien setzen Sie ein? Mit welchem Erfolg? – Welche Aufgaben stellen Sie? – Welche Fragen stellen Sie? – Wie illustrieren Sie Inhalte? Welche Beispiele nutzen Sie? – Welches didaktische Potenzial sehen Sie in der Thematik?
Schwierigkeiten der Lernenden	– Welche Schwierigkeiten haben die Lernenden mit dem Thema? – Was sind aus Ihrer Sicht typische Schülerfehler bei dem Thema? – Wie gehen Sie darauf ein? (Praxis-Theorie-Konflikt)
Praxis	– Welche Bedeutung hat das Thema für Sie in Bezug auf die Berufspraxis? – Inwieweit berücksichtigen Sie die Berufspraxis im Unterricht? – Was müssen Lernende für die Berufspraxis lernen?

Übergeordnete Themenkomplexe	**Konkrete Fragestellungen**
Herausforderungen: Schlüsselprobleme, Konflikte und Dilemmata	– Welche Herausforderungen erleben Sie beim Unterrichten der Thematik? – Welche Konflikte treten beim Unterrichten des Themas auf? – Wie bewältigen Sie diese? – Wie gehen Sie damit um? – Was beeinflusst Ihr Handeln? – Inwieweit hat sich Ihr Umgang damit verändert? – Was hat Sie in Ihrer Berufsbiografie geprägt?
Curriculare Einbettung	– Wann unterrichten Sie das Thema? – Welchen zeitlichen Umfang hat die LS? – Wie ist die Lernsituation aufgebaut? – Wird das Thema noch einmal aufgegriffen, und wenn ja, wann und wie?
Lernerfolgs-kontrollen	– Welche Lernerfolgskontrollen führen Sie zum Thema durch? – Inwieweit setzen Sie Praxisaufgaben ein? – Welche Bedeutung hat Praxisbegleitung für das Thema aus Ihrer Sicht?

13.2 Fragebogen zur Erhebung formaler Daten

Tabelle 13.2: Fragebogen zur Erhebung formaler Daten der Interviewpartner (eigene Erstellung)

1. Formale Daten				
1.1 Name der Interviewpartnerin/des Interviewpartners:				**1.2 Code:**
1.3 Geschlecht:	☐	weiblich	☐ männlich	**1.4 Alter:**
1.5 Datum des Interviews:				**1.6 Uhrzeit des Interviews:**
1.7 Ort des Interviews:				

2. Art des Berufsabschlusses in der Pflege					
☐	Altenpflegerin	☐	Gesundheits- und Kinderkrankenpflegerin	☐	Gesundheits- und Krankenpflegerin
☐	Gesundheits- und Kinderkrankenpflegerin (Psychiatrie)	☐	Gesundheits- und Krankenpflegerin (Psychiatrie)	☐	Sonstige:
3. Jahr des Berufsabschlusses					
Jahr:		☐	vor 2006	☐	nach 2006
4. Ort des Berufsabschlusses (Bezeichnung der Institution)					
Name der Institution:			**Ort:**		
5. Jahre der Berufserfahrung					
Jahre:					
6. Bereiche der Berufserfahrung in der Pflege					
Bereiche:					

7. Fachweiterbildungen							
☐	Fachkraft für Intensiv- und Anästhesie	☐	Fachkraft für Onkologie	☐	Fachkraft für Psychiatrische Pflege	☐	Fachkraft für gerontopsychiatrische Pflege
☐	Fachkraft für Operationsdienst	☐	Fachkraft für Nephrologie	☐	Hygienefachkraft	☐	Sonstige:
8. Zusatzqualifikationen							
☐	Stationsleitung/ Wohnbereichsleitung	☐	Praxisanleiterin	☐	Case-Managerin	☐	Schmerzmanagerin
☐	Palliativ Care	☐	Wund-Managerin	☐	Stomatherapeutin	☐	Sonstige:

9. Qualifikation für die Lehrtätigkeit					
☐	Lehrerin für Pflegeberufe	☐	Diplom-Pflegepädagogin	☐	Diplom-Berufspädagogin
☐	Diplom-Medizinpädagogin	☐	Berufspädagogin B.A.	☐	Berufspädagogin M.A.
☐	Sonstige:				

10. Jahr des Berufsabschlusses
Jahr:

11. Jahre Berufserfahrung in der Lehrtätigkeit
Jahre:

12. Funktion					
☐	Schulleitung	☐	Stellv. Schulleitung	☐	Sonstige:
13. Häufigkeit des Unterrichtens (Thema „Bei der Körperpflege unterstützen")					
☐	1 Mal	☐	2 Mal	☐	3-5 Mal
☐	6-10 Mal	☐	11-15 Mal	☐	> 15 Mal
14. Zeitpunkt des Beginns der Unterrichtstätigkeit zum Thema „Bei der Körperpflege unterstützen"					
☐	< 1984	☐	1985-2003	☐	2004-2011
☐	2011 bis Juli 2017	☐	Ab Juli 2017-2019		
15. Notizen					

13.3 Dokument zur Planung des Körperpflegeunterrichts

Tabelle 13.3: Dokumentierte Planung des Körperpflegeunterrichts (eigene Erstellung)

<table>
<tr><td colspan="2">Arbeitsauftrag:
Bitte füllen Sie das Deckblatt mit den gewünschten Informationen aus. Ihre Daten (Name und Institution) werden anonymisiert, sie dienen lediglich der Nachvollziehbarkeit.
Füllen Sie die anschließend die folgende Tabelle aus, damit ich einen inhaltlichen und methodischen Überblick über die von Ihnen geplante und durchgeführte Lernsituation erhalte (beziehen Sie sich auf Ihre aktuelle Lernsituation, falls Sie diese bereits mehrfach unterrichtet und ggf. angepasst haben). Passen Sie in der oberen Zeile die Anzahl der Stunden an, sofern Sie nicht immer 90 Minuten unterrichten. Ergänzen Sie Spalten, sofern Ihre Lernsituation umfangreicher als die vorgegebenen Stunden ist. Benennen Sie zu den einzelnen Stunden das Thema, das übergeordnete Ziel, die Inhalte, die Sie unterrichten und die Methoden, die Sie hierzu einsetzen. Tragen Sie alles mithilfe von Spiegelstrichen ein, und versuchen Sie, die Inhalte so konkret wie möglich zu formulieren. Bitte senden Sie die ausgefüllte Tabelle <u>vor dem Interview</u> an mich zurück (<u>heidi.kuckeland@fh-muenster.de</u>). Sollten Sie Fragen zum Ausfüllen der Tabelle haben, melden Sie sich bitte unter derselben Emailadresse.</td></tr>
<tr><td>Name:</td><td></td></tr>
<tr><td>Name der Institution:</td><td></td></tr>
<tr><td>Titel der Lernsituation:</td><td></td></tr>
<tr><td>Anzahl der Stunden:</td><td></td></tr>
<tr><td>Ausbildungsjahr:</td><td></td></tr>
</table>

Stunden / Aspekte	1./2. Stunde	3./4. Stunde	5./. Stunde	7./8. Stunde	9./10. Stunde	11./12. Stunde
Ausrichtung des Unterrichts*						
Thema der Stunde(n)						
Übergeordnetes Ziel der Stunden						
Konkrete Inhalte						
Methoden						
Stunden / Aspekte	**13./14. Stunde**	**15./16. Stunde**	**17.18. Stunde**	**19./20. Stunde**	**21./22. Stunde**	**23./24. Stunde**
Ausrichtung des Unterrichts*						
Thema der Stunde(n)						
Übergeordnetes Ziel der Stunden						
Konkrete Inhalte						
Methoden						

* Bitte markieren Sie, ob der Unterricht theoretischer oder praktischer Unterricht ist, indem Sie in die Zeile ein T (theoretischer U.) bzw. P (praktischer U.) eintragen.

13.4 Transkriptionsregeln

Tabelle 13.4: Transkriptionsregeln in Anlehnung an Dresing & Pehl (2018) und Kuckartz (2016)

Transkriptionsregeln	Beispiele aus der vorliegenden Studie
1. „Es wird wortwörtlich transkribiert, also nicht lautsprachlich oder zusammenfassend.“ (Dresing & Pehl, 2018, S. 21)	*„Dass die wirklich auch da, dass das ganz so nicht nur in einem Nebensatz, sondern dass wir das wirklich zentral auch machen.“ (Leh_AP_02)*
2. „Sprache und Interpunktion werden leicht geglättet, d. h. an das Schriftdeutsch angenähert.“ (Kuckartz, 2016, S. 167) „Die Satzform wird beibehalten, auch wenn sie syntaktische Fehler beinhaltet …“ (Dresing & Pehl, 2018, S. 21)	*„Die Schüler, die jung sind, ist mein meine ist mein Eindruck zumindest, die sagen an und warten einen Moment, dass derjenige auch das verknuspern kann.“ (Leh_AP_03)*
3. „Stottern wird geglättet bzw. ausgelassen, abgebrochene Wörter werden ignoriert. Wortdopplungen werden nur erfasst, wenn sie als Stilmittel zur Betonung genutzt werden …“ (Dresing & Pehl, 2018, S. 21)	*„Das ist bei sehr, Arbeitsorganisation bei sehr sehr vielen eine Problematik, aber die ist nicht nur auf die Körperpflege bezogen.“ (Leh_GKiKP_02)*
4. „Halbsätze, denen die Vollendung fehlt, werden mit dem Abbruchzeichen ‚/‘ gekennzeichnet.“ (Dresing & Pehl, 2018, S. 21)	*„Und, ja, ich, die meisten Visual/, also wenn ich etwas visualisiere, dann ist das Tafel, Moderationswände, wo ich dann manchmal Sachen im Überblick habe.“ (Leh_AP_01)*
5. „Deutlich längere Pausen werden durch im Klammern gesetzte Auslassungspunkte (…) markiert. Entsprechend der Länge der Pause werden ein, zwei oder drei Punkte gesetzt, bei längeren Pausen wird eine Zahl entsprechend der Dauer der Sekunden angegeben.“ (Kuckartz, 2016, S. 167)	*„(…) Hat er sich geändert? Ich muss einmal drüber nachdenken. (..)“ (Leh_GKP_03)* **Kommentar: Pausen bis drei Sekunden sind mit zwei Punkten in der Klammer, Pausen länger als drei Sekunden mit drei Punkten in der Klammer gekennzeichnet.**
6. „Besonders betonte Begriffe werden durch Unterstreichungen gekennzeichnet.“ (Kuckartz, 2016, S. 167)	*„Ich habe bei den ersten Malen viel mehr praktisch gearbeitet, also das heißt, tatsächlich wir haben ja einen Demo-Raum und wir haben sogar noch einen Klassenraum so mit zwei Betten und so.“ (Leh_AP_02)*
7. „Absätze der interviewenden Person werden durch ein ‚I:‘, die der befragten Person(en) durch ein eindeutiges Kürzel, z. B. ‚B4:‘, gekennzeichnet.“ (Kuckartz, 2016, S. 167)	*I: Und was war der inhaltliche Gegenstand? #01:31:42-9#* *B01: Ja, der inhaltliche Gegenstand, das war jetzt, also … (Leh_GKiKP_01)*
8. „Unverständliche Wörter werden mit ‚(unv.)‘ gekennzeichnet.“ (Dresing & Pehl, 2018, S. 22)	*„Ja, da arbeite ich mit verschiedenen Büchern und mit so einem Konzept (unv.) Shame.“ (Leh_GKiKP_02)*
9. „Störungen werden unter Angabe der Ursache in Klammern notiert, z. B. (Handy klingelt).“ (Kuckartz, 2016, S. 168)	*„… und wir waren wirklich positiv überrascht, dass die Schüler uns zurückgemeldet haben, ‚Ja, das ist eine gute Übung für uns gewesen, auch noch einmal wieder, ja sich darauf einzulassen‘ (Bohrgeräusch im Hintergrund) (unv.).“ (Leh_GKPsy_04)*
10. „Alle Angaben, die einen Rückschluss auf eine befragte Person erlauben, werden anonymisiert.“ (Kuckartz, 2016, S. 168)	*„Angefangen habe ich damit schon, in Musterstadt, meine erste Lehrertätigkeit, das heißt vom Ablauf her ist es hier jetzt auch ähnlich …“ (Leh_GKiKP_03)*